U0188935

Cummings

Otolaryngology

Head and Neck Surgery (6th Edition)

Cummings

耳鼻咽喉头颈外科学（原书第6版）

第六分册　儿童耳鼻咽喉学

Volume Ⅵ：Pediatric Otolaryngology

原　著　[美] Paul W. Flint　　[美] Bruce H. Haughey

[英] Valerie J. Lund　　[美] John K. Niparko

[美] K. Thomas Robbins　　[美] J. Regan Thomas

[美] Marci M. Lesperance

主　译　王海波　徐　伟

中国科学技术出版社

·北　京·

图书在版编目（CIP）数据

Cummings 耳鼻咽喉头颈外科学：原书第 6 版 . 第六分册，儿童耳鼻咽喉学 /（美）保罗 · W. 弗林特（Paul W. Flint）等原著；王海波，徐伟主译 .—北京：中国科学技术出版社，2022.6

书名原文：Cummings Otolaryngoiogy-Head and Neck Surgery, 6e

ISBN 978-7-5046-8802-6

Ⅰ . ① C... Ⅱ . ①保 ... ②王 ... ③徐 ... Ⅲ . ①儿科学 – 耳鼻咽喉科学 – 外科学Ⅳ . ① R762 ② R65

中国版本图书馆 CIP 数据核字 (2020) 第 182563 号

著作权合同登记号：01-2018-7560

策划编辑　王久红　焦健姿
责任编辑　焦健姿
装帧设计　佳木水轩
责任印制　徐　飞

出　　版　中国科学技术出版社
发　　行　中国科学技术出版社有限公司发行部
地　　址　北京市海淀区中关村南大街 16 号
邮　　编　100081
发行电话　010-62173865
传　　真　010-62179148
网　　址　http://www.cspbooks.com.cn

开　　本　889mm × 1194mm 1/16
字　　数　894 千字
印　　张　32.5
版　　次　2022 年 6 月第 1 版
印　　次　2022 年 6 月第 1 次印刷
印　　刷　天津翔远印刷有限公司
书　　号　ISBN 978-7-5046-8802-6/R · 2620
定　　价　286.00 元

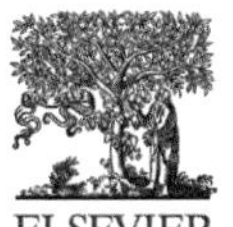

Elsevier (Singapore) Pte Ltd.
3 Killiney Road, #08-01 Winsland House I, Singapore 239519
Tel: (65) 6349-0200; Fax: (65) 6733-1817

Cummings Otolaryngology-Head and Neck Surgery, 6e

ISBN-13: 978-1-4557-4696-5

This Translation of Cummings Otolaryngology-Head and Neck Surgery, 6e by Paul W. Flint, Bruce H. Haughey, Valerie J. Lund, John K. Niparko, K. Thomas Robbins, J. Regan Thomas and Marci M. Lesperance was undertaken by China Science and Technology Press and is published by arrangement with Elsevier (Singapore) Pte Ltd.
Cummings Otolaryngology-Head and Neck Surgery, 6e by Paul W. Flint, Bruce H. Haughey, Valerie J. Lund, John K. Niparko, K. Thomas Robbins, J. Regan Thomas and Marci M. Lesperance 由中国科学技术出版社进行翻译，并根据中国科学技术出版社与爱思唯尔（新加坡）私人有限公司的协议约定出版。

Cummings 耳鼻咽喉头颈外科学（原书第 6 版）：第六分册　儿童耳鼻咽喉学（王海波　徐伟，译）
ISBN: 978-7-5046-8802-6

内容提要

耳鼻咽喉头颈外科学涉及人体重要的感觉器官，包括听觉、平衡觉、嗅觉、味觉，以及呼吸和吞咽功能等，所涵盖的疾病已远超传统的“四炎一聋”范畴，临床诊治的疾病不仅包括该区域器官的原发疾病，全身性疾病在耳鼻咽喉的特殊表现也越来越受到重视。随着循证医学的发展，如何获得高水平的临床研究证据，越来越受到人们的重视。

本书引进自世界知名的 Elsevier 出版集团，是 *Cummings Otolaryngology-Head and Neck Surgery, 6e* 中文翻译版系列分册之一。本书针对儿童耳鼻咽喉科患者，在充分采集临床证据，吸收临床研究最新成果的基础上，汇聚国际最新研究进展，编写而成。本书先概述了小儿耳鼻咽喉的解剖特点及一般问题，并在麻醉、睡眠呼吸暂停、睡眠疾病等方面做出阐释，然后根据临床实用的原则，分颅面、耳聋、感染炎症和喉、气管、食管等多个方面进行了具体介绍，从临床角度对发生于耳鼻咽喉的儿童疾病进行了深入剖析和规范解释，均采用相关专业共识或指南推荐的治疗手段。

本书内容系统全面，专业权威，是儿童耳鼻咽喉科临床中不可或缺的参考书，可供从事儿童耳鼻咽喉科临床工作的医务人员、研究人员、医学生参考借鉴。

补充说明

本书收录图片众多，其中部分图片存在第三方版权限制的情况，为保留原文内容完整性计，存在第三方版权限制的图片均以原文形式直接排录，不另做中文翻译，特此说明。

书中参考文献条目众多，为方便读者查阅，已将本书参考文献更新至网络，读者可扫描右侧二维码，关注出版社“焦点医学”官方微信，后台回复“卡明斯第六分册”，即可获取。

译者名单

主　译　王海波　徐　伟

副主译　田家军　陈　东

译　者　（以姓氏笔画为序）

于　亮　马聚珂　王婷婷　王睿婕　吕　宁

闫文青　孙莎莎　李慧禄　张　娜　张晓曼

张海燕　陈　东　陈爱平　武　静　明　颢

周　超　晁秀华　徐　磊　蔡　晶

原书参编者

Waleed M. Abuzeid, MD
Clinical Instructor
Department of Otolaryngology-Head and Neck Surgery
Stanford Sinus Center
Palo Alto, California

Meredith E. Adams, MD
Assistant Professor
Department of Otolaryngology-Head & Neck Surgery
and Neurosurgery
University of Minnesota
Minneapolis, Minnesota

Peter A. Adamson, MD
Professor and Head
Division of Facial Plastic and Reconstructive Surgery
Department of Otolaryngology-Head and Neck Surgery
University of Toronto Faculty of Medicine
Toronto, Ontario, Canada

Antoine Adenis, MD, PhD
Past Chair
Unicancer Gastrointestinal Cooperative Study Group;
Professor of Medical Oncology
Catholic University;
Head, Gastrointestinal Oncology Department
Northern France Cancer Center
Lille, France

Seth A. Akst, MD, MBA
Assistant Professor
Department of Anesthesiology & Critical Care Medicine
George Washington University Medical Center
Washington, DC

Sheri L. Albers, DO
Fellow
Pain Management and Spinal Interventional
Neuroradiology
University of California-San Diego School of Medicine
UC San Diego Medical Center
San Diego, California

Clint T. Allen, MD
Assistant Professor
Department of Otolaryngology-Head and Neck Surgery
Johns Hopkins School of Medicine
Baltimore, Maryland

Carryn Anderson, MD
Department of Radiation Oncology
University of Iowa Hospitals & Clinics
Iowa City, Iowa

William B. Armstrong, MD
Professor and Chair
Department of Otolaryngology-Head and Neck Surgery
University of California-Irvine
Irvine, California

Michelle G. Arnold, MD
Department of Otolaryngology
Naval Medical Center San Diego
San Diego, California

Moisés A. Arriaga, MD, MBA
Clinical Professor and Director of Otology and
Neurotology
Department of Otolaryngology and Neurosurgery
Louisiana State University Health Sciences Center;
Medical Director
Hearing and Balance Center
Culicchia Neurological Clinic
New Orleans, Louisiana;
Medical Director
Louisiana State University Our Lady of the Lake
Hearing and Balance Center
Our Lady of the Lake Regional Medical Center
Baton Rouge, Louisiana

H. Alexander Arts, MD
Professor
Departments of Otolaryngology and Neurosurgery
University of Michigan Medical School
Ann Arbor, Michigan

Yasmine A. Ashram, MD
Assistant Professor
Department of Physiology
Consultant Intraoperative Neurophysiologist
Faculty of Medicine
Alexandria University
Alexandria, Egypt

Nafi Aygun, MD
Associate Professor of Radiology
Russel H. Morgan Department of Radiology
Johns Hopkins University
Baltimore, Maryland

Douglas D. Backous, MD
Director
Listen For Life Center
Virginia Mason Medical Center
Seattle, Washington;
Department of Otolaryngology-Head and Neck Surgery
Madigna Army Medical Center
Fort Lewis, Washington

Shan R. Baker, MD
Professor
Facial Plastic and Reconstructive Surgery
Department of Otolaryngology-Head and Neck Surgery
University of Michigan
Ann Arbor, Michigan

Thomas J. Balkany, MD
Hotchkiss Endowment Professor and Chairman Emeritus
Department of Otolaryngology
Professor of Neurological Surgery and Pediatrics
University of Miami Miller School of Medicine
Miami, Florida

Leonardo Balsalobre, MD
Rhinology Fellow
Sao Paulo ENT Center
Edmundo Vasconcelos Hospital
Sao Paulo, Brazil

Fuad M. Baroody, MD
Professor of Surgery
Section of Otolaryngology-Head and Neck Surgery
Professor of Pediatrics
University of Chicago Medicine
Chicago, Illinois

Nancy L. Bartlett, MD
Professor of Medicine
Komen Chair in Medical Oncology
Washington University School of Medicine;
Medical Oncologist
Siteman Cancer Center
St. Louis, Missouri

Robert W. Bastian, MD
Founder and Director
Bastian Voice Institute
Downers Grove, Illinois

Gregory J. Basura, MD, PhD
Assistant Professor
Department of Otolaryngology-Head and Neck Surgery
University of Michigan
Ann Arbor, Michigan

Carol A. Bauer, MD
Professor of Otolaryngology-Head and Neck Surgery
Southern Illinois University School of Medicine
Springfield, Illinois

Shethal Bearelly, MD
Resident Physician
Department of Otolaryngology-Head and Neck Surgery
University of California-San Francisco
San Francisco, California

Mark J. Been, MD
Department of Otolaryngology-Head and Neck Surgery
University of Cincinnati School of Medicine
Cincinnati, Ohio

Diana M. Bell, MD
Assistant Professor
Head and Neck Pathology
University of Texas M.D. Anderson Cancer Center
Houston, Texas

Michael S. Benninger, MD
Chairman
Head and Neck Institute
The Cleveland Clinic;
Professor
Cleveland Clinic Lerner College of Medicine of Case
Western Reserve University
Cleveland, Ohio

Arnaud F. Bewley, MD
Assistant Professor
Department of Otolaryngology-Head and Neck Surgery
University of California-Davis
Sacramento, California

Prabhat K. Bhama, MD, MPH
Department of Otolaryngology-Head and Neck Surgery
Alaska Native Medical Center
Anchorage, Alaska

Nasir Islam Bhatti, MD
Director
Airway and Tracheostomy Service
Associate Professor
Department of Otolaryngology-Head and Neck Surgery
Department of Anesthesiology and Critical Care
Medicine
Johns Hopkins University School of Medicine
Baltimore, Maryland

Amit D. Bhrany, MD
Assistant Professor
Department of Otolaryngology-Head and Neck Surgery
University of Washington
Seattle, Washington

Benjamin S. Bleier, MD
Assistant Professor
Department of Otology and Laryngology
Harvard Medical School, Massachusetts Eye and Ear Infirmary
Boston, Massachusetts

Andrew Blitzer, MD, DDS
Professor of Clinical Otolaryngology
Columbia University College of Physicians and Surgeons
Director
New York Center for Voice and Swallowing Disorders
New York, New York

Michael M. Bottros, MD
Assistant Professor
Department of Anesthesiology
Washington University School of Medicine
St. Louis, Missouri

Derald E. Brackmann, MD
Clinical Professor of Otolaryngology
Department of Head & Neck and Neurological Surgery
University of Southern California School of Medicine;
Associate and Board Member
House Ear Clinic
Los Angeles, California

Carol R. Bradford, MD
Charles J. Krause MD Collegiate Professor and Chair
Department of Otolaryngology-Head and Neck Surgery
University of Michigan
Ann Arbor, Michigan

Gregory H. Branham, MD
Professor and Chief
Facial Plastic and Reconstructive Surgery
Washington University in St. Louis
St. Louis, Missouri

Barton F. Branstetter IV, MD
Chief of Neuroradiology
Department of Radiology
University of Pittsburgh Medical Center;
Professor
Departments of Radiology, Otolaryngology, and Biomedical Informatics
University of Pittsburgh
Pittsburgh, Pennsylvania

Jason A. Brant, MD
Resident Physician
Department of Otorhinolaryngology-Head and Neck Surgery
Hospitals of the University of Pennsylvania
Philadelphia, Pennsylvania

Michael J. Brenner, MD
Associate Professor
Kresge Hearing Research Institute
Division of Facial Plastic and Reconstructive Surgery
Department of Otolaryngology-Head and Neck Surgery
University of Michigan School of Medicine
Ann Arbor, Michigan

Scott Brietzke, MD, MPH
Director of Pediatric Otolaryngology and Sleep Surgery
Department of Otolaryngology
Walter Reed National Military Medical Center;
Associate Professor of Surgery
Department of Surgery
Uniformed Services University of the Health Sciences
Bethesda, Maryland

Robert J.S. Briggs, MBBS
Clinical Associate Professor
Department of Otolaryngology
The University of Melbourne
Melbourne, Australia

Jennifer Veraldi Brinkmeier, MD
Clinical Lecturer
Department of Otolaryngology-Head and Neck Surgery
Division of Pediatric Otolaryngology
University of Michigan
Ann Arbor, Michigan

Hilary A. Brodie, MD, PhD
Professor and Chair
Department of Otolaryngology
University of California-Davis School of Medicine
Sacramento, California

Carolyn J. Brown, PhD
Professor
Department of Communication Sciences and Disorders
Department of Otolaryngology-Head and Neck Surgery
University of Iowa
Iowa City, Iowa

David J. Brown, MD
Associate Professor Department of Otolaryngology-Head and Neck Surgery
Division of Pediatric Otolaryngology
University of Michigan
Ann Arbor, Michigan

Kevin D. Brown, MD, PhD
Assistant Professor
Department of Otolaryngology-Head and Neck Surgery
Weill Cornell Medical College
New York, New York

Lisa M. Brown, MD, MAS
Cardiothoracic Surgery Fellow
Washington University in St. Louis
St. Louis, Missouri

Cameron L. Budenz, MD
Neurotology Fellow
Department of Otolaryngology-Head and Neck Surgery
University of Michigan
Ann Arbor, Michigan

John P. Carey, MD
Professor and Division Head for Otology, Neurotology, and Skull Base Surgery
Department of Otolaryngology-Head and Neck Surgery
Johns Hopkins University School of Medicine
Baltimore, Maryland

Margaretha L. Casselbrandt, MD, PhD
Director
Division of Pediatric Otolaryngology
Children's Hospital of Pittsburgh
University of Pittsburgh School of Medicine
Pittsburgh, Pennsylvania

Paolo Castelnuovo, MD
Professor
University of Insubria
Chairman
Ospedale di Circolo e Fondazione Macchi
Varese, Italy

Kenny H. Chan, MD
Professor of Otolaryngology
University of Colorado School of Medicine
Chief
Pediatric Otolaryngology
Children's Hospital Colorado
Aurora, Colorado

Burke E. Chegar, MD
Clinical Assistant Professor
Department of Dermatology
Indiana University School of Medicine
Indianapolis, Indiana;
President
Chegar Facial Plastic Surgery
Carmel, Indiana

Eunice Y. Chen, MD, PhD
Assistant Professor
Departments of Surgery and Pediatrics
Dartmouth Hitchcock Medical Center
Lebanon, New Hampshire

Alan G. Cheng, MD
Assistant Professor of Otolaryngology-Head and Neck Surgery
Assistant Professor of Pediatrics
Akiko Yamazaki and Jerry Yang Faculty Scholar
Children's Health
Stanford University School of Medicine
Stanford, California

Douglas B. Chepeha, MD, MSPH
Professor
Department of Otolaryngology-Head and Neck Surgery
University of Michigan
Ann Arbor, Michigan

Tendy Chiang, MD
Assistant Professor
Department of Pediatric Otolaryngology
Children's Hospital Colorado
Aurora, Colorado

Wade W. Chien, MD
Assistant Professor
Department of Otolaryngology-Head and Neck Surgery
Johns Hopkins School of Medicine
Baltimore, Maryland;
Staff Clinician
National Institute on Deafness and Other Communication Disorders
National Institutes of Health
Bethesda, Maryland

Sukgi S. Choi, MD
Director and Eberly Chair
Department of Pediatric Otolaryngology
Children's Hospital of Pittsburgh of UPMC
Professor
Department of Otolaryngology
University of Pittsburgh School of Medicine
Pittsburgh, Pennsylvania

Richard A. Chole, MD, PhD
Lindburg Professor and Chairman
Department of Otolaryngology
Washington University School of Medicine
St. Louis, Missouri

James M. Christian, DDS, MBA
Associate Professor
Department of Oral and Maxillofacial Surgery
University of Tennessee College of Dentistry
Memphis, Tennessee

Eugene A. Chu, MD
Facial Plastic and Reconstructive Surgery, Rhinology, and Skull Base Surgery
Kaiser Permanente Head & Neck Surgery;
Clinical Assistant Professor
Facial Plastic and Reconstructive Surgery
UCI Department of Otolaryngology-Head and Neck Surgery
Downey, California

Robert Chun, MD
Associate Professor
Associate Residence Program Director
Children's Hospital of Wisconsin
Department of Otolaryngology
Medical College of Wisconsin
Milwaukee, Wisconsin

Martin J. Citardi, MD
Professor and Chair
Department of Otorhinolaryngology-Head and Neck Surgery
University of Texas Medical School at Houston;
Chief of Otorhinolaryngology
Memorial Hermann-Texas Medical Center,
Houston, Texas

Andrew Michael Compton, MD
Clinical Fellow of Facial Plastic and Reconstructive Surgery
Department of Otolaryngology-Head and Neck Surgery
Washington University School of Medicine
St. Louis, Missouri

Robin T. Cotton, MD
Professor
Department of Otolaryngology-Head and Neck Surgery

University of Cincinnati College of Medicine
Department of Pediatric Otolaryngology-Head and Neck Surgery
Cincinnati Children's Hospital
Cincinnati, Ohio

Marion Everett Couch, MD, PhD, MBA
Chair and Professor
Department of Otolaryngology-Head and Neck Surgery
Indiana University School of Medicine
Indianapolis, Indianapolis

Martha Laurin Council, MD
Assistant Professor
Departments of Internal Medicine and Dermatology
Washington University
St. Louis, Missouri

Mark S. Courey, MD
Professor
Department of Otolaryngology-Head and Neck Surgery
Director
Division of Laryngology
University of California-San Francisco
San Francisco, California

Benjamin T. Crane, MD, PhD
Associate Professor
Departments of Otolaryngology, Bioengineering, and Neurobiology and Anatomy
University of Rochester
Rochester, New York

Oswaldo Laércio M. Cruz, MD
Affiliate Professor
Otology & Neurotology Division
Federal University of Sao Paulo
Sao Paulo, Brazil

Frank Culicchia, MD
David Kline Professor and Chair
Department of Neurosurgery
Louisiana State University Health Sciences Center at New Orleans
New Orleans, Louisiana

Charles W. Cummings, MD
Distinguished Service Professor
Department of Otolaryngology-Head and Neck Surgery
Johns Hopkins Medical Institutions
Baltimore, Maryland

Calhoun D. Cunningham III, MD
Assistant Professor
Division of Otolaryngology-Head and Neck Surgery
Duke University Medical Center
Durham, North Carolina

Brian C. Dahlin, MD
Assistant Clinical Professor
Diagnostic and Interventional Neuroradiology
University of California-Davis
Sacramento, California

Sam J. Daniel, MDCM
Director
Department of Pediatric Otolaryngology
Montreal Children's Hospital;
Associate Chair
Department of Pediatric Surgery
McGill University
Montreal, Quebec, Canada

E. Ashlie Darr, MD
Clinical Instructor
Department of Otology and Laryngology
Harvard Medical School
Boston, Massachusetts

Terry A. Day, MD
Professor and Clinical Vice Chair
Department of Otolaryngology-Head and Neck Surgery
Medical University of South Carolina
Charleston, South Carolina

Charles C. Della Santina, MD, PhD
Professor of Otolaryngology-Head and Neck Surgery and Biomedical Engineering
Johns Hopkins School of Medicine
Baltimore, Maryland

Joshua C. Demke, MD
Assistant Professor
Facial Plastic and Reconstructive Surgery
Director
West Texas Craniofacial Center of Excellence
Texas Tech Health Sciences Center
Lubbock, Texas

Françoise Denoyelle, MD, PhD
Professor
Department of Pediatric Otolaryngology and Head and Neck Surgery
Necker Children's Hospital
APHP
Paris V University
Paris, France

Craig S. Derkay, MD
Professor and Vice-Chairman
Department of Otolaryngology-Head and Neck Surgery
Eastern Virginia Medical School;
Director
Department of Pediatric Otolaryngology
Children's Hospital of the King's Daughters
Norfolk, Virginia

Rodney C. Diaz, MD
Associate Professor of Otology, Neurology, and Skull Base Surgery
Department of Otolaryngology-Head and Neck Surgery
University of California-Davis School of Medicine
Sacramento, California

Robert A. Dobie, MD
Clinical Professor
Departments of Otolaryngology-Head and Neck Surgery
University of Texas Health Science Center at San Antonio
San Antonio, Texas;
University of California-Davis School of Medicine
Sacramento, California

Alison B. Durham, MD
Assistant Professor
Department of Dermatology
University of Michigan
Ann Arbor, Michigan

Scott D.Z. Eggers, MD
Assistant Professor
Department of Neurology
Mayo Clinic College of Medicine
Rochester, Minnesota

Avraham Eisbruch, MD
Professor
Department of Radiation Oncology
University of Michigan Medical School
Associate Chair of Clinical Research
University of Michigan Health System
Ann Arbor, Michigan

David W. Eisele, MD
Andelot Professor and Director
Department of Otolaryngology-Head and Neck Surgery
Johns Hopkins University School of Medicine
Baltimore, Maryland

Lindsay S. Eisler, MD
Associate Professor
Geisinger Medical Center
Danville, Pennsylvania

Mark El-Deiry, MD
Department of Otolaryngology
Emory University School of Medicine
Atlanta, Georgia

Hussam K. El-Kashlan, MD
Professor
Department of Otolaryngology-Head and Neck Surgery
University of Michigan
Ann Arbor, Michigan

Ravindhra G. Elluru, MD, PhD
Associate Professor
Division of Pediatric Otolaryngology
Cincinnati Children's Hospital;
Associate Professor
Department of Otolaryngology
University of Cincinnati College of Medicine
Cincinnati, Ohio

Susan D. Emmett, MD
Department of Otolaryngology-Head and Neck Surgery
Johns Hopkins University School of Medicine
Department of International Health
Johns Hopkins Bloomberg School of Public Health
Baltimore, Maryland

Samer Fakhri, MD
Professor and Vice Chair
Residency Program Director
Department of Otorhinolaryngology-Head and Neck Surgery
University of Texas Medical School at Houston
Houston, Texas

Carole Fakhry, MD
Assistant Professor
Department of Otolaryngology-Head and Neck Surgery
Johns Hopkins School of Medicine
Baltimore, Maryland

Marcela Fandiño Cardenas, MD, MSc
Pediatric Otolaryngologist
Fundación Cardiovascular de Colombia
Bucaramanga, Colombia

Edward H. Farrior, MD
Associate Clinical Professor
Department of Otolaryngology-Head and Neck Surgery
University of South Florida
Tampa, Florida

Richard T. Farrior, MD
Professor Emeritus
Department of Otolaryngology
University of South Florida
Tampa, Florida

Russell A. Faust, MD, PhD
Associate Professor of Pediatrics
Wayne State University School of Medicine
Assistant Professor of Oral Biology
Ohio State University College of Dentistry
Columbus, Ohio

Berrylin J. Ferguson, MD
Director
Division of Sino-nasal Disorders and Allergy
Professor of Otolaryngology
University of Pittsburgh School of Medicine
Pittsburgh, Pennsylvania

Daniel S. Fink, MD
Assistant Professor
Department of Otolaryngology-Head and Neck Surgery
Louisiana State University
Baton Rouge, Louisiana

Paul W. Flint, MD
Professor and Chair
Department of Otolaryngology-Head and Neck Surgery
Oregon Health and Science University
Portland, Oregon

Wytske J. Fokkens, MD
Professor of Otorhinolaryngology
Academic Medical Centre
Amsterdam, The Netherlands

Howard W. Francis, MD, MBA
Professor and Vice-Director
Department of Otolaryngology-Head and Neck Surgery
Johns Hopkins School of Medicine

Baltimore, Maryland

David R. Friedland, MD, PhD
Professor and Vice-Chair
Department of Otolaryngology and Communication Sciences
Chief, Division of Otology and Neuro-otologic Skull Base Surgery
Chief, Division of Research
Medical Director, Koss Cochlear Implant Program
Medical College of Wisconsin
Milwaukee, Wisconsin

Oren Friedman, MD
Director
Facial Plastic Surgery
Associate Professor
Department of Otorhinolaryngology
University of Pennsylvania
Philadelphia, Pennsylvania

Rick A. Friedman, MD
Keck School of Medicine
University of Southern California
Los Angeles, California

John L. Frodel Jr, MD
Atlanta Medispa and Surgicenter, LLC
Atlanta, Georgia;
Geisinger Center for Aesthetics and Cosmetic Surgery
Danville, Pennsylvania

Michael P. Gailey, DO
Department of Pathology
University of Iowa
Iowa City, Iowa

Suzanne K. Doud Galli, MD, PhD
Cosmetic Facial Surgery
Washington, DC

Ian Ganly, MD, PhD
Associate Attending Surgeon
Head and Neck Service
Memorial Sloan Kettering Cancer Center;
Associate Professor
Department of Otolaryngology
Weill Cornell Medical College
Cornell Presbyterian Hospital
New York, New York

Bruce J. Gantz, MD
Professor
Department of Otolaryngology-Head and Neck Surgery
University of Iowa Carver College of Medicine
Head
Department of Otolaryngology-Head and Neck Surgery
University of Iowa Hospitals and Clinics
Iowa City, Iowa

C. Gaelyn Garrett, MD
Professor and Vice Chair
Department of Otolaryngology
Vanderbilt University;
Medical Director
Vanderbilt Voice Center
Nashville, Tennessee

M. Boyd Gillespie, MD
Professor of Otolaryngology-Head and Neck Surgery
Medical University of South Carolina
Charleston, South Carolina

Douglas A. Girod, MD
Executive Vice Chancellor
University of Kansas Medical Center
Interim Dean
University of Kansas School of Medicine
Kansas City, Kansas

Adam C. Goddard, MD
Chief Resident
Department of Oral and Maxillofacial Surgery
University of Tennessee College of Dentistry
Memphis, Tennessee

John C. Goddard, MD
Associate
House Ear Clinic
Los Angeles, California

George S. Goding Jr, MD
Professor
Department of Otolaryngology
University of Minnesota Medical School;
Faculty
Department of Otolaryngology
Hennepin County Medical Center
Minneapolis, Minnesota

Andrew N. Goldberg, MD, MSCE
Professor and Director
Division of Rhinology and Sinus Surgery
Department of Otolaryngology-Head and Neck Surgery
University of California-San Francisco
San Francisco, California

David Goldenberg, MD
Chief of Otolaryngology-Head and Neck Surgery
Professor of Surgery and Oncology
Division of Otolaryngology-Head and Neck Surgery
Pennsylvania State University
Penn State Hershey Medical Center
Hershey, Pennsylvania

Nira A. Goldstein, MD, MPH
Professor of Clinical Otolaryngology
Division of Pediatric Otolaryngology
State University of New York
Downstate Medical Center
New York, New York

Debra Gonzalez, MD
Assistant Professor
Division of Otolaryngology-Head and Neck Surgery
Southern Illinois University School of Medicine
Springfield, Illinois

Christine G. Gourin, MD, MPH
Associate Professor
Department of Otolaryngology-Head and Neck Surgery
Head and Neck Surgical Oncology
Johns Hopkins University
Baltimore, Maryland

Glenn Green, MD
Associate Professor
Department of Otolaryngology-Head and Neck Surgery
University of Michigan
Ann Arbor, Michigan

Vincent Grégoire, MD, PhD
Professor
Department of Radiation Oncology
Université Catholique de Louvain
St-Luc Université Hôpital
Brussels, Belgium

Heike Gries, MD, PhD
Assistant Professor
Department of Pediatric Anesthesiology
Oregon Health & Science University
Portland, Oregon

Garrett Griffin, MD
Midwest Facial Plastic Surgery
Woodbury, Minnesota

Elizabeth Guardiani, MD
Assistant Professor
Department of Otorhinolaryngology-Head and Neck Surgery
University of Maryland School of Medicine
Baltimore, Maryland

Samuel P. Gubbels, MD
Assistant Professor
Department of Surgery
Division of Otolaryngology
Director
University of Wisconsin Cochlear Implant Program
University of Wisconsin
Madison, Wisconsin

Patrick K. Ha, MD
Associate Professor
Department of Otolaryngology-Head and Neck Surgery
Johns Hopkins University
Baltimore, Maryland

Bronwyn E. Hamilton, MD
Associate Professor of Radiology
Department of Radiology
Division of Neuroradiology
Oregon Health & Science University
Portland, Oregon

Grant S. Hamilton III, MD
Assistant Professor
Department of Otolaryngology-Head and Neck Surgery
Mayo Clinic
Rochester, Minnesota

Marc Hamoir, MD
Professor
Department of Head and Neck Surgery
Université Catholique de Louvain
St-Luc Université Hôpital Cancer Center
Brussels, Belgium

Jaynee A. Handelsman, PhD
Director
Pediatric Audiology
Clinical Assistant Professor
Department of Otolaryngology
Mott Children's Hospital
University of Michigan Health System
Ann Arbor, Michigan

Ehab Y. Hanna, MD
Professor and Vice Chairman
Department of Head and Neck Surgery
Director of Skull Base Surgery
Medical Director
Head and Neck Center
University of Texas M.D. Anderson Cancer Center
Houston, Texas

Brian M. Harmych, MD
Department of Otolaryngology-Head and Neck Surgery
University of Cincinnati School of Medicine
Cincinnati, Ohio

Uli Harréus, MD
Professor and Chair
Department of Otolaryngology-Head and Neck Surgery
EVK Duesseldorf Academic Hospital of Heinrich-Heine University
Duesseldorf, Germany

Robert V. Harrison, PhD, DSc
Professor and Director of Research
Department of Otolaryngology-Head and Neck Surgery
University of Toronto;
Senior Scientist
Program in Neuroscience and Mental Health
The Hospital for Sick Children
Toronto, Ontario, Canada

Bruce H. Haughey, MBChB
Professor and Director
Head and Neck Surgical Oncology
Department of Otolaryngology-Head and Neck Surgery
Washington University School of Medicine
St. Louis, Missouri

Amer Heider, MD
Assistant Professor
Department of Pathology
University of Michigan Health System
Ann Arbor, Michigan

John Hellstein, DDS
Clinical Professor
Oral and Maxillofacial Pathology
University of Iowa Carver College of Medicine
Iowa City, Iowa

Kurt R. Herzer, MSc
Fellow/MD-PhD Candidate
Medical Scientist Training Program
Johns Hopkins University School of Medicine
Baltimore, Maryland

Frans J.M. Hilgers, MD, PhD
Chairman Emeritus
Department of Head and Neck Oncology and Surgery
The Netherlands Cancer Institute-Antoni van Leeuwenhoek;
Professor Emeritus
Amsterdam Center for Language and Communication
University of Amsterdam
Amsterdam, The Netherlands

Justin D. Hill, MD
ENT Specialists
Salt Lake City, Utah

Alexander T. Hillel, MD
Assistant Professor
Department of Otolaryngology-Head and Neck Surgery
The Johns Hopkins University School of Medicine
Baltimore, Maryland

Michael L. Hinni, MD
Professor
Mayo Clinic College of Medicine
Chair
Department of Otolaryngology-Head and Neck Surgery
Mayo Clinic
Phoenix, Arizona

Allen S. Ho, MD
Assistant Professor
Department of Surgery
Cedars-Sinai Medical Center;
Director
Head and Neck Cancer Center
Samuel Oschin Comprehensive Cancer Institute
Los Angeles, California

Maria K. Ho, MD
Keck School of Medicine
University of Southern California
Los Angeles, California

Henry T. Hoffman, MD
Professor of Otolaryngology
University of Iowa
Iowa City, Iowa

Eric H. Holbrook, MD
Assistant Professor
Department of Otology and Laryngology
Harvard Medical School
Massachusetts Eye and Ear Infirmary
Boston, Massachusetts

David B. Hom, MD
Professor and Director
Division of Facial Plastic & Reconstructive Surgery
Departments of Otolaryngology-Head and Neck Surgery and Dermatology
University of Cincinnati College of Medicine,
Cincinnati, Ohio

Jeffrey J. Houlton, MD
Assistant Professor
Head & Neck Surgical Oncology
University of Washington
Seattle, Washington

John W. House, MD
Clinic Professor
Department of Otorhinolaryngology-Head and NeckSurgery
University of Southern California Keck School of Medicine;
Associate Physician
House Clinic
Los Angeles, California

Timothy E. Hullar, MD
Associate Professor
Department of Otolaryngology-Head and Neck Surgery
Washington University in St. Louis
St. Louis, Missouri

Steven Ing, MD
Assistant Professor
Department of Endocrinology, Diabetes, & Metabolism
Ohio State University College of Medicine
Columbus, Ohio

Stacey L. Ishman, MD, MPH
Surgical Director
Upper Airway Center
Associate Professor
Cincinnati Children's Hospital Medical Center
University of Cincinnati
Cincinnati, Ohio

Robert K. Jackler, MD
Sewall Professor and Chair
Department of Otolaryngology-Head and Neck Surgery
Professor
Departments of Neurosurgery and Surgery
Stanford University School of Medicine
Stanford, California

Neal M. Jackson, MD
Resident Physician
Lousiana State University Health Sciences Center
New Orleans, Louisiana

Ryan S. Jackson, MD
Department of Otolaryngology-Head and Neck Surgery
University of South Florida School of Medicine
Tampa, Florida

Brian Jameson, MD
Department of Endocrinology
Geisinger Health System
Geisinger Wyoming Valley Medical Center
Wilkes-Barre, Pennsylvania

Herman A. Jenkins, MD
Professor and Chair
Department of Otolaryngology
University of Colorado School of Medicine
University of Colorado Hospital
Aurora, Colorado

Hong-Ryul Jin, MD, PhD
Professor of Otorhinolaryngology-Head and Neck Surgery
Seoul National University
Seoul, Korea

John K. Joe, MD†
Assistant Professor
Department of Surgery
Division of Otolaryngology-Head and Neck Surgery
Yale University School of Medicine
New Haven, Connecticut

Stephanie A. Joe, MD
Associate Professor and Director
The Sinus & Nasal Allergy Center
Co-Director, Skull Base Surgery
Department of Otolaryngology-Head and Neck Surgery
University of Illinois at Chicago
Chicago, Illinois

Christopher M. Johnson, MD
Clinical Instructor
Department of Otolaryngology
Center for Voice, Airway, and Swallowing Disorders
Georgia Regents University
Augusta, Georgia

Tiffany A. Johnson, PhD
Associate Professor
Department of Hearing and Speech
University of Kansas Medical Center
Kansas City, Kansas

Timothy M. Johnson, MD
Lewis and Lillian Becker Professor of Dermatology
University of Michigan
Ann Arbor, Michigan

Nicholas S. Jones, MD
Professor
Department of Otorhinolaryngology-Head and Neck Surgery
Nottingham University Hospitals NHS Trust
Nottingham, United Kingdom

Mark Jorissen, MD, PhD
Professor-Doctor
Department of Otolaryngology
University of Leuven
Leuven, Belgium

Morbize Julieron, MD
Northern France Cancer Center
Lille, France

Alyssa A. Kanaan, MD
Fellow
Pediatric Otolaryngology
Department of Pediatric Otolaryngology
Montreal Children's Hospital
McGill University
Montreal, Quebec, Canada

Robert T. Kavitt, MD, MPH
Assistant Professor of Medicine
Medical Director
Center for Esophageal Diseases
Section of Gastroenterology
University of Chicago
Chicago, Illinois

Robert M. Kellman, MD
Professor & Chair
Department of Otolaryngology & Communication Sciences
SUNY Upstate Medical University
Syracuse, New York

David W. Kennedy, MD
Professor of Rhinology
Perelman School of Medicine
University of Pennsylvania
Philadelphia, Pennsylvania

Jessica Kepchar, DO
Department of Otolaryngology
Bayne-Jones Army Community Hospital
Fort Polk, Louisiana

Robert C. Kern, MD
Professor and Chairman
Department of Otolaryngology-Head and Neck Surgery
Northwestern University Feinberg School of Medicine
Chicago, Illinois

Merrill S. Kies, MD
Professor of Medicine
Thoracic/Head and Neck Medical Oncology
The University of Texas M.D. Anderson Cancer Center
Houston, Texas

Paul R. Kileny, PhD
Professor
Department of Otolaryngology-Head and Neck Surgery
Academic Program Director
Department of Audiology and Electrophysiology
University of Michigan Health System
Ann Arbor, Michigan

Alyn J. Kim, MD
Southern California Ear, Nose, and Throat
Long Beach, California

†. 已故。

Jason H. Kim, MD
Assistant Professor
Department of Otolaryngology-Head and Neck Surgery
St. Jude Medical Center
Fullerton, California

Theresa Kim, MD
San Francisco Otolaryngology Medical Group
San Francisco, California

William J. Kimberling, PhD
Professor of Ophthalmology and Visual Sciences and Otolaryngology
University of Iowa Carver College of Medicine
Iowa City, Iowa;
Senior Scientist
Boys Town National Research Hospital
Omaha, Nebraska

Ericka F. King, MD
Assistant Professor
Department of Otolaryngology-Head and Neck Surgery
Oregon Health and Science University
Portland, Oregon

Jeffrey Koh, MD, MBA
Professor
Department of Anesthesiology and Perioperative Medicine
Chief, Division of Pediatric Anesthesiology and Pain Management
Oregon Health and Science University
Portland, Oregon

Raymond J. Konior, MD
Clinical Professor
Department of Otolaryngology-Head and Neck Surgery
Loyola University Medical Center
Maywood, Illinois;
Chicago Hair Institute
Oakbrook Terrace, Illinois

Frederick K. Kozak, MD
Head, Division of Pediatric Otolaryngology
Medical/Surgical Director
Cochlear Implant Program
B.C. Children's Hospital;
Clinical Professor and Residency Program Director
Division of Otolaryngology
Department of Surgery
University of British Columbia
Vancouver, British Columbia, Canada

Shannon M. Kraft, MD
Assistant Professor
Department of Otolaryngology-Head and Neck Surgery
University of Kansas
Kansas City, Missouri

Russell Kridel, MD
Clinical Professor and Chief
Department of Otorhinolaryngology-Head and Neck Surgery
Division of Facial Plastic Surgery
University of Texas Health Science Center
Houston, Texas

Parvesh Kumar, MD
Joe and Jean Brandmeyer Chair and Professor of Radiation Oncology
Department of Radiation Oncology
University of Kansas Medical Center
Associate Director of Clinical Research
University of Kansas Cancer Center
Kansas City, Kansas

Melda Kunduk, PhD
Associate Professor
Department of Communication Sciences and Disorders
Louisiana State University
Baton Rouge, Louisiana;
Department of Otolaryngology-Head and Neck Surgery
Louisiana State University Health Sciences Center
New Orleans, Louisiana

Ollivier Laccourreye, MD
Professor
Department of Otorhinolaryngology-Head and Neck Surgery
Hôpital Européen Georges Pompidou
Université Paris Descartes
Paris, France

Stephen Y. Lai, MD, PhD
Associate Professor
Head and Neck Surgery
University of Texas M.D. Anderson Cancer Center
Houston, Texas

Devyani Lal, MBBS, DipNBE, MD
Consultant
Department of Otolaryngology
Assistant Professor
Mayo Clinic College of Medicine
Mayo Clinic
Scottsdale, Arizona

Anil K. Lalwani, MD
Professor and Vice Chair for Research
Director, Division of Otology, Neurotology, & Skull Base Surgery
Director, Columbia Cochlear Implant Center
Columbia University College of Physicians and Surgeons
New York, New York

Derek J. Lam, MD, MPH
Assistant Professor
Department of Otolaryngology-Head and Neck Surgery
Oregon Health and Science University
Portland, Oregon

Paul R. Lambert, MD
Chairman
Department of Otolaryngology-Head and Neck Surgery
Medical University of South Carolina
Charleston, South Carolina

Christopher G. Larsen, MD
Assistant Professor
Department of Otolaryngology
University of Kansas Medical Center
Kansas City, Kansas

Amy Anne Lassig, MD
Assistant Professor
Department of Otolaryngology-Head and Neck Surgery
University of Minnesota
Minneapolis, Minnesota

Richard E. Latchaw, MD
Professor
Department of Radiology
Division of Diagnostic and Therapeutic Neuroradiology
University of California at Davis
Sacramento California

Kevin P. Leahy, MD, PhD
Assistant Professor of Clinical Otorhinolaryngology
Department of Otorhinolaryngology-Head and Neck Surgery
University of Pennsylvania Perlman School of Medicine
Philadelphia, Pennsylvania

Daniel J. Lee, MD
Associate Professor
Department of Otology and Laryngology
Harvard Medical School;
Department of Otolaryngology
Massachusetts Eye and Ear Infirmary
Boston, Massachusetts

Nancy Lee, MD
Attending Member
Department of Radiation Oncology
Memorial Sloan Kettering Cancer Center
New York, New York

Stella Lee, MD
Assistant Professor
Department of Otolaryngology
University of Pittsburgh School of Medicine
Pittsburgh, Pennsylvania

Maureen A. Lefton-Greif, PhD, CCC-SLP
Associate Professor
Departments of Pediatrics, Otolaryngology-Head and Neck Surgery, and Physical Medicine & Rehabilitation
Johns Hopkins University School of Medicine
Baltimore, Maryland

Donald A. Leopold, MD
Professor of Otorhinolaryngology
University of Vermont
Burlington, Vermont

Marci M. Lesperance, MD
Professor, Department of Otolaryngology-Head and Neck Surgery
Chief, Division of Pediatric Otolaryngology
University of Michigan Health System
Ann Arbor, Michigan

Jessica Levi, MD
Assistant Professor of Otolaryngology-Head and Neck Surgery
Boston University and Boston Medical Center
Boston, Massachusetts

James S. Lewis Jr, MD
Associate Professor
Department of Pathology and Immunology
Associate Professor
Department of Otolaryngology-Head and Neck Surgery
Washington University in St. Louis
St. Louis, Missouri

Daqing Li, MD
Professor
Department of Otorhinolaryngology-Head and Neck Surgery
University of Pennsylvania School of Medicine;
Director, Gene and Molecular Therapy Laboratory
Director, Temporal Bone Laboratory
Hospital of the University of Pennsylvania
Philadelphia, Pennsylvania

Timothy S. Lian, MD
Professor
Department of Otolaryngology-Head and Neck Surgery
Louisiana State University Health Sciences Center
Shreveport, Louisiana

Whitney Liddy, MD
Resident
Department of Otolaryngology-Head and Neck Surgery
Northwestern University Feinberg School of Medicine
Chicago, Illinois

Charles J. Limb, MD
Associate Professor
Department of Otolaryngology-Head and Neck Surgery
Johns Hopkins University School of Medicine
Baltimore, Maryland

Judy Z. Liu, MD
Resident Physician
Department of Otolaryngology-Head and Neck Surgery
University of Illinois at Chicago
Chicago, Illinois

Jeri A. Logemann, PhD
Ralph and Jean Sundin Professor
Department of Communication Sciences and Disorders
Northwestern University
Evanston, Illinois;
Professor
Departments of Neurology and Otolaryngology-Head and Neck Surgery
Northwestern University Feinberg School of Medicine;
Director
Voice, Speech, and Language Service and Swallowing Center
Northwestern Memorial Hospital
Chicago, Illinois

Thomas Loh, MBBS, FRCS
Senior Consultant and Head

Department of Otolaryngology-Head and Neck Surgery
National University Hospital;
Associate Professor and Head
Department of Otolaryngology
National University of Singapore
Singapore

Christopher Lominska, MD
Assistant Professor and Associate Residency Program Director
University of Kansas Medical Center
Kansas City, Kansas

Brenda L. Lonsbury-Martin, PhD
Senior Research Scientist
VA Loma Linda Healthcare System
Professor
Department of Otolaryngology-Head and Neck Surgery
Loma Linda University Health
Loma Linda, California

David G. Lott, MD
Assistant Professor
Mayo Clinic College of Medicine
Consultant
Department of Otolaryngology-Head and Neck Surgery
Mayo Clinic
Phoenix, Arizona

Lawrence R. Lustig, MD
Francis A. Sooy MD Professor in Otolaryngology
Department of Otolaryngology-Head and Neck Surgery
Chief
Division of Otology & Neurology
University of California-San Francisco
San Francisco, California

Anna Lysakowski, PhD
Professor
Anatomy and Cell Biology
University of Illinois at Chicago
Chicago, Illinois

Robert H. Maisel, MD
Chief
Department of Otolaryngology-Head and Neck Surgery
Hennepin County Medical Center;
Professor
Department of Otolaryngology-Head and Neck Surgery
University of Minnesota
Minneapolis, Minnesota

Ellen M. Mandel, MD
Associate Professor
Department of Otolaryngology
University of Pittsburgh
Pittsburgh, Pennsylvania

Susan J. Mandel, MD, MPH
Professor and Associate Chief
Division of Endocrinology, Diabetes, and Metabolism
Perelman School of Medicine
University of Pennsylvania
Philadelphia, Pennsylvania

Devinder S. Mangat, MD
Professor of Facial Plastic Surgery
Department of Otolaryngology-Head and Neck Surgery
University of Cincinnati
Cincinnati, Ohio

Lynette J. Mark, MD
Associate Professor
Department of Anesthesiology & Critical Care Medicine
Department of Otolaryngology-Head and Neck Surgery
Johns Hopkins University
Baltimore, Maryland

Jeffrey C. Markt, DDS
Associate Professor and Director
Department of Otolaryngology-Head and Neck Surgery
Division of Oral Facial Prosthetics/Dental Oncology
University of Nebraska School of Medicine
Omaha, Nebraska

Michael Marsh, MD
Arkansas Center for Ear, Nose, Throat, and Allergy
Fort Smith, Arkansas

Glen K. Martin, PhD
Senior Research Career Scientist
VA Loma Linda Healthcare System
Professor
Department of Otolaryngology-Head and Neck Surgery
Loma Linda University Health
Loma Linda, California

Douglas E. Mattox, MD
William Chester Warren Jr MD Professor and Chair
Department of Otolaryngology-Head and Neck Surgery
Emory University School of Medicine
Atlanta, Georgia

Thomas V. McCaffrey, MD, PhD
Professor and Chair
Department of Otolaryngology-Head and Neck Surgery
University of South Florida School of Medicine
Tampa, Florida

JoAnn McGee, PhD
Scientist
Developmental Auditory Physiology Laboratory
Boys Town National Research Hospital
Omaha, Nebraska

Johnathan D. McGinn, MD
Division of Otolaryngology-Head and Neck Surgery
Pennsylvania State University
Penn State Hershey Medical Center
Hershey, Pennsylvania

John F. McGuire, MD
Attending Physician
Department of Otolaryngology
Fallbrook Hospital
Fallbrook, California

Jonathan McJunkin, MD
Assistant Professor
Department of Otolaryngology
Washington University in St. Louis
St. Louis, Missouri

J. Scott McMurray, MD
Associate Professor
Departments of Surgery and Pediatrics
University of Wisconsin School of Medicine and Public Health
American Family Children's Hospital
Madison, Wisconsin

Jeremy D. Meier, MD
Assistant Professor
Division of Otolaryngology-Head and Neck Surgery
University of Utah School of Medicine
Department of Pediatric Oncology
Primary Children's Hospital
Salt Lake City, Utah

Albert L. Merati, MD
Professor and Chief, Laryngology
Department of Otolaryngology-Head and Neck Surgery
University of Washington School of Medicine,
Seattle, Washington

Saumil N. Merchant, MD†
Professor
Department of Otology and Laryngology
Harvard Medical School
Department of Otolaryngology
Massachusetts Eye and Ear Infirmary
Boston, Massachusetts

Anna H. Messner, MD
Professor and Vice Chair
Department of Otolaryngology-Head and Neck Surgery
Stanford University
Stanford, California

Anna Meyer, MD
Assistant Professor
Department of Otolaryngology-Head and Neck Surgery
University of California-San Francisco
San Francisco, California

James D. Michelson, MD
Professor
Department of Orthopaedics and Rehabilitation
University of Vermont College of Medicine
Burlington, Vermont

Henry A. Milczuk, MD
Associate Professor and Chief
Division of Pediatric Otolaryngology
Oregon Health and Science University
Portland, Oregon

Jennifer L. Millar, MSPT
Physical Therapist
Department of Physical Medicine and Rehabilitation
Johns Hopkins Hospital
Baltimore, Maryland

Michelle Miller-Thomas, MD
Assistant Professor
Mallinckrodt Institute of Radiology
Washington University School of Medicine
St. Louis, Missouri

Lloyd B. Minor, MD
Carl and Elizabeth Naumann Dean of the School of Medicine
Professor of Otolaryngology-Head and Neck Surgery
Professor of Bioengineering and Neurobiology (by courtesy)
Stanford University
Stanford, California

Jenna L. Mitchell
Texas A&M Health Science Center
Round Rock, Texas

Steven Ross Mobley, MD
Facial Plastic & Reconstructive Surgery
Murray, Utah

Eric J. Moore, MD
Professor
Department of Otolaryngology
Mayo Clinic
Rochester, Minnesota

Harlan Muntz, MD
Professor of Otolaryngology
Department of Surgery
University of Utah School of Medicine
Primary Children's Medical Center
Salt Lake City, Utah

Craig S. Murakami, MD
Clinical Professor
Facial Plastic and Reconstructive Surgery
University of Washington
Department of Otolaryngology
Virginia Mason Medical Center
Seattle, Washington

Jeffrey N. Myers, MD, PhD
Hubert L. and Olive Stringer Distinguished Professor in Cancer Research
Professor and Director of Research
Deputy Chair for Academic Programs
Department of Head & Neck Surgery
University of Texas M.D. Anderson Cancer Center
Houston, Texas

†. 已故。

Robert M. Naclerio, MD
Professor and Chief of Otolaryngology-Head and Neck Surgery
University of Chicago
Chicago, Illinois

Joseph B. Nadol Jr, MD
Professor
Department of Otology and Laryngology
Harvard Medical School
Department of Otolaryngology
Massachusetts Eye and Ear Infirmary
Boston, Massachusetts

Paul Nassif, MD
Assistant Clinical Professor
Department of Otolaryngology
University of Southern California Keck School of Medicine
Los Angeles, California;
Partner
Spalding Drive Cosmetic Surgery and Dermatology
Beverly Hills, California

Marc Nelson, MD
Associate Professor
Department of Otolaryngology
Pediatric ENT Center
Akron Children's Hospital
Akron, Ohio

Rick F. Nelson, MD
Assistant Professor
Department of Otolaryngology-Head and Neck Surgery
Indiana University
Indianapolis, Indianapolis

Piero Nicolai, MD
Professor
University of Brescia School of Medicine
Chairman
Spedali Civili
Brescia, Italy

David R. Nielsen, MD
Executive Vice President and Chief Executive Officer
American Academy of Otolaryngology-Head and Neck Surgery
Alexandria, Virginia;
President, Council of Medical Specialty Societies
Chairman of the Board, PCPI Foundation
Chicago, Illinois

John K. Niparko, MD
Tiber Alpert Professor and Chair
Department of Otolaryngology-Head and Neck Surgery
The Keck School of Medicine of the University of Southern California
Los Angeles, California

Richard J. Noel, MD, PhD
Division Chief
Pediatric Gastroenterology, Hepatology, and Nutrition
Duke University Medical Center
Durham, North Carolina

S.A. Reza Nouraei, Bchir, PhD, MRCS
Researcher
Laryngology Research Group
University College London
Academic Specialist Registrar
Charing Cross Hospital
London, United Kingdom

Ajani Nugent, MD
Department of Otolaryngology
Emory University School of Medicine
Atlanta, Georgia

Daniel W. Nuss, MD
G.D. Lyons Professor and Chair
Department of Otolaryngology-Head and Neck Surgery
Louisiana State University Health Sciences Center School of Medicine at New Orleans, New Orleans, Louisiana

Brian Nussenbaum, MD
Christy J. and Richard S. Hawes III Professor
Vice Chair for Clinical Affairs
Division Chief, Head and Neck Surgery
Patient Safety Officer
Department of Otolaryngology-Head and Neck Surgery
Washington University School of Medicine
St. Louis, Missouri

Gretchen M. Oakley, MD
Resident Physician
Division of Otolaryngology-Head and Neck Surgery
University of Utah
Salt Lake City, Utah

Rick M. Odland, MD, PhD
Professor
Department of Otolaryngology
University of Minnesota;
Medical Director
Department of Otolaryngology
Hennepin County Medical Center
Minneapolis, Minnesota

Richard G. Ohye, MD
Head
Section of Pediatric Cardiovascular Surgery
Department of Cardiac Surgery
University of Michigan
Ann Arbor, Michigan

Bert W. O'Malley Jr, MD
Gabriel Tucker Professor and Chairman
Department of Otorhinolaryngology-Head and Neck Surgery
Professor of Neurosurgery
Abramson Cancer Center
University of Pennsylvania School of Medicine;
Co-director, Center for Cranial Base Surgery
Co-director, Head and Neck Cancer Center
University of Pennsylvania Health System
Philadelphia, Pennsylvania

Robert C. O'Reilly, MD
Professor of Pediatrics and Otolaryngology-Head and Neck Surgery
Thomas Jefferson University
Philadelphia, Pennsylvania;
Division Chief
Pediatric Otolaryngology
A.I. DuPont Hospital for Children
Wilmington, Delaware

Juan Camilo Ospina, MD
Pediatric Otolaryngologist
Head
Division of Otorhinolaryngology and Maxillofacial Surgery
Hospital Universitario San Ignacio;
Associate Professor
Pontificia Universidad Javeriana
Bogota, Colombia

Robert H. Ossoff, DMD, MD, CHC
Special Assistant to the Vice-Chancellor for Health Affairs
Maness Professor of Laryngology and Voice
Vanderbilt University Medical Center
Nashville, Tennessee

Mark D. Packer, MD
Executive Director
Department of Defense Hearing Center of Excellence
Chief of Otology, Neurology, and Skull Base Surgery
San Antonio Military Health System
Joint Base San Antonio-Lackland, Texas

Nitin A. Pagedar, MD, MPH
Assistant Professor
Department of Otolaryngology-Head and Neck Surgery
University of Iowa
Iowa City, Iowa

John Pallanch, MD
Chair
Division of Rhinology
Department of Otorhinolaryngology
Mayo Clinic
Rochester, Minnesota

Stephen S. Park, MD
Professor and Vice-Chair
Department of Otolaryngology
Director
Division of Facial Plastic Surgery
University of Virginia
Charlottesville, Virginia

Matthew S. Parsons, MD
Assistant Professor of Radiology
Mallinckrodt Institute of Radiology
Washington University School of Medicine
St. Louis, Missouri

Hetal H. Patel, MD
Division of Otolaryngology-Head and Neck Surgery
Pennsylvania State University
Penn State Hershey Medical Center
Hershey, Pennsylvania

G. Alexander Patterson, MD
Evarts A. Graham Professor of Surgery
Chief, Division of Cardiothoracic Surgery
Washington University in St. Louis
St. Louis, Missouri

Phillip K. Pellitteri, DO
Chair
Department of Otolaryngology-Head and Neck Surgery
Guthrie Health System
Sayre, Pennsylvania;
Clinical Professor
Department of Otolaryngology-Head and Neck Surgery
Temple University School of Medicine
Philadelphia, Pennsylvania

Jonathan A. Perkins, DO
Professor
Department of Otolaryngology-Head and Neck Surgery
University of Washington School of Medicine
Director
Vascular Anomalies Program
Seattle Children's Hospital
Seattle, Washington

Stephen W. Perkins, MD
Clinical Associate Professor
Department of Otolaryngology-Head and Neck Surgery
Indiana University School of Medicine;
President
Meridian Plastic Surgeons
Indianapolis, Indianapolis

Shirley S.N. Pignatari, MD, PhD
Professor and Head
Division of Pediatric Otolaryngology
Federal University of Sao Paulo
Sao Paulo, Brazil

Steven D. Pletcher, MD
Associate Professor
Department of Otolaryngology-Head and Neck Surgery
University of California-San Francisco
San Francisco, California

Aron Popovtzer, MD
Head of Head and Neck Unit
Davidoff Comprehensive Cancer Center;
Consultant
Department of Otolaryngology
Rabin Medical Center;
Chair
Israeli Head and Neck Society
Petah-Tikva, Israel

Gregory N. Postma, MD
Professor
Department of Otolaryngology
Director
Center for Voice, Airway, and Swallowing Disorders

Georgia Regents University
Augusta, Georgia

Shannon M. Poti, MD
Chief Resident Surgeon
Department of Otolaryngology-Head and Neck Surgery
University of California-Davis Medical Center
Sacramento, California

William P. Potsic, MD, MMM
Emeritus Professor of Otorhinolaryngology-Head and Neck Surgery
Perelman School of Medicine at the University of Pennsylvania
Philadelphia, Pennsylvania

Seth E. Pross, MD
Department of Otolaryngology-Head and Neck Surgery
University of California-San Francisco
San Francisco, California

Liana Puscas, MD, MHS
Associate Professor
Division of Otolaryngology-Head and Neck Surgery
Duke University School of Medicine
Durham, North Carolina

Zhen Jason Qian, MD (Cand.)
College of Physicians and Surgeons
Columbia University
New York, New York

Virginia Ramachandran, AuD, PhD
Senior Staff Audiologist & Research Coordinator
Division of Audiology
Department of Otolaryngology-Head and Neck Surgery
Henry Ford Hospital;
Adjunct Assistant Professor & Audiology Clinical Educational Coordinator
Wayne State University
Detroit, Michigan

Gregory W. Randolph, MD
Director, General and Thyroid Surgical Divisions
Massachusetts Eye & Ear Infirmary
Member, Endocrine Surgical Service
Massachusetts General Hospital
Harvard Medical School
Boston, Massachusetts

Lesley Rao, MD
Assistant Professor
Department of Anesthesiology
Washington University School of Medicine
St. Louis, Missouri

Christopher H. Rassekh, MD
Associate Professor
Department of Otorhinolaryngology-Head and Neck Surgery
University of Pennsylvania
Philadelphia, Pennsylvania

Lou Reinisch, PhD
Dean of Arts and Sciences
Professor of Physics
Farmingdale State College (SUNY)
Farmingdale, New York

Albert L. Rhoton Jr, MD
Professor and Chairman Emeritus
Department of Neurosurgery
University of Florida
Gainesville, Florida

Nadeem Riaz, MD, MSc
Instructor in Radiation Oncology
Department of Radiation Oncology
Memorial Sloan Kettering Cancer Center
New York, New York

Jeremy D. Richmon, MD
Assistant Professor and Director
Head and Neck Robotic Surgery
Department of Otolaryngology-Head and Neck Surgery
Johns Hopkins University
Baltimore, Maryland

James M. Ridgway, MD
Facial Plastic Surgeon
Newvue Plastic Surgery and Skin Care
Bellevue, Washington

Matthew H. Rigby, MD, MPH
Assistant Professor
Department of Otolaryngology-Head and Neck Surgery
Dalhousie University
Halifax, Nova Scotia, Canada

Mark D. Rizzi, MD
Assistant Professor
Department of Clinical Otolaryngology-Head and Neck Surgery
Perelman School of Medicine at the University of Pennsylvania
Division of Pediatric Otolaryngology
Children's Hospital of Philadelphia
Philadelphia, Pennsylvania

K. Thomas Robbins, MD
Professor and Chair
Department of Surgery
Division of Otolaryngology
Southern Illinois University School of Medicine
Springfield, Illinois

Daniel Roberts, MD, PhD
Resident
Department of Otolaryngology
Massachusetts Eye and Ear Infirmary
Boston, Massachusetts

Frederick C. Roediger, MD
Director
Division of Otolaryngology
Maine Medical Center
Portland, Maine

Ohad Ronen, MD
Director
Head and Neck Surgery Service
Department of Otolaryngology-Head and Neck Surgery
Galilee Medical Center;
Senior Lecturer
Faculty of Medicine in the Galilee
Bar-Ilan University
Nahariya, Israel

Kristina W. Rosbe, MD
Professor and Director of Pediatric Otolaryngology
Department of Otolaryngology-Head and Neck Surgery
University of California-San Francisco
San Francisco, California

Richard M. Rosenfeld, MD, MPH
Professor and Chairman of Otolaryngology
SUNY Downstate Medical Center
New York, New York

Bruce E. Rotter, MD
Professor and Dean
Southern Illinois University School of Dental Medicine
Alton, Illinois

Jay T. Rubinstein, MD, PhD
Professor
Departments of Otolaryngology and Bioengineering
University of Washington;
Director
Virginia Merrill Bloedel Hearing Research Center
Seattle, Washington

Michael J. Ruckenstein, MD
Professor of Otorhinolaryngology-Head and Neck Surgery
Hospitals of the University of Pennsylvania,
Philadelphia, Pennsylvania

Christina L. Runge, PhD
Associate Professor
Department of Otolaryngology and Communication Sciences
Chief, Division of Communication Sciences
Director, Koss Cochlear Implant Program
Medical College of Wisconsin
Milwaukee, Wisconsin

Leonard P. Rybak, MD, PhD
Professor
Division of Otolaryngology
Southern Illinois University School of Medicine
Springfield, Illinois

Rami E. Saade, MD
Head and Neck Surgical Oncology Fellow
Department of Head and Neck Surgery
University of Texas M.D. Anderson Cancer Center
Houston, Texas

Babak Sadoughi, MD
Attending Physician
Beth Israel Medical Center
Mount Sinai Health System
New York, New York

Thomas J. Salinas, DDS
Associate Professor
Department of Dental Specialties
Mayo Clinic
Rochester, Minnesota

Sandeep Samant, MD
Chief
Division of Head and Neck and Skull Base Surgery
Professor and Vice-Chairman
Department of Otolaryngology-Head and Neck Surgery
University of Tennessee Health Science Center
Memphis, Tennessee

Robin A. Samlan, MBA, PhD
Assistant Professor
Department of Speech, Language, & Hearing Sciences
University of Arizona
Tucson, Arizona

Ravi N. Samy, MD
Associate Professor
Department of Otolaryngology
University of Cincinnati
Program Director, Neurotology Fellowship
Cincinnati Children's Hospital
Cincinnati, Ohio

Guri S. Sandhu, MD
Consultant Otolaryngologist/Airway Surgeon
Charing Cross Hospital
Imperial College
London, United Kingdom

Cara Sauder, MA, CCC-SLP
Speech-Language Pathologist
University of New Mexico Hospital
Albuquerque, New Mexico

Richard L. Scher, MD
Professor of Otolaryngology-Head and Neck Surgery
Vice Chairman of Surgery for Clinical Operations
Associate Chief of Otolaryngology-Head and Neck Surgery
Duke University Health System
Durham, North Carolina

Joshua S. Schindler, MD
Associate Professor
Department of Otolaryngology
Oregon Health and Science University
Portland, Oregon

Cecelia E. Schmalbach, MD
Associate Professor
Department of Surgery
Division of Otolaryngology-Head and Neck Surgery
University of Alabama at Birmingham
Birmingham, Alabama

Scott R. Schoem, MD
Director
Department of Otolaryngology
Connecticut Children's Medical Center

Hartford, Connecticut;
Clinical Professor
Department of Otolaryngology
University of Connecticut School of Health Sciences
Farmington, Connecticut

Michael C. Schubert, PT, PhD
Associate Professor
Department of Otolaryngology-Head and Neck Surgery
Johns Hopkins University
Baltimore, Maryland

Todd J. Schwedt, MD
Associate Professor of Neurology
Mayo Clinic
Phoenix, Arizona

James J. Sciubba, DMD, PhD
Professor (Retired)
Department of Otolaryngology-Head and Neck Surgery
The Johns Hopkins School of Medicine;
Consultant
The Milton J. Dance Head & Neck Center
The Greater Baltimore Medical Center
Baltimore, Maryland

Anthony P. Sclafani, MD
Director, Facial Plastic Surgery
Surgeon Director, Department of Otolaryngology
The New York Eye & Ear Infirmary
New York, New York;
Professor
Department of Otolaryngology
New York Medical College
Valhalla, New York

Meena Seshamani, MD, PhD
Department of Head and Neck Surgery
The Permanente Medical Group
San Francisco, California

A. Eliot Shearer, MD, PhD
Resident Physician
Department of Otolaryngology-Head and Neck Surgery
University of Iowa
Iowa City, Iowa

Clough Shelton, MD
Professor and Chief
Division of Otolaryngology
Hetzel Presidential Endowed Chair in Otolaryngology
University of Utah School of Medicine
Salt Lake City, Utah

Neil T. Shepard, PhD
Chair, Division of Audiology
Director, Dizziness & Balance Disorders Program
Department of Otolaryngology
Mayo Clinic
Rochester, Minnesota

Seiji B. Shibata, MD, PhD
Resident Physician
Department of Otolaryngology-Head and Neck Surgery
University of Iowa
Iowa City, Iowa

Yelizaveta Shnayder, MD
Associate Professor
Department of Otolaryngology-Head and Neck Surgery
University of Kansas School of Medicine
Kansas City, Kansas

Kathleen C.Y. Sie, MD
Professor
Department of Otolaryngology-Head and Neck Surgery
University of Washington School of Medicine
Director
Childhood Communication Center
Seattle Children's Hospital
Seattle, Washington

Daniel B. Simmen, MD
Center for Rhinology, Skull Base Surgery, and Facial Plastic Surgery
Hirslanden Clinic
Zurich, Switzerland

Michael C. Singer, MD
Director
Division of Thyroid & Parathyroid Surgery
Department of Otolaryngology-Head and Neck Surgery
Henry Ford Health System
Detroit, Michigan

Parul Sinha, MBBS, MS
Resident
Department of Otolaryngology-Head and Neck Surgery
Washington University School of Medicine
St. Louis, Missouri

William H. Slattery III, MD
Partner
House Ear Clinic;
Clinical Professor
University of Southern California-Los Angeles
Los Angeles, California

Henrik Smeds, MD
Staff Surgeon
Department of Otolaryngology
Karolinska University Hospital
Stockholm, Sweden

Marshall E. Smith, MD
Professor
Division of Otolaryngology-Head and Neck Surgery
University of Utah School of Medicine;
Attending Physician and Medical Director
Voice Disorders Clinic
Primary Children's Medical Center
University Hospital
Salt Lake City, Utah

Richard J.H. Smith, MD
Professor
Department of Otolaryngology
University of Iowa Carver College of Medicine
Iowa City, Iowa

Timothy L. Smith, MD, MPH
Professor and Director
Oregon Sinus Center
Department of Otolaryngology-Head and Neck Surgery
Oregon Health and Science University
Portland, Oregon

Ryan H. Sobel, MD
Clinical Instructor
Department of Otolaryngology-Head and Neck Surgery
Johns Hopkins Hospital
Baltimore, Maryland

Robert A. Sofferman, MD
Emeritus Professor of Surgery
Department of Surgery
Division of Otolaryngology-Head and Neck Surgery
University of Vermont School of Medicine
Burlington, Vermont

Zachary M. Soler, MD, MSc
Assistant Professor
Department of Otolaryngology-Head and Neck Surgery
Medical University of South Carolina
Charleston, South Carolina

Samuel A. Spear, MD
Otology/Neurotology & Skull Base Surgery Fellow
Department of Otolaryngology-Head and Neck Surgery
Louisiana State University
Baton Rouge, Louisiana

Steven M. Sperry, MD
Assistant Professor
Department of Otolaryngology-Head and Neck Surgery
University of Iowa Hospitals and Clinics
Iowa City, Iowa

Niranjan Sritharan, MBBS
Clinical Otolaryngology Fellow
Massachusetts Eye & Ear Infirmary
Boston, Massachusetts

Brad A. Stach, PhD
Director
Division of Audiology
Department of Otolaryngology-Head and Neck Surgery
Henry Ford Hospital
Detroit, Michigan

Robert P. Stachecki, MD
Instructor of Radiology
Mallinckrodt Institute of Radiology
Washington University School of Medicine
St. Louis, Missouri

Hinrich Staecker, MD, PhD
David and Mary Zamierowsky Professor
Department of Otolaryngology-Head and Neck Surgery
University of Kansas School of Medicine
Kansas City, Kansas

Aldo Cassol Stamm, MD, PhD
Chief
Department of Otolaryngology
Sao Paulo ENT Center
Sao Paulo, Brazil

James A. Stankiewicz, MD
Professor and Chairman
Department of Otolaryngology-Head and Neck Surgery
Loyola University Medical Center
Maywood, Illinois

Shawn M. Stevens, MD
Resident Physician
Department of Otolaryngology-Head and Neck Surgery
Medical University of South Carolina
Charleston, South Carolina

David L. Steward, MD
Professor
Department of Otolaryngology-Head and Neck Surgery
University of Cincinnati Academic Health Center
Cincinnati, Ohio

David G. Stoddard Jr, MD
Department of Otolaryngology-Head and Neck Surgery
Mayo Clinic
Rochester, Minnesota

Janalee K. Stokken, MD
Head and Neck Institute
The Cleveland Clinic
Cleveland, Ohio

Angela Sturm-O'Brien, MD
Facial Plastic Surgery Associates
Houston, Texas

John B. Sunwoo, MD
Director of Head and Neck Cancer Research
Department of Otolaryngology-Head and Neck Surgery
Stanford Cancer Institute
Stanford University School of Medicine
Stanford, California

Veronica C. Swanson, MD, MBA
Associate Director
Department of Anesthesiology
Chief
Pediatric Cardiac Anesthesiology
St. Christopher's Hospital for Children;
Associate Professor
Departments of Anesthesiology and Pediatrics
Drexel University College of Medicine and Dentistry
Philadelphia, Pennsylvania

Robert A. Swarm, MD
Professor of Anesthesiology
Washington University School of Medicine
St. Louis, Missouri

Jonathan M. Sykes, MD
Professor and Director
Facial Plastic Surgery
University of California Davis Medical Center
Sacramento, California

Luke Tan, MBBS, MD
Senior Consultant
Luke Tan ENT Head & Neck Cancer and Thyroid Surgery Center
MT Elizabeth Hospital;
Clinical Associate Professor
Department of Otolaryngology
National University of Singapore
Singapore

Marietta Tan, MD
Resident
Department of Otolaryngology-Head and Neck Surgery
Johns Hopkins University
Baltimore, Maryland

Pravin A. Taneja, MD, MBA
Program Director
Pediatric Anesthesia Fellowship
Department of Anesthesiology
St. Christopher's Hospital for Children;
Assistant Professor
Department of Anesthesiology
Drexel University College of Medicine and Dentistry
Philadelphia, Pennsylvania

M. Eugene Tardy Jr, MD
Emeritus Professor of Otolaryngology-Head and Neck Surgery
Department of Otolaryngology
University of Illinois Medical Center
Chicago, Illinois

Sherard A. Tatum III, MD
Professor
Departments of Otolaryngology and Pediatrics
SUNY Upstate Medical University;
Medical Director
Cleft and Craniofacial Center
Golisano Children's Hospital
Syracuse, New York

S. Mark Taylor, MD
Professor
Department of Otolaryngology-Head and Neck Surgery
Dalhousie University
Halifax, Nova Scotia, Canada

Rod A. Teasley, MD, JD
Department of Otolaryngology
Vanderbilt University Medical Center
Nashville, Tennessee

Helder Tedeschi, MD, PhD
Head, Division of Neurosurgery
Department of Pathology
University of Campinas
Sao Paolo, Brazil

Steven A. Telian, MD
John L. Kemink Professor of Neurotology
Department of Otolaryngology-Head and Neck Surgery
University of Michigan
Ann Arbor, Michigan

David J. Terris, MD
Surgical Director of the GRU Thyroid Center
Professor
Department of Otolaryngology-Head and Neck Surgery
Georgia Regents University
Augusta, Georgia

J. Regan Thomas, MD
Mansueto Professor and Chairman
Department of Otolaryngology-Head and Neck Surgery
University of Illinois
Chicago, Illinois

Chafeek Tomeh, MD
Clinical Instructor
Department of Otolaryngology-Head and Neck Surgery
Stanford University School of Medicine
Stanford, California

Dean M. Toriumi, MD
Professor
Department of Otolaryngology-Head and Neck Surgery
Division of Facial Plastic and Reconstructive Surgery
University of Illinois at Chicago
Chicago, Illinois

Aline Tran, AuD
Audiologist
Department of Otolaryngology-Head and Neck Surgery
Keck Medical Center
University of Southern California
Los Angeles, California

Joseph B. Travers, PhD
Professor
Division of Oral Biology
The Ohio State University College of Dentistry
Ohio State University
Columbus, Ohio

Susan P. Travers, PhD
Professor
Division of Oral Biology
The Ohio State University College of Dentistry
Columbus, Ohio

Mai Thy Truong, MD
Clinical Assistant Professor
Department of Otolaryngology-Head and Neck Surgery
Stanford University
Stanford, California

Terance T. Tsue, MD
Physician in Chief
University of Kansas Cancer Center
Douglas A. Girod MD Endowed Professor of Head & Neck Surgical Oncology
Vice-Chairman and Professor
Department of Otolaryngology-Head and Neck Surgery
University of Kansas School of Medicine
Kansas City, Kansas

Michael D. Turner, DDS, MD
Division Director
Oral and Maxillofacial Surgery
Jacobi Medical Center;
Director, The New York Salivary Gland Center
Associate Residency Director, Oral and Maxillofacial Surgery
Beth Israel Medical Center
New York, New York

Ravindra Uppaluri, MD, PhD
Associate Professor
Department of Otolaryngology-Head and Neck Surgery
Washington University School of Medicine
St. Louis, Missouri

Michael F. Vaezi, MD, PhD
Professor of Medicine
Clinical Director, Division of Gastroenterology, Hepatology, and Nutrition
Director, Center for Swallowing and Esophageal Motility Disorders
Director, Clinical Research
Vanderbilt University Medical Center
Nashville, Tennessee

Kathryn M. Van Abel, MD
Resident
Department of Otolaryngology
Mayo Clinic
Rochester, Minnesota

Michiel W.M. van den Brekel, MD, PhD
Head, Department of Head and Neck Oncology and Surgery
The Netherlands Cancer Institute-Antoni van Leewenhoek;
Professor, Amsterdam Center of Language and Communication;
Consultant, Department of Oral and Maxillofacial Surgery
Academic Medical Center
University of Amsterdam
Amsterdam, The Netherlands

Lori A. Van Riper, PhD
Department of Pediatric Audiology and Otolaryngology
Mott Children's Hospital
University of Michigan Health System
Ann Arbor, Michigan

Sunil P. Verma, MD
Assistant Professor
Department of Otolaryngology-Head and Neck Surgery
University of California-Irvine
Irvine, California;
Director
University Voice and Swallowing Center
University of California-Irvine Medical Center
Orange, California

Peter M. Vila, MD, MSPH
Resident
Department of Otolaryngology-Head and Neck Surgery
Washington University School of Medicine
St. Louis, Missouri

David E. Vokes, MBChB
Consultant Otolaryngologist-Head & Neck Surgeon
Auckland City Hospital
Auckland, New Zealand

P. Ashley Wackym, MD
Vice President of Research
Legacy Research Institute
Legacy Health;
President
Ear and Skull Base Center
Portland, Oregon

Tamekia L. Wakefield, MD
Adjunct Assistant Clinical Professor
Department of Otolaryngology-Head and Neck Surgery
Mt. Sinai School of Medicine
New York, New York;
Attending Pediatric Otolaryngologist
Department of Otolaryngology and Communicative Disorders
Long Island Jewish Medical Center
New Hyde Park, New York

Michael J. Walden, DO, MD
Staff Radiologist
Department of Radiology
Womack Army Medical Center
Fort Bragg, North Carolina

Thomas J. Walker, MD
Facial Plastic and Reconstructive Surgery
Department of Otolaryngology-Head and Neck Surgery
University of Illinois at Chicago
Chicago, Illinois

Edward J. Walsh, PhD
Director
Developmental Auditory Physiology Laboratory
Boys Town National Research Hospital
Omaha, Nebraska

Rohan R. Walvekar, MD
Associate Professor
Louisiana State University Health Sciences Center at New Orleans
New Orleans, Louisiana

Tom D. Wang, MD
Professor & Chief
Division of Facial Plastic and Reconstructive Surgery
Oregon Health and Science University
Portland, Oregon

Tzu-Fei Wang, MD
Assistant Professor of Internal Medicine
Division of Hematology
The Ohio State University Comprehensive Cancer Center
Arthur G. James Cancer Hospital and Richard J. Solove Research Institute
Columbus, Ohio

Frank M. Warren III, MD
Assistant Professor and Chief
Division of Otology/Neurotology
Department of Otolaryngology Head and Neck Surgery
Oregon Health and Science University;
Attending Physician
Department of Otolaryngology-Head and Neck Surgery
Kaiser Permanente
Portland, Oregon

Heather H. Waters, MD
Department of Otolaryngology-Head and Neck Surgery
Indiana University Medical Center;
Meridian Plastic Surgeons
Indianapolis, Indianapolis

Randal S. Weber, MD
Professor and Chair
Head and Neck Surgery
The University of Texas M.D. Anderson Cancer Center
Houston, Texas

Richard O. Wein, MD
Associate Professor
Department of Otolaryngology-Head and Neck Surgery
Tufts Medical Center
Boston, Massachusetts

Gregory S. Weinstein, MD
Professor and Vice Chair
Director
Division of Head and Neck Surgery
Co-director
The Center for Head and Neck Cancer
Department of Otorhinolaryngology-Head and Neck Surgery
University of Pennsylvania School of Medicine
Philadelphia, Pennsylvania

Erik K. Weitzel, MD
Chief of Rhinology
Program Director
Department of Otolaryngology
Joint Base San Antonio
San Antonio, Texas

D. Bradley Welling, MD, PhD
Walter Augustus LeCompt Professor and Chair
Harvard Department of Otology and Laryngology
Chief of Otolaryngology
Massachusetts Eye and Ear Infirmary and Massachusetts General Hospital
Boston, Massachusetts

Richard D. Wemer, MD
Consultant
Department of Otolaryngology-Head and Neck Surgery
Park Nicollet Clinics
St. Louis Park, Minnesota

Ralph F. Wetmore, MD
E. Mortimer Newlin Professor of Pediatric Otolaryngology
Perelman School of Medicine at the University of Pennsylvania Chief
Division of Pediatric Otolaryngology
The Children's Hospital of Philadelphia
Philadelphia, Pennsylvania

Richard H. Wiggins III, MD
Professor and Director of Head and Neck Imaging
Departments of Radiology, Otolaryngology, Head and Neck Surgery, and Biomedical Informatics
University of Utah Health Sciences Center
Salt Lake City, Utah

Brent J. Wilkerson, MD
Resident Physician
Department of Otolaryngology-Head and Neck Surgery
University of California-Davis
Sacramento, California

Franz J. Wippold II, MD
Professor of Radiology
Chief of Neuroradiology
Mallinckrodt Institute of Radiology
Washington University School of Medicine
St. Louis, Missouri;
Adjunct Professor of Radiology/Radiological Sciences
F. Edward Hébert School of Medicine
Uniformed Services University of the Health Sciences
Bethesda, Maryland

Gayle Ellen Woodson, MD
Professor and Chair
Division of Otolaryngology
Southern Illinois University School of Medicine
Springfield, Illinois

Peter J. Wormald, MD
Professor
Department of Surgery
Division of Otolaryngology-Head and Neck Surgery
University of Adelaide
Adelaide, Australia

Harry V. Wright, MD
Fellow
Facial Plastic and Reconstructive Surgery
Farrior Facial Plastic Surgery;
Associate Professor
Department of Otolaryngology-Head and Neck Surgery
University of South Florida
Tampa, Florida

Robert F. Yellon, MD
Professor
Department of Otolaryngology
University of Pittsburgh School of Medicine
Director of ENT Clinical Services
Department of Pediatric Otolaryngology
Children's Hospital of Pittsburgh of UPMC
Pittsburgh, Pennsylvania

Charles D. Yingling, PhD, DABNM
Clinical Professor
Department of Otolaryngology-Head and Neck Surgery
Stanford University of School of Medicine
Stanford, California;
Chief Executive Officer
Golden Gate Neuromonitoring
San Francisco, California

Bevan Yueh, MD, MPH
Professor & Chair
Department of Otolaryngology-Head and Neck Surgery
University of Minnesota
Minneapolis, Minnesota

Rex C. Yung, MD
Director of Pulmonary Oncology
Departments of Medicine and Oncology
Johns Hopkins University
Baltimore, Maryland

Renzo A. Zaldívar, MD
Clinical Professor
Department of Ophthalmology
University of North Carolina
Chapel Hill, North Carolina

George H. Zalzal, MD
Chief
Division of Otolaryngology
Children's National Medical Center
Professor of Otolaryngology and Pediatrics
George Washington University School of Medicine and Health Sciences
Washington, DC

Adam M. Zanation, MD
Associate Professor
Co-Director, Head and Neck Oncology Fellowship
Co-Director, Rhinology and Skull Base Surgery Fellowship
University of North Carolina at Chapel Hill
Chapel Hill, North Carolina

David S. Zee, MD
Professor of Neurology and Otolaryngology-Head and Neck Surgery
Department of Neurology
Johns Hopkins Hospital
Baltimore, Maryland

Marc S. Zimbler, MD
Director of Facial Plastic & Reconstructive Surgery
Beth Israel Deaconess Medical Center;
Assistant Professor of Otolaryngology-Head and Neck Surgery
Icahn School of Medicine
Mount Sinai Medical Center
New York, New York

S. James Zinreich, MD
Professor of Radiology
Russel H. Morgan Department of Radiology
Department of Otorhinolaryngology-Head and Neck Surgery
Johns Hopkins Medical Institutions
Baltimore, Maryland

Teresa A. Zwolan, PhD
Professor and Director
Department of Otolaryngology
University of Michigan Cochlear Implant Program
Ann Arbor, Michigan

译者前言

初版 *Cummings Otolaryngology-Head and Neck Surgery* 于 1985 年出版，由国际权威的耳鼻咽喉学专家 Cummings 教授领衔，来自全球各地的 100 余位专家共同编撰完成，一经出版即奠定了其在耳鼻咽喉头颈外科学术出版领域里程碑般的地位。随着岁月变迁、科技发展，这部著作不断再版、更新、完善，无论在深部和广度方面，一直被大家公认为耳鼻咽喉头颈外科领域最可靠的专业教材，完全能够满足各年资、各阶段耳鼻咽喉－头颈外科医师的不同需求，帮助他们在专业领域不断前行。

本书出版至今，载誉无数。曾荣膺英国医师协会医学图书奖（2015 年）等奖项，在国际上拥有强大的专业影响力。本书为全新第 6 版，书中包含 3200 余张彩色图片，深度覆盖耳鼻咽喉头颈外科全部领域的理论与临床知识，不仅全面更新了各篇章内容，还增补了颅底微创手术、前庭植入、颅后窝和颅底肿瘤的放射治疗，以及术中脑神经和中枢神经功能监测等最新临床及研究进展内容，并在儿童睡眠疾病、儿童感染疾病和新生儿气道评估方面，提供了最新的儿童患者治疗方案。

为进一步满足临床分诊需求，此次中文翻译版对原书的篇章顺序进行了重新编排，将原书的三大卷按照专业方向重新调整为 6 个分册，包括耳鼻咽喉头颈外科学基础，鼻科学与过敏 / 免疫学，喉与气管、食管学，头颈外科学与肿瘤学，耳科学与颅底外科学，儿童耳鼻咽喉学。各分册内容既相对独立，又相互联系，便于广大读者灵活选择。

把这部经典的耳鼻咽喉学专著引进国内，是我一直以来的愿望。1998 年，作为美国 SACKLER 中国年度医师获奖人，我应邀访问了约翰・霍普金斯医院，受到 Cummings 教授的热情接待，他还亲切地陪同我们参观、讲解，给我留下了深刻印象。

非常荣幸主持本书中文版的翻译工作，山东省耳鼻喉医院有近百位专家、学者和青年医师参与此次翻译工作，这也是第一次将这部圣经级的权威专业参考书介绍给国内耳鼻咽喉头颈外科的广大同道。在翻译过程中，我们力求全面、准确地把握本书的内容，使译文准确、明了，但限于中英文在疾病分类、思维方法、表达方式等方面存在一定差异，一些英文词汇和语句较难完美转换成中文，所以书稿中可能存在一定的翻译欠妥或表述失当的情况，恳请广大读者和同道指正。

山东省耳鼻喉医院 王海波

原书前言

作为一部权威著作，*Cummings Otolaryngology-Head and Neck Surgery, 6e* 的内容涵盖了该专业的所有组成部分，以及近期在微创手术、影像导航、手术机器人、人工耳蜗植入等方面的最新进展，并加入了与疾病遗传有关的新的内容。此外，新的基于证据的绩效评估的章节，对于理解医疗改革的发展、管理机构的作用、报告评价、基于价值的医疗采购及对医生实践的影响等，同样均有很好的参考价值。

在继续保持文字简洁的前提下，还反映了该领域最主要的和最重要的发展。本书的内容反映了其各个组成部分之间的广泛相互关系。每章的开始都包含有要点，并列出了最相关的推荐阅读清单。

我们的目标是进一步加强对现在从事耳鼻咽喉头颈外科专业人员的教育，并为后来者提供基础知识。与此前各版一样，本书的编者具有世界范围内的代表性，以便读者可以从中了解全世界在该领域的进展。毋庸置疑，经过所有编者的共同努力，*Cummings Otolaryngology-Head and Neck Surgery, 6e* 仍然是该专业最权威的参考书。

缅 怀

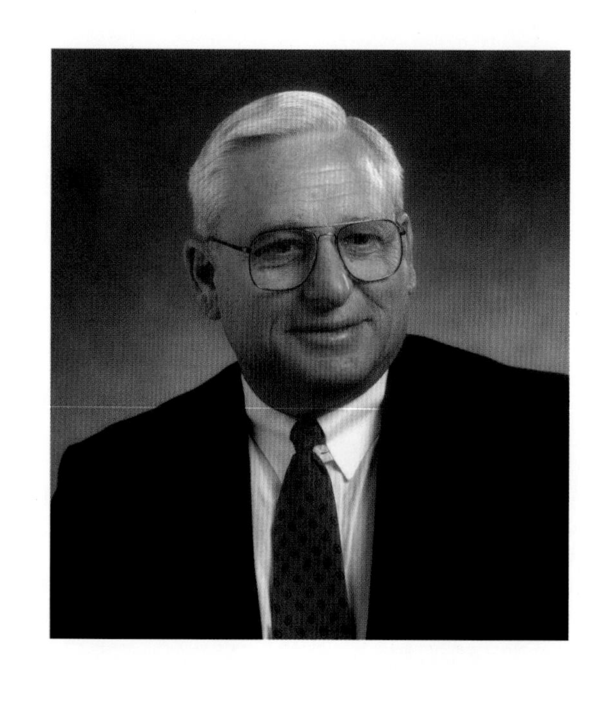

Charles Krause, MD

Otolaryngology-Head and Neck Surgery 创始人

2013 年 2 月 7 日，耳鼻咽喉学界和密歇根大学失去了最伟大的学科领袖之一——Charles J. Krause 博士。Krause 博士是前三版 *Otolaryngology–Head and Neck Surgery* 的资深著者。为感谢他的付出和对这个专业的诸多贡献，我们谨将第 6 版献给 Charles J. Krause 博士，并向他致敬。

Krause 博士于 1962 年在爱荷华州立大学（现称爱荷华大学）获得医学学位。在那里完成耳鼻咽喉科住院医生培训后，加入爱荷华大学。Krause 博士于 1977 年加入密歇根大学，1977—1992 年担任耳鼻咽喉头颈外科主任。2000 年以前，他一直是一线的教员，并在医院、健康中心和医学院担任领导职务。

在密歇根大学期间，Krause 博士通过引入专业部门、招募新教员、改善临床设施、加强基础研究和住院医生培训等方面，对该系教员的医师专业化实践进行了改造。

除了担任系主任外，他还担任过密歇根大学临床事务主任、医学院高级副院长和医院高级副院长。他领导了 M-CARE 的发展，这是 1986 年密歇根大学发起的一项健康计划，并担任了第一任 M-CARE 主席。他指导了密歇根大学第一个卫星医疗保健设施的战略规划。

在全国层面上，Krause 博士曾担任美国耳鼻咽喉头颈外科学会、美国头颈外科学会、美国耳鼻咽喉学会、美国面部整形与重建外科学会等学术组织的主席。

在大家眼中，Krause 博士是一个冷静、深思熟虑且有远见卓识的人，他领导大家建立了共识和互相团结，并指导更多学员走向了成功的职业生涯。

正如 Charles W. Cummings 博士所描述的那样，“Krause 是一个沉稳的人，可以不受制于任何政治煽动。他的举止从不会耸人听闻，而是令人信服的。他性格开朗，他的投入对头颈肿瘤和面部整形外科专业的发展起到了重要作用”。

2012 年 11 月，Cummings 博士和他的妻子 Barbara 出席了 Charles J. Krause 博士冠名的耳鼻咽喉科学院教授的首次任命，授予 Carol Bradford 博士耳鼻咽喉头颈外科主任的荣誉。这一职位将进一步体现 Krause 博士的理想，并促进在临床、教育和研究方面创造卓越和正直的环境。

第 6 版的著者们永远感谢 Charles J. Krause 博士对患者和耳鼻咽喉头颈外科的奉献和承诺。

献　词

我感谢我的父亲 Roy Kenneth Flint，BG ret，一名战士和老师，为我提供了终生学习的榜样；感谢我的妻子 Laurie 和女儿 Carlyn 一直提醒我，没有人是完美的，是他们让我保持理智。

—— Paul W. Flint

能够成为 *Cummings Otolaryngology-Head and Neck Surgery*，*6e* 出版团队的一员，我感到非常荣幸和高兴。作者们不知疲倦，并且一直致力于编写他们所熟悉的，具有远见和深度的章节。我真诚地感谢他们每个人和他们的家人，他们不可避免地牺牲了大量的休息时间。感谢陪伴我 23 年的忠实助手 Debbie Turner，让我们按时完成任务，并以高效的方式与作者和出版商保持联系。在这本教科书的创作过程中，我的办公室护士则承担了大量的病人照护工作，以弥补我离开临床的影响。同样，圣路易斯华盛顿大学的住院医和研究员也坚守在临床一线。

我个人能够开始学习知识，并接受继续教育，要感谢我的父母，以及 Thomas 和 Marjorie Haughey，我的老师，医学教授，新西兰奥克兰和爱荷华大学的耳鼻咽喉科住院医师导师，以及我所有的同事们。

我的家人坚定不移地支持这项工作，所以衷心地感谢我的妻子 Helen，以及家人 Rachel、Jack、Chris、Cindy、Will、Rachel 和 Gretchen。

最后，当我们满怀喜悦地阅读本书及其在线部分的内容时，我会尽量记住所有知识和真理的来源：用箴言中的话来说，"……主赐给智慧，从他的口中传出知识并且理解。"我真诚地希望各地的读者都能从这本教科书中受益，更好地完成我们专业为病人提供最高质量诊疗服务的共同目标。

—— Bruce H. Haughey

我感谢 Paul Flint 和他的同事们继续参与这个著名的项目，感谢出版商极其高效的管理效率，以及我丈夫 David Howard 的不断支持和鼓励。

—— Valerie J. Lund

我很感谢 Charlie Cummings 和 Paul Flint，让我有幸加入了这个非常出色的编辑团队，并感谢那些尽最大努力撰写这一重要著作的作者。

我将我的努力献给那些曾为我提供指导的人。我的父母，我的妻子和儿子，以及我的患者，他们向我展示了奉献给他人的重要性，并且在努力和行动中表现出真正的同情心。

我早期学习的 12 年，是在 Chuck Krause 的指导下，在他和 Barb 的非凡家庭的陪伴下度过的。从 Chuck 那里，我了解到，重要的经验教训是要通过准备和耐心来学习的。

—— John K. Niparko

当我回顾我的学术生涯时，有很多人在我追求成功的过程中给予了积极的影响。除了以前版本中致谢的我的导师之外，我还要感谢另一些富有才华和积极进取的人，在过去的35年里，我有幸认识他们。他们是来自多个学科的研究员，住院医和医学院的学生，和他们之间的互动和友谊持续了很多年。这种合作关系涉及很多来自不同阶层的知识渊博的人，这对于一个人的成熟有很大的贡献。对我个人来说，真正荣幸能够参与这种持续的体验。出于这个原因，我非常高兴来认识我与之互动并使我从中受益的充满智慧的人。

—— K. Thomas Robbins

能够成为这本优秀教科书的编辑是一种荣幸。虽然我们的专业基础知识，甚至所有医学的知识都在不断发展和进步，但这本书为世界各地的耳鼻咽喉科医生及其患者提供了最佳治疗所需的最新专业知识。作为一名学术部门主管，我非常重视我的住院医生在培训中可获得的信息资源。作为一个致力于从事耳鼻咽喉科专业的人，我特别自豪能够帮助提供在面部整形和重建手术领域的有关知识。

在个人方面，我要特别感谢我的行政助理 Denise McManaman 在编写本教科书时给予的大力帮助。她不知疲倦的工作精神，总是令人钦佩和欣赏。最后，感谢我的妻子 Rhonda 和我的孩子 Ryan、Aaron 和 Evan，感谢他们在我的职业生涯中给予的热情和永不动摇的支持。

—— J. Regan Thomas

我很荣幸能够担任耳鼻咽喉科头颈外科重要教科书的小儿耳鼻咽喉科章节的编辑。跟随这本教科书的主编 Charles J. Krause 博士的脚步特别有意义，在他担任密歇根大学耳鼻咽喉科主任期间，帮助并激励我和其他许多人立志从事耳鼻咽喉科头颈外科事业。事实上，作为住院医生，我们关注每一章内容，为我们的夜间教学做准备，这被称为“Krause 俱乐部”。看到这本教科书跟随我们的领域共同成长和发展，这是令人欣慰的。

感谢 Flint 博士和 Cummings 博士，给我机会为这项工作做出贡献。感谢所有作者分享他们的知识和耐心解决我的所有疑问。感谢密歇根大学的同事们愿意提供他们的专业知识，以及我的行政助理 Mary Anne Nugent 的帮助。最后，感谢我的丈夫 Edward Karls 和我的孩子 Matthew、Michelle、Maria 和 Melanie，他们提供了生活中的智慧和对儿科学的见解，这些都是教科书中无法轻易获取的。

—— Marci M. Lesperance

目 录

第一篇 总 论

第 10 章　鼻与鼻咽部先天性畸形 165

第 11 章　儿童面部骨折 179

第三篇　听力损失与儿童耳科学

第四篇　感染与炎症

第五篇　头　颈

第六篇　咽、喉、气管与食管

第一篇
总　论

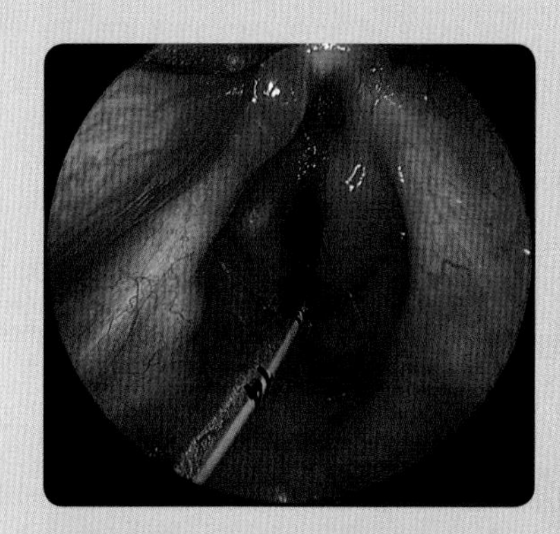

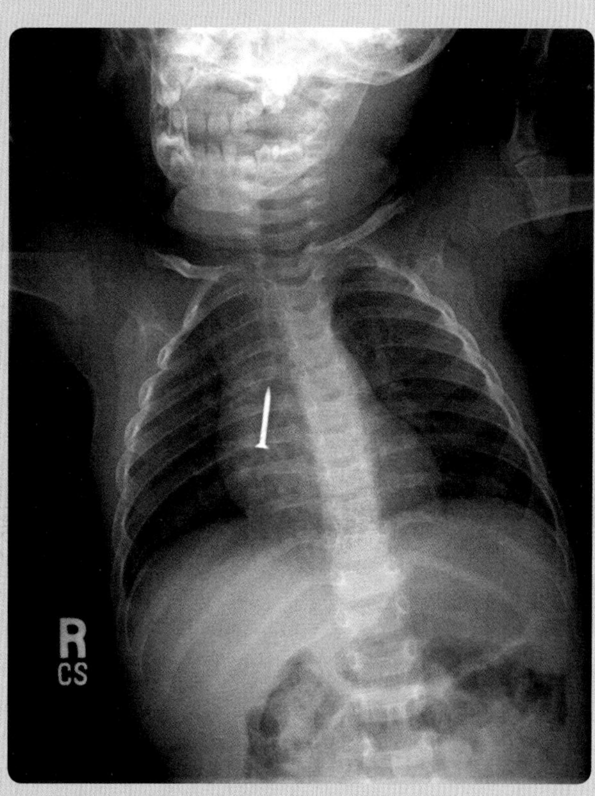

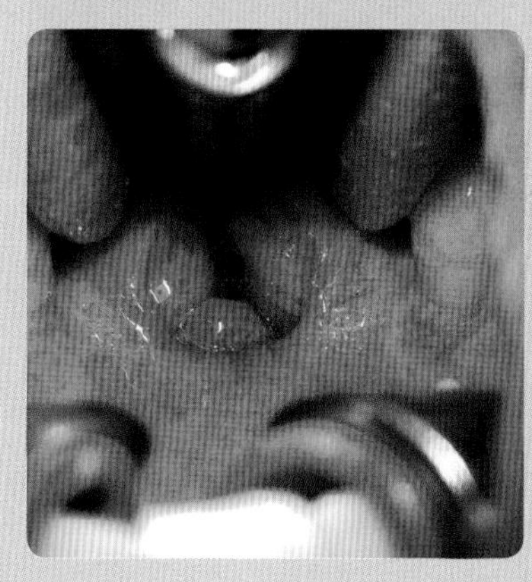

第1章 儿童耳鼻咽喉科一般问题

General Considerations in Pediatric Otolaryngology

J. Scott McMurray 著

张 娜 译

要点

1. 儿童在生理上与成人存在着一定的差异。了解这些差异是安全地处理儿童内科治疗和外科手术的必要条件。
2. 提供最佳的儿科处理措施需要关注作为患者的儿童和他们的监护人。
3. 增加孩子可以参与的游戏环节，可以缓解检查过程中的焦虑。
4. 经过练习，外科医生可以完成对孩子来说比较适宜和相对无痛的体格检查及手术操作。
5. 儿童耳鼻咽喉科患者的管理通常需要多学科团队的共同参与。

多年来，儿童耳鼻咽喉科已发展成为耳鼻咽喉头颈外科的正式亚专业，由对儿童医疗有浓厚兴趣的外科医生领导。小儿耳鼻咽喉科学与耳鼻咽喉头颈外科主流学科的不同之处在于，儿童耳鼻咽喉疾病存在特殊性，其处理方法往往是独特的。

儿童耳鼻咽喉科医生可能遇到的特殊疾病包括先天性或医源性气道疾病、随生长发育而变化的吞咽障碍、儿童和婴儿的头颈部肿瘤、先天性或后天听力损失，以及头颈部的其他先天性异常（图 1-1 至图 1-6）。作为耳鼻咽喉头颈外科的一个分支学科，其手术技术或许相似，但在鉴别诊断、对待儿童及家长的方式及全面手术操作方面可能存在明显的差异。不是所有人都喜欢同时处理儿童和他们的父母，但是对于那些喜欢这个工作的人来说，是非常值得的。儿童头颈部的特殊疾病往往是容易纠正的，生长发育的潜在修复能力使许多疾病得到纠正。

对许多医生来说，帮助患病的孩子是他们最崇高的使命。儿童耳鼻咽喉科是连接儿科医学和耳鼻咽喉外科学的一座桥梁，也是耳鼻咽喉外科学发展的一个分支学科。几乎每个耳鼻咽喉科医生都会在他们的职业生涯中治疗儿童疾病，一般

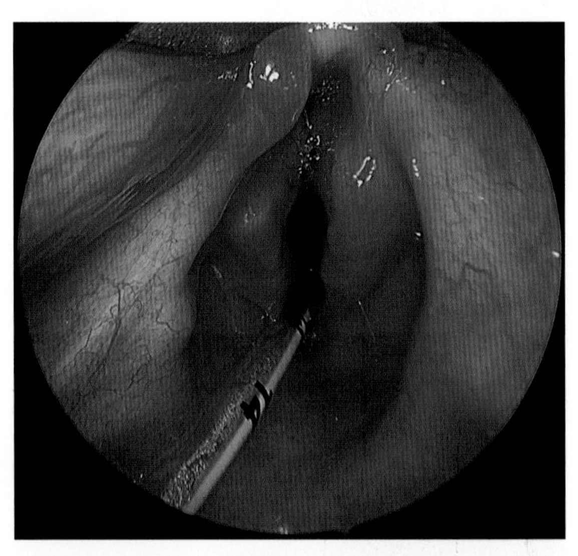

▲ 图 1-1 婴儿喉气管裂的外科手术喉镜检查。食管内有一根饲管，喉裂从环状软骨向下延伸至颈段食管

耳鼻咽喉科医生的临床工作有25%～50%可能与儿科问题有关。因此，儿童耳鼻喉科已成为该领域所有培训项目的重要组成部分。

对儿童的评估、诊断和治疗通常需要采用独

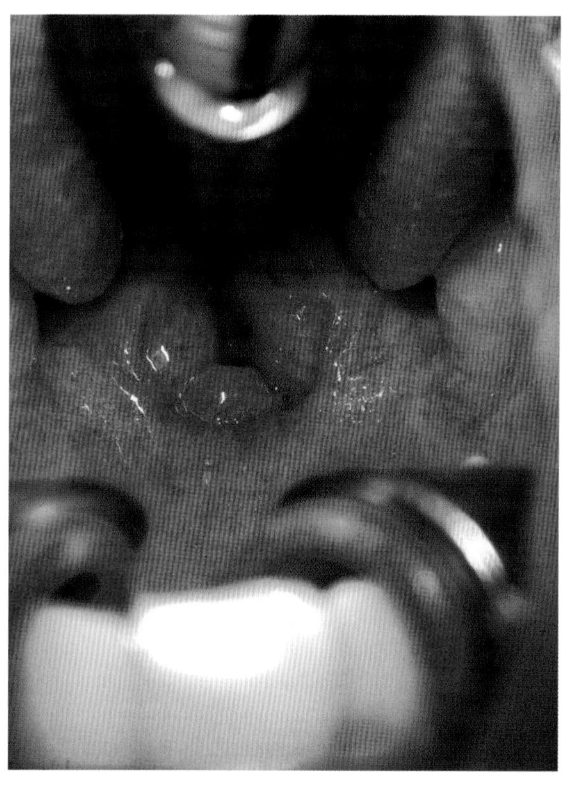

▲ 图1-2　扁桃体切除术中的口咽视野。这些肥大的扁桃体导致口咽部完全阻塞。此患儿患有严重的阻塞性睡眠呼吸暂停

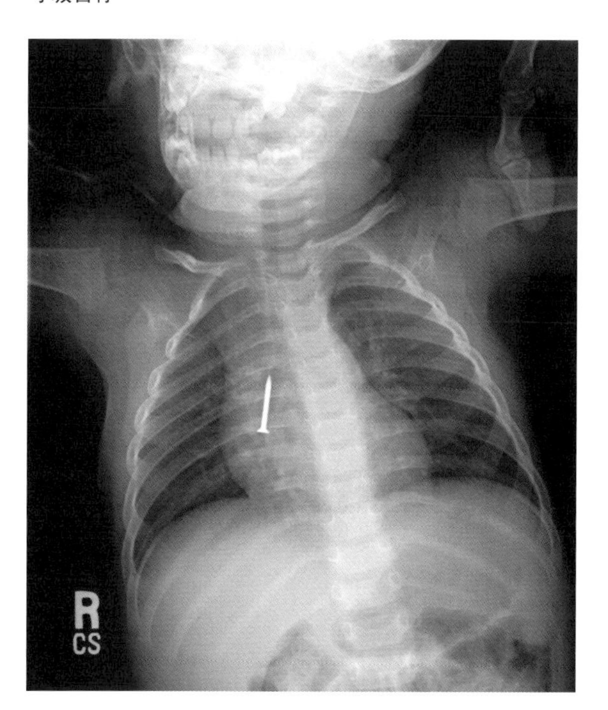

▲ 图1-3　小儿胸部X线片，右主支气管有一枚不透射线的金属钉

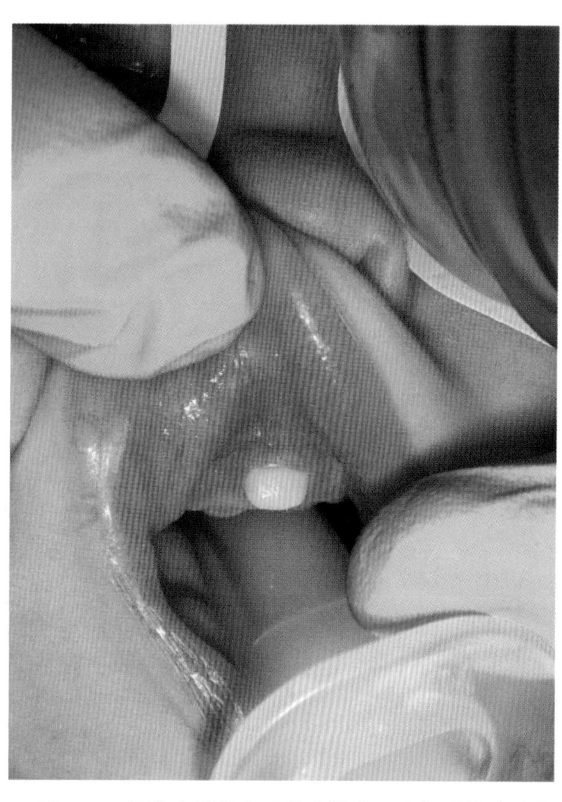

▲ 图1-4　儿童上颌骨出现单中门齿，这与梨状孔狭窄有关。新生儿由于梨状孔的鼻气道狭窄而发生呼吸窘迫，单中门齿证实了梨状孔狭窄的诊断

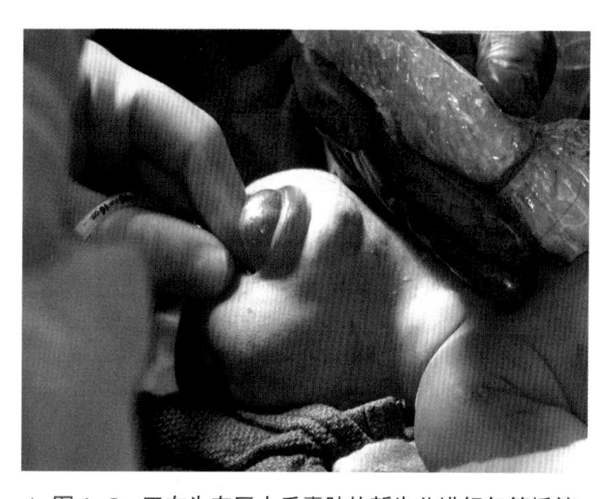

▲ 图1-5　正在为有巨大舌囊肿的新生儿进行气管插管。胎儿超声检查可在产前发现此囊肿，在分娩时，保留母胎循环的情况下，建立安全气道。囊肿为先天性支气管源性囊肿，分娩时切除以避免气管切开

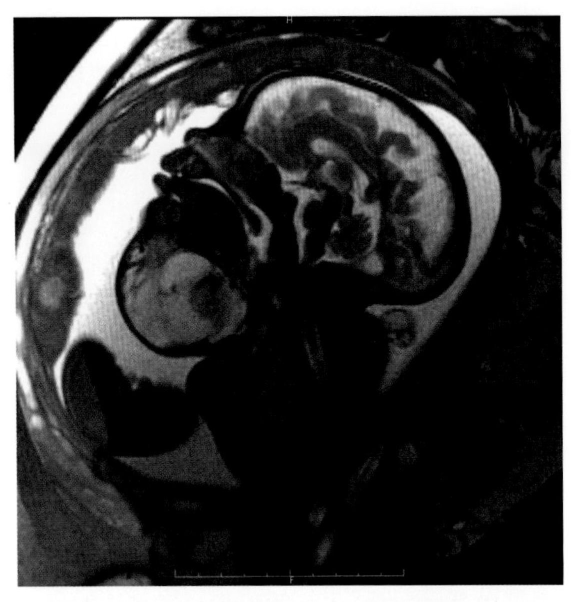

▲ 图 1-6　胎儿磁共振成像显示口底和舌底有较大的淋巴管畸形

胎儿的头部向上，鼻子偏向左侧，需要多学科小组对气道的管理进行规划。该患儿是通过分娩期子宫外治疗（EXIT）程序出生的，以母胎循环作为确保气道安全的桥梁。虽然该患儿在 EXIT 手术中成功插管，但由于弥漫性淋巴管畸形累及声门，导致严重的气道功能障碍，因此行气管切开术

特的方法。虽然儿童是首要关注的对象，但父母作为儿童的监护人，必须就最终的治疗选择作出决定，也必须随时了解情况，因此对他们也要予以关注。这一点对于每个患儿家长来说都是非常重要的。由于对孩子的爱和与孩子的情感联系可能会使最冷静、最理性的人也无法理解病情和医学解释。这需要外科医生及时改进他们的方法，以对孩子和父母进行解释。这并不是一项容易的任务，但却非常有意义。

随着新生儿和儿科重症监护室的发展，以及儿科医生技术的不断提高，越来越多的早产儿存活下来，病情较重的患儿也在逐渐康复。以上情况的发展要求医生在遇到插管创伤、气管食管瘘、传染病、肿瘤和先天性畸形等情况时，更加精通和熟练地处理这些疾病，这通常需要多学科协作。儿科专家与普通儿科医生之间的意见一致是很重要的，代表着成功治疗患儿及其家庭所需的第三层沟通。

婴儿、儿童和成人之间的生理差异是研究工作的重点，并构成了本分册主题。本章概述了与耳鼻咽喉科临床工作相关的基本区别，并提出一些思考。在接下来的讨论中，为每个主体系统提供的材料旨在进行一般性介绍，作为进一步研究的起点。

一、呼吸系统

（一）控制通气

在羊水中，胎儿依靠胎盘进行气体交换和营养供应，这导致了新生儿的生理和解剖都发生了很大的变化。其中一些变化在出生时迅速发生，而另一些变化则进展较慢。这些重大变化可能会使对新生儿问题复杂化。特别是，在评估新生儿的通气时可能比较困难，如放置面罩或插入喉气管插管等干预措施，可能会引起通气的显著改变。评估呼吸驱动的通气值时，这依赖于呼吸肌能否将这种驱动转化，然而婴儿和新生儿并不总是这样。

肌纤维可分为Ⅰ型纤维（缓慢收缩、高度氧化和抗疲劳）和Ⅱ型纤维（快速收缩和易疲劳）。新生儿缺乏Ⅰ型纤维，但在出生后不久就能开始发育。早产儿膈肌中的Ⅰ型纤维不足 10%，而足月儿Ⅰ型纤维可能达到 30%，在 1 时，Ⅰ型纤维的比例可增加到 55%，达到成人水平。因此，早产儿更容易发生呼吸疲劳，尽管这种情况会随着他们的生长而消失。

睡眠模式的细微差异也会影响对通气的控制。早产儿 50%～60% 的睡眠时间处于快动眼睡眠（REM）。在 REM 中，肋间肌受到抑制，其他大多数骨骼肌也是如此，这给膈肌运动带来了更大的负担。并且幼儿的胸壁可出现反常移动，这些无用做功容易导致通气不足、呼吸驱动增加及膈肌疲劳。

足月儿通气生化和反射的控制与成人相似，但发育不完全。新生儿的基础代谢率高于成人，使得在任何给定的二氧化碳分压（$PaCO_2$）下，体重相对通气率更高。对于足月儿和成人而言，$PaCO_2$ 增加会导致通气量增加，但早产儿并非如此。与足月儿和成人相比，早产儿对 $PaCO_2$ 升高和氧分压变化的反应迟钝。婴幼儿使用 100% 的纯氧会抑制通气，表明存在着化学感受器的激

活，而这在成人中并不常见。

胎龄、出生后年龄、体温和睡眠状态改变了新生儿对缺氧的通气反应。出生后1周的早产儿和足月儿，在清醒和发热时表现出双相呼吸模式，常表现为呼吸急促，随后出现低通气。体温过低的婴儿表现为对缺氧反应迟钝，伴有呼吸抑制，而不会出现最初的过度呼吸。低氧对呼吸中枢的作用可能导致通气抑制。激活外周化学感受器不能维持对这一反应的显著影响。快动眼睡眠也可能降低婴儿对缺氧的反应，而非快动眼睡眠状态导致在缺氧时通气反应增加。新生儿缺氧时，导致睡眠觉醒的现象并不常见，但在出生后的最初几周会随着化学感受器的进一步成熟而出现，导致缺氧时通气增加。值得注意的是，新生儿对缺氧引起的高碳酸血症的反应也会降低，但较大的婴儿和成人不会出现这种情况。

来自肺和胸壁的反射可能在维持新生儿通气和确定呼吸潮气量方面发挥重要作用。周期性呼吸的特点是快速通气和呼吸暂停的交替出现，这在早产儿和足月儿中很常见。这是由于控制通气的反馈通路不协调所致。在周期性呼吸的呼吸暂停阶段，$PaCO_2$可能会增加，但心率不变。一般情况下，在没有严重的生理问题时，周期性呼吸被认为是正常现象，通常在6岁时消失。但是，一些早产婴儿可能会出现严重的、可能危及生命的呼吸暂停，发作持续时间可超过20s，并伴有心动过缓。呼吸暂停表明对缺氧调节的失败，在快动眼睡眠中更为常见，原因可能是通气疲劳和化学感受器对缺氧的反应受损。通常情况下，只要有刺激就可以终止呼吸暂停。氨茶碱治疗可通过刺激中枢减少呼吸暂停发作。持续正压通气也可通过改变肺和胸壁反射来减少呼吸暂停发作。

（二）喉痉挛

喉的主要功能是防止误吸。因此，喉内收肌反应是一种非常强的反射，在某些情况下可能是致命的。在动物模型中，反射的强度随年龄和成熟程度的变化而变化。喉内收同时伴有心动过速、高血压和呼吸暂停，被称为喉化学反射（LCR）。喉接触酸、碱和压力可以诱发LCR，但此反射对水最敏感，可被生理盐水消除。LCR的这些特性可能与婴儿猝死综合征（SIDS）有关，因为随着年龄的增长对缺氧、高碳酸血症和引起LCR的喉部刺激的反应逐步完善，则可以解释SIDS的年龄模式。由于推荐的儿童睡眠采取仰卧位，SIDS导致的死亡率大幅下降。消除再次吸入呼出气体所导致的高碳酸血症可能是SIDS发生率降低的机制。高碳酸血症是一种已知的LCR的增强剂。提高对婴儿反流的认识和更积极的治疗立场也可能减少对LCR的潜在刺激。减少食团大小、增加喂养频率、经常打嗝和保持减少食物反流的体位有助于降低婴儿反流的发生率，可能还有助于降低呼吸暂停发作和婴儿呼吸问题的发生率。

（三）肺容量

成人和婴儿的总肺活量、功能残气量和潮气量与身体大小的比例大致相同。足月儿总肺容量约为160ml，功能残气量为总肺容量的一半。潮气量约为16ml，无效腔约为5ml。由于婴儿的肺体积小，无效腔的增加较成人更为明显。然而，与静态肺容量相比，新生儿的肺泡通气量（100～150ml/kg）比成人（60ml/kg）要高很多。婴儿较高的肺泡通气导致更高的肺泡功能残气量比为5∶1，成人为1.5∶1。因此，婴儿的功能残气量不能提供相同的缓冲，吸入气体浓度的变化可以更快地反映在肺泡和动脉水平上，这也是婴儿吸入性麻醉诱导比成人更容易的原因。随着婴儿体重的增加，代谢率升高；这也进一步解释了儿童的通气储备较小。婴儿从呼吸暂停到氧饱和度降低的时间比成人短得多，因此，婴儿需要行短时间呼吸暂停的手术操作时，比成人难度更大。

婴儿肺泡空气–组织界面总面积较小（$2.8m^2$）。这种相对较小的气体交换面积与较高的相对代谢率，导致了婴儿的气体交换储备能力就会降低。当先天性缺陷影响肺生长发育或肺实质受损时，这种差异就变得更加重要，其他的健康肺可能不足以维持生命。

（四）呼吸频率

新生儿最有效的呼吸频率约为每分钟 37 次。这也是普通新生儿的呼吸频率。足月儿与成人相似，需要大约 1% 的代谢能量来维持通气。呼吸的消耗量是 0.5ml/0.5L 的通气量。早产儿则增加到 0.9ml/0.5L 的通气量。如果肺实质减少或受到早产以外的损伤时，呼吸消耗量也会急剧增加，都需要更高的能量和营养支持。呼吸频率也会直接影响婴儿吸吮 – 吞咽 – 呼吸循环的能力。如果气体交换不良，通气频率可能会增加。呼吸频率的增加可能导致没有足够的时间来完成吸吮 – 吞咽。当婴儿在进食过程中把能量消耗在呼吸上时，能量的摄入会急剧减少，这可能会引发恶性循环，导致发育不良。

（五）通气 – 血流灌注关系

新生儿肺部的通气与灌注不完全匹配。新生儿循环系统中的一些持续性解剖分流以及肺中相对较高的无效腔，都会导致这种不匹配。新生儿正常呼吸空气的动脉血氧分压为 50mmHg，在出生后 24h 内随着胎儿循环的变化和肺实质成熟而急剧增加，并在随后的几个月和几年里继续缓慢变化（表 1–1）。

表 1–1　健康婴儿和儿童的动脉血氧分压（PaO_2）

年　龄	室内呼吸 PaO_2（mmHg）
0—1 周	70
1—10 个月	85
4—8 岁	90
12—16 岁	96

二、心血管系统

（一）新生儿心脏和心排血量

健康新生儿的心脏明显不同于成人心脏。右心室比左心室厚，导致新生儿正常心电图出现电轴右偏。出生后不久，随着胎儿血液循环模式的停止，左心室不成比例地扩大。到 6 个月大时，达到成人右 / 左心室比例。

新生儿心肌与成人心肌也有显著差异。新生儿心肌收缩纤维少、结缔组织较多。因此，新生儿心室在休息时顺应性较差，收缩产生的张力较小。对于新生儿心脏而言，成人心血管生理学中常用的心室功能曲线（Starling 曲线）并不适用。新生儿的心排血量依赖于心率，这降低了顺应性和收缩力；松弛心室的低顺应性限制了每搏输出量的大小，因此，前负荷的增加在新生儿生理学中并不像心率那么重要。心动过缓时意味着心排血量减少，因为婴儿心脏无法达到维持心输出量所需要增加的收缩力。认识到这一区别在手术和麻醉过程中是极其重要的，因为手术和麻醉过程可能会导致心动过缓。由于交感神经相对缺乏，新生儿的自主神经支配也不完善；这种相对的发育不全可能进一步损害收缩性较小的新生儿心肌对张力的反应能力。

心率对婴幼儿至关重要。新生儿的心率正常范围是 100～170 次 /min，且节律正常。随着儿童的成长，心率会降低（表 1–2）。窦性心律失常在儿童中较常见，其他类型的心律失常都是异常表现。新生儿平均收缩压为 60mmHg，舒张压为 35mmHg。

表 1–2　按年龄划分的儿童正常心率

年　龄	心率（/min）	
	平　均	范　围
新生儿	120	100～170
1—11 个月	120	80～160
2 岁	120	80～160
4 岁	100	80～120
6 岁	100	75～115
10 岁	90	70～110

（二）血容量

出生后，血管内血容量立即发生非常大的变化，这与从胎盘转移到新生儿体内的血容量有关。出生后脐带夹闭或剥离延迟可能会使血容量增加20%以上，从而导致暂时性血容量超负荷和呼吸窘迫。相反，分娩过程中胎儿缺氧会引起血管收缩和血液流向胎盘。因此，胎儿缺氧可导致出生后血容量降低。

由于婴儿的总血容量很少，相应地较小的手术失血可能在血流动力学上产生较大的影响。在输血过程中发现，失血与收缩压和心排血量的下降同步。当补充相同血容量后，这种下降可以恢复至正常水平。因此，正常心率动脉血压的变化与血容量不足的程度成正比。新生儿调控血管内总血量成为可用血容量的能力是有限的，因为对容量血管的控制和对未成熟或无效的压力感受器的调节能力是有限的。

在婴儿中，动脉收缩压与循环血容量密切相关。血压是麻醉期间血液或液体置换充分性的最佳指标，已被大量的临床经验证实。

（三）对缺氧的反应

由于新生儿具有相对较高的代谢率和相对较低的气体交换储备，低氧血症在新生儿中可以迅速发展，其中首要症状是心动过缓。在手术过程中，出现任何不明原因的心动过缓都应先给予氧气和增加通气。发生低氧血症时，新生儿肺血管收缩和高血压的发生率明显高于成人。在卵圆孔未闭和（或）动脉导管未闭的情况下，肺血管阻力的增加可能有利于胎儿循环从右向左分流，这使问题更加严重。心输出量和全身血管阻力的变化也不同于年龄较大的儿童和成人。成人缺氧时，主要的反应是全身血管扩张、心输出量增加，有助于维持向组织中的氧气传输。胎儿和一些新生儿发生低氧血症时，表现为全身血管收缩。胎儿发生低氧血症时将血液转移到胎盘，以改善气体交换和氧合作用。然而，出生后，发生低氧血症可能导致心输出量减少，从而进一步限制了氧气传输和增加了心脏做功。在婴儿中，早期的和显著的心动过缓可能是由于心肌缺氧和酸中毒引起的。

新生儿发生低氧血症时，肺和全身血管收缩、心输出量减少、心率减慢。快速识别和干预是防止心肺衰竭、心脏骤停和死亡的必要手段。

（四）血容量和氧气运输

足月儿血容量约为80ml/kg，早产儿高出20%，红细胞压积为60%，血红蛋白含量为18g/100ml，但这些数值因人而异，并且取决于脐带被夹闭的时间。这些值在出生后第1周变化不大，之后血红蛋白水平下降，早产儿血红蛋白水平的变化更快。

在足月婴儿中，70%～90%的血红蛋白是胎儿型的。胎儿血红蛋白对氧的结合能力高于成人血红蛋白。与成人血红蛋白相比，它更容易与氧气结合，但在组织水平上释放氧气的效率也较低。为了克服胎儿血红蛋白对氧的高亲和力，必须增加新生儿血红蛋白的含量，血红蛋白浓度小于12g/100ml即为贫血。如果婴儿需要吸氧或出现呼吸暂停，则应通过输血纠正贫血。

在出生的最初几周，由于早期抑制红细胞的生成，红细胞压积下降；胎儿型血红蛋白被携氧能力较高的成人型血红蛋白所取代。这种生理性贫血在2～3个月时降至最低点，血红蛋白含量为9～11g/100ml。如果营养充足，血红蛋白水平将在数周内逐渐上升到每12～13g/100ml，这一水平在整个儿童时期都保持不变。

三、特别考虑因素

（一）液体管理

与成人一样，术前、术中和术后的液体管理对于儿童来说极为重要。前文提到的一些生理差异使液体管理变得更加关键。由于血管内容量小（70～80ml/kg），婴儿在体液平衡方面发生微小变化时，很容易出现脱水或液体超负荷的情况。维持儿童体液平衡，需要高度警惕、早期识别和严格控制。随着年龄的增长，全身体液分布发生变化，但细胞内和细胞外电解质的组成保持稳定（表1–3）。儿童的体液维持需要量可以通过相对简单的公式来计算，则根据新陈代谢和体力活动而变化。表1–4描述了每卡失水量的计算方法。表1–5描述了与体重成正比的必要液体摄入量的对应关系。

本章节不讨论复杂的液体和电解质缺乏。在大多数此类情况下，建议咨询儿科医学专家。

表 1-3 婴儿理想的电解质组成

	Na^+（mEq/L）	K^+（mEq/L）
细胞内	10	150
细胞外	140	4.5

表 1-4 儿童预期的体液流失

系 统	体液流失［ml/（100cal·d）］
可见损失	
肾	55
无形损失	
肺	15
皮肤	30
共计	100

表 1-5 按体重计算的儿童维持液摄入量

体 重	估计液体摄入量
0～10kg	4ml/（kg·h）
11～20kg	40ml/h［2ml/（kg·h）］
＞20kg	60ml/h［1ml/（kg·h）］

（二）疼痛管理

近年来，对婴儿和儿童疼痛的治疗取得了巨大的进展。既往认为，婴儿和新生儿因为神经系统不成熟而感觉不到疼痛，他们也不会记得发生的任何疼痛。然而，在疼痛反应中观察到了婴儿的直接生理反应。在经历疼痛刺激的婴儿中，可以观察到心率、血压和呼吸频率的变化，这些变化可能给儿童的生理和情感造成伤害。

对疼痛的感知取决于感觉和情绪体验，可能被不同的心理因素所改变。根据每位患者的预期和过去的经验，每位患者的心理因素各不相同。减轻压力、焦虑和恐惧将有助于减少患儿在诊疗过程中对疼痛的恐惧和感知。在适当年龄的患者中使用引导想象、深呼吸和催眠等放松技巧，可能会减少疼痛的情绪成分。对不同年龄段的患者进行有针对性的解释也会减少焦虑，增加合作，减少感知到的疼痛。看护者或父母也应接受有关期望的指导，因为儿童往往从父母的心理状态中寻找线索。父母焦虑可能会影响孩子。相反，一个冷静和镇定的家长可以帮助孩子在不舒适的过程中平静下来。

非麻醉性止痛药有助于缓解疼痛。对乙酰氨基酚的剂量在 10～15mg/（kg·4h）能够有效止痛。其他非甾体抗炎药也是有效的止痛药物。然而，它们通常会抑制血小板的功能，因此只能由医生决定使用。

麻醉止痛药可用于所有年龄组的中度至重度疼痛，但需要考虑个体化治疗，新生儿则需要在使用麻醉药品期间进行特别观察。如前所述，这一年龄组对缺氧和高碳酸血症的通气反应减弱。麻醉药品可能会使这些反应进一步降低到危及生命的水平。新生儿麻醉药品的代谢和半衰期与年龄较大的儿童和成人不同，新生儿血脑屏障的通透性也可能增加。尽管如此，静脉注射、肌肉注射和口服麻醉药品在适当的监测环境和适当的剂量下是安全的。与成人不同，成人通常自行使用和调节麻醉性止痛药，而患儿往往需要看护人员帮助使用止痛药物，这可能会导致服药不足或服药过量。

（三）镇静

如今更常见的是，在儿童医疗机构中，儿童镇静需要专业认证。镇静小组通常由儿科危重症专家组成，这增强了患儿的安全性和监护。耳鼻咽喉科医生在团队中的作用主要是评估镇静患儿的气道。有时为了镇静患者的安全，需要行具有安全气道的全身麻醉。虽然耳鼻咽喉科医生可以评估气道的安全性，但是否给孩子注射镇静药最终由镇静小组的专业人员决定。不同医疗机构对专业认证的要求和镇静小组的组成不同。以家庭满意度和患者安全为衡量标准，要取得成功的结果，重点是要遵守该机构的指导方针，并要整个团队共同努力。

（四）转诊来源

与成人不同的是，大多数患儿都有一个主要

的医护人员即儿科医生或家庭医生，他们会对推荐患者进行耳鼻咽喉的专业评估。儿科医学是一门专业学科，儿童的初级保健医生负责儿童的整体健康和保健，包括疫苗接种的疾病的预防。初级保健医生作为重要的一部分，可以帮助早期发现疾病和解决转诊问题，并帮助转达与手术有关的复杂问题。尽管要与每个患者都建立信任和融洽的关系，但孩子的医生与家属之间通常已经建立了长期的关系。

儿童的内科和外科治疗与成人有所不同。围术期通常采用多学科的方法，需要明确责任与职责，以提高治疗质量。畅通的沟通渠道至关重要。

虽然外科医生最终决定患者是否需要手术，但这也需要征得其父母和转诊医生的同意。有时，在耳鼻咽喉科医生评估之前，他们已经产生了对手术的预期。在这种情况下，必须清楚而合乎逻辑地解释如何作出决定，虽然由外科医生对是否手术作最终建议，但各方都必须清楚地了解并做出合理决定。

最后，儿童耳鼻咽喉科医生经常把他们的教育工作直接指向患者家属。对于他们的同事，特别是照顾这些患者的初级保健医生的教育工作也非常重要。通过教育论坛使这些从业者不断接受新的医学培训，将最大限度地提高他们对围术期管理的能力，并且将提高耳鼻咽喉科医生贡献的公开化。

（五）患者

尽管整个家庭都参与照顾儿童，但将儿童作为患者来关注是很重要的。儿童与成人一样经历疼痛和恐惧，但他们可能缺乏克服这些恐惧的经验和技能。延迟满足对孩子来说可能不是一个熟悉的概念。成年人经常是自己到医院就诊，因此克服了获得医疗照顾的第一个障碍，而孩子是由父母带到医院的，他们往往不知道自己为什么会在医院。与孩子建立融洽的关系是很重要的，这不仅会让孩子安心，而且当父母看到医生真正关心孩子的病情时，也会让他们放松下来。孩子们会从父母那里得到暗示，如果父母忧心忡忡，孩子也会担心。重要的是，在询问病史和体检过程中，不仅要向父母解释，而且也要在孩子能够理解的水平上向孩子解释。可能引起不适的操作最好在检查临近结束时快速进行。

快速有经验地进行一个简短但相对完整的身体检查，不会给孩子或父母带来不必要的压力。年龄较大的儿童，如果既往因强制性检查而受到创伤，强制他们接受检查是不明智的，也可能是危险的。在这种情况下，可适当地使用镇静或全身麻醉药来完成所需的检查。

（六）父母

被要求为生病的孩子做出决定时，可能导致父母的不安。对于外科医生而言，诚恳地讲述所涉及的选择、风险以及潜在的不适是非常重要的。虽然可能只有一个最佳选择，但也应该向家属解释各种替代治疗方法的风险和有效性及预期结果。当外科医生认为某种选择比其他选择更好时，应当告诉家属并回答家属的问题。父母们经常会因为以前的经历、家人或朋友的建议或接触媒体而产生偏见。

通常，家庭都是由初级保健医生转诊的，初级保健医生已经回答了许多相关的问题。在被转诊给专科医生后，父母们通常认为耳鼻咽喉科医生是一个具有专业知识和专业能力的人。重要的是，不要说服家属接受手术，如果他们在询问了所有问题之后仍然难以作出决定，可建议他们与其初级保健医生联系，寻求帮助。最后，直到经过家庭讨论以后，他们才可以更安心地决定是否手术，并清楚遇到更多问题时他们可以打电话询问医生，如果他们愿意手术的话可以安排预约。

（七）先天性异常

患有发育或遗传异常的儿童通常需要医疗团队进行最佳治疗。例如，患有颅面畸形的儿童由颅面团队进行最佳治疗，该团队至少由一名耳鼻喉科医生、颅面外科医生、牙医、遗传学家、听力学专家、言语病理学家和社会工作者组成。重要的是，参与的专家的治疗意见应该达成一致，因为相互冲突的信息只会使父母感到困惑。必要时，应向遗传学专家咨询。

先天畸形或发育迟缓儿童的治疗目标是最大限度地促进每个儿童的个人发育潜力。重要的是要了解患儿因疾病可能遇到的困难，并提供可帮助不同家庭应对残疾的建议或技术。

美国医学遗传学院建议所有先天性异常的儿童都要接受儿科遗传学家的评估并获得遗传咨询。遗传学评估可有助于诊断综合征，监测潜在的相关疾病，并进行预防性治疗。可以为病人提供基因检测，并提供咨询以帮助解释结果。对于有多种发育异常的儿童，可在出生时进行遗传学咨询，并根据父母的要求提供后续随访。对于其他疾病，如非综合征感音神经性聋，也建议所有儿童进行遗传学评估，但最佳检测时间尚未确定。

四、总体评价

（一）病史

在儿童的治疗过程中，获取病史数据有几种方法。初级保健医生的推荐信通常包括孩子的情况。这一途径提供的信息很重要，但它不能取代父母或孩子对病史的叙述。初级保健医生提供的病史数据很有价值，专科医生可以验证他人提供的信息与检查期间收集的数据是否一致。父母通常对孩子的行为或症状非常敏感，因此应该仔细倾听。尽管儿童可能不理解或不能确定问题所在，但也可以接受询问。通常，慢性症状，如腭咽闭合功能不全的症状可能伴随终身，但不被视为儿童的问题。有时，对于儿科耳鼻咽喉科医生来说，最困难的部分是将有时相互矛盾的数据整合起来。

有时需要住院观察，以便进一步收集数据。可以根据看护人员对症状的描述和记录更好地了解病情。进一步的检查还可以证明症状或潜在问题的严重性是否会影响到孩子的安全。

除了任何影响患儿兄弟姐妹的疾病或病史之外，获得一般的家族史也是非常重要的。关于妊娠和分娩的信息也很重要。了解任何可能影响孩子心理健康发展的家庭压力或学校问题也是有帮助的。

（二）体格检查

对孩子的体检应该以非威胁性和平和的方式进行。融洽和信任是关键因素。让孩子成为一个积极的参与者通常会带来更多的合作。一种方法是让孩子在检查之前拿着或使用检查仪器，这通常会减少孩子的焦虑。由于许多健康儿童都接种过疫苗，因此孩子们可能会将去看医生理解为打针。由此产生的恐惧，可能是检查期间非理性行为的基础。

大多数头颈部检查都是无痛的，而且耳镜检查一般也不难，在进行气动耳镜检查之前应该解释清楚，以免给孩子带来惊吓。解释会使检查医生取得孩子的信任。检查时外科医生一般使用头镜或前照灯。覆盖医生面部的设备通常会吓到孩子，从而影响配合，可以用耳镜和一个更大的反光镜进行前鼻镜检查，这样就不需要使用新的仪器。口腔检查通常可以不用压舌板来完成，但有时候需要使用压舌板来观察咽腔后部。可以在没有任何不适的情况下完成颈部触诊，并且记录下肿块或触痛。

检查过程中，可以进一步观察孩子的面部特征，包括评估耳廓的形状、凹陷或瘘管，以及没有明显的外形或对称性上的眼间距增宽或异色症。对于长期张口呼吸患儿，需评估鼻腔通气情况，并且发现上腭的异常。听孩子的呼吸中是否有刺耳的声音或喘鸣声可以帮助识别潜在的气道阻塞的水平或部位，也可以进行颈部和胸部的听诊。

五、耳部检测

（一）耳朵的微观检查

尽管儿童可能对耳部检查感到焦虑，但耳镜检查是重要的检查工具。通常情况下，让孩子通过显微镜观察医生的拇指，就会发现显微镜只是一个放大设备。当从耳道中取出耳垢或碎屑时，可以让家长协助使孩子保持静止。父母依靠在检查椅或桌子上，让孩子躺在父母身上。然后父母抱着孩子，保持手臂和身体不动，助手帮助稳定儿童的头部。较小的儿童可以使用婴幼儿背袋，较大的儿童不建议使用。通常不需要镇静，但可以根据医疗机构的镇静政策在某些情况下使用。有时，需要全身麻醉才能进行全面彻底的检查。

虽然耳镜检查没有疼痛，但负压吸引器的声音很大会令人害怕。尽管一些临床医生更喜欢使用棉签，但抽吸装置效果更好，可以快速清除碎屑和分泌物。重要的是要多准备一些方法和工具，以便选择最合适的来快速有效地完成任务的技术，并且不会给孩子带来不必要的压力和不适。

（二）软性纤维内镜

鼻咽镜检查是耳鼻咽喉科检查的重要工具。随着技术的改良，正在开发具有改良光学性能的小口径内镜。尽管间接喉镜也很有用，但光纤内镜可以动态检查鼻腔、软腭、咽部、下咽和喉部。当与视频记录结合时，可以进行慢动作回放，对于不能完全配合检查的孩子，这是一个重要的检查方法。

与成人一样，利多卡因凝胶、丁卡因喷雾剂和羟甲唑啉进行局部麻醉和解除鼻腔充血效果较好。由于吸收率不同，不建议幼儿使用可卡因。婴儿使用可卡因会产生不必要的烦躁和紧张。应该告知家长在局部麻醉后，儿童在大约30min内不应该进食或饮水。该检查一般不需要镇静。

鼻咽镜检查的并发症较少见。鼻出血，如果发生的话，往往是自限性的或仅需要轻微的干预。

（三）穿刺活检

可对儿童进行细针穿刺抽吸（FNA），以获得活检标本进行组织病理学检查。FNA在儿童中很有用，尽管许多儿童头颈部肿块与成人有很大的不同，可能更难通过FNA来描述。孩子们通常很害怕针头或锋利的物体。局部使用EMLA乳膏（Astra Pharmaceuticals，Westborough，MA）或使用其他麻醉药可以实现无痛进针。

对针刺部位进行消毒。将22或23号针头连接到10ml注射器上，然后在抽吸时将其插入肿块中。然后，将针芯内获得的样品转移到载玻片上并加固定剂。最好的情况是，细胞病理学家可以参加或执行该过程，对标本的充分性进行即时反馈。如果标本不足并且儿童能够忍受，可再次尝试FNA。操作完成后使用黏性绷带包扎。FNA并不会比抽血更具创伤性，应该向父母解释。

（四）听力学

每个儿童都可以接受听力损失检测。儿童耳鼻咽喉科医生可以通过为家庭，特别是初级保健医生提供辅导来帮助实现这一目标。有研究表明，早期发现和治疗听力损失的儿童会显著提高其语言能力。具有儿科检测专业知识的听力专家通常能够通过视觉反应听力测定法对6个月大的儿童进行评估，经验丰富的专家的检查结果非常可靠。年龄较小的儿童不能配合检查，可使用其他技术包括耳声发射和听觉脑干反应检查。

早期发现听力损失对儿童的言语和语言发展极为重要。目前，新生儿听力筛查项目已在全国范围内开展，其中较多地使用自主听觉脑干反应检查。如果筛查测试确定婴儿需要进一步检查，则需要耳鼻咽喉科医生提供必要的转诊和随访评估。如果儿童被诊断出听力障碍后没有采取任何行动，那么测试就是无用的，对孩子和家庭都没有好处。

六、住院和手术准备

一旦做出住院治疗或手术的决定，孩子和父母应该做好心理准备，以获得成功的结果。应该由熟悉这一过程的人员与家属一起审查细节和预期结果。一些医疗机构和大多数儿童医院都有向家属介绍医院、手术室和手术程序的环节。熟悉流程和了解预期有益于治疗。孩子们可以在入院或手术前进行角色体验。随着对预期的了解，父母也不那么担心，并能更好地安慰孩子。

向家人明确到达时间和进食要求是非常重要的。专业的教育片和手册是宝贵的宣教工具。必须鼓励家属尽其所能，为即将到来的手术做好准备。外科医生直接与父母和孩子沟通也很重要，以便解答所有问题。

（一）住院

儿童医院是儿科耳鼻咽喉外科手术的首选

场所，因为它提供了一支由医生、护士和其他专业人员组成的团队，他们可以更好地为患儿提供住院或外科手术。儿童医院是一种重要的医疗资源，每一个参与治疗的外科医生都应该支持儿童医院。不幸的是，并不是每个社区都有儿童医院。在这种情况下，重要的是要确定社区中能为儿童提供最佳的设施，在这些设施中，医生、护士和辅助人员都有能力并愿意照顾儿童。确保患儿治疗的最佳环境将有助于取得最好的治疗结果，并获得患者及家属最大的满意度。

既往就有儿科专业团队的概念；此外，团队方法越来越被视为标准方式。当出现并发症时，即使是在最好的医疗机构也不可避免地会出现并发症，有能够迅速处理任何情况的设备支持和人员对于获得最佳结果是至关重要的。

（二）选择麻醉

小儿麻醉本身就是一个亚专科。达到一定的熟练程度，为所有年龄段的儿童实施麻醉需要经过大量的培训，并拥有丰富的经验。患者年龄越小，遇到的问题就越复杂。与其他医学专业一样，这个专业需要在特定领域具有特殊兴趣和专业知识的从业者。在需要帮助时，应请教那些具有安全麻醉儿童专业知识的专家，这些专家对患者和外科医生都是有帮助的。

通过实践和专业知识，感兴趣的临床医生可以安全有效地运用任何技术。局部麻醉作为小儿外科的主要麻醉技术是可能的，但是这需要能够合作的孩子和有经验的外科医生。通常，在全身麻醉手术后，运用局部麻醉药进行术后止痛。幼儿通常不了解止痛药物的必要性，注意力持续时间短，使得他们很难安静地坐着等待注射。不推荐长时间使用镇静药，除非有人员在镇静过程中监测患儿的情况。许多医院都有严格的指导方针，对儿童镇静需要经过认证，大多数侵入性或疼痛性手术需要全身麻醉。

（三）术后管理

可能术后管理中最重要的部分是术前教育。如果父母和孩子对手术结果做了充分的准备，他们就更有能力减少术后的压力和实现术后的最佳依从性。详细讲解预期的临床程序和意外结果非常重要。如果父母有疑问，可以提供书面说明和联系电话。知道会发生什么是术后顺利康复最重要的因素，而不需要多次电话沟通或患者和医生的过度担心。

如果孩子必须住院，父母的陪伴会减少孩子的恐惧和压力。只要条件允许，应鼓励父母在住院期间陪伴孩子。如果所住医院陪伴现象不常见，父母应尽量协调。

短期住院和门诊手术较为常见。此类手术后让患儿尽快回家是有助于康复的。但是，要考虑安全因素，只要有必要，就应在医院进行观察。

认识到在儿科问题的处理中需要改进手术技术也是非常重要的。换药、拆线和术后操作应保持在所需的最低限度，以免引起儿童的恐惧和不适。有时，在进行某些包扎和拆线操作时，可能需要为儿童实施镇静或全身麻醉，而成人通常不需要。此外，应提前计划使用可吸收的缝合材料和不需要经常更换的敷料。

七、一段有价值的经历

诊治儿童患者是一种非常有价值的经历。儿童很容易生病，但如果正确治疗，往往会很快康复。观察孩子的成长和发展，可以获得深刻的回忆和个人满足感。对于许多临床医生来说，帮助患有慢性疾病的儿童克服残疾和困难，并观察他们从儿童成长到成年时充分发挥其潜力，这是无与伦比的回报。

推荐阅读

Ashcraft KW, Murphy JP, editors: *Pediatric surgery*, ed 3, Philadelphia, 2000, Saunders.

Avery ME, Chernick V, Dutton RE, et al: Ventilatory response to inspired carbon dioxide in infants and adults. *J Appl Physiol* 18:89, 1963.

Bodegård G, Schwieler GH, Skoglund S, et al: Control of respiration in newborn babies. I. The development of Hering–Breuer inflation reflex. *Acta Pediatr* 58:567, 1969.

Bryan AC, Bryan MH: Control of respiration in the newborn. *Clin Perinatol* 5:269, 1978.

Children's Hospital and Medical Center: *Selected handouts for housestaff*, ed 14, Seattle, 1990–1991, Children's Hospital and

Medical Center.
Cook CD, Sutherland JM, Segal S, et al: Studies of respiratory physiology in the newborn infant. Ⅲ Measurements of mechanics of respi ration. *J Clin Invest* 36:440, 1957.
Filston HC: *Surgical problems in children: recognition and referral*, St Louis, 1982, Mosby.
Gans S, editor: *Surgical pediatrics: non-operative care*, New York, 1980, Grune & Stratton.
Graff TD, Sewall K, Lim HS, et al: The ventilatory response of infants to airway resistance. *Anesthesiology* 27:168, 1966.
Graham GR: Circulatory and respiratory physiology of infancy and childhood. *Br J Anaesth* 32:97, 1960.
Gregory GA, editor: *Pediatric anesthesia*, New York, 2002, Churchill Livingstone.
James LS, Rowe RD: The pattern of response of pulmonary and systemic arterial pressures in newborn and older infants to short periods of hypoxia. *J Pediatr* 51:5, 1957.
Ledbetter MK, Homma T, Farhi LE: Readjustment in distribution of alveolar ventilation and lung perfusion in the newborn. *Pediatrics* 40:940, 1967.
Nelson NM: Neonatal pulmonary function. *Pediatr Clin North Am* 13:769, 1966.
O'Brien RT, Pearson HA: Physiologic anemia of the newborn infant. *J Pediatr* 79:132, 1971.
Raffensperger J, editor: *Swenson's pediatric surgery*, ed 5, New York, 1990, Appleton–Century–Croft.
Ravitch MM, Welch KJ, Benson CD, et al, editors: *Pediatric surgery*, ed 3, Chicago, 1979, Mosby Year Book.
Rigatto H: Apnea. *Pediatr Clin North Am* 29:1105, 1982.
Rowe MI, Marchildon MB: Physiologic considerations in the newborn surgical patient. *Surg Clin North Am* 56:245, 1976.
Steward DJ, editor: *Manual of pediatric anesthesia*, ed 4, New York, 1995, Churchill Livingstone.
Wallgren G, Barr M, Rudhe U: Hemodynamic studies of induced acute hypo– and hypervolemia in the newborn infant. *Acta Paediatr Scand* 53:1, 1964.
Wallgren G, Hansen JS, Lind J: Quantitative studies of the human neonatal circulation. Observations on the newborn infant's central circulatory response to moderate hypovolemia. *Acta Paediatr Suppl* 179:43, 1967.

第2章 发育解剖学

Developmental Anatomy

Eunice Y. Chen　Kathleen C. Y. Sie　著

武　静　译

要点

1. 头颈部解剖由浅入深分为不同的筋膜层和解剖三角或区域，通过这些方式来界定颈部各区域的解剖结构。
2. 理解颈部筋膜层的解剖关系是非常重要的，它不仅仅提供了颈部解剖结构的边界，而且为颈部手术、颈部出血或感染提供了路径。
3. 在胚胎第4～5周时，胚胎的面部和颈部区域由5～6对指状隆起组成，称为鳃弓。
4. 鳃弓及鳃裂的外表面由外胚层排列组成；鳃弓外胚层的深面为中胚层和神经嵴细胞。前肠头端的内胚层形成咽囊。
5. 第二鳃裂发育异常最为常见。第二鳃裂瘘的外口位于颈部中下份的胸锁乳突肌前缘，上行至颈内外动脉之间，经过第Ⅸ和第Ⅻ对脑神经，内口位于腭扁桃体窝。
6. 第三鳃裂瘘从胸锁乳突肌内侧缘、颈总动脉外侧、颈内动脉脑内侧和后部、第Ⅻ对脑神经上方、第Ⅸ对脑神经下方，经甲状舌骨膜到达梨状窝。
7. 胚胎发育的第4～10周，双侧第一鳃弓的上、下颌突连同额鼻突共同发育、聚拢形成面部解剖结构。
8. 第1～4鳃弓均参与舌的发育，舌前2/3部分由来自第一鳃弓的舌侧突和舌内突、或舌奇结节形成；舌的后1/3部分是由第二、第三和第四鳃弓形成的结合部或鳃下隆起形成。
9. Sistrunk术式切除舌骨体的中份，以及位于舌根内至舌盲孔之间的甲状舌管和囊肿，能够显著降低甲状舌管囊肿术后复发。

外科医生使用许多命名系统来界定头颈部的解剖，用于指导手术入路并判定与正常解剖结构的差异。在大多数教科书中，头颈部组织划分为不同的筋膜层、解剖三角或区域。通过将颈部的解剖结构划分为合理的功能单元来分区。例如，当出现咽后脓肿时，外科医生可以了解到咽后间隙感染可能会扩展至纵隔内或邻近颈深筋膜层，通过颈后三角区或Ⅴ区切开引流时，外科医生可以准确预测他们会遇到的结构。同样，了解面部和颈部的正常发育过程，对于诊断头颈部异常或肿块，以及确定手术路径也很重要。本章首先简要描述颈部的筋膜层和解剖区域；进而讨论面部胚胎学，包括上腭和舌，颈部，鳃裂或咽囊，以及这种发育解剖学在头颈部各种异常和病理中的作用。

一、颈部的筋膜层

了解颈部的筋膜关系是很重要的，不仅因为可以作为颈部组织的边界，还因为筋膜形成解剖平面，可以提供手术操作的通路或出血和感染的途径[1]。因此，在介绍颈部解三角结构之前，有必要对筋膜平面做简短的讨论。

筋膜在解剖学上分为两种类型，即浅筋膜和深筋膜。在腹壁区域，浅筋膜由两层组成——脂肪层（Camper）和更深的膜层（Scarpa）[2]。腹壁深筋膜并没有细分，而是简单地包裹着腹肌。在颈部，颈筋膜浅层是位于皮肤下的单层筋膜，包绕颈阔肌、皮肤神经和血管。它通常很薄，但对于肥胖的人来说，由于脂肪组织增多而增厚。其主要的外科意义是，当切开皮肤时，它提供了一个筋膜垫来保护皮下结构。然而，对于特别瘦的人来说，这一层的缺失可能无法保护潜在的结构，比如副神经，因此外科医生在给此类患者做手术时应该谨慎。

颈部横切面是最直观颈部组织的三维结构（图 2-1）。颈深筋膜分为三层：浅层、中层（气管前或内脏）和深层（椎前）。深筋膜的浅层位于颈阔肌的下方，完全覆盖或包围所有的颈部浅层组织。由于这些原因，浅层也被称为封套筋膜。在胸锁乳突肌和斜方肌区域，它分裂并包裹着每一块的肌肉。颈深筋膜的浅层也覆盖带状肌、腮腺和颌下腺。颈深筋膜的中层包裹着颈部的内脏结构：气管、食管和甲状腺。因此，中层也被称为气管前筋膜或内脏筋膜。颈深筋膜的深层包裹着颈部和颈椎的深层肌肉（见图 2-1），也称为椎前筋膜，由椎前筋膜包裹颈部深层肌肉：肩胛提肌；前斜角肌、中斜角肌和后斜角肌；颈长肌和头长肌，它们位于颈椎前部。此外，椎前筋膜包裹膈神经和臂丛，臂丛走形于前斜角肌和中斜角肌附近，交感神经链位于颈长肌前面。颈

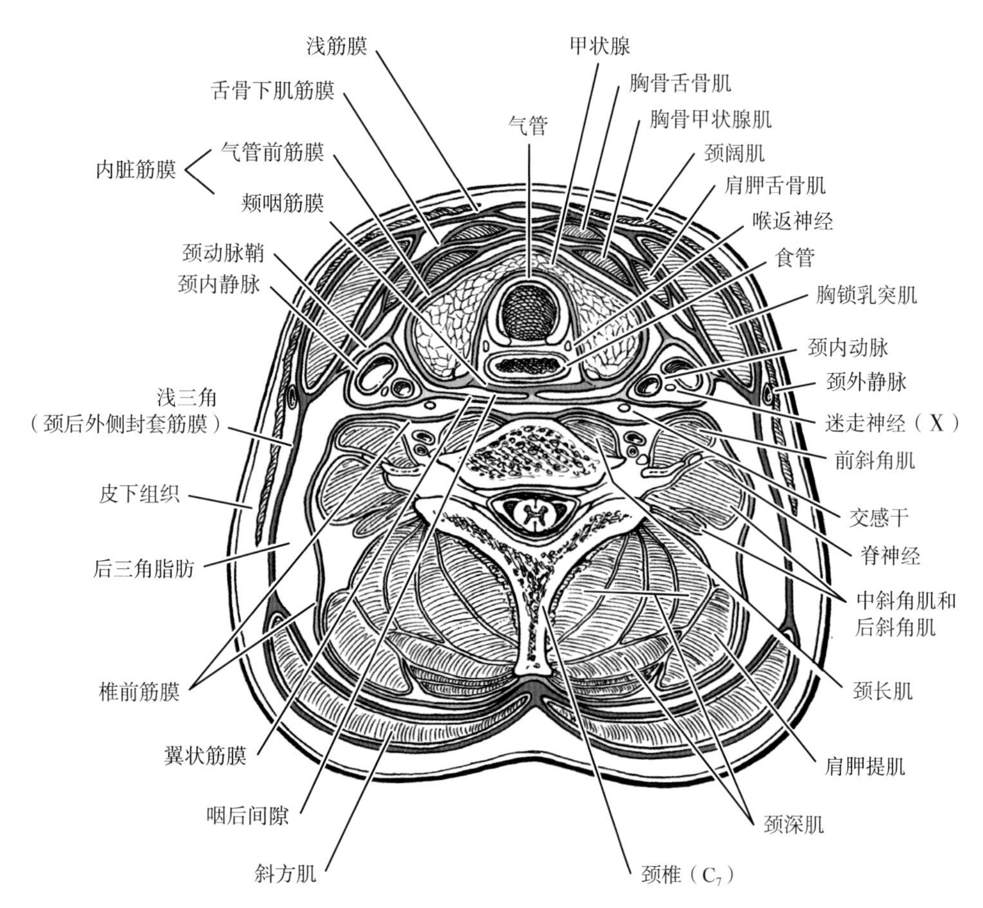

▲ 图 2-1　颈深筋膜在第Ⅶ颅神经水平的横切面上的划分和结构

引自 http://www.projectlumi.org/blog/wp-content/uploads/2012/04/Picture 1.jpg.

动脉、颈静脉和迷走神经被深筋膜包裹，形成颈动脉鞘。

颈部横截面能够清楚显示这些筋膜层空间关系的有效方法（图 2-1）。这一观点不仅有助于定义深筋膜的三层空间结构，而且有助于将它们与颈部的解剖三角联系起来（颌下三角、后三角）。尽管“三角形”一词意指平面或平面形式，但颈部解剖三角是三维结构，应该被视为金字塔样空间，不仅有三面，而且还有顶部和底部。大多数解剖三角由骨和肌肉组成的三维空间，不同的筋膜层构成空间的顶部和底部。每个解剖三角都包含血管、神经、淋巴管和淋巴结。利用筋膜层和解剖三角，颈部组织能够被有效划分。例如，如果把手指放在颈后三角或Ⅴ区，在斜方肌和胸锁乳突肌（SCMs）之间，会发现该解剖三角的顶部（侧壁）是由深筋膜的浅层形成的。触诊到解剖三角的更深处，指尖与椎前筋膜接触，这是颈后三角的底部。如果深筋膜的浅层被切开，将手指探入这个空间，会发现颈动脉鞘位于胸锁乳突肌和椎前肌肉之间。这是咽后区域或颈动脉血管的手术入路。

二、颈部的解剖三角结构和区域

目前存在多种颈部淋巴组织的命名方式，诸如深部、浅表、前部和外侧等描述性术语。随着肿瘤手术的重点从根治性切除转变成功能性保留，规范颈淋巴结的分类体系变得越来越重要。美国耳鼻咽喉头颈外科学会及美国头颈外科学会制定了颈部Ⅰ～Ⅵ区淋巴系统标准化分区方案[3]（图 2-2）。

淋巴结Ⅰ～Ⅵ区也可分为亚区（图 2-2）。Ⅰ区包括颏下区（ⅠA）和颌下区（ⅠB）淋巴结。Ⅱ区至Ⅳ区包括位于胸骨舌骨肌外侧缘和 SCM 后缘之间的脂肪组织中的颈静脉淋巴结。Ⅱ区包括颈上淋巴结，上界从颅底向下延伸至颈动脉分叉或舌骨。副神经将Ⅱ区分为前（ⅡA）和后（ⅡB）亚区。Ⅲ区包括颈静脉中 1/3 左右的淋巴结，从颈动脉分叉向下延伸至肩胛舌骨肌或环甲切迹下方。Ⅳ区包括颈静脉下段淋巴结群，环绕颈静脉从肩甲舌骨肌到锁骨。Ⅴ区为颈后三角

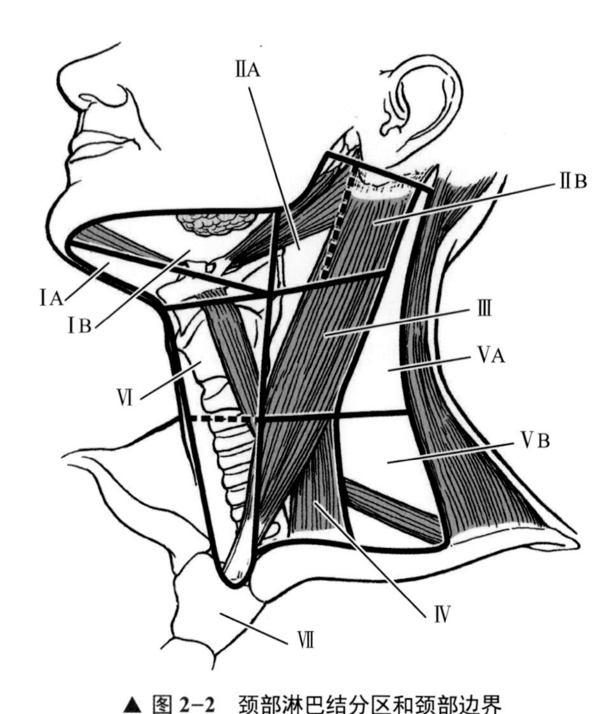

▲ 图 2-2 颈部淋巴结分区和颈部边界

引自 http://www.aboutcancer.com/Lymph_node_levels_of_neck_0509.jpg.

组，包括位于 SCM 后缘和斜方肌前缘之间的淋巴结。Ⅴ区包括围绕副神经下半部分（ⅤA）和颈横动脉（ⅤB 或锁骨上淋巴结）淋巴结。Ⅵ区包括颈前淋巴结群，它包围着颈部的内脏结构，上界至舌骨，向下至胸骨下切迹。Ⅵ区两侧的外侧边界是颈动脉鞘的内侧，这个空间穿过颈部正中，包括甲状腺周围、气管旁、环状软骨前的淋巴结以及喉返神经周围的淋巴结[3]。

三、头颈部的发育

头颈部许多结构的发育与鳃器或咽器密切相关。这些是短暂的胚胎结构，在发育过程中，都经历了实质性的重塑，因此在胎儿出生时，他们的原始胚胎形态基本上是无法辨认的。然而，这些结构的衍生物对成熟形态很重要，因此，鳃器发育的异常可能产生明显的畸形。

（一）鳃弓胚胎学

在胚胎第 4～5 周时，胚胎的面部和颈部由 5～6 对指状隆起组成，这些突起被称为鳃弓（图 2-3）。这些隆起横向排列，并由凹痕从外部分离，称为鳃裂。鳃弓的外表面和鳃裂口由外胚层

组成，而鳃弓的实质由中胚层和神经嵴细胞组成。只有第一鳃裂形成了胚胎的最终结构：外耳道和鼓膜的外层。其余的第二、第三和第四鳃裂与下颈部的心外膜嵴融合[4]。

咽囊是前肠区域的外囊（图2-4），由内胚层组成。鳃弓、鳃裂和咽囊的衍生物是不同的，因为它们分别来自于不同的胚层：中胚层、外胚层和内胚层。综上所述，成人鳃弓的衍生物将要组成肌肉、骨骼，而中胚层和内胚层咽囊的衍生物是腺体的或与消化道相关的结构。

鳃弓衍生物

在鳃弓发育的早期阶段，鳃弓的中胚层形成软骨，在成体中重塑为骨、软骨或其他结缔组织成分。同样，成人面部和颈部的肌肉系统是由鳃弓的中胚层发育而来的。每个鳃弓也有一个相关的颅神经和动脉。由于发育中的鳃弓靠近脑干，

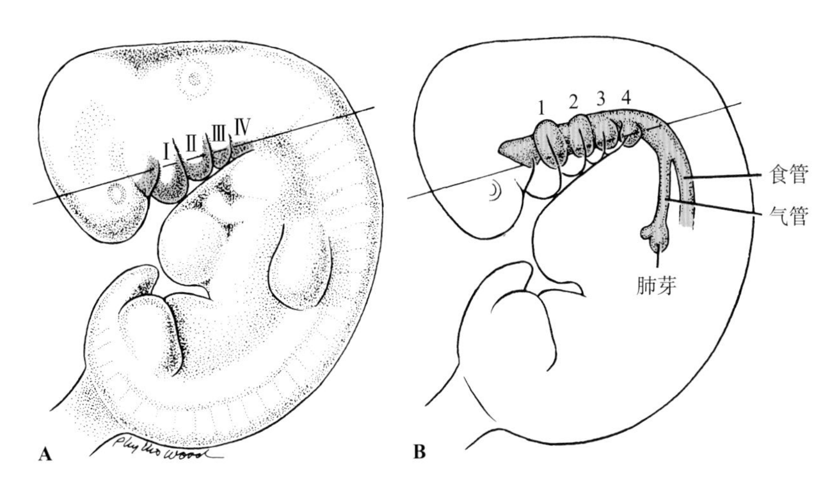

▲ 图2-3 A. 鳃弓；B. 咽囊

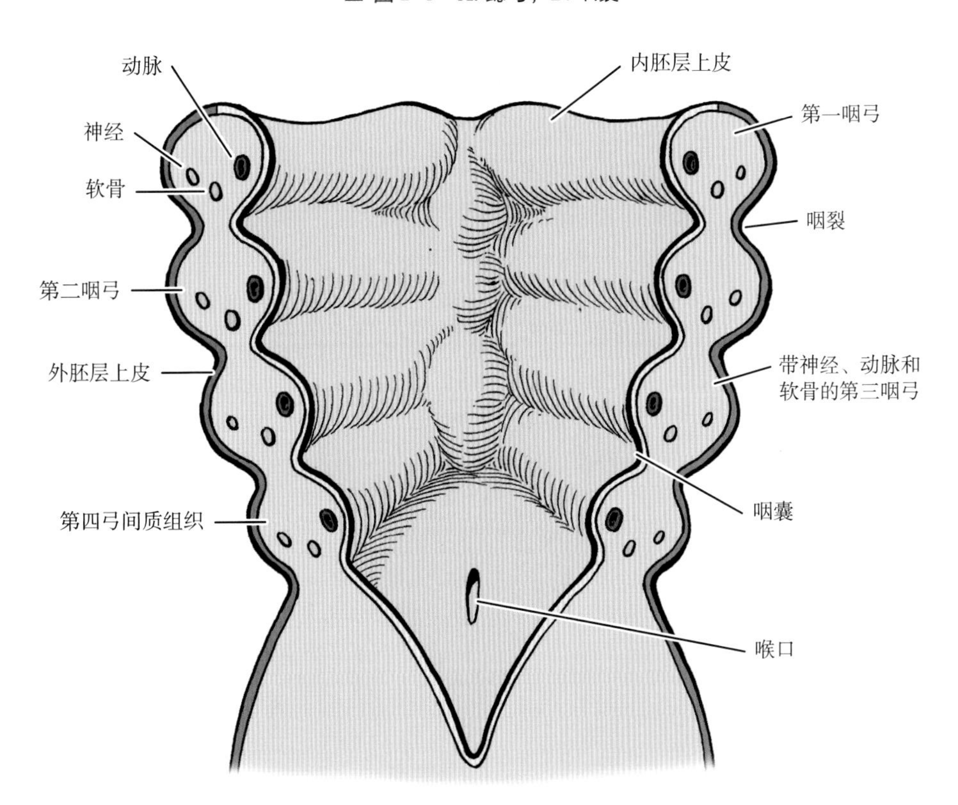

▲ 图2-4 口底鳃弓、裂口和咽囊的关系

引自 Robbins KT, et al: Standardizing neck dissection terminology: official report of the academy's committee for head and neck surgery and oncology. *Arch Otolaryngol Head Neck Surg* 1991;117:601.

每个鳃弓都接受邻近脑神经的运动或感觉神经支配。与此模式类似的情况发生在躯干，这里的肌肉来自体细胞的肌节区域，并接受来自相邻节段脊神经的支配。在这两种情况下，无论原始肌细胞迁移到哪里，它都保留着原始胚胎神经支配。每个鳃弓接受到颅神经的支配后，不管它将来会迁移到头的后部还是颈根部，成体的模式就建立起来了。每个鳃弓的发育都是独立的。

(1) 第一鳃弓：三叉神经为来自第一鳃弓的所有肌肉提供运动神经支配。此外，感觉神经不仅通过三叉神经的第三节分布于下颌骨区域，而且通过三叉神经的第二上颌和第一眼神经的第二节分布于第一弓的上颌突和额鼻突。第一鳃弓的动脉是上颌内动脉。

对于第一鳃弓的骨骼衍生物，Meckel 软骨的近端部分被重塑，并形成下颌支（图 2–5）。软骨的远端部分萎缩，下颌骨体由膜内骨生长形成。由 Meckel 软骨近端部分形成的其他结构有蝶下颌韧带、前髁韧带、锤骨（除锤骨柄外——来源于第三鳃弓）和砧骨（除其长脚外，由第二弓形成）。上颌突起源于第一鳃弓的背侧，主要发育成上颌骨、颧骨和部分颞骨。

第一鳃弓中胚层发育成的咀嚼肌包括颞肌、咬肌、翼内肌和翼外肌。此外，鼓膜张肌、腭帆张肌、二腹肌前腹和舌骨肌也起源于第一鳃弓中胚层。

(2) 第二鳃弓：面神经是支配第二鳃弓的神经，为所有来源于第二鳃弓的面部表情肌提供运动神经支配。除了第Ⅶ对颅神经提供部分外耳道感觉的分支以外，没有第Ⅶ对颅神经的感觉支分布到外胚层。第二鳃弓血管衍生物是镫骨动脉，它很少存在。

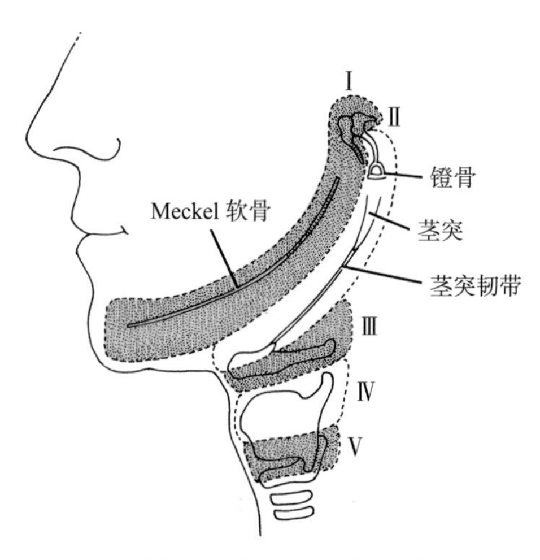

▲ 图 2–5　鳃弓的骨骼衍生物

第二鳃弓的 Reichert 软骨在近端和远端形成骨结构。它的中心部分萎缩，留下纤维条索 – 茎突舌骨韧带。近端形成茎突、锤骨柄、砧骨长脚、镫骨上结构（图 2–5）。镫骨足板主要来源于耳囊[5, 6]。在远端（前下），第二鳃弓软骨形成舌骨体的上部和小角。在成体中，胚胎第二鳃弓软骨的路径可以从茎突追溯到茎突舌骨韧带，止于舌骨小角（图 2–5）。

在第二鳃弓中，中胚层形成从头皮（额肌）到颈部颈阔肌的所有面部表情肌，包括眼轮匝肌、口轮匝肌和颊肌。除了面部表情肌，第二鳃弓中胚层产生二腹肌、茎突舌骨肌、耳肌和镫骨肌的后腹部。

(3) 第三鳃弓：第Ⅸ对脑神经（舌咽神经）是第三鳃弓产生的唯一的肌肉 – 茎突咽肌的支配神经，茎突咽肌是起源于中胚层，主要功能是在吞咽时帮助提升咽部。然而，我们将在本章的下一节看到，舌咽神经也为咽部与此区域相关的部分提供感觉神经支配。颈总动脉和颈内动脉近端起源自第三鳃弓，第三鳃弓起源的软骨构成舌骨的其余部分（即舌骨体和大角，图 2–5）。

(4) 第四鳃弓和第六鳃弓：迷走神经和副神经支配来自第四（迷走神经喉上支）和第六（迷走神经喉返支）鳃弓来源的肌肉；第五弓结构发生再吸收。起源于疑核髓质，这些神经的轴突在它们通过颈静脉孔离开颅骨后下降到迷走神经。具体地说，咽缩肌由迷走神经的咽支支配，咽和食管的过渡部分由迷走神经的喉返神经支配。喉上神经的内支支配喉部的感觉，并通过外支配环甲肌的运动。喉返神经支配喉内肌。主动脉弓在颈总动脉和锁骨下动脉之间的部分，以及右侧锁骨下动脉近端起源于第四鳃弓。第六鳃弓在左侧形成动脉导管，在右侧形成肺动脉近端。

第四鳃弓和第六鳃弓包含的软骨成分，第四鳃弓形成甲状软骨和楔状喉软骨，第六鳃弓形成环状软骨、杓状软骨和小角软骨（见图 2-5）。

从第四鳃弓到第六鳃弓的中胚层形成咽部和喉部的肌肉。咽肌包括腭帆提肌和咽缩肌。此外，这些鳃弓的中胚层成分形成横纹肌，构成食管的上半部分。食管的下半部通常由来自原始前肠内脏中胚层的平滑肌构成。喉肌也是由第四鳃弓、第五鳃弓和第六鳃弓的中胚层组成的。这些包括喉外肌——甲状会厌肌、杓会厌肌和环甲肌，以及与杓状软骨和室带及声带运动相关的喉内肌，包括：环杓后肌、环杓侧肌、杓横肌和杓斜肌。

（二）咽囊胚胎学

咽囊是前肠或原始咽部区域的外囊（图 2-3）。在每个咽囊的侧壁末端，内胚层与相应鳃裂的外胚层上皮接触（图 2-6；图 2-4）。因此，鳃裂是根据与之相连的咽囊来命名的。咽囊内壁的内胚层上皮形成成人咽部特定成分（见图 2-6）[4]。在印第安纳大学人类胚胎学动画网站上可以找到咽囊衍生物的动画图[7]。

1. 第一咽囊

第一咽囊变长并延伸至颞骨内部，形成咽鼓管鼓室隐窝，最终成为中耳和咽鼓管(见图 2-6)。咽囊的最外侧部分与第一鳃裂的闭合板一起形成鼓膜的内层。从这一关系可以清楚地看出，外耳道是由第一鳃裂的重塑形成的。

2. 第二咽囊

第二咽囊的内胚层形成扁桃体窝和腭扁桃体的上皮层，而底层间充质成分形成扁桃体淋巴组织（图 2-6）。

3. 第三咽囊

第三咽囊区又分为上、下两部分。上半部形成并最终分化成成对的下甲状旁腺；第三咽囊的下半部形成胸腺组织，最终迁移到颈部和胸骨后纵隔形成胸腺（图 2-6）。第三咽囊的异常迁移可能导致异位的下甲状旁腺或胸腺组织。

4. 第四咽囊到第六咽囊

第四咽囊的内胚层形成甲状腺上极的甲状旁腺（图 2-4）。相邻的区域被称为第五咽囊、

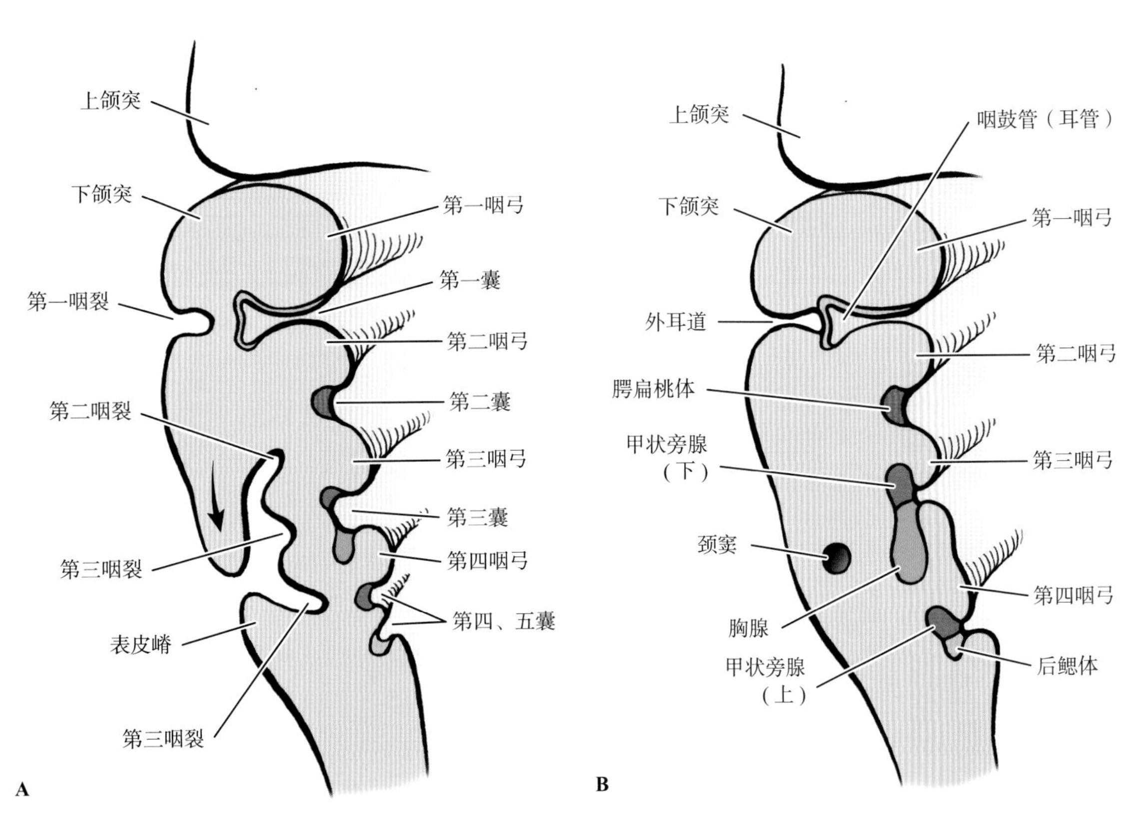

▲ 图 2-6　A. 咽囊的衍生物和颈窦的形成；B. 咽囊的成熟

第六咽囊或后鳃体（图 2-6）。最终后鳃体被神经嵴区迁移的细胞浸润，这些细胞最终迁移进入甲状腺，成为负责分泌降钙素的滤泡旁细胞（C 细胞）[8, 9]。

四、与鳃弓结构相关的颅面综合征

Treacher Collins 综合征（Treacher Collins syndrome），或下颌骨发育障碍，与第一鳃弓异常有关。眼睑缺损、下斜睑裂、颧骨发育不全、小下颌畸形、外耳和听骨畸形是该综合征的主要特征[10]。Goldenhar 综合征（眼－耳型椎体发育不良）除了眼部和椎体异常外，还包括第一鳃弓和第二鳃弓的发育异常，常导致单侧面部发育不良、小颌畸形、小耳畸形、外耳道闭锁、听骨畸形和面神经发育不良。颅面或半面短小症被认为与镫骨动脉（第二弓动脉）区域的血管损伤有关，导致小耳畸形、耳道闭锁和下颌发育不良[11]。与第一、二鳃弓畸形形成相关的其他综合征还包括以鳃裂囊肿、耳前瘘管、耳廓异常、听骨畸形、听力丧失、肾发育不良为特征的鳃耳－肾综合征，以及伴有小下颌畸形、舌后坠、腭裂的 Pierre Robin 综合征。DiGeorge 综合征或第三、第四咽囊综合征，以胸腺和（或）甲状旁腺发育不全或缺失、心血管疾病、免疫问题和低钙血症为特征。

五、鳃器的发育异常

第一个鳃裂成为外耳道的一部分，但其余的鳃裂被重塑，成人通常不留痕迹。然而，其复杂的形态动力学导致这一区域容易形成小囊肿到面部畸形等各种发育异常。各种发育异常的临床术语令人困惑和混淆的部分原因是这些异常的临床表现，它们可能表现为囊肿、窦道或瘘管。囊肿与体表没有通道；窦道的一端与咽部或者体表相通；瘘管的两端分别与体表和咽部相通。管道囊性扩张可能与窦道或瘘管有关。术语鳃裂和鳃囊经常互换使用，虽然它们指的是不同的结构。孤立的鳃弓残余物可能在 SCM 的前缘以皮下软骨标记的形式出现。

（一）第一鳃裂异常

第一鳃裂的异常发育可能形成耳周围的囊肿或窦道。Work[12] 和 Aronsohn 和其他学者[13] 强调了耳前囊肿和第一鳃裂囊肿胚胎发生的差异。耳前囊肿或窦道发生于外耳道前方，通常位于耳屏上方。本质上，它们是一种包含性囊肿，与耳廓形成时第一、二鳃弓处的外胚层丘状突起未完全融合有关[14]。

而真正的第一鳃裂畸形包括外耳道狭窄或闭锁以及外耳道膜性部分重复形成。第一鳃裂异常很少见，临床上表现为囊肿、窦道或瘘管。Work[12] 将这些异常分为两类：Ⅰ型为外胚层外耳道重复形成，Ⅱ型为外耳道中外胚层和中胚层成分重复形成，包括外耳道的软骨部分。囊性肿块或窦道，它们可能涉及腮腺和第Ⅶ对脑神经（Ⅱ型尤其如此），位于耳下或上颈部，表现为外耳道或耳周区域的复发性炎性病变中。如果第一鳃裂囊肿或窦道感染，建议使用抗生素治疗，并在急性感染的消退后行囊肿切除术（采用腮腺手术切口），以优化面神经的识别和保存。

（二）第二鳃裂异常

在位于第二鳃弓和心外膜嵴之间的颈窦闭合时，外胚层可能被包裹，导致包涵性囊肿，包括或不包括窦道或瘘管（见图 2-6）。这些是最常见的鳃裂异常。第二鳃裂囊肿位于颈侧区 SCM 的前弓。手术切除这些异常具有一定的挑战性，因为它们可能从靠近锁骨的颈部浅表区域向上延伸到腭扁桃体的底部。瘘道的路径从 SCM 前缘的外口，穿透颈阔肌，越过颈内动脉和颈外动脉中间，通过第Ⅸ和Ⅻ对脑神经，从茎突舌骨肌下方到达腭扁桃体床。从胚胎学的角度很容易解释这通路。

（三）第三鳃裂和第四鳃裂及囊袋异常

第三鳃裂异常从 SCM 的内侧缘向外至颈总动脉、颈内动脉的内侧和后部、第Ⅻ对脑神经上方、第Ⅸ对脑神经下方，并通过甲状舌骨膜进入梨状窝。胸咽囊肿是第三咽囊残留。梨状窝尖的窦道被认为是胸咽管残余与第四鳃或咽囊异常。

这些窦道临床表现为复发性化脓性甲状腺炎，通常位于左侧[15-17]。这些病变可能牵扯到甲状旁腺、胸腺或甲状腺。第四鳃裂瘘管理论上开始于 SCM 的内侧缘，向下绕过锁骨下动脉（右侧）或主动脉弓（左侧），毗邻第Ⅻ对脑神经，通过喉上神经下方，然后终止于梨状窝尖或颈段食管。

六、面部、上腭和嘴唇的发育

在胚胎发育的第 4～10 周内，从第一鳃弓开始的成对的上颌和下颌突，连同不成对的额突，一起生长和聚集形成面部结构（图 2–7）。首先，在胚胎发育的第 5 周，在额鼻突下外侧部的发育过程中，鼻基板是以外胚层增厚的形式发育的。下颌突向内侧移动，双侧融合形成下颌骨、下唇和下脸颊。胚胎发育的第 6 周，每个鼻基板都形成一个中央凹陷，并被分为外侧和内侧鼻突，最终形成鼻孔。在第 7 周，成对的鼻突和上颌突向内侧移动。鼻尖内侧突起与上颌突相互融合，形成人中、上唇，鼻尖，鼻中隔和上颌骨间段（最终形成上腭）。鼻翼外侧突起与上颌骨突起合并形成鼻翼外侧和鼻泪管沟。上颌突形成腭侧突，继而形成上颌骨和次级腭。到妊娠第 10 周时，新生

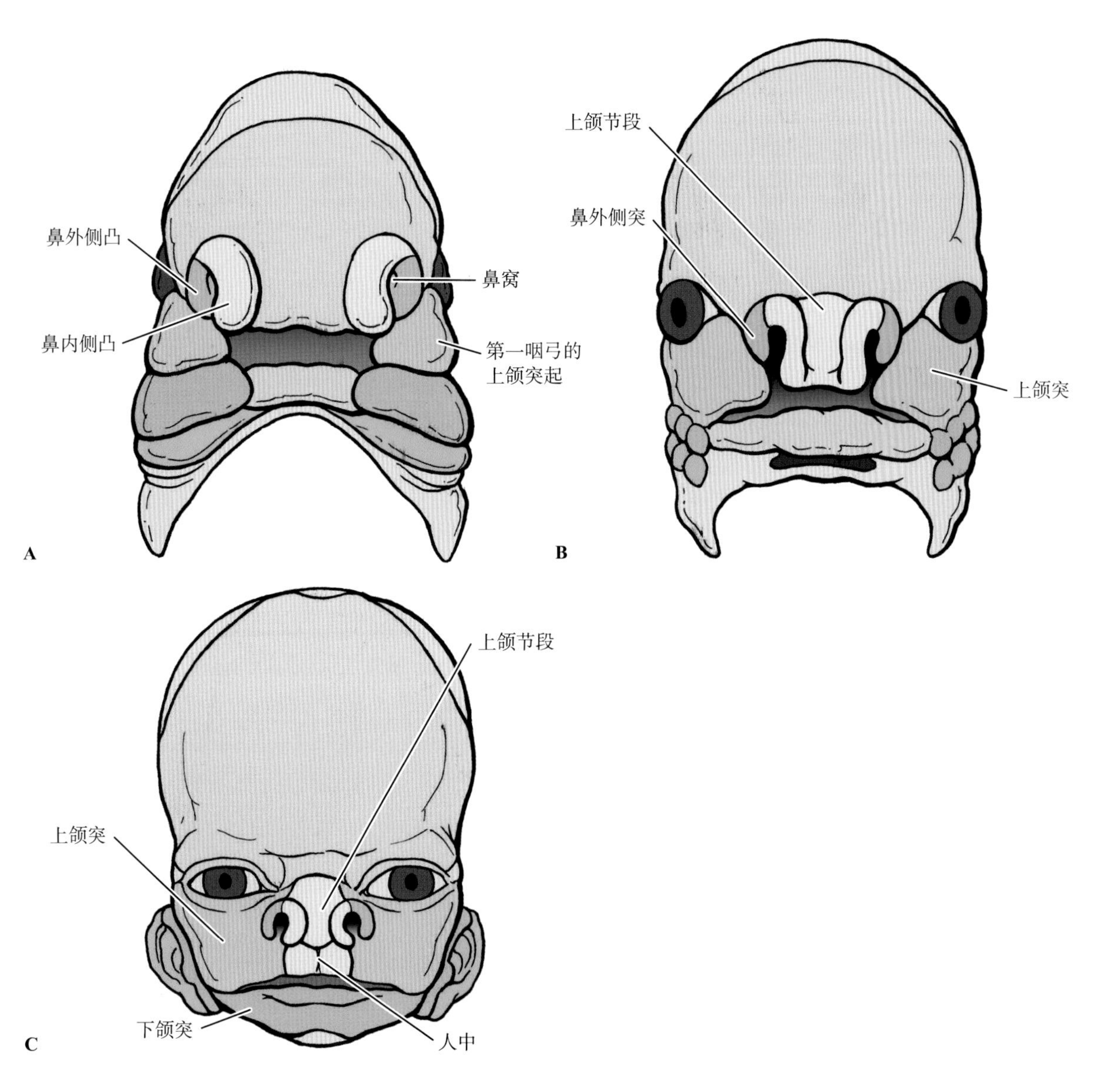

▲ 图 2–7 面部发育解剖

引自 Stoffer J: Development of the Head and Neck. Available at www.indiana.edu/~anat550/hnanim/face/JAS_facetween.html.

儿面部特征全部发育完成（图 2-7）。

腭发育开始于第 6 周左右，当腭架从上颌突向舌的发育方向移动，中间的鼻突合并形成原始腭。在第 7～8 周时，随着舌下降，腭架开始向中间移动并在后部融合，同时与前方的原始腭及上方的鼻中隔融合，形成完整的腭（图 2-8）。门齿孔标志着原始腭和次级腭的边界。

唇正中裂可能与鼻内突的异常融合有关。当一侧的上颌突与上颌骨间段融合不完全时，就会发生单侧唇裂。如果发生在两侧，就会发生双侧唇裂。当上颌突与鼻外侧突不完全融合时，会出现倾斜的面裂。如果原始腭和次级腭的融合失败，腭裂可以发生在腭前部，如果次级腭的侧腭突融合失败，腭裂可以发生在腭后部。

七、舌的发育

第 1～4 鳃弓都参与舌的发育（图 2-9）。妊娠 4 周时，舌前 2/3 由第一鳃弓处的舌侧突和舌内突或奇结节形成。感觉神经来自三叉神经下颌支舌神经，味觉由面神经鼓索支支配。舌的后 1/3 是由第二、第三和第四鳃弓结合部或鳃下隆起形成的。感觉和味觉神经主要由第三鳃弓的舌咽神经支配，而舌后部（会厌谷）和会厌则由第四弓的迷走神经喉上支支配。舌前、舌后交界处呈 V 形，称为界沟。舌内肌组织与枕体结迁移来的肌细胞不同，除腭舌肌受迷走神经咽丛支配

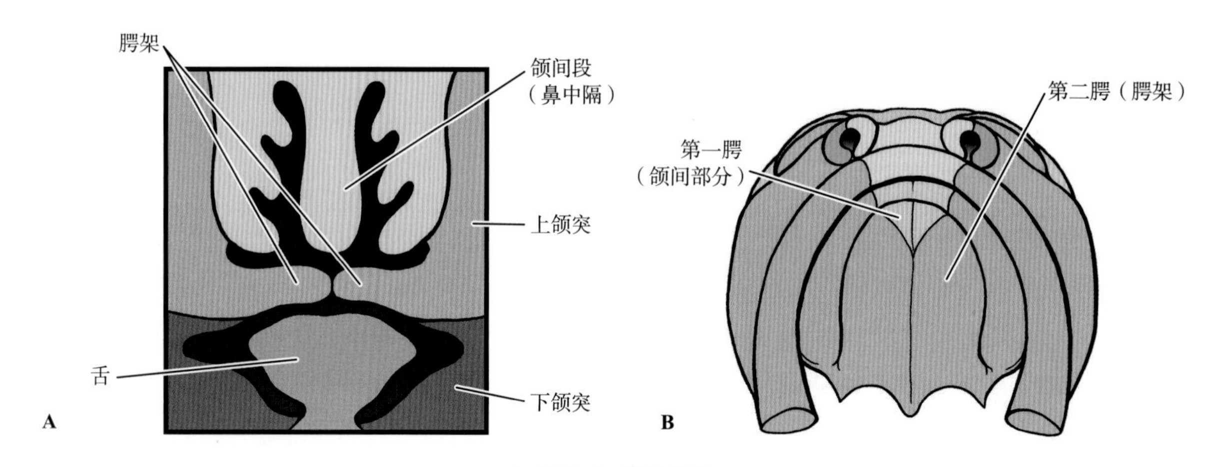

▲ 图 2-8 腭的发育

引自 Stoffer J: Development of the Head and Neck. Available at www.indiana.edu~anat550/hnanim/face/face.html.

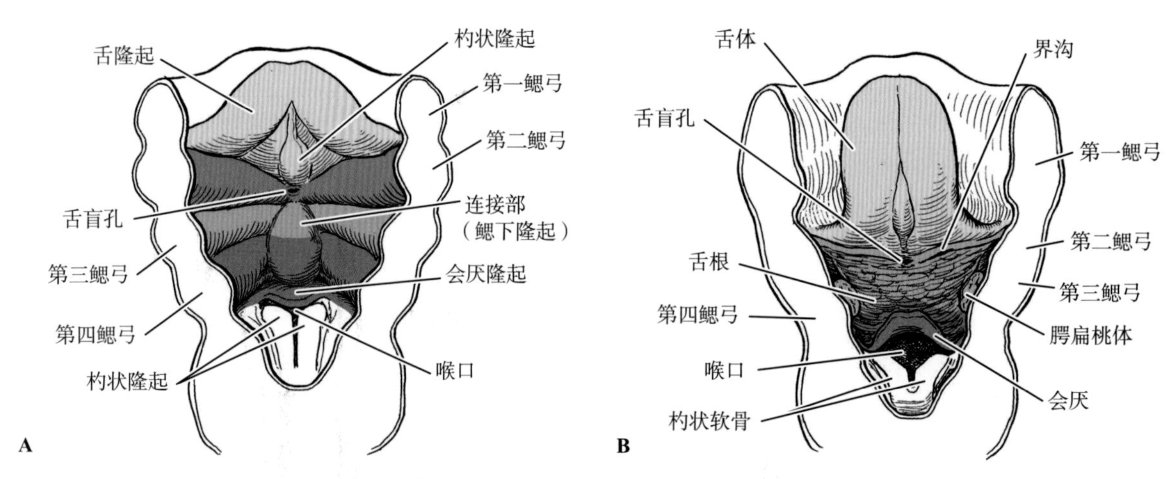

▲ 图 2-9 舌的发育

A. 在第 4～5 周，第一鳃弓形成内侧小内突和外侧舌肿胀。第二、第三和第四鳃弓形成交接处，或鳃下隆起。B. 第一鳃弓形成前舌，而第三弓主要形成后舌。第四弓形成舌根和会厌（引自 Sadler TW: Langman's medical embryology, ed 12, Philadelphia, 2011, Lippincott Williams & Wilkins.）

外，舌下神经支配舌内肌组织（图 2-10）。

八、甲状腺的发育

甲状腺在舌上形成一个小隆起，在胚胎发育的第 5 周左右向内凹陷，这一起始的凹陷部位称为盲孔。甲状腺通过发育中的颈部向下移动，与舌骨密切相关。在胚胎发育第 7 周，甲状腺到达颈部的最终位置，即环状软骨下方、气管前方。甲状腺在发育的第 10 到第 12 周时开始发挥功能。甲状腺的异常迁移可能导致甲状腺组织异位。甲状腺移行的管道，称为甲状舌管，通常会塌陷和萎缩。如果导管没有萎缩，可能导致甲状舌管囊肿。

甲状舌管囊肿起源于胚胎时期位于盲孔和甲状腺之间存留的甲状舌管（图 2-11）。最常见的甲状舌管囊肿位于甲状腺板上方舌骨下方。由于其附着于舌根，当伸舌时，残留的甲状舌管向上颈部移动；甲状舌管残余可能包含异位甲状腺组织，有时囊肿会包含所有功能正常的甲状腺组织。由于手术切除后可能出现永久性甲状腺功能减退，需要术前常规评估甲状腺[18, 19]。颈部超声既可以评估囊肿的情况，也可以评估甲状腺是否有异常。超声检查易被儿童接受，但不能提供功能信息；放射性核素甲状腺扫描提供有关甲状腺组织的功能信息。值得注意的是，这些病变中可能存在恶性肿瘤，这些肿瘤通常来源于甲状腺。甲状腺舌管囊肿常表现为颈部正中的肿块，上呼吸感染导致的继发感染可导致囊肿迅速扩大、红肿和破溃。手术切除是首先治疗方法。因为残留的甲状舌管与舌骨中心部分紧密联系在一起，连同舌骨中段、一并切除甲状舌管（包括舌根的舌盲孔）和囊肿—— Sistrunk [20] 手术显著地降低了复发的风险。

九、结论

耳鼻咽喉科头颈外科医生必须熟悉头颈发育

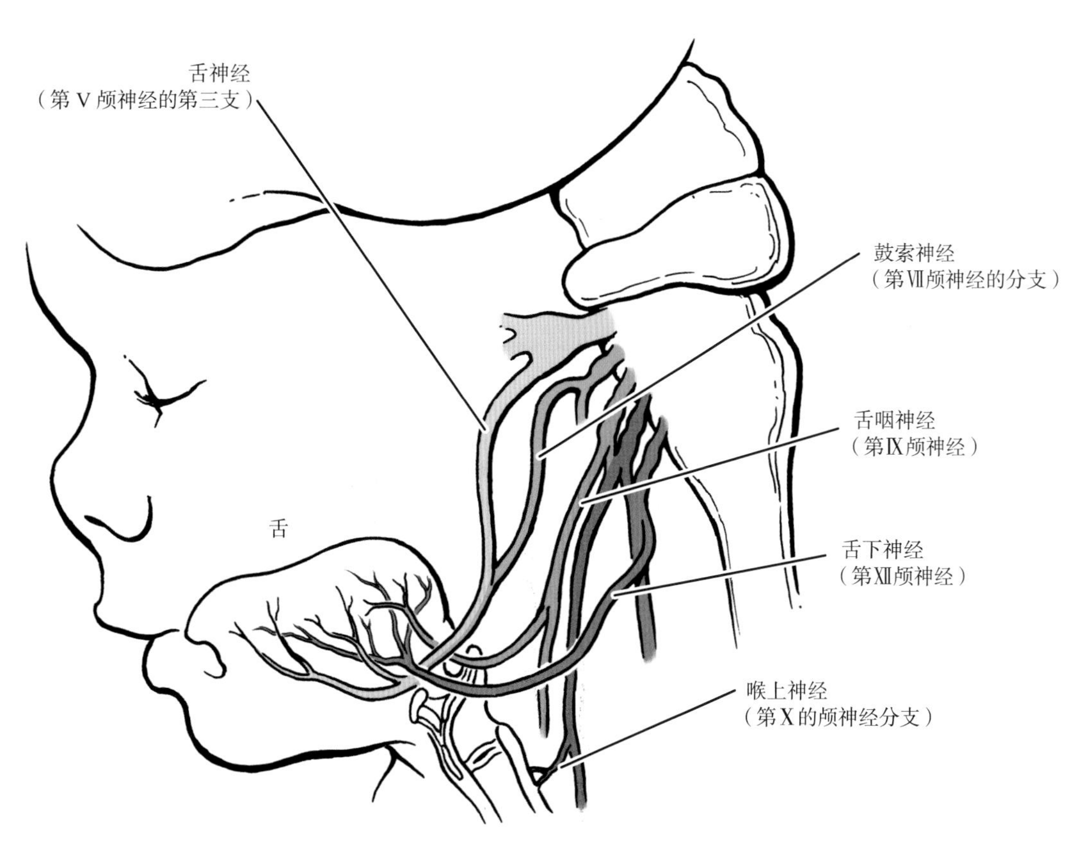

▲ 图 2-10 舌的感觉和味觉神经

引自 Stoffer J: Development of the Head and Neck. Available at www.indiana.edu~anat550/hnanim/tongue/tongue.html.

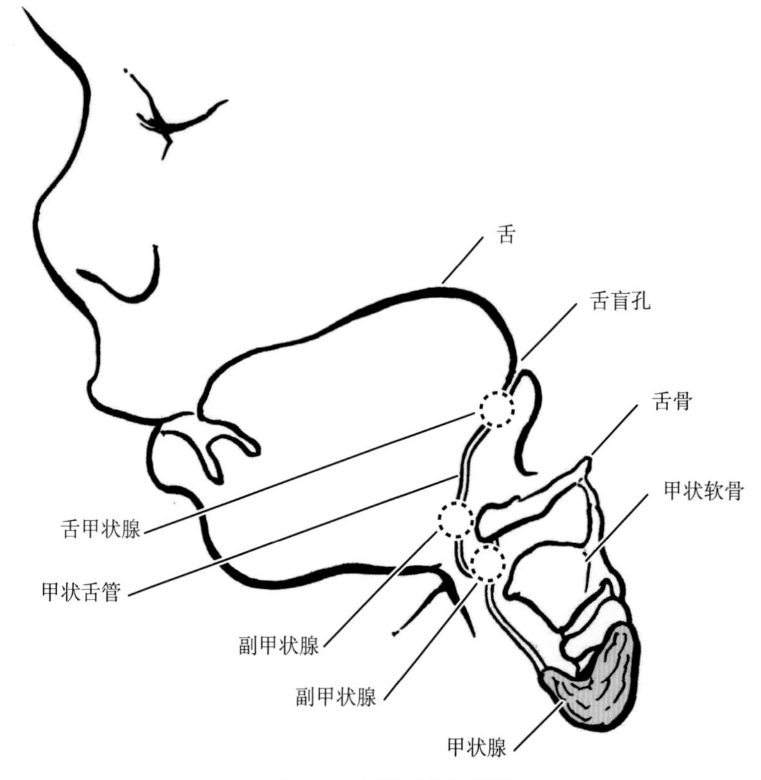

▲ **图 2-11 甲状腺组织移位**

引自 Sadler TW: Langman' smedical embryology, ed 12, Philadelphia, 2011, Lippincott Williams & Wilkins.

解剖学，因为头颈解剖和胚胎学的知识对有效诊断和治疗至关重要。

推荐阅读

James A, Stewart C, Warrick P, et al: Branchial sinus of the piriform fossa: reappraisal of third and fourth branchial anomalies. *Laryngoscope* 117:1920, 2007.

Jones KL, et al: *Smith's recognizable patterns of human malformation*, ed 7, Philadelphia, 2013, Elsevier.

Robbins KT, Medina HE, Wolfe GT, et al: Standardizing neck dissection terminology. Official report of the Academy's Comm-ittee for Head and Neck Surgery and Oncology. *Arch Otolaryngol Head Neck Surg* 117:601, 1991.

Rosenfeld RM, Biller HF: Fourth branchial pouch sinus: diagnosis and treatment. *Otolaryngol Head Neck Surg* 105:44, 1991.

Sadler TW: *Langman's medical embryology*, ed 12, Philadelphia, 2011, Lippincott, Williams & Wilkins.

Sistrunk WE: The surgical treatment of cysts of the thyroglossal tract. *Ann Surg* 71:121, 1920.

Stoffer J: Development of the Head and Neck. Available at www.indiana.edu/anat550/hnanim. 2013.

第3章 儿童耳鼻咽喉科麻醉

Anesthesia in Pediatric Otolaryngology

Veronica C. Swanson　Pravin A. Taneja　Heike Gries　Jeffrey Koh　著

李慧禄　明　颢　译

要点

1. 麻醉风险与年龄相关，无论行使何种麻醉，小于1个月的婴儿发生不良事件的风险最高。患者安全的最大改善是减少呼吸事件的发生率。在适当情况下，择期手术应推迟到6个月后。
2. 麻醉计划是根据患者的年龄来调整的，以适应生理上的差异和心理发展上的差异。
3. 包括健康宣教在内的术前准备会使孩子和家长对整个医院的医疗服务更满意。
4. 术前用药途径和麻醉诱导的途径包括口服麻醉、鼻内麻醉、肌内注射、静脉麻醉和吸入麻醉。
5. 关于麻醉状态下拔管和清醒拔管的决定需要仔细考虑临床因素；对于困难气道或胃生理功能不全的患者来说，清醒拔管是合适的选择。
6. 术后恶心呕吐最好采用综合治疗；重复使用同一类型的止吐药无效。
7. 有效的疼痛评估和管理是由机构联合委员会授权认可的。
8. 多模式止痛治疗（有/无阿片类药物）现在被认为是外科患者疼痛管理的一种更平衡的方法。这种治疗的目的是减少任何单一药物的剂量，从而改善抗耐受和减少不良反应。
9. 在手术室外对患者进行麻醉，最大限度地减少了对手术需要的干扰，有助于有效地提供护理。
10. 麻醉药神经毒性对人类神经系统发育的影响尚不清楚，目前正在研究。最保守的方法是将所有的择期手术推迟到2岁以后。食品和药物管理局暂不支持这一立场，但建议在与患者及其家属讨论外科手术方案时予以充分说明解释。
11. 对麻醉有特殊影响的疾病包括上呼吸道感染、气道高反应性、阻塞性睡眠呼吸暂停、囊性纤维化、糖尿病和先天性心脏病。
12. 2007年美国心脏协会关于预防先天性心脏病患者感染性心内膜炎的指导方针寻求使用基于循证医学证据的方法，尽量减少不必要的抗生素使用。
13. 支气管镜、腺样体切除术和喉手术患者的管理需要术前精心准备，并且在整个手术过程中需要麻醉医生与外科医生进行详细地沟通。

由于耳鼻咽喉科的结构－功能关系的固有复杂性，儿童耳鼻咽喉科医生和麻醉医生必须在手术室内密切合作为患者提供最佳的管理。本章重点论述与儿童耳鼻咽喉科医生相关的麻醉，首先是从儿童麻醉的概述和儿科患者的术前评估开始。接下来讨论围术期的管理，包括药物和技术选择以适应手术的需要，以及麻醉和术后护理。本文还对小儿手术室外麻醉的概况和小儿麻醉安全性的现状进行了综述。最后，对儿童耳鼻咽喉科手术中特殊疾病的麻醉意义和麻醉注意事项进行综述。

一、儿童麻醉

正如50多年前报道的那样，儿童麻醉危险性高于成人[1]。20世纪60年代的提出年龄小于1岁的患者麻醉风险要更高[2]，考虑到生命的第一年发生的生理变化，这一点也就不足为奇了。现在，小于1个月的婴儿被认为是风险最高的[3]，这表明麻醉诱导婴儿的不良事件的风险与年龄成反比。婴儿呼吸系统发育不成熟，二氧化碳（CO_2）反应曲线平缓，与年龄较大的儿童和成人相比，二氧化碳反应曲线向右移动，低氧可能导致呼吸暂停，而不是过度通气。心血管系统发育不完善，心肌顺应性差，因此心输出量主要依赖于心率。同样，对麻醉药的反应也因患者的年龄而异。比起年龄稍大的儿童和成人，早产儿和足月新生儿需要较低浓度的吸入麻醉药。吸入麻醉药可能会导致婴儿心输出量下降，并对压力反射有更大的影响。早产儿和足月新生儿分布体积、肝脏清除率和肾清除率的药代动力学参数与年龄较大的儿童不同，这几乎影响了每种药物的剂量。

这些生理学和药理学上的差异反映在新生儿和婴儿的麻醉事故的类型上。通气不足和麻醉药过量是80年代麻醉发病率和死亡率最常见的原因[4]。脉搏血氧饱和度在麻醉过程中的变化，如监测方面的改进，即使用脉搏血氧饱和度仪和二氧化碳监测仪以及使用不同药物，如七氟醚代替氟烷，均可减少呼吸事件的发生，并使婴儿麻醉相关心脏骤停的次数向心血管性心脏骤停的原因转变[5,6]。

美国麻醉医师协会的监测标准[7]是麻醉医师进行的所有麻醉管理的基础，并减少了术中并发症的发生率[8]。这些标准的组成部分见于框3-1。大多数麻醉医师认为脉搏血氧测定是术中监测不可缺少的一部分，尽管由于这项技术很难记录结果的改善，即使在非常大的手术中也是如此[9,10]。单用脉搏血氧测定法或与造影相结合，与心血管不良事件相比，减少了不良呼吸事件的发生率，也许是因为脉搏血氧测定和头部造影对预防呼吸事件比心血管事件更有效[11]。

框3-1 术中监测标准

手术过程中一直有合格的麻醉人员在场
持续评估以下内容：
- 氧合
- 用氧分析仪测定吸入氧浓度
- 用脉搏血氧仪监测血氧浓度
- 通气

定性评估，包括胸部观察、储液袋观察、听诊呼吸音
用呼气末 CO_2 进行定量评估
机械通气时低压断开报警
循环
连续心电图和心率
动脉血压至少5分钟测量1次
至少满足一个条件：
- 触诊脉搏
- 听诊心音
- 动脉血压监测
- 超声脉搏监测
- 脉搏体积描记法或血氧测定法

婴儿择期手术应推迟至至少6个月至1岁，此时麻醉风险可能较低。尤其是在早产儿中，因为他们在55周之内术后呼吸暂停的风险较高。有人建议由专业的麻醉医生来管理婴儿和儿童[12]，虽然这很难实现，但这与改善预后有关[13]。

目前对麻醉药物相关的评估差别很大，取决于“麻醉死亡”的定义。然而，在健康的儿科门诊病人中，由于麻醉药引起的死亡是非常罕见的，在10 000例中，死亡率可能低到0.36[6,14]。因此，健康儿童的父母可以放心，现代儿科麻醉的成果是相当卓越的。

术前评估

如今我们强调控制成本迫使临床实践过程中的儿科麻醉发生了很多变化，越来越多的有复杂医疗问题的患儿将实行门诊手术，这使得麻醉医生和患者及家属之间的术前接触时间非常短暂。此外效率方面的压力也迫使医疗机构最大限度的增加手术区患者的数量并尽量减少手术推迟或取

消，针对这些变化手术麻醉科逐渐开展了精准医疗。

在手术前进行麻醉病史记录、体检和必要的实验室检查，并告知家属相关的并发症。向患者提供相关的信息，如禁食时间、术前用药、麻醉诱导和维持，以及术后疼痛管理技术。还需对所有必要的文件进行确认，如麻醉手术同意书、手术病史和体格检查，这些都记录在病历中。主麻医师可以为更复杂的病例提供咨询或解决具体的临床问题。麻醉风险可以与病人及其家属讨论，允许他们有充足的时间咨询麻醉相关问题。此外，护士可以利用这个机会对患者及其家人进行相关的手术前教育并消除父母和儿童的恐惧和担忧。

术前评估包括回顾系统疾病和既往麻醉药使用情况；当前使用药物；过敏史；现有并存的疾病，包括上呼吸道感染和对麻醉药物过敏的家族史。体格检查侧重于气道解剖，包括口腔、颌骨、牙齿和颈部，以及胸部和心脏听诊，以确认没有严重的心肺疾病。实验室检查是根据儿童的状况和拟施手术类型进行的，不作为评估的常规组成部分[15]。在麻醉前访视时临床问题的识别也可在手术前进行适当的评估或术前转诊，从而避免手术当天的延迟或取消。

二、麻醉前准备

（一）生理准备

手术前几日和前几个小时对儿童和父母来说是令人焦虑的时刻。对住院治疗的恐惧在儿童中很常见，包括对分离、疼痛、失控甚至死亡的恐惧。其中许多恐惧取决于儿童的年龄（表3–1）[16]。对这些发育阶段的认识使麻醉医师能更好地预测大多数儿童的需要。此外，了解父母焦虑对儿童焦虑的影响有助于选择对儿童和父母都有帮助的干预措施。

麻醉和手术经验的细节应以特定年龄的语言提供给适龄儿童[17]。在手术前获得具体信息的儿童被证明比只获得一般信息的儿童产生更少的焦虑[18]。电影或录像带可以帮助儿童和父母了解常规的诊疗过程[19]。全面的术前准备已被证明有助于降低儿童术前焦虑，增强其应对行为[20]。学习应对策略和更好地了解环境，在这种情况下，他们将得到照顾，对于需要反复进行治疗的儿童来说可能特别重要。父母也应该参与这些心理辅导，因为减少他们的焦虑很可能会为进一步减少儿童的焦虑带来额外的益处[21]。即使可以通过使用药物来减少焦虑，这些方式也很重要，因为心理干预和药理学干预相结合可以产生协同效应[22]。

（二）术前用药

术前用药的选择取决于患者的年龄和具体需要。术前用药的目的是减少焦虑和缓解与父母分离的情绪。由于大多数儿童害怕静脉注射，口服镇静药已成为许多机构的护理标准。8个月以下的儿童一般不需要药物治疗，而且很容易与父母分离。8月龄至8岁的儿童通常有足够的术前焦虑，因此术前用药可能会有所帮助。咪达唑仑

表3–1 年龄相关的问题

年 龄	相关问题
婴儿（6—18个月）	分离焦虑
幼儿（1—2岁）	害怕陌生人，害怕对环境失去掌控能力
学龄前（2—5年）	分离焦虑；难以区分现实与幻想；害怕痛苦、伤残
学龄（6—12岁）	害怕未知、痛苦、伤残、失去控制或自主
青少年（13—18岁）	不稳定的自我意识；害怕痛苦、受伤、失去控制或自主

引自 Orr RJ, Lynn AM. Curr Rev Clin Anesth 1991;12:29.

（0.5～1.0mg/kg，最高20mg），混合在糖浆中，10～20min前口服，是最常见的术前镇静药，便于儿童与父母的顺利分离及麻醉诱导[23]。咪达唑仑通常有良好的耐受性，尽管可以观察到血氧饱和度或血压有轻微的下降。此外，静脉注射（IV）氟马西尼（10μg/kg，超过1min，按需要重复共5次，最多5次；每次剂量最大0.2mg，总剂量1mg）可拮抗不良反应，如过度镇静、躁动、自相矛盾的激动，或出现精神错乱。

年龄较大的儿童可以接受在手术前进行静脉注射，尤其是局部麻醉药，如利多卡因和丙胺卡因共溶性合剂EMLA（局部麻醉药的共晶混合物）或应用ELA-Max。EMLA乳膏是利多卡因和丙胺卡因的混合物，可以对皮肤表面进行局部麻醉，当使用60min或更长时间时，它可以显著减轻与静脉注射相关的疼痛[24, 25]。3个月以下的儿童或正在接受其他药物治疗的儿童应谨慎使用EMLA，因为此药物可能会导致高铁血红蛋白，从而出现高铁血红蛋白血症[26]。局部应用利多卡因和丙胺卡因的血浆浓度远低于中毒剂量[26]，但创伤或发炎的儿童血浆浓度可能更高。EMLA的另一个可能出现的问题是血管收缩性发热，这使得一些操作者很难确定静脉穿刺点。ELA-Max是EMLA的替代物，它只含有脂质体基质中的利多卡因，允许在完整的皮肤上有效吸收[27]。ELA-Max已被证明能为EMLA提供同等的局部麻醉，并且起效更快，30min开始起效[8, 28]。ELA-Max还能产生比EMLA更少的局部血管收缩性发热。如果静脉注射，咪达唑仑或另一种镇静药可以通过静脉滴注，直到达到预期效果。虽然麻醉药是最常用的，但在某些医院，提供局部麻醉的替代方法可能是常规的。

年幼的孩子可能无法很好地接受口服药物，这使得这种给药方式像在没有任何药物的情况下与父母分离一样令人焦虑不安。鼻内或肌内给药也可能是有用的替代方法。通过使用喷雾器或简单的无针结核菌素注射器鼻内给予咪达唑仑（0.2～0.3mg/kg）可以很容易地给较小的患者用药[29]。鼻内咪达唑仑在给药后立即开始作用，14min达到峰值，其优点是生物利用度增加，第一次代谢量最小[30]。肌内（IM）给药对于行为异常的较大一些的儿童来说是必要的，如自闭症患者。因为肌内注射在技术上比静脉注射容易，这项技术可以快速实现，然后儿童可以有一些时间与父母在一起，尽量把遭遇的创伤降到最低。肌内注射氯胺酮的剂量为2～5mg/kg或肌内注射氯胺酮和咪达唑仑的混合物导致分离麻醉，这使得患者更易于接受手术，便于进行麻醉诱导和其他干预。大剂量的氯胺酮肌内注射（高达10mg/kg）可以进行全麻诱导（见下面的讨论）。

诱导时静脉注射阿托品（0.02mg/kg）或格隆溴铵（0.01mg/kg）等抗胆碱药可能是有效的麻醉前用药。抗胆碱药可以改善以氟烷作为吸入剂的情况下进行气道操作，或气道有大量分泌物的患者中可能出现的迷走神经张力增加。虽然氟烷在美国不再用于临床，但在发展中国家仍然使用。氟烷可能导致心动过缓和心输出量显著减少，尤其是在6个月以下的儿童中；在较小的患者中，常规使用抗胆碱能药物和氟烷可以预防这些不良反应[31]。抗胆碱能药物也是氯胺酮的一种有用的辅助药物，氯胺酮能增加唾液分泌。

（三）禁食医嘱

为减少麻醉诱导时胃内容物误吸的风险，必须保持足够的禁食时间。传统上，手术前的午夜后食物和液体都会被潴留。

长时间禁食对儿童和家长来说都是极不舒适的，并且易造成低血容量的危险。最近人们认识到，儿童在诱导前2～3h饮用清淡液体并不会增加胃残余体积或酸度[32, 33]。此外，儿童胃内容物误吸的发病率和死亡率极低[34]。因此，近年来已放宽了禁食指南（表3-2）。一些争论围绕着母乳应被视为固体、液体还是透明液体，许多机构允许母乳与其他清淡液体相同的指导时间内喂养。尽管如此，在向父母下达指令时，重要的是要强调遵守禁食指南所涉及的安全问题，并避免在因禁食时间而延误手术的进行。

（四）父母在场

随着频率的增加，父母表达了一种愿望，希望能在儿童被麻醉的时候陪伴在他们身边[35]。虽

表 3-2　建议儿童术前禁食指南

摄入食物	最低禁食时间（h）
清淡液体	2
母乳	4
配方奶粉和非人类乳	6
清淡快餐	6
煎炸脂类食物 / 肉类	8

术前禁食和使用药物的实施指南的修订是以降低肺部误吸风险为目的：应用于接受选择性手术的健康患者：美国麻醉医师协会委员会关于标准和实践参数的最新报告（Anesthesiology,2011;114:495–511.）

然父母的想法各不相同，但大多数人希望在父母的安慰下儿童的焦虑情绪会有所减轻。有些医院在手术室无菌区外有麻醉诱导区，如果没有诱导区，家长可以穿隔离衣，陪同孩子一起进入手术室。

对于父母在场的影响的研究有不同的结果：有些结果显示没有显著影响[36]，有些结果显示患者焦虑情绪有所下降[37, 38]，还有其他研究显示患者焦虑增加[39]。焦虑程度高的父母在入院时似乎对儿童有负面影响，而冷静的父母似乎对儿童有积极影响[40]。一项调查显示，大多数麻醉医师都赞成在入手术室时让父母在场，一项调查报告说，大多数麻醉医师赞成在诱导期有父母在场的做法[41]，而且许多医院倾向于支持这一要求，以此作为改善患者和家长满意度的一种机制。因此，这种趋势很有可能继续下去。父母应该被给予明确指导，让他们知道他们应该期待什么，以及如何做才能最好地帮助孩子。他们必须在接到指示时立即离开诱导区，并且必须确定护理组的一名成员在诱导期间帮助他们。高度焦虑的父母应该参与，老年人不应该参加。

三、麻醉诱导

麻醉诱导是通过面罩吸入含有强效麻醉药的氧气，含或不含氧化亚氮（吸入诱导），或通过静脉通道注射镇静催眠药物（静脉诱导），或肌内注射。尽可能让患儿选择诱导方式，年幼的儿童往往害怕打针，更喜欢吸入诱导，而年龄较大的儿童和青少年通常能接受静脉注射诱导。由于与年龄相关的生理差异，青少年和老年患者吸入诱导时间要比年轻患者时间长。如果在年龄较大的儿童中选择吸入诱导，则必须考虑到持续时间的影响，但并不排除这种诱导方式。某些临床因素（如肥胖、严重胃食管反流、饱胃）也可能使诱导方式的选择倾向于静脉诱导。

（一）吸入诱导

七氟醚是吸入麻醉的首选药物，因为它的刺激性最小，心血管不良反应较少，并且能够迅速吸收入血。少量清香气味的液体（如气泡口香糖香味）应用于口罩内部，掩盖了挥发性麻醉药物的气味，大大提高了患者对七氟醚诱导的接受程度。许多麻醉医师开始用 50%～70% 无味的氧化亚氮吸入诱导，然后吸入七氟醚，从而减少因吸入七氟醚带来的痛苦。在麻醉诱导过程中，房间应该尽量保持安静，麻醉医生可以给儿童讲有趣的故事，以避免儿童因麻醉诱导带来的恐惧。随着麻醉药浓度的增加，大多数儿童在不到 1min 内就会失去知觉。如果患儿父母在场，此时可以被领出去，然后给患儿开放静脉通道。

（二）静脉诱导

静脉诱导需要开放静脉通道，因此只适用于年龄较大的儿童或青少年、先前预留有静脉通路的儿童、因饱胃而需要快速诱导的儿童或排斥吸入诱导的儿童。由于吸入麻醉药的摄入速度较慢，吸入诱导用于年龄较大、体重较重的儿童时需要更长的时间，因此发生喉痉挛和支气管痉挛的风险更高。因此，静脉诱导也是对上述情况患儿较好的诱导方法。

最常见的静脉诱导药物是异丙酚，一种在白大豆油、卵磷脂和甘油乳剂中配制成 1% 溶液的烷基酚。异丙酚是高度亲脂和快速再分配至机体，分配半衰期约 2min，消除半衰期约 30min。麻醉诱导的剂量随年龄的不同而不同[42]，1～6 个月的婴儿大约需要 3mg/kg，而年龄较大的儿童大约需要 2.5mg/kg。异丙酚是门诊手术中静脉诱导药物的首选，其恢复迅速，清醒彻底，并且术后恶心呕吐发生率低。异丙酚的主要不良反应是注射痛，尤其是小静脉[43]。异丙酚注射前或注射期间复合0.5～1.0mg/kg利多卡因，可减少疼痛的发生率。异丙酚有明显的循环抑制作用，可引起低血压，有一定程度的呼吸抑制作用，还可用于麻醉的维持，其静脉输注剂量为100～200μg/（kg·min）。这种诱导方式特别适用于那些既往术中或术后有严重恶心呕吐的患者，其中术后恶心呕吐最常见（例如鼓室成形术）。许多儿科麻醉医师在支气管镜检查中使用异丙酚静脉诱导，因为它提供了一种可靠的、稳定的方法，当呼吸道与外科医生共用时，它提供了一种可靠的、稳定的麻醉方法，并且减少了外科医生对吸入麻醉药物的重复吸入。另一种诱导剂，硫喷妥钠，是一种起效快、作用时间短的巴比妥类静脉麻醉药，在美国已不再使用。

依托咪酯属短效非巴比妥类静脉麻醉诱导药物。它是一种咪唑衍生的，以类固醇为基础的，强效的催眠性镇静药物，没有镇痛的作用。依托咪酯起效快（5～15s），峰值作用在60s，作用时间短（3～5min），可通过再分配而终止[44]。它的主要优点是对心脏的抑制作用或血流动力学影响最小[45-48]。依托咪酯还能降低颅内压、脑血流量和脑代谢率，但对呼吸抑制作用较轻，50%依托咪酯也不引起组胺释放[49, 50]。这些特点使其成为临床常用的药物，可适用于患有不稳定心血管疾病的儿童和头部受伤、低血容量、创伤的儿童[46]。

依托咪酯在健康儿童中的推荐诱导剂量为0.2～0.3mg/kg，视心血管状况而定[51]。依托咪酯通过肝脏代谢。依托咪酯有许多不良反应，它和异丙酚类似，对血管有较强的刺激性可产生注射痛，剂型改为乳剂时，其不良反应会有所改善[52]。应用后常可发生肌阵挛[53]，但是可以通过提前使用阿片类药物来减弱。反复应用或多次输注依托咪酯可发生肾上腺抑制作用，应及时补充类固醇[54-58]。

（三）快速诱导

饱胃患者在麻醉诱导期间胃内容物反流误吸的风险增加。对于禁食时间不足的患者、肠梗阻、胃动力下降的创伤患者或有机械吸入性倾向的患者（例如有腹水的患者），需要按饱胃患者采取预防措施。这些患者必须采取静脉快速诱导。患者面罩吸入100%氧气，给予预充氧，然后推注镇静催眠药物和起效迅速的肌肉松弛药诱导，琥珀酰胆碱（2mg/kg）或罗库溴铵（1.2mg/kg）。在按压环状软骨，即Sellick动作，可以尝试封闭食管，防止反流误吸的发生[59]。实施的压力在气管导管置入、位置适当、呼吸套囊充气后才能释放。为确保呼吸气道安全，应该在患者完全清醒后，再拔除气管导管。

（四）肌内诱导

氯胺酮是苯环利定的衍生物，是一种具有较强镇痛和镇静作用的药物。推荐的麻醉诱导剂量为：静脉注射1～3mg/kg或5～10mg/kg。如前所述，氯胺酮作为肌内诱导剂适用于因智力障碍和行为障碍哭闹无法配合吸入或静脉注射诱导的患儿。因氯胺酮具有拟交感神经特性，很少引起低血压，所以它是低血容量患者诱导麻醉的最佳选择。

氯胺酮麻醉时可产生大量的分泌物，术前应常规应用阿托品等抗胆碱药。眼球震颤和复视是常见的并发症，但会随着患者的循环而被清除。术中和术后的梦和幻觉已经被报道[60]，这些现象在年龄较大的患儿中更常见，但是复合镇静安定等药物时就会减少这类反应的出现。如果父母在场，我们应该提前告知会有此种并发症的出现。

四、麻醉维持

在儿科人群中，可以使用多种药物来维持麻醉。耳鼻喉科医生应该熟悉每一种药物。

（一）吸入性麻醉药物

1. 氧化亚氮/笑气

氧化亚氮（N_2O）是一种广泛应用的儿童吸入性麻醉诱导药物。其优点无味、血溶解度低，诱导、苏醒迅速，不会引起心血管疾病。虽然氧化亚氮复合低浓度的其他麻醉药可以使其起效更快，但氧化亚氮本身麻醉作用较弱。因此，它可以作为其他吸入麻醉药的辅助用药，才具有镇痛和催眠作用，从而限制了氧气的吸入。对于需要高浓度氧气的患者来说，这是没有用的，由于它会升高肺动脉压力，因此应该避免对肺动脉高压患者应用。由于氧化亚氮的效能较低，并与术后恶心和呕吐（PONV）的发生率增加有关，因此极少用于麻醉维持。氮气（0.013）和氧化亚氮（0.46）的血气系数存在34倍的差异；因此，氧化亚氮进入充满空气的腔内的速度快于氮气离开的速度。在一个固定的腔中，如中耳，其结果是压力增加。在鼓室成形术中，氧化亚氮所产生的中耳压力可以提升鼓膜移植物，因此在此类手术过程中应完全避免[61]。氧化亚氮的使用也可能给先前做过中耳再造手术的患者带来危险[62]。氧化亚氮具有易燃性，如行扁桃体切除术或在气道使用激光时，应避免使用氧化亚氮。

2. 七氟醚

在美国的儿童医疗机构，七氟醚已完全取代氟烷的使用。有以下几个原因：第一，它不像氟烷那么刺鼻，而且在吸入诱导过程中，它具有更好的耐受性。第二，它的血气分配系数与氧化亚氮相似，因此诱导时间和清醒时间都比氟烷短。第三，与氟烷相比，它对心血管的影响更小。

七氟醚有几个缺点。它的代谢速度较快，如果不复合使用麻醉药物，疼痛的感知和反应可能会更加突出[63]。有文献报道，使用七氟醚麻醉后的患者会出现异常兴奋[64]。由于这些原因，七氟醚在很短的时间内起到了诱导和维持的作用，但在诱导后往往被异氟醚或地氟醚取代，这取决于病例类型和麻醉医师的偏好。

像所有的卤素类吸入麻醉药一样，七氟醚可诱发恶性高热，对于恶性高热高发人群应避免应用。

3. 异氟醚

异氟醚已作为儿童和成人的标准吸入性麻醉药使用多年。在小儿耳鼻咽喉科的患者来说，它没有明显的优势。与七氟醚相比因其具有刺激性气味，几乎不被儿童所接受。异氟醚能够提高心率，还可以扩张外周血管使血压下降[65]。

4. 地氟醚

地氟醚是临床上一种新型吸入性麻醉药。它的主要优点是与七氟醚相比，其苏醒时间更快[63]。作为维持性麻醉药物，因其在麻醉维持过程中提供了稳定的血流动力学和呼吸参数，所以地氟醚具有良好的耐受性。与七氟醚类似，吸入地氟醚的患者术后焦虑、烦躁情绪增加[43]。然而，这种不良反应发生率很小，因此在小儿麻醉中推荐使用地氟醚。

地氟醚因其具有较强的刺激性气味，因此禁用于吸入诱导或支气管镜检查的麻醉。然而，许多医疗机构都采用七氟醚诱导麻醉，然后改用地氟醚来利用其快速苏醒的优点进行麻醉维持，同时在诱导过程中避免了对呼吸道的刺激。也有人认为，这种药物可能更适用于新生儿和早产儿，因为在这些患儿中，残余麻醉药物可增加术后呼吸暂停的风险[66]。

（二）静脉麻醉药物

静脉麻醉药物包括各种阿片类药物和其他药物。耳鼻咽喉科医生应该熟悉各种药物对儿童的影响。

1. 阿片类药物

(1) 芬太尼。芬太尼是一种强效的人工合成的阿片受体激动药，是儿童麻醉最常用的复合麻醉药。它的作用时间相对较短（1～2h），镇痛强度是吗啡的100倍左右。芬太尼更适用于短期手术的麻醉和镇痛患者。芬太尼对于需要快速恢复基础通气功能和呼吸功能的患者，如日间手术、神经外科手术和支气管检查等患者是非常有用的。静脉输注量在0.5～4mμg/（kg·h）范围内，在麻醉的维持中可提供足够的镇痛和镇静作用。对患轻微心血管疾病需行心脏手术的患者，给予100μg/kg以上的芬太尼剂量，发生外周血管扩张，增加给药剂量后会出现封顶效应[67]。早产儿和足月新生儿的清除时间长短不一，可能与肝血流量减少有关[68]。此外，他们对芬太尼引起的胸壁肌肉僵硬极为敏感。对于未插管的新生儿患者，使用芬太尼时应以小剂量给药。

小剂量芬太尼可通过体内再分布从而导致降

低止痛效果。然而，因为芬太尼具有高亲脂性，大剂量或重复剂量将导致药物积累，只能依赖于代谢才能被清除[69]，临床表现为数小时后的延迟性呼吸抑制。据报道，快速推注芬太尼后导致胸壁肌肉僵硬，但其机制尚不清楚。迷走神经张力增高导致心率减慢，特别是复合其他药物一起使用时更容易发生此反应。

(2) 吗啡。总的来说，吗啡是儿童麻醉中使用最常用的阿片类药物。常可用于手术室外麻醉，联合吸入性麻醉药物，以提供术后镇痛作用。推荐静脉注射剂量为 0.05～0.1mg/kg，危重患者或婴幼儿应适当减少剂量。静脉注射后的半衰期，年长儿童约为 3h，但由于婴幼儿清除能力减弱，其半衰期明显延长[70]。吗啡的主要不良反应是呼吸抑制，导致分钟通气量减少，对呼吸频率的影响较大。新生儿患呼吸性抑制的风险比年长儿高。在无明显呼吸抑制的婴幼儿中，吗啡的输注率为 10～30μg/（kg・h）[71]。早产儿与有呼吸暂停和心动过缓史的新生儿应进行适当的呼吸监测。吗啡可导致组胺的释放，最常见的表现是局部皮肤或全身性皮疹，支气管痉挛和低血压已有报道，但并不常见。

(3) 氢吗啡酮。氢吗啡酮已成为吗啡的一种常用替代品。它的镇痛作用是吗啡的 5～7 倍，常用的静脉注射剂量为 0.015～0.02mg/kg。其半衰期、作用时间与吗啡相似。氢吗啡酮适用于肾功能衰竭的患者，它的代谢副产物比吗啡的活性更低。此外，氢吗啡酮对于使用吗啡有不良反应（如瘙痒、恶心、幻觉）的患者，可能是一个很好的替代药物。与其他阿片类药物一样，呼吸抑制是最严重的不良反应，适量使用可以避免。

(4) 哌替啶。由于哌替啶独特的不良反应，哌替啶的使用大幅度减少，相同具有镇痛作用的类似药物相继出现，逐渐替代了哌替啶在临床上的使用。哌替啶的主要代谢物是去甲哌替啶，激活神经兴奋性，使患者表现为震颤、易怒或癫痫发作。长期使用或肝肾功能不全患者易发生此反应。由于哌替啶与其 κ 受体活性有关，在临床上依旧用于治疗术后肌肉震颤。

(5) 阿芬太尼。作为芬太尼的一种短效阿片类药物，阿芬太尼通常用于门诊短小手术。其镇痛强度是芬太尼的 1/4，作用时间是芬太尼的 1/3。其起效快（1min），半衰期较短（1.5h）。与芬太尼相比，其亲脂性较低，剂量范围为 10～20μg/kg。肾功能衰竭不会改变阿芬太尼的清除率。除了阿片类药物所具有的不良反应以外，阿芬太尼还可能造成胸壁僵硬和心动过缓等不良反应。

(6) 瑞芬太尼。瑞芬太尼的镇痛强度与芬太尼相当。瑞芬太尼的化学结构中含有酯键，可被血液和组织液中非特异性酯酶迅速水解，其特殊的代谢方式使其代谢迅速（半衰期为 10～20min）。这就产生了零级动力学，意味着它的作用终止于输注停止 10～20min 后而与输注的持续时间无关，重复应用或持续输注无蓄积。瑞芬太尼起效快，作用时间短，新生儿为 0.05～1μg/（kg・min），大龄儿童为 2μg/（kg・min）。瑞芬太尼的代谢不依赖于肝肾功能。缺点是成本高，术后镇痛效果差，因此应在术后立即给予长效阿片类镇痛药进行术后镇痛（表 3–3）。

2. 氯胺酮

氯胺酮是通用的非巴比妥类药物，它阻断丘脑与皮质，因此产生一种全身僵硬的分离麻醉状态。患者意识消失，眼睛睁开，眼球缓慢震颤。没有刺激时可表现为不同程度的肌张力增高和无意识活动。

氯胺酮静脉给药 0.5～2mg/kg，可在 0.5～2min 内产生快速麻醉。麻醉维持可以 0.01～0.1mg/（kg・min）的速度持续泵注。口服给药（3～6 mg/kg）[72, 73]，直肠给药（4～6mg/kg）[74]，鼻内给药（4～6mg/kg）[75] 以及肌内给药的吸收效果都很好。这些给药方式的起效时间从 10～35min 依次递减。亚麻醉剂量产生强镇痛、健忘及意识消失作用。这些特性使氯胺酮成为镇痛的良药，尤其是用于儿童先天性心脏病、哮喘、创伤、血流动力学不稳定、烧伤及静脉通路不良的患者。

氯胺酮升高动脉压，心率及增加心排血量。它也增加大脑氧耗量、脑血流量及颅内压。小剂量时不会产生明显的呼吸抑制，不降低气道和喉的敏感性，对低氧和高碳酸的通气反应不变。氯胺酮能进一步增加循环系统儿茶酚胺的含量，使

表 3-3 阿片类药物镇痛强度、起效时间、作用时间比较

药物	镇痛强度	起效时间(min)	作用时间	给药途径	药物剂量(静脉注射)	
					静吸复合	术后镇痛
芬太尼	150×	6.8	单次-短于吗啡;持续静注-再分布时间延长	静脉、肌注、鼻内、口服芬太尼枸橼酸酯(棒棒糖)、贴片	2～10μg/kg	1μg/kg
舒芬太尼	1000～1500×	6.2	与芬太尼类似	静脉、鼻内	0.5～1.5μg/(kg·min)	—
瑞芬太尼	300×	1～2	6～8min	静脉	0.025～2μg/(kg·min)	—
阿芬太尼	20～40×	1.5	1/3 芬太尼	静脉	0.5～3μg/(kg·min)	—
吗啡	1	15～30	3～4h	静脉、肌注、皮下、口服	0.05～0.1mg/kg	0.05～0.1mg/kg
氢吗啡酮	5～10×	10～20	2～4h	静脉、口服	0.015～0.020mg/kg	0.005～0.015mg/kg
哌替啶	1	15～30	12～50h	静脉、口服	0.1mg/kg	0.05～0.1mg/kg

儿童止痛的药物疗法指南。给药剂量指单纯给予阿片类药物。对于儿童和低于6月龄的婴儿，起始剂量低于建议给药剂量，然后滴定给药至达到预期效果。给药剂量需谨慎

气管、支气管和肺泡壁平滑肌松弛，是哮喘患者首选的静脉诱导药物[76]。此外，氯胺酮也升高眼压，增加谵妄、恶心呕吐的发生率。它由肝脏微粒体酶代谢，它的活性代谢物去甲氯胺酮可延长氯胺酮的作用时间。

3. *右美托咪定*

右美托咪定是美国食品药品管理局（FDA）最近批准的用于麻醉和镇静的药物。它是选择性 α_2 受体激动药，具有镇静、抗焦虑及镇痛作用[77,78]。它的分布半衰期是6min[79]，消除半衰期为2h[80]。它由肝脏代谢，肾脏排泄，蛋白结合率为93%。

特别是，它作用于蓝斑核，降低中枢交感神经兴奋性，增加副交感神经的活性[80]。它降低心率和平均动脉压，呈剂量依赖性。其交感神经阻滞效应引起周围血管扩张，小剂量引起低血压，大剂量应用时引起血管收缩、血压升高[81]。

右美托咪定保持呼吸稳定，降低肺通气压，这一特性是它区别于阿片类药物、苯二氮䓬类药物及其他催眠药[78,82-87]。虽然二氧化碳反应曲线变钝[91,92]，自主呼吸的患者仍可维持正常呼吸频率、二氧化碳分压及氧饱和度[88-90]。此药的另一个作用是镇痛，它作用于脊髓的背角以及上侧神经和周围神经[77]，因此可以抑制P物质的释放，与其他阿片类药物合用，可以增强阿片类药物的作用[93]。最后，右美托咪定可以降低交感神经兴奋性，减弱应激反应。静脉注射1μg/kg右美托咪定，10min以上泵注完成，作为它的负荷剂量，以此来减小降压反应[94,95]，随后以0.5～1μg/（kg·h）的速度输注[78,89]。其他可能的给药途径包括肌内、鼻腔、口腔和口服。

右美托咪定作为一种相对较新型的药物，已被发现具有很多用途。它与催眠药和阿片类药物具有协同作用，可减少镇静药物的用药总量，缩短患者机械通气的时间。右美托咪定作为麻醉辅助用药，可以频繁用于新生儿和儿童侵入性及非侵入性手术的镇静。它的镇痛作用可用于具有呼吸道刺激的过程，如烧伤清创，支气管镜检，喉镜检查和扁桃腺切除术等。右美托咪定有一个有趣的镇静效果即可唤醒患者[90]，这种可唤醒作用

使患者安静不躁动[96]。用药剂量为0.3μg/kg即可有效治疗麻醉后谵妄[97]。对于阿片类药物耐受的患者，它能相对较快地缓解阿片类药物的戒断反应，并对血流动力学的影响最小[98]。其他适应证包括治疗寒战、慢性区域性疼痛症及戒断继续出现[99-102]。其致心动过缓的不良反应使它忌用于服用地高辛的患者[103]，也不适合作为电生理学研究的镇静药。慎用于先天性心脏病的儿童，房室传导阻滞、高血压和低心输出量的患者[104, 105]。

4. 肌松药

(1) 琥珀胆碱。琥珀胆碱是唯一的去极化肌松药。随着中时效非去极化松弛药的出现，琥珀胆碱在外科手术中的使用逐渐减少，主要与去极化肌松药不良反应相关（见下文）。然而，琥珀胆碱仍是所有肌松药中作用最快的药物，它仍被用于快速诱导和缓解喉痉挛。静脉给药1.5～2.0mg/kg，40s内达到95%的抽搐抑制[106]，插管条件良好。如果静脉途径不可行，也可以肌内注射琥珀胆碱（4～5mg/kg），尽管临床起效延迟，但取决于沉积区域的灌注。

琥珀胆碱的不良反应很多，可使咬肌张力增加，以至牙关紧闭[107]。这是一个重要的特点，因为有多达50%的琥珀胆碱肌紧张患者，容易诱发恶性高热症[108]。琥珀胆碱可引起迷走神经兴奋性增加导致心动过缓，这种反应更容易发生在婴幼儿患者中。一般情况下，心率下降是一过性的，如果长时间心动过缓，必须立即静脉推注阿托品，但会诱发心律失常。高钾血症可看作是肌神经连接去极化的结果，甚至正常儿童也会出现0.5mEq/L的血钾升高[109]。琥珀胆碱的禁忌证，包括严重大面积烧伤、破伤风、截瘫、脑炎、挤压伤和患神经肌肉疾病等患者，这些患者使用琥珀胆碱可发生高钾血症等不良反应和并发症，甚至危及生命[109]。儿童吸入氟烷麻醉合并琥珀胆碱，约有40%的儿童易出现高铁血红蛋白血症，我们可推注相同剂量的非去极化肌松药，以防止肌纤维成束收缩的发生。据报道，使用琥珀胆碱的儿童中，出现了一些心脏骤停的案例，并伴随着大量肌肉断裂和钾的释放。推测的病因是以前未诊断的肌肉营养不良[110]。为回应类似报道，1994年，制造商在包装上印制警告语。因此，许多儿科麻醉师选择性地使用琥珀胆碱，仅仅用于快速诱导和喉痉挛的治疗。

值得注意的是，90%的静脉的琥珀胆碱在血浆中被胆碱酯酶迅速水解。缺乏假性胆碱酯酶的患者，会延长琥珀胆碱的作用时间。

(2) 非去极化肌肉松弛药。多种非去极化肌松药均可以用于静脉全麻。这些药物在剂量、起效速度、作用时间和不良反应方面各不相同。如表3-4所示，婴幼儿与年长儿童的药理学特性有所不同。一般情况下，我们根据手术时间来选择药物。如前所述，罗库溴铵可创造良好的插管条件，但起效时间（＜1min）略长于琥珀胆碱（＜30s）。

五、神经肌肉松弛药的拮抗药

舒更葡糖是一种新型特异性肌肉拮抗药，作为一种改良的γ-环糊精，通过与类固醇神经肌肉阻滞药物，如罗库溴铵、泮库溴铵和维库溴铵按1∶1的比例形成非常紧密的水溶性复合物发挥作用[111, 112]。然后直接从神经肌肉连接处去除这些复合物[113, 114]。

在此之前我们只有两种选择，琥珀胆碱和罗库溴铵可以在快速诱导过程中促进气管插管。使用琥珀胆碱伴随的风险，包括高钾和心跳骤停[115]。然而，快速诱导需要高剂量的罗库溴铵，并且它不能被快速拮抗。有困难气道的患者在使用罗库溴铵后无法通气，在维持生命的时间内无法拮抗麻醉药并迅速恢复自主呼吸。新斯的明必须在30min后才能给药，同时需要应用抗胆碱能药物，因为新斯的明是一种抗胆碱酯酶抑制药，间接地增加了胆碱能系统的活性[113, 114]。因此，患者会同时受到新斯的明和抗胆碱能药物的血流动力学不良反应的影响。

在罗库溴铵引起的神经肌肉阻滞过程中，静脉给药会产生浓度梯度，有利于罗库溴铵分子从神经肌肉接头回到血浆中，会使肌松作用迅速恢复[116, 117]。在罗库溴铵快速顺序诱导后3～5min内给予舒更葡糖，其恢复速度明显快于安慰剂或

表 3-4　常用肌松药的插管时间、起效时间、恢复时间

	插管剂量（mg/kg）		起效时间*（min）	婴儿的恢复时间（min）
	成人	小儿		
阿曲库铵	0.5	0.5	2	40～60
顺阿曲库铵	0.1	0.1～0.2	2.5	53
维库溴铵	0.07～0.1	0.1	2.4	35
罗库溴铵	0.5～1.0	0.6～1.2	1.3	42
泮库溴铵	0.1	0.1	2.5	50

*. 到达最大封锁时间

琥珀胆碱诱导阻滞的自发恢复[118, 119]。

舒更葡糖的推荐剂量取决于要逆转的神经肌肉阻滞水平。不同剂量（2mg/kg、4mg/kg、16mg/kg）可逆转不同水平的神经肌肉阻滞[120]。2mg/kg 可逆转浅层神经肌肉阻滞，4mg/kg 可逆转罗库溴铵对深度神经肌肉阻滞的逆转作用。在轻度肌松 1.5min 和重度肌松 3.3min 内，90% 的是 TOF 可以逆转和恢复的。要逆转大剂量罗库溴铵的肌松作用，需要用 16mg/kg 的舒更葡糖。在 5.7～6.7min 内可以使 TOF 恢复至 90%[121]。肌松恢复的速度取决于剂量的多少，逆转是持续的，并且不会再次恢复肌松[122]。静脉注射舒更葡糖 4mg/kg 逆转罗库溴铵神经肌肉阻滞比新斯的明和抗胆碱酯酶药更快[123]。

舒更葡糖安全、耐受性好，不与血浆蛋白结合[124, 125]，通过肾脏排泄。它作为拮抗药的有效性似乎不依赖于环糊精 - 松弛药复合物的肾排泄。

最常见的不良反应是超敏反应[125]、过敏反应[126]、低血压和 QT 间期延长[124, 127, 128]。考虑到舒更葡糖可能逆转甚至是深度神经肌肉阻滞，以及其良好的安全性，该试剂可满足罗库溴铵理想逆转剂的条件[129]。

六、全凭静脉麻醉

全凭静脉麻醉（TIVA）是指静脉全麻药持续注入静脉，作用于全身。常用的静脉全麻药有异丙酚、瑞芬太尼、阿芬太尼、氯胺酮和咪唑安定等。为恶性高热高危人群提供了安全的麻醉方法，而且它常用于重度术后恶心呕吐的患者，也是困难气道病例的首选方法。

术后苏醒

患者清醒拔管还是深麻醉下拔管取决于很多因素。深麻醉下拔管，便于手术快速周转。但是深麻醉拔管需考虑的因素包括患者的年龄、气道解剖、相关并发症、拔管时气道内是否有血液或分泌物、术前是否是饱胃、麻醉医生气道管理能力，以及是否有专业培训的麻醉医生进行二次插管。对于哮喘或咳嗽的患者应首选深麻醉下拔管。适用于清醒拔管的手术包括：术前饱胃患者、6 个月以下的患儿、困难气道或解剖异常、有大量血液或呼吸道分泌物，以及有睡眠呼吸暂停综合征的患者。清醒和深麻醉下拔管比较分析显示，清醒拔管的患者氧饱和度较低，可能是由于出现咳嗽，但总体发病率和死亡率没有差别。两种拔管技术都可以安全地进行；麻醉医生应根据临床需要，选择适合于患者的拔管方式。

术后谵妄是儿童吸入麻醉药后出现的意识障碍和精神运动活动增加的一种异常状态[132, 133]。这种表现形式包括躯干和四肢肌张力亢进[134, 135]的非自主性的抽搐运动、定向障碍、哭闹、尖叫、刺痛[136, 137]。其发生率约为 13%，尽管在

不同的研究中存在相当大的差异但在幼儿中更常见[132, 138]。

躁动和不自主运动的确切病因尚不清楚，因此尚未发现预防性治疗措施。这种情况是自限性的，一般5～15min后自行恢复[139, 140]。常常辅助镇静或镇痛药来治疗，可能会延长患者出院的时间[141]。据报道，镇痛药[142]、阿片类药物[143]、苯二氮䓬类药物[138, 144]、可乐定[135, 145]、氯胺酮[142]、咪达唑仑[146]、异丙酚、硫喷妥钠和右美托咪定[133]都有不同程度的不良反应。虽然术后谵妄不会持续很长时间，但是大多数父母和监护人对这种行为的出现很不满意。

七、术后并发症

（一）恶心呕吐

术后恶心呕吐是一种常见的术后并发症，会增加患者住院时间，增加住院费用。对于儿童，其发病率取决于手术类型、使用的麻醉药物、性别、年龄、既往史[147]。虽然2岁以下的儿童总体发病率较低，但3岁以上的儿童平均呕吐发生率超过40%。扁桃体切除和中耳手术术后恶心呕吐的发生率高达70%。使用麻醉药品、卤化吸入麻醉药、氧化亚氮的吸入均会增加恶心和呕吐的发生。相比之下，异丙酚与氟烷相比，减少了儿童腺样体切除术中呕吐的发生率[16]。

因此，对于有术后恶心呕吐风险的儿童，通常要预防性使用止吐药物，多模式止吐已被证明是最有效的方法[148]。使用昂丹司琼（50～100μg/kg，最大用量4mg），静脉注射地塞米松（150～500μg/kg，最大用量8mg），静脉滴注哌啶醇（50～75μg/kg，最大用量1.25mg）为基础，成为预防术后恶心呕吐的治疗方法。

5-羟色胺（5-HT_3）受体拮抗药如昂丹司琼在预防和治疗术后恶心呕吐中起到重要的作用，其止吐大于抗恶心作用[149]。当用5-羟色胺受体拮抗药预防无效时，不建议在手术前6h内使用5-羟色胺受体拮抗药进行预防治疗，因为它没有额外的益处[150]。

地塞米松可于术后24h发生恶心呕吐。术中给予地塞米松治疗的儿童在开始的24h呕吐的可能性比接受安慰剂的儿童少两倍。例如，4名行扁桃体切除术的儿童常规使用地塞米松治疗后，呕吐的患者会减少1人。此外，在扁桃体切除术后第1天，接受地塞米松治疗的儿童更有可能从软到实饮食，而不是那些服用安慰剂的儿童[151]。

氟哌利多是一种抗多巴胺能的止吐药。除治疗术后恶心呕吐有效，也应考虑其镇静和锥体外系反应[152]。2001年，由于可导致QT延长引起严重的心律失常，FDA颁布禁止使用氟哌利多。绝大多数接受调查的麻醉医生（92%）认为这一禁令是不合理的，因为只有在大量服用或与其他药物混用后才会出现。不过，氟哌利多仍被用于没有心功能障碍的患者，或没有其他抗呕吐药物的情况下，但对于儿童其最大总剂量小于100μg/kg或2.5mg[153]。

最后，降低恶心和呕吐发生率的一种经济有效的方法是在术后期间保留口服液，直到孩子提出要求，因为强迫儿童服用，会增加呕吐的发生率和延迟排泄[147, 154, 155]。这可以通过在手术中用静脉输液补充充足的水分来安全地完成。目前穴位按压等非传统治疗方法，在完全没有不良反应的情况下，作为一种辅助手段，对预防术后恶心呕吐是非常有效的[156]。

（二）喉痉挛

8岁左右的小儿中，声门下是气道最狭窄的部分，插管后气道黏膜肿胀导致喉痉挛的主要部位。使用直径大小合适的气管导管，可使喉痉挛的发生率从1%[157]降低到0.1%[158]，使气管导管套囊的压力控制在25cmH_2O以下。

外消旋肾上腺素（0.5ml用2.25%的生理盐水2.5～3.0ml稀释，用于体重15kg以上的儿童）雾化吸入是气管插管后气管痉挛患者的首选治疗方法，其作用可使声门下黏膜血管收缩（剂量不同，体重小于5kg的婴儿为0.2ml，5～10kg的婴儿为0.3ml，10～15kg的婴儿为0.4ml）。由于症状可在2～4h内复发，应在治疗后观察4h后再送回家。如果需要频繁和重复的治疗，患者应该住院。此外可以适当加入地塞米松（0.3～

0.5mg/kg）[159]。

（三）疼痛管理

既往的观念认为儿童，特别是新生儿，对疼痛的感知度低，不需要止痛药，这种观念已过时。自1990年以来，对于儿童疼痛管理越来越重视。这源于联合委员会（原保健组织认证联合委员会）在2000年的指南中增加了疼痛管理。现在指南要求必须处理的问题包括疼痛评估、疼痛治疗和疼痛管理教育。

儿童的疼痛评估是个具有挑战性的问题。对于尚未学会说话的儿童的疼痛评估是个难题。针对这类研究对象，尽管已经研发了几个观察量表，4—8岁的儿童被证明有能力用简化的工具提供自我报告，年龄较大的儿童可以使用与成人相同的量表。在重症监护病房的儿童（术后立刻进入监护室）和认知障碍儿童同样需要参与到疼痛评估领域的研究。

静脉注射阿片类药物是治疗疼痛的主要药物，无论是通过推注或病人自控镇痛的方式。8岁及以上儿童及部分6–7岁儿童在病人自控镇痛方面表现较好，用药总量较少，优于传统给药方法。需要静脉注射阿片类药的幼儿可能会更适合在父母的陪同下控制疼痛。适当的家长宣教是家长自控镇痛的必要前提。

轻微的疼痛可以用非阿片类肛栓止痛药来控制。对有些患儿可口服对乙酰氨基酚（10～15mg/kg，q4～6h最高4g，q24h）单独或与羟考酮（0.1～0.15mg/kg）。对乙酰氨基酚亦可直肠给药，给药剂量为20～40mg/kg，口服给药剂量为10～15mg/kg。静脉给予对乙酰氨基酚（15mg/kg，q6h至75mg/kg）被新批准用于2岁以上儿童，并已被证明是有效且安全的。酮洛酸（0.5mg/kg，肌注或q6h～48h）是一种非甾体抗炎药物，具有强大的镇痛作用；这些药物可能等同于吗啡，但没有与阿片类相关的不良反应，如呼吸抑制和恶心呕吐。然而，酮洛酸起效需要30～45min，恶心发生率为12%，而且由于对血小板功能的影响，出血的发生率可能更高。非阿片类镇痛药也是阿片类药物和其他止痛药的一种很好的辅助药物。多模式镇痛已被证明是最有效的，尤其针对难治性的疼痛。

可待因是一种止痛效果较弱的阿片类药物。从本质上说，可待因作为吗啡的一种前体药物，需要在肝脏中化为其活性形式。大约10%的人群缺乏CYP2D6酶，可待因无法起到止痛的作用。因此，对于剧烈疼痛的手术，我们需要止痛效果更强的止痛药物。可待因在有些儿童体内超速代谢，使得可待因在肝脏中转化为具生命危险或致命剂量的吗啡。因此，在含有可待因产品的药品标签上增加了一个新的盒装警告，即FDA最强烈警告，说明可待因在扁桃体切除和（或）腺样体切除术后，儿童术后疼痛管理中的风险。

（四）手术室外镇静麻醉

在过去10年中，越来越多的镇静麻醉是在手术室外进行的。医生的时间限制、报销的变更、在手术室中无法完成的程序的新技术以及新麻醉药的开发都有助于这一发展。由于监测指标变化、术前评估不全面、术前宣教不充分及缺乏合理的复苏过程，手术室外的镇静麻醉不良事件的风险可能大于在手术室的。最近，对于手室外儿童镇静的做法给予了更大程度的审查。为了提高安全性，联合委员会一直在帮助各机构制定政策，改善各机构接受镇静作用的儿童和成年人的护理作为总体认证工作的一部分。此外，专业机构已经制订了关于这一主题的政策声明。因此，在许多机构中，儿科麻醉医生比过去更直接地参与OR之外治疗。

在医院中进行的大量手术可能需要使用镇静或镇痛，特别是在儿童中。腰椎穿刺、骨髓活检和胸腔置管等痛苦的程序就是很明显的例子。其他程序，如磁共振成像或胃肠内镜，也可能需要镇静或麻醉，因为检查的一个或多个方面会使患者痛苦或检查需要患者保持不动。在耳鼻咽喉科方面，最常见的手术室外或日间手术可能是去除压力均衡管、鼻睫状体活检、细针抽吸或切除缝合。一份报告表明，这些手术可以在诊所中安全地进行，而且与其他麻醉相比，使用静脉镇静药的成本更低[172]。

一般说来，在儿童医院，儿科镇静服务部门监督大部分非手术室手术的镇静或麻醉。计划进行手术的所有儿童在预约前都会接到一个电话，以确定任何重大的医疗问题，并提供禁饮食（NPO）指示。在手术的当天，患者在局麻前30min到达。然后由镇静护士开始静脉注射，然后由儿科麻醉师提供静脉镇静或麻醉。治疗完成后，镇静护士监护患者复苏，直到患者准备好出院为止。对于合作患者进行创伤较小的检查时，镇静护士可以用口服、静脉或鼻内药物来提供有意识的镇静，而不是通过前面描述的方法。

另一个选择是耳鼻咽喉科医生提供镇静，通常是口服或静脉注射咪唑安定，可能与芬太尼联合使用。即使采用这种有意识的镇静方法，医生也应该了解该机构关于服用咪唑安定的政策。应记录术前评估，在治疗期间进行监测并记录，并应遵循适当的恢复程序。记录NPO状态也可能相关，这取决于计划的镇静深度。

八、儿童麻醉安全

（一）神经毒性

直到最近，在婴儿和儿童神经发育的关键阶段进行麻醉已被认为是安全的，并且没有不良的长期影响。一般认为这个年龄段进行麻醉会造成长久的影响，但由于麻醉药物可以被很快代谢，一旦代谢完成，大脑就会恢复至麻醉前的状态。然而，2004年动物和人类研究的最新报道表明[174]，在接触麻醉药后，可能会存在一定程度的神经损害。

神经元凋亡或程序性细胞死亡，是一种自然动力学事件，在正常的大脑发育和成熟中起着不可或缺的作用。它消除了多达70%的发育神经元及其祖细胞[175, 176]，并建立了适当的中枢神经系统结构和功能[177, 178]。然而，这种自然凋亡率也可以被各种病理刺激，如缺氧、缺血、细胞因子，激素、病毒、中枢性神经损伤、缺乏神经营养因子，或长时间暴露于麻醉药物[179, 180]。麻醉诱导引发的神经毒性触发凋亡的机制尚不完全清楚[181, 182]。一些证据表明，麻醉诱导的细胞凋亡是由于从轴突中释放的营养因子减少而引起的[183, 184]。麻醉药也可能导致细胞形态发生改变。

越来越多的动物研究表明，在快速突触形成期间，未成熟的动物大脑接触麻醉药会导致不同程度的功能障碍，广泛的神经变性，抑制神经细胞凋亡，以及动物的长期认知功能障碍[185]。这些研究是在体外模型[186, 187]和大鼠、小鼠和豚鼠上进行的，并且提出了当前儿科麻醉实践中使用麻醉药的严重安全问题[188, 189]。随后的报告表明，啮齿类动物暴露于亚麻醉剂量下的氯胺酮[190]、异丙酚[191]、咪达唑仑[190]、地氟醚[192]、异氟醚[193, 194]、七氟醚[195]和水合氯醛[196]时，引起幼鼠大脑中的神经凋亡反应[197]。这些报道引起了儿童麻醉界的注意，当时研究人员在恒河猴和非人类灵长类动物上的研究显示了类似的结果[198–202]。在一项此类研究中，Brambrink及其同事[203]将6日龄婴儿恒河猴暴露于异氟醚5h，神经凋亡增加了13倍，广泛分布于新皮质的各个部位，在整个白质区胶质细胞凋亡增加了10倍[204]。如此，非人类新生儿在麻醉后的记忆、学习、注意力和运动功能都出现了缺陷[205, 206]。

到目前为止，人类的研究大多是回顾性的。一项基于人群的回顾性出生队列研究表明，婴儿早期短暂麻醉暴露可能与学习障碍的风险增加有关[207–209]。类似的研究显示，暴露的敏感时间（2岁之前）会导致行为障碍、降低教育成就评分、更多的认知功能问题和神经发育缺陷[173, 210–213]。然而，其他几项人类研究显示暴露于麻醉后没有的任何神经后遗症[214, 215]。同样，短暂围产期（产科）暴露在长期新生发育中没有显示出任何的不良影响[216]。

动物和人类研究结果上的一些差异可能与物种间对药物反应的差异[217]以及不同物种的大脑生长、突触分化和细胞增殖的时间有关[218]。妨碍人类在这一领域积极开展研究的一个主要原因是，将麻醉作为变量与其他相关变量分离是非常困难，例如手术、疼痛、手术刺激的影响，炎症反应和慢性疾病相关的共病因素的影响[219]。

为了明确回答有关这一专题的现有问题，需要仔细计划研究和跨机构收集数据。FDA 于 2007 年召开了一次科学咨询委员会会议，并于 2011 年再次召开会议，重新审议了这个问题，并讨论是否需要对婴儿和儿童使用麻醉药的改变提出具体意见[220]。FDA 与国际麻醉研究所合作社会合作，形成一个公私合作伙伴关系：Smart-Tots（减轻麻醉中麻醉相关神经毒性的策略）[221]。

另一项联合倡议，SAFEKIDS（儿科主要吸入和静脉注射药物的安全）是 FDA 与国际麻醉研究会之间的合作项目，并与几个对此问题特别感兴趣的亚专业组织建立了联系：儿童麻醉学会、产科麻醉和围生学学会、国际麻醉药理学学会和麻醉患者安全基金会[222]。

有关麻醉和神经毒性的人类文献是有争议的，人类易感性的证据具有建议性，但对于婴儿期麻醉是否会导致生命后期的认知问题尚无定论。同样重要的是要注意，没有证据表明一种麻醉药对中枢神经系统的毒性可能轻于另一种麻醉药。到目前为止，流行病学研究的结果过于矛盾和初步性，无法根据具体的实践指南或儿科麻醉实践中的变化提出任何建议。在我们目前的认知条件下，我们认为没有任何建议可以改变临床实践。然而，这些研究强调确实需要额外的实验和临床研究以揭示麻醉对大脑发育的影响。

考虑到人类研究的实验数据，应该系统地考虑婴儿的择期手术是否可以安全地推迟到后期。如果手术是必须的，应尽一切努力减少麻醉的维续时间。在生命早期麻醉暴露期间，潜在的神经细胞死亡以及暴露后的长期神经系统异常，应该决定临床和临床前研究在儿科麻醉学中的重大争议[178]。

2012 年 9 月，FDA 召集了麻醉和儿科医学专家以及参与患者安全和宣传。他们集体就儿童使用麻醉药和镇静药达成共识声明。声明的要点如下。

“以前对幼小动物和儿童的研究存在局限性，使专家无法得出结论有害影响是由于麻醉还是其他因素造成的。此外，对儿童的研究结果参差不齐，迫切需要进一步的研究，以确定对幼儿可能存在的任何风险。在没有确凿证据的情况下，在必要时停止镇静和麻醉是不道德的[223]。”

此外，专家组建议医疗保障提供者应与父母和监护人讨论，需要麻醉时的外科治疗与某些疾病不进行的外科手术的风险和好处，并且医疗提供者应随时了解这一领域的新发展。儿科医生应该意识到，在未来的几年里，未来几年可能会提供更多信息，这些信息可能会影响儿童选择性手术治疗的年龄。

（二）影响麻醉的医学因素

一些医学因素可能会改变术前准备和麻醉中与麻醉后管理。

（三）上呼吸道感染

患有 URI 的儿童能否接受麻醉的关键因素在于是否会复发。了解相关风险对做出这个决定十分有用。在作出这一决定时，了解所涉及的风险是有帮助的。URI 典型的症状就是呼吸功能的减退，包括血流速度的降低，如第一秒用力呼气量（FEV_1）降低[224]，黏膜纤毛清除率下降[225]以及气道反应性的增加[226]。这些异常变化会在症状消失 6 周恢复。

肺功能中的这些变化与其他临床因素有关。McGill 及其同事[227]报道了 11 例患儿在患有 URI4 周内接受外科麻醉手术术中出现经胸片确诊的肺不张。URI 的患儿术后脱水及喉痉挛、气道阻塞等气道反应性疾病的风险会增加[228]。另一项前瞻性研究对 1078 例接受择期外科手术的患有 URI 儿童发生关于呼吸不良事件进行了评估。这一研究结论指出虽然没有长期的后遗症，但是患有 URI 的儿童呼吸道不良事件发生率显著增高。这些风险相关因子包括早产儿病史，气道高反应病史，父母吸烟史和气道外科手术史[229, 230]。相反，对接受鼓膜切开术的非插管儿童的系列前瞻性研究显示在无症状儿童和有 URI 症状儿童的围手术期并发症无明显差异[231]。

其他因素也要考虑。过敏引起的后果会不会比感染更严重？URI 的严重程度？有发热、咳嗽、乏力和肌痛的儿童比患轻度流鼻涕的儿童风险高。怎样选择手术？推迟手术会对患者家庭造成怎样的影响？是不是手术很有可能导致病情的升级？患儿的症状多长时间会消失？鉴于某些患儿经常患 URI 和肺功能长期异常，判断患儿症状间隔期比较困难。

通常，这个决定似乎涉及更多的生存质量而不是科学。在模棱两可的情况下，白细胞计数和胸部 X 线片可能会有帮助[229]。在吸氧条件下测定患者血氧饱和度，可以识别出儿童的某些危险因素，但是灵敏度不高。不幸的是，没有病史、体格检查和实验室检查可以评估儿童的风险。关于是否允许家长参与到分析风险与获益的决策程序中还存在争议。麻醉医生和耳鼻咽喉科医生之间的良好沟通对于建立方法的一致性至关重要。

（四）早产儿

早在 20 世纪 80 年代就有报道在婴儿出生后几个月内或早产儿（孕 37 周前）接受全身麻醉后发生呼吸抑制的概率较大[232, 233]。这个风险将会持续至 55 周（后孕周数 = 出生时妊娠周数 + 出生后周数）并逐渐降低接近为 0，但永远不会是 0 风险，并且和出生时间、年龄、血细胞计数呈负相关[234]。

虽然呼吸暂停的病因尚不清楚，但大多数起源于中枢；然而，近 1/3 与气道阻塞有关[235]。吸入麻醉药会使肺对 CO_2 和缺氧的反应变迟钝[28]，由此加重了先前已经存在的呼吸异常以至于产生呼吸抑制。虽然呼吸抑制在全麻、椎管内麻醉[236]和骶管麻醉[237]中均有报道，一个前瞻性的系列研究[238]指出呼吸抑制的发生率在无镇静辅助的区域神经阻滞要低于全麻或区域神经阻滞复合静脉镇静。专家指出术中给予咖啡因类药物也可以降低呼吸抑制的发生率[239]。

早产儿的择期手术应推迟到 55 周（后孕周数）后，这时呼吸抑制的概率低于 1%[234]。术后应该对患儿进行心肺和脉搏氧饱和度的监测，因为术后这一段时间各个指标会有不同程度的变化，并且根据患儿的后孕周数和是否有呼吸抑制病史以及整体健康情况，采取 4～24h 时间不等的监护。

九、并发症

（一）哮喘

麻醉医生十分重视患儿的哮喘病史。因为良好的术前准备和完善的术中麻醉管理可有效预防支气管痉挛发作。询问病史要严谨，比如近期用药情况、近期有无哮喘发作、过去有无接受抢救或住院，这些因素和术中哮喘发作有紧密联系。有术前与哮喘病史患儿的初级护理者进行良好有效的沟通，对围术期有效处理患儿哮喘发作是十分有帮助的。一套全面的物理检查包括肺部听诊对识别活动性支气管痉挛是非常必要的，而且如果出现活动性支气管痉挛不能进行择期手术。对于伴有活动性支气管痉挛的患儿，肺功能检测（特别是 FEV_1）用于记录阻塞性肺疾病的严重程度和利用支气管扩张药逆转可能是有用的。择期手术前应用支气管扩张药后呼吸流速试验有所改进则需要调整支气管扩张药的剂量，这是有利的[240]。多种支气管扩张药在术前、术中联合使用也是有效的，包括 β_2 受体激动药、皮质类固醇和抗胆碱能药[240]。雾化 β_2 激动药因为易于给药、疗效好、副作用发生率低是在围手术期最常用的，如沙丁胺醇。术前给予沙丁胺醇可能有助于降低术中支气管痉挛发生率。

易感人群出现支气管痉挛最常见的原因是在浅麻醉状态下进行操作[241]。通常情况下全麻药和局麻药都可以降低气道反应性。利多卡因喷喉或经静脉注射利多卡因（1～2mg/kg）可防止支气管痉挛发生[242]。在支气管痉挛活跃期，单纯吸入卤化麻醉药可以使支气管扩张、增加肺顺应性、减少肺阻力、改善气体交换，达到预防或改善支气管痉挛的效果[243, 244]。氯胺酮也是一种支气管扩张药，对于处于支气管痉挛活动期患者的麻醉诱导有一定的用处。当患者处于手术麻醉状态下，平稳、缓慢地拔除气管导管，最大限度地降低了支气管痉挛的风险；然而，直到患儿清醒之前都要注意保证呼吸道畅通。

（二）囊性纤维化

早期诊断、抗生素治疗、慢性肺疾病的处理以及营养不良的处理会有助于儿童囊性纤维化（cystic fibrosis，CF）的治疗；目前，近50%的患者年龄在18岁以上[245]。在患有囊性纤维化的儿童中，超过90%的儿童患有鼻窦炎，20%的儿童患有鼻息肉，后者可能需要手术。营养不良、脱水、肺功能不全等都是CF患儿的潜在风险，对麻醉医生是个极其重要的挑战。一系列报道指出，13%的CF患者会伴有一些麻醉并发症[246]。

CF患者的术前评估对减少麻醉后的并发症发病率是非常重要的。肺部疾病的严重程度可以用历史特征（如运动耐受程度、痰量）和一系列物理量化检查（如呼吸速率，呼吸频率，呼吸音的质量，皮肤颜色）来评估。对CF疑似患者应监测血氧饱和度测量，可能还应进行动脉血气分析。也应考虑做心电图和超声心动图筛查右心室功能障碍（肺源性心病）。如果患者合作，肺功能测试可能有助于量化肺顺应性程度和作为基准评估术前治疗的情况。与患者的主治医生进行沟通，可以获得关于患者的基本状况和治疗情况等重要信息。

患有明显肺部疾病的患者，术前治疗可以降低围术期并发症。常规项目包括胸部叩诊及体位引流。将痰标本送去进行细菌培养和药物敏感性试验，可能需要抗生素治疗。患者应该多喝水以避免分泌物浓缩。由于CF患者对脂溶性维生素，如维生素K的吸收较差，缺乏维生素依赖性凝血因子（Ⅱ、Ⅶ、Ⅸ和Ⅹ），患者可能出现凝血障碍。未补充口服维生素K的患者应服用维生素K肠溶片。如果需要术前用药，可以使用苯二氮卓类药物，降低呼吸抑制的风险。如果需要，可以使用抗胆碱能药物；但是分泌物过度减少对于患者并不是不利的。全身麻醉可以依靠吸入麻醉药维持，因为它们麻醉效果充分，可以提供高浓度的氧气，也可以扩张支气管。起效快的吸入麻醉药（如七氟醚）可能特别有益，因为它们的恢复时间较短。气管插管通常用于处理最常见的并发症，包括大量的分泌物、气道激惹和缺氧[235]。通常是进行辅助或控制通气，以防止术中潮气量小和随后的肺不张。所有吸入气体都应该被湿化，IV水合作用是为了促进分泌物的清除。气道吸引是必要的，在拔管前强调最大肺活量。手术结束后，当患者苏醒并自主呼吸后再拔出气管导管。

（三）糖尿病

儿童糖尿病患者麻醉管理的关键在于谨慎使用葡萄糖、胰岛素和进行频繁的血糖监测。了解患者的日常胰岛素水平和总量以及血糖水平，对于制定麻醉计划非常重要。一直到手术前均应保持日常正常饮食习惯和使用胰岛素。糖尿病患儿的手术应该安排为当日的第一台，这样会使术中血糖管理更为简单。

可以采取以下几种管理葡萄糖和胰岛素的方法之一[247]。

(1) 在手术当天早上，以1500ml/（m^2·d）的总量静脉滴注5%葡萄糖和0.45%生理盐水混合溶液后给予正常胰岛素剂量的一半(30min内起效；2～4h达到作用高峰；持续6～8h)。术前和术后要经常监测血糖水平，维持在100～200mg/dl，定期注射胰岛素，直到患者进食，恢复正常的胰岛素治疗。

(2) 手术当日早晨持续输注胰岛素和葡萄糖（5%葡萄糖溶液100ml中加入1～2U胰岛素），可以适当调整比例，将血糖值控制在预期范围内。

(3) 对于一些简短的手术（例如鼓膜切开术），可以在恢复室口服药物，不必使用葡萄糖和胰岛素。这些手术应该被安排到当日第一台。当重新开始进食时，应皮下注射每日胰岛素剂量的40%～60%，并仔细监测血糖。

(4) 对于脆性糖尿病患者监测血糖水平是很有必要的。

适当使用短效麻醉药和非镇静药将使这类患者尽快恢复饮食。术前内分泌科会诊对血糖控制不良的患者有一定的帮助。

（四）先天性心脏病

患有先天性心脏病的患者大多是因为有特定相关的先天性畸形或在治疗无心脏病的儿童中发现的其他疾病时被专家发现。有些患者的缺陷已经自身修复（例如，新生儿的主动脉狭窄）；有些人则接受了手术治疗，从而有着较好的耐受性，但不代表持续的循环状态（例如，左心发育不全综合征患者已接受 Norwood 一期手术）。有些患者还没有修复这个缺陷，因为现有疾病比起基础疾病更加紧急（例如一名房间隔缺损患者气管异物）。在每一种情况下，对患者解剖和生理的深入了解将决定麻醉的关注点。

第一个问题是患者是否需要抗生素来预防亚急性细菌性心内膜炎。在 2007 年，美国心脏协会与一些医疗组织合作，发布了预防感染性心内膜炎的循证指南，修订了 1997 年的指南。考虑到已证明的抗菌预防在人类中的有效性，新指南指出，感染性心内膜炎的预防明显减少了患者数量[248]（框 3–2 和表 3–5）。如果口服抗生素应在手术前 1h 使用。如果静脉注射或静脉滴注，应在手术开始前 30min 内给予（表 3–6）。对于耳鼻咽喉科范围之外的建议，应参考适当的操作指南。

术前用药是接下来要考虑的问题，一般来说，心脏病患者对术前用药的耐受性很好。患者被送入手术室前 10～30min 口服咪达唑仑（0.7～1.0mg/kg），对于镇静不足的患者，可以加口服氯胺酮（5～10mg/kg），但是会延长苏醒时间。如果已经建立了静脉通道，通常会静脉应用术前用药。然而，对于肺动脉高压的患者和紫绀型心脏病患者，在应用术前用药后必须严密监测，因为这些患者的心脑血管系统对 CO_2 的升高更为敏感。由于术前用药可能导致肺通气不足，进而使 CO_2 升高，因此肺血管阻力的增加可能导致心脏从右向左的分流。对于这类患者，麻醉医生应该密切观察，必须准备好控制气道和通气，以防患者不耐受术前用药。

对于装有起搏器的患者，在术中启用起搏器时应咨询儿童的电生理心脏病专家，每个患儿

框 3–2 心内膜炎的不良预后风险最高，建议采取预防措施

人工心脏瓣膜
既往感染性心内膜炎
先天性心脏病（CHD）*
- 未修复的青紫型 CHD，包括有姑息分流或导管的病例
- 在手术后的前 6 个月内，用人工材料或装置完全修复 CHD，无论是通过手术还是导管介入†
- 修复后的 CHD，在假体补片或假体装置（抑制内皮化）的位点或邻近部位存在残余缺损

心瓣膜病发生的心脏移植受者

*. 除上述情况外，对于任何其他形式的 CHD，抗生素预防已不被推荐
†. 由于假体材料的内皮化发生在手术后 6 个月内，因此建议采取预防措施

表 3–5 耳、鼻、喉手术和亚急性细菌性心内膜炎的预防

预 防	相关手术
推荐	• 扁桃体切除术，腺样体切除术 • 涉及呼吸黏膜的外科手术 • 硬质支气管镜检查
不推荐	• 气管插管术 • 软支气管镜检查 • 鼓膜置管术

表 3-6　口腔和呼吸道手术的预防方案

方案 / 患者因素	药　物	剂　量
标准		
口服给药	阿莫西林	50mg/kg PO 最大剂量 2g
非口服给药	氨苄青霉素	50mg/kg IM 或 IV 最大剂量 2g
	或头孢唑林	50mg/kg IM 或 IV 最大剂量 1g
	或头孢曲松	50mg/kg IM 或 IV 最大剂量 1g
青霉素过敏		
口服给药	头孢氨苄	50mg/kg PO 最大剂量 2g
	或克林霉素	20mg/kg PO 最大剂量 600mg
	或阿奇霉素	15mg/kg PO 最大剂量 500mg
	或克拉霉素	15mg/kg PO 最大剂量 500mg
	头孢唑林	50mg/kg IM 或 IV 最大剂量 1g
非口服给药	或头孢曲松	50mg/kg IM 或 IV 最大剂量 1g
	或克林霉素	20mg/kg IV 最大剂量 600mg

IM. 肌内注射；IV. 静脉注射；PO. 口服

引自 de Boer HD, Driessen JJ, Marcus MAE, Kerkkamp H, Heeringa M, Klimek M. Reversal of rocuronium-induced (1.2mg/kg) profound neuromuscular block by sugammadex: a multicenter, dose-finding and safety study. A*nesthesiology* 2007;107:239-244.

对起搏器的反应均不同。在大多数情况下，建议在起搏器上方放置一块磁铁，使其处于非同步模式。在这种情况下，它会在没有感知（VOO 模式）的情况下发射。但这是无用的，因为大多数但不是所有植入的起搏器在面对来自电烧灼的长时间电磁干扰时都会自动做到这一点。最后，电灼器的负极应尽可能远离脉冲发生器，以免电灼器到负极的路径穿过纵隔。

在麻醉过程中，防止气泡经静脉穿刺针进入血管。这些患者中的许多人都有心脏分流，空气从静脉流入全身循环，从而增加中风、心肌缺血、肾缺血和其他血管问题的风险。

将红细胞路径包括可能存在分流的所有点可视化了解患者的解剖结构和血液循环是很有帮助的。这种方法能更容易明确麻醉计划。无论何种解剖结构的异常，它都具有心肺循环和全身循环的特点。鉴于对它们之间相互关系的了解，临床医生可以控制循环阻力，这样做，可以将影响程度和分流方向控制在解剖学允许的范围内（表 3-7）。心功能差的患者在麻醉药物选择上更依赖于静脉麻醉药而较少依赖吸入麻醉药。

表 3-7　影响肺血管阻力和全身血管阻力的因素

血管阻力	增　加	减　少
肺循环	• 呼气末正压；高气道压 • 低吸入气氧浓度 • 酸中毒；高二氧化碳分压 • 高血细胞比容 • 交感神经兴奋 • 缺氧 • 肺不张	• 低气道压 • 高吸入气氧浓度 • 碱中毒；低二氧化碳分压 • 低血细胞比容 • 麻醉 • 药物（如一氧化氮、西地那非）
体循环	• 血管收缩药 • 直接刺激	• 血管舒张药 • 强吸入剂

在紫绀型心脏病患者中，伴随有代偿性的高血红蛋白血症，可以长期改善氧的输送。早期需要测量红细胞比容作为参考，并维持在40左右以保证氧供。然而当红细胞比容上升至60时会使血流变慢。对于这类患者，可能会使用静脉切开术治疗由于淤血引起的局部缺血。应该咨询患者的心脏病学专家是否可以将静脉切开术作为一种治疗方法。

先天性心脏病患者有非常特殊的需求。除了病情最严重的患者，他们对非心脏手术的耐受性相当好。然而，他们的护理需要一个熟悉患者护理的麻醉医生来优化；了解他们的生理和解剖是至关重要的。

十、特定手术的麻醉注意事项

（一）硬支气管镜检查

硬支气管镜检查的麻醉对于儿科麻醉医师来说是一个重要的挑战，原因有几个。第一，支气管镜检最常用于诊断和治疗1岁以下儿童，通常是由于先天性缺陷（表3-8）[249]，在这个年龄段，麻醉风险似乎最高[2, 3]。其次，需要支气管镜检查的患者通常表现为气道解剖异常或缺氧通气不足；这些因素可能使他们易于在术中出现问题。最后，需要与内镜医生共用气道，需要有效的双向沟通和协调，以确保麻醉顺畅，防止并发症。因此，麻醉医师和内镜医师在术前评估和术中管理中沟通都是十分重要的。准备工作应包括检查支气管镜，以确保支气管镜和麻醉回路之间的协调配合。

麻醉方案可以根据儿童的年龄和疑似诊断，潜在的氧合和通气障碍，估计的手术时间，以及内镜医生和麻醉师的培训和经验进行修改。麻醉方案和药物的选择往往取决于诊断。在评估患者的喘鸣或呼吸无效腔的其他证据时，自主呼吸允许动态评估的病理生理学基础对做出适当诊断是至关重要的。麻醉可以通过静脉注射（硫喷妥钠、氯胺酮或异丙酚）或吸入药（七氟烷）与氧气诱导。当怀疑上呼吸道有严重阻塞时，首选吸入麻醉药，而不是静脉麻醉药，因为它们的作用更容易逆转，在诱导过程能够保持自主通气。氧化亚氮在缺氧患者中必须谨慎使用，由于存在肺过度膨胀的风险，呼吸困难患者禁用该药物。氦氧混合气是含70%氦气和30%氧气的低密度气体混合物，通过增加通过狭窄细支气管的层流，改善气体输送，减少伴随的心动过速和呼吸急促，似乎对改善急性细支气管炎或婴儿喉头炎的呼吸有效[250]。

患者麻醉充分后，气道可喷4%利多卡因，对喉气管局部提供局部麻醉，降低了麻醉药的总需要量。利多卡因在使用超过15min，剂量不超过7mg/kg被证明是安全的[251]。如果患者不配合局部喷洒，静脉注射利多卡因（1～2mg/kg）也有效[252]。

使用儿科支气管镜和硬质喉镜可以很好地显

表3-8 诊断为气道阻塞接受支气管镜检查的儿童，按年龄分组

诊 断	按年龄分组的百分比（%）		
	＜1岁	1—3岁	＞3岁
先天畸形*	43	8	3
获得性缺陷†	12	13	15
正常所见	4	1	1
合计	69	22	19

引自 Wiseman NE, Sanchez I, Powell RE. Rigid bronchoscopy in the pediatric age group: diagnostic effectiveness. *J Pediatr Surg* 1992; 27:1294.

*. 喉软化，气管软化，支气管软化，声带麻痹，血管环，血管瘤，囊肿

†. 声门下狭窄，乳头状瘤，感染（如会厌炎、气管炎）

示气道，无论是否吸入麻醉药，都可以通过侧孔给予氧气。然而，使用2.5mm、3.0mm和3.5mm内径的支气管镜与气道阻力增加有关。与抑制呼吸的麻醉药物联合使用，气道阻力增加可能会导致自主呼吸下的通气和供氧不足[253]。应该及时退出支气管镜，让患儿保持低阻力的自主呼吸。麻醉医生和内外科医生之间的持续沟通至关重要。

当不需要自主通气时，辅助性使用短效肌松药并维持较浅的麻醉深度。异丙酚可辅助用于气道局部麻醉和肌肉松弛药或麻醉药。异丙酚的优点是它可以在手术过程中连续使用，这使得麻醉深度比吸入剂更稳定，而吸入药的输送可能会中断或重复。肌松药的选择可以根据手术的预期时间而定。在实践中，大多数支气管镜手术都是在没有任何肌肉松弛药的情况下进行的；肌松只是例外，而非普遍现象。输注一种短效麻醉药（例如，阿芬太尼、瑞芬太尼）可能是肌松药的一种替代品，因此可以在没有肌肉松弛的情况下进行深度麻醉。全凭静脉麻醉的另一个优点是，房间里的医护业人员不会暴露在吸入麻醉气体中，因为这些气体不能有效地使用支气管镜的侧孔清除。

在取出异物的过程中，麻醉师和内镜医生之间的密切沟通至关重要。应就维持自主呼吸与使用正压通气作出联合决定。适当放松上气道和声门，可减少钳出异物和支气管镜拔出气道时的风险。

1967年，Sanders[254]描述了一个系统，在这个系统中，50～60psi的氧气被引导到支气管镜下会间歇性脉冲。在这个系统中，脉冲的持续时间取决于胸部上升与估计的气道压力的平衡。呼气是被动的，取决于胸壁肌肉组织的收缩力。虽然该装置通常对需要氧合和通气患者都是有效的，但仍存在一些潜在的问题。由于室内空气受到文丘里效应的影响，一些患者可能出现低氧血症。最大充气压力和流速受驱动压力、支气管镜直径和形状、注入器直径和长度以及支气管镜中轴线角度的影响。由于小儿支气管镜直径较小，流速较低，通气性压力高于成人支气管镜。肺顺应性差的患者潮气量可能较低。由于较高的充气压力，可能会发生气胸或纵隔气肿[255]。最后，气道内的血液、传染性物质或颗粒物可能会因高压而在远端产生爆裂。

低氧血症和二氧化碳潴留是支气管镜检最常见的并发症。在气道内使用激光的过程中，必须采取预防气道火灾的措施，其中包括将吸入氧气的比例降低到50%以下，这将减少低氧血症的耐受时间。早期的检测和及时的干预通常可以在没有事故的情况下解决问题，并且必须进行脉搏血氧监测。在支气管镜检查中，由于大量的新鲜气体流动会混合呼出气体，因此无法使用监护仪监测通气情况，因此观察胸壁运动和听诊呼吸音十分必要。尽管气胸很罕见，但如果发生急性通气和充氧恶化，特别是伴有肺顺应性和血压降低，应该考虑是否发生了气胸。如果高度怀疑气胸，应该尽早使用便携式胸片机进行签别。在浅麻醉的情况下，当存在高碳酸血症时，可发生室性早搏。随着CO_2张力的降低，麻醉深度的增加，静脉注射利多卡因（1mg/kg），或者换一种麻醉药，往往会迅速恢复窦性心律。

支气管痉挛也可发生在支气管镜检查期间，特别是有高反应性气道疾病史或气道活动性炎症史的患者。通常情况下，支气管痉挛是由于未充分麻醉的气道痉挛性收缩而引起的，特别是如果支气管镜或仪器与隆突接触，一般可以通过局部麻醉或者加深麻醉而解决。如果这些措施没有解决问题，采取β受体激动药解决如雾化沙丁胺醇（0.05～0.15mg/kg，5%）。

检查完毕后，取出支气管镜，用100%氧气进行面罩通气。如果患者发生呼吸暂停、出血、分泌物或有呼吸困难，因为手术使气道变得脆弱，或者饱胃患者，可行气管插管。在有经验的医务人员监护下，出现咳嗽反射后，患儿可以在没有气管插管的情况下被唤醒。

（二）腺扁桃体切除术

在过去的几十年里，腺样体切除术已经成为一种不太常见的手术，因为这种手术的适应证已发生改变。随着更有效的抗生素治疗、手术指标的降低、复发性感染患者的比例下降、阻塞性症状患者的比例增加；如今，75%的扁桃体切除术用于治疗阻塞性疾病[256]。随着这一变化，人们越来越认识到腺扁桃体肥大可能导致阻塞性睡眠呼吸暂停（OSA；框3-3），在极端情况下，会引起肺源性心脏病（见第5章）。由于需要预防阻塞性肺疾病患者的肺源性心脏病，腺样体切除术的人群变得更年轻；60%因梗阻而手术的儿童年龄小于8岁[257]。3岁以下需要扁桃体切除术的儿童中，81%有梗阻[257]。术前应仔细记录患者或家属凝血障碍的病史，仅对阳性病史进行适当的实验室检查。

儿童阻塞性睡眠呼吸暂停（OSA）患者应慎用术前镇静药物，因为这些患者对镇静催眠药物的镇静和呼吸抑制作用都很敏感。吸入诱导是最常用的，通过仔细的监测和注意呼吸道是否通畅，这通常可以通过抬下颌，置入口咽通气道，或在自主呼吸过程中应用连续正压通气来改善。

插管既可以在深度吸入麻醉下完成，也可以在给患者服用短效或中效非去极化肌肉松弛药后完成。通常使用环式Adair-Elwyn口器，因为它在自保持口呕吐下提供了一个较低的轮廓。对呼吸音的仔细监测是必要的，因为气管在放置或操作口咽时可能变得阻塞或移位。

近年来，柔性喉罩（laryngeal mask airway，LMA）作为插管治疗腺样体切除术的一种新选择[258]。柔性LMA比原来的LMA更灵活，从而允许使用嘴的动作来使喉罩密闭，而不用担心是否放置在适当的位置。到目前为止的报道表明LMA在此过程中管理气道是安全可靠的[246, 259]，它的使用越来越普遍。禁止使用LMA的情况包括胃胀、无法通过LMA充分呼吸以及外科医生的偏好。一项研究直接将LMA与经气管插管的扁桃体切除术进行了比较，结果表明LMA的使用使得手术视野减小[260]。

框 3-3 儿童阻塞性睡眠呼吸暂停的 ICSD-2 标准

1. 父母或照顾者报告打鼾、呼吸困难，或在睡眠期间的其他阻塞性症状
2. 父母或照顾者报告至少一种相关症状：
   - 吸气时出现反常胸壁运动
   - 运动微觉醒
   - 大汗
   - 不寻常的睡姿(如颈部过伸)
   - 日间症状：多动、攻击性行为或嗜睡
   - 生长缓慢
   - 头痛
   - 遗尿
3. 多导睡眠描记器(PSG)至少记录了一次可测呼吸事件，每次睡眠时间至少有两个呼吸周期(可获得更多数据时可修改标准)
4. PSG至少展示了以下发现之一：
   ① 频繁的觉醒与呼吸阻力的增加有关
   ② 缺氧伴呼吸暂停
   ③ 血碳酸过多症的睡眠
   ④ 食管压力波动过大
   睡眠期间不正常的气体交换(低氧血症、高碳酸血症，或两者都有)、打鼾、反常的胸壁运动及至少下列之一：
   ① 经常在睡眠中觉醒
   ② 食管压力过大
5. 其他睡眠障碍、医学或神经疾病、药物或药物使用都不能更好地解释这种障碍

引自 the American Academy of Sleep Medicine. *The International Classification of Sleep Disorders*, ed 2. Westchester, IL: American Academy of Sleep Medicine; 2005.

麻醉时通常使用挥发性麻醉药物，通常是七氟醚，并伴有一氧化二氮和氧气。为防止气道火灾，在开始电灼前，吸入氧浓度应在50%以下。可能会使用肌松药，但它们通常是不必要的。补充麻醉药的剂量有助于提供平稳的麻醉和效果，但这必须在阻塞性睡眠呼吸暂停患者中进行。因为当使用短效麻醉药和比平时低的剂量时这些患者的μ型阿片受体的监护要更加密切。一旦患儿醒来，术后疼痛应得到适当治疗，但总麻醉剂量通常低于无阻塞性睡眠呼吸暂停综合征的患者，因为药物敏感性增加。如前所述，拔管时机的决定取决于临床判断。阻塞性睡眠呼吸暂停患者通常在清醒状态下拔管，而没有阻塞性睡眠呼吸暂停的患者可以进行深度拔管。如果选择深麻醉下拔管，则应彻底吸引咽部分泌物及血液、放置口腔气道和侧头，以使血液和分泌物排出头部。

偶尔，持续出血需要再次手术，这通常发生在术后24h或术后7～10d。仔细评估红细胞压积和血细胞容量是很有必要的，就像在麻醉诱导前进行静脉补液一样。需要再次手术的患者饱胃，可以考虑快速顺序诱导。如果气道解剖结构异常，应考虑清醒插管。

大多数的扁桃体切除术可以在门诊进行，只要患者在术后进行密切监测[261]。以往，大多数麻醉医师都建议阻塞性睡眠呼吸暂停患者在腺扁桃体切除术后进行住院治疗。然而，一项研究发现轻度阻塞性睡眠呼吸暂停患者在腺样体切除术后的夜间多导睡眠图有所改善，这表明住院治疗仅对高危患者是必要的[262]。尤其危险的是小于3岁的患有阻塞性睡眠呼吸暂停综合征的儿童，因为这一年龄组的气道并发症和延迟口服摄入量的发生率较高。其他增加风险的疾病包括脑瘫、癫痫、先天性心脏病、明确的症状和早产。

（三）喉部手术

与支气管镜一样，喉部手术对麻醉医师来说也是一项挑战，因为气管与外科医生共用，而且手术通常是在患有先天性喉软化症、喉裂或喉蹼、声带疾病或喉部肿瘤的婴儿身上进行。其他常见的适应证有声门下狭窄和复发性呼吸道乳头状瘤。

这些手术需要外科医生和麻醉医生同时占据气道。当外科医生需要评估气道动力学时，自发的甚至倾斜技术是有用的[263-265]。如果使用吸入麻醉，药物的血药浓度必须足够高，以防止咳嗽或喉痉挛，但不能引起严重的心血管抑制或呼吸暂停。由于这种平衡很难达到，特别是对于低浓度吸入麻醉药，辅助药（如异丙酚、麻醉药）可能被用来降低对高浓度吸入药的需求。使用4%利多卡因局部麻醉，通过喷雾器或金属或塑料注射器进行麻醉，可提供局部麻醉，也可减少全身麻醉所需。如前所述，连续输注异丙酚可代替吸入药，以减少或污染和提供稳定的麻醉深度。

自发通气技术对复发性呼吸道乳头状瘤病患儿非常有用。这些儿童的麻醉技术与支气管镜检所描述的基本相同。这些儿童中的许多人由于频繁需要激光手术而产生心理敏感，尤其需要患者良好的配合。除非呼吸道特别狭窄，否则这种人群通常可以采用术前治疗。儿童生活或提供行为支持的类似服务可能对这些儿童特别有帮助。通常情况下，麻醉面罩或吸入药的外观或气味都会引起这些儿童的焦虑，应用吸入麻醉药后，经蝴蝶针开放静脉通道，然后应用异丙酚诱导。

如果无自主呼吸，麻醉医生认为气道不稳定，可以首选气管插管全麻。麻醉维持由肌肉松弛药、高浓度氧、氟烷或异丙酚混合提供。气管局部麻醉是在插管前完成的。支撑喉镜置好后，取出喉管，手术继续进行，患者无呼吸。当脉搏血氧计指示饱和度降低时，更换该管，并由团队建立一个阈值。重复插管和通气直到手术完成。二氧化碳潴留的可能性很高，特别是在拔管和呼吸暂停之间仅使用短时间的通气。

声门上喷射通气包括使用静脉麻醉药，如异丙酚和肌肉松弛药。在气道局部麻醉后，引入支撑喉镜，并附喷射通气装置。这种技术的特点和潜在的风险与硬性支气管镜检查相同。

最后，有可能放置一个小号的气管导管，外科医生进行管理，虽然气管导管限制了手术路径，较大年龄的儿童可以通过小管径的气管导管获得良好的通气。

推荐阅读

American Academy of Pediatrics: Guidelines for monitoring and management of pediatric patients during and after sedation for diagnostic and therapeutic procedures. *Pediatrics* 89: 1110, 1992.

American Society of Anesthesiologists: Practice guidelines for sedation and analgesia by non–anesthesiologists . *Anesthesiology* 84: 459, 1996.

American Society of Anesthesiologists: *Standards for Basic Anesthesia Monitoring: 2001 Directory of Members*, Park Ridge, IL, 2001, American Society of Anesthesiologists.

American Society of Anesthesiologists: Practice advisory for preanesthesia evaluation . *Anesthesiology* 96: 485, 2003.

Anand KJ, Hickey PR: Pain and its effects in the human neonate and fetus . *N Engl J Med* 317: 1321, 1987.

Bhananker SM, Ramamoorthy C, Geiduschek JM, et al: Anesthesiarelated cardiac arrest in children: update from the Pediatric Perioperative Cardiac Arrest Registry. *Anesth Anal* 105: 344, 2007.

Coté CJ: Preoperative preparation and premedication . *Br J Anaesth* 83: 16, 1999.

Coté CJ, Goudsouzian NG, Liu LM, et al: The dose response of intravenous thiopental for the induction of general anesthesia in unpremedicated children . *Anesthesiology* 55: 703, 1981.

Durieux M, Davis PJ: The Safety of Key Inhaled and Intravenous Drugs in Pediatrics (SAFEKIDS): An update. *Anesthe Analg* 110 (5): 1265 – 1267, 2010.

Ferrari LR, Donlon JV: Metoclopramide reduces the incidence of vomiting after tonsillectomy in children . *Anesth Analg* 75: 351, 1992.

Gan TJ, Meyer T, Apfel CC, et al: Consensus guidelines for managing postoperative nausea and vomiting . *Anesth Analg* 97: 62, 2003.

Habib AS, Gan TJ: Combination antiemetics: what is the evidence? *Int Anesthesiol Clin* 41: 119, 2003.

Istaphanous GK, Ward CG, Loepke AW: The impact of the perioperative period on neurocognitive development, with a focus on pharmacological concerns. *Best Pract Res Clin Anaesthesiol* 24: 433 – 449, 2010.

Jevtovic–Todorovic V, Hartmann RE, Izumi Y, et al: Early exposure to common anesthetic agents causes widespread neurodegeneration in the developing rat brain and persistent learning defi cits. *J Neurosci* 23: 876, 2003.

Joint Commission on Accreditation of Healthcare Organizations: *Pain assessment and management: an organizational approach*, Oakbrook Terrace, IL, 2000, Joint Commission on Accreditation of Healthcare Organizations.

Kain ZN, Caldwell–Andrews AA, Maranets I, et al: Predicting which child–parent pair will benefit from parenteral presence during induction of anesthesia. *Anesth Analg* 102: 81, 2006.

Kurth CD, LeBard SE: Association of postoperative apnea, airway obstruction, and hypoxemia in former premature infants. *Anesthesiology* 75: 22, 1991.

Kretz FJ, Reimann B, Stelzner J, et al: [The laryngeal mask in pediatric adenotonsillectomy. A meta–analysis of medical studies.] *Anaesthesist* 49: 706, 2000.

Liu LMP, Goudsouzian NG, Liu PL: Rectal methohexital premedication on children: a dose comparison study . *Anesthesiology* 53: 343, 1980.

Maxwell LG: Age associated issues in preoperative evaluation, testing and planning: pediatrics . *Anesth Clin North Am* 22: 27, 2004.

McGowan FX, Jr: Anesthetic–related neurotoxicity in the developing infant: of mice, rats, monkeys and, possibly, humans. *Anesth Anal* 106: 1599, 2008.

McGrath PJ: Behavioral measures of pain . In Finley GA, McGrath PJ, editors: *Measurement of pain in infants and children,* Seattle, 1998, IASP Press.

McMillan CO, Spahr–Schopfer IA, Sikich N, et al: Premedication of children with oral midazolam . *Can J Anaesth* 39: 545, 1992.

Oppenheim RW: Cell death during development of the nervous system . *Annu Rev Neurosci* 14: 453 – 501, 1991.

Practice guidelines for preoperative fasting and the use of pharmacologic agents to reduce the risk of pulmonary aspiration: application to healthy patients undergoing elective procedures: a report by the American Society of Anesthesiologists Task Force on Preoperative Fasting . *Anesthesiology* 90: 896, 1999.

Presland AH, Evans AH, Bailey PM, et al: The laryngeal mask airway in tonsillectomy: the surgeon's perspective. *Clin Otolaryngol* 25: 240, 2000.

Roy WL, Lerman J, McIntyre BG: Is preoperative hemoglobin testing justified in children undergoing minor elective surgery? *Can J Anaesth* 38: 700, 1991.

Saint–Maurice C, Estève C, Holzer J, et al: [Better acceptance of measures of induction of anesthesia after rectal premedication with midazolam in children. Comparison of a placebo–controlled study.] *Anaesthesist* 36: 629, 1987.

Sennaraj B: Management of post–strabismus nausea and vomiting in children using ondansetron: a value–based comparison of outcomes . *Br J Anaesth* 89: 473, 2002.

Splinter WM, Rhine EJ, Roberts DW, et al: Ondansetron is a better prophylactic antiemetic than droperidol for tonsillectomy in children . *Can J Anaesth* 42: 848, 1995.

Stevens A, Roizen MF: Patients with diabetes mellitus and disorders of glucose metabolism . *Anesth Clin North Am* 5: 339, 1987.

Tait AR, Malviya S, Voepel–Lewis T, et al: Risk factors for perioperative adverse respiratory events in children with upper respiratory tract infections . *Anesthesiology* 95: 299, 2001.

Ved SA, Walden TL, Montana J, et al: Vomiting and recovery after outpatient tonsillectomy and adenoidectomy in children. *Anesthesiology* 85: 4, 1996.

Watcha MF, Bras PJ, Cieslak GD, et al: The dose–response relationship of ondansetron in preventing postoperative emesis in pediatric patients undergoing ambulatory surgery. *Anesthesiology* 82: 47,

1995.

Welborn LG, Hannallah RS, Norden JM, et al: Comparison of emergence and recovery characteristics of sevofl urane, desfl-urane, and halothane in pediatric ambulatory patients . *Anesth Analg* 83: 917, 1996.

Williams AR, Conroy JM: The anesthetic management of the pediatric strabismus patient . *J AAPOS* 2: 113, 1998.

Wilson W, Taubert KA, Gewitz M, et al: Prevention of infective endocarditis: guidelines from the American Heart Association: a guideline from the American Heart Association Rheumatic Fever, Endocarditis and Kawasaki Disease Committee, Council on Cardiovascular Disease in the Young, and the Council on Clinical Cardiology, Council on Cardiovascular Surgery and Anesthesia, and the Quality of Care and Outcomes Research Interdisciplinary Working Group. *J Am Dent Assoc* 139 (Suppl): 3S–24S, 2008.

Yaster M, Deshpande JK: Management of pediatric pain with opioid analgesics . *J Pediatr* 113: 421, 1988.

第4章 儿童非阻塞性睡眠障碍

Nonobstructive Pediatric Sleep Disorders*

Jessica Kepchar　Scott Brietzke　著
吕　宁　译

要点

1. 虽然儿童阻塞性睡眠呼吸暂停得到了很多临床关注，但非阻塞性睡眠障碍也很常见，会对儿童的睡眠产生明显的负面影响。
2. 睡眠障碍是一种以睡眠的数量、质量异常或睡眠时间难以开始或维持为主要特征的睡眠混乱。
3. 异态睡眠指入睡时、睡眠期间或从睡眠觉醒时出现的不良事件。
4. 神经精神疾病，如注意力缺陷/多动障碍和广泛性发育障碍也可导致睡眠障碍。
5. 常见的睡眠障碍包括失眠、发作性睡病、原发性嗜睡、肢体运动障碍、环境限制性睡眠障碍、睡眠不足和昼夜节律障碍。
6. 失眠、环境限制性睡眠障碍、睡眠不足和昼夜节律障碍往往是睡眠卫生学不良的结果。
7. 发作性睡病是一种快速眼动（REM）相关的睡眠障碍，伴有不可抗拒的日间嗜睡、猝倒、睡眠瘫痪和睡前幻觉四种临床表现。它可以通过行为疗法和药物疗法相结合来治疗。
8. 睡眠症是一种与过度嗜睡有关的睡眠障碍。
9. 肢体运动障碍如不宁腿综合征和周期性肢体运动障碍可能与其他神经精神疾病有关，可能需要药物治疗。
10. 非快速眼动异态睡眠包括发生在慢波睡眠中的事件，包括睡眠恐惧、梦游和意识模糊性觉醒。
11. 快速眼动异态睡眠是在夜间晚些时候发生的事件，包括噩梦、睡眠瘫痪和快速眼动睡眠行为障碍。
12. 另外还有一些不属于快速或非快速眼动的异态睡眠，如磨牙症、睡眠呓语、睡眠遗尿和节律性运动障碍。

儿童阻塞性睡眠呼吸暂停一直是医学研究的重点。儿童非阻塞性睡眠障碍虽然罕见，但也会对儿童及其家庭产生负面影响。任何可以干扰到儿童患者正常睡眠结构的因素，都可能对他们的发育、情绪和行为健康产生重大影响。夜间醒来、睡眠延迟、长时间的睡眠和每天午睡等因素会影响看护人对孩子夜间睡眠质量的看法[1]。随着年龄的增长，健康儿童的这些睡眠特征会自然

*. 本文观点为作者个人观点，不代表国防部或陆军部门的官方观点。

发生变化；而这些因素的进展可能导致非阻塞性儿童睡眠障碍的发生，包括睡眠障碍或异态睡眠（表4-1）。神经精神类疾病，例如注意力缺陷多动障碍（ADHD）或广泛性发育障碍经常与儿童患者的睡眠障碍相关，尽管没有直接归类为睡眠障碍或异态睡眠，但属于此类疾病。

一、睡眠障碍

《精神疾病诊断与统计手册（第五版）》（DSM－Ⅴ）将睡眠障碍定义为以失眠或嗜睡为主要表现症状的睡眠或觉醒障碍，是睡眠数量、质量或时间的紊乱。

（一）原发性特发性失眠

原发性儿童失眠症包括：尽管提供了与年龄相适应的睡眠机会，但仍无法开始或维持睡眠，并导致儿童和家庭在白天状态受到影响[3,4]。虽然普通人群中患病率为1%～6%，但在患有神经认知障碍，如多动症或广泛性发育障碍的儿童患者中，患病率高达75%[3]。这些儿童在患有睡眠障碍时，经常表现出反常的多动和不安，而不是白天的嗜睡[3]。儿童患者难以做到从清醒到入睡的正常过渡，通常被归因于睡眠卫生习惯不佳，或者父母无法收回安慰措施以便让孩子自我安慰并开始睡眠[4]。失眠症的治疗传统上侧重于提供一致的日常治疗让孩子养成良好的习惯，比如避免摄入咖啡因，限制环境，制定适合自己年龄的时间表。如果一个孩子在正确的睡眠卫生习惯建立后仍然存在问题，应该评估孩子是否有神经认知共病，这可能需要药物或行为治疗。这些复杂的患者通常会根据经验服用可乐定、情绪稳定剂、抗抑郁药、安眠药或抗组胺药；然而，由于缺乏随机临床数据，对这些患者的药物治疗尚未达成共识[3]。

（二）发作性睡病

发作性睡病（narcolepsy）是一种快速眼动（REM）睡眠障碍，通常始于青少年时期，表现为不可抗拒的日间嗜睡；猝倒或与情绪触发相关的肌肉张力突然丧失；睡眠瘫痪发作；以及睡眠或睡前幻觉[4]。这种疾病影响了0.02%～0.05%的美国人，但只有大约50%的人会表现出典型的四种症状[5,6]。发作性睡病的动物模型显示缺乏神经递质下丘脑泌素（orexin），它主要用于调节非快速眼动（NREM）睡眠和快速眼动（REM）睡眠[4]。疑似发作性睡病的患者应进一步通过夜间多导睡眠图（PSG）进行评估，以排除其他睡眠障碍，然后进行日间多次睡眠潜伏时间测试（MSLT）。MSLT是一项客观的测试，它监测的是在20min间隔内入睡的速度，入睡的速度越快，说明嗜睡程度越高[7]。患有发作性睡病的儿童通常会在至少两次小睡中自发出现快速眼动

表4-1　睡眠障碍和异态睡眠

睡眠障碍	异态睡眠
原发性特发性失眠	睡惊症
发作性睡病	睡行症
原发性特发性嗜睡	意识模糊性觉醒
肢体运动障碍	梦魇
环境限制性睡眠障碍	睡眠瘫痪
睡眠不足综合征	快速眼动睡眠行为异常
昼夜节律睡眠障碍	夜间磨牙症
	睡眠梦呓
	睡眠遗尿
	节律性运动障碍

睡眠，而正常人则不会出现快速眼动睡眠[4]。此外，患有发作性睡病的儿童在MSLT期间的平均睡眠潜伏期为6min，而正常人的睡眠潜伏期则在15min左右[7]。

发作性睡病的患者可能最早在5岁时就开始出现症状，由于混淆了情绪和行为障碍，可能要到青春期后期才能确诊[5,7]。症状通常表现为在正常的日常活动，如吃饭、开车或走路出现无法抵抗的睡眠发作，持续时间为10～20min[6]。除了嗜睡以外，猝倒即突然且短暂的双侧肌肉张力丧失也是发作性睡病的临床表现[6]。对患有发作性睡病的儿童进行适当的治疗是有必要的，因为这些儿童在学校往往有情绪不稳定和适应困难等问题[6]。治疗除了促进良好的睡眠卫生和建立健康的睡眠-觉醒时间表，还包括服用减少白天睡意的兴奋剂和促进觉醒的莫达非尼，以及使用三环类抗抑郁药或选择性5-羟色胺再吸收抑制药等药物抑制快速眼动睡眠[5,7]。其他药物的研究如羟丁酸钠，作为γ-氨基丁酸B受体激动药，特别针对发作性睡病的猝倒症状[8]。

（三）原发性特发性嗜睡

原发性特发性嗜睡的特征是持续时间至少4周的过度嗜睡[2]。这些儿童表现为没有明显诱因的过度嗜睡，也没有任何可以诊断为发作性睡病的猝倒表现[7]。此外，这些患者有足够的适合年龄的睡眠时间，除了睡眠时间延长外，PSG数据通常显示正常。在他们的睡眠中缺乏快速眼动睡眠，往往出现长时间的午睡，这就可以将这种诊断与发作性睡病区分开来[2,7]。与原发性失眠一样，重要的是要将这种疾病与常见的睡眠卫生不良、神经精神并发症，甚至OSA相鉴别。发作性睡病的治疗包括兴奋药治疗；但这对原发性特发性嗜睡的患者的疗效不佳[7]。

Kleine-Levin综合征是一种罕见的非家族性嗜睡亚型，影响青少年，它除嗜睡外，还表现为强迫性暴食和性欲亢进[2,4]。其他临床表现如困惑、抑郁、记忆缺陷、易怒和幻觉，也会混淆诊断。这种疾病是偶发的、自限的，发生在数周倒数年的时间内，可能与完全无症状间隔有关[9]。发病中位年龄为15岁，男女比例为2∶1～3∶1[2,9]。据报道，病毒感染或头部外伤是诱因[4,9]。与嗜睡一样，PSG数据结果对Kleine-Levin综合征诊断具有重要意义，表现为睡眠时间增加，快速眼动睡眠潜伏期短，但不符合发作性睡病的标准[2]。治疗上，既往有莫达非尼、安非他明和哌甲酯的使用情况的报道；但是由于这种情况的极端偶发性，在药物治疗方面没有达成共识[9]。

（四）肢体运动障碍

儿童患者的肢体运动障碍，如不宁腿综合征（RLS）和周期性肢体运动障碍（PLMD）的诊断容易被忽视，以避免相关的疼痛、睡眠障碍和可能的合并神经精神疾病得不到治疗。RLS的定义是指睡眠前后下肢出现不舒服的刺痛感，随着运动症状得到缓解，而PLMD则是在睡眠实验室中客观评估的胫骨前肌的重复收缩[7]。大多数RLS患者在PSG上也会有周期性肢体运动；然而，反过来的情况并不一定总是正确的[7]。在一项针对1万多个家庭的研究中，约有2%的儿童符合诊断RLS的标准。未观察到有性别差异，但70%有RLS家族史（表4-2）[10-12]。睡眠障碍在患有RLS的儿童中很常见，如抱怨“生长痛”；因此，对于睡眠困难和不明原因疼痛的儿童，应考虑RLS并给予适当治疗[10]。铁缺乏在成人RLS中起着重要作用，因此在儿童RLS中也必须加以考虑。中枢神经系统缺铁和多巴胺能功能障碍是造成这些症状的原因之一[12]。当铁蛋白水平低于50μg/L时，应考虑补铁治疗[12]。此外，PLMD可能不是一个完全良性的发现，研究发现，许多儿童表现出与ADHD有关的日间症状与它有关；因此，如果存在临床怀疑，这些个体需要进一步的神经精神病学评估[13]。这两种疾病的治疗主要依靠多巴胺能治疗，加巴喷丁、苯二氮平类药物，可能还有铁治疗[7,12]。

（五）环境限制性睡眠障碍

环境限制性睡眠障碍是儿童最常见的睡前拖延策略，可能发生在多达10%～30%的幼儿和多达15%的青少年中[14]。这些行为通常表现为儿

表 4-2 儿童和成人不宁腿综合征的诊断标准

成人：四项标准	儿童：两类
• 强烈要求移动双腿，并伴有腿部不适的感觉 • 在坐着或躺着的时候，不舒服的感觉和想要活动的冲动会加剧 • 不愉快的感觉和想要部分或全部活动的冲动 • 症状在傍晚或夜晚更严重	儿童符合所有四项成人标准并用适合年龄的术语描述腿部不适 或儿童符合所有四项成人标准，并有以下三项标准中的两项： • 年龄相关的睡眠障碍 • 不宁腿综合征家族史 • 睡眠中 PLMD 表现为每小时至少 5 次

童反复要求讲更多的睡前故事，以及睡觉时反复要求父母留下来。这种睡眠障碍通常与睡眠潜伏期较长和睡眠时间较短有关，而患者实际睡觉的时间是正常的[14]。环境限制性睡眠障碍的治疗包括改变导致障碍的睡眠模式，建立有规律的固定的睡眠时间。许多行为疗法已经讨论过。消失法是最常见的方法之一，它包括忽略睡前哭泣，最终让孩子在没有父母干预的情况下自我安慰并入睡。虽然，这种方法已经证明是非常有效的，但父母的依从性欠佳[15]。

（六）睡眠不足综合征

睡眠不足也可能是儿童日间嗜睡的一个非常常见的原因，尤其是青少年。随着儿童年龄的增长，睡眠时间会因为各种各样的原因而缩短，包括看电视或做作业导致的夜间就寝时间晚[14]。此外，上学时间过早也会导致睡眠不足[16]。睡眠不足的后果可能包括行为改变、慢性疲劳、缺课、学习成绩差、易怒和车祸[14]。不幸的是，父母很有可能高估了孩子的睡眠时间，因为实际的睡眠开始时间可能比报道的就寝时间晚[16]。考虑到这一点，家长必须警惕睡眠不足综合征的迹象，包括儿童上学需要唤醒、试图在周末补觉、在不合适的时间入睡或行为改变[14]。治疗包括青少年和家庭的行为改变，特别是如果家庭成员有类似的模式，需加强整个家庭良好的睡眠卫生教育。

（七）昼夜节律性睡眠障碍

昼夜节律睡眠障碍在儿科患者中很常见，可能要到青春期才会表现出来，表现为起床上学有问题。睡眠时间延迟综合征（DSPS）是一种常见的昼夜节律性睡眠障碍，影响 5%～10% 的青少年[14]。这些孩子通常在凌晨 2—6 点开始睡眠，但是一旦开始睡觉，睡眠结构就是正常的[7]。可通过改善睡眠卫生、逐步提前入睡的时间疗法和褪黑素治疗 DSPS，这对于避免潜在的学校或家庭冲突是非常重要的[7, 14]。

二、异态睡眠

异态睡眠在学龄前儿童中很常见，美国睡眠医学会将其定义为在入睡时、睡眠期间或从睡眠中醒来时发生的不良事件[17-18]。异态睡眠的发生被归因于多种因素，包括遗传易感性、睡眠卫生紊乱、相关的神经精神问题，如焦虑或抑郁，以及父母的社会经济地位。这些障碍可分为 NREM 和 REM 两种类型（表 4-3）。NREM 型发生在前半夜的深度或慢波睡眠中，包括部分觉醒和运动

表 4-3 快速眼动（REM）与非快速眼动（NREM）睡眠障碍

	REM	NREM
类型	梦魇，睡眠瘫痪，快速眼动睡眠行为障碍	睡惊症，睡行症，意识模糊性觉醒
发生时间	后 1/3 的夜晚	前 2/3 的夜晚
睡眠期	REM 期	深或慢波睡眠
记忆	典型生动的回忆	无事件回忆

障碍[4]。特定的NREM事件包括睡惊、梦游和意识模糊性觉醒。REM型往往发生在后半夜，包括梦魇、睡眠瘫痪和快速眼动睡眠行为障碍[4]。其他不属于快速眼动或非快速眼动的异态睡眠，包括磨牙症、睡眠梦呓、睡眠遗尿和节律性运动障碍。虽然在青春期通常是良性的，但会给孩子和家庭带来困扰，应该适当的认识和处理。人们已经注意到，大多数异态睡眠具有自限性，可以持续几分钟或更长时间，这与父母对唤醒的抗拒和孩子对事件的遗忘有关[14]。大多数治疗集中于对儿童和家庭的支持性护理，并集中为儿童创造一个安全的睡眠环境。

(一) 睡惊症

睡惊症定义为一种发生在前半夜的第一次慢波睡眠，从梦中惊醒，伴随一声刺耳的哭泣或尖叫，伴有强烈的恐惧感[14, 18]。它们通常影响3—10岁的儿童，每周或每月发生一次[19]。通常伴随自主反应的心动过速和呼吸过速存在。研究发现，睡惊症与基因有很强的关联[20]。大多数症状会在数月至数年内自行消退。若有长期症状的诊应进一步评估，以确定睡眠障碍的其他常见原因，如睡眠呼吸障碍，也会导致这个问题[19]。

(二) 睡行症

睡行症通常被称为梦游症，定义为在慢波睡眠中意识状态改变后的四处走动[18]。症状通常发生在前1/3的夜晚。虽然相对良性，但睡行症对儿童来说是存在安全风险，因此应该采取适当的预防措施。此外，其他睡眠障碍，如睡惊症、RLS和睡眠呼吸障碍，可能是睡行症的诱发因素或相关因素需要加以探讨[18, 19]。

(三) 意识模糊性觉醒

意识模糊性觉醒通常发生蹒跚学步的儿童中，常常会出现迷糊性唤起，包括诸如在床上坐起来，反复呻吟或说出诸如“不”或“走开”之类的话[21]。这些事件可能持续30min，通常发生在睡眠开始后2～3h[21, 22]。事件的发生与自主反应无关，在事件停止后，自限性使儿童恢复到正常睡眠状态[21]。

(四) 梦魇

与睡惊症不同的是，梦魇往往只发生在清晨的快速眼动睡眠中，而不是在前半夜[14]。通常儿童能够容易地回忆起梦魇中的事件，而在睡惊症中，失忆是比较常见的。有时再次入睡会延迟[22]。治疗主要包括支持性护理。

(五) 睡眠瘫痪

睡眠瘫痪顾名思义，是在入睡或醒来时无法移动身体。这种障碍在青少年中很常见，与白天嗜睡无关，但确实存在对周围环境的感知，比如听到脚步声或感觉到有人在附近[22]。已经探索了它与焦虑甚至昼夜节律紊乱的潜在联系。行为疗法和可能的药物治疗可以作为治疗的方向[21]。

(六) REM睡眠行为异常

REM睡眠行为异常在成人患者中常见，在儿童中相当罕见，但在患有先天性脑干障碍儿童中可能更为常见[22]。这些障碍可能与大喊大叫或舞动四肢有关，对儿童时期发育的意义尚不完全清楚[22]。

(七) 磨牙症

睡觉时磨牙或咬牙是磨牙症的表现，如果严重的话，可能会引起睡眠觉醒。磨牙症的患病率通常随着年龄的增长而下降，然而，磨牙症的持续可能与孩子的分离焦虑及父母待在卧室直到孩子入睡的习惯有关[18]。

(八) 睡眠梦呓

睡眠梦呓被定义为梦呓，在快速眼动和非快速眼动睡眠期间均可发生。在一项对2500多名儿童患者的调查研究中，梦呓在所有异态睡眠中发病率最高(84%)[18]。

(九) 睡眠遗尿

睡眠遗尿定义为患者超过该年龄段正常膀胱的情况下，睡眠时不自主排尿。这种症状每周至少发生两次[18]。研究证明睡眠遗尿在男性人群中发病较多[18-23]。随着年龄的增长可能会伴随出现潜在尴尬的社交焦虑，但这种焦虑在年幼的孩子中并没有起到重要的影响。

（十）节律性运动障碍

这种障碍表现身体摇晃、撞头、摇头等行为，通常发生在睡眠开始时，并在儿童期的早期阶段就会消失[2,18]。这种行为一般是良性的，治疗主要是为孩子创造一个安全的环境。如果这种行为持续到青春期早期，应该对其他的神经精神错乱行为进行评估[14]。

三、精神神经障碍疾病

神经精神障碍（如注意缺陷多动障碍）、广泛性发育障碍（如自闭症）和儿科患者的情绪障碍，不明确是否属于睡眠障碍或异态睡眠范畴，可能会导致严重的睡眠障碍。还应该指出的是，对这些疾病的常见药物治疗，如注意缺陷多动障碍的兴奋药治疗，经常影响睡眠。临床上往往很难确定睡眠障碍是由原发性疾病还是药物治疗的不良反应引起的。多达一半的多动症儿童会受到睡眠问题的影响[24]。注意缺陷多动障碍患儿有睡眠呼吸障碍、肢体运动障碍、昼夜节律性睡眠障碍和嗜睡症的倾向。这些症状对此类个体日间功能的影响还有待充分研究。然而，显而易见的是，适当的睡眠习惯对于多动症儿童的整体表现是有利的[14,25]。自闭症谱系障碍超过50%的患者确诊睡眠有问题[26]。这些问题的病因尚不完全清楚，但可能包括长时间的睡眠、夜间觉醒和早醒[2]。虽然，行为疗法对自闭症儿童来说可能难以开展，但确是治疗睡眠障碍最有益的方法。情绪障碍如抑郁和焦虑等可能与失眠、嗜睡及上述任何一种睡眠障碍有关[7,14]。治疗的重点是通过药物或行为治疗先解决儿童抑郁或焦虑障碍的潜在原因。

推荐阅读

Durmer JS , Quraishi GH : Restless legs syndrome, periodic leg movements, and periodic limb movement disorder in children . *Pediatr Clin North Am* 58 (3): 591 – 620 , 2011 .

Goetting MG , Reijonen J : Pediatric insomnia: a behavioral approach. *Prim Care* 34 (2): 427 – 435 , 2007 .

Herman J : Circadian rhythm disorders: diagnosis and treatment . In Sheldon SH, Ferber R, Kotagal S, ed: Treatment of dyssomnias and parasomnias in childhood. *Curr Treat Options Neurol* 14 (6): 630 – 649, 2012.

Kryger MH , editor: *Principles and practice of pediatric sleep medicine* , Philadelphia , 2005 , Elsevier , pp 101 – 111 .

Mason T , Pack A : Pediatric parasomnias . *Sleep* 30 (2): 141 – 151, 2007 .

Mindell J , Owens J : *A clinical guide to pediatric sleep: diagnosis and management of sleep problems*, Philadelphia , 2003 , Lippincott, Williams & Wilkins .

Owens J : Epidemiology of sleep disorders during childhood . In Sheldon SH , Ferber R , Kryger MH , editors: *Principles and practices of pediatric sleep medicine*, Philadelphia , 2005 , Elsevier Saunders , pp 27 – 33 .

Owens J : Classification and epidemiology of childhood sleep disorders . *Prim Care Clin Office Pract* 35 : 533 – 546 , 2008 .

Owens JA : Update in pediatric sleep medicine . *Curr Opin Pulm Med* 17 (6): 425 – 430 , 2011 .

Peterson PC , Husain AM : Pediatric narcolepsy . *Brain Dev* 30 (10): 609 – 623 , 2008 .

Picchietti MA , Picchietti DL : Advances in pediatric restless legs syndrome: iron, genetics, diagnosis and treatment . *Sleep Med* 11 (7): 643 – 651 , 2010 .

Pike M , Stores G : Kleine–Levine syndrome: a cause of diagnostic confusion . *Arch Dis Child* 71 (4): 355 – 357 , 1994 .

Simakajornboon N , Gozal D , Vlasic V , et al : Periodic limb movement in sleep and iron status in children . *Sleep* 26 : 735–738 , 2003 .

第5章 儿童阻塞性睡眠呼吸暂停的评估和处理

Evaluation and Management of Pediatric Obstructive Sleep Apnea

Nira A. Goldstein　著

武　静　译

要点

1. 儿童睡眠呼吸障碍可能是导致发育迟缓、神经认知和行为异常、心血管功能障碍的重要原因，但很少引起死亡。
2. 疾病的诊断依靠全面的病史和体格检查。在下列情况并拟行扁桃体腺样体切除术时，推荐术前进行多导睡眠监测，包括：有疾病前期症状的儿童及其他健康的儿童是否手术，或扁桃体大小与症状严重程度不一致。
3. 扁桃体、腺样体切除术是治疗儿童阻塞性睡眠呼吸暂停（OSA）的一线治疗方法，通常也可以用于扁桃体腺样体肥大的病情复杂的儿童患者。
4. 阻塞性睡眠呼吸暂停（OSA）患儿术后可能出现呼吸系统并发症，尤其在术后当晚需要住院观察。
5. 扁桃体腺样体切除术后OSA的治愈率在不同研究中存在差异，但一般为60%左右。
6. 其他治疗方法包括病情较轻的可以局部使用鼻喷类固醇药物、鼻腔持续气道正压或双向正压通气、正畸器械、减肥和气管切开术。新型的外科治疗包括舌扁桃体切除术、声门上成形术、悬雍垂腭咽成形术、颏舌肌前移、下颌牵引、减肥手术。目前，儿童采用这些方式治疗的数据还比较少。

儿童睡眠呼吸障碍（sleep-disordered breathing，SDB）是一种疾病严重程度的连续发展过程，从导致打鼾的上呼吸道部分阻塞到上呼吸道的阻力增加、再到完全上呼吸道阻塞或阻塞性睡眠呼吸暂停（obstructive sleep apnea，OSA）持续发作。虽然儿童原发性打鼾的患病率为8%，但OSA的患病率为1%～4%[1]。儿童睡眠呼吸障碍是可能导致发育迟缓，神经认知和行为异常，心血管功能障碍的重要原因，但很少引起死亡。早期识别和治疗对预防或治疗这些并发症是非常重要的。

一、历史回顾

关于儿童阻塞性睡眠呼吸暂停综合征的描述最早是在1837年Charles Dickens的小说《匹

克威克外传》，书中记载一个名叫乔的肥胖、脸红、白天嗜睡的男孩。在医学文献中，William Osler于1892年在教科书中对小儿阻塞性睡眠呼吸暂停做了极其准确的描述：晚上，孩子的睡眠会受到严重干扰，会有响亮的鼾声，有时会有呼吸暂停，随后出现深呼吸。Osler还创造了pickwickian这个词来描述病态肥胖、嗜睡的患者。1956年，Spector和Bautista提出了儿童呼吸困难是因扁桃体炎和腺样体炎引起的观点。在1965年，Noonan和Menashe都描述了儿童肺源性心脏病与扁桃体肥大有关。在1976年，Guilleminault等[2]首先描述了阻塞性睡眠呼吸暂停的临床特征。在20世纪的最后25年发表的文章大大增加了我们对睡眠呼吸障碍的潜在发病率和治疗的认识。20世纪90年代的研究也证明了不伴有睡眠呼吸暂停的原发性打鼾也可能与神经认知异常有关[3]。

二、定义

儿童阻塞性睡眠呼吸暂停通常被定义为睡眠过程中上气道部分或完全阻塞，伴随睡眠中断、低氧血症、高碳酸血症，或白天嗜睡症状（图5–1D和E）[4]。OSA的诊断是基于整夜的夜间多导睡眠监测的阈值标准（polysomnogram PSG），如呼吸暂停指数（apnea index，AI）和低血氧程度。儿童出现打鼾但未达到阻塞性睡眠呼吸暂停诊断标准（图5–1B）之前，被认为是临床无意义的原发性打鼾。但近年来，上气道阻力综合征（upper airway resistance syndrome，UARS）在患有上呼吸道阻力增高的儿童中被诊断出来，其特征有打鼾、呼吸费力和反常呼吸，而无典型的呼吸暂停或低通气的表现（图5–1C）。这些儿童表现出与典型的阻塞性睡眠呼吸暂停儿童相似的临床特征，治疗后可有明显的改善。

三、病因和发病机制

儿童阻塞性睡眠呼吸暂停是由气道几个部位的固定和（或）动态狭窄引起的。大多数情况下，扁桃体和腺样体肥大是造成是鼻咽和口咽部狭窄的主要原因。Waldeyer环的扁桃体、腺样体和舌扁桃体在2—8岁时逐渐增大，在3—6岁与气道的关系最大。颅面畸形，如小颌或上颌发育不良可以引起上气道狭窄，下气道异常如喉软化也可影响气道通畅。上述任何一种情况下，气流通过狭窄气道都会导致气道进一步的塌陷和阻塞。在患有神经肌肉疾病和脑瘫的儿童，咽部肌张力减退和不协调可导致动态气道狭窄。

考虑到儿童SDB的多种易感因素，所以没有任何单一因素可以解释所有的情况（图5–2）[4]。扁桃体和腺样体肥大本身不会导致SDB。大量研究无法找到扁桃体和腺样体的大小与OSA发展之间的关系。患有阻塞性睡眠呼吸暂停的儿童可能在清醒时不会表现出阻塞性症状，这就需要评估睡眠相关的动态气道塌陷。清醒时，患有SDB的儿童上呼吸道肌电图（EMG）活动与

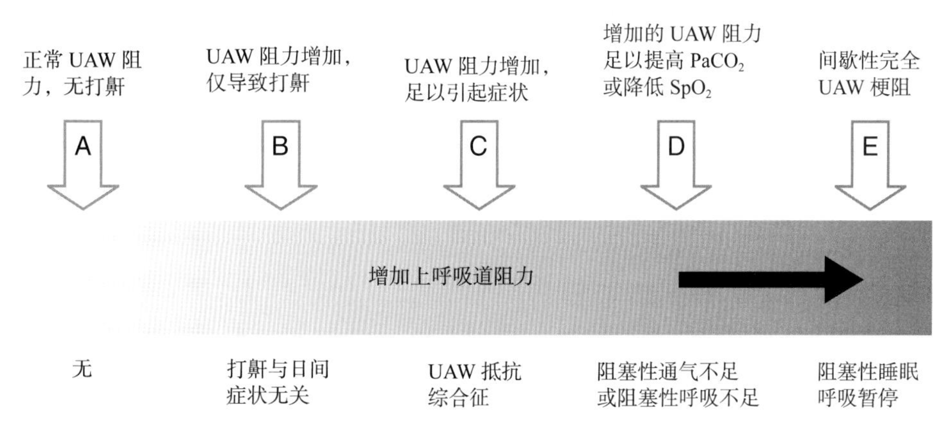

▲ 图5–1 上呼吸道阻力和阻塞谱

引自Carroll JL. Obstructive sleep-disordered breathing in children: new controversies, new directions. *Clin Chest Med* 2003;24:261-282.

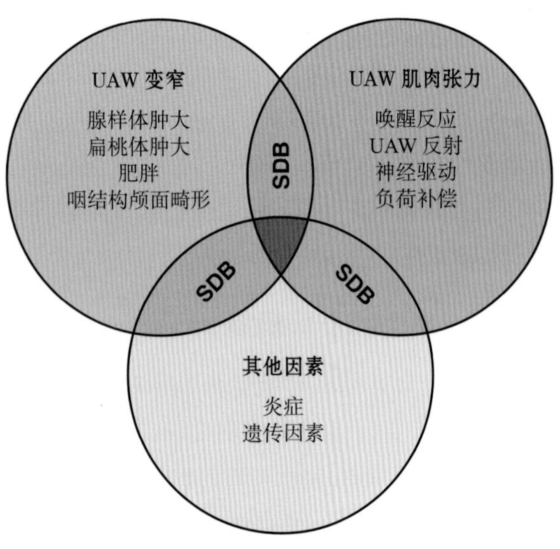

▲ 图 5-2 儿童睡眠呼吸障碍（SDB）的病理生理学

UAW. 上呼吸道（引自 Carroll JL. Obstructive sleep-disordered breathing in children: new controversies, new directions. *Clin Chest Med* 2003;24:261-282.）

正常儿童相比是增强的，在睡眠中患有 SDB 儿童肌电活动也是增强的[5]。梗阻的程度依赖于患者上呼吸道肌肉代偿气道狭窄的能力[6]。目前的观点是患有阻塞性睡眠呼吸暂停的儿童，当合并扁桃体和腺样体肥大时，存在潜在的上呼吸道运动控制或张力异常，可导致睡眠时动态气道阻塞。

儿童 SDB 中神经认知和行为缺陷形成的机制尚不明确。可能的机制包括睡眠中断，睡眠片段化，间歇性缺氧，发作性的高碳酸血症，脑神经化学改变，脑炎症，激素的变化，脑血流量的变化，或脑灌注压的变化。啮齿动物 OSA 模型显示氧化应激和炎症过程导致在大脑中负责学习、行为、执行功能和记忆的神经细胞丢失[7]。儿童 SDB 的其他后果包括心功能障碍、血压失调和生长障碍，可能由类似的机制引起。低氧血症或睡眠碎片可能影响脑神经化学和生长激素分泌；呼吸做功增加，而生长所需的能量供应减少，可能会导致生长缓慢；胸内压的大幅度波动可能直接影响心脏后负荷；循环炎症介质的增加、内皮功能障碍和胰岛素抵抗的增加（尤其是肥胖儿童），以上被认为是导致心血管疾病的原因[8]。遗尿的病因尚不清楚，但可能是继发于 OSA 或抗利尿激素（ADH）分泌异常导致的尿量增加，也可能仅仅是觉醒次数增加的反映。

越来越多的证据表明，OSA 的发展具有家族倾向性，根据遗传学和流行病学的调查表明：阻塞性睡眠呼吸暂停患者的家属与一般正常人群的家庭成员相比表现出较高 SDB 的患病率[9]。与肥胖相关的基因、颅面结构、上呼吸道软组织的发育可能都参与了 OSA 的发病，但需要进一步的研究来确定特定的位点。基因的独特性、多态性可能可以解释与 SDB 相关的疾病的变异性。载脂蛋白 E ε 4 等位基因与对照组相比，在非肥胖 OSA 儿童中，尤其是在神经认知功能障碍儿童中可有更为常见的表达[10]。

四、流行病学

打鼾的患病率是通过父母上报到社区的打鼾和睡眠呼吸困难的横断面调查估算出来的。一项 Meta 分析发现，打鼾的患病率为 7.45%（95% CI，5.75%～9.61%）[1]。根据父母报告加上额外的诊断测试估计，SDB 的患病率从 0.1%～13.0% 不等，但大多数研究表明患病率为 1%～4%。儿童 OSA 的发病高峰期为 2—6 岁，此时扁桃体和腺样体的体积与气道的相关性最大。第二个高峰出现在青春期，这时期发病率与成人体型和颅面结构的发展有关。男孩受影响的比率比女孩高 50%～100%。据报道，黑人儿童患 OSA 的风险会增加（3.5 倍），OSA 相关疾病的发病率也会增加[9]。大多数研究报告称超重 / 肥胖是 SDB 的独立危险因素[1]。一些数据表明，体重状况可能对年龄较大的儿童有更大的影响，而扁桃体和腺样体肥大被认为是年幼儿童的主要危险因素。早产和哮喘也是 SDB 的危险因素，但关于变应性鼻炎、被动吸烟和社会经济地位低下的影响，既往研究显示出相互矛盾的结果[9, 11, 12, 13]。

五、临床特征

（一）夜间症状

打鼾是 SDB 最常见的症状，而 OSA 是在不打鼾的儿童中非常少见（框 5-1）。其他夜间症状包括呼吸暂停、呼吸急促、睡眠不安、频繁的微觉醒、频繁的醒来、睡觉时颈部过度伸展、非正常的睡姿（坐着、靠在枕头上、胎儿的姿势）、多汗、遗尿和其他异态睡眠。呼吸暂停发作后常有复苏性鼻息，偶尔也会发现喘鸣。儿童可能表现出反常的胸腔向内运动，但很少观察到发绀。儿童 OSA 主要发生在快速眼动睡眠，因此，在晚上的大部分时间里可能没有症状。

（二）白天症状

Waldeyer 环淋巴组织肥大可能导致日间阻塞性症状包括张口呼吸、鼻炎、慢性鼻窦炎、鼻塞、吞咽困难（见框 5-1）。有以上任何一种症状的病史都应该对夜间症状进行监测，包括打鼾和可能的呼吸暂停。急性上呼吸道感染时，Waldeyer 环淋巴组织肿大可导致出现打鼾和夜间呼吸困难；这些症状可能是暂时的，感染消退后症状消失，但它们可能预示着慢性上气道阻塞的开始。

框 5-1 小儿睡眠呼吸障碍的临床特点

夜间症状
- 打鼾
- 呼吸暂停
- 喘吸
- 睡觉多动不安
- 频繁的觉醒
- 颈部伸展
- 不寻常的睡眠姿势
- 多汗
- 胸壁的反常运动
- 遗尿
- 异态睡眠

白天症状
- 张口呼吸
- 鼻音
- 慢性鼻窦炎
- 鼻塞
- 吞咽困难
- 行为和神经认知障碍
- 学习成绩不良
- 白天嗜睡

常见
- 生长不良或不能茁壮成长
- 肺动脉高压 / 肺源性心脏病 / 心室功能障碍
- 系统性高血压

据报道，出现发育不良的患儿大约占 10%，但是在患有阻塞性睡眠呼吸暂停的婴儿中达到 42%～56%。也有报告研究表明存在发育不良和阻塞性睡眠呼吸暂停的儿童在扁桃体、腺样体切除后，生长情况可以得到明显提高 [14]。

早期的报道发现尽管阻塞性睡眠呼吸暂停的儿童受到很严重的影响，10%～25% 的人患有高血压。Marcus 和他的团队 [15] 发现 41 名患有 OSA 的儿童的舒张压明显高于 26 名原发性鼾症患儿，但两组的收缩压无显著性差异。

体重指数是预测高血压的一个很重要的指标。Amin 等 [16] 研究发现与对照组相比，SDB（AHI > 5）儿童的血压显著升高、血压负荷和 24h 动态血压显著升高，而这与体重指数无关。尽管这些数据分析结果不一致，但一些分析显示，SDB 越严重的儿童患高血压的风险越高 [17]。SDB 儿童存在心室肥厚、射血分数降低、室壁运动异常、心室功能障碍、肺源性心脏病（图 5-3）和平均肺动脉压升高的表现 [18-20]。研究还表明，心功能障碍与 OSA 严重程度之间存在相关性。大多数心血管疾病在扁桃体、腺样体切除后得到

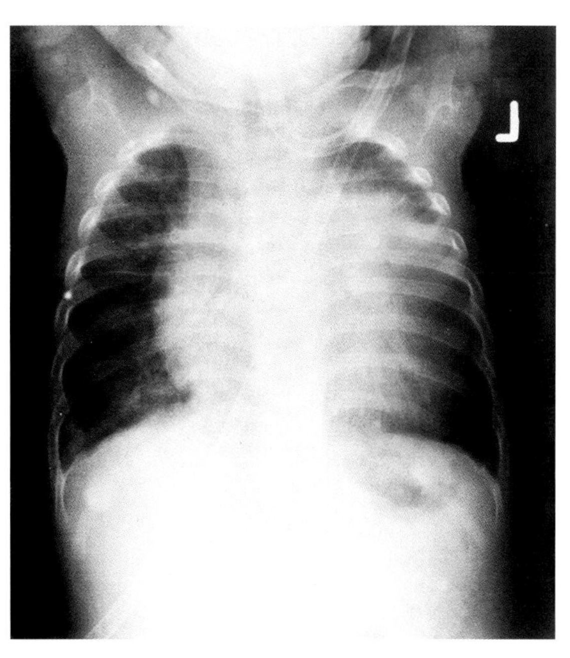

▲ 图 5-3 阻塞性睡眠呼吸暂停继发肺源性心脏病的儿童胸片

改善[20]。日间嗜睡在患有阻塞性睡眠呼吸暂停的成年人中极为常见，但在儿童中却相对少见，占13%～20%。8.5%～63% 的 SDB 患儿存在行为和神经认知障碍。行为障碍包括注意力问题，多动症具有攻击性、情绪困扰、易怒、躯体不适和交往障碍。神经认知能力包括记忆、回忆、警觉和注意力、思维灵活性和视觉空间任务处理受到影响[21]。在一组神经行为测试研究中原发性打鼾的儿童与对照组相比，显示出行为和认知测试的得分较低，虽然两组的平均分数仍然是在正常范围内[3]。使用标准化行为和神经认知评估的研究表明，患有 SDB 的儿童在扁桃体、腺样体切除术后的测试分数有显著提高，这表明神经认知缺陷具有潜在的可逆性[21,22]。

研究表明 SDB 患儿在学校的学习成绩也很差。Gozal[23] 对在班上排名最后 10% 的 297 名一年级儿童进行整夜的脉搏血氧仪和经皮二氧化碳测定。54 名儿童表现出与睡眠相关的气体交换异常，其中 24 名儿童接受了扁桃体腺样体切除手术。在接下来的学年中，接受外科手术孩子的平均成绩显著高于父母拒绝手术孩子的成绩。而原发性打鼾和无 SDB 的儿童相比，没有任何学业进步。这些发现表明，SDB 患儿的神经认知障碍通过治疗是可逆的。为了进一步评估 SDB 对幼儿的长期影响，Gozal 和 Pope[24] 对七、八年级学习成绩在前 25% 和最后 25% 的学生的父母发了调查问卷，并与年龄、性别、种族、学校和居住街道匹配。表现较差组的患儿出现打鼾情况显著高于表现较好组，但是在近期出现打鼾的组间比较无统计学差异。有扁桃体、腺样体切除术史的表现差儿童多于表现良好的儿童。这些发现提示，儿童 SDB 的神经认知损害可能不是完全可逆的，尤其是如果它们发生在大脑发育的关键时期。

六、诱发条件

（一）肥胖

虽然肥胖是儿童 SDB 的一个危险因素，但大多数患有 SDB 的儿童并不肥胖（框 5-2）。然而，SDB 在肥胖儿童中的患病率为 25%～40%。肥胖使上气道靠近咽部的区域因脂肪组织沉积及颈部皮下脂肪沉积的压迫导致横断面减小，诱发患儿 SDB。个人的症状和 PSG 程度与肥胖程度无关。Soultan 等[25] 发现 17 名阻塞性睡眠呼吸暂停的肥胖或病态肥胖儿童在切除扁桃体腺样体之后，10 名儿童体重显著增加。因此治疗 SDB 对肥胖儿童的减肥没有帮助，而且有可能会加剧肥胖。除手术治疗外饮食、锻炼和行为疗法都很重要。在成人患者中阻塞性睡眠呼吸暂停可能对代谢综合征，胰岛素抵抗、血脂异常、高血压、肥胖等产生不利影响，而这些因素是导致心血管疾病的一个已知风险因素[8]。

（二）唐氏综合征

唐氏综合征儿童易患阻塞性睡眠呼吸暂停的解剖学和生理学因素包括面中部和上颌发育不全、巨舌、鼻咽部狭窄、上腭短、全身肌张力减

框 5-2 易患睡眠呼吸障碍的情况

- 肥胖
- 唐氏综合征
- 颅面综合征
  - 颅缝早闭（Apert 综合征、Crouzon 综合征、Pfeiffer 综合征、Saethrei-Chotzen 综合征）
  - Robin 序列
  - Stickler 综合征
  - CHARGE 综合征
  - 下颌面骨发育不全（Treacher Collins 综合征）
  - 颅面小体症（半面小体、Goldenhar 综合征、第一鳃弓综合征、第二鳃弓综合征）
  - Hallerman-Streiff 综合征
- 神经肌肉疾病
- 软骨发育不全
- 神经肌肉疾病
- 脑瘫
- Beckwith-Weideman 综合征
- Klippel-Feil 综合征
- Prader-Willi 综合征
- Arnold-Chiari 畸形
- 镰状红细胞贫血病
- 咽成形术后患者

引自 Richardson MA. Sleep apnea in children: history and physical exam. In Richardson MA, Friedman NR, eds: *Clinician's guide to pediatric sleep disorders*. New York: Informa Healthcare USA; 2007: 65.

退和有肥胖倾向。Shott 等[26]在 56 例唐氏综合征患儿的 5 年纵向研究中发现 OSA 的发生率为 57%。在睡眠异常的儿童中，77% 的家长认为他们的孩子没有睡眠问题。儿童睡眠障碍的表现包括白天嗜睡、行为问题、发育迟缓和肺动脉高压等症状，在唐氏综合征患儿中很常见，因此，经常会导致 SDB 延迟诊断。

虽然扁桃体腺样体切除术通常是治疗唐氏综合征 SDB 患儿的一线方法，但据报道，仍有高达 80% 的患儿存在持续性的显著 PSG 异常[27]。其他的治疗方法包括持续正压通气治疗（CPAP）、悬雍垂腭咽成形术（UPPP）、舌减容手术、颏舌肌前移、舌扁桃体切除术[28]、舌体射频消融术（RFA）[29]、声门上成形术[28]，或气管切开术。Wooten 和 Shott[29]报道了颏舌肌前移和舌体射频消融术的成功率为 58%。

（三）颅面综合征

儿童颅面综合征中 SDB 的患病率估计为 40%～50%。这些儿童易患 OSA 的异常包括面中部和下颌发育不良、鼻阻力增加、巨舌、软腭异常、张力减退、气道神经控制异常和结构缺陷。在 Pierre Robin 序列、Treacher Collins 综合征、Apert 综合征、Pfeiffer 综合征、Larsen 综合征、Crouzon 综合征、Stickler 综合征、Goldenhar 综合征、velofacial 综合征、脆性 X 综合征的儿童中发现 OSA。患 Pierre Robin 序列征（小颌、舌后坠、腭裂）的婴儿可能出现严重的上气道阻塞。PSG 对诊断儿童颅面异常的 SDB 具有重要意义，也可用于评估治疗包括扁桃体腺样体切除术、UPPP、面中部前伸、下颌骨前拉、经鼻 CPAP 和气管切开效果。

（四）软骨发育不全

软骨发育不全是一种常染色体显性遗传综合征，也是成纤维细胞生长因子受体 3 基因（FGFR3）突变引起的侏儒症的最常见形式。面中部发育不全、颅底发育不全、枕大孔狭窄伴颈椎脊髓受压、胸廓狭窄导致患儿易发生 OSA。手术治疗包括扁桃体、腺样体切除术、脑室－腹腔分流术和枕大孔减压术。在这些患者中 PSG、神经学和呼吸学检查评估很重要。

（五）黏多糖贮积症

黏多糖贮积症是一种遗传性疾病，由于酶缺陷，造成酸性黏多糖（葡糖氨基聚糖）降解受阻并在呼吸道等人体软组织中沉积。黏多糖贮积症的类型是由特定的酶缺乏决定的。如 Hurler 综合征和 Scheie 综合征（α–L– 艾杜糖醛酸苷酶不足），Hunter 综合征（硫酸艾杆糖硫酸酯酶不足），和 Sly 综合征（β– 葡萄糖醛酸酶不足）。除扁桃体，腺样体、舌、口咽黏膜肥大以外，在气管支气管沉积常导致慢性肺部疾病。这些儿童常发生脊柱侧弯、脊髓问题和肝脾肿大。严重的阻塞性睡眠呼吸暂停可能导致死亡。治疗方案包括扁桃体、腺样体切除术、经鼻 CPAP 和气管切开术。这些患者需要非常复杂的气道管理，甚至气管切开术也不能保证气道通畅。

（六）神经肌肉疾病和脑瘫

儿童神经肌肉疾病包括神经病变、先天性肌病、肌营养不良、肌强直和重症肌无力。这些儿童的呼吸肌功能丧失，中枢性呼吸动力下降，导致阻塞性和中枢性呼吸暂停。因为它们可能很难从潜在的疾病中区分出来，所以 SDB 的症状可能被忽视。治疗方案包括扁桃体、腺样体切除术、UPPP、气管切开术或 CPAP。患有脑瘫的儿童的神经肌肉控制能力差，口咽分泌物增多，癫痫发作，胃食管反流病（GERD），这些都可能使他们易患 SDB。扁桃体肥大、腺样体肥大和咽部张力降低导致上气道塌陷。治疗方案包括扁桃体、腺样体切除术、UPPP、舌骨前移、舌体悬吊、下颌前突、舌减容、CPAP 和气管切开术。

（七）其他

儿童患有 Arnold–Chiari 畸形是由于脑干受压导致出现中枢性和阻塞性呼吸暂停。治疗包括脑干畸形的减压。镰状细胞病的儿童有发生 SDB 的危险，SDB 可能是发生脑血管意外易感因素。扁桃体腺样体切除术能够成功解决症状和改善肺泡的过度通气。Prader–Willi 综合征的儿童由于缺乏父系遗传的Prader–Willi综合征/Angelman综合征（15号染色体q11–q13区）的表达，导致严重的婴儿张力减退、进食困难、发育迟缓、颅面异常和肥胖，这些都是导致SDB的原因。这些儿童表现为中枢性和阻塞性呼吸暂停，可能是下丘脑功能障碍所致。儿童使用生长激素治疗时患SDB的风险更高，因此，建议在治疗开始时和打鼾加重时行PSG筛查[30]。对轻度或中度SDB的儿童行扁桃体腺样体切除术是有效的，但对于严重阻塞性睡眠呼吸暂停综合征的儿童，治愈率不到一半。医源性原因导致SDB也是可能的，最常见的是皮瓣手术治疗腭咽功能障碍。

七、体格检查

孩子的一般体征是通过测量身高、体重和血压来评估。同时也需要对颌面中部发育不全、下颌后缩、小颌畸形、腺样体面容（开口、长脸、下颌发育不全）等颅面结构进行评估。还应评估是否有张口呼吸、鼾声和鼻音。鼻腔检测时应注意是否存在结构异常，口咽检查应评估扁桃体大小、舌头大小、上腭位置、牙列位置以及是否存在任何结构异常。应该注意颈部肿块的检查，腺样体可以通过纤维喉镜或鼻内镜进行评估。如果怀疑存在喉部异常，也可以进行纤维喉镜检查。胸部检查应注意是否有漏斗胸，并评估神经功能和发育情况。

八、辅助检查

腺样体大小可通过颈部侧位片来评估。对颅面部异常的儿童进行头部测量和上气道透视是有帮助的，但不适用于其他健康儿童。磁共振成像（MRI）可用于上气道软组织和骨骼结构的三维重建，以及动态塌陷的评估，但它主要用于对扁桃体、腺样体切除术失败的患者的评估（见下文其他手术方式）。严重阻塞性睡眠呼吸暂停或有充血性心力衰竭迹象的儿童可通过心电图、超声心动图和胸片来评估肺动脉高压和心室肥厚或功能障碍的程度。

据报道，使用家庭录音记录儿童睡眠时的呼吸情况，对预测健康儿童PSG阳性的敏感度为71%～88%，特异性为52%～72%[31]。家庭录像在预测PSG阳性方面的敏感性为94%，特异性为68%[32]。虽然这些影音磁带还不能充分区分儿童的积极和消极睡眠，但在临床中，这些影音磁带是有用的，可以作为方便、廉价的方法来确认家长对孩子夜间呼吸困难的描述。

脉搏血氧测定法的灵敏度低，不能作为筛查工具，但如果对怀疑阻塞性睡眠呼吸暂停综合征的打鼾儿童，监测呈阳性时是有意义的。午睡时PSG敏感性较差，只有呈阳性时才有意义。午睡研究的难点在于，4岁以上的儿童很少午睡，而且在午睡研究中可能会错过快速眼动睡眠。而且在儿童家中进行、无人监护的PSG，并不进行呼气末CO_2的测定、脑电图和上气道阻力的测量。很少有研究评估儿童在家无人看护的PSG，目前并不推荐在家进行PSG，除非睡眠监测室中没有PSG[33]。目前比较新的、侵入性较低的技术包括声学咽部测量技术，它可以测量上气道横截面积、脉搏传输时间、心电图R波与光体积描记脉冲到达手指之间的间隔。阻塞性睡眠呼吸暂停患者的脉搏传输时间缩短，因为睡眠引起的呼吸觉醒可导致血压短暂升高[34]。这些技术在SDB儿童显示出新希望，但它们的实用性有待进一步研究。血清和尿蛋白等生物标记物对确定儿童SDB及其神经行为和心血管并发症的风险可能很有用，但在这一点上，它们缺乏诊断所需的敏感性和特异性[35]。

多导睡眠呼吸监测

多导睡眠呼吸监测（PSG）包括脑电图、眼电图和肌电图（EMG）、呼吸感应体积描记、心电图、血氧饱和度、鼻/口气流、潮气末或经皮二氧化碳分压。上气道阻力综合征（UARS）的最佳检测方法是食管内压力监测，但这在大多数中心并不常见。理想情况下，儿科睡眠研究应该在儿科睡眠监测室由受过培训的技术人员和儿童一起进行。

阻塞性呼吸暂停，或持续呼吸努力后气流停

止，被定义为成年呼吸暂停持续时间至少10s（图5-4A）。由于儿童的呼吸速度比成人快，儿童阻塞性呼吸暂停的持续时间是两次呼吸间隔的时间。阻塞性低通气（见图5-4B）是指虽然进行了持续的呼吸努力，而气流部分停止，但是睡眠监测室对儿童低通气没有统一的定义。中枢性呼吸暂停是由于缺乏呼吸努力而出现气流的停止。睡眠监测报告中呼吸暂停-低通气指数（AHI），定义为每小时睡眠中发生呼吸暂停次数加上低通气次数。呼吸紊乱指数（RDI），定义为每小时睡眠中所有呼吸事件的次数，包括呼吸觉醒的次数。

诊断儿童OSA的PSG标准见框5-3。Marcus等[15]对50名正常儿童进行了睡眠研究，发现他们的平均AI为每小时0.1±0.5次；最小氧饱和度为96%±2%，平均最大氧减为4%±2%，研究提示呼吸暂停频率大于1次/小时为异常。当呼气末二氧化碳分压等于或大于50mmHg，并占睡眠总时间的8%～10%以上时，可确定为阻塞性低通气。清醒时的食管压力通常在-10到-5cm H_2O之间，而在PSG上，UARS是通过重复的呼吸模式诊断出来的，食管压力越来越大，最终导致觉醒。在缺乏食管压力监测的情况下，一些儿科中心根据经验研究如果超过了夜间觉醒的阈值（＜1/h）、觉醒指数（＜10/h）或睡眠效率（＞80%）将考虑UARS。

框5-3 儿童PSG诊断标准

- 呼吸暂停指数（AI）＞1/h
- 呼吸暂停-低通气指数（AHI）＞1/h
  - AHI 1～4＝轻度
  - AHI 5～10＝中度
  - AHI大于10＝重度
- 呼气末二氧化碳峰值大于53mmHg
- 呼气末二氧化碳大于50mmHg，占总睡眠时间的10%以上
- 最低血氧饱和度（SpO_2）低于92%

多导睡眠呼吸监测的局限性

尽管PSG已被用于检测和半量化与睡眠相关的上气道阻塞、气体交换异常和睡眠中断的存在，但它从未被证实是可以用来预测治疗不良结果或效应的工具[6]。即使PSG没有典型的睡眠呼吸暂停和低通气，SDB症状也被发现与神经认知和行为异常有关。PSG监测结果和临床症状的严重程度之间也常常存在分歧，因为临床症状非常严重的儿童可能出现正常的PSG表现，而无症状的打鼾儿童可能在PSG上显示

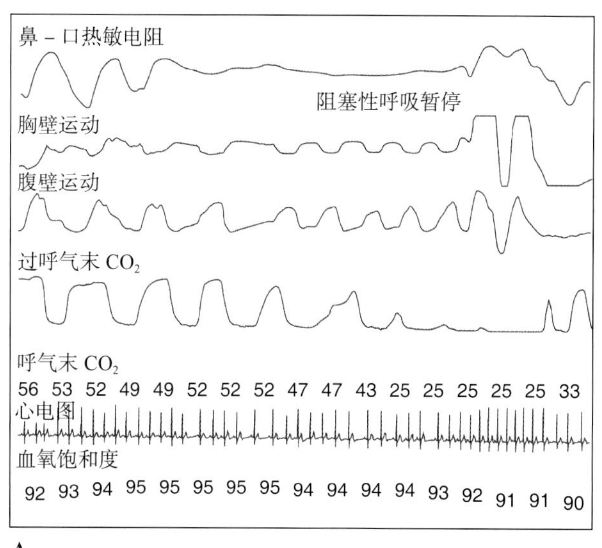

A

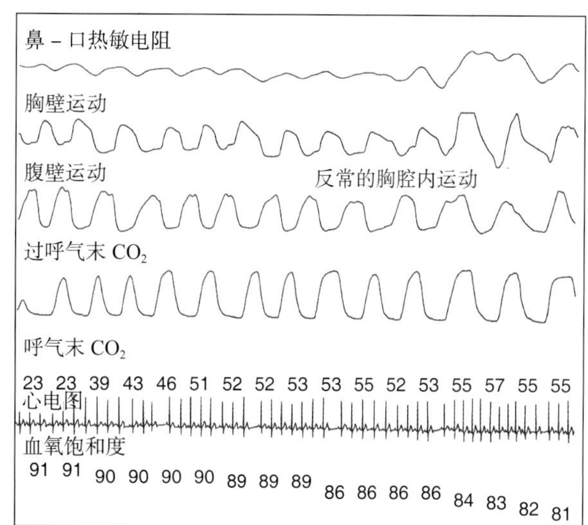

B

▲ 图5-4 典型的睡眠呼吸监测图

A.阻塞性呼吸暂停。B.阻塞型肺泡低通气。在这两种曲线中都可以看到胸腔矛盾运动的证据。在A组，当呼吸努力继续时，鼻-口热敏电阻和过呼气末 CO_2 分压曲线在阻塞性呼吸暂停发作期间扁平。注意血氧饱和度的下降，特别是呼吸事件发生大约10s后的血氧饱和度（SpO_2）测量。在B组，持续的部分气道阻塞导致呼气末 CO_2 分压升高和 SpO_2 下降

出严重的呼吸障碍[36]。各中心之间所获得的睡眠结果缺乏标准化，对异常结果的研究也缺乏共识[37]。

在行扁桃体腺样体切除术前，健康的儿童是否需要行PSG检查仍存在争议。在美国，90%的儿童没有接受术前PSG评估，根据临床表现诊断为SDB并治疗[38]。既往研究报道，临床上单凭病史和体格检查诊断儿童患有SDB时，预测的PSG阳性是不准确的。七项研究结果表明，临床评估的准确性是可变的，为30%～81%。其中有五项研究因为使用成人标准来解释儿童睡眠监测结果，被认为是不合理的。此外，没有一项研究在评估中考虑到UARS的诊断。因此，这些研究可能低估了患有严重SDB儿童的数量以及临床评估的价值。在另一份研究中，因为PSG阳性的标准不严格，而且还包括了呼吸相关的觉醒，当它升高时被认为是提示UARS，所以临床评估的准确性从53%～88%不等[39]。儿童睡眠问卷的22项睡眠相关呼吸障碍量表是一项由父母完成的调查，它预测PSG结果在一定程度上对研究目的有帮助，但在预测可疑夜间上气道阻塞儿童的PSG阳性（AI＞1）时，仅显示了78%的敏感性和72%的特异性。然而，该调查预测的神经行为发病率以及对手术后的反应评估优于PSG[40,41]。临床评估评分15（CAS-15）是一个基于病史和体检的15项评分，也通过夜间PSG得到了验证[42]。在临床参考样本中，CAS-15对预测性PSG阳性（AHI＞2）的敏感性为77.3%，特异性为60.7%。

研究显示，只有20%～30%的打鼾儿童PSG呈阳性，1996年美国胸科协会共识委员会和2012年美国儿科学会（AAP）临床实践指南建议在扁桃体腺样体切除术前行PSG，以区分原发性打鼾和阻塞性睡眠呼吸暂停综合征[43,44]。相比之下，美国耳鼻喉头颈外科学会（AAOHNS）的临床实践指南建议，扁桃体切除术前的PSG监测只适用于特定选择条件的儿童，包括患有肥胖、唐氏综合征、颅面部异常、神经肌肉紊乱、镰状细胞病以及患有黏多糖贮积症的儿童中，另外也适用于不能确定是否需要手术的健康儿童，以及扁桃体大小与SDB的严重程度不一致的儿童[33]。对于扁桃体、腺样体切除术后仍有症状的儿童需要进行PSG，并将其作为高危儿童或手术失败的患儿采用经鼻CPAP或双水平气道正压（BiPAP）治疗的先决条件。

九、发展史

对未经治疗的SDB自然发展过程知之甚少。由于患有阻塞性睡眠呼吸暂停综合征（OSA）和临床上有显著症状SDB儿童需常规接受治疗，所以很少有研究评估SDB带来的长期影响或可能的解决方案。在一项对PSG阳性（AHI≥5）肥胖儿童的研究中，通过PSG（AHI＜1）监测发现，16例中有4例（25%）未治疗儿童随访时SDB治愈，平均每小时AHI下降6.5次[45]。尽管如此，与接受手术的儿童相比，这组儿童的CAS-15和行为评估评分（儿童行为检查表）仍然显著提高。未来的研究仍需要确定在轻度PSG异常的儿童中是否可以随访观察。两项研究评估了未经治疗的原发性打鼾的儿童，在1～3年的随访中，只有8%～10%的儿童发展为轻度阻塞性睡眠呼吸暂停[46]。虽然婴幼儿期和儿童期的阻塞性睡眠呼吸暂停综合征的个体可能由于解剖和家族因素易患成年期的阻塞性睡眠呼吸暂停综合征，但目前并没有证据表明成年期的阻塞性睡眠呼吸暂停综合征患者在婴儿期和儿童期有SDB。

十、治疗

（一）药物治疗

研究证实鼻腔局部应用类固醇可以改善鼻腔气流来改善SDB。Brouillette等[47]对25名患有SDB的儿童进行了为期6周的随机、三盲、安慰剂对照试验以研究丙酸氟替卡松的效果[16]。与安慰剂组相比，本研究中患者混合/阻塞性AHI从10.7±2.6降至5.8±2.2，但两组患者的症状评分、扁桃体和腺样体大小无明显差异。尽管研究显示AI有中等程度的降低，但该指数为5.8，仍然不正常，患者也继续出现饱和度下降的情况。此外，严重阻塞性睡眠呼吸暂停综合征（OSA）、扁桃体肥大4级、颅面疾病和婴儿被排除在外。这项研究没有说明治疗的持续时间，所以目前还不清楚是否需要长期用药，以获得持续的反应。Kheirndish-Gozal 和 Gozal[48] 进行了类似的双盲、随机交叉试验，对患有轻度 SDB（定义为 AHI 2～7）的儿童进行了为期6周的鼻腔布地奈德治疗。治疗后 PSG 指数和腺样体大小均有显著改善，54.1% 的患者 PSG 值正常化。在停止治疗8周后症状持续改善，并且患有和不患有变应性鼻炎的儿童之间没有差异。Goldbart 等[49] 对患有非重度的 SDB（AHI ＜ 10）的非肥胖儿童进行了一项为期12周的双盲安慰剂对照研究，而试验组使用孟鲁司特治疗。虽然治疗后65.2%的患者 AHI 下降超过50%，腺样体大小得到明显改善，但治疗后 PSG 指数恢复正常的儿童数量未报道。

Al-Ghamdi 等[50] 对9名 OSA 患儿进行了口服5d强的松的开放性试验研究。症状、睡眠研究指标、扁桃体和腺样体大小均无改善。两项研究对口服抗生素进行了评估。Sclafani 等[51] 对168名有阻塞性症状的儿童使用了阿莫西林/克拉维酸钾治疗，并进行为期30d的前瞻性、随机、双盲、安慰剂对照试验。睡眠方面没有进行研究。结果发现与安慰剂相比，1个月后抗生素治疗显著减少了扁桃体、腺样体切除术的需求（37.5% vs. 62.7%）。到24个月时，两组的大多数儿童都接受了扁桃体腺样体切除术（研究组83.3%，安慰剂组98.0%）。Don 等[52] 进行了一项随机、双盲、安慰剂对照试验，对22名有 PSG 记录的阻塞性睡眠呼吸暂停综合征（OSA）患儿进行了为期30d的阿奇霉素治疗。阿奇霉素组与安慰剂组在睡眠监测指标、扁桃体大小或症状方面没有显著差异。有研究对21例 OSA（AHI ＞ 1）和胃食管反流性疾病症状患儿采用每周3次质子泵抑制药奥美拉唑治疗，4～8周后 AHI 明显改善，但睡眠监测指标的正常化仅发生在轻度 SDB 患儿中。这些研究初步表明，上述治疗方法不适用于重度 OSA 患儿。鼻腔局部类固醇、白三烯阻断药和抗反流治疗可能在有轻度 SDB 患者的治疗中发挥作用，但是存在治疗持续时间的问题。

经鼻 CPAP 和 BiPAP 用于有以下易感因素的阻塞性睡眠呼吸暂停（OSA）儿童，包括颅面异常、神经肌肉无力或肥胖的儿童，这些儿童中，扁桃体腺样体切除术无效或无扁腺切除指征，以及扁桃体腺样体切除术后仍患有特发性阻塞性睡眠呼吸暂停的儿童。研究表明，在长期用药依从性为60%～80%的情况下，将 PSG 指数正常化的效率为86%～100%。补充氧气已被用作改善阻塞性睡眠呼吸暂停儿童氧合的临时措施，尽管必须监测呼气末二氧化碳分压，因为可能发生肺泡低通气。然而，补充氧气疗法并不是 OSA 唯一的治疗方式。对肥胖儿童来说减肥是非常重要的，它可以改善 SDB，可以降低与肥胖相关的其他并发症的风险。

对于上颌狭窄并伴有鼻道狭窄的儿童来说上颌骨扩展术是快速有效的治疗方式。牙齿矫正器固定在牙齿上，并在3～4周内迅速扩张，随后稳定期为6～12个月。两项研究表明，单靠正畸治疗可改善 PSG 指数[54, 55]。Guilleminault 等[56] 对上颌骨狭窄、扁桃体、腺样体肥大的儿童随机进行了快速上颌扩张或者扁桃体腺样体切除术。除了一名儿童对单纯的正畸治疗有反应外，所有儿童都需要两种治疗。对于扁桃体腺样体切除术后症状持续的儿童，也应考虑快速上颌扩张，用于下颌前移的口腔器械也可用于治疗年龄较大儿童的下颌后移[57]。

（二）手术治疗

1. 扁桃体切除术和腺样体切除术

扁桃体切除术和腺样体切除术是治疗阻塞性睡眠呼吸暂停综合征或严重的 SDB 的一线治疗方法。对于病情复杂的患者，如果存在扁桃体和腺样体肥大，手术也可能是一线治疗方法。目前评估扁桃体腺样体切除术治疗 SDB 疗效的研究主要局限于无对照和非随机化研究，并且多数都是回顾性病例系列。大多数研究发现扁桃体腺样体切除术可以显著改善呼吸指数。但是，OSA 的“治愈率”差异很大，从 25%～100% 不等。Friedman 等[58]最近发表了一项 Meta 分析，其中包括 23 项研究、1079 例患者“治愈”定义为呼吸暂停－低通气指数（AHI）低于 1～5 时，总体治愈率为 66.3%。在将 AHI 小于 1 定义为“治愈”时，总治愈率为 59.8%。扁桃体腺样体切除术后 AHI 平均改善为每小时 12.4 次。Bhatacharjee 等[59]在对 578 名儿童进行的多中心回顾性研究中发现只有 27.2% 的儿童术后 AHI 低于 1。年龄大于 7 岁、肥胖、严重阻塞性睡眠呼吸暂停和慢性哮喘是 SDB 残留的预测因子。多项研究证实了扁桃体腺样体切除术后，患者的行为和生活质量有所改善，但仍需进行随机对照试验[21, 22]。

为了减少扁桃体、腺样体切除术后的疼痛以及术后出血的风险，促使多种不同手术技术的发展。腺样体切除术可使用刮除、电灼、吸切法。扁桃体切除术的经典技术是剥离术，即抓住扁桃体，切开扁桃体前弓，用钝性和锋利的解剖方法将扁桃体从咽缩肌上剥离，然后采用缝合、结扎或电灼止血。单极电灼术是近二、三十年来最流行的扁桃体切除技术，因为它具有更好的止血作用。但这可能会增加术后疼痛和延长愈合时间。

较新的技术包括双极电灼、等离子切除（低温消融）、超声刀和动力囊内扁桃体切除术（PITA）。双极烧灼能够实现精确的凝固和更少的组织损伤，可以使用小型双极卡口钳与手术室显微镜或双极电切剪刀进行。低温消融是通过生理盐水或凝胶传导的电流。射频能量激发盐水溶液，形成一个活跃的质子场，打破组织间的分子键；该仪器用于整体切除扁桃体组织，而避免损伤下层的被膜。由于温度较低，热损伤和术后疼痛可能会减少。超声刀利用超声振动传递足够的机械能来破坏氢键。其振动钛刀片切割频率为 55.5kHz，产生最小的热量和组织损伤。低温消融是否会减少术后疼痛的数据是有差别的；一些研究表明，与冷器械扁桃体切除术和电灼扁桃体切除术相比，疼痛评分显著降低，而另一些研究没有显示出明显的优势。Cochrane 回顾了 9 个比较低温消融扁桃体切除术和其他技术的研究，发现疼痛和恢复速度没有显著差异[60]。对于超声刀手术后的疼痛问题，也发现了类似的相互矛盾的结果[61, 62]。

使用刨削器的 PITA 可以去除扁桃体的大部分，同时保留扁桃体被膜，充当覆盖在咽缩肌上的生物敷料。由于扁桃体窝肌肉的热损伤减少，术后疼痛和出血减少；然而，残留的扁桃体组织存在再生和感染的可能性。PITA 与单极电灼扁桃体切除术进行比较，PITA 组术后疼痛明显减少，止痛药的使用减少，恢复正常饮食的速度也更快。两项涉及 4776 名和 2943 名患者的大型回顾性研究发现，PITA 患者术后继发性出血和脱水再入院的情况显著减少[63, 64]。至少在短期内，PSG 参数得到改善[65, 66]。在对 559 名患者的回顾性研究中，6% 的患者扁桃体再生，0.1% 的患者需要行扁桃体全部切除术，但平均随访时间只有 6 个月[67]。尽管这项技术看起来很有前景，但是需要更多的数据来评估它的有效性和扁桃体再生导致 SDB 复发的可能性。

阻塞性睡眠呼吸暂停的儿童术后有发生呼吸道并发症的风险。一般儿童术后呼吸并发症的风险从 0%～1.3% 不等，但有报道称阻塞性睡眠呼吸暂停综合征儿童术后呼吸并发症的发生率为 16%～27%[68]。危险因素包括 3 岁以下的儿童、肺动脉高压或其他心脏异常、颅面综合征、发育不良、肌张力低、急性气道阻塞、病态肥胖和严重的睡眠研究指标。“严重” OSA 的定义各不相同，AAO-HNS 临床实践指南建议严重 OSA 定义为 AHI 值 ≥ 10 或最低氧饱和度少于 80%，或两者都满足，而 AAP 指南推荐严重 OSA 定义是 AHI ≥ 24，最低氧饱和度 < 80%，或呼气末二氧化碳分压峰值为 60mmHg 或以上[44]。这些高危儿童在扁桃体腺样体切除术后需要住院监测其心肺状况，并应避免

使用麻醉性镇痛药。如果发生呼吸损害，他们可能需要吸氧治疗、类固醇、放置鼻咽气道、CPAP或BiPAP，或气管插管。术后肺水肿是一种罕见的并发症，可能发生在慢性上气道阻塞缓解之后。治疗包括吸氧治疗，可能伴有呼气末正压的机械性呼吸支持，限制静脉液体，利尿剂以及类固醇。

扁桃体切除术后，儿童会经历持续时间为1～2周的咽喉痛、手术部位的牵扯性耳痛和口臭。麻醉剂、吞咽血分泌物或麻醉性镇痛药的不良反应可引起恶心和呕吐。腺样体切除术后，部分患儿会出现颈部疼痛，尤其表现为椎前炎症引起的颈部伸展和僵硬。如果颈部疼痛持续超过2周，应怀疑是C_1-C_2半脱位。10～14d内半流质饮食，并逐渐恢复正常活动。

对乙酰氨基酚可广泛使用，可待因联合对乙酰氨基酚的效果并没有优于对乙酰氨基酚的单独使用的效果。可待因缺乏药效是由于细胞色素P_{450}酶CYP2D6的活性存在遗传变异，CYP2D6将可待因代谢为其活性代谢物吗啡。一种多态性使可待因失效，而另一种多态性导致可待因的超高速代谢，从而使吗啡迅速积累达到危险水平。2013年2月，美国食品药品监督管理局（FDA）发布警告，儿童在接受扁桃体腺样体切除术后，禁止服用可待因来缓解疼痛。此前，该机构审查了1969—2012年使用可卡因导致10例死亡和3例过量，其中8例发生在扁桃体腺样体手术后[69]。由于非甾体类抗炎药对血小板功能的不良影响以及对术后出血的影响，其应用一直存在争议。Cochrane回顾了涉及近1000名儿童的13个随机对照试验，发现其与安慰剂和其他镇痛药相比，出血风险没有增加[70]。虽然非甾体类抗炎药物通常是安全的，但应避免使用酮咯酸，因为使用酮咯酸患者的出血率在4.4%～18%。手术局部麻醉注射能减轻疼痛，但没有明确的证据表明它们是有效的。

术后常规使用抗生素，对出血、疼痛、发热和口臭有好处。但是，显示服用抗生素对继发性出血率、疼痛、镇痛和活动没有影响。唯一积极的作用是减少发热[71]。AAO-HNS指南建议围术期不要常规使用抗生素[72]。围术期应用类固醇可以减少发生在最初24h内的呕吐和疼痛，目前推荐术中单次静脉注射地塞米松[72]。早前的一项研究显示，手术中使用类固醇会增加扁桃体切除术后出血的风险[73]，与此相反，一项多机构、前瞻性、随机、双盲、安慰剂对照的试验显示，出血风险并没有增加[74]。

脱水是扁桃体腺样体切除术的并发症，因此可能需要接受静脉补液和疼痛管理。补水应补适当体积的等渗溶液。低钠血症是扁桃体切除术后一种潜在的致命并发症，是由于在儿童血容量不足时，使用低渗溶液不当造成的。在外科病人中，由于循环血容量减少而导致ADH分泌增加，因此可以保留游离水分。低渗溶液维持这些升高的ADH水平，并导致保留游离水分，从而降低血清钠和血清渗透压。

术后出血是扁桃体切除术最常见的严重并发症，发生率为0.1%～3%[75]。原发性出血发生在最初24h内，被认为与手术有关，而继发性出血发生在前10d内，最常见的是在第6天或第7天，是由于白膜脱落所致。总的研究表明，热技术（电灼、低温消融、超声刀）切除扁桃体后继发出血率与冷刀扁桃体切除术结合血管缝扎止血相比，前者继发出血率更高[76]。如上所述，大型回顾性研究发现，PITA切除扁桃体后出血发生率较低，但仍需进行验证性前瞻性试验。

一般出血可自行停止，但大量出血时儿童应入院观察。可以在急诊室尝试控制出血，但大部分孩子需要到手术室控制出血。扁桃体窝内的血块提示近期有出血，须清除血块来确定出血是否已经停止。反复出血可能提示大血管存在损伤并假性动脉瘤形成。诊断和治疗这种罕见的并发症可能需要血管造影和选择性栓塞。

在扁桃体腺样体切除术前凝血检查并不常规进行，因为它们的预测价值有限，且并不实惠。但是，有异常出血史的儿童或有出血或凝血障碍家族史的儿童确实需要术前进行凝血功能检测。患有镰状红细胞贫血症的儿童在腺样体扁桃体切除术后出现并发症的风险会增加，目前已经制定了一些方案，包括积极补液和术前输血，将血红蛋白S的百分比降低到30%～40%以下，来减少出现并发症的风险。1型血管性血友病患者术前给予醋酸去氨加压素可成功减少并发症。患有镰状红细胞贫血病、凝血障碍和血友病的儿童应与儿童血液学家共同管理。

2. *其他手术方式*

伴有并发症的儿童和未完成扁桃体腺样体切除术失败的儿童，可考虑扁桃体腺样体切除以外的手术方式。在这组儿童中，PSG是强制性的，用于确认诊断并记录SDB的严重程度。阻塞的位置可以通过纤维喉镜等检查来确定，但清醒时的检查不能评估在睡眠中发生的气道塌陷。睡眠内镜检查可以手术室中全身麻醉下进行，用以评估在睡眠中仰卧位时的动态塌陷，但是麻醉后肌肉松弛可能会造成假阳性的结果[77, 78]。在轻度镇静的情况下进行的磁共振电影成像提供了动态气道的高分辨率检查，特别适用于识别多个梗阻部位的患者[79]。虽然睡眠内镜的应用越来越广泛，但MRI电影成像的应用仅限于几个专门的中心。持续性梗阻的原因包括腺样体再生、下鼻甲肥大、舌扁桃体肥大、巨舌、舌后坠、隐匿性喉软化、咽侧壁塌陷[79, 80]。

扁桃体腺样体切除术后仍有阻塞性睡眠呼吸暂停（OSA）的儿童，会有不同水平的阻塞。虽然成人手术可以涉及多个部位，但由于口咽瘢痕和狭窄的风险较高，儿童期手术建议应分阶段进行。此外，一个上气道层面的大小的改善通常会改善其他层面上的气道动力学[81]。对于扁桃体腺样体切除术后腭部继续梗阻的儿童或青少年，可考虑UPPP。Kerschner等[82]对15名神经功能障碍儿童进行扁桃体腺样体切除术和UPPP，87%的儿童症状得到了初步改善，而23%的儿童需要进一步干预。在青春期前行鼻中隔成形术对面中部的生长有影响，但可以在年龄较大的持续鼻塞的儿童中使用。Cheng[83]对23名患有SDB和变应性鼻炎的儿童同时进行了扁桃体腺样体切除术和微吸切器辅助下鼻甲成形术，其结果优于28名单独进行扁桃体腺样体切除术的儿童。平均AHI值在鼻甲成形术组从15.6改善到0.8，非鼻甲成形术组从15.0改善到3.5。下鼻甲成形术组的平均鼻声反射和OSA-18评分也明显优于非鼻甲成形术组。

Lin和Koltai[84]对26名伴有唐氏综合征、Asperger综合征、Beckwith-Wiedemann综合征和velocardiofacial综合征的儿童（其中14人合并有唐氏综合征、Asperger综合征、Beckwith-Wiedemann综合征和velocardiofacial综合征），并且在扁桃体腺样体切除术后仍持续性阻塞性睡眠呼吸暂停（OSA）的患者，进行了内镜辅助下舌扁桃体联合切除术。呼吸紊乱指数（RDI）从术前的14.7明显下降至术后的8.1。Wooten和Shott[29]对31例（19例唐氏综合征）扁桃体腺样体切除术后仍有舌根塌陷及残留OSA患儿，行颏舌肌前移联合舌根RFA治疗。通过颏下切口将钛螺钉和预附着聚乙烯缝线置入颏结节内，进行颏舌肌前移。然后将缝合线以三角形的方式穿过舌根，并与另一条缝合线固定在颏结节附近。AHI平均从每小时14.1次降至6.4次，总体成功率为61%。Hatzell等[85]对7例脑瘫患者进行了扁桃体腺样体切除术联合UPPP、舌体悬吊术，另外7名患者仅接受了扁桃体、腺样体切除术和UPPP治疗。两组的AHI均有显著改善，舌根悬吊组从27.2降至到10.7，非舌根悬吊组从6.8降至到1.8。Clark等[86]对22例舌后坠/巨舌的患者进行了舌后部中线切除术，成功率为59%。传统的颏舌肌前移是在成人中进行的，其中包括颏舌肌附着处的下颌骨矩形部分向前推进，转动，并用钛螺钉固定，从而使舌体向前推进，较大儿童一旦恒牙建立这样就可以进行。

Digoy等[87]用二氧化碳激光声门上成形术治疗了43例扁桃体腺样体切除术后残余OSA的喉软化症患儿，他们的年龄都在12个月以上有9名儿童患有已知综合征，2名疑似综合征，5名患有脑瘫；92% 的患者的 AHI 降低。Chan 等[28] 对 84 名扁桃体腺样体切除术后仍有阻塞性睡眠呼吸暂停综合征（OSA）的儿童，进行了舌扁桃体切除术、声门上成形术或两种手术。虽然所有组的 AHI 均有显著改善，但有合并症的患儿在声门上成形术后 AHIs 明显高于无合并症的患儿，而肥胖儿童在舌扁桃体切除术后 AHIs 明显高于正常体重儿童。

下颌牵张成骨越来越多地应用于患有小颌畸形和严重上气道阻塞的儿童，以避免气管切开术和胃造瘘管的放置或协助拔管。非综合征患者和无神经功能障碍的儿童更容易获得成功[88]。大量研究发现，88% 的婴儿没有接受气管切开术，83% 的年龄较大的小颌畸形患儿的 OSA 得到了治愈，但只有 17% 患有复杂先天性综合征患儿的气管切开术成功拔管[89]。面中部前移是对患有在 Apert 综合征、Crouzon 综合征、Pfeiffer 综合征、Muenke 综合征和 Saethre–Chotzen 综合征中发现的颅缝早闭症儿童的首选治疗方法。50%～70% 的颅缝早闭综合征患者存在阻塞性睡眠呼吸暂停[90]。这些儿童还可能出现颅内压升高、严重眼球突出、Ⅲ类错颌畸形和容貌问题。患有颅内压增高的儿童一般在大约 9 个月大时进行颅后窝扩张治疗。Le Fort Ⅲ面中部牵张术或单块牵张术（同时扩大颅前窝与面中部）通常在 7—9 岁时进行，但对气道阻塞的患儿可提前进行[91]。Bannink 等[92] 报道了 11 例 OSA 患者中有 6 例获得了成功的治疗，但其中 5 例需要长期的 CPAP 或气管切开术治疗；Nout 等研究表明[93]，40% 的患者需要长期的 CPAP 或气管切开治疗。

因为儿童的体重减轻往往难以实现，减肥手术可能有助于改善 OSA 和逆转肥胖青少年的代谢综合征。所以越来越多的青少年因为病态肥胖接受减肥手术[94]。气管切开术对治疗顽固性阻塞性睡眠呼吸暂停（OSA）患儿是有效的，但如果 CPAP 不耐受，RDI 大于 60 并且氧饱和度小于 70% 时，则应考虑行气管切开术。

推荐阅读

Baugh RF, Archer SM, Mitchell RB, et al: Clinical practice guideline: tonsillectomy in children. *Otolaryngol Head Neck Surg* 144 (1 Suppl): S1–S30, 2011.

Bhattacharjee R, Kheirandish–Gozal L, Spruyt K, et al: Adenotonsillec tomy outcomes in treatment of obstructive sleep apnea in children: a multicenter retrospective study. *Am J Respir Crit Care Med* 182: 676–683, 2010.

Bhattacharjee R, Kim J, Kheirandish–Gozal L, et al: Obesity and obstructive sleep apnea syndrome in children: a tale of inflammatory cascades. *Pediatr Pulmonol* 46:313–323, 2011.

Carroll JL: Obstructive sleep–disordered breathing in children: new controversies, new directions. *Clin Chest Med* 24:261–282, 2003

Durr ML, Meyer AK, Kezirian EJ, et al: Drug–induced sleep endoscopy in persistent pediatric sleep–disordered breathing after adenotonsillectomy. *Arch Otolaryngol Head Neck Surg* 138:638–643, 2012.

Friedman M, Wilson M, Lin HC, et al: Updated systematic review of tonsillectomy and adenoidectomy for treatment of pediatric obstructive sleep apnea/hypopnea syndrome. *Otolaryngol Head Neck Surg* 140:800–808, 2009.

Gallagher TQ, Hill C, Ojha S, et al: Perioperative dexamethasone administration and risk of bleeding following tonsillectomy in children: a randomized controlled trial. *JAMA* 308:1221–1226, 2012.

Gallagher TQ, Wilcox L, McGuire E, et al: Analyzing factors associated with major complications after adenotonsillectomy in 4776 patients: comparing three tonsillectomy techniques. *Otolaryngol Head Neck Surg* 142:886–892, 2010.

Garetz SL: Behavior, cognition, and quality of life after adenotonsil–lectomy for pediatric sleep–disordered breathing: summary of the literature. *Otolaryngol Head Neck Surg* 138:S19–S26, 2008.

Goldstein NA, Stefanov DG, Graw–Panzer KD, et al: Validation of a clinical assessment score for pediatric sleep–disordered breathing. *Laryngoscope* 122:2096–2104, 2012.

Gozal D: Sleep–disordered breathing and school performance in children. *Pediatrics* 102:616–620, 1998.

Gozal D, Kheirandish–Gozal L: New approaches to the diagnosis of sleep–disordered breathing in children. *Sleep Med* 11:708–713, 2010.

Hopper RA: New trends in cranio–orbital and midface distraction for craniofacial dysostosis. *Curr Opin Otolaryngol Head Neck Surg* 20:298–303, 2012.

Jambhekar S, Carroll JL: Diagnosis of pediatric obstructive sleep disordered breathing: beyond the gold standard. *Expert Rev Resp Med* 2:791–809, 2008.

Kheirandish–Gozal L, Gozal D: The multiple challenges of obstructive sleep apnea in children: diagnosis. *Curr Opin Pediatr* 20:650–653, 2008.

Lumeng JC, Chervin RD: Epidemiology of pediatric obstructive sleep apnea. *Proc Am Thorac Soc* 5:242–252, 2008.

Mitchell RB, Kelly J: Behavior, neurocognition and quality–of–life in children with sleep–disordered breathing. *Int J Pediatr*

Otorhinolaryngol 70:395–406, 2006.

Pirelli P, Saponara M, Guilleminault C: Rapid maxillary expansion in children with obstructive sleep apnea syndrome. *Sleep* 27:761–766, 2004.

Roland PS, Rosenfeld RM, Brooks LJ, et al: Clinical practice guideline: polysomnography for sleep–disordered breathing prior to tonsillectomy in children. *Otolaryngol Head Neck Surg* 145 (Suppl 1):S1–S15, 2011.

Scott AR, Tibesar RJ, Sidman JD: Pierre Robin sequence: evaluation, management, indications for surgery, and pitfalls. *Otolaryngol Clin North Am* 45:695–710, 2012.

Shott SR: Evaluation and management of pediatric obstructive sleep apnea beyond tonsillectomy and adenoidectomy. *Curr Opin Otolaryn gol Head Neck Surg* 19:449–454, 2011.

Shott SR, Amin R, Chini B, et al: Obstructive sleep apnea: should all children with Down syndrome be tested? *Arch Otolaryngol Head Neck Surg* 132:432–436, 2006.

Teo DT, Mitchell RB: Systematic review of effects of adenotonsillectomy on cardiovascular parameters in children with obstructive sleep apnea. *Otolaryngol Head Neck Surg* 148:21–28, 2013.

Weatherly RA, Ruzicka DL, Marriott DJ, et al: Polysomnography in children scheduled for adenotonsillectomy. *Otolaryngol Head Neck Surg* 131:727–731, 2004.

Wooten CT, Shott SR: Evolving therapies to treat retroglossal and base of–tongue obstruction in pediatric obstructive sleep apnea. *Arch Oto laryngol Head Neck Surg* 136:983–987, 2010.

第二篇
颅　面

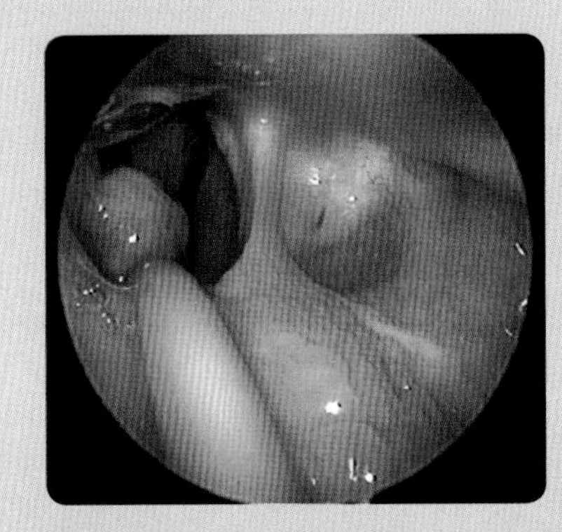
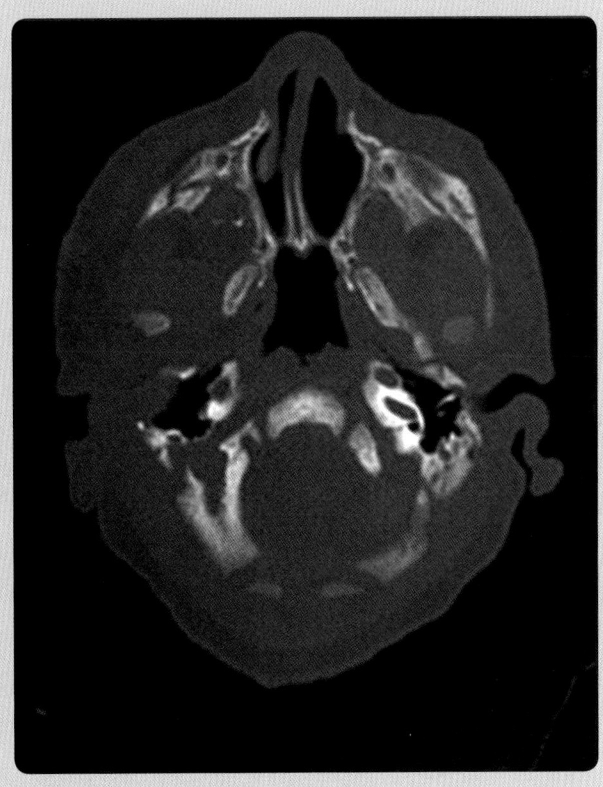
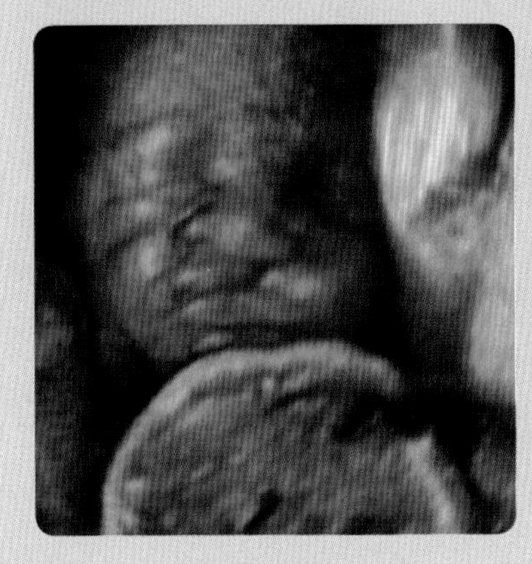

第6章 出生后颅面的正常和异常生长发育特点

Characteristics of Normal and Abnormal Postnatal Craniofacial Growth and Development

Frederick K. Kozak　Juan Camilo Ospina　Marcela Fandiño Cardenas　著

王婷婷　译

要点

1. 面部生长控制的理论机制尚不明确。
2. 在Moss的功能机制假说中，软骨和骨骼周围的功能基质调节软骨和骨骼的生长。
3. 颅面复合体可分为三个区域：神经颅、鼻窦复合体和下颌骨。
4. 不对称是面部的固有特征。
5. 电离辐射影响骨骼和软组织的发育，导致多种不良反应和面部功能及外观改变。
6. 关于鼻中隔和鼻窦手术对颅面生长影响的动物和人体实验之间的相关性仍不清楚。
7. 新生儿和大龄儿童鼻中隔畸形或偏曲是否行手术矫正一直存在争议。在获得更明确的数据之前，可采用保守的方法。
8. 关于鼻或鼻咽阻塞对牙颌面生长和发育的影响，文献中存在争议。
9. Pierre Robin序列可以单独存在或作为颅面综合征的一部分存在。
10. 采用截骨术和推进技术的颅面部手术治疗下颌面骨发育不全（Treacher Collins综合征）似乎有助于术后向更正常的方向生长，同时扩大气道。
11. 鼻后孔闭锁是鼻后孔的先天性狭窄，整体上影响了鼻窦复合体的发育。
12. 功能性内镜鼻窦手术（FESS）对面部生长的影响尚未得到一致证实。如果开展FESS，建议使用mini-FESS专门针对窦口鼻道复合体，并尽量减少对面部生长的潜在干扰。
13. 儿科颅面手术中使用可吸收的硬体材料存在争议。最近的证据表明可吸收的接骨板不如钛板有效。

目前研究面部生长发育的文献很多，学术界发表了各种概念和理论。本章主要讲述从出生到青春期后期面部生长发育的主要变化。生长指的是体积的增加，发育则指结构和功能的复杂性增加。

理解异常首先需要了解正常特点。本章分为两部分。首先简要介绍了产后颅面生长的主要理论和面部正常生长发育的特点。随后，通过几个与儿童耳鼻咽喉科相关的临床实例检查异常的面部生长和发育。

一、颅面生长的理论

产后面部生长是复杂的，受多因素影响。很明显，遗传因素在基本面部模式中起着重要作用，因为儿童与父母在面部结构和软组织发育方面都很相似。然而，“环境”因素也肯定会影响面部生长。这些因素的范围可以从细胞间影响到生物力学力（即，作用在骨骼上的物理力）。正如Wolff定律（1870年）所述，“骨骼功能的变化伴随着其结构的改变”[1]。骨骼是一种组织，可以对施加于其上的压力作出反应并进行重塑。

目前产后面部生长发育的遗传和环境控制机制尚不明确。产后面部生长控制的三个主要理论，包括遗传预编程理论、软骨介导的生长理论和功能基质假说，尚未得到完全证实。

（一）遗传预编程理论（生长点）

早期理论家认为，骨骼的大小和形状是由细胞的基因决定，因此骨骼外形是预先形成的。由于骨骼大小和形状由头颅骨缝限定，骨缝的位置限制并控制骨骼的生长。Baume[2]将“生长中心”描述为具有组织分离力的软骨内骨化的位置，使得骨骼质量增加；“生长点”定义为适应环境影响的骨膜或骨缝形成和吸收的区域[3]。骨缝细胞在骨段与组织分离力分离时产生的空隙中生长。换句话说，生长点是实际增长的地方，生长中心是基因决定生长发生的区域。这一理论未被涉及骨缝移除和移植的实验所证实，认为骨缝不是生长的主要原因[4]。

（二）软骨介导的增长

1953年，Scott推测鼻中隔软骨是“颅底软骨的延伸”[5]。随着鼻梁的生长，鼻中隔软骨将面部骨骼彼此分开并从颅骨分离出来。他认为鼻中隔以及下颌髁突和软骨结合部（也称为头颅软骨）是生长中心，通过普通的表面沉积机制在骨缝上进行生长。随着鼻中隔的生长，它会对鼻上颌复合体的骨缝施加张力，从而使其向前和向下移位，在压力相关的部位生长。当骨缝被拉开时，上颌骨周围骨缝的张力导致新骨生长。因此，骨缝生长是被动的和滞后的。

Latham[6]推测出一种隔腭骨韧带（连接鼻中隔与上颌骨）导致上颌骨在生长时被鼻中隔向前拉。在出生后不久切除鼻中隔软骨[7]或继发于鼻创伤的相关动物实验似乎导致中面发育不全，但是这样的实验不能清楚地证明软骨移除导致生长缺陷。软骨似乎发挥了一些尚未精确确定的作用，但隔上颌韧带是否在生长中发挥作用尚不明确。

（三）功能模型假说

Moss[8, 9]阐述了功能基质假说的最基本理论：所有骨骼单元的起源，它们随后在大小、形状和位置上的所有变化，以及它们随后的维持和存在，总是毫无例外地对其特定相关的运作（功能）需求的形态和时间上的优先和主要变化作出次要、补偿性和机械性的强制性反应。更简洁地说，“骨头不是长大了，是它们被生长了”[10]。

这一理论的基本前提是骨骼和软骨不会调节自身的生长。该理论提出颅面骨生长是其周围功能基质的反应。功能性基质由包含肌肉、软组织、牙齿、腺体和神经的细胞组成，以及与头颈部区域相关的各种腔的功能体积（如鼻、眶、口、咽和颅脑）。在功能基质与所涉及的骨和软骨之间存在反馈系统。颅骨的生长随着脑的生长而发生变化，眼眶的生长响应于眼眶组织的大小而发生变化，并且面部骨骼的生长响应于周围软组织的生长。由于气道、呼吸和进食“空间”的功能需求而导致头部和颈部相关腔的扩大，颅面骨与周围软组织呈依赖关系。反对者认为，Moss的理论解释了增长，但没有解释它是如何发生的。Moss 的理论在临床实践中非常有用，因为它可以对颅面骨骼中的每个功能单元进行单独评估[大脑对应颅骨，眼睛对应眼眶，颌骨（下颌骨）对应咀嚼运动，鼻上颌复合体和相关气道对应呼吸作用，耳对应颞骨]。功能基质在所涉及的细胞和组织的遗传限制内工作。

面部生长涉及其所有组成部分之间的紧密形态发生和生物力学关系，每个组成部分受到影响并且反过来影响另一个。基本理论是任何一部分的发育都不是独立的[11]。

因此，所有关于增长控制机制的理论都是推测性的，各有优缺点。在得出任何明确的结论之前，还需要进一步的研究。

二、骨生长的概念

（一）骨生成

骨生成的最初步骤是初级或编织骨。初生骨是由胶原纤维随机排列的未成熟骨，并且是暂时的，少数位置如牙齿和颅骨的骨缝除外。初生骨通常成为继发性（层状）骨或被移除以留下骨髓腔。成熟骨与初生骨的不同之处在于其胶原纤维的有序排列，并且成骨细胞数量增加。成骨作用通过间质膜内骨化和软骨内骨化发生。

1. 膜内成骨

在膜内骨形成期间，间充质细胞分化为成骨细胞并积聚在骨下沉的区域中。成骨细胞开始产生类骨质，其由胶原纤维和作为初生骨的均质基质组成。成熟骨通过类骨质的骨化取代初生骨。

2. 软骨内成骨

在软骨内骨形成过程中，同时发生软骨的去除和随后的骨形成。软骨内骨形成比膜内骨形成更复杂。软骨内成骨过程中存在着不同的区域，包括储备软骨区、增殖软骨区、肥厚软骨区、钙化基质区和吸收区。肥厚的软骨细胞增大，周围的基质变得钙化。骨膜（或更确切地说，软骨膜）形成单独的骨环，围绕这个软骨中心的圆周。血管迁移到软骨中，形成初级骨髓腔。与此同时，各个区域的活动仍在继续。软骨的发生在扩张的原始骨髓腔的两端。长骨的骨骺板可以更简单地显示这个过程（图6–1）。

（二）重塑和移位

Enlow 和 Hans[11] 描述了两种基本类型的生长运动，重塑和移位，它们与颅面复合体中的骨骼和周围软组织有关。重塑涉及骨骼尺寸和形状的变化，不同骨骼的连接以及它们如何组合在一起，这些新连接的骨骼其内在和外在的适应，以及这些骨骼的再定位，所有这些都受到它们整体扩大的影响。位移是在骨骼扩大时在骨骼之间创建空间的过程。骨吸收和沉淀是整个颅面复合体在生长过程中进行重建和位移过程的一部分。

根据 Rodan 的说法，“骨形成和骨吸收是由局部和全身因素控制的精细调节过程，由一系列相互作用的不同干细胞通过细胞因子、细胞接触和对细胞行为作出反馈的基质进行传递。”

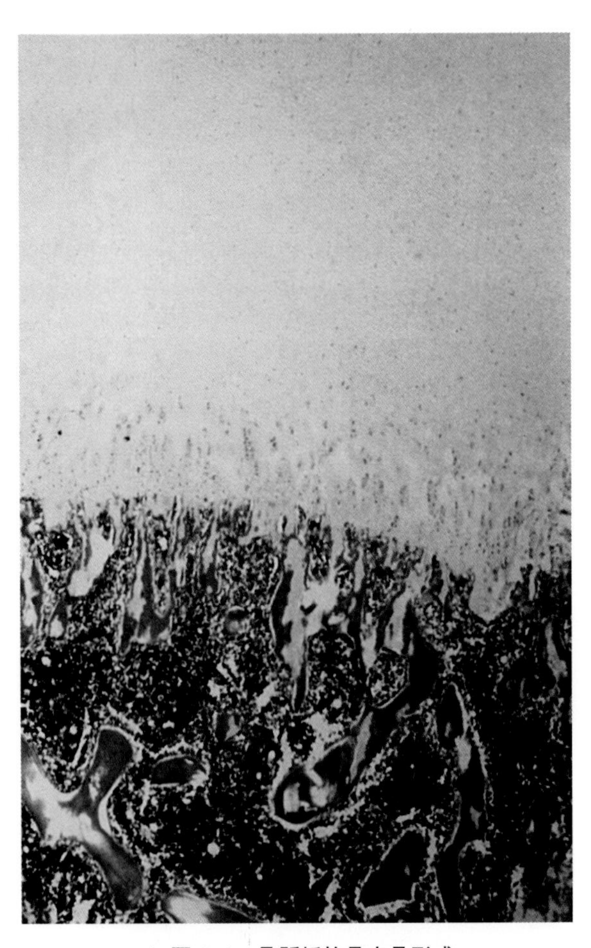

▲ 图6–1 骨骺板软骨内骨形成

三、正常生长发育过程中的面部变化

（一）概述

由于颅面区域的生长和发育会出现一些变化，所以将婴儿照片与其对应的成人照片相配对是有难度的。婴儿的脸胖而圆，相对宽，垂直方向上短，鼻子很小，眼距宽，额头前凸。

婴儿的头部相对于其体型而言较大。他们的面部复合体，包括鼻上颌复合体和下颌骨，比颅盖骨和基底部小得多（图6-2至图6-4）。颅骨与面部的大小比例随着面部复合体的生长和发育而变化。在婴儿中，颅面比约为3∶1，而在成人中约为2∶1（见图6-4）。

随着生长发育，机体对呼吸系统和咀嚼系统的需求不断增加。作为面部复合体生长的一部分，鼻、下颌骨和上颌骨的体积不断增加，从而导致成人面部与儿童相比较大、较粗糙（图6-3）。如前所述，面部复合体相对于颅骨的尺寸增加。同样，身体大小相对于头部大小增加，形成正常的成人身体和头部比例（图6-5）。

（二）增长的颅面区域

颅面复合体可分为三个区域：①脑颅，进一步分为颅盖骨和颅骨基部；②鼻上颌复合体；③下颌骨。图6-2和图6-3显示从出生到成年期颅面复合体发生的变化。胚胎时期人类头骨有110个骨化中心，许多骨化中心融合形成新生儿期45块头骨，最终发育成成年头骨中的22块骨骼[1]。表6-1总结了从婴儿期到成年期，生长发

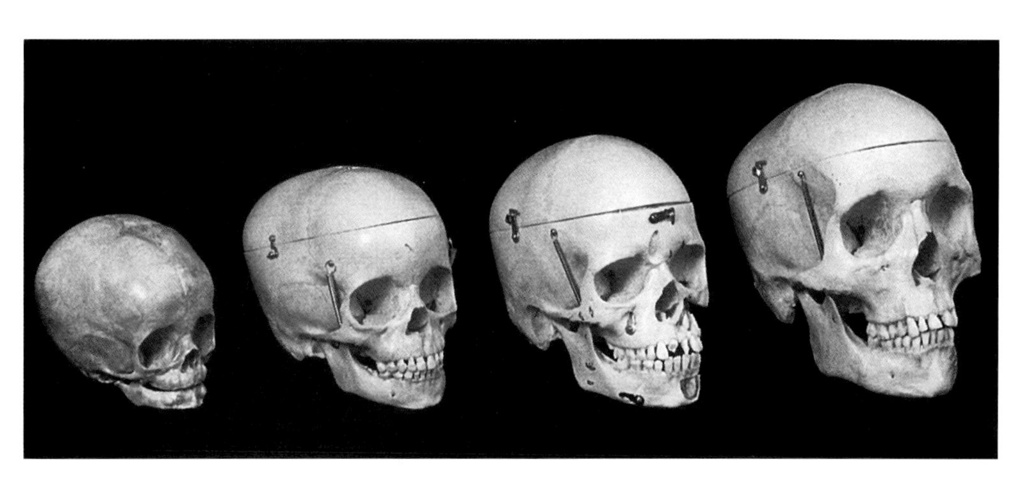

▲ 图6-2 婴儿的头骨（年龄依次为约8个月大、5—6岁、10—12岁和成人），注意骨性颅面随着年龄增长而变化

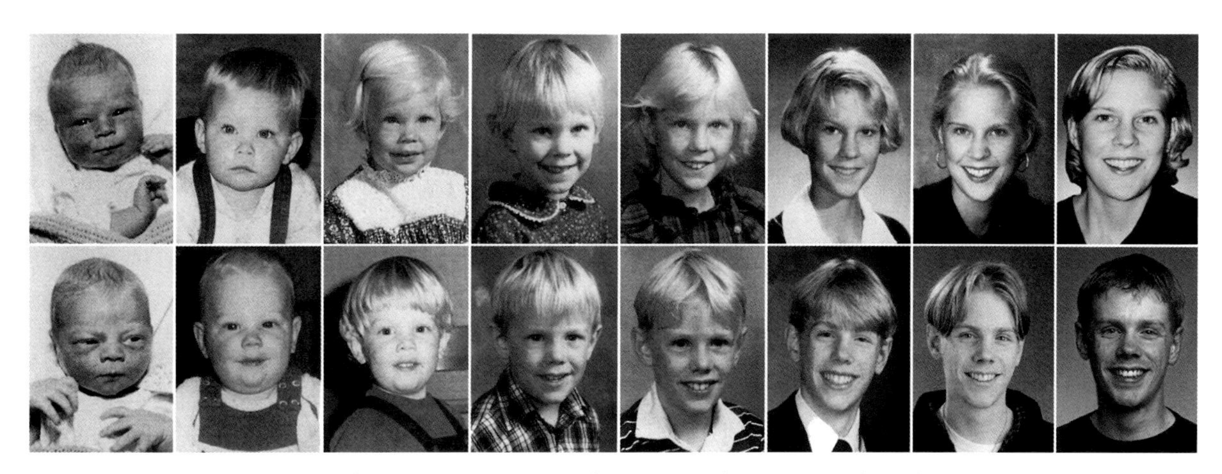

▲ 图6-3 从出生到成年的两兄妹，证明了颅面复合体的生长和发育的变化。女性（顶行），年龄分别为：出生时、10个月、2.5岁、6岁、10岁、14岁和18岁，最后一张照片在成年期为25岁。她的男性兄弟（底行），年龄分别为：出生时、7个月、2岁、5岁、9岁、15岁、19岁和25岁

育期间各种解剖部位的大小变化[1, 13–24]。

1. 脑颅

(1) 颅顶。颅顶包括额骨、顶骨和颞骨、枕骨和蝶骨的部分。这些骨骼是由膜内骨化形成的，枕骨、颞骨和蝶骨的非颅骨部分通过软骨内骨化形成的。这些骨骼最初由囟门分开，囟门在发育早期成熟为骨缝，最后在成年后融合（图6–6）。

随着大脑发育，颅骨骨骼被动移位，理论上会导致新骨质在骨缝边缘上沉积。在颅顶的内部和外部都可以看到骨骼的生长，导致髓腔扩大。从婴儿期到成年期骨骼显著增厚。在生命早期阶段，颅顶在面部复合体上的优势显然与大脑的早期发育有关[20]。颅骨生长的主要部分在4岁时完成（图6–7）。

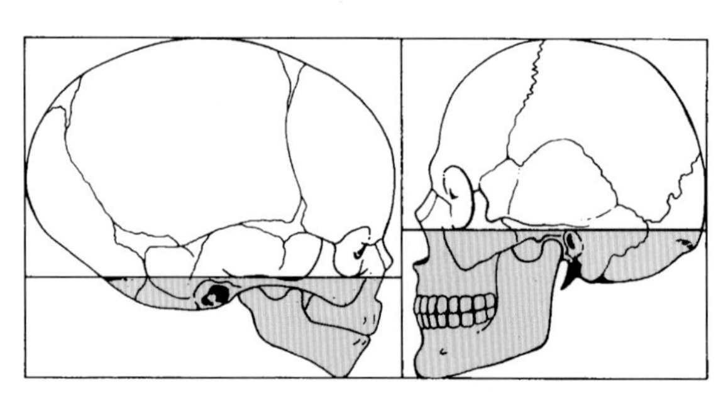

▲ **图6–4　在生长和发育过程中，颅骨与面部的大小比例发生明显变化。在新生儿中，颅骨 / 面部比例约为3∶1，而在成人中，这个比例约为2∶1**

引自 Proffit WR. *Contemporary orthodontics,* ed 2. St Louis: Mosby; 1993.

(2) 颅底。颅底的生长为大脑、口鼻结构及其相关气道的发育创造了空间。颅底的生长比脑颅慢。颅底分别在出生时和10岁时生长至其最终尺寸的63%和95%[20]。颅底包括枕骨、颞骨、蝶骨和筛骨的部分。枕骨、颞部和蝶骨部分通过软骨内骨化形成。筛窦和下鼻甲仅由膜内骨形成。

软骨结合存在于中线处（图6–8），并且在软骨性颅（基质的软骨前体）骨化后仍然存在。在儿童时期，蝶枕部软骨是颅底的主要生长软骨，其生长持续到青春期早期[3, 11]。在产后成长中，颅骨基部的其他软骨（蝶骨筛窦、蝶窦、蝶额窦和额筛窦）都起着微不足道的作用。软骨结合部具有与长骨骨骺软骨相似的区域；其生长发生在两个方向，导致颅底的延伸，直至完成最终的骨化（图6–9）。

计算机断层扫描（CT）数据用于记录整个儿童时期骨化中心骨缝和软骨性颅的软骨结合的发育，并为颅底成熟提供标准。此外，CT和磁共振成像用于呈现出生后颅底的正常变化特征[25, 26]。

新生儿和婴儿颅底很平坦。随着儿童的成长，出现更凸出或弯曲的外观，在青春期和成年

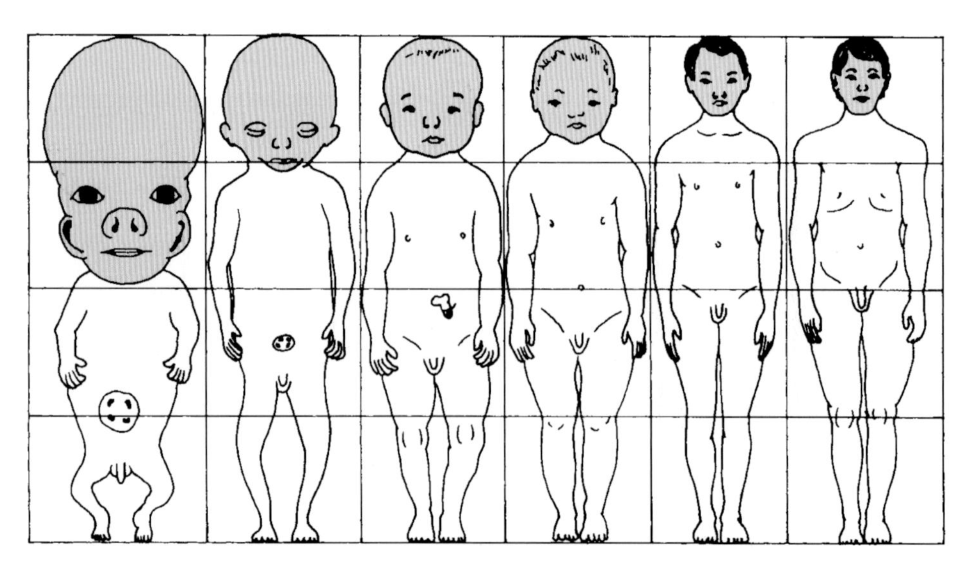

▲ **图6–5　正常生长发育期间身体比例的变化**

引自 Proffit WR. *Contemporary orthodontics,* ed 2. St Louis: Mosby; 1993.

表 6–1　正常颅面生长发育

增长方面	年龄 / 发展
脑颅生长	出生时 / 增长 25% 6 个月 / 增长 50% 2 岁 / 增长 75% 10 岁 / 增长 95%
面部骨骼生长	10 岁 / 增长 65%
脑颅 / 面部大小的比例	出生 / 8∶1 2 岁 / 6∶1 5 岁 / 4∶1 成人 / 2.1∶1～2.5∶1
大脑	出生至成年期 / 增加 3.5 倍
囟门关闭	出生后 3 个月 / 前外侧囟 出生后第 2 年 / 后外侧囟 出生后 2 个月 / 后囟 出生后第 2 年 / 前囟
眼眶	2 岁 / 增长 50% 7 岁 / 增长 100%
内耳	6 个月的胎儿达到完整的成人大小体积
大脑重量	足月儿 / 最终体重的 25% 6 个月 / 最终体重的 50% 2 岁 / 最终体重的 80% 10 岁 / 几乎达到最终的重量
产后大脑发育	1 岁 / 60% 的最终增长 2 岁 / 80% 的最终增长 8 岁 / 95% 的最终增长 少部分增长至少持续至 25 岁
面部高度（男性）	出生达到最终增长的 40%～61%
面部上部高度	1 岁 / 63%～86% 的最终增长 3 岁 / 72%～90% 的最终增长 5 岁 / 82%～100% 的最终增长（平均 89%）
总面部高度	出生率达到最终增长的 38%～45% 1 岁 / 50%～66% 的最终增长 3 岁 / 66%～78% 的最终增长 5 岁 / 68%～82% 的最终增长 （平均 77%）
面部尺寸	3 个月 / 相当于 40% 成人大小 2 岁 / 相当于成人大小的 70% 5 岁 / 相当于成人大小的 80%
鼻高和鼻腔	男孩在 15 岁时完全成熟，女孩在 12 岁
鼻尖突出	男孩 15 岁，女性 13 岁
上鼻背和下鼻背	男性 14 岁，女性 12 岁
前后鼻深	男性 14 岁，女性 12 岁鼻深
枕骨大孔	1 岁 / 横位成人大小的 80% 1 岁 / 矢状位成人大小的 74%
颅底（颅底部 = 鼻根部）	出生 / 成人长度的 56% 2 岁 / 成人长度的 70% 10 岁 / 成人长度的 90% 脊索前部分出生后占长度的 75%
牙列萌出	8 个月至 2.5 岁 / 初级牙齿 6 岁至 20 岁 / 恒牙
上颌窦高度	出生 / 20% 7 岁 / 50% 10 岁 / 55%
颧骨宽度	出生 / 60% 3 岁 / 80% 5 岁 / 82% 10 岁 / 85%
颅骨宽度	出生 / 65% 3 岁 / 85% 5 岁 / 92% 10 岁 / 95%
颅骨长度	出生 / 60% 3 岁 / 85% 5 岁 / 90% 10 岁 / 95%

引自 Sperber GH. *Craniofacial embryology.* London: Butterworths; 1989; Akguner M, Barutcu A, Karaca C. Adolescent growth patterns of the bony and cartilaginous framework of the nose: a cephalometric study. A*nn Plast Surg* 1998; 41: 66; Woodside DG. Data from Burlington growth study. In Salzman JA, ed: O*rthodontics in daily practice.* Philadelphia: JB Lippincott; 1974.

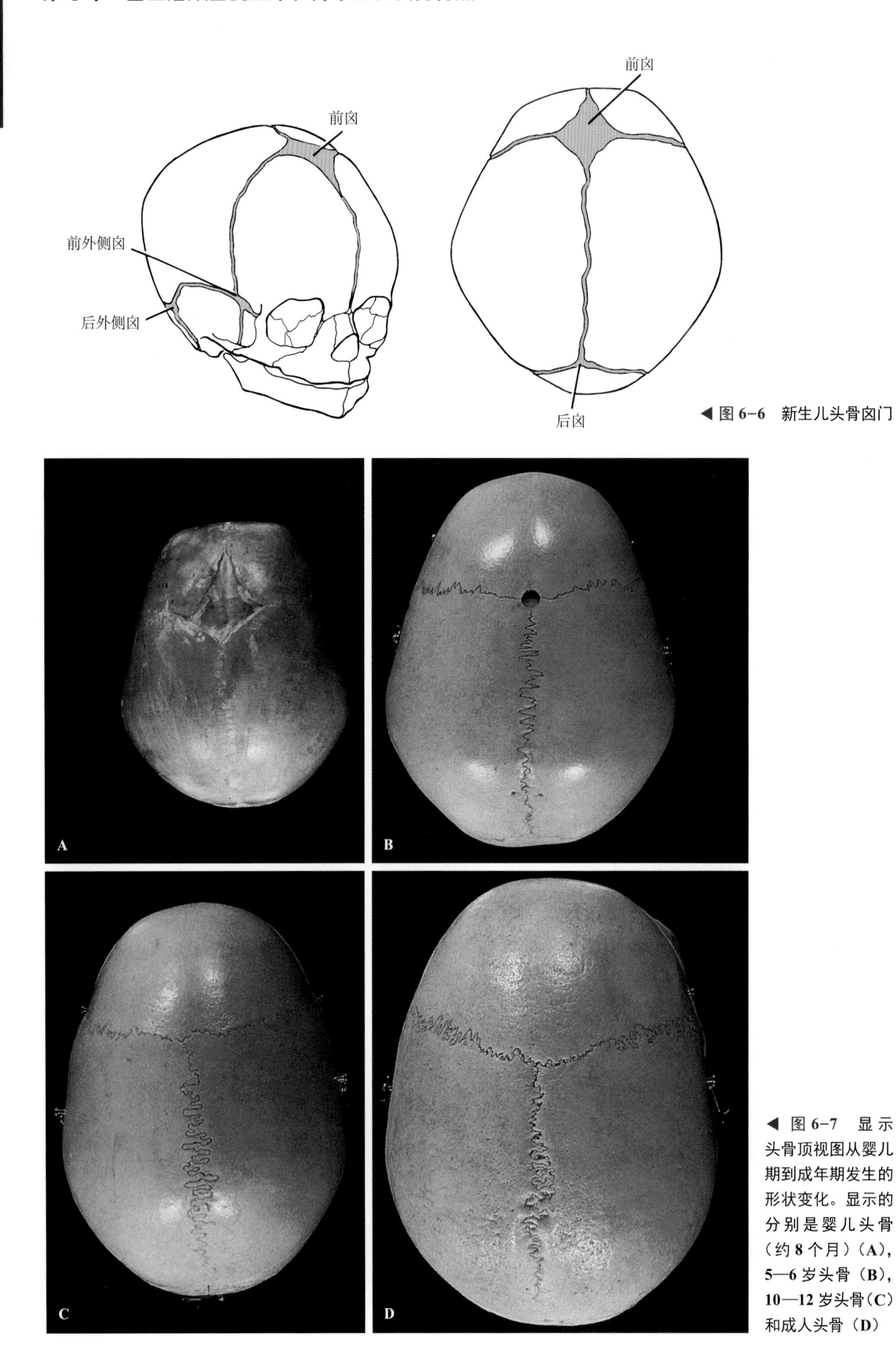

◀ 图 6-6　新生儿头骨囟门

◀ 图 6-7　显示头骨顶视图从婴儿期到成年期发生的形状变化。显示的分别是婴儿头骨（约 8 个月）（**A**），**5—6** 岁头骨（**B**），**10—12** 岁头骨（**C**）和成人头骨（**D**）

期进一步扩大。随着鼻上颌复合体的上颌部分向枕骨大孔和颅前窝下方移动，蝶－枕联合软骨变得更加弯曲（图6-10）。大龄儿童的头骨相比婴儿的头骨，颅底发育更为清晰。枕骨大孔接近成人大小，乳牙在3岁时萌出。到了8岁时，枕骨已经融合在枕骨大孔周围，并且恒牙正在萌出。青少年和成人头骨之间的主要区别是蝶枕软骨融合。这种软骨融合开始于男孩约15岁，女孩12或13岁。外部骨化在20岁时完成[1]（图6-11）。软骨颅－颅底是神经颅和面部复合体骨骼的连接点。它的改变不仅影响神经颅骨和颅骨的生长，还影响面部形态[3]。

2. 鼻上颌复合体

鼻上颌复合体通过膜内骨化形成，包括鼻骨、泪骨、上颌骨、颧骨、翼骨和犁骨。

由于相关软组织的生长，鼻上颌复合体从颅底向前和向下移位。新骨生长发生在骨缝两侧的接触面上，使得两个骨的体积增加（图6-12）。在额上颌骨、颧颞骨、颧蝶骨、颧上颌骨、筛骨上颌、额筛骨、鼻上颌骨、鼻额骨、额泪道、腭骨和犁骨骨缝处长入骨。颅底和鼻上颌复合体之间的相互作用不断发生。旋转移位是由颅中窝向下和向前生长引起的，根据所涉及的生物力学力，可导致上颌骨前后部分或多或少的位移和重塑生长[11]。

上颌骨的前表面是一个重要的吸收区（图6-13）；尽管如此，上颌骨仍然向前生长，重塑和移位（图6-14）。鼻上颌复合体的生长和发育如图6-15所示。由于眼眶和鼻腔的生长，造成鼻上颌的垂直生长发生在额上颌骨、额颧骨、额鼻骨、额上颌骨、额筛骨骨缝处。

由于颅骨的球体结构，与颅骨生长有关的眼眶在出生时非常大。眼眶重塑相当复杂；2岁时眼眶生长达到成人的50%大小，7岁时达到成人水平[20]。幼儿眼眶的上部与成人相似，但下部有所不同。婴儿鼻子的底部几乎处于下眶缘的水平；随着发育，两者距离逐渐增加，使得成人的鼻子底部位置明显更低。成人与儿童的眼睛，眼距相差不多。然而，正如Enlow和Hans所解释的那样[11]“因为鼻子越大，鼻梁越高，垂直面部

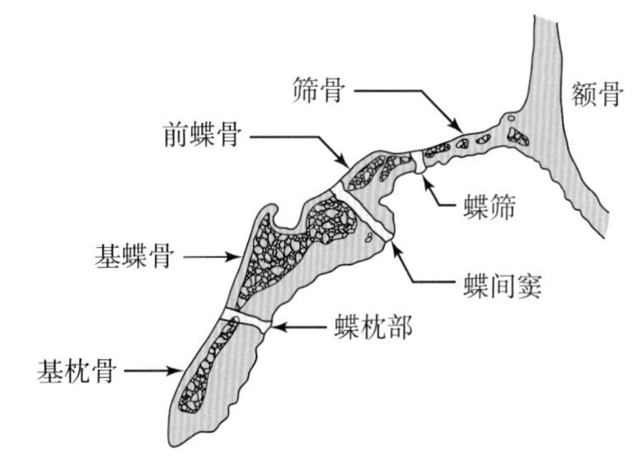

▲ 图6-8 颅底的共同软骨，显示这些重要生长部位的位置

引自Proffit WR. *Contemporary orthodontics,* ed 2. St Louis: Mosby; 1993.

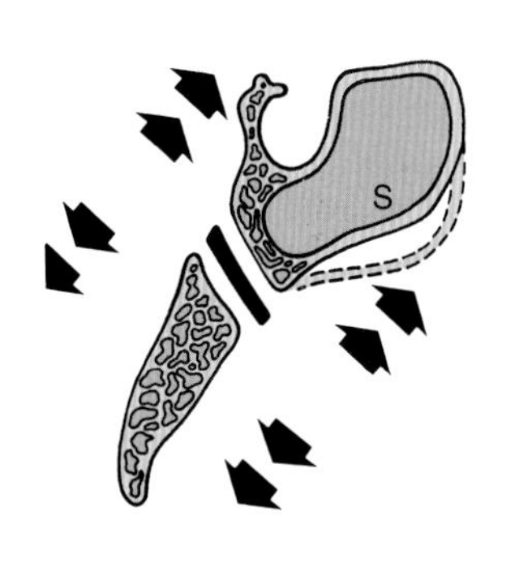

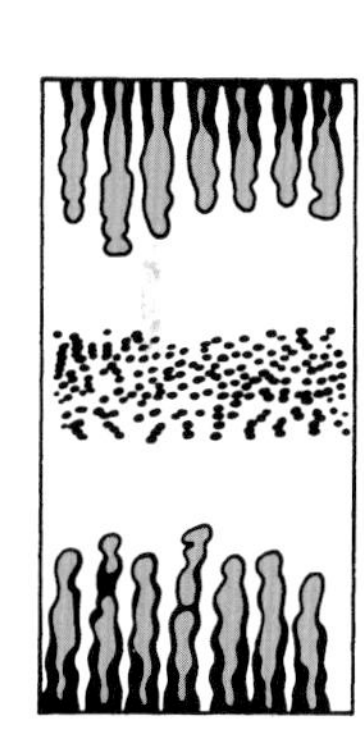

▲ 图6-9 蝶骨间同步软骨发育。一组未成熟的增殖软骨细胞位于同步化的中心，而成熟的软骨细胞带在远离中心的两个方向上延伸。软骨内骨化发生在两个边缘。同步化的生长延长了颅底的这个区域

引自Proffit WR. *Contemporary orthodontics,* ed 2. St Louis: Mosby; 1993.

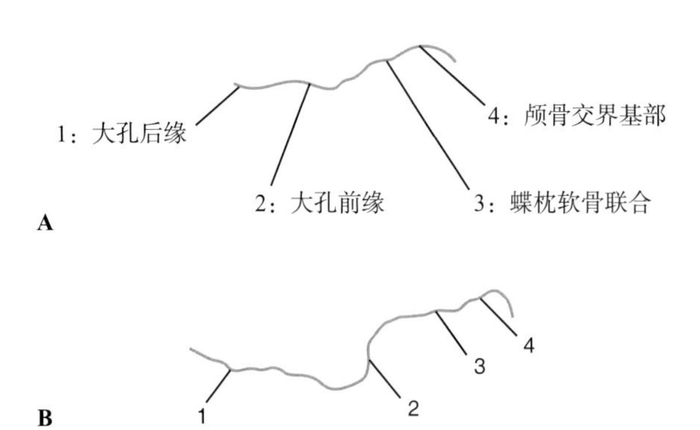

▲ 图6-10 颅底的弯曲。随着生长，从婴儿期到成年期，逐渐形成更加凸起或弯曲的外观

A. 婴儿。B. 成人

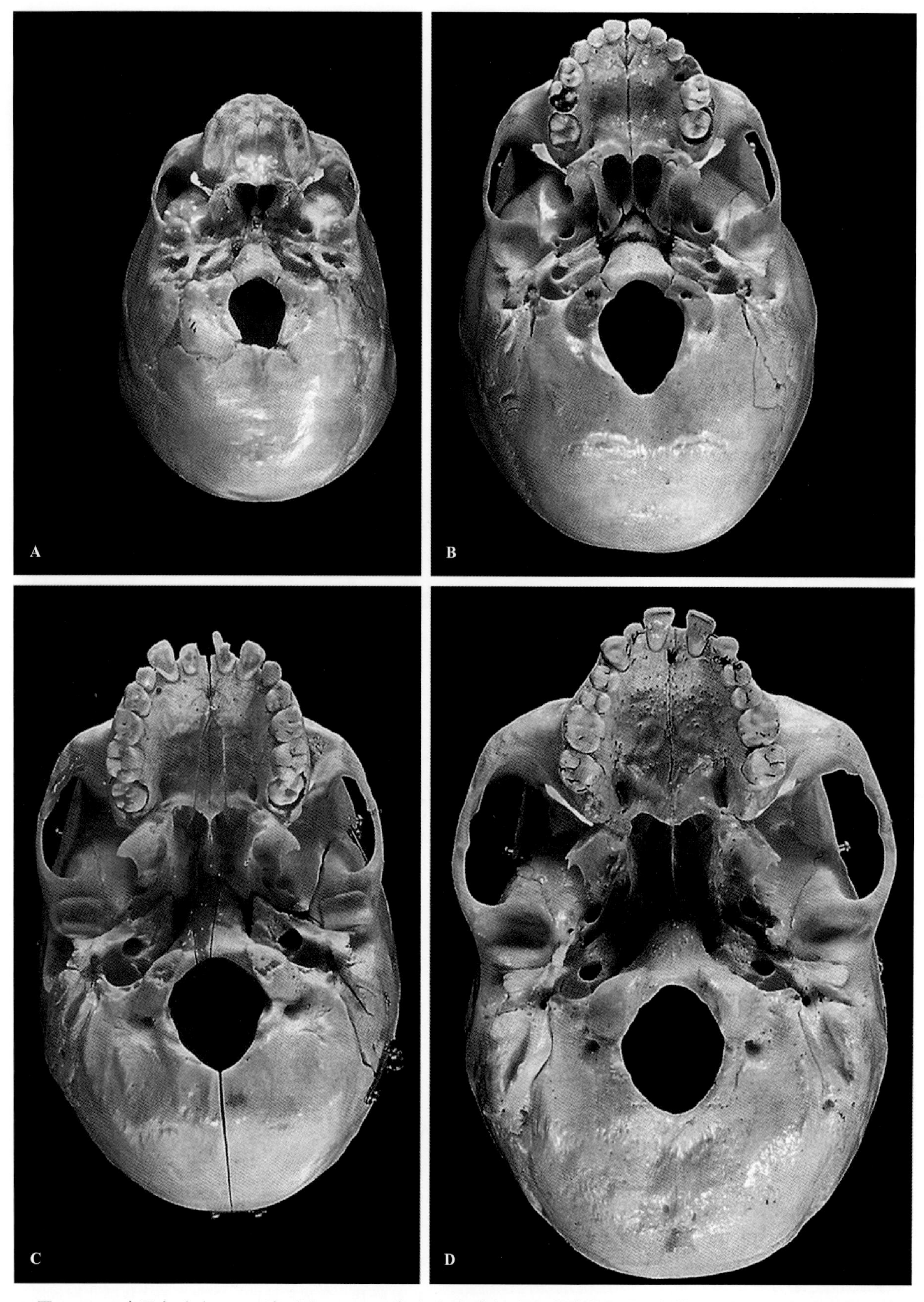

▲ 图 6-11 8个月大（A）、5—6岁（B）、10—12岁（C）和成人（D）颅底外面观。在较老的头骨中可以更清楚地看到颅底的组成成分。注意5—6岁颅骨的蝶枕软骨联合开放；图片右边最后面的臼齿不是患者的，而是被植入的

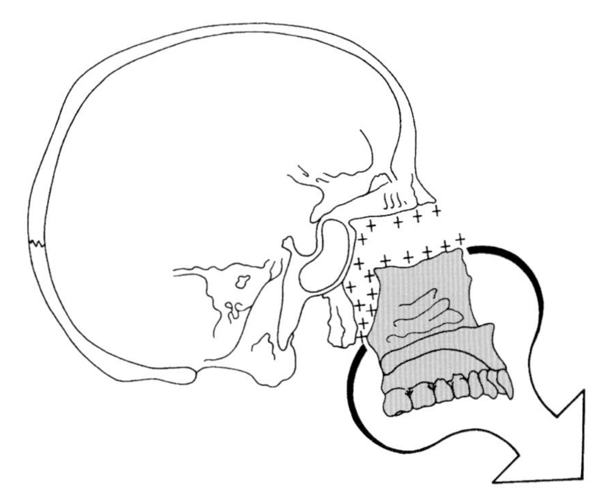

▲ **图 6-12　随着周围软组织的生长，上颌骨向下和向前移动，在其上部和后部骨缝附着处开放空间，在骨缝的两侧形成新骨**

引自 Proffit WR. *Contemporary orthodontics,* ed 2. St Louis: Mosby; 1993.

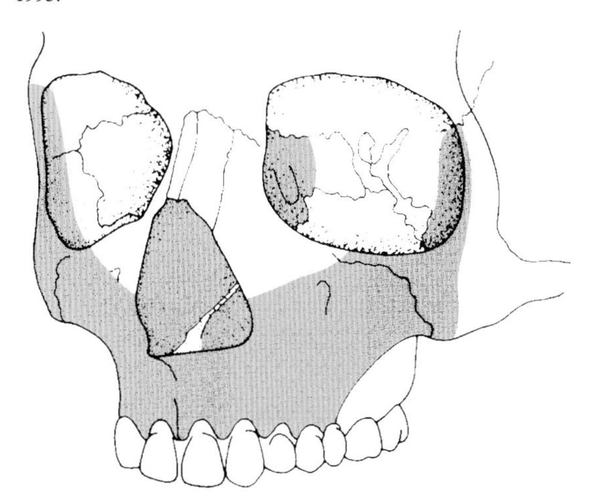

▲ **图 6-13　当上颌骨向下和向前运动时，其前表面趋向于再吸收。吸收表面颜色加深。只有前鼻脊周围的一小块区域不受影响**

引自 Proffit WR. *Contemporary orthodontics,* ed 2. St Louis: Mosby; 1993.

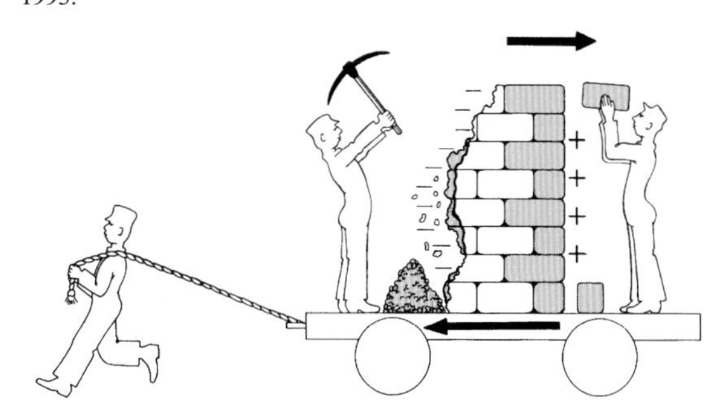

▲ **图 6-14　与骨通过相邻结构的生长而转化的方向相反，骨骼表面重塑产生的情况类似于重建一堵墙，使其向后移动，而其所在的平台则同时向前移动**

引自 Proffit WR. *Contemporary orthodontics,* ed 2. St Louis: Mosby; 1993.

尺寸越大，颧骨越宽，成人的眼睛看起来距离近些。”面部骨骼增宽的主要因素来自于颧上颌骨和上颌间骨缝的横向扩张增长，乳牙的萌出导致上颌骨的尺寸增加。随着上颌骨向下和向前移动而恒牙萌出，上颌窦也会增大。

3. 鼻窦

出生时，上颌窦足够大，通过影像学可观察到。相对快速的增长发生在1—4岁，到5岁时，鼻窦已经开始向眶下孔外侧扩张，尽管其底部还未延伸到鼻腔以下。当恒牙萌发时，鼻窦底部会下降。到16岁时，上颌窦发育完全（图 6-16）。筛窦在出生时就已存在，并且在青少年时期已达到成人大小。5岁左右时额窦可以与筛窦区分开来，并表现为可变的生长速率，直到青春期后期达到成人大小。蝶窦是最后发育的，在大约6岁时才被放射学检查发现。蝶窦的生长在青春期后一直持续到成人早期[27]。

Shah及其同事回顾了66名患者（随时间连续获得的16例）从出生到12岁之间的91次CT扫描结果，结果显示儿童的鼻窦有明显生长的时期。筛窦最先发育成熟，其次是上颌窦、蝶窦和额窦[28]。

4. 下颌骨

下颌骨形成与第一鳃裂软骨有关，也称为Meckel软骨。Meckel软骨的有趣之处在于它并没有被骨所取代。相反，膜状骨在Meckel软骨的外侧形成，然后Meckel软骨消失（图 6-17）[29]。在出生时，下颌骨包括两块骨，它们之间有颏联合。该骨缝在1岁时闭合，之后下颌骨的主要部分向后生长。下颌骨的整体生长是由下颌骨前方的再吸收和后方的沉积导致的（图 6-18）。虽然髁突是一个主要的生长部位，但它们并不是一个主要的生长中心，正如以前所认为的那样。

软骨内骨生长的调控发生在髁突的关节接触部分。髁突软骨的主要贡献是通过将整个下颌骨同时向下和向前移动，使髁突区域与颞骨保持适当的解剖关系，从而提供区域适应性生长[11]。下颌骨随着咀嚼肌的增大和口咽部的增大而增大和扩大，从而适应了鼻上颌复合体的伴随生长。下颌支向后生长，同时随着颅底向外侧扩张，支间

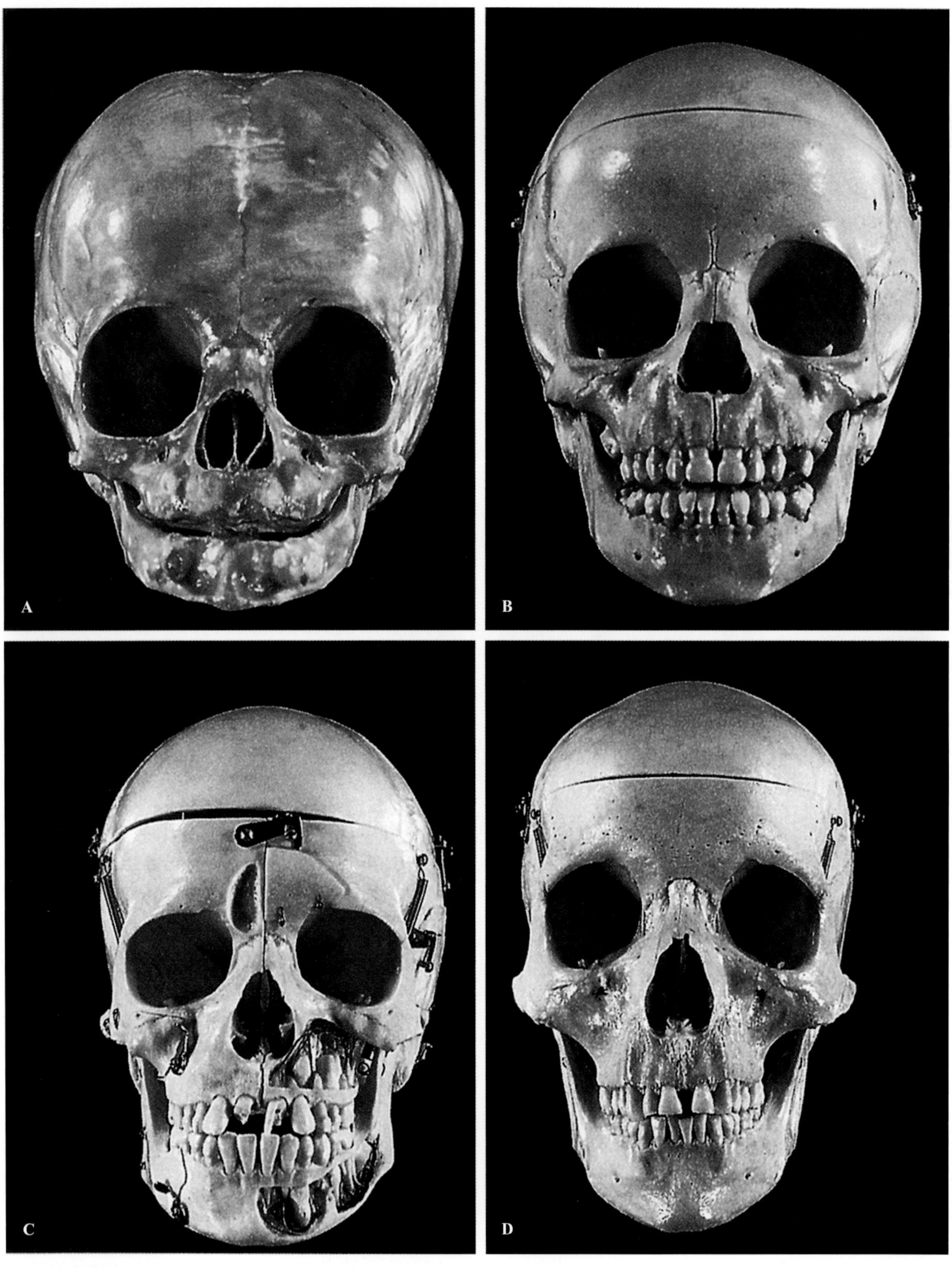

▲ 图6-15　婴儿（8个月大）（A）、5—6岁（B）、10—12岁（C）和成人（D）颅骨的正面观。注意颅骨形状和面部复合体/头骨比率的整体变化，眼眶与鼻底，鼻窦和下颌骨生长的关系以及牙齿变化

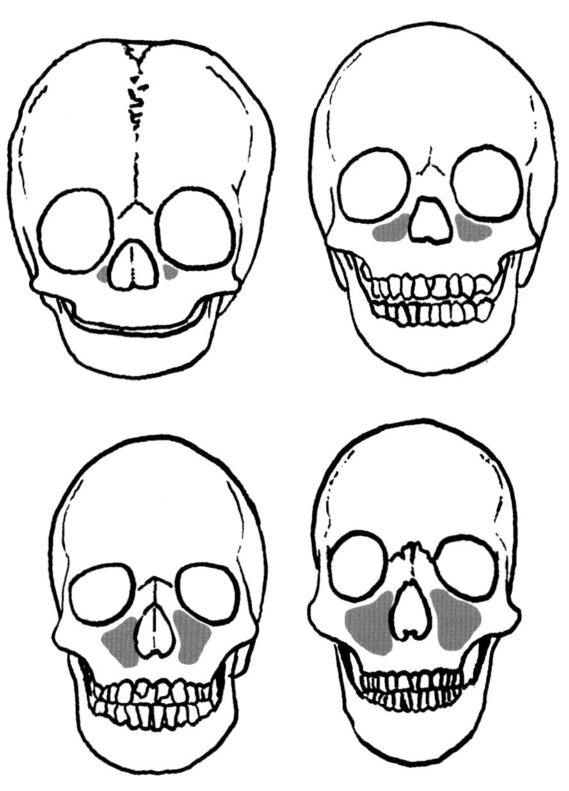

▲ 图 6-16　婴儿（8 个月大，左上），5—6 岁（右上），10—12 岁（左下）和成人（右下）的上颌窦生长。图片描绘依据头骨的 X 线片

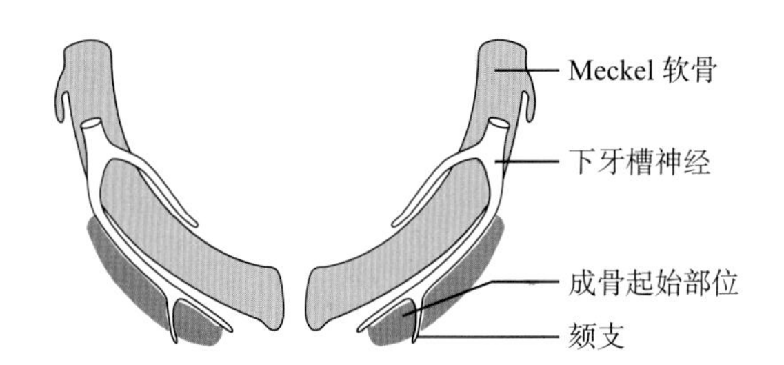

▲ 图 6-17　下颌骨初始骨形成部位与 Meckel 软骨和下牙槽神经的关系。骨形成从 Meckel 软骨的侧面开始并沿其向后扩散，新形成的下颌骨不直接替换软骨

引自 Proffit WR. *Contemporary orthodontics,* ed 2. St Louis: Mosby; 1993.

尺寸增大。冠状突向上和颊部生长，支的前边缘在此过程中不断被吸收。髁突向后，向上和向外生长（图 6-19）。尽管下颌骨是一块骨骼，但 Sperber [1] 将其描述为六个功能骨骼亚单位。这些亚单位是牙槽骨、冠状骨、角骨、髁突和颏，所有这些都附着于下颌骨。根据 Moss 的概念，每个亚基的功能都会影响其生长（牙齿：位于牙槽

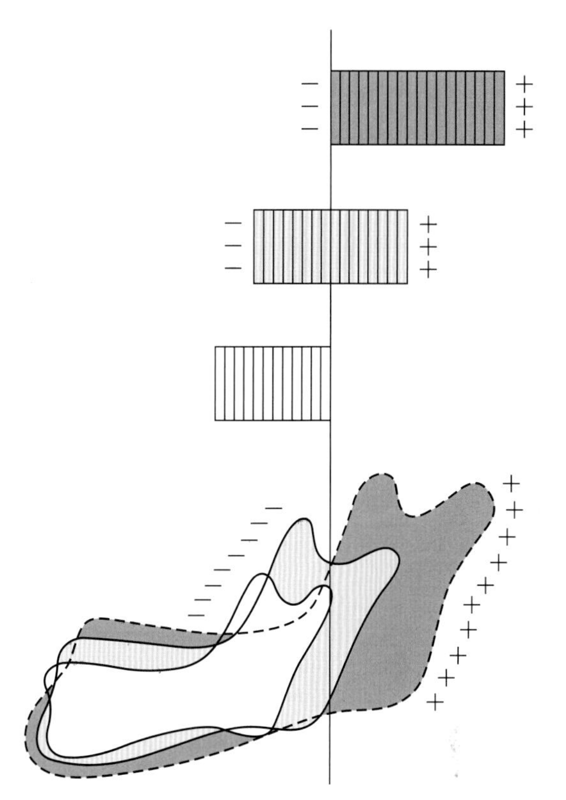

▲ 图 6-18　随着下颌骨变长，下颌支被广泛重塑，以至于在年幼时位于髁突顶端的骨头，几年后可以在支的前表面找到。考虑到发生表面重塑的程度，髁突软骨内骨形成似乎是下颌骨生长的主要机制

引自 Proffit WR. *Contemporary orthodontics,* ed 2. St Louis: Mosby; 1993.

内；颞肌的作用：冠状突；咬肌和内侧翼状肌：形成角度和支撑；外侧翼 - 髁突、口轮匝肌、舌和扩大口咽腔：整个下颌骨）。

婴儿下颌弓呈 U 形，而成人下颌弓呈 V 形（图 6-20）。婴儿的下颌角比成人的更钝（图 6-21）。下颌骨生长发生在两个特定的高峰中，第一个在 5—10 岁，第二个在 10—15 岁 [30]。下颌宽度的增长在青春期早期完成。下颌长度的增长，女性在月经初潮后 2—3 年完成，男性在达到性成熟后约 4 年完成。下颌骨高度的增长在女性青少年后期和男性 20 岁早期完成（图 6-21）。

下颌骨在生长过程中发生内外旋转变化，当然，也伴随着上颌骨的旋转变化（图 6-22）。Bjork 和 Skieller[31] 使用金属植入物详细描述了这一点。Miller 和 Kerr[30] 支持他们的研究结果，但使用数字化仪对一些患者的侧位 X 线头颅定位片进行纵

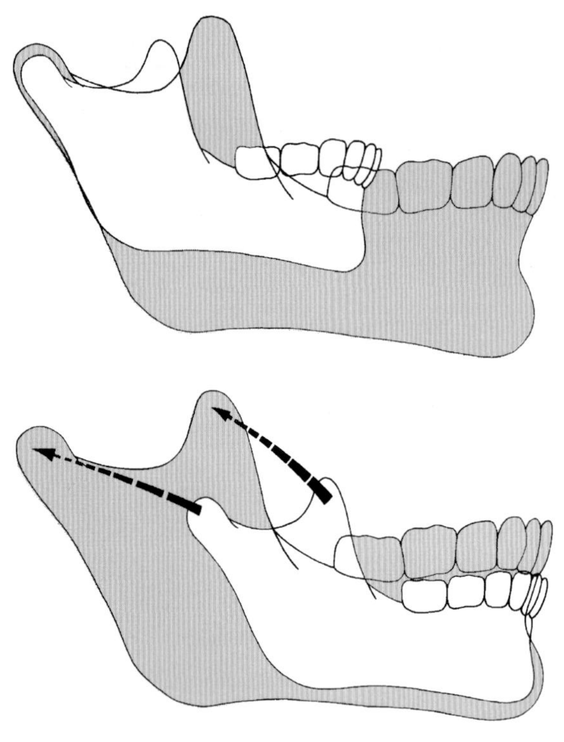

▲ 图 6-19 从活体染色染料的角度观察下颌骨生长。注意下颌体和颏区域的微小变化，而异常生长和重塑发生在下颌支，向后移动。下颌骨生长公认的趋势是向下和向前移动，并且随着这种平移而向上和向后生长，维持其与颅骨的接触

引自 Proffit WR. *Contemporary orthodontics,* ed 2. St Louis: Mosby; 1993.

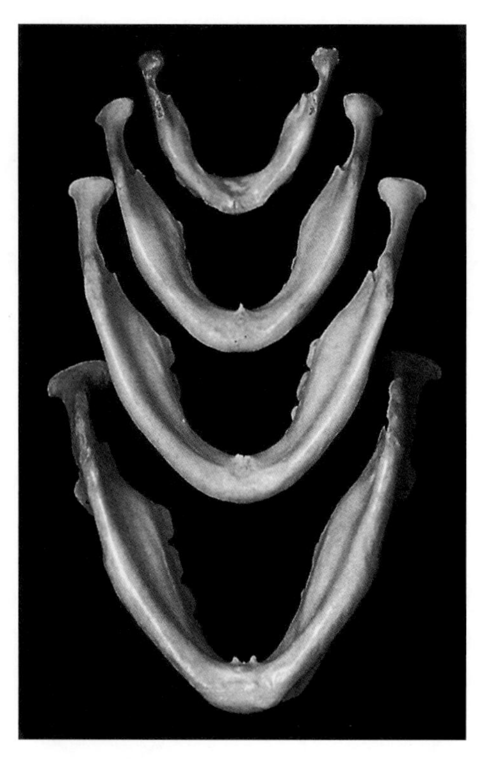

▲ 图 6-20 随着下颌骨的生长，婴儿下颌骨（上部）的 U 形变为成人的 V 形（下部）

向随访。整体下颌骨生长不均匀或不稳定，因为下颌骨体部的长度和升支部的高度以不规则的方式生长[24, 32]。下颌旋转影响牙齿萌出的程度。

颅面测量和人体测量的研究文献丰富，有规范的数据可用。对这些主题的回顾超出了本章的范围；然而，这些测量有助于解释临床中最佳的生长和发育[33-40]。

四、面部生长发育异常

人脸的不对称性是一种正常的现象，事实上是一种内在的面部特征。根据 Ferrario 及其同事的研究，“骨骼结构比软组织皱褶表现出更大程度的不对称性”[41]。年龄肯定是影响不对称性的一个因素。Melnik[42] 发现，6 岁时左侧脸部较大，而 16 岁时右侧脸部较大。关于正常面部不对称的程度、侧别和部位，文献中存在分歧，这在一定程度上归因于方法学上的差异[41]。正常的面部不对称包括许多细微的差异，这些差异对观察者来说并不是很明显。相反，异常的面部不对称通常是非常明显的。

外表吸引力在很大程度上是建立在面部匀称和“正常”的基础上。Langlois[43] 发现，所有年龄组和种族很小的时候就表现出对漂亮的人的偏爱。因此，在我们的社会中，外表与标准不同的人，无论是否有智力缺陷，都会被视为不同的人。

面部生长和发育异常的病因可有医源性、创伤性、机械性或遗传性的。公认的原因包括放射治疗、功能性内镜鼻窦手术、内固定、鼻中隔创伤和手术，以及与牙颌面发育相关的鼻塞。

（一）放射治疗

人们普遍认为电离辐射对发育中的组织生长有害。在大多数情况下，生长受损是由于对放射敏感的肿瘤使用全剂量所致[44]。横纹肌肉瘤和未分化肉瘤是儿童期软组织最常见的恶性肿瘤类型，头颈部占 35%。视网膜母细胞瘤是儿童时期最常见的眼部恶性肿瘤，是儿童放疗的常见指

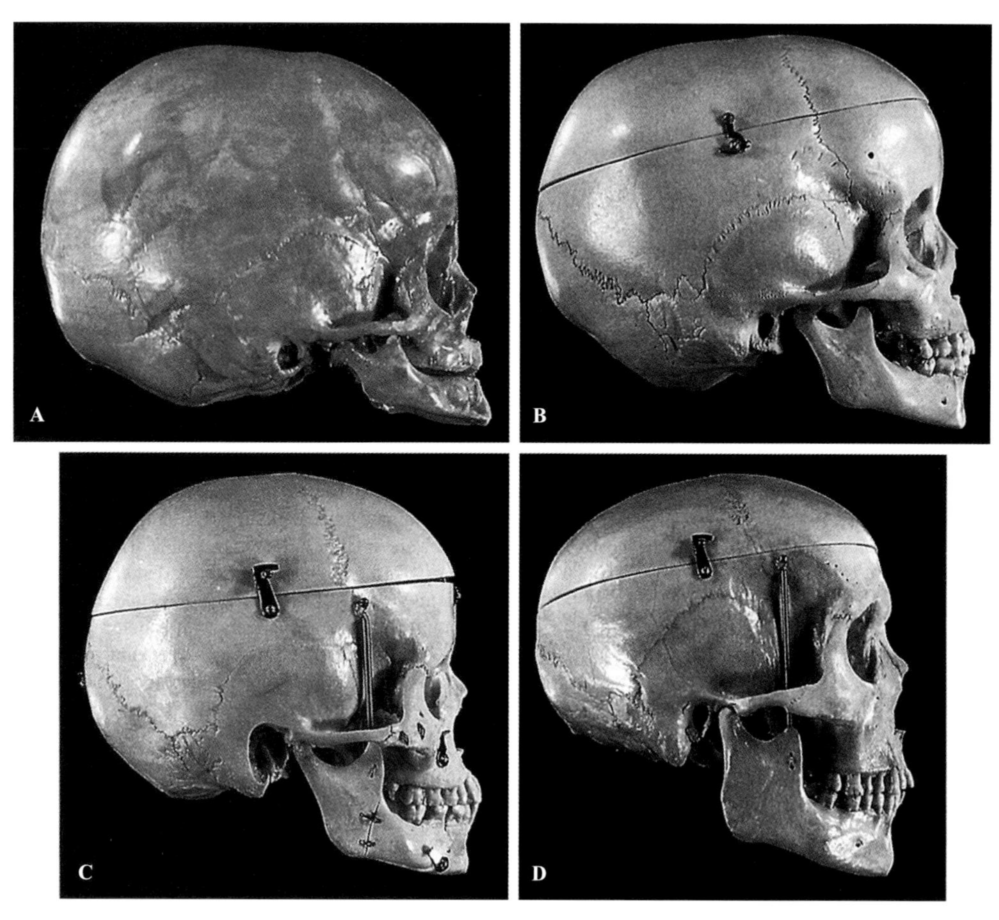

▲ 图 6-21 婴儿（8 个月大）（A）、5—6 岁（B）、10—12 岁（C）和成人（D）头骨的侧面视图。请注意，下颌骨的角度在婴儿中更为钝。下颌骨尺寸随时间的整体变化是巨大的

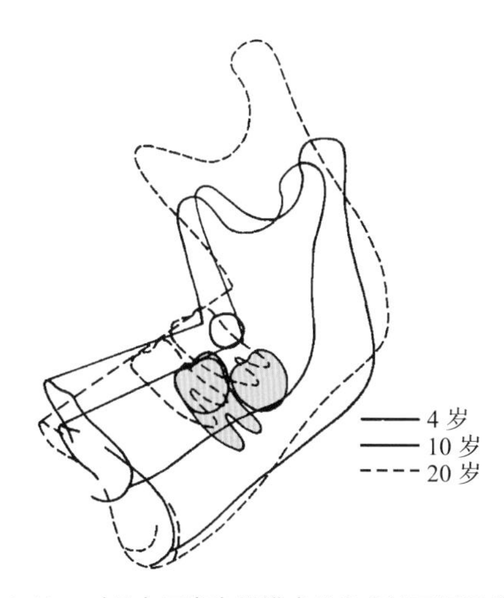

▲ 图 6-22 对具有正常生长模式的患者的下颌骨表面变化图像进行叠加，显示 4—20 岁的下颌骨表面变化。对于这名患者，有一个 -19° 的内旋，但只有一个下颌平面角度的 -3° 变化。注意下颌角的重塑，在该角度区域内，在此期间具有净吸收。该表面重塑或外部旋转弥补并掩盖了内部旋转的范围

引自 Bjork A, Skieller V. Normal and abnormal growth of the mandible: a synthesis of longitudinal cephalometric implant studies over a period of 25 years. *Eur J Orthod* 1983;5:1.

征[45,46]。多模式治疗（放疗和化疗）对这些肿瘤有效，3 年无复发，生存率在 70%～100%[47-50]。鉴于放射治疗的成功率，放射治疗的价值尚未受到质疑[51]。然而，随着越来越多的儿童癌症治愈和存活率的提高，人们开始担心这些治疗方案（单独或联合使用）的长期不良反应[48,49]。

表 6-2 详细列出了放射治疗对面部生长以及放射线不良反应的影响。几乎 100% 接受放射治疗的儿童有面部软组织发育改变，并且超过 60% 的儿童面部骨骼受到影响[45,52]。患者年龄越小，对颅面发育的影响越大[49,53,54]。这些不良反应在照射后的前 10 年内更频繁、更严重[52]。

很难确定既能最大限度地减少生长组织的副作用，又能有效根除癌症的最佳照射剂量[44,51,52]。近 20 年来，放射治疗技术发生了巨大的变化，包括巨电压放射治疗、超分割照射、三维放射治疗、强度调节放射治疗和多场适形放

表 6-2 放射治疗的不良反应

类 别	表 现
皮肤	干燥，色素沉着异常，毛细血管扩张，恶性变，萎缩，脱发，皮脂腺囊肿
黏膜	口腔干燥，萎缩，纤维化
软组织	萎缩，发育不全，易感染
面部骨骼	生长迟缓，发育不全，发育不良，同位生长限制，对感染的抵抗力弱，皮质骨密度减少，牙槽突萎缩，小颌畸形，面部不对称，髁突发育不全，"鸟面"，咬合异常
牙	未萌出，萌出受扰，牙齿受损，牙齿缺失，牙齿发育不全，假性缺失牙症，矿化，龋齿，牙根缩短，牙釉质发育不良，非典型牙根形态
眼眶	骨和软组织发育不全，持续感染
眼	白内障，干眼症，视网膜病变，角膜病变，视力丧失，角膜结膜炎，眼球干燥，眼球内陷，泪道狭窄
头颈部肌肉	萎缩，牙关紧闭，纤维化
第二恶性肿瘤的风险	成骨肉瘤，软组织肉瘤通常位于放射区域内，甲状腺，乳腺，急性髓系白血病，组织细胞瘤
脑	脑功能受损
中耳	浆液性中耳炎，慢性耳漏
鼻旁窦	骨发育不全，慢性鼻窦炎
听力学	感觉神经性或传导性听力损失
言语	腭咽闭合功能不全
激素	生长迟缓，生长激素缺乏
心理	心理障碍
骨骼发育	骨或软组织发育不全，面部不对称，严重的颈部纤维化，颈部不对称
其他	营养和维生素缺乏

引自 Berkowitz RJ, Neuman P, Spalding P, Novak L, Strandjord S, Coccia PF. Developmental orofacial deficits associated with multimodal cancer therapy: case report. *Pediatr Dent* 1989;11:227; Larson D, Kroll S, Jaffe N, Serure A, Goepfert H. Long-term effects of radiotherapy in childhood and adolescence. *Am J Surg* 1990; 160:349; Sklar CA. Overview of the effects of cancer therapies: the nature, scale and breadth of the problem. *Acta Paediatr Suppl* 1999; 88:1; and Sonis AL, Tarbell N, Valachovic RW, Gelber R, Schwenn M, Sallan S. Dentofacial development in long-term survivors of acute lymphoblastic leukemia. A comparison of three treatment modalities. *Cancer* 1990; 66:2645.

射治疗[45, 53]。目的是在治疗的疗效和晚期毒性之间取得平衡[52]。在所有接受头颈部放射治疗的儿童中，必须进行多学科随访。

氨磷汀已被有效地应用于多种临床和研究方案中，在放射治疗期间选择性地保护正常组织；这种机制尚不完全清楚，但动物研究表明，氨磷汀提供的细胞保护作用可能是通过减少细胞损伤和促进细胞分化潜能来介导的[55-57]。新西兰白兔实验表明，通过在照射前 20min 用氨磷汀预处理，可以减弱正电压辐射（电压在 140～400kV 范围内）对颅面骨生长的有害影响[56, 58]。临床试验将需要证明其对人类的有效和安全性。

（二）功能性内镜鼻窦手术

功能性内镜鼻窦手术（functional endoscopic sinus surgery，FESS）已成为儿童慢性鼻窦炎和其他鼻窦疾病外科治疗的标准（见第17章）。当有明确的手术指征时，它的有效性已被接受[59，60]。然而，对于儿科患者的鼻窦和鼻上颌复合体的生长和发育仍存在潜在的负面影响[61]。了解儿童不同发育阶段的鼻窦解剖知识对于儿童FESS的决策是必要的[27, 62–64]。从20世纪90年代以来，儿童中FESS的绝对和相对适应症发生了变化，这与鼻窦疾病定义的演变以及短期和长期结果测量有关[62, 65–70]。

虽然鼻呼吸和鼻窦发育之间的关系仍不清楚，但人们普遍认为鼻窦的发展与鼻上颌复合体的生长有关。因此，合理的假设是，对于正在成长的患者的任何干预，无论是开放的还是应用内镜，都可能对正常的重塑、扩张和气化过程产生负面影响。

鼻窦发育不全可由与个体发育相关的主要原因引起，也可能是影响骨形成因子活化或生长中心移除的次要原因[61, 63, 71]。几次回顾性研究分析了面部创伤，慢性鼻窦炎或FESS的影响。结果是相互矛盾的。对84名儿童的钩突和筛骨（平均年龄6岁；年龄范围1—18岁）进行了研究。在9岁以下的儿童中，存在编织和板层骨，而9岁以上的儿童仅具有板层成熟骨。这些结果表明，儿童患者最安全的手术年龄是9岁或更大[72]。有一项研究中，5名儿童（平均年龄30个月）接受双侧FESS治疗难治性慢性鼻窦炎，有4名儿童表现出来单侧上颌发育不全，一名儿童表现为双侧发育不全，平均术后42个月面部对称性没有明显变化[61]。在另一项研究中，8名急性鼻窦炎伴单侧眼眶并发症患者（年龄范围2—14岁）行FESS治疗，远期的鼻窦体积无明显差异，但由于所研究患者的年龄范围较广，无法确定与年龄的关系[73]。在一项回顾性研究中，67名2—4岁的儿童在接受FESS治疗10年后，没有发现面部生长破坏的证据。虽然手术涉及范围因患者而异，但大多数都经历了鼻窦开窗和双侧前筛切除术[65]。最后，14例年龄在9—28岁的囊性纤维化患者与对照组不需要手术的5例囊性纤维化患者相比，手术对面部生长无影响[74]。

动物研究的结果因物种和干预措施的不同而有所不同。在一项研究中，36日龄新西兰白兔单侧上颌窦充满了聚甲基丙烯酸羟乙酯，对颅面生长没有不良影响[75]。同样，控制性切除骨性鼻窦壁并部分切除前筛窦，对20只年幼新西兰白兔的鼻骨和上颌骨的后期发育没有影响[76]。相反，8只新断奶仔猪单侧FESS后6个月，手术后面部生长和上颌－筛窦明显发育不良[72]。同样，FESS对仔猪面部骨骼发育有显著的限制作用[77]。

考虑到几项研究中的小样本量和缺乏前瞻性研究，对于儿童FESS的关注仍然存在。建议谨慎对待儿童FESS的时机和程度，并应有明确的手术适应证。除非患者出现鼻窦源性的急性并发症，否则理想情况下应延迟FESS治疗慢性鼻窦炎的时间，直至进行最大程度的药物治疗，以避免对面部生长产生潜在的负面影响[60, 78]。当需要手术时，为了尽可能多地保留正常的黏膜、骨膜和骨骼，强烈建议使用mini–FESS保守手术[61, 66, 72, 77]。mini–FESS手术包括去除下方钩突和打开上颌窦口和前筛窦[79]。因此，该手术处理了流出阻塞的主要区域，窦口鼻道复合体（钩突和围绕前筛气房的漏斗区）。需要对动物和人类进行进一步的前瞻性研究，以阐明FESS在儿童面部生长中的作用。

球囊导管鼻窦成形术（balloon catheter sinuplasty，BCS）是近年来发展起来的一项新技术，旨在保护鼻旁窦的自然口周围的黏膜和解剖结构。将带有球囊的导管置于窦的开口中，然后通过球囊充气以径向加宽自然窦口。从理论上讲，BCS是一种微创手术，可直接解决各种鼻窦的自然开口问题。最近一项回顾性队列研究比较了慢性鼻窦炎患儿采用BCS和FESS相比的疗效，结果显示两种方法在治疗鼻窦症状方面具有相当的疗效。尽尽管这两种干预手段在儿童中似乎都是安全可行的，但通过评估BCS治疗与FESS或mini–FESS在儿童颅面生长方面的差异，来评估BCS是否有远期的额外优势，这将是一项有趣的研究[80]。

（三）内部固定和面部增长

小儿骨折相对少见，可能与解剖学因素有关，包括面颅体积比降低，骨骼结构相对灵活和柔软，小儿面骨气化较少，下颌骨和上颌骨未萌出的牙齿提供的支撑[81]。克服发育中的骨骼弹性所需的力更大，因此增加了儿童面部骨折更严重的共病损伤的发生率[82]。

中面部骨骼发育成熟在大约12岁时完成。在此年龄之前的任何创伤或重建手术都可能对面部生长产生不利影响[83]。在对手术治疗的颅面骨折患儿进行描述性回顾性综述时，大多数病例在长期随访中面部生长发育良好。单纯髁突骨折和复杂的中面部创伤是例外[84]。然而，这项研究存在显著局限性。

支持使用可吸收接骨板固定的证据是喜忧参半。与钛相比，随着时间的推移，使用可吸收种植体的好处需要与潜在的低稳定性相平衡，这是在承受载荷的下颌骨骨折中尤为重要的一个因素。一项回顾性研究得出结论，可吸收钢板固定系统是安全的，其功能与金属板相当，骨折愈合后的再吸收避免了对面部骨骼生长和发育的负面影响[85]。然而，最近的Cochrane综述比较了生物可吸收固定系统与钛系统治疗面部骨折的有效性，进行了三项试验，其中两项由于可吸收组的并发症在完成前停止。总之，这些失败试验的结果并不支持可吸收板与钛板具有同等的疗效[86]。

在动物模型中也研究了钢板和螺钉对面部骨骼发育的直接影响。结合不同固定系统进行截骨术的小猫在颅面部分显示出显著的生长迟缓[87]，而在兔子身上进行的类似的研究未发现显著效果[88]。这些研究得出结论，钢板和螺钉不应交叉固定，因为有骨结合的风险[89]。结论：截骨术和固定会影响恒河猴婴儿的颅面生长，而在选定的颅量参数中，随着固定复杂性的增加（例如，钢板更长和螺钉更多），生长畸形会更严重[90, 91]。

在生长的颅骨中使用刚性内固定会导致仔猪颅骨的轮廓畸形。微孔板和螺钉完全融入骨中，这表明这种固定不应该用于婴儿颅面骨骼[92]。对幼犬的研究得出结论，可吸收材料不会破坏骨骼生长，但是本研究没有进行截骨术[93]。在不受常规刚性固定限制的情况下，采用常规钴铬钼合金硬件建立兔截骨术后模型。与刚性固定系统相比，该系统可使兔头更正常生长[94, 95]。实验发现，尽管使用硬钢板固定，兔的截骨术都会导致严重的骨限制，这支持了创伤本身影响生长发育的理论[96]。总体而言，使用动物模型研究的有效性受到质疑，因为其可能不适用于人类[90]。

在规划儿童面部创伤处理时应遵循基本原则。完整的临床评估和图像引导评估，骨折和软组织损伤的早期修复，手术创伤小且暴露充分，以及固定装置的正确技术应用是实现良好的骨稳定性而不破坏长期面部生长所必需的[83, 97–99]。虽然保守治疗在大多数情况下是最好的（如额骨的无移位骨折、颧上颌复合体、下颌骨骨折等），更严重的损伤可能需要刚性固定，必须注意避免影响未来的牙齿和骨骼生长[100]。希望后期获得更多关于儿童内固定和面部生长的数据将有助于明确远期结果。

（四）鼻中隔的创伤和手术

长期以来人们一直认为，鼻外伤或手术对成长中的儿童的鼻面发育有不利影响。鼻中隔畸形是复杂因素相互作用的结果，包括创伤、手术、遗传和个体生长模式。据报道，多达65%鼻中隔偏曲的成年人在儿童时期有创伤[101]。儿童时期鼻中隔畸形的外科矫正仍然存在争议，因为具有潜在的功能不良或长期后遗症影响美观[102–104]。

人鼻中隔厚度的差异可能引起鼻中隔的特定骨折线的分布和倾向不同。骨折线往往沿着鼻中隔最薄和最脆弱的部分。例如，Harrison在1979年首次描述了成人C型鼻中隔骨折。C型骨折线的分布的特征在于：①垂直线位于垂直板的薄中心区域；②向下延伸穿过鼻中隔－筛骨交界处，然后进入鼻中隔软骨较薄的区域；③向上延伸通过垂直板的前缘并进入鼻背下方较薄的区域[105, 106]。

1. 动物研究

历史上，已开发处各种鼻中隔创伤的动物模

型，许多早期的研究是进行破坏性的步骤，并非重复在人类患者中使用的手术方法。解剖标本显示，从几种不同类型的新断奶动物身上摘除鼻中隔软骨后，硬腭明显缩短，提示腭生长依赖于鼻中隔的生长。兔鼻畸形的程度与鼻中隔和软骨膜的切除量成正比[107, 108]。一些人断言鼻中隔在中面的发育中起被动作用，仅作为豚鼠和幼犬的支撑结构[109, 110]。后来的一份报道指出，鼻中隔不是决定豚鼠面部生长的主要结构[111]。

从20世纪70年代开始，实验模型变得更接近人类患者的手术步骤。保守的狗鼻中隔成形术并没有导致生长迟缓，术中保存了粘软骨膜，重新植入移除的软骨，但没有缝合[112]。无论是否保留了黏软骨膜，大鼠都会发生严重的畸形[113]。在兔的研究中，软骨的基底部分垂直板，以及软骨与前颌骨和蝶骨之间的连接被确定为鼻腔发育的关键区域[114]。保留雪貂黏软骨膜的鼻中隔手术不影响面部发育[115]。青春期前新西兰家兔鼻中隔成形术动物模型显示，与对照组相比，尽管保留了宽阔、牢固和完整的背侧和尾侧鼻中隔支撑，且黏软骨膜连续附着于同一表面，但鼻部的突出程度仍低于对照组。有趣的是，这个动物模型包括了一组接受了鼻中隔缺损支架植入术的兔子，但无法证明可以预防鼻部发育不全[116]。总之，将动物研究结果与人类的研究结果联系起来仍然很困难。

2. 临床研究

在人类研究中，很难确定创伤的外科治疗和创伤本身对观察到的鼻面部生长和发育的不良影响的各起多大作用。

许多作者对鼻中隔的生长中心进行了理论化研究（图6–23）[114, 117–120]。然而，对鼻腔生长的长期影响可能难以预测。鼻中隔脓肿是已知的永久性鼻畸形的风险因素，如鞍鼻。然而，即使在年轻时患有鼻中隔脓肿的患者（图6–24A）也可能在成年时具有正常比例的鼻子（图6–24D）。

对423例新生儿进行了椎体畸形、鼻中隔脱位和鼻小柱偏移检查，比较了阴道分娩和剖宫产后的发生率。剖宫产分娩的婴儿虽无椎体畸形，但两组鼻中隔偏曲和半脱位发生率基本相同[121]。因此，一些鼻畸形可能与发育缺陷有关，而不是像之前认为的经阴道分娩过程中的分娩创伤。手术干预对分娩相关损伤继发鼻中隔偏曲的新生儿的作用是不确定的。为了避免将来的畸形，建议在出生后的几天内进行闭合复位或减少鼻中隔前部畸形和半脱位[122, 123]。然而，新生儿的鼻内或鼻外偏曲，特别是前鼻中隔偏曲，可能在几天到几周内自行消失。因此，一些人得出结论，只有年龄较大的孩子才应该考虑干预[124]。

传统上，人们认为儿童鼻中隔手术应该推迟到鼻/面部发育成熟的年龄。男性和女性达到成年发育的年龄估计分别为15岁和12岁（面部成熟），以及16和14岁（鼻尖几乎完全突出）（见表6–1）。儿童经历了两次主要的生长高峰，从1—6岁，从12—16岁[13, 104, 125]。一项对140名男孩和140名女孩（年龄范围11—17岁）的人体测量研究得出结论，儿童鼻中隔成形术的最安全年龄为男孩15岁，女孩13岁[13]。对接受鼻成形术的11个人体测量变量进行回顾，未发现长期后遗症，第二项研究也未发现统计学差异[93, 102, 126]。最后对44例（8—12岁）儿童进行了正规鼻整形术，并进行了内侧和外侧截骨术。在这些患者中，65%的患者接受了鼻中隔成形术，对黏软骨膜进行有限的剥离和最小限度的软骨切除。对患者进行术前和术后摄影和人体测量研究，未报告远期不良结果[127]。

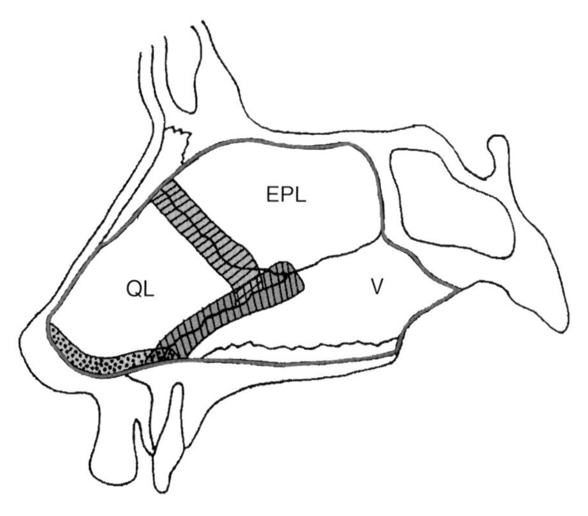

▲ **图6–23 鼻中隔生长中心**

EPL. 筛骨垂直板；QL. 鼻中隔软骨；V. 犁骨

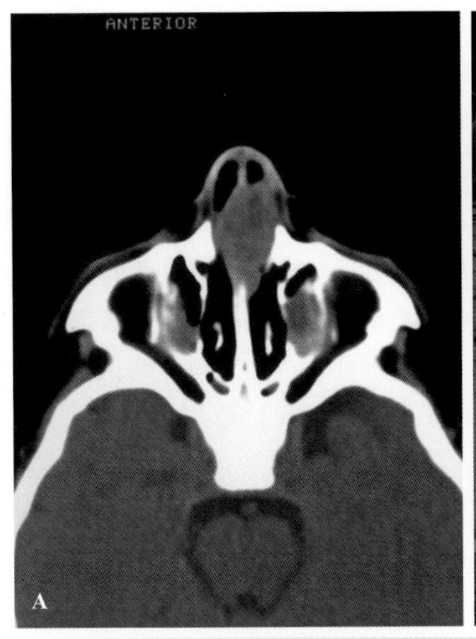

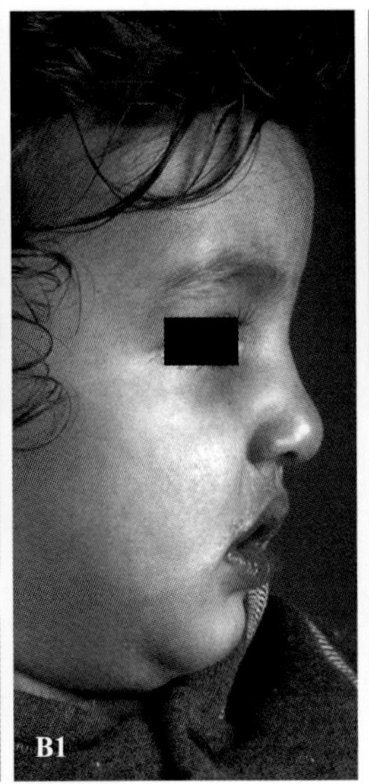

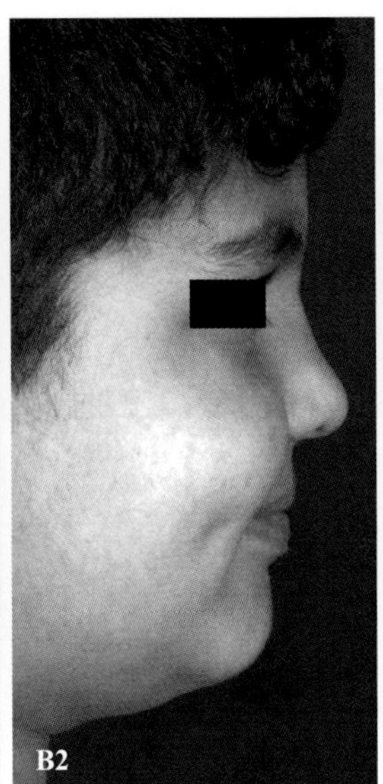

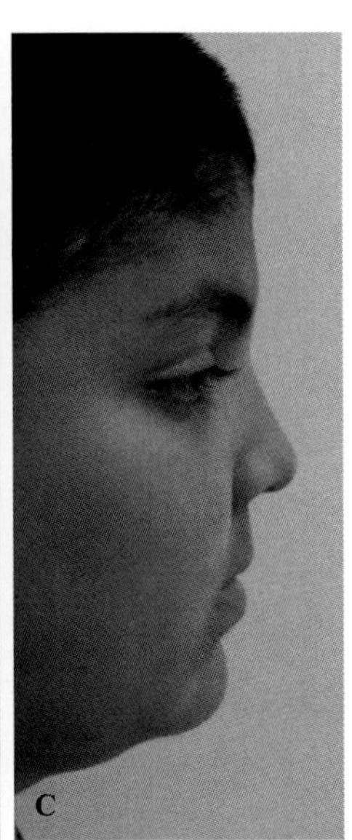

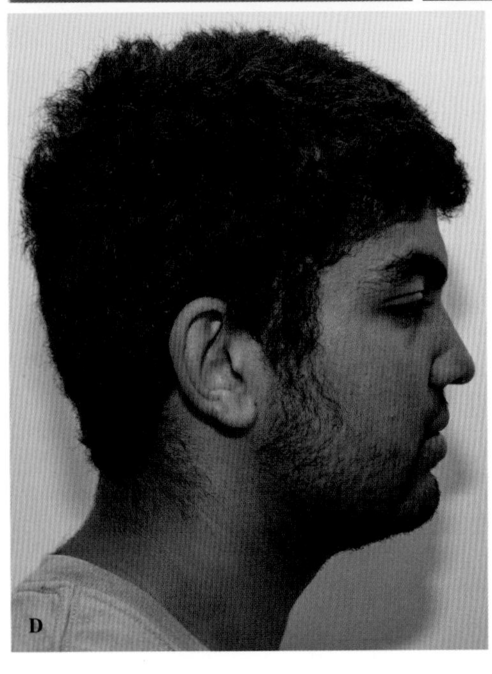

▲ **图 6-24 1 岁男孩的鼻中隔脓肿**

A. 鼻中隔脓肿的 CT 图像。连续照片显示同一个孩子在 1 岁（B1），7 岁（B2），12 岁（C）和 17 岁（D）的鼻部轮廓。17 岁之前，鼻子的大小似乎比预期的要小。关注“小鼻子”的发育，17 岁时他的鼻子和脸的最后比例是惊人的合适。儿童时期有鼻中隔脓肿病史的患者成年后可能出现鼻塞。在临床上，患者也有继发于明显鼻中隔偏曲的鼻阻塞

正如 Pirsig 所指出的那样，在 20 世纪早期到中期发表了一些针对儿童的临床试验和研究，这表明鼻中隔成形术的最佳年龄是 16 岁 [128]。最近的作者推测保守性鼻中隔成形术适合于严重畸形或鼻功能受损的青春期前患者 [129]。在一系列 261 名年龄在 4—14 岁接受了鼻中隔成形术的儿童中，80% 的儿童获得了确定的功能和美学上的长期效果，而 15% 的儿童没有达到此效果 [128]。创伤或手术后失败，或两者同时可引起黏膜萎缩、软组织瘢痕、软骨再吸收或再生（常为异位），导致鼻中隔偏曲加重、骨质重吸收、纤维化、发育不全（鼻中隔血肿或脓肿后）或增生性改变（导致驼峰鼻）[101, 128]。

在一组回顾性队列中 44 名意大利患者，使用了标准化的人体测量记录来评估面部生长情况，这些患者在儿童时期使用鼻内入路进行了鼻中隔成形术。这些患者在平均随访 12.2 年后被重新评估。保守性鼻中隔成形术（与完全切除和重新定位鼻中隔软骨相比，有限的鼻内切除鼻中隔软骨的下部分）和女性是鼻唇角减小的相关因素，而其他人体测量未受影响。据推测，女孩早期的生长突增可能会增加鼻部参数对手术干预的敏感性 [130]。

鼻部手术的时间取决于受伤或创伤事件发生的时间和就医的时间。建议各不相同，特别是当患者在创伤事件发生后很长时间出现时，许多文献都基于轶事或观点而没有科学依据 [131, 132]。

Farrior 和 Connolly 认为手术推迟到面部完全成熟是明智的，除非是严重的功能损害，在这种情况下，重要的是进行有限的切除，并将软骨重新放置。建议尽可能推迟鼻翼或背侧手术 [129]。儿童和成人的鼻中隔成形术基本技术相同，但儿童需要保守切除软骨和骨 [133]。对于严重畸形，已经提出了开放鼻中隔成形术，在不违反 K 点（即鼻骨与鼻背上外侧软骨交界处）的情况下切除并替换鼻中隔；没有中隔脊韧带也没有解剖下部隧道。在不太严重的情况下，建议采用传统的 Cottle 鼻中隔成形术 [134, 135]。Crysdale 提出了两种针对 6 岁及以上儿童的治疗方法。当偏曲位于从前嵴到鼻骨前方的假想线的尾侧和后方时，建议采用半穿透固定切口和有限切除软骨、上颌嵴和犁骨。如果偏曲在这条线的前面，建议采用开放入路，移除整个四边形软骨，用其后缘替换，形成“新的”中隔线 [102, 104, 126, 136, 137]。

总之，儿童鼻中隔成形术仍然是一个有争议的话题 [137–140]。Farrior 和 Connolly [129] 在 1970 年建议谨慎对待：在解剖学切片、胚胎学研究和临床验证方面，还没有足够的文献证明鼻部结构的哪些部分不应该被破坏或移除，以及这些不同结构的哪些部分应该被移除或保留。每个部位的实际生长率以及手术创伤的精确位置，对未来发育的影响还没有得到很好的研究。在任何情况下，保守治疗和重新定位而不切除组织，或以最小的组织扰动，似乎是明智的做法。

对发育中的鼻部进行手术，似乎肯定在某种程度上干扰其生长模式。因此，这些手术应该保守进行，并且在可能的情况下推迟到面部生长成熟后进行。但是，如果存在严重畸形，则需要采取纠正措施。一旦面部生长完成或接近完成，可能需要第二次手术修复，这取决于初始手术时儿童的年龄。在进行手术之前，必须考虑儿童的鼻部功能、外形和心理，最重要的是要与患者和家人充分讨论这些因素。

3. 鼻塞和颌面生长

遗传因素显然在人类的颌面生长和发育中发挥作用，但鼻咽阻塞的影响是有争议的 [141, 142]。鼻塞导致鼻流阻力和鼻动力（空气通过鼻部所需的能量比率）增加从而导致张口呼吸。扩展 Moss 功能基质假设，鼻腔也可能影响面部的生长。幼儿增大的腺样体是鼻塞最常见的原因之一，鼻阀也可能起重要作用。典型“腺样体面容”的特征是面部狭窄、面部高度增加、牙齿突出、嘴巴张开（见下图）、上唇短、下唇肥厚、小鼻子、高拱形腭弓、表情空洞或呆滞（图 6–25）。然而，鼻塞和这种面部形态的因果关系尚未得到证实。

张口呼吸一词实际上是用词不当，因为被称为“口呼吸”的大多数人实际上是口鼻的呼吸。在一项研究中，49 名儿童中只有 2 名报告了完全的口呼吸 [143]。事实上，呼吸模式（口腔、鼻腔或口鼻呼吸）的准确测定仍难以做到，这使得研究鼻阻塞对面部生长的影响变得复杂。多项研究发现，成长中儿童的呼吸模式在不同的测试日期有所不同，一些作者得出结论：我们观察到的呼吸模式的变化可能使我们无法明确上呼吸道功能对面部发育的因果关系 [144]。综上所述，在回顾鼻塞对面部生长发育的影响的文献时，必须牢记鼻呼吸缺乏规范的数据和测量呼吸模式的困难。

4. 张口姿势

张口姿势（open mouth posture，OMP）的特征在于下颌骨和舌头向下和向后移位以及头部向后倾斜。假设 OMP 影响颌骨生长的方向以及牙齿在水平和垂直方向上的相互作用。来自舌骨上肌和颈阔肌的压力被认为影响下颌骨的生长。儿童的 OMP 可能是由继发于腺样体增大的鼻塞，严重的过敏性疾病，先前鼻塞期间出现的习惯，或成人护理人员缺乏鼓励以保持闭口姿势引起的。口腔的软组织成分也可能有助于 OMP（如舌头，通过舌头推动）。然而，口腔呼吸和 OMP 可能与鼻气道阻塞无关，而且它们非常普遍，可能是某些儿童发育的正常部分。在 8 岁以下的儿童中，鼻呼吸和口腔呼吸的比例大致相等 [145]；在 8 岁以上的儿童中，大多数儿童是鼻呼吸或主

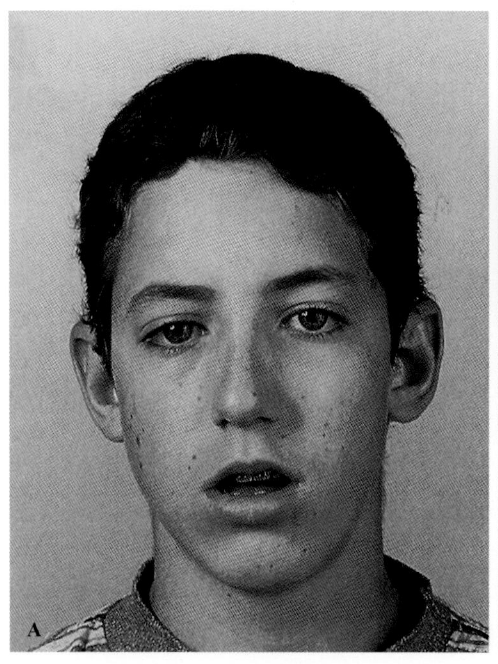

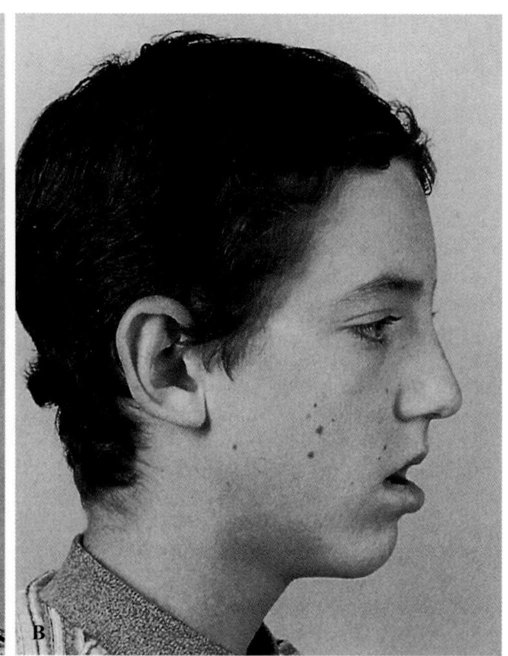

▲ 图 6-25　一个 14 岁男孩的典型“腺样体面容”。注意长脸、张口姿势、上唇短、下唇较大、鼻子较小、面部表情沉闷

要是鼻呼吸[145]。一项针对严重鼻咽阻塞的腺样体切除术的儿童的研究发现，80% 的儿童术后转为鼻呼吸，而其余的 20% 仍为口呼吸[146]，黑人儿童似乎比白人儿童更快地改善 OMP[147]。因此，OMP 并不一定意味着明显的鼻塞，因为有些儿童会有 OMP 但他们是鼻呼吸者。

一些研究已经考虑了鼻气道阻塞对颌面生长的特殊影响。完全性鼻塞可能会改变颌面部生长[148]。与闭口姿势儿童相比，OMP 患儿上颌弓的生长缓慢[147, 149]。颊肌及其附着力被认为是导致一些患者上颌弓扩张不良的原因[150]。狭窄的上颌弓常伴有骨性开牙合和前牙反[21, 151]，后牙反通常存在于严重上气道阻塞的儿童中[152]。116 名儿科患者的回顾性队列发现，与具有后牙反和唇舌前封畸形的鼻呼吸者相比，口呼吸者的下颌骨向后和向下旋转，下颌骨平面角度增加，腭平面升高，上下弓均变窄[153]。

Linder-Aronson 总结了几项研究的结论[154-157]。

(1) 同卵双生子在下颌生长方向上比异卵双生子更相似，表明受遗传影响。

(2) 腺样体增大引起鼻咽阻塞和口呼吸的儿童，面部高度总长和下面部高度均较长。与未受影响的儿童相比，他们的下颌骨后缩。腺样体增大的儿童随后会发生颌面结构改变，导致开牙合、后牙反和上颌弓上部狭窄的发生率增加。

(3) 腺样体切除术后 5 年随访时伴有腺样体增大和咬合不正的儿童，表现出上颌弓宽度增加，面部高度和下颌平面角度减少。影响女孩的下颌表现为水平方向的更多生长。

(4) 一些儿童在鼻塞减轻后，其牙齿和骨骼的异常可发生部分逆转。具体而言，在腺样体切除术后，一些儿童表现出了下颌畸形面部生长方向的部分恢复和低面部高度的下降。

(5) 腺样体切除术后特定牙齿位置（门牙）的改变已被注意到。

在腺样体切除术后 5 年内观察到的 38 名儿童的研究中，男性和女性的下颌骨生长均大于对照组，男性的中面生长更快，尽管男女的上颌生长方向都没有变化[146]。伸直头是嘴呼吸的特征，当恢复正常的鼻呼吸时则反转[151]。Houston[158] 假定“前面部高度的增长主要取决于颈椎长度的增长和相关颅颈筋膜和肌肉组织的伸展”对强制口腔呼吸的灵长类动物的研究表明，当恢复正常呼吸时，面部高度和下颌陡度发生部分恢复[159, 160]。虽然灵长类动物关于鼻阻塞和鼻生长的研究是否适用于人类尚不清楚，但肌肉影响的概念得到了这些灵长类动物研究的支持。

许多研究报告了测量中统计学上的显著差异，但这些差异是否具有生物学意义尚不确定。“长脸”和“正常脸”青少年的比较表明，鼻呼吸减少可能会增加长脸表型，但不是唯一的原因[161]。虽然长脸人群中有大量的口呼吸者，但也有相当数量的长脸人群没有鼻塞[21]。上颌和下颌切牙后倾的Ⅱ类咬合不正的统计学意义不明显，临床意义尚不明确[162]。此外，牙面变量和呼吸模式之间的主观和客观的关联评估，无法令人信服地建立关于因果关系的概括。在一项对45名接受腺样体切除术的儿童进行的研究中，一组35名年龄和性别匹配的对照组，上颌磨牙牙槽高度的变化以及上下前脸高度的比例似乎与腺样体切除术后从口到鼻呼吸的呼吸方式的变化有关[163]。同样，一项回顾性研究评估了与鼻呼吸相比，腺样体切除术或腺样体扁桃体切除术前后儿童口呼吸对面部形态的影响[164]。口呼吸组生长方向明显正常化，下颌平面倾斜度和下颌角下降，后面部高度增加，但仍保持长脸模式。其他研究描述了嘴唇外形、较低的前面部高度和鼻阻力之间的联系，但没有发现呼吸模式和形态特征之间的显著相关性[165]。

通过手术或者非手术方法使上颌扩张都能降低鼻阻力和增加呼吸面积。对于上颌牙弓狭窄和后牙反患者，青春期或青春期前的年龄段是干预的最合适年龄[166]。已报道42例阻塞性睡眠呼吸暂停患者的上颌快速扩张，通过改变解剖结构，特别是扩大鼻前庭和松解鼻中隔来改善其睡眠呼吸暂停；然而，这项研究缺少一个对照组[167]。

考虑到在该领域进行的研究，呼吸模式在颌面部中的作用仍有争议。虽然证据尚不完善，且确切的机制尚不清楚，但似乎颅面变化发生在继发于腺样体肥大的明显鼻塞的人群中。一些人建议成年人应注意儿童的OMP，并鼓励他们“保持适当的闭口姿势”，因为正畸人群中OMP的发病率很高。如果不能保持闭口姿势，临床医生应该寻找OMP的可治疗原因，例如腺样体肥大。患者对缓解鼻塞的反应不同，可能难以确定谁将从腺样体切除术中受益。尽管文献中包含越来越多的数据表明鼻塞会影响面部特征，并且在某些情况下可能会出现逆转，但这仍有争议。Hartgerink和Vig[165]得出结论：正畸医师和耳鼻喉科医师都不能从患者的面部比例或静止时唇的分离来预测或准确诊断鼻气道损害。也许在面部生长发育中有一个时期，鼻呼吸的减少和口腔呼吸的增加会严重影响牙齿面部的生长。如果是这样，那么干预的时间将是重要的，以减轻或减少最终的面部结果的不利方面[143]。

谨慎的耳鼻咽喉科医生应该在开始外科手术以改变或逆转颌面生长之前详细审查每个病例。

（五）鼻后孔闭锁

鼻后孔闭锁被定义为鼻后孔的先天性狭窄（见第10章）。CT可显示软组织或骨性隔膜覆盖鼻后孔（图6-26）。术中记录可为外科医生提供额外的特征，以便制定手术修复计划（图6-27）。

一项回顾性病例对照研究分析了8名3个月双侧鼻后孔闭锁患儿的颅面骨骼特征，并与年龄匹配的对照组进行了比较。在14个头部测量变量中，10个变量明显变小，头的前后径和宽度较窄，前部鼻腔尺寸较小，中面部和后部尺寸较窄。眼眶深度似乎与正常人的大小相当[168]。另一项回顾性病例对照研究支持了这些发现，分析了9例双侧后孔闭锁患者鼻前庭和鼻咽轴位CT的17个层面，与年龄和性别相匹配的对照组做对比。根据骨性前鼻孔、前眶间距、中眶间距和骨性鼻后孔宽度，发现鼻后孔闭锁组鼻腔更窄[169]。相反，上颌窦和蝶窦的发育与后鼻气流和引流无关[170, 171]。总之，鼻后孔闭锁似乎也表明鼻复合体的整体发育减少，支持正常颅面生长可能依赖于生理和正常鼻呼吸的观点。

五、颅面异常

（一）Pierre Robin序列

小颌畸形、腭裂和舌下垂三联征被称为

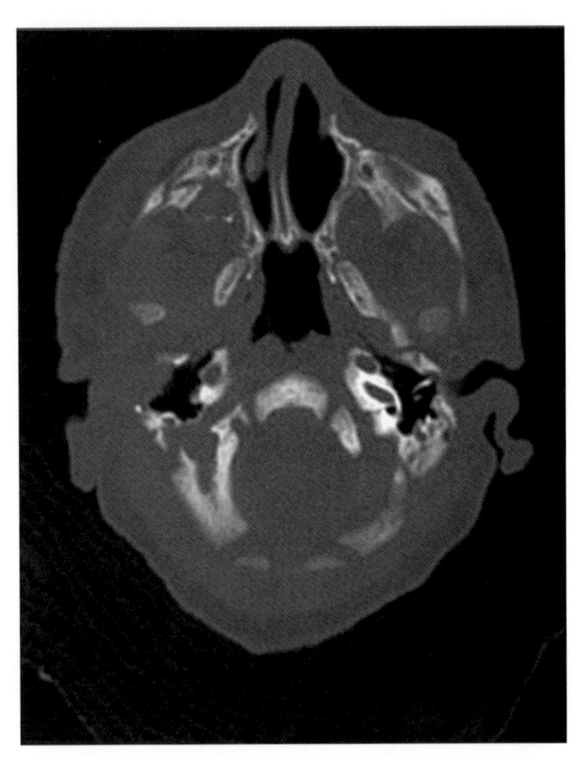

▲ 图 6-26 双侧鼻后孔闭锁患者的计算机断层扫描轴位视图

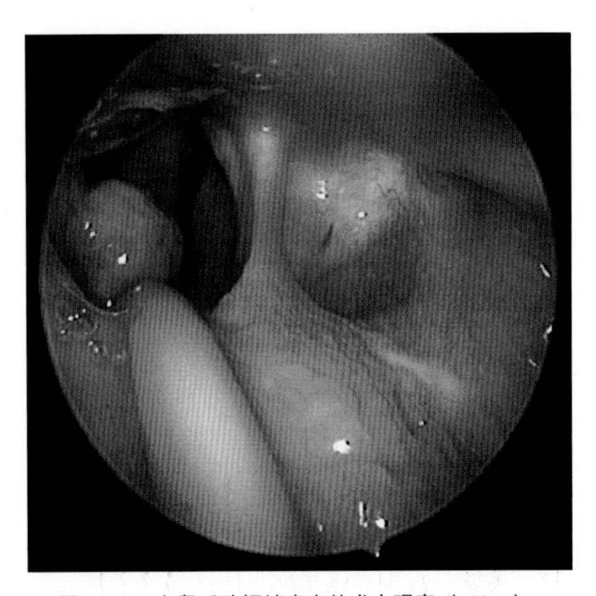

▲ 图 6-27 右鼻后孔闭锁患者的术中观察（120×）

Robin 序列（图 6-28）。Robin 序列中的 U 形腭裂及其发育模式与原发性缺陷中常见的 V 形不同（见第 8 章）。

Robin 序列的定义因有无腭裂、有无舌下垂、有无气道困难而异，易在文献中引起混淆。Pierre Robin 序列在约 20% 的病例中作为一种孤立的（非综合征）情况发生，在其余 80% 的病例中与一种综合征相关[172]。Robin 序列相对常见，大约每 8500 个新生儿中发生 1 个，并且病因是多种多样的。Robin 序列的婴儿存在气道阻塞和喂养困难。从解剖学角度，患有小颌畸形和舌下垂的患者喉部位于舌根下，使得直接喉镜检查或插管困难，有时甚至不可能[173]。腭裂和呼吸困难可能对喂养产生不利影响并导致发育不良。这些患者最重要的问题首先是确保气道和喂养的充分性，其次是确定是否存在相关的综合征，例如 Treacher Collins 综合征或 Stickler 综合征。诊断综合征有助于为家庭做好准备，以便进行未来所需的干预措施。

以往认为，一旦受影响的患者完全长大，他们的下颌骨将基本上正常大小[174]。虽然一些孤立的 Pierre Robin 序列的儿童将会出现追赶性生长，但下颌发育不全更可能需要对伴有相关综合征的儿童进行手术干预。下颌骨异常可能持续到成年期，表现为“下颌角更钝，髁状突从支向远端延伸，并且由于体长进一步缩短，支与体的比例是不反常的[175]。序列 Robin 的婴儿在出生后最初几个月，下颌生长速度似乎比正常的要快，这可能会缓解许多人的呼吸问题和喂养困难。然而，许多 Pierre Robin 序列患儿存在持续性问题，目前已提倡采取多种措施，包括体位、骨膜下舌松解、气管切开术等[172, 173, 176–179]。

即使在孤立的 Robin 序列中，全部或完全的追赶性生长也可不发生（见图 6-28）。一项回顾性纵向头部测量研究分析了孤立的非综合征 Robin 序列婴儿的大小、生长以及下颌、舌和气道的关系；下颌骨生长速度显著增加，但没有达到健康婴儿的数值，支持“下颌部分追赶性生长”的概念[180]。此外，健康患者和 Robin 序列患者的颅面变量有显著差异。青少年的初步统计结果表明，Robin 序列患者的颅面尺寸，包括上颌骨、下颌骨和气道较小。

一项精心设计的病例对照研究对 Robin 序列无相关综合征的受试者的颅面部形态和青少年面部生长进行了纵向分析，并与年龄、性别和种族

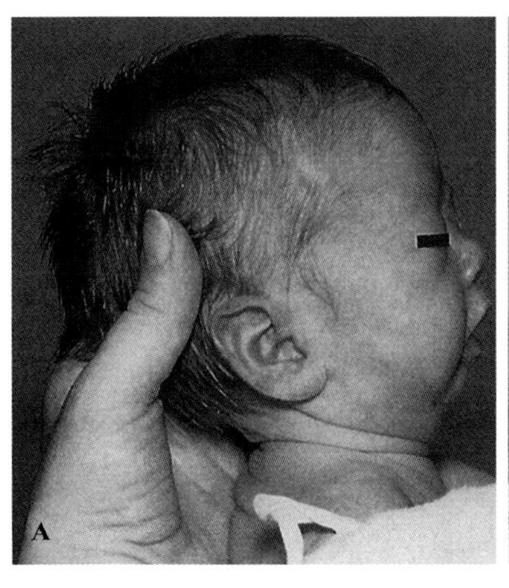

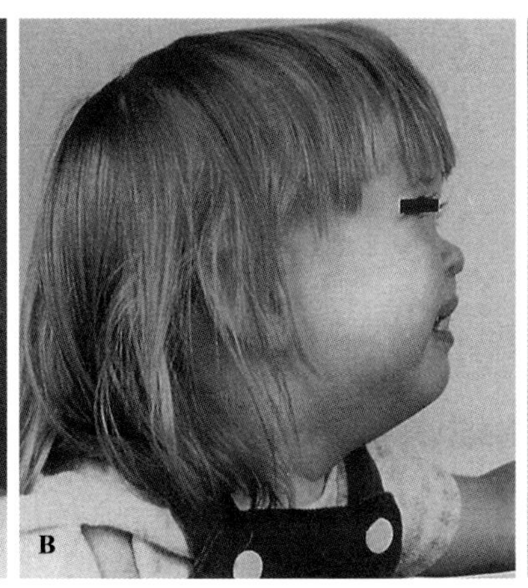

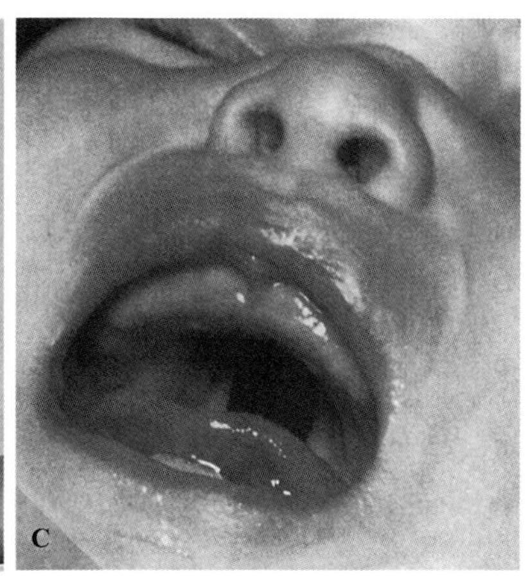

▲ 图 6-28　**A.** 新生儿 Robin 序列。**B.** 同一个儿童，2 岁。注意部分下颌追赶性生长。**C.** Pierre Robin 序列的患者的 U 形腭裂

匹配的未受影响的儿童对照组进行了比较[181]。患者不接受具有侵入性的或外科方式的新生儿干预。患者在青春期生长加速前和下颌活跃生长结束后进行评估。对年龄、性别和颅底长度调整后的两个时间点的下颌骨测量数据进行 logistic 回归分析，结果显示，在青春期前，出生时非综合征型 Pierre Robin 序列的儿童颅底、双颌后缩畸形和上颌和下颌骨均小于未受影响的儿童。此外，Robin 序列的缩颌颅面模式似乎在青春期不会自发地改善；似乎有向后旋转和垂直生长的趋势，更增加了前面部和联合高度。

Robin 序列（孤立型的或可能为综合征型的）患者和孤立型唇腭裂患者出生时的牙弓是相同的[182, 183]。到 6 岁时，有 Robin 序列的患者的牙弓比孤立型的腭裂弓小，而孤立型的腭裂弓又比无腭裂的儿童小。建议谨慎使用正畸力学，避免下颌骨向后旋转，而进一步增加了垂直高度。

（二）唐氏综合征（21 三体综合征）

唐氏综合征（21 三体综合征）是最常见的畸形综合征（图 6-29），患者具有高度特征性外观[184, 185]。唐氏综合征发病率约为 1/650，并且患病率随着产妇年龄增加而增加。虽然 100 多种不同的体征与唐氏综合征有关，但除智力缺陷外，其主要特征是框 6-1 中列出的颅面体质特征。唐氏综合征患者的生物医学问题，包括生长发育，

框 6-1　唐氏综合征的颅面部特征

- 平头畸形
- 枕部扁平
- 向上倾斜的睑裂
- 内眦赘皮
- 短小鼻子
- 异常小耳
- 短脖子
- 中面发育不全
- 大裂缝唇
- 大裂缝舌
- 牙齿发育异常

已经得到了广泛的讨论[186]。唐氏综合征具体的面部畸形特征可以进一步分为五个主要区域：颅骨、中面、下颌和口腔、耳朵、眼睛。

1. *颅骨*

大多数唐氏综合征患者存在平头畸形。枕部也是扁平的，这在侧视图中尤其明显。与健康儿童相比，头部宽度（头部最大横向直径）和头部长度（从鼻根到枕骨最大长度测量）在出生后头 6 个月基本上是正常的[187, 188]。然而，在 6 个月和 1 岁时，头部宽度的平均值降低了 1 个标准差（SD），头部长度的平均值降低了 2～3 个 SD。头长与头宽之间的巨大差异表明，颅底的颅骨生长比头盖骨区域的更少。长期以来一直认为唐氏综合征患者的头围较小[189]。然而，这种常规的减

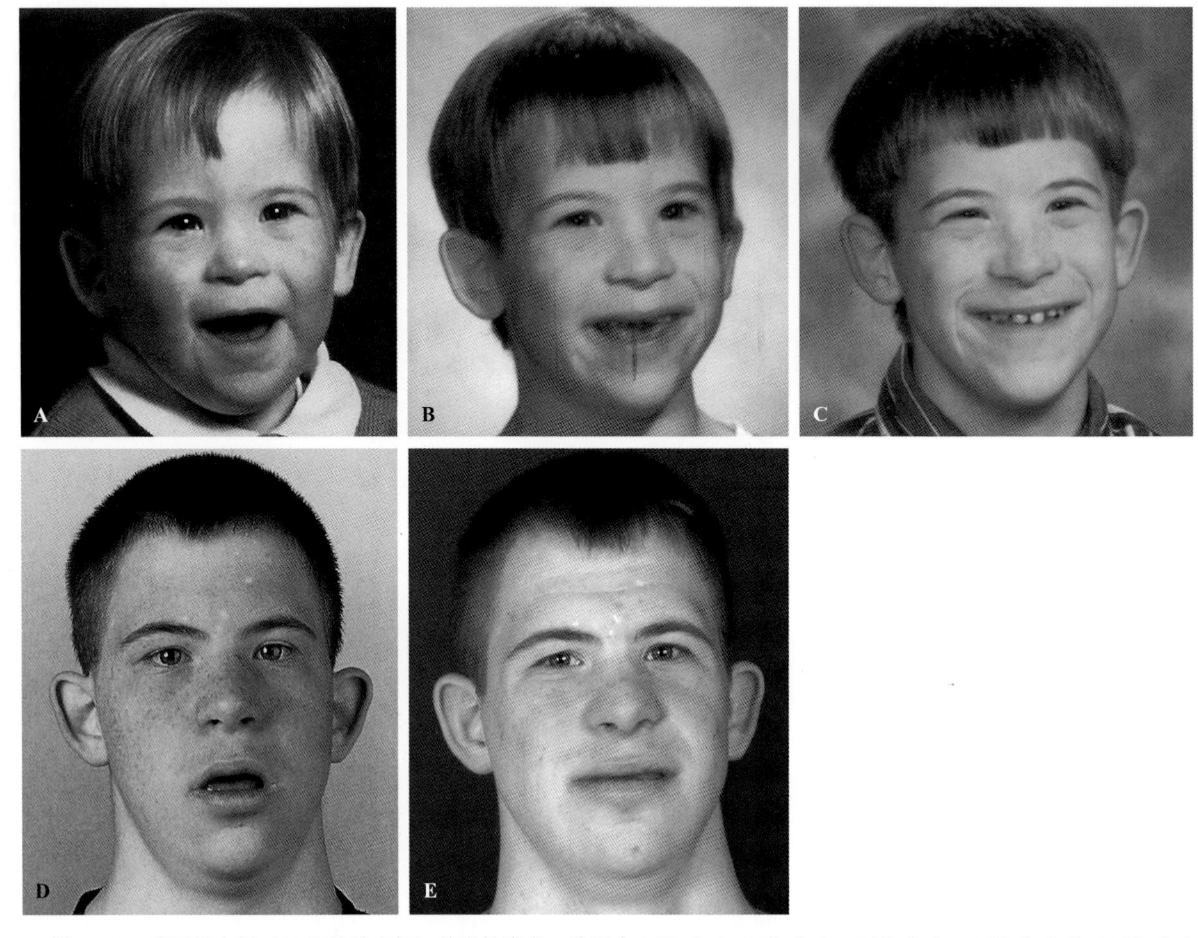

▲ 图 6-29 唐氏综合征（21 三体综合征）的男性患者，分别为 2 岁（A），5 岁（B），11 岁（C），14 岁（D）和 20 岁（E）

少被认为是整体体型的反映，因为计算头围体长比时，发现这些值在正常范围内。头围与颅内或脑部生长有关，而颅底生长可能受调节全身生长的相同机制控制。

分析了 21 例年龄段在 6 个月至 61 岁之间的患者颅面人体测量值，并与标准值进行比较[190]。除了短头、圆脸和小耳朵外，上颌骨与下颌骨相比显得不发达。唐氏综合征患者的计算机化人体测量学显示，与参考数据相比，面部中部发育不全、鼻部突出减少、面部第三区域（下颌骨）较低[191]。随着年龄的增长，上颌骨生长与下颌骨生长相比减少，从而导致从婴儿常见的圆脸变为老年患者中看到的椭圆形脸（图 6-29）[190]。

由于失去蝶枕软骨联合生长的扁平效应，颅底减少导致成角增加[1]。在正常或容量降低的颅骨中，基底角的增加会导致面中部的“蝶状”畸形，大的脑颅会加重这种畸形；这些表现高度提示唐氏综合征[192]。前囟门闭合较晚，存在所谓的第三囟门，即在顶骨区域开放的矢状缝[193]。额缝在唐氏综合征患者中很常见。

2. 面中部

患有唐氏综合征的人表现出鼻骨、筛窦和上颌骨的出生后发育不足，导致胎儿面部比例得以持续[194, 195]。鼻窦发育不全甚至缺失也会导致面中部发育不全。唐氏综合征患者的腭更窄更短，而腭穹窿的弓形在正常范围内[196]。在对 7—18 岁的唐氏综合征患者进行的研究中，腭长度的缺陷足以区别唐氏综合征与健康人。

小鼻骨似乎有助于形成唐氏综合征鞍鼻或小鼻的外观[1]。眶间距离减小，下颌骨更钝[197]。唐氏综合征患者颅底与硬腭之间的角度与正常人相比较小，而鼻咽部一般因软组织占据而较小。在一项与对照组相匹配的13名儿童的小型研究中，与声学鼻测量相比未经干预的儿童，快速上颌扩张导致鼻容量显著增加。定性的上颌扩张为舌头提供了更多的空间，对齿列产生积极的影响[198]。

Sperber[1]推测参与面部骨骼形成（包括鼻子）的神经嵴组织“数量不足，可能无法完全迁移到目的地，或诱导能力，或细胞分化失败”。唐氏综合征患者的整体发育不良，面中部轮廓扁平，是由于面部中部发育普遍迟缓，鼻窦发育不全所致。

3. 耳

长期以来，人们一直认为唐氏综合症患者的耳朵较小，通常呈盒状，耳轮位置低，且异常重叠或折叠。Aase及其同事[199]指出，“在所有拟人化的测量研究中，耳廓的纵向尺寸在所有年龄段的研究中都低于预期标准。”1岁新生儿的耳廓大小通常比正常水平低2个标准差以上，1岁以上患者的耳廓大小通常比正常水平低1个标准差。外耳道狭窄非常常见，可伴有中耳畸形[200, 201]。患有唐氏综合征的患者可能患有发育不全和(或)硬化的乳突[202]，常与咽鼓管功能障碍、中耳病变和慢性炎症有关。唐氏综合征的全身性张力减退可能通过影响腭膜张肌而导致咽鼓管功能障碍。

4. 下颌和口腔

随着患者年龄的增长，唇变得厚实和开裂，以及舌大且开裂（可能与相对较小的口腔有关）；唐氏综合征患者中常见各种牙齿异常[186, 203–207]。16—18岁后可能出现进展性下颌前突，与口腔小舌头大有关[208]。

5. 眼

唐氏综合征患者的双眼位置紧凑，并且影像学检查已经证明患者的眶间距离变窄[197, 209]。一些作者认为眶距过窄征是特征性唐氏综合征相的骨骼基板[197]。其他特征包括内眦皱襞低鼻梁[209]、外斜视、睑裂狭窄、内眦外移和眉间距增宽可能会突出眼距过窄的外观。内眦皱襞可能是由于鼻根发育不全所致[194]，或可能由眼轮匝肌的异常引起，一些纤维在肌腱前面绕行而不是完全插入韧带[22]。

（三）软骨发育不全

软骨发育不全是由成纤维细胞生长因子受体–3基因FGFR3突变引起的常染色体显性遗传病，大多数病例为新突变[210, 211]。这种表型的确切机制尚不完全清楚，但由软骨形成的骨骼是异常的。除了软骨中受体的表达，FGFR–3转录子在胎儿和成人大脑中表达最高；这些FGFR3突变的影响可能涉及颅骨容量和骨骼的软骨，导致真正的巨脑畸形[212, 213]。软骨发育不全的患者身体矮小，继发于四肢缩短，以及许多其他骨骼的异常，包括腰椎、腕骨、掌骨、趾骨和骨盆（图6–30A和C）。软骨发育不全的特征性面部表现为早期的蝶枕闭锁，颅底短，枕骨孔小，并由此导致的巨头畸形伴额部隆起、鼻梁凹陷，以及面部中部发育不全（图6–30B和D）。另外，咽鼓管缩短。软骨发育不全患者出生后前6个月头部生长通常很快[214]。

据推测，软骨发育不全的遗传缺陷导致枕骨生长减少，导致枕骨大孔较小[18]。相关的软骨融合过早也可以解释异常的枕骨大孔构型。测量枕骨大孔可以确定患软骨发育不全的患者神经并发症的风险。存在基底部后凸畸形，筛窦平面与斜坡之间的角度减小至85°～90°（正常角度110°～120°）[215]。斜坡是垂直的，蝶窦经常延伸到其中[216]。蝶鞍可能是小而异常的J形[217]。颞骨岩部变形严重，内听道和外耳道朝向异常，但不影响平衡。乳突发育很小[216]。Dorst[15]观察到中面部凹陷，因为面部骨骼从短而窄的软骨颅骨“垂下”。关节成形是正常的[215]。下颌骨不受基因突变的影响，但看起来大得不成比例。3级牙齿咬合很常见。如果需要的话，使用标准颅面手术和鼻骨移植进行手术矫正可改善美容外观[217, 218]。

对从出生到16岁的280例软骨发育不全患儿进行了人体测量的纵向观察研究。本研究中感兴趣的人体测量指标是体重、身高、下节段和上节段。在预期为最大线性生长（如婴儿期和青春

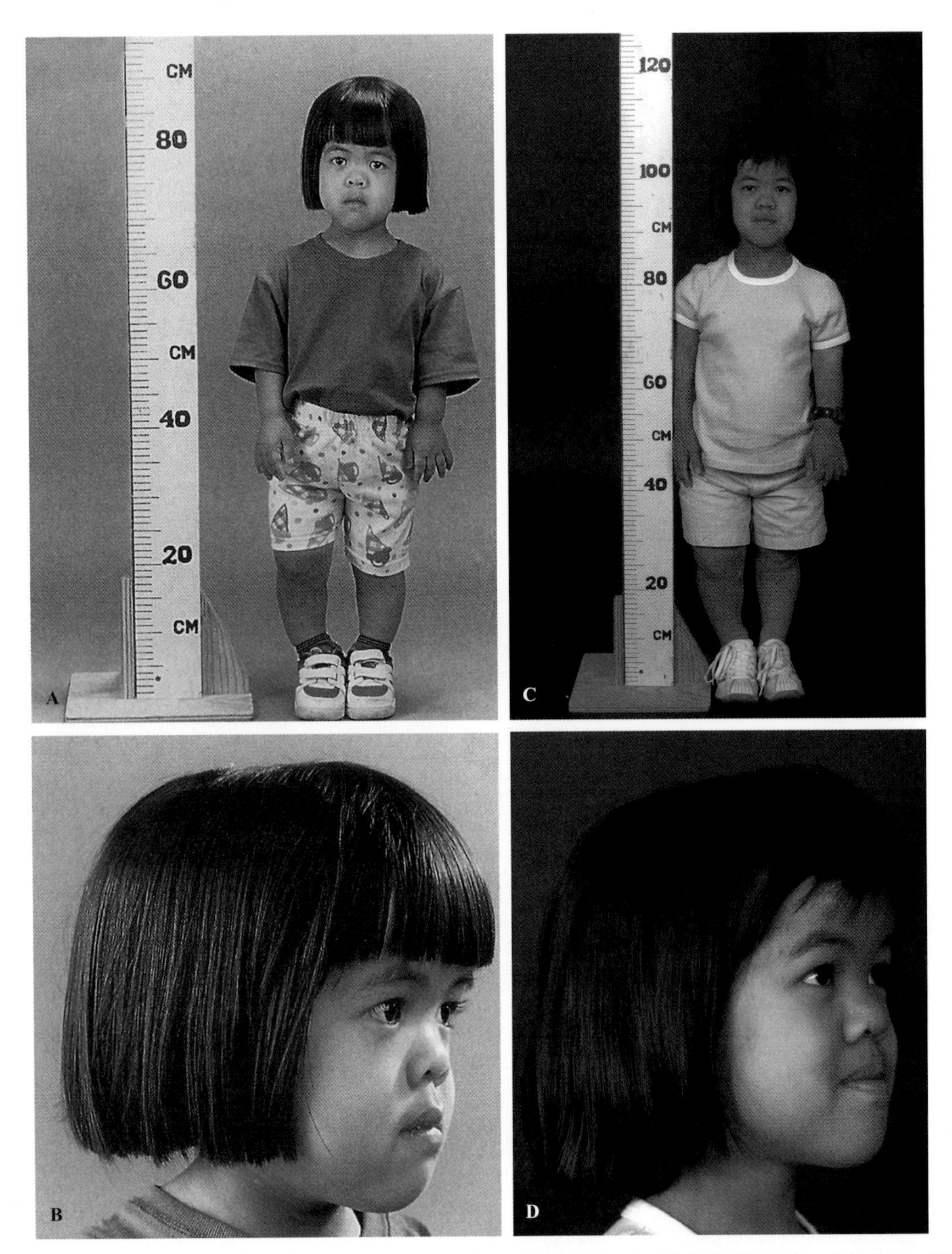

▲ 图 6-30 A. 一名患有软骨发育不全的 6 岁女孩。B. 孩子表现出软骨发育不全的特征性面部表现：前额凸起、鼻梁凹陷、中面部发育不全。下颌骨看起来比一般大。C. 12 岁时的全身视图。D. 12 岁时的面部视图

期）期间，软骨发育不全的受试者的身高增长尤其有限。不出所料，相对于躯干的正常生长，软骨发育不全患者的四肢生长受到限制。因此，在该人群中，上肢与下肢的比例从未达到 1。

超重会加重软骨发育不全患者的常见疾病，包括阻塞性睡眠呼吸暂停、膝内翻、椎管狭窄和脊柱前凸。在这项研究中，发现先天性软骨发育不全儿童的体重指数在出生时较高，在婴儿期增长缓慢，在 16 岁时男女儿童的体重指数都显著高于正常儿童。在婴儿期后，软骨发育不全儿童的 95% 体重似乎与平均身高的同龄儿童体重的 50% 相当；软骨发育不全儿童的年龄体重中位数

与同龄儿童的平均身高中位数相似[219]。为了避免超重的严重后果，软骨发育不全患者需要进行体重的临床管理。

（四）Treacher Collins 综合征

Treacher Collins 综合征[184, 185, 220]也称为下颌骨面部发育不良，是一种罕见的畸形综合征，具有非常典型的外观[221]，如图 6–31 所示。在框 6–2 中概述了下颌面部发育不良的颅面畸形[184, 185]。该综合征也在第 7 章中讨论。

一份对下颌股面部发育不良的颅骨畸形的详尽优秀评述源于文献和 CT 扫描三维重建成像[20, 222]。咽部发育不全是一个重大问题，因为它都会增加生命早期和晚期气道困难的风险，无论严重程度如何。鼻咽镜检查和前后位 X 线检查有助于诊断。随着生长，基底部后凸畸形增加，加剧了这个问题。已证明颅面手术有助于缓解呼吸暂停[223, 224]。

Treacher Collins 综合征患者的急性颅底畸形率低于正常值 2～3SDs[172]。24 例 Treacher

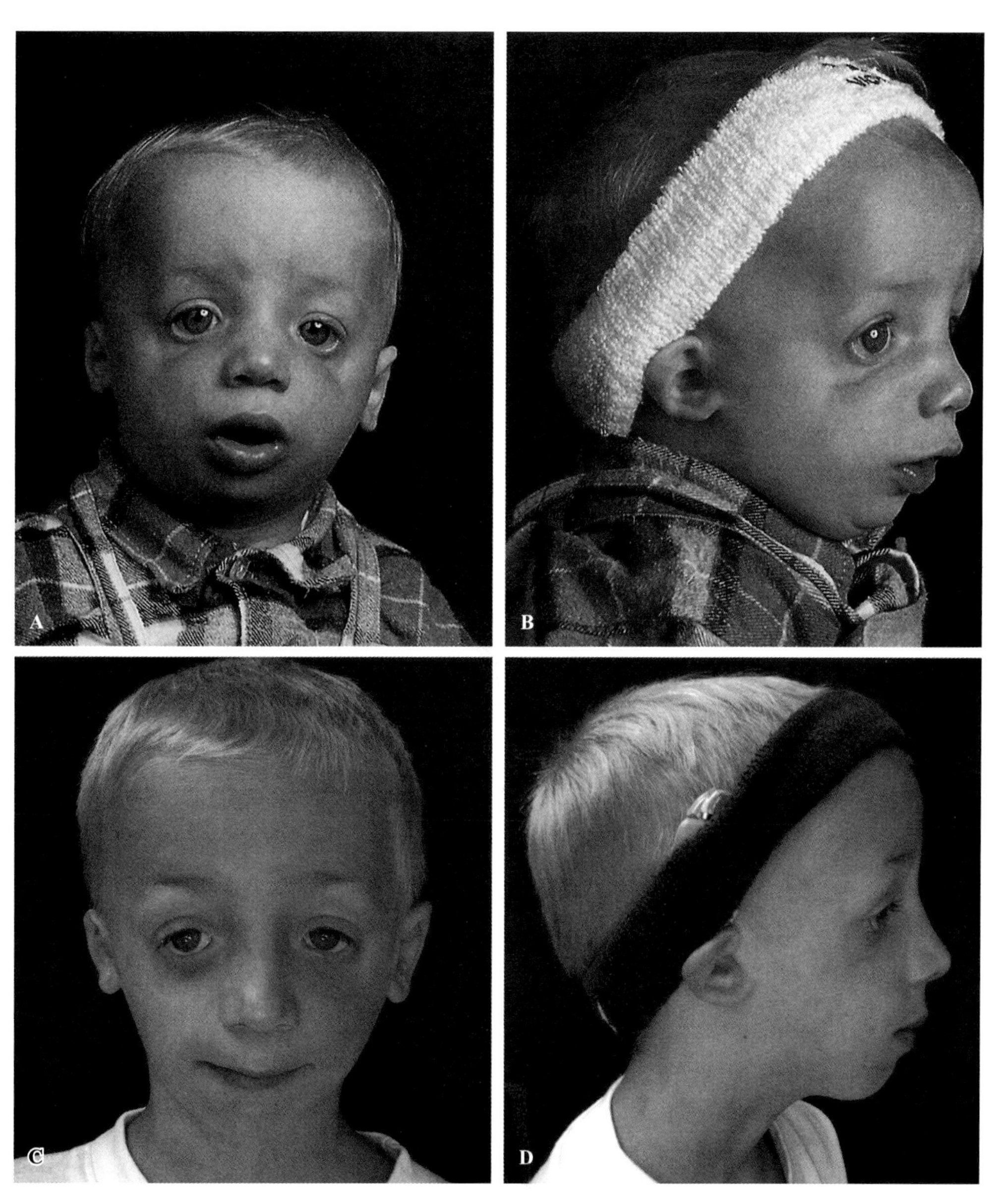

▲ 图 6–31　**A. 10 个月大的患有下颌面部发育不良的儿童的特征面部外观（Treacher Collins 综合征）。B.** 同一患者的侧视图。注意闭锁的外耳道，头上佩戴骨传导助听器。**C. 6** 岁时同一患者的正面视图。**D. 6** 岁时同一患者的侧视图

Collins 综合征患者，颅底角度随时间的变化有所增加，超过 50% 的患者到达后凸范围 [225]，如其他学者所述，屈曲增加归因于颅内再吸收和颅外骨附着 [11, 16]。Treacher Collins 综合征的患者脑组织正常，面部高度降低会导致颅底发育过程中斜坡的吸收增加，从而导致屈曲增加 [225]。蝶枕骨和蝶骨间软骨结合发育不良也会导致颅底畸形。研究中有 2 位 Treacher Collins 综合征的儿童出现进行性基底部后凸畸形 [226]。蝶额缝处弯曲，下颌骨生长异常，可能导致气道损伤；颅骨相对于前颅底似乎向后向下旋转，认为蝶额缝是一个关节。一些作者认为，下颌骨的异常生长发生在髁突 [11, 16]，这也与先前蝶骨和翼状板大翼发育不全的发现一致。

下颌骨面骨发育不全患者的下颌骨发育不全。下颌角为钝角。髁状突发育不全或完全缺失。认为下颌角前切迹（下颌骨支体交界处前的下颌骨下缘的凹痕）是下颌骨面骨发育不良的特征，与其他涉及下颌骨综合征相区别。这些特征是通过研究侧位头颅造影，使用金属植入物的纵向 X 线头颅测量分析，以及对颅骨的回顾性研究得出的 [227–229]。一些人质疑这个结论，认为复杂的颅面畸形需要评估的不仅仅是传统的测量方法 [230, 231]。

Moss 功能性基质理论提出了下颌骨的可塑性与其所涉及的功能性基质有关这一概念，即与呼吸和进食有关的解剖特征。实验模型将有助于更好地了解患者下颌功能异常的原因 [4, 7–10]。

对 12 名 Treacher Collins 综合征患者进行了头颅测量分析，年龄范围为 3—22 岁（平均年龄 10 岁 4 个月）[33]。面部外表特征为由颅底异常、下颌骨畸形和异常上颌骨 – 颧骨复合体构成且相互之间具有独特关系的产物。颞下颌关节前移位、下颌支短、下颌体短、综合畸形、上颌移位均为本病的特征性表现 [33]。

当 Treacher Collins 综合征患者的气道出现危及生命或严重问题时，必须进行颅面手术。以前是使用嵌套技术和软组织增加术。然而，使用截骨术和推进技术的颅面手术似乎有助于在更正常的方向上生长，并且同时扩大气道，促进外观和功能的改善。

框 6–2　Treacher Collins 综合征的颅面表现

眼睛
- 眼裂向下倾斜
- 下眼睑缺损
- 下睫毛部分或完全缺失

耳朵
- 耳廓畸形和耳前瘘管
- 外耳道狭窄或闭锁
- 中耳和听骨异常

面部
- 颧骨发育不全和颧弓不融合
- 额鼻角平坦
- 眶上缘和眶上嵴发育不全
- 狭窄的鼻孔和鼻翼软骨发育不良
- 面颊部舌叶状生发区

下颌骨和口腔
- 下颌骨发育不全和下颌骨髁突的严重发育不全
- 小口畸形
- 高度拱形、狭窄或腭裂
- 牙齿畸形

引自 Gorlin RJ, Cohen MM Jr, Levin LS, eds: *Syndromes of the head and neck* , ed 3. New York: Oxford University Press; 1990; and Jones KL, ed: *Smith's recognizable patterns of human malformation* , ed 5. Philadelphia: WB Saunders; 1997.

一些研究人员认为，颌面部发育不良患者的面部外观可能在儿童成长过程中得到改善，而另一些人则引用了一句谚语“人是畸形的，成长就是畸形的”[232]。

六、结论

颅面生长发育极为复杂。遗传在一定程度上起了预先决定作用，许多研究者支持 Moss 功能性基质假说和所涉及细胞和组织在遗传因子制约下的相互作用。对 Moss 理论的批评是虽然解释了成长过程中发生了什么，但没有解释它是如何发生的；异常的面部生长和发育也存在同样缺陷。颅面区域内部和区域之间的细胞相互作用仍不清楚。尽管关于这一主题的文献非常多，同时分子遗传学革命也提高了我们目前的认识，但对其潜在机制却知之甚少 [233, 234]。颅面生长发育的遗传机制可能与神经发育有关。虽然目前在生长因子和信号因子的基因研究方面已经取得了很大的进展，但还需要进一步的研究 [235]。

推荐阅读

Anderson PJ : Fractures of the facial skeleton in children . *Injury* 26 : 47 ,1995 .

Basciftci FA , Mutlu N , Karaman AI , et al : Does the timing and method of rapid maxillary expansion have an effect on the changes in nasal dimensions? *Angle Orthod* 72 : 118 , 2002 .

Baume LJ : Principles of cephalofacial development revealed by experimental biology . *Am J Orthod* 47 : 881 , 1961 .

Berkowitz RJ , Neuman P , Spalding P , et al : Developmental orofacial deficits associated with multimodal cancer therapy: case report. *Pediatr Dent* 11 : 227 , 1989 .

Berryhill WE , Rimell FL , Ness J , et al : Fate of rigid fixation in pediatric craniofacial surgery . *Otolaryngol Head Neck Surg* 121 : 269 , 1999 .

Bothwell MR , Piccirillo JF , Lusk RP , et al : Long-term outcome of facial growth after functional endoscopic sinus surgery . *Otolaryngol Head Neck Surg* 126 : 628 , 2002 .

Connelly SM , Smith RJH : Effects of rigid plate fixation and subsequent removal on craniofacial growth in rabbits. *Arch Otolaryngol Head Neck Surg* 124 : 444 , 1998 .

Demianczuk ANA , Verchere C , Phillips JH : The effect on facial growth of pediatric mandibular fractures . *J Craniofac Surg* 10: 323 , 1999 .

Edwards RC , Kiely KD , Eppley BL : Resorbable PLLA-PGA screw fixation of mandibular sagittal split osteotomies. *J Craniofac Surg* 10 : 230 , 1999 .

Enlow DH , Hans MG : *Essentials of facial growth* , Philadelphia, 1996 , WB Saunders .

Eppley BL , Sadove AM : Effects of resorbable fixation of craniofacial skeletal growth: a pilot experimental study. *J Craniofac Surg* 3 : 190 ,1992 .

Eppley BL , Sadove AM : Effects of resorbable fixation on craniofacial skeletal growth: modifications in plate size . *J Craniofac Surg* 5 : 110 , 1994 .

Eppley BL , Sadove AM : A comparison of resorbable and metallic fixation in healing of calvarial bone grafts . *Plast Reconstr Surg* 96 : 316 , 1995 .

Eppley BL , Sadove AM , Havlik RJ : Resorbable plate fixation in pediatric craniofacial surgery . *Plast Reconstr Surg* 100 : 1 , 1997 .

Erlebacher A , Filvaroff EH , Gitelman SE , et al : Toward a molecular understanding of skeletal development . *Cell* 80 : 371, 1995 .

Ferrario VF , Sforza C , Poggio CE , et al : Distance from symmetry: a three-dimensional evaluation of facial asymmetry . *J Oral Maxillofac Surg* 52 : 1126 , 1994 .

Guyuron B , Dagys A , Munro I : Long-term effects of orbital irradiation . *Head Neck Surg* 10 : 85 , 1987 .

Hebert RL , Bent JP : Meta-analysis of pediatric functional endoscopic sinus surgery . *Laryngoscope* 108 : 796 , 1998 .

Klein JC : Nasal respiratory function and craniofacial growth . *Arch Otolaryngol Head Neck Surg* 112 : 843 , 1986 .

Koltai PJ , Rabkin D : Management of facial trauma in children . *Pediatr Clin North Am* 43 : 1253 , 1996 .

Kumar AV , Staffenberg DA , Petronio JA , et al : Bioabsorbable plates and screws in pediatric craniofacial surgery: a review of 22 cases . *J Craniofac Surg* 8 : 97 , 1997 .

Larson D , Kroll S , Jaffe N , et al : Long-term effects of radiotherapy in childhood and adolescence . *Am J Surg* 160 : 349 , 1990 .

Lin KY , Bartlett SP , Yaremchuk MJ , et al : An experimental study on the effect of rigid fixation on the developing craniofacial skeleton . *Plast Reconstr Surg* 87 : 229 , 1991 .

Linder-Aronson S : Adenoids: their effect on mode of breathing and nasal airfl ow and their relationship to characteristics of the facial skeleton and the dentition . *Acta Otolaryngol Suppl* 265 : 1 , 1970 .

Luhr HG : Indications for use of a microsystem for internal fixation in craniofacial surgery . *J Craniofac Surg* 1 : 35 , 1990 .

Lusk RP , Bothwell MR , Piccirillo J : Long-term follow up for children treated with surgical intervention for chronic rhinosinusitis . *Laryngoscope* 116 : 2099 , 2006 .

Mair EA , Bolger WE , Breisch EA : Sinus and facial growth after pediatric endoscopic sinus surgery . *Arch Otolaryngol* Head Neck Surg 121 : 547 , 1995 .

Marsh JL , Vannier MW , editors: *Comprehensive care for craniofacial deformities* , St Louis , 1985 , Mosby .

Moss ML : Growth and development of the craniofacial complex: an epigenetic viewpoint . In Goodrich UT , Hall CD , editors: *Craniofacial anomalies: growth and development from a surgical perspective* , New York , 1995 , Thieme Medical , pp 1 - 7 .

Moss ML : The functional matrix . In Kraus BS , Riedel RA , editors: *Vistas in orthodontics* , Philadelphia , 1962 , Lea & Febiger .

Moss ML : The primacy of functional matrices in orofacial growth. *Dent Pract* 19 : 65 , 1968 .

Orringer JS , Barcelona V , Buchman SR : Reasons for removal of rigid internal fixation devices in craniofacial surgery. *J Craniofac Surg* 9 : 40 , 1998 .

Paulino AC , Simon JH , Zhen W , et al : Long-term effects in children treated with radiotherapy for head and neck rhabdomy-osarcoma . *Int J Radiat Oncology Biol Phys* 48 : 1489 , 2000 .

Pirsig W : Septal plasty in children: influence on nasal growth . *Rhinology* 15 : 193 , 1977 .

Posnick JC , Wells M , Pron GE : Pediatric facial fractures: evolving patterns of treatment . *J Oral Maxillofac Surg* 51 : 836, 1998 .

Poswillo D : The aetiology and pathogenesis of craniofacial deformity . *Development* 103 (suppl): 207 , 1988 .

Pueschel SM , Pueschel JK : *Biomedical concerns in persons with Down syndrome* , Baltimore , 1992 , Paul H Brookes .

Scott JH : The cartilage of the nasal septum . *Br Dent J* (July): 37, 1953 .

Shah RK , Dhingra JK , Carter BL , et al : Paranasal sinus development: a radiographic study . *Laryngoscope* 113 : 205 , 2003 .

Shprintzen RJ : Pierre Robin, micrognathia, and airway obstruction: the dependency of treatment on accurate diagnosis. *Int Anesthesiol Clin* 26 : 64 , 1988 .

Sklar CA : Overview of the effects of cancer therapies: the nature, scale and breadth of the problem . *Acta Paediatr Suppl* 88 : 1 , 1999 .

Sonis AL , Tarbell N , Valachovic RW , et al : Dentofacial development in long-term survivors of acute lymphoblastic leukemia. A comparison of three treatment modalities . *Cancer* 66 : 2645 , 1990 .

Tatum SA , Kellman RM , Freije JE : Maxillofacial fixation with absorbable miniplates: computed tomographic follow-up. *J*

Craniofac Surg 8 : 135 , 1997 .
Thaller SR , Huang V , Tesluk H : Use of biodegradable plates and screws in a rabbit model . *J Craniofac Surg* 2 : 168 , 1992 .
Tourne LPM : The long face syndrome and impairment of the nasopharyngeal airway . *Angle Orthod* 60 : 167 , 1990 .
Winzenburg SM , Imola MJ : Internal fixation in pediatric maxillofacial fractures . *Facial Plast Surg* 14 : 45 , 1998 .

第7章

先天性和后天性畸形的颅面部手术

Craniofacial Surgery for Congenital and Acquired Deformities

Joshua C. Demke　Sherard A. Tatum Ⅲ　著

王婷婷　译

要点

1. 每500～1000个唇腭裂新生儿中有1例存在颅面异常，每2000个孤立性颅缝早闭新生儿中有1例存在颅面异常，每20 000～50 000例活产儿中有1例综合征型颅缝早闭。多数这种畸形需要由具备儿科和(或)有面部整形训练经历的耳鼻咽喉头颈外科医生来治疗。
2. 颅面缺损通常是影响许多功能系统的更广泛综合征的一部分。
3. 适当的护理最好由具有不同专业知识的多学科团队提供。
4. 颅面疾患的病因多样，具有遗传异质性。
5. 颅面骨异常的手术治疗技术是可靠的和可复制的。
6. 颅面外科原则上是用来解决先天性问题，也适用于肿瘤摘除和创伤修复。
7. 目前有几种材料可用于重建颅面骨骼，还需开发更多的仿生骨替代物。

颅面外科是一个不断发展的外科亚专科，致力于恢复软组织和颅面骨骼的形态和功能。虽然颅面治疗技术和原则在成人和儿童患者的创伤性和肿瘤性畸形的治疗中都有应用，但该领域大部分针对的是儿童人群中的先天性畸形。通过手术或有意识改变颅面解剖的尝试可追溯到数千年前[1]，但该领域的发展主要集中在过去的几十年中。颅颌面整形重建外科是一门医学的外科亚专科，包括过去50年开发的方法和技术，可以安全、可靠地处理颅面骨骼，稳定固定，并减少复发的可能性。颅面畸形是指涉及面部、颅骨或颅底的任何畸形。

先天性颅面畸形通常作为孤立的缺陷发生，较少成综合征的一部分。美国腭裂协会颅面畸形的命名和分类委员会将颅面畸形分为五类：①面裂/脑膨出和骨发育障碍；②萎缩/发育不全；③肿瘤/畸形生长；④颅缝早闭；⑤未分类。比如眶距过宽征常出现于综合征中，显然符合上述分类之一[2]。中面部发育不全和小颌畸形是萎缩/发育不全的一个例子。血液系统疾病，神经生长障碍和过度侵袭性脑脊液（cerebrospinal fluid，CSF）分流可能导致儿童继发性颅面疾病，可归类为畸形生长。获得性颅面复合体畸形还包括通过创伤事件造成的畸形。肿瘤（第三类）及其治疗被归类为获得性畸形。

颅面部外科的研究领域非常广泛，包括神经

外科、普通或面部整形外科、口腔颌面外科、耳鼻咽喉头颈外科和这些学科的小儿科亚专业。由于此类患者的护理很复杂，因此经常涉及多学科团队，其中不仅包括外科医生，还包括遗传学家、儿科医生、麻醉师、眼科医生、言语和吞咽专家、听力学家、牙医和正畸医生。本章为颅面外科概述，提供基于主要颅面畸形的病理生理学框架，侧重于颅穹窿和颅面骨缺陷。简述了由第一鳃弓和第二鳃弓衍生障碍引起的颅面异常。创伤和肿瘤是颅面疾病的重要原因，本章将对其进行简要介绍，但本著作其他部分将对此进行更详细的讨论。面裂和腭裂是颅面外科的一个重要课题，本文从基础的角度对其进行了简要的讨论。

一、流行病学

据报道，颅面畸形约占所有先天性缺陷的1/3。各种各样的畸形和综合征的发生率各不相同。然而，整体发病率为0.2/1000～0.5/1000[3]。有趣的是，一些颅面畸形在种族和民族人群中发生率相同，而其他的畸形则因种族和民族而异。

据报道，约20%的颅面畸形发生与遗传因素有关[3]。然而，随着对新综合征的探索和对“孤立性缺陷”往往有遗传病因的认识，遗传性病例可能会更高。遗传可通过常染色体显性遗传或隐性遗传发生，并且大多数异常在男性和女性中具有相似的发生率。一般而言，颅面畸形的发病机制复杂，其病因应为多因素的。

二、出生后面部生长的机制

颅面骨生长是对神经组织生长和扩张的反应。发育中的大脑高度影响了头盖骨基部的形态，而这又反过来成为了随后面部生长的模板[4]。

在发育过程中，生长模式受功能需求以及与附近结构的物理和生化关系的影响。目前认为，颅面生长是一个高度复杂的过程，不仅仅受中枢神经系统的调节。

颅面生长受到位移和重塑的双重影响。位移是指由于周围软组织和生长中心/骨缝活动的综合效应，使骨骼远离其与其他骨骼的连接。通过新骨的再吸收和沉积发生重塑，产生净生长。

“腺样体面容”证实了软组织在决定生长发育中的重要性。整个颅面复合体系在整个生长期内都是可塑的，并且在生长完成后仍然保持一定的可塑性，尽管程度小得多。因此，如果在发育活跃期间使用钛等刚性非生物植入物，则有可能干扰正常生长，因为它们缺乏动态生长所必需的可塑性[5–7]。

在整个颅面生长期间，不同的生长区域具有超强的自动调节能力。一个区域的小畸变可以通过另一个区域的补偿性生长来抵消，从而达到恒定的平衡。这对医生在计划外科手术或正畸干预时非常重要。如果这种平衡受到严重破坏，治疗很可能失败或复发[8]。一般来说，如果在快速生长期间设法解决畸形的病因，干预措施更有可能成功。相比之下，在生长缓慢时期更能成功治疗畸形造成的影响[4]。

颅面发育不良或颅缝早闭，其中一条或多条颅缝过早闭合，说明了骨骼生长缺陷的形态学后果及颅面发育中动态平衡的重要性（图7–1）。颅缝早闭的原因可能是多因素的，并存在一些争议[9,10]。颅缝早闭与骨缝生物学异常、各种生物力学力[11]和受累骨的主要生长中心缺陷有关。周围组织相互作用也会影响骨缝生长。例如，接触硬脑膜会影响骨缝的持续通畅并有助于调节其闭合[12–14]。无论颅缝线过早闭合的潜在病因如何，很明显，受影响颅缝附近的正常生长被扰乱会导致颅骨的补偿性生长，有时是基底部，甚至是面部骨骼，这取决于骨结合类型和疾病的持续时间。如果早期在颅面生长仍然相当活跃的时候治疗骨性结合缝，则可以通过释放骨骨结合缝来恢复正常的稳态。如果以后在活跃生长基本完成时进行治疗，则必须处理骨性结合缝的形态学后遗症，包括受补偿性生长影响的结构，因为骨缝生长不再相关。

胚胎发育过程中面部突起的融合是面部发育的另一个基本方面，对正常发育至关重要。口面裂是由这一过程中的缺陷引起的。为了使相对的面突过程在中线融合，必须清除中间的上皮，以

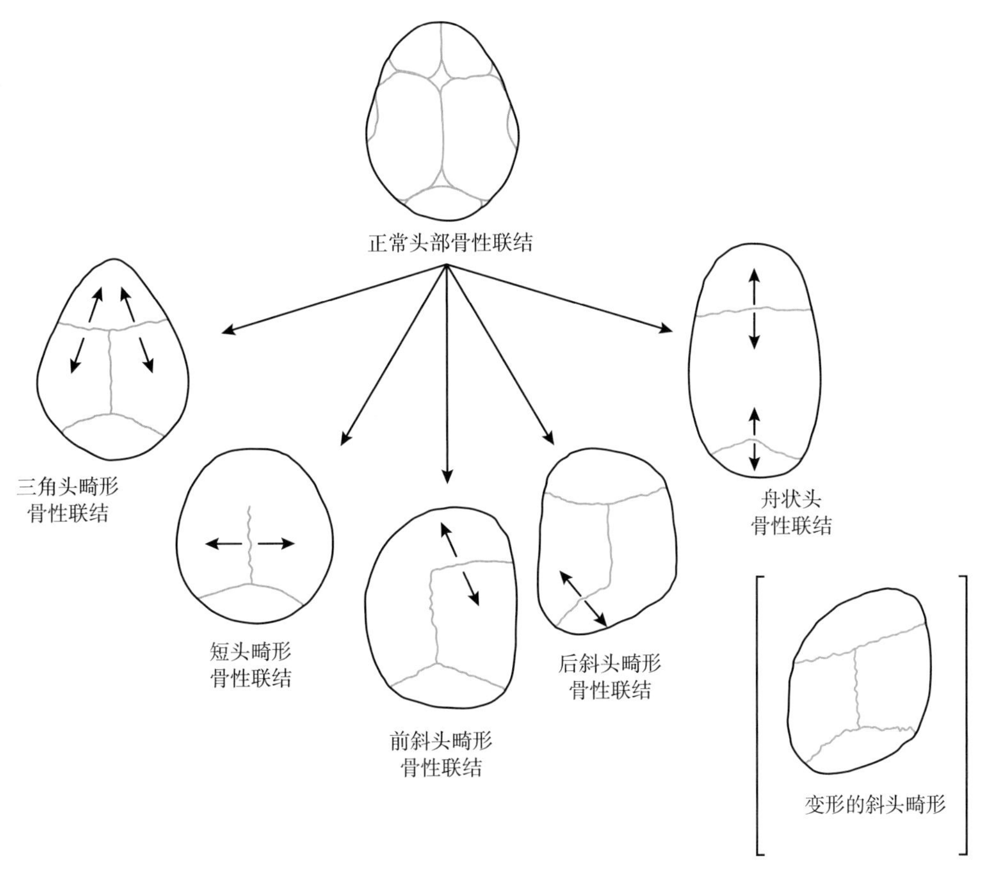

▲ 图 7-1 颅缝过早闭合，融合的骨缝阻止生长，箭显示发生开放性骨缝的代偿性生长，颅内持续扩张

引自 Cohen MM Jr, Maclean RE. *Craniosynostosis: diagnosis, evaluation and management*, ed 2. New York: Oxford Press; 2000:122.

便下面间充质组织能够合并。在腭部，上皮细胞的消失是通过细胞凋亡、上皮细胞向间充质细胞的转分化或细胞迁移来实现的[15-18]。细胞凋亡过多、相关亚基间充质发育不全或神经嵴外胚层间质迁移不足或增殖减少可能导致融合缺失。面部裂也可能是由于收缩性解剖缺陷引起的。例如，在 Robin 序列中，下颌发育不全导致舌后坠（舌头的向下或向后位置），这阻止了腭突在中线的融合。

三、病理生理

多样化和异质性的因素群可能导致异常的颅面发育，但病因仍然不完全了解。在过去的几十年中，在了解与颅面畸形发育有关的各种遗传缺陷方面，人们已经取得了很大进展。此外，已知许多代谢疾病会干扰骨骼生长和骨缝功能。也证明环境因素对胚胎颅面发育有重要影响。

四、分子遗传学

已发现多种基因突变与各种颅面缺陷直接相关（表 7-1）。这些基因编码的主要蛋白质类别包括：①生长因子受体：成纤维细胞生长因子受体（FGFRs）1、2 和 3；肿瘤生长因子 -β 受体（TGFβRs）1 和 2；PTC 和 FGDY 基因产物；② Ephrins：Eph 受体酪氨酸激酶的膜锚定配体；③转录因子：MSX2、ALX4、GLI3、MITF、PAX3、RUNX2、TWIST；④结缔组织结构蛋白：Ⅱ型和Ⅺ型胶原蛋白、原纤维蛋白 -1（FBN1）。

这些基因的突变可能导致综合征以及非综合征（孤立的）颅缝早闭。例如，有缺陷的 FGFRs 已被确定为某些类型颅缝早闭以及各种综合征的病因基础（见表 7-1）[19-46]。

FGFRs 是成纤维细胞生长因子（fibroblast growth factors，FGFs）的跨膜受体。FGFs 通过

表 7-1 颅面畸形表型和已知的基因突变

状况	颅面表型	基因*
Loeys-Dietz 综合征（主动脉瘤，动脉迂曲，眶距增宽症，腭裂 / 悬雍垂裂，颅缝早闭）	颅缝早闭，腭裂，眶距增宽	*TGFβR1*、*TGFβR2*
Apert 综合征	颅缝早闭（短头畸形），通过骨岛合并而闭合的广泛中线缺损；中面畸形；牙齿拥挤；腭裂或腭狭窄伴肿胀	*FGFR2*
Beare-Stevenson cutis gyrata 综合征	颅缝早闭（Kleebatschädel）或分叶状颅	*FGFR2*
Boston 型颅缝早闭	颅缝早闭（Kleebatschädel），前额后移，额部隆起	*MSX2*
颅骨锁骨发育不良	颅缝延迟闭合，额顶部增厚，缝间骨，多生牙，牙齿萌出障碍	*RUNX2*
颅额鼻综合征	颅缝早闭（短头畸形），额骨中央缺损，宽位眼	*EFNB1*
Crouzon 综合征	颅缝早闭（短头畸形），头骨明显压迹、面中部发育不良，眼眶浅	*FGFR2*
Crouzon 综合征伴黑棘皮病	颅缝早闭	*FGFR3*
格雷格 - 多指 - 并指综合征	少数病例颅缝早闭，额部隆起，矢状缝隆起，眶距增宽	*GLI3*
Muenke 型颅缝早闭症（非综合征性）	颅缝早闭（短头畸形）	*FGFR3*
顶骨发育不全	对称性顶骨缺损，唇裂 / 腭裂	*MSX2*，*ALX4*
顶骨发育不全伴颅骨锁骨发育不良	对称性顶骨缺损	*MSX2*
Pfeiffer 综合征	颅缝早闭（短头畸形）	*FGFR1*，*FGFR2*
Saethre-Chotzen 综合征	颅缝早闭（特别是短头畸形），前额扁平，发际线低	*FGFR2*，*TWIST1*
Shprintzen-Goldberg（marfanoid）综合征	颅缝早闭（特别是人字缝和矢状缝），上颌骨和下颌发育不全，腭异常	*SKI*
致死性骨发育不全 Ⅱ型	颅缝早闭症（分叶状颅 /Kleeblatschädel 畸形）	*FGFR3*

引自 Rice DP. Craniofacial anomalies: from development to molecular pathogenesis. *Curr Mol Med* 2005;5:699, with updates from Online Mendelian Inheritance in Man (omim.org).

EFNB1. Ephrin-B1; FBN. 原纤蛋白；FGFR. 成纤维细胞生长因子受体；TGF-R，肿瘤生长因子 -β 受体

*. 未定义基因缩写 / 拼写的不是缩略语或缩写

多种途径参与调节细胞增殖，分化和迁移。该受体包括细胞外结构域（受体 - 配体结合），跨膜结构域和细胞内酪氨酸激酶酶促结构域（见表 7-1）。FGFR 蛋白有几种变体，所有这些变异都具有重要的细胞生长功能。例如，研究显示，通过 FGFR1 发出的信号可以促进神经嵴迁移，并且一个有缺陷的受体与小鼠的面部中线裂隙有关[46]。已发现 FGFR1 的缺陷导致 2 型 Kallmann 综合征，其可包括腭裂[47]。FGFR1 和 FGFR2 的缺陷与 Pfeiffer 综合征（其中两种受体都有缺陷）等症状有关，也与颅缝早闭症的特征有关[39, 48]。FGFR2 的突变已被证明与 Apert 综合征[21, 49]、Jackson-Weiss 综合征[29]、Crouzon 综合征[30]和 Beare-Stevenson cutis gyrata 综合征有关[50]。

最近的证据表明 FGFR3 可调节骨骼生长。有

缺陷的FGFR3蛋白可导致crouzonodermoskeletal综合征（Crouzon综合征伴黑棘皮病）[31]，Muenke型颅缝早闭[33]和软骨发育不全的疾病过程[51]。长骨中的骨骺生长板过早融合，导致长骨生长板的异常，这种异常类似于在颅骨软骨联合处的大体和组织病理学。在Fgfr3敲除小鼠（其中编码该蛋白质的基因已被消除的小鼠）中，存在严重的骨骼成熟延迟[49, 52–54]。

然而，已知的综合征或异常与遗传缺陷之间的联系可能是复杂的并且难以描述其特征。三个结构域中的每一个（在不同的FGFRs中）中的缺陷可能与类似的颅面异常相关，但是一种FGFR类型的相同结构域中的缺陷可能导致不同的表型。例如，在Crouzon、Pfeiffer和Jackson-Weiss综合征患者中发现了相同的突变，表明其他因素参与了最终的表型表达[39]。相反，很明显图7-2，在一个特定FGFR上的几个不同结构域中的突变可以导致相同的表型。

如前所述，转录因子和结缔组织蛋白的缺陷也与颅缝早闭的发病机制有关。MSX2是同源框基因，编码DNA结合转录因子。它与非综合征性颅缝早闭症（Boston型）[25, 55]，和ALX4（另一个同源框基因）有关，与顶骨孔有关[35]。大多数Saethre-Chotzen综合征病例是由TWIST基因的单倍体不足引起的，TWIST基因似乎编码一种转录因子[42]。转录因子基因GLI3的突变是格雷格头-多指-并指综合征（一种可能包括颅缝早闭的罕见综合征）的原因[32, 56]。

编码几种不同细胞外基质成分的遗传缺陷可能导致颅面复合体的异常。如在成骨不全症中看到的胶原蛋白缺失，显然与骨质异常相关，尽管这种疾病偶尔会影响颅面骨骼。有缺陷的原纤蛋白（由FBN1编码）导致Shprintzen-Goldberg综合征伴有颅缝早闭和上颌/下颌发育不全[44]。导致Stickler综合征的基因包括COL2A1、COL9A1、COL11A1和COL11A2，分别编码Ⅱ、Ⅸ和Ⅺ型胶原蛋白[57, 58]。另外还有一些基因未知的Stickler综合征。

五、代谢紊乱

已知几种代谢紊乱干扰颅面发育，包括黏多糖病、甲状腺功能亢进和佝偻病[59, 60]。黏多糖病

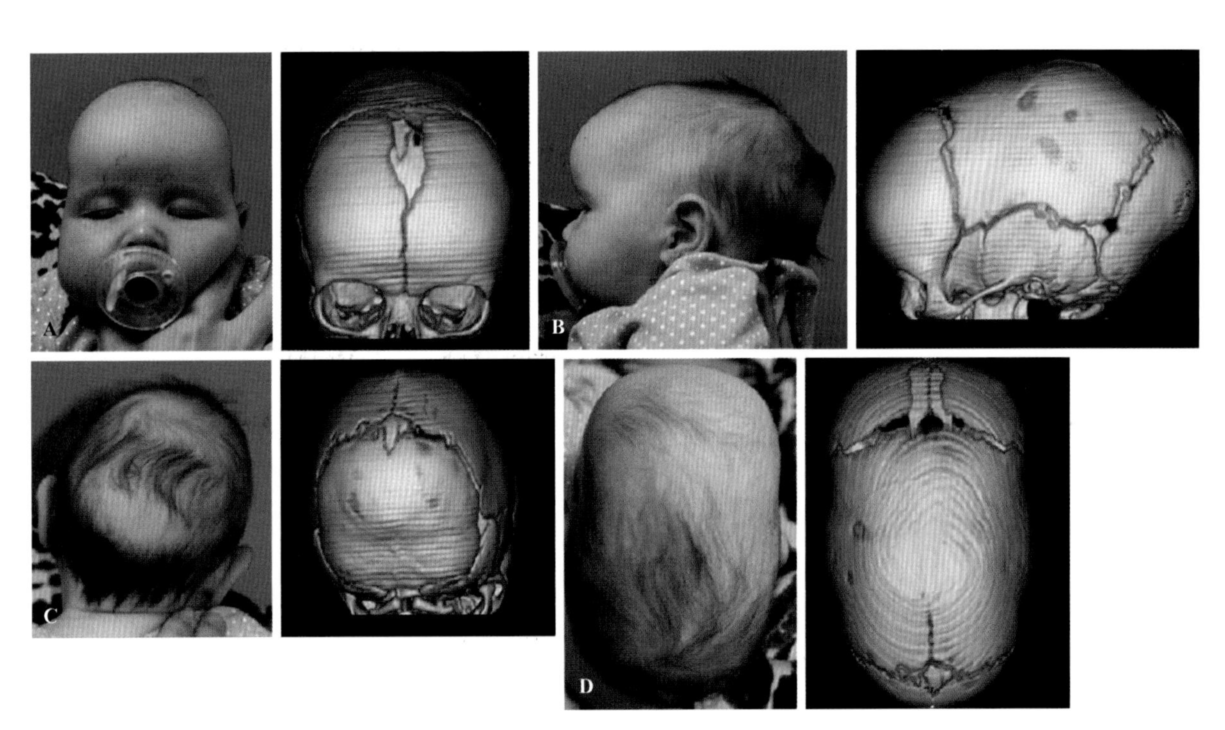

▲ 图7-2 临床上一个3月龄大患儿近全矢状线缝早闭的三维计算机断层图像

A. 正面视图展示额骨膨胀和隆起；B. 左侧侧位图示舟状头外形；C. 枕部观显示枕部隆起呈杯状；D. 顶面显示舟状颅和矢状缝早闭，由前向后

是一组以溶酶体酶缺乏导致黏多糖的累积为特征的疾病。虽然有一些临床症状，但一些更严重变异的患者会有大而长且窄的颅骨，矢状缝过早闭合，乳突和鼻窦充气不良。

六、宫内因素

子宫内导致颅面发育不良的环境因素可分为致畸因素、感染因素、营养因素和机械因素。胎儿酒精综合征可能涉及广泛的畸形，包括前脑无裂畸形。在胚胎发生的关键时期使用烟草也被证明对颅面发育有不利影响。海因妥因、苯妥英、丙戊酸和异维A酸（用于治疗痤疮的维生素A衍生物）等药物可对胚胎产生有害影响，甲苯、环境污染物二噁英和电离辐射也会产生有害影响[15, 61, 62]。

妊娠期间的病毒感染可能会影响PVRL1和IRF6突变患者的唇/腭裂表达[63, 64]。营养摄入也与颅面发育明显相关。饮食和药物对胆固醇水平有深远影响，可能导致颅面畸形，因为胆固醇调节音猬因子信号，这在调节颅面发育中很重要[65, 66]。饮食中缺乏叶酸与神经管缺陷之间的联系已得到充分证明，所以发达国家许多加工食品中广泛添加叶酸。

最后，宫内限制可能导致颅面骨骼变形。与宫内限制有关的因素包括臀位、持续或错位的胎位、早期骨盆与头部接触、羊水过少、初孕、多胎妊娠、子宫畸形、羊膜带和胎儿神经肌肉发育缺陷[67, 68]。

七、获得性颅面畸形

几种出生后的条件容易使婴儿发生颅面生长紊乱和继发性颅缝早闭[59]。血液系统疾病如地中海贫血、镰状细胞贫血、先天性溶血性黄疸和真性红细胞增多症与骨髓增生有关，导致颅骨骨质过度生长，进而可导致颅骨骨缝过早融合[69]。医源性颅面畸形可能发生在需要心室分流的患者。过多的分流量可导致骨缝缺乏张力，从而产生一种在机械因素上类似于易诱发小头畸形的环境。创伤和肿瘤是获得性颅面畸形的罕见原因。

八、临床表现

（一）先天性颅面畸形

颅面畸形从轻微的功能性无症状缺陷（例如，某些单一颅缝早闭）到生命受到威胁的严重异常，如某些类型的前脑无裂畸形。根据超声或其他类型的产前检查上发现的异常，或者在注意到婴儿或儿童具有异常的头部形状或异常的颅面畸形时，可在产前咨询颅面外科医生。如果怀疑或发现是综合征，就需要进行全面的病史和检查，并咨询其他专家。尽管基因检测不一定会改变诊断或决定治疗方案，但由熟练的遗传学家与基因检测一起进行的评估也可能获得重要的信息。大多数颅缝早闭症病例是孤立的，没有其他相关的异常现象[70]。

1. 颅缝早闭

原发性颅缝早闭是指一条或多条颅缝的过早闭合，导致垂直于受影响骨缝的颅骨特有性的生长抑制（图7-2）。单个骨缝的孤立性骨性关节炎很少导致功能性后果或神经发育延迟。由于大脑最初快速生长，所以在颅骨生长不受阻碍的其他部位也会发生代偿性生长。生长限制和颅骨形状的代偿性改变以基本一致和可预测的方式发生，这是潜在疾病过程的特征，尽管在这些畸形的严重程度和表现方面存在差异。继发性早闭可能与任何先天性、代谢性、感染性或其他导致大脑发育不足和随后的小头畸形的疾病一起发生。

2. 舟状头（畸形）

矢状缝早闭是最常见的颅缝早闭症类型，典型表现为头颅畸形（舟状头/长头）。然而，舟状头可能由于出生后头位造成，这在新生儿重症监护病房中的极早产新生儿中并不少见，也可能是无潜在矢状缝早闭的正常变异。在矢状面骨性结合中，矢状缝或其部分过早融合（见图7-2），可阻止颅骨横向生长。代偿性生长发生在前后径（anteroposterior，AP），使患者的双顶和双颞尺寸减小。得到的头部形状长而窄，胎头指数（横向宽度/AP长度 ×100）小于70%，而标准化的胎头指数通常在75%～85%。根据矢状缝过早融合的程度和是否累及矢状缝的后部，有几种变化。

孤立的枕骨呈杯状可称为枕骨子弹畸形或枕头畸形(讲台头)。矢状缝早闭可能主要累及矢状缝前部，在这种情况下，有更明显的前额隆起。早闭可以从部分早闭到完全早闭程度不同。

3. 三角头畸形

三角头畸形与异位缝合线早闭有关，当从顶点或鸟瞰图观察时，三角头畸形指的是头部特有的三角形。双额叶直径减小。可能存在相关的眼距过窄，但功能性后果或神经发育延迟很少见。骨缝增厚，形成前正中矢状嵴，描述其为类似于船的龙骨。颅缝早闭可出现一系列症状，轻度病例表现为额骨垂直隆起，称为额脊(图7-3A)，而更严重的病例则表现为三角头畸形(图7-3B)。额缝融合是不寻常的，因为它比大多数其他骨缝更早融合，通常在9个月龄。当额缝融合时，它在放射学和临床上完全消失，因此三角头畸形的诊断是临床的而不是放射学的。

4. 位置性斜头畸形 / 变形斜头畸形

斜头，指扭曲或倾斜的头部，通常用于描述位置或变形扁平化。这是非骨性闭合的。虽然宫内压力可能在斜头畸形(deformation plagiocephaly，DP)中起一定作用，但由于产后反复仰卧睡眠姿势，通常累及枕骨。据估计，所有婴儿中有20%发生扁平化。斜头畸形从20世纪90年代初开始增加。当时，美国儿科学会发布建议，让睡着的婴儿保持仰卧位，以减少婴儿猝死综合征[71]。

许多婴儿在睡觉时偏向一侧，这导致特征性的单侧枕骨扁平化，伴随同侧耳朵的前移和同侧额部凸起。虽然整个枕骨平坦的位置性短头畸形也很常见，但使颅顶骨形成“平行四边形”。胸锁乳突肌的先天性斜颈是诱发因素，约占DP的1/3，一般向对侧头倾斜。先天性斜颈表现为同侧头部倾斜和对侧头部扭曲，本身可能与胎儿位置和(或)宫内限制有关[72]。

轻微的体位扁平可能会自我纠正，因为婴儿获得了更多的力量来转动他们的脖子和翻身。当婴儿在出生后的头几个月确诊，DP可以通过在孩子醒着时增加俯卧时间或俯卧体位来治疗。对婴儿重新摆体位，以减少扁平侧的压力，并尝试增加更突出的枕骨压力也可能是有效的。先天性斜颈可以通过颈部伸展运动和物理治疗来治疗；然而，一旦孩子达到5～6个月大时，重新定位动作就不太可能成功地矫正头部形状。对于严重畸形，矫形头盔或头带可能是有用的(图7-4)。在出生后的第一年内连续佩戴3～6个月效果最好。虽然有报告显示潜在的神经发育迟缓，视觉问题和颞下颌关节移位，但大多数证据表明，DP对颅骨的影响主要是美学方面的[73]。

5. 融合性斜头畸形

融合性斜头畸形可以是前部或后部，分别指单侧冠状缝和人字缝(图7-5)。在冠状面早闭中，患侧的前额是平坦的，而眶上缘被抬高并向后移位到角膜平面或此平面后方。眶上缘通常位于角膜前方约1cm处。鼻根可向缺损侧偏，对侧前额凸起。如果眶上缘被压下去，可使眼睛变得古怪

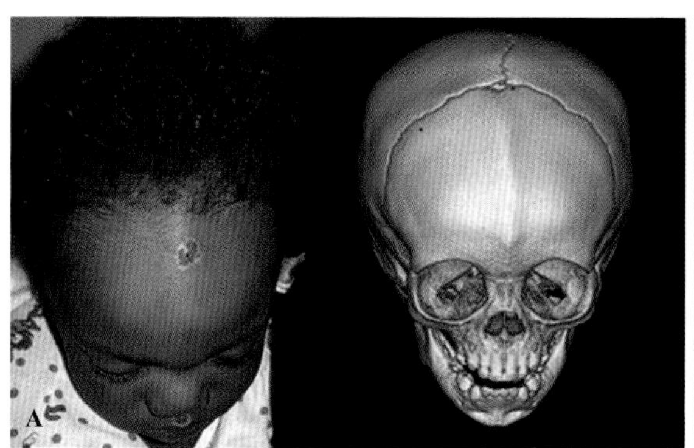

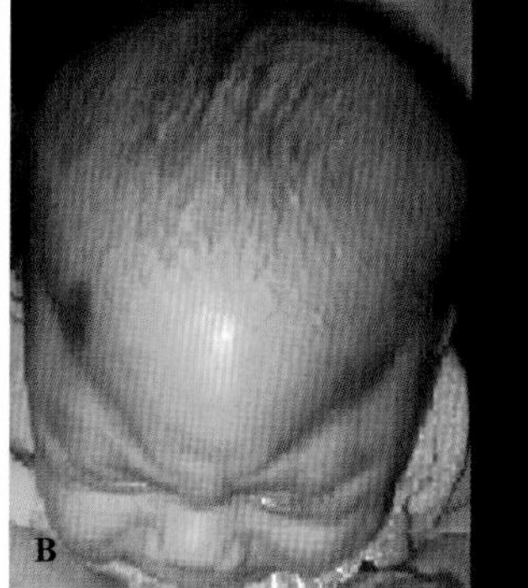

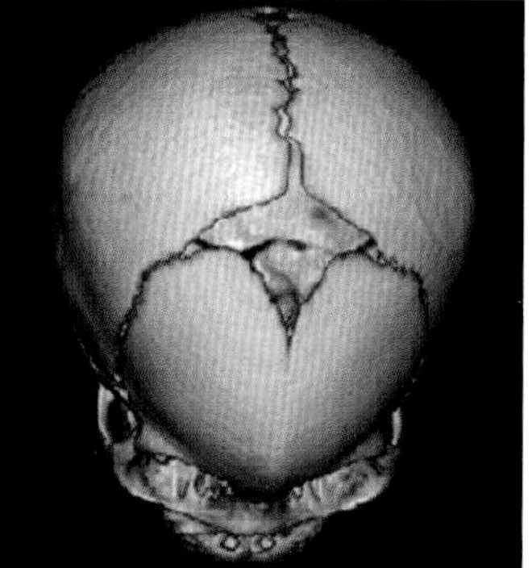

▲ 图7-3 **15个月大儿童的临床和三维计算机断层扫描图像，伴有轻微的额部隆起和最轻微的额部三角形隆起(A)和2.5个月大患有严重三角头畸形的儿童(B)**

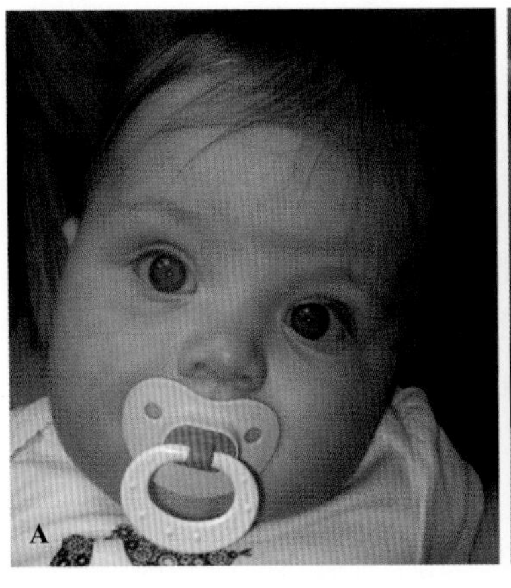
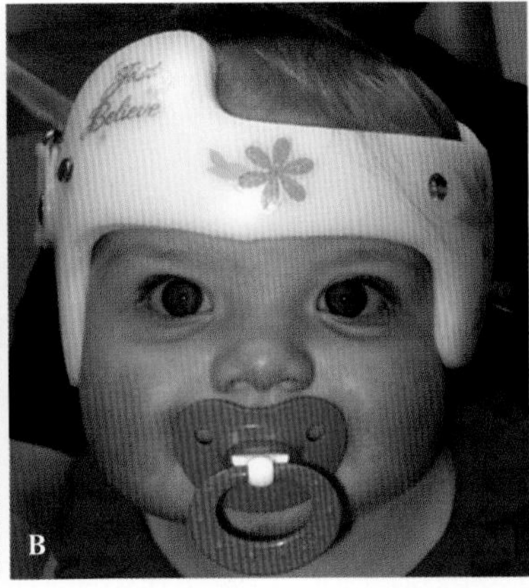
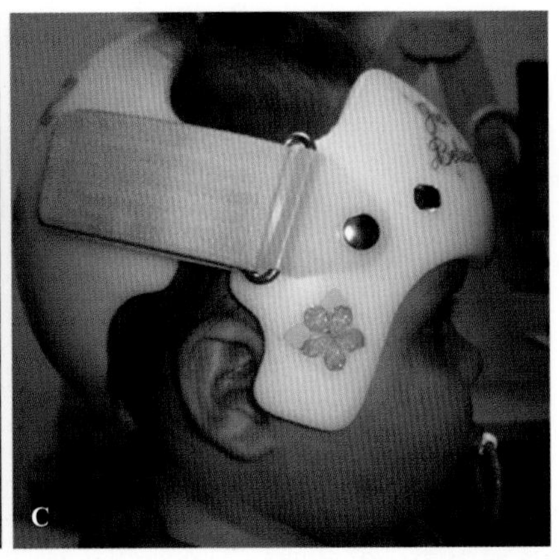

▲ 图 7-4 一名 6 个月大的儿童，在治疗前（A）左侧胸锁乳突肌斜颈和右侧斜头畸形，并展示正畸成形头盔的正面视图（B）和侧视图（C）

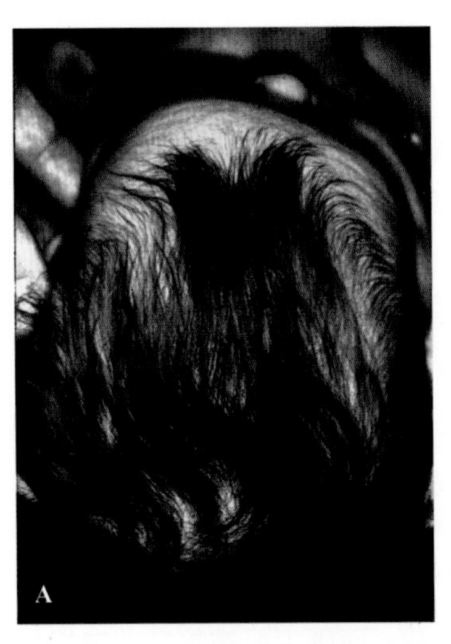
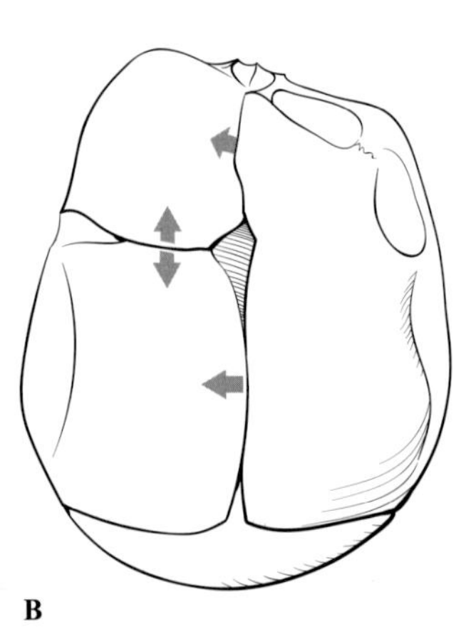
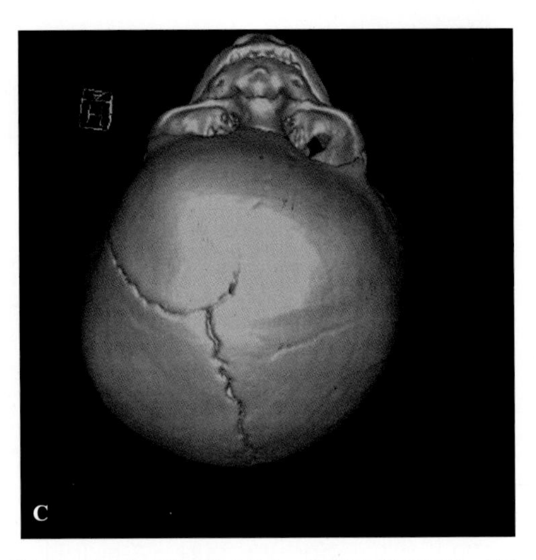

▲ 图 7-5 **A.** 单侧冠状缝早闭引起斜头畸形。请注意，颅穹窿的不规则性并不局限于缺损的同侧。代偿性增长导致对侧的额部突出。**B.** 斜头畸形的示意图。**C.** 三维计算机断层扫描显示不同儿童右侧单侧冠状缝早闭和额部扁平

或歪斜，在普通 X 线成像上表现为“丑角”外观（图 7-6）。同侧耳廓前移位，但枕骨受到轻微影响。

单侧人字缝早闭，患侧枕骨平坦，同侧耳廓向后移位。从上方观察时的外观被称为“梯形”形状，因为前额通常不受影响。真正的人字缝早闭较为少见，估计 10 万例活产婴儿中有 1 例。人字缝早闭可能被误认为是更常见的 DP，因为两者都涉及扁平的枕骨。然而，DP 的诊断通常可以通过病史来确定，因为它通常是渐进性并与患侧仰卧位相关。与 DP 不同，人字缝早闭不具有同侧额部隆起的特征性表现，耳廓向后移位而不是前移位（图 7-7）。

6. *短头畸形*

当头部的横向尺寸与前后尺寸一样长时，发生“短头”。头部指数近似 1。从顶部视图，头部整体呈圆形，从正面视图，头部和面部呈圆形。短头畸形是最常见的非颅缝早闭引起的畸形，其与位置无关（图 7-8）。

出生时出现的短头畸形通常与双侧冠状缝早闭有关。短头畸形常与一种综合征有关（见表 7-1 和图 7-9）。它通常伴有尖头畸形（头高而尖）。由于这种颅缝早闭，颅骨无法在前后径上扩张。为了适应不断扩大的颅内容物，颅骨向侧面和上

方生长。前额从鼻部上方垂下来，发际线较低，眉间凹陷缺如。多缝早闭包括早闭性短头畸形在内具有较高的颅内压升高发生率；因此，良好的眼底检查对排除视乳头水肿很重要

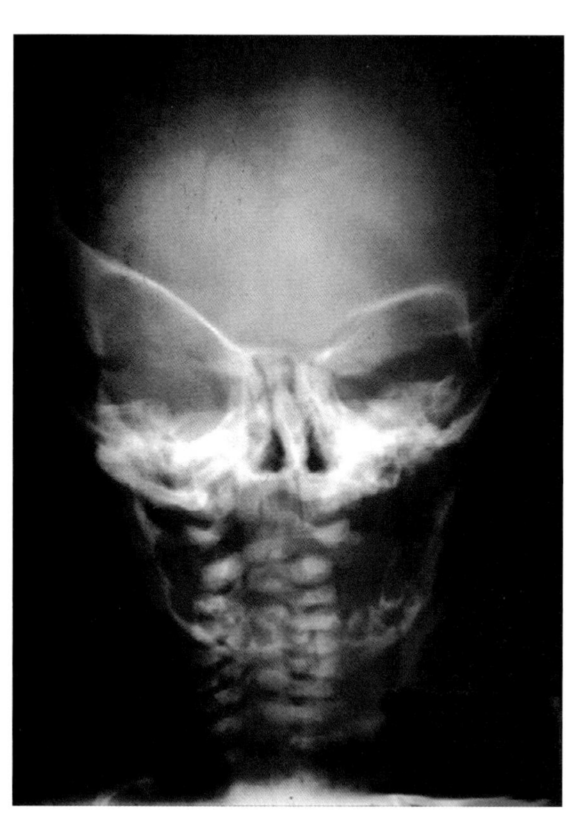

▲ 图 7-6 颅骨膜显示右侧单侧冠状缝早闭患者中出现的“丑角面罩”外观，导致左眼眶向下移位

7. 尖头畸形

尖头畸形由高的圆锥形头骨组成（图 7-10）。这种异常可因出生后矢状缝和冠状缝的受累而渐进性发展。代偿性生长通过前囟门发生。

8. “三叶草”颅骨畸形

“三叶草”颅骨畸形也称为分叶状颅（图 7-11）。除了额缝外，所有骨缝都发生过早融合。覆盖在骨缝边上的骨骼非常厚，但中间的骨骼很薄。颅内容物的扩张往往会导致骨缝间薄骨的膨胀。除了通过剩余的开放骨缝扩张之外，这种代偿性生长还具有特征性分叶外观。颅骨的生长远远不能满足颅内扩张的需要，导致神经功能受损、颅内压增高（intracranial pressure，ICP），并且通常引起继发性脑积水。这些患者表现出眼球突出，眼球从发育不良的眼眶凸出，可能导致角膜暴露、眼眶角膜炎和失明，视神经也可有损伤的风险。“三叶草”颅骨畸形需要立即进行外科手术，使大脑从多缝早闭的压力中释放出来。

9. 面部裂

面部裂构成一大类面部异常，不同于更常见的口面部裂，仅涉及唇和（或）上腭。在 Tessier 系统中（图 7-12），面部裂根据其相对于正中矢状面的位置进行分类。这些异常可能给外科医生带来独特的挑战。面部裂缝很少见，可能与羊膜带有关。

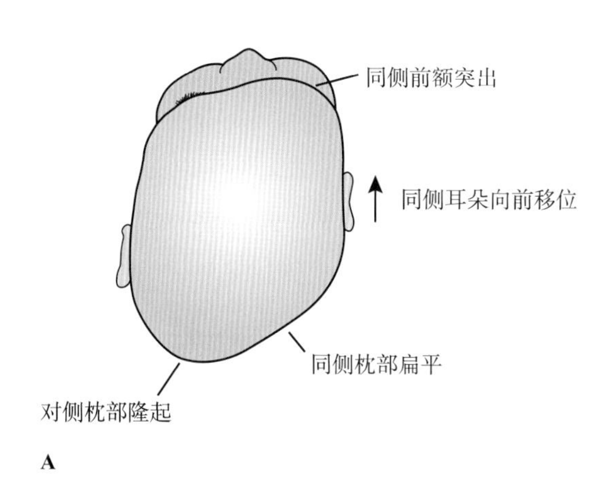

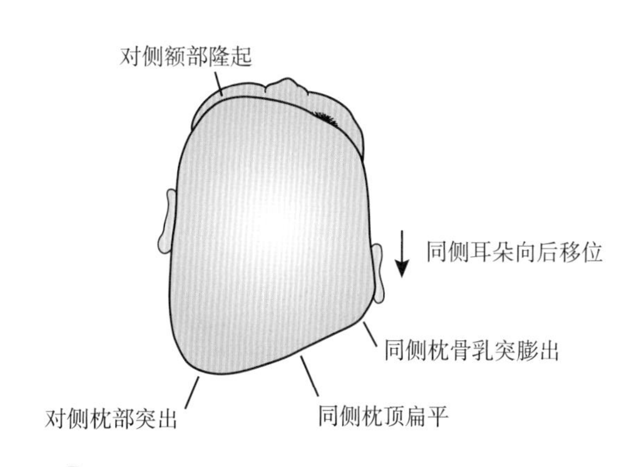

▲ 图 7-7 变形与后斜头畸形

A. 右后枕部变形斜头畸形导致头部的平行四边形形状，具有向前移位的同侧耳朵。B. 单侧右侧人字形缝早闭引起对侧后凸，偶见前凸。同侧耳朵向后移位（引自 Cohen MM Jr，Maclean RE. *Craniosynostosis*：*diagnosis*，*evaluation and management*，ed 2.New York：Oxford Press; 2000：128.）

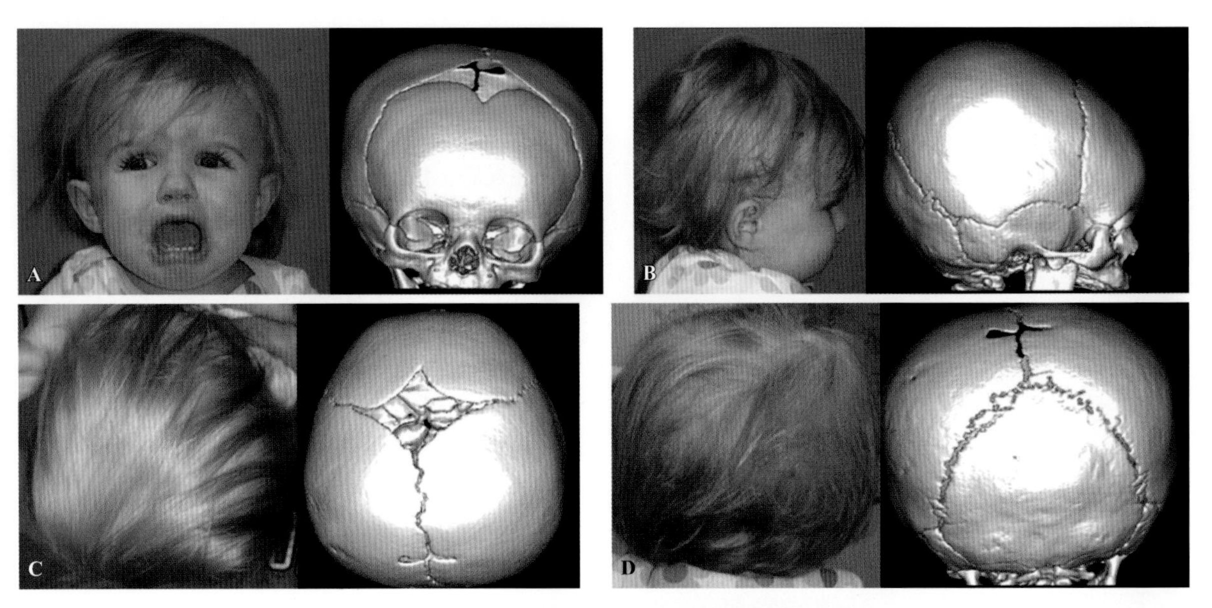

▲ 图 7-8 12 月龄女孩位置性、非颅缝早闭性短头畸形

A. 正面临床和三维计算机断层扫描（3DCT）图像显示圆形头部和面部；B. 临床和 3DCT 图像显示右侧头部前后长度（短头畸形）和轻度塔头（尖头畸形）的短头部，其中后颅骨高于前颅；C. 颅顶部和 3DCT 图像显示短头畸形，无颅缝早闭；D. 枕部临床和 3DCT 凸显管闲事双侧枕部扁平，无早闭

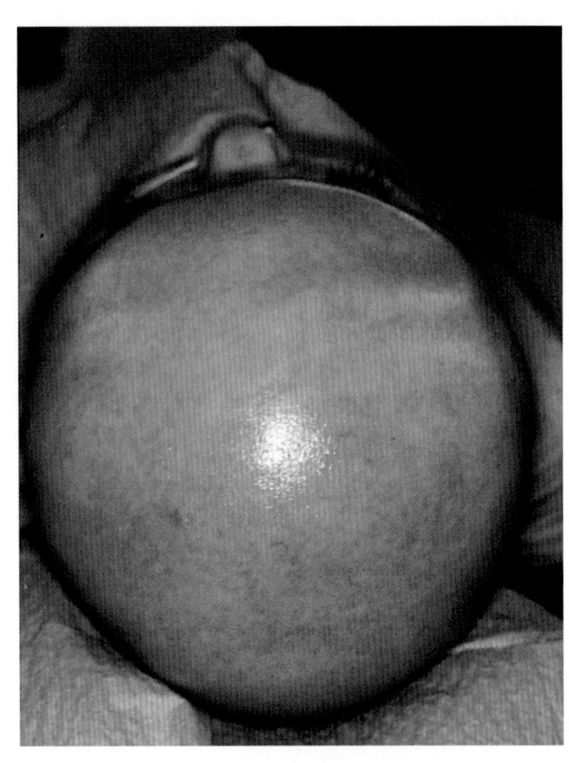

▲ 图 7-9 双侧冠状缝早闭导致短头畸形

10. 脑膨出

脑膨出是颅内内容物通过颅面骨骼缺陷突出（图 7-13 和图 7-14）。脑膨出可能发生在颅骨或颅底的任何地方，并按位置分类。根据病变的内容物不同，被命名为脑膜膨出（仅包含脑膜），脑膜脑膨出（脑膜和脑）或脑膜脑室膨出（脑室、脑和脑膜）[74]。

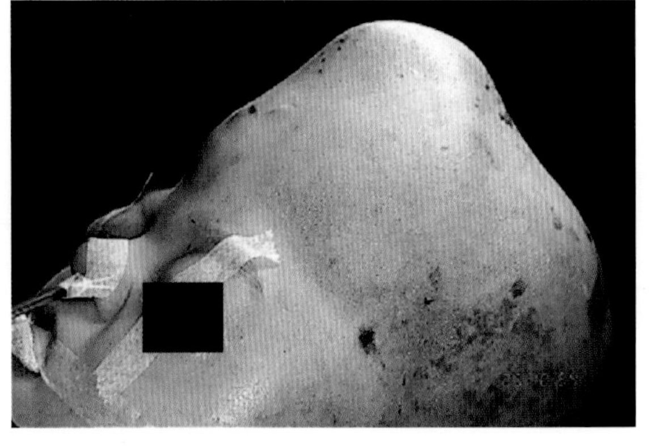

▲ 图 7-10 患有 Apert 综合征的儿童冠状和矢状缝早闭导致了尖头畸形

（二）颅面综合征

引起颅面畸形的综合征在临床表现上有显著差异。了解最常见的综合征对于集中检查和了解需要哪些咨询非常重要。

1. Crouzon 综合征

Crouzon 综合征是一种常染色体显性遗传病，

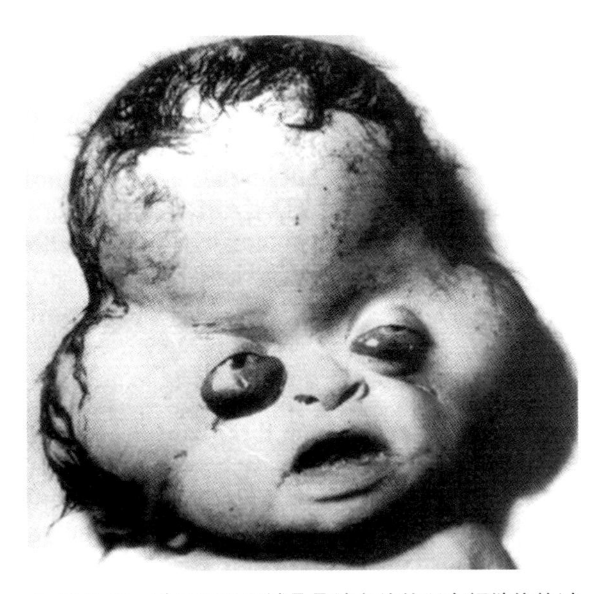

▲ 图 7-11　除了额骨和鳞骨骨缝之外的所有颅缝线的过早融合导致 **Kleeblattschädel** 或三叶草颅骨畸形

引自 Cohen MM Jr, Maclean RE. *Craniosynostosis: diagnosis, evaluation and management,* ed 2. New York: Oxford Press; 2000.

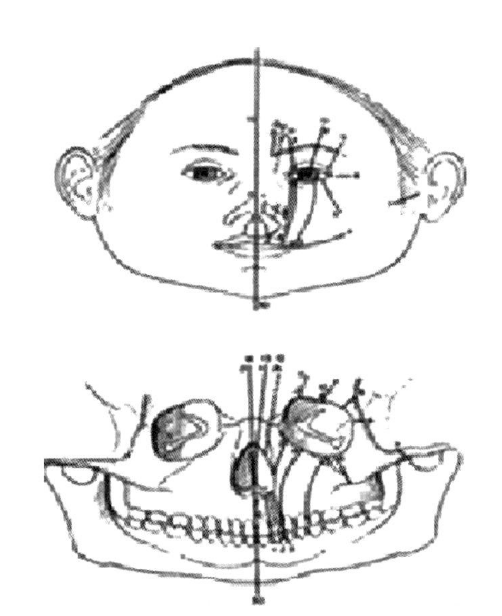

▲ 图 7-12　**Tessier classification of craniofacial clefts: soft tissue (*top*) and skeletal (*bottom*).（From David DJ Moore MH, Cooter RD. Tessier clefts revisited with a third dimension. *Cleft Palate J* 1989;26:163.）**

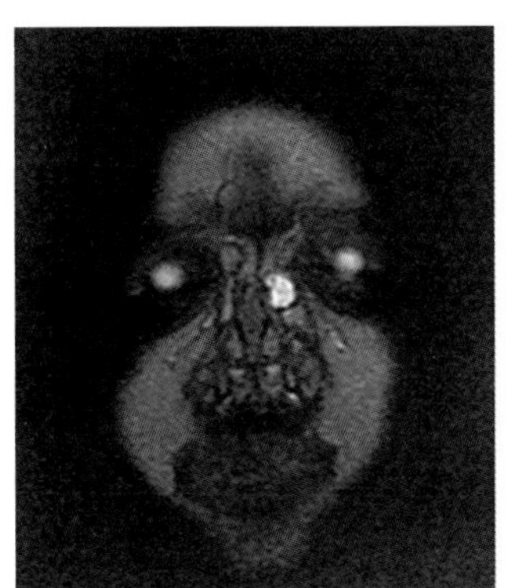
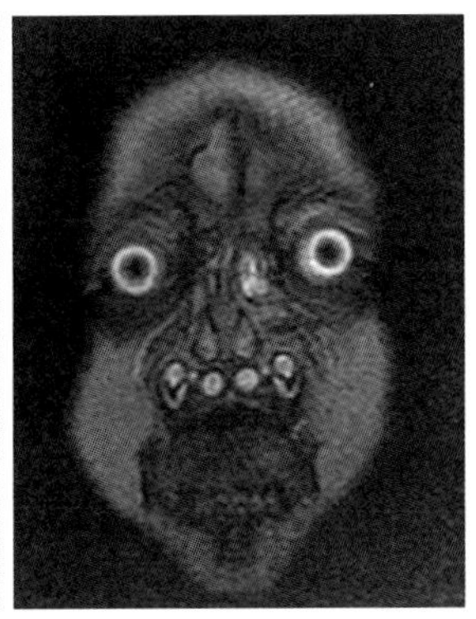
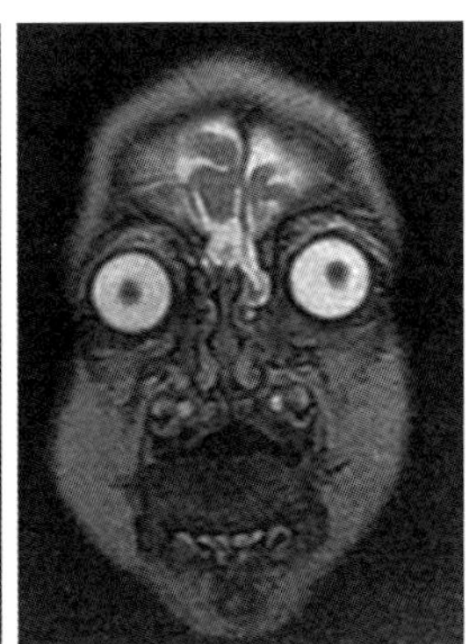
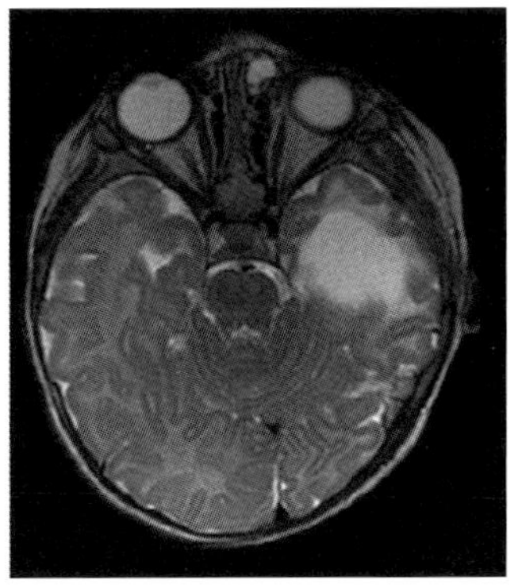

▲ 图 7-13　T_2 加权冠状磁共振成像和 T_2 轴位显示左侧鼻筛脑膜膨出和左侧颞叶脑穿通性囊肿

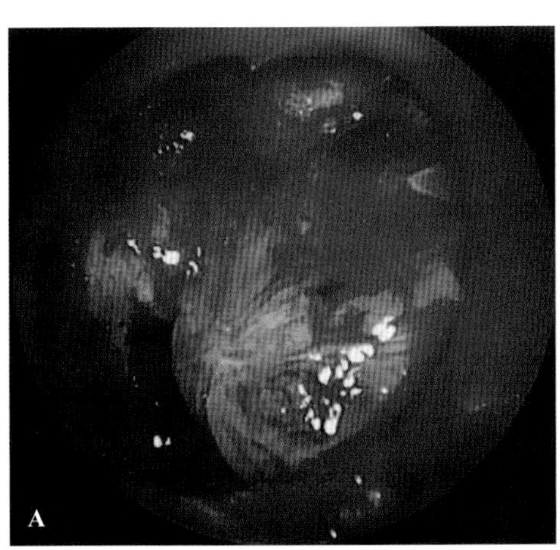

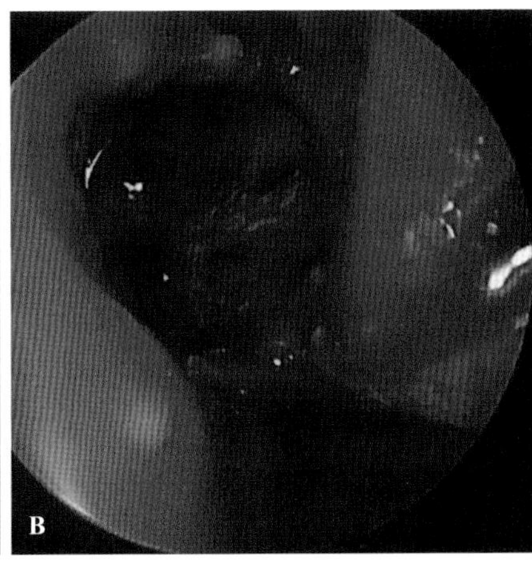

◀ 图 7-14　通过蝶窦侧壁的脑膜脑膨出的内镜视图。这与脑脊液漏和细菌性脑膜炎病史有关

A. 蝶骨开口的内镜视图，其已被加宽以便充分接近颅底缺损。B. 内镜下修补前轻度（鞘内）减压，硬膜缺损清晰可见

具有完全外显率和可变表达能力。它通常涉及冠状缝，导致短头畸形，但可能会影响多条颅缝。颅缝缺损可能发生在出生前或出生后的前5年。虽然下颌骨通常接近正常，但中面（上颌骨）的发育不全导致Ⅲ级咬合不正。由于骨眶体积减少而导致突眼（眼球突出则是由于眶内内容物增多所致）。如果患者得到适当治疗，智力通常是正常的。

2. Apert 综合征

尽管已报道一些家族性常染色体显性遗传病例的报道，大多数Apert综合征病例通过新突变偶尔出现[75]。Apert综合征在几个方面类似于Crouzon综合征。该疾病的特征在于短头畸形（伴有尖形头）和中面部发育不全（伴有眼眶和牙齿问题）。与Crouzon综合征不同，Apert综合征与手脚对称并指以及其他轴向骨骼异常有关。腭常高弓，可能是腭裂。Apert综合征的缺陷在出生时就存在，并且智力可能受到影响。

3. Pfeiffer 综合征

Pfeiffer综合征是一种以颅缝早闭为特征的常染色体显性遗传病。经常涉及冠状缝，引起短头畸形，但也可能涉及矢状缝和人字缝。受影响的患者可能有中面发育不全伴有眼眶和牙齿问题，以及拇指和跗趾增大。

4. Jackson-Weiss 综合征

Jackson-Weiss综合征是一种常染色体显性疾病，具有高外显率和可变表达能力，具有与Pfeiffer综合征相似的特征。短头颅是常见的，跗趾异常宽，但拇指通常是正常的。面部发育不全比Pfeiffer综合征更常见。Jackson-Weiss综合征最初在阿米什人群中被发现，但也可能在其他人群中发生。

5. Saethre-Chotzen 综合征

Saethre-Chotzen综合征是一种具有完全外显率的常染色体显性疾病。受影响的患者有颅缝早闭，通常伴有短头畸形、发际线低、上睑下垂、短指、上腭高拱、偶有腭裂。中面发育不全并不常见。

6. Carpenter 综合征

Carpenter综合征是一种罕见的常染色体隐性综合征。颅缝早闭可能涉及矢状、人字形和冠状缝。如果存在中脸发育不全，通常是轻微的。其他特征包括发育迟缓、多趾畸形和其他多指畸形。

7. Stickler 综合征

Stickler综合征是一种具有可变表达性的常染色体显性综合征，发病率约为1/10 000。它是一种结缔组织疾病，具有眼、口、骨骼、心脏和听觉异常表现，由编码胶原蛋白的基因突变引起。口面表型的特征在于偶尔的中面发育不全、下颌发育不全和腭裂。Robin序列（小颌畸形、舌下垂和腭裂）患者中有30%～40%也患有Stickler综合征。因此，它是与Robin序列相关的最常见的综合征，但症状轻微时不易被发现。

8. Velocardiofacial 综合征

Velocardiofacial综合征是一种常染色体显性综合征，具有可变的表达性和外显率，由染色体22q11的缺失引起。除了明显的颅面，心脏和血管畸形之外，还有许多相关的异常表现。颅面畸形包含了明显的更开放的基颅底部屈曲角，其影响中面和下面（下颌骨）的外观。继发腭裂可为明显的黏膜下裂，或仅在鼻咽镜下可见的隐匿性黏膜下裂[76]。Velocardiofacial综合征可能难以识别，尤其是面部特征正常或轻微影响的患者。

9. Treacher Collins 综合征（下颌骨颜面发育不全）

Treacher Collins综合征是一种具有可变外显率和表现力的常染色体显性疾病。它涉及来自第一鳃弓和第二鳃弓结构中的许多双侧发育异常。临床特征包括颧骨发育不全、小颌畸形、耳发育不良、眼偏斜、下眼睑缺损，以及下眼睑内侧2/3的睫毛缺陷。35%的下颌骨颜面发育不全与Pierre Robin序列和腭裂有关。继发于小颌畸形和舌下垂的严重阻塞性呼吸暂停通常需要干预。

10. 半面矮小或颅面短小

半面矮小症（hemifacial microsomia，HFM）指的是一组畸形起源于第一和第二鳃弓单侧缺陷，新生儿中发病率1/5600。大多数病例是散发性的，尽管已报道过家族病例。虽然有一种理论认为这种综合征是由早期颅面发育过程中涉及镫骨动脉的单侧出血引起的，但尚未确定具体的病因[77]。HFM，也称为Goldenhar综合征，更恰当地称为颅面部微小症，它是通常是双侧的，HFM的表现在出生时就存在，并且在严重性和范围方面可能非常多样化，涉及面部和外耳和中耳的软组织和骨骼组织。HFM患者可出现颞骨、颧骨、上颌骨和下颌骨发育不全；发育不全的面部肌肉组织和唇裂、腭裂。HFM涉及多种外耳和中耳畸形，包括外耳道闭锁和耳前皮赘。眼部受累可能表现为缺损，眼球表面迷芽瘤、睑裂狭小和（或）斜视。各种其他非颅面畸形与HFM有关，包括椎骨融合、脊柱裂和其他椎体异常。

九、外伤

颅颌面创伤和治疗的基本机制在儿科和成人人群中相似。差异主要涉及幼儿骨折的类型以及骨折的修复如何影响随后的颅面生长。 在儿童中，面部骨骼没有完全骨化，因此更柔韧和有弹性，导致更多的“青枝”骨折。牙龈取代了牙弓的大部分骨骼，在下颌骨和上颌骨中形成了不同的应力曲线。根据患者的年龄，骨缝可能不会融合，并且皮质较薄的松质骨比例较高。相对于颅腔，面部也小得多，鼻窦充气最少，并且支撑系统未完全发育。在青春期，面部已足够成熟，所以面部骨折的模式更接近于成人。

1%～14.7%的面部骨折发生在儿童人群中，其中男孩占优势。面部创伤最常发生在5岁以上的儿童中，并且头部损伤常与之有关。据报道，高达80%原因是机动车事故。然而，在过去20年中，随着安全带和联邦政府批准的儿童安全座椅的广泛使用，因为机动车事故导致的儿童面部创伤明显减少。导致小儿颌面部创伤的伤害通常非常严重，常伴有其他全身性损伤[78, 79]。

幸运的是，需要通过颅面技术进行治疗的严重创伤并不常见。一般而言，针对先天性异常开发的颅面技术可应用于涉及前额、额窦、鼻眶–筛窦复合体和视神经管以及Le Fort骨折的骨折。尽管Le Fort系统用于描述儿童复杂的中面骨折，但后来的分类系统在功能上更多地基于冲击力和骨质破坏的最终程度。额–眶骨折和上面的其他骨折的发生率常比复杂的中面骨折发生率低。

十、肿瘤

幸运的是，颅面或颅底肿瘤在儿童人群中很少发生。头颈部肿瘤约占所有儿童癌症的5%，而涉及颅底的肿瘤占该数字的一小部分。在非血液病的实体病变中，脑肿瘤最常见，其次是神经母细胞瘤和横纹肌肉瘤、非横纹肌肉瘤、唾液腺肿瘤和畸胎瘤。颅面区的良性肿瘤也很少见；这些包括纤维发育不良（图7–15）、血管纤维瘤、肉芽肿和垂体腺瘤。

十一、患者评估

颅面团队合作

鉴于颅面疾病患者存在的问题的复杂性，临床多样化和训练有素的团队参与的综合方法已成为护理的标准。精心的时间安排和程序协调可以最大限度地提高效益，同时最大限度地减少患者和家人的不便和痛苦。除了颅面外科医生，典型的团队包括儿科医生、神经外科医生、眼科医生、牙医、口腔正畸医生、口腔外科医生、口腔修复医师、遗传学家、护士、语言病理学家、听力学家、人类学家、心理学家和营养学家。这种方法基于认识到这些异常及其治疗可以影响许多不同的功能系统。团队中不同成员之间开放和畅通的沟通对于充分实现这种方法至关重要。

十二、病史和体格检查

在初步评估时，必须获得个人、家庭和遗传史，进行全身检查，记录所有异常情况，以确定潜在的综合征。从前部、后部、侧面和顶点观察头部形状，并检查眼和耳的形状和位置。通过触诊骨缝和囟门来评估颅内压增加的迹象，例如骨缝隆起和囟门凸出。测量头围，前后径，双颞和双顶径；从眶上边界测量颅骨的垂直高度（图7–16）。后囟门和前囟门通常分别在大约3个月和18个月时关闭。虽然不能对新生儿的咬合进行评估，但是可以注意到下颌骨和面部中部的

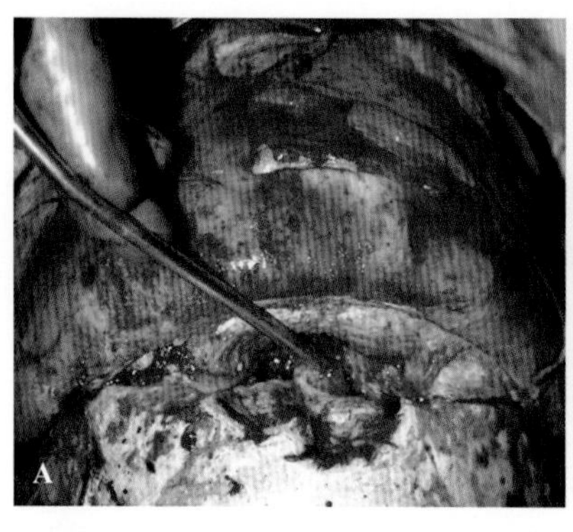
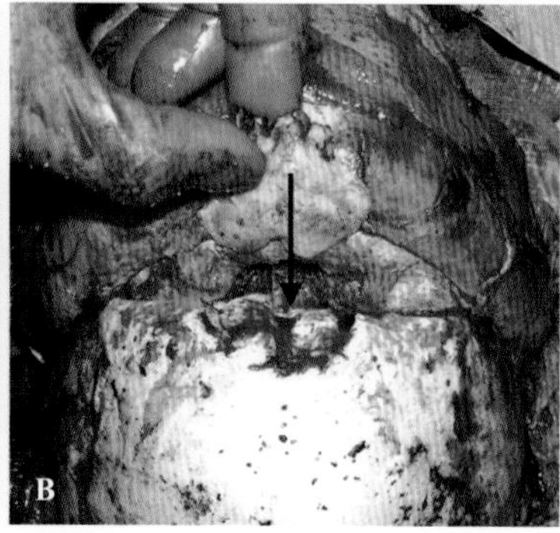
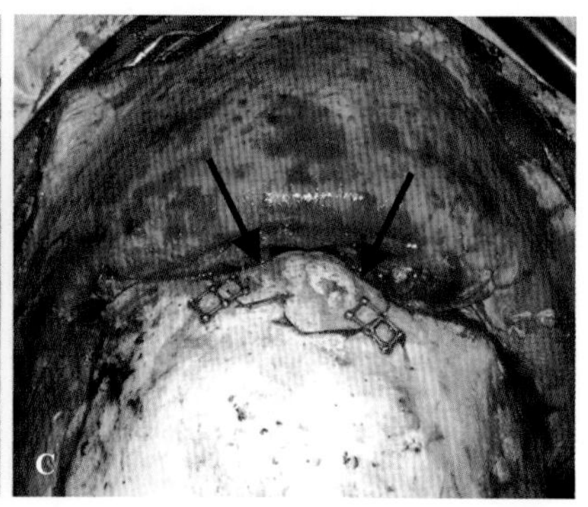

▲ 图 7-15　一例涉及前颅底纤维结构不良的患者的手术图像，最初在青少年时期出现。早期内窥镜切除尝试失败，导致患者斜视、额窦黏液囊肿和硬脑膜外露

A. 采用颅骨下入路切除纤维发育不良。吸引端指向病变部位。B. 病变已被移除，箭指向硬脑膜暴露区域。显示骨瓣。C. 骨瓣已被更换。箭指向放置于骨板下方的颅骨膜瓣，用来封闭硬脑膜缺损和消除额窦，用于密封硬脑膜缺损并消除额窦

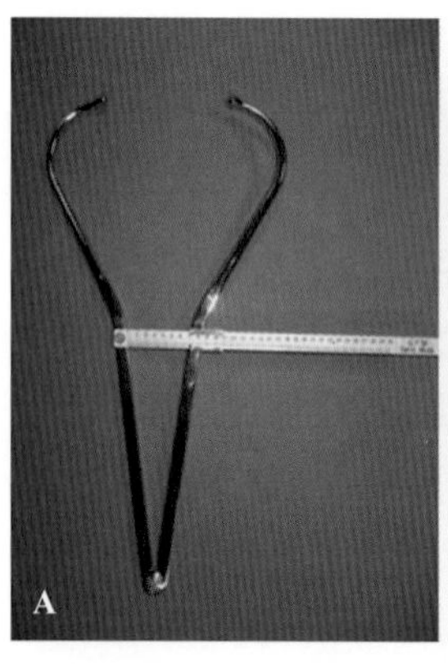
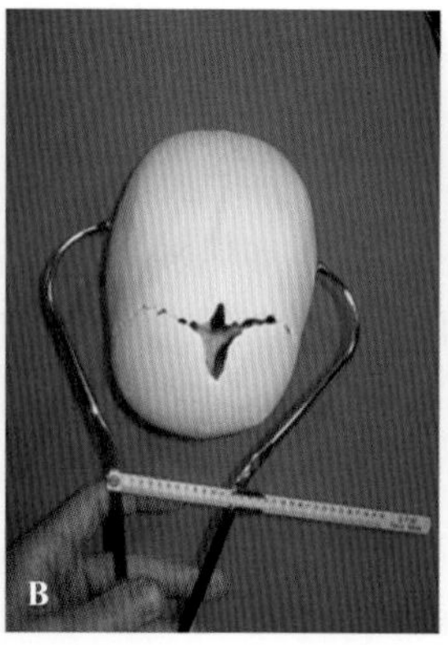
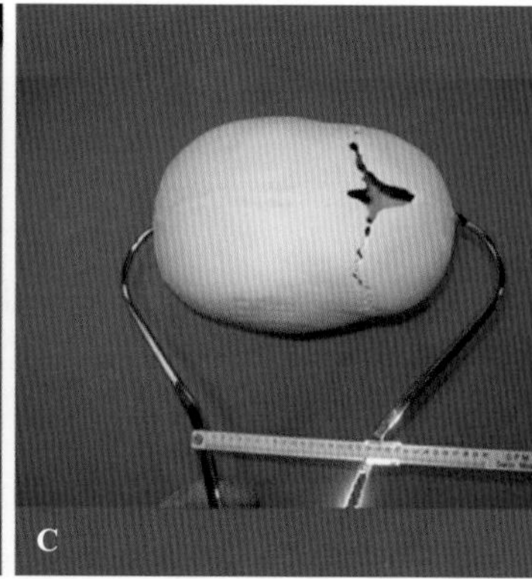
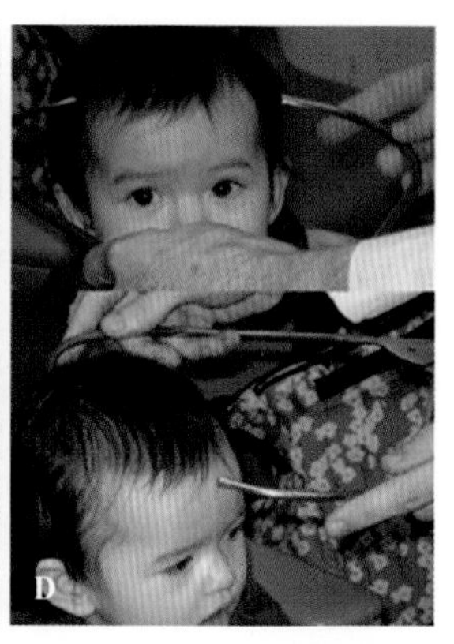

▲ 图 7-16　A. 带有毫米和厘米标记的卡尺。B. 测量 12cm 双顶横向宽度的颅骨模型。C. 前后径长度 17.6cm，模型描绘矢状性骨缝早闭和舟状颅 [头颅指数（12/17.6）×100%=68.1%]。D. 6 月龄婴儿，患有位置性短头畸形，正在接受测量以确定头颅指数

相对尺寸。同样也需检查颈部的对称性和活动范围。

十三、影像检查

虽然计算机断层扫描（CT）是评估大多数缺陷的理想选择，X 线片偶尔可用。正常骨缝缺失可表明骨缝早闭。在斜头畸形和短头畸形中，额筛骨和额蝶骨骨缝过早融合导致蝶骨小翼抬高，颅骨平片形成丑角面具外观（单侧或双侧）（见图 7-6）。头颅 X 线片上的内表呈铜锤状或指纹状，与颅内压增加和颅缝早闭相关；虽然它的存在很容易被发现，但其临床意义是值得怀疑的 [80]。侧位和前后头影测量 X 线片仍然有用，尤其是评估颅面生长的进展。

由于 CT 的普及和成本的下降，它已经在很大程度上取代了 X 线片。值得注意的是，用于三维重建的软件可以广泛使用，并提供完美的骨骼解剖细节。可以轻易地实现各种头部测量和体积分析。如有必要，可以构建基于三维研究的立体光刻模型，其提供患者颅面骨骼的精确模板。先进的软件也可用于规划重建（图 7-17）。对重建单侧或某些不对称缺陷有很好的效果。尽管可以通过 CT 获得关于中枢神经系统的有价值的信息，但是选择磁共振成像通常用以评估大脑。

十四、干预的适应证和时机

考虑颅面疾病和畸形的治疗时，需解决威

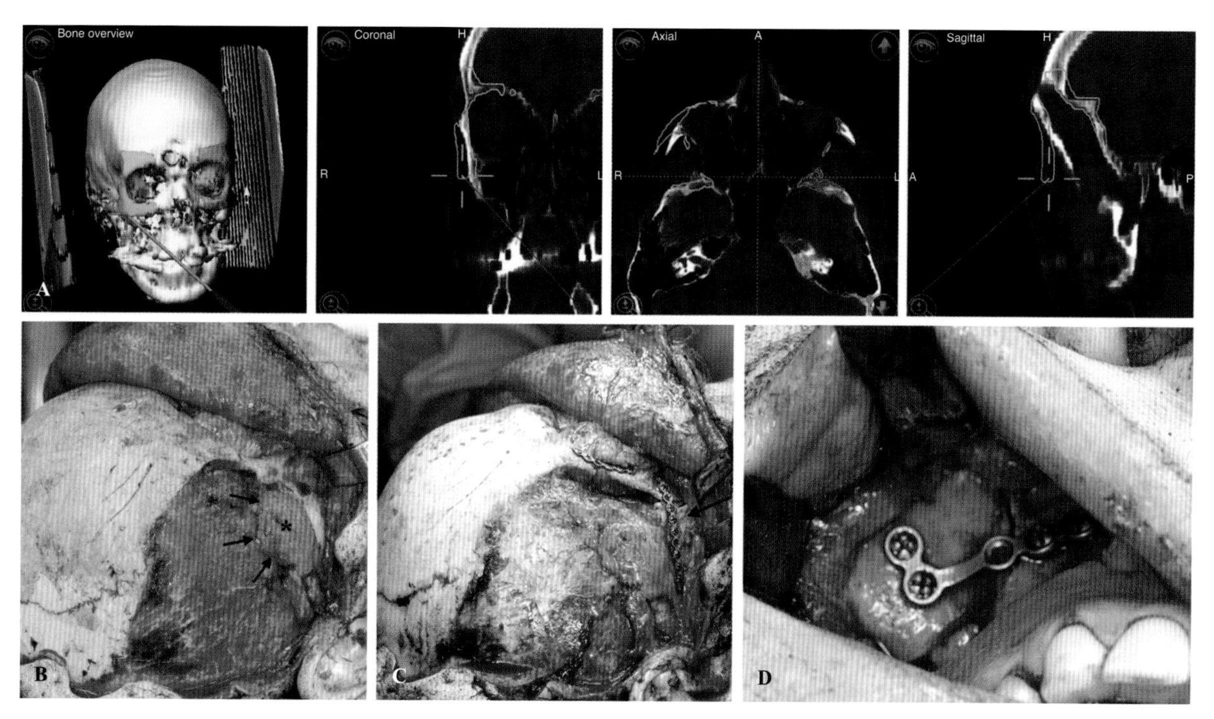

▲ **图 7-17　患者在就诊前 6 个月左右，眼眶和颧上颌复合体发生外伤性移位骨折。由于治疗的延误，骨骼节段畸形愈合，导致面部和眼眶畸形**

A. 利用颅颌面规划软件，在冠状面、轴状面和矢状面显示面部骨骼。左上角的绿色图像大致指的是其他三张图片显示的平面。B. 将双冠状皮瓣抬高以暴露眼眶和颧上颌复合体。箭表示颞深筋膜浅层已在颞线融合处切开并抬高，以暴露颞脂肪垫（*）。这对于广泛暴露多处骨折的颧骨弓是必要的。C. 进行了适当的截骨，并将移位的节段移动。利用规划软件生成的重建图像，图像引导系统帮助正确放置截骨段，并将截骨段用钛板固定。箭表示用于支撑新结构的颅骨骨移植（未显示收获物）。D. 需要在唇下切口进行切开和固定

胁生命、功能或美观问题。对危及生命的问题的治疗原则通常很明确。与 Pierre Robin 序列相关的上气道阻塞的新生儿可以用气管切开术或下颌骨撑开（稍后详细讨论）治疗。威胁生命的另一个例子是严重的综合征性颅缝早闭，影响多条骨缝，导致颅内压升高的危险。患有“三叶草”颅骨畸形的患者需要通过全颅穹窿重建来紧急释放整合的颅骨，具有高颅内压危险的儿童通常用脑室 – 腹腔分流术治疗。

功能损害包括一系列广泛的问题，从视觉损害到儿童学龄时的神经认知问题。然而，处理原则更加复杂，特别是在新生儿，因为并没有完全清楚不干预的后果与干预本身的后果。显著的额眶后缩是一种更严重的功能障碍，因为它可能预示着严重的功能性，神经性或眼科问题。多于一种骨缝早闭的存在通常与神经认知障碍相关。异常的上颌骨和下颌骨不仅影响外观，而通常气道、牙列和语言也可能受到影响，因此经常需要治疗性干预。对于眼距过宽和其他眼眶畸变来说，易造成严重的视觉障碍，手术重建是必要的。非综合征性单一颅缝早闭症特别难以分类，因为畸形与功能性后遗症之间的关联是有争议的。非综合征性单一颅缝早闭的颅内压增加和神经认知缺陷的发生率仍有争议，有必要进一步研究 [81–83]。

美学问题包括非常轻微的颅缝早闭，如某些类型的单缝颅缝早闭或部分颅缝早闭，位置性斜头畸形或轻度半面短小征。在这种情况下，颅面团队和相关家庭成员必须权衡美学畸形的严重程度与外科手术干预的风险。不可能仅基于缺陷来开发一个严格的算法。例如，额缝早闭程度重、范围广，包括额眶错位和眼距过窄征。目前已知额缝闭合比先前认为的更早 [84]，因此先前手术干预时机的标准不再适用。在位置性斜头畸形的病

例中疗效得到了证明，包括改变睡眠姿势，治疗斜颈的原因和颅骨矫形器。

手术矫正的适当年龄取决于特定的畸形、功能受损的程度及患者的整体健康状况。由于过去几年小儿麻醉技术的进步，婴儿手术变得更加安全。1岁以下的患者具有显著的骨再生能力，许多手术在年轻患者中更容易实施，且骨头也是更薄更柔韧，更容易切割和塑形。当然，对于年轻患者，必须考虑风险，例如对轻度失血的不耐受。

如果拔管失败，出现气道阻塞的新生儿应立即接受治疗。对于kleeblattschädel患者，必须在生命的前几周内进行多骨缝切除术，以防止严重的功能缺陷甚至死亡。早期干预也适用于颅内压增高和角膜暴露。2—6个月大的患者常行单一骨缝切除术（例如治疗舟状头）。作者通常对6—9个月大的婴儿进行额–眶推进和颅穹窿重建。前额、眼眶和面中部的整块手术通常在3—4岁进行，尽管有牵张成骨，仍倾向于早期干预。眼眶整体移动的手术通常在患者2—4岁时完成。影响咬合关系变化的手术通常延迟到青少年时期。根据畸形的严重程度和范围，最佳矫正可能需要多步骤完成。

十五、外科技术

（一）治疗先天性颅面畸形

由于颅面畸形的大部分手术都是在年幼患者身上进行的，因此需要特别注意对重要功能的严密监控和调节。婴儿的血容量小，在漫长的颅面手术中经常需要输血。因为年幼患者体温调节能力下降，因此室温必须保持相对较高，特别是在麻醉诱导期间。颅面手术通常需要插入静脉和动脉导管以及膀胱导管，优选核心温度传感器。在颅外–颅内联合手术中，常规给予抗生素和类固醇。基于外科医生的偏好，切口备皮也是必要的。用肥皂水和聚维酮碘溶液擦洗头皮，面部通常也用消毒液擦洗。如果口腔和鼻腔可能是手术区域的一部分，应给予灌洗。

通过温和地涂抹眼用软膏然后用透明塑料敷料覆盖来保护眼睛。如果需要做眼部手术，则不应用胶带。因此，当双冠瓣抬高时，避免使用角膜保护层，因为如果角膜因缺乏与眼睑接触而干燥，有直接或间接的眼部损伤的潜在风险。如有必要，可以使用眼睑缝合来保护眼睛。

鉴于在这些手术过程中头部位置经常被改变，将气管内管正确固定到患者身上是非常重要的，并且如果需要的话，将管的一部分带入术野。如果需要进入上颌骨，必须将管固定在下颌骨上。虽然俯卧位是一些外科医生的首选，但我们更倾向于在患者仰卧和头部屈曲的情况下进行大多数颅面手术。在正颌手术中，通常需要鼻插管。气管插管必须以这样的方式覆盖，以使麻醉团队容易接近检查通气回路。手术铺单时，最好尽可能多地将脸部（包括耳朵）留在野外，以保持定向。在切开之前，可以将血管收缩剂注射到皮肤中，但必须在幼儿人群中仔细控制剂量。建议使用1∶200 000或1∶400 000的肾上腺素溶液。有时采用低血压全身麻醉来减少失血。氨基己酸或更有效的氨甲环酸是赖氨酸类似物，其抑制纤溶酶活化纤溶酶原，从而抑制纤维蛋白溶解。这些药物也可以在术中给予以减少出血并减少输血的需要[85]。其他中心利用节省细胞的自体输血策略来回收丢失的血液，并尽量减少输血的需要[86]。

虽然冠状切口是显露颅面骨最广泛使用的入径，但其他较小的切口可用于不同的用途。对于轻度至中度矢状缝早闭的病例，可采用内镜入路或采用中矢状面（波状）切口进入骨缝的早闭部分。然而，必须采用双冠状切口才能进入眶上条。

1. 冠状切口

冠状切口可向耳前或耳后延伸。当延伸到耳后区域时，切口被隐藏，同时保留足够的颅骨和面上部和中1/3部分的显露。切口被设计成贯穿头部顶点的波浪形线（图7–18）[14,87]。整个切口可以向更前方旋转，以使皮瓣更向前/向下收缩。一些外科医生做锯齿状，如切口，如果手术术野显露过多而无法正常闭合冠状皮瓣时，则可以进行多次V–Y缝合。然后可以将皮瓣在骨膜下或帽状腱膜下被抬高。继续解剖到颞深筋膜，抬高颞顶筋膜。在该平面上进行解剖能够保护和抬高皮瓣中的面神经额支。如果需要进入颧弓，则从颞线处抬高颞深筋膜的浅层（图 7-19）。这种操作具有额外的优点，即在层面和面神经分支之间增加额外的组织层。在某些类型的颅穹窿重塑中，也需要提升颞肌，但这一步是独立于头皮抬高而进行的。

2. 板形物固定

可吸收板技术在颅面重建中骨移植的手术稳定 / 固定方面取得了突破性进展[88]。它提供了可靠的刚性固定而无需使用金属板[89]。可吸收板比钛板更不可能干扰颅面生长，很少需要去除[90]。通常，板在前 6 个月内失去大部分的强度，并在不到 18 个月内被吸收，从而避免了颅内板随着生长而移动的问题。

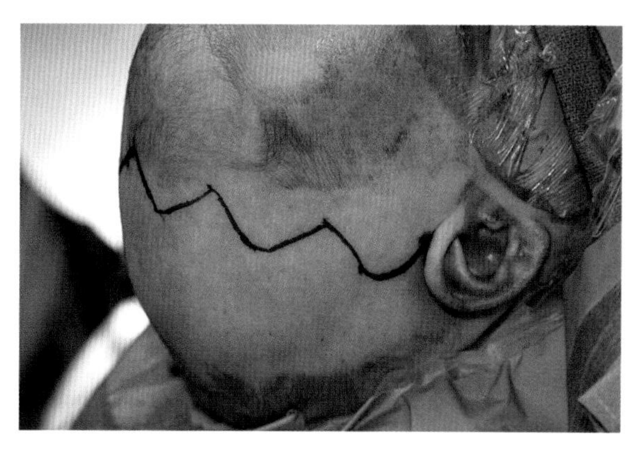

▲ 图 7-18　一个 4 个月大的舟颅和矢状缝早闭患者的双冠状切口。术后 5 个月切口隐蔽良好。进行了延长矢状缝颅骨条形切除术、双顶骨冠状缝和人字缝楔形颅骨切除术、额顶骨桶状切开，术后头盔成型 3 个月后，颅骨指标也得到改善

3. 矢状缝早闭

当矢状缝早闭关联舟状颅畸形时，需要横向扩张颅骨和减小颅骨前后径长度。3 月龄前治疗轻度病例，可以通过内镜下经微创切口进行单纯颅骨条形切除术。通常提倡术后佩戴矫形头盔[91]。作者采用的就是微创方法，特别是对 3—6 月龄额部隆起轻微的孩子[92]颅骨条形切除术（图 7-20）去除矢状面或旁矢状面一部分骨质。一些颅面外科医生在颅骨条形切除术后垂直于骨缝放置金属弹簧，以尽量减少失血、手术时间及与总颅穹窿重建相关的潜在并发症。有报道对比了术后颅骨指标认为，尽管这种技术在出生后的前 6 个月内最为成功，但需要第二次手术才能取出弹簧[93]。

严重的舟状头病例通常需要进行全颅穹窿重建，特别是当患儿出生后 6 个月（图 7-21）。该方法包括冠状缝、人字缝截骨和顶骨外裂。在严重的情况下，额部可明显隆起，额骨常需要整形或转位来改善前额轮廓。这可以通过多种技术来实现（图 7-20）。

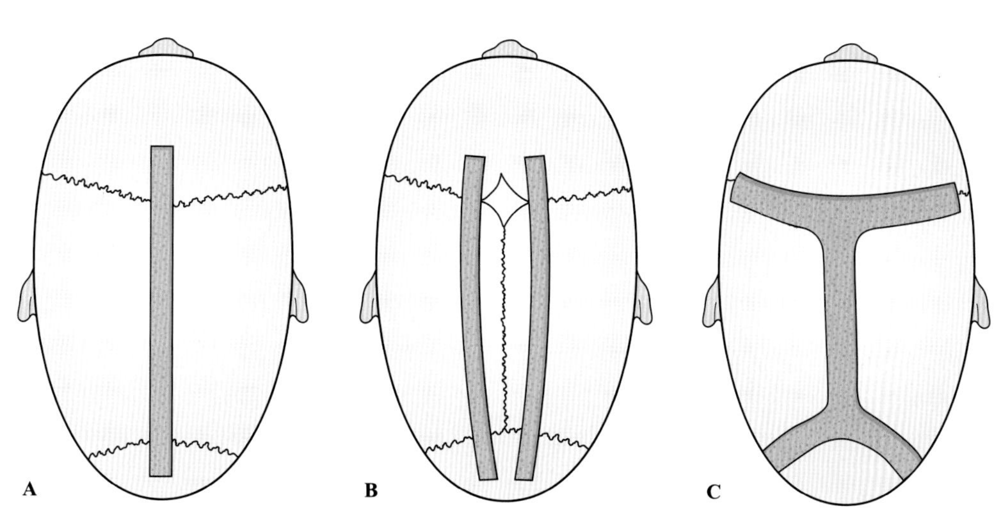

▲ 图 7-19　根据严重程度，一系列手术治疗可用于修复舟状颅

A. 去除骨缝；B. 颅骨条形切除；C. 去除冠状缝和人字缝；后者切除常合并顶骨外裂

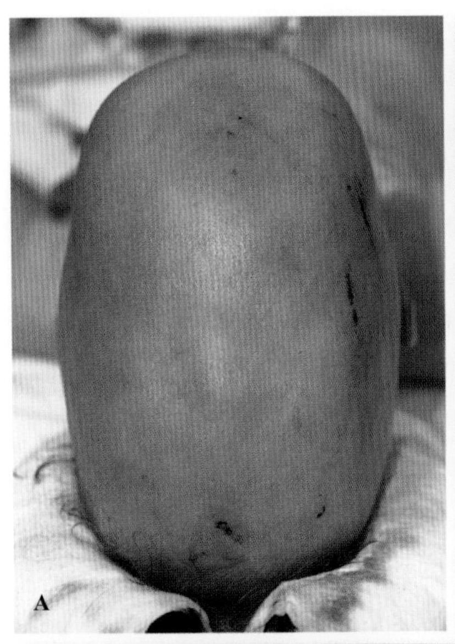

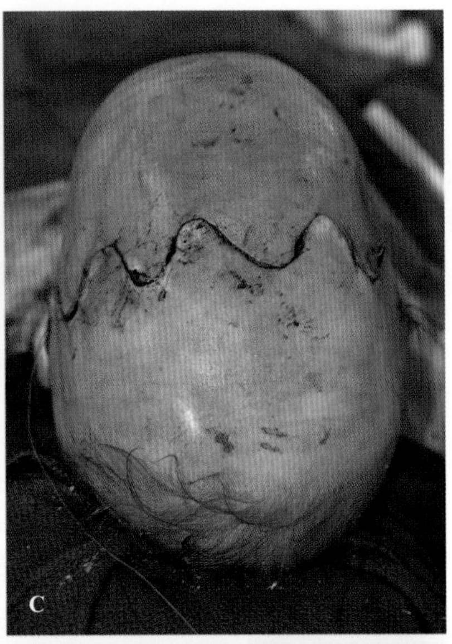

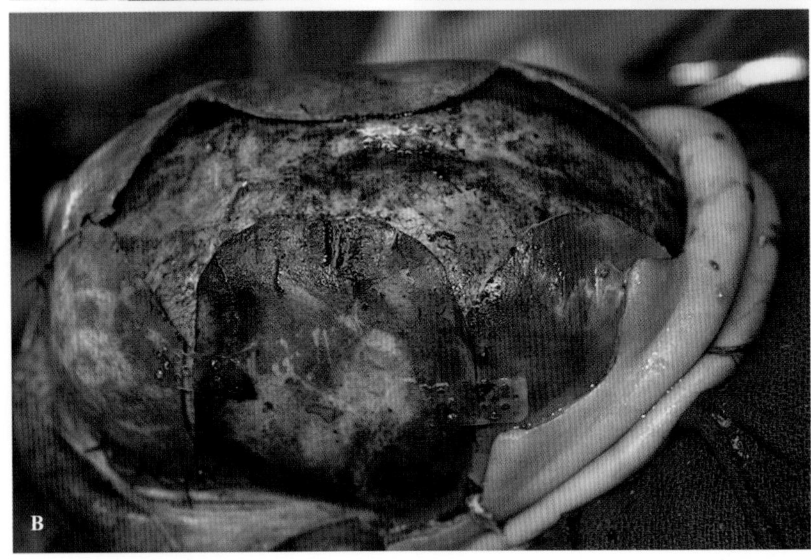

◀ **图 7-20 舟状颅修复**
A. 术前重度舟状颅。B. 修复需要全颅穹窿重建，两侧颞顶骨复合体均断裂。注意，联合使用可吸收缝合线和板来实现稳定的构造。C. 术后视图

4. 额眶前移术

在骨膜下平面中央，解剖暴露条。在眶上缘上方 2cm 处切开骨膜做帽状腱膜下解剖。眶上缘和额鼻区域完全暴露，保留眶上神经血管束，这在新生儿中可能相当小。在年幼患者中，神经血管束很少穿过孔；相反，它位于眶上缘内侧 1/2 的凹槽中，通常在瞳孔上方。如果有孔，必须在下缘截骨，来解剖和松动神经血管束。如有必要，内侧眦韧带从骨性附着处分离并抬高泪囊后，可向内侧显露泪嵴。在中线通过鼻额缝进行。外侧显露颧骨弓向内延伸至颧骨体。额眶部手术通常只需要向下暴露额颧缝。然后显露眶外侧缘，将其与眶上条相连。在骨膜下仔细解剖眶顶。从颞窝抬高颞肌前部可以露出眶外侧壁。

一旦解剖完毕，标记眶上条和双额开颅的预定截骨位置。侧切式动力颅骨切开器通常是在钻好孔后使用。小心地进行双额开颅（图 7-21），在眶上缘上方留下宽度在 10～15mm 之间的骨横杆。硬脑膜从前颅窝前部分离，仍在筛板上附着。然后标记眶上条或带以便进行截骨，并通过双额开颅术进行上部截骨。切除留在矢状窦条带上所有骨条。上带截骨术向外侧延伸到颞骨的鳞部。在下方，中央横向截骨术从额鼻缝处或其正上方进行（图 7-22）。这个切口直接延伸到颅前窝在鸡冠前的一点，以保留嗅觉及大脑和鼻腔之

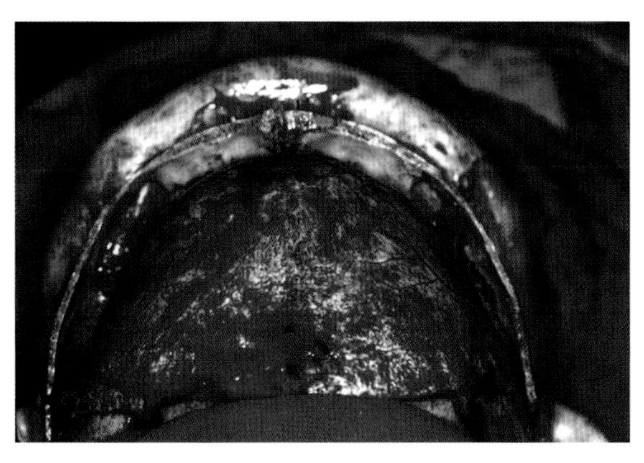

▲ 图 7-21　双侧额部颅骨切开术。注意前颅窝硬脑膜的高度，以准备移除系带

间的屏障。然后进行截骨术进入泪窝上方的眶内侧。截骨从眶缘内侧上方5～10mm开始，经眶缘后约10mm处穿过眶顶，沿眶侧壁向下延伸至颧额缝水平。在骨缝处切开眶外侧缘，该切口向后延伸至蝶骨大翼和颞骨鳞部，与前一切口平行，并比前一切口低10～15mm。此部位与翼点附近的颅前窝、颅中窝交界处相吻合。颞部条带足够长，允许在外侧位置有一定的活动，一旦完成前移，通过增加骨接触来促进骨的稳定性。在颅中窝、眶外侧壁和蝶骨大翼形成的三岔口（前段），不完全截骨常阻碍条带的移除。切除完成时必须保护颞叶顶部。。

一旦骨段被移除，它们就会单独重塑。眶上筋膜可以根据畸形程度进行重塑（图7-23），在加厚区域根据需要去除骨骼以促进骨骼弯曲。在单侧骨性连接（斜头畸形）中，前额的中心角受到轻微影响，只需要很小的改变就可以将中心角增加到150°～170°。由于代偿性额叶隆起，未受影响的一方需要进行微小的改变。三角头畸形可能需要采取更积极的措施，其中前额的中心角可能与90°一样尖锐。有时为了扩大中心角，有必要在中线切开绑带并加入植骨（图7-23D和E）。然后用可吸收的板、缝合线或两者将组件彼此固定。在眶外侧缘上方，眶上缘与颞窝之间的角度调整到100°～110°之间。然后将眼眶移到较前的位置。移动的程度取决于异位的性质。在三角头畸形（图7-24和图7-25）和单侧冠状骨结合（图7-24A）中，眼眶主要向外侧推进，内侧部分几乎不向前推进。

在具有短头颅的双重性骨性连接中，整个绑带通常是向前的，运动在横向上比在内侧更大（图7-24B）。从额窦发育的角度来看，保持眶上缘与鼻根之间的接触也很重要，这可以增强前额中央的突出[94]。重要的是推进建立对称性。两个边缘应位于角膜前方约1cm处。在严重的情况下，系带可能会提前2cm，但可能需要进行骨移植（图7-25）。眶上杆用可吸收钢板、缝合线或两者同时在鼻侧和外侧固定于颅骨（图7-26）。

为了提高横条的稳定性和通用性，本文描述了不同的改进方式（图7-27）。例如，由于单侧冠状骨结合的眼眶在非鼻腔侧被压下，因此可以去除眼眶上方鼻腔侧的骨骼，并降低该侧的带骨，以改善眼眶对称性[95, 96]。人字形骨性连接（图7-28）修复的方式与冠状骨结合的修复方式大致相同。外科医生不是移除和重塑眶上杆，而是移除枕骨并向后推进，枕骨顶复合体重新塑造后部对称性。其他类型的颅穹窿重塑，包括严重的舟状头，也可通过冠状切口完成。

然后将颅骨骨瓣重新成形，替换不同位置的各种组件，以提供头部的最佳轮廓。有时需要进一步对襟翼进行截骨术。然后用可吸收的板或缝合线将骨头固定到周围的头骨上。保持大块骨弯曲到所需的构象，提供了更稳定的结构，比许多截骨术将骨切成较小块所需的固定更少。

各部位的骨骼都会有缺陷。在1岁以下的患者中，由于骨再生，骨缺损通常不是主要问题。但是，在年龄较大的儿童和成人中，必须解决大的缺陷。例如，眼眶顶部缺陷可能导致眼眶与大脑之间的持续构造，从而导致搏动性眼病的发展。儿童或成人的颅骨缺损可以用骨移植修复（图7-25）或用其他骨替代材料。

当骨骼重建完成时，需要多层、精确地闭合。如果颞肌被抬高，则必须将其推进眶外侧缘，并缝合以避免颞部凹陷，影响外观。可以将肌肉缝合到在外侧眶缘或其中一个固定板上钻出的孔中。用可吸收缝线重新缝合帽状腱膜。然后可以用不可吸收性或可吸收的缝线缝合皮肤。为了避免拆线，年幼的儿童最好使用可吸收缝合线

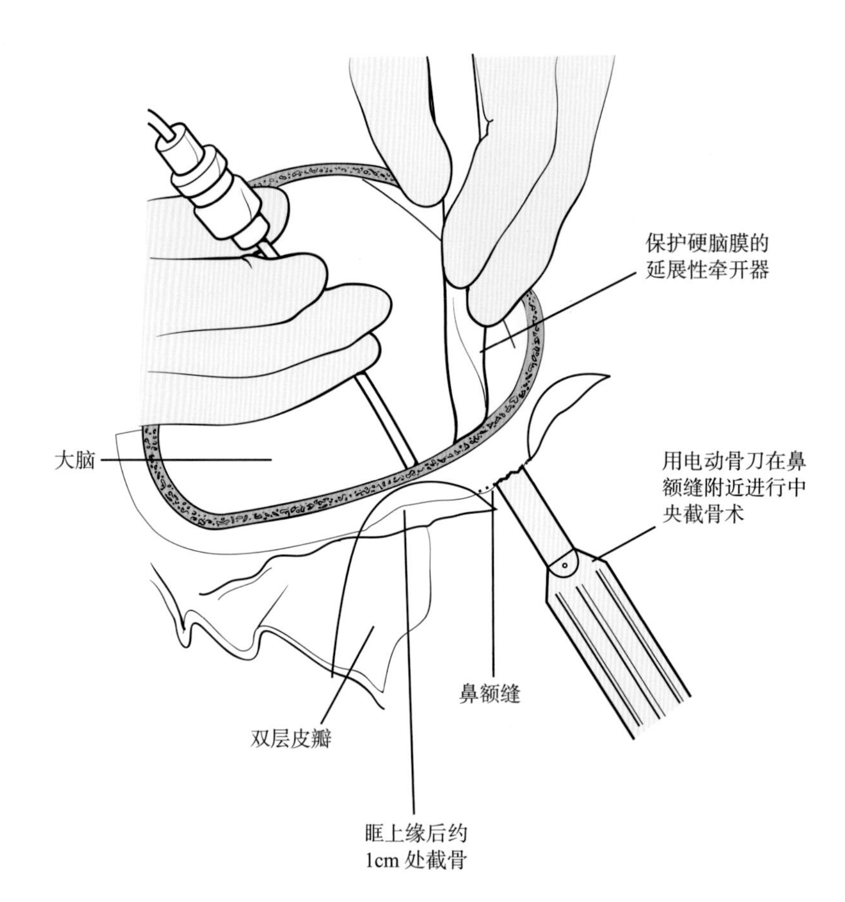

▲ 图 7-22 图示中央切口。这种切口是在鼻额缝处进行的。在嵴前延伸到前颅窝，同时用可调节牵开器保护大脑。在切口进入盲孔前必须抬高硬脑膜，以保持嗅觉并保持颅内和鼻腔之间的屏障

引自 Salyer K. *Techniques in aesthetic craniofacial surgery.* New York: Gower Medical; 1989:35.

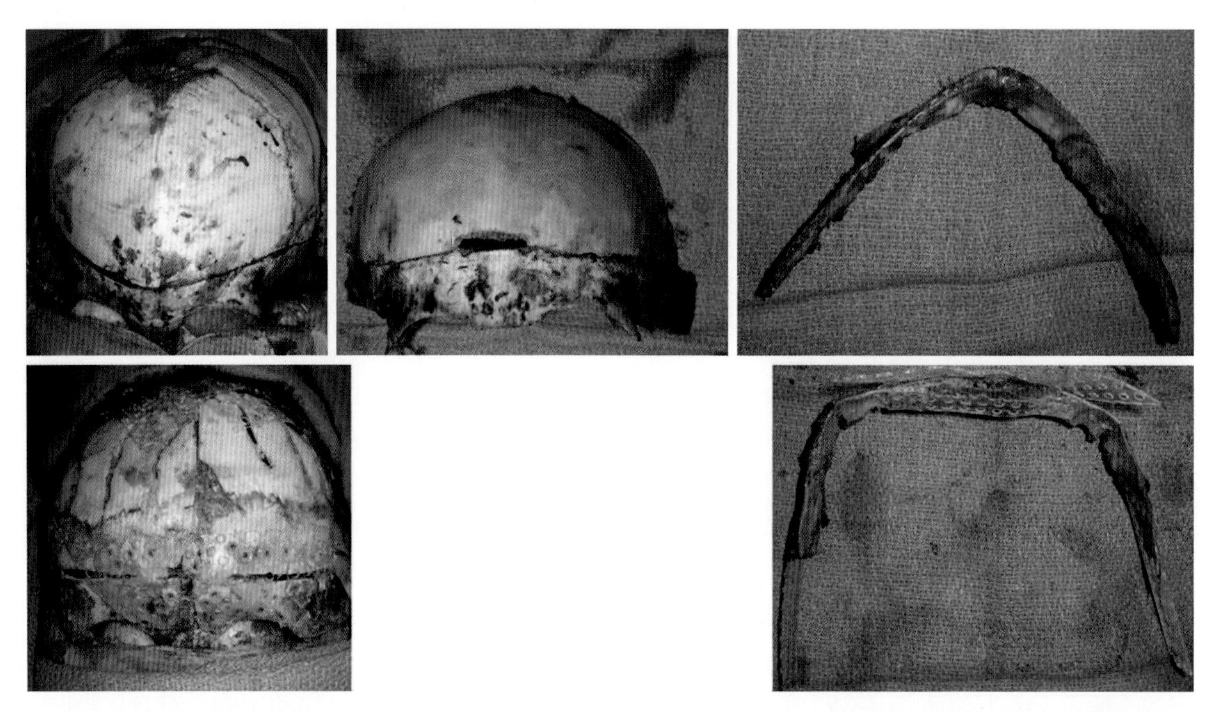

▲ 图 7-23 去除双侧畸形骨瓣，在塑形前显示系带的顶点视图。系带形状稳定，中线植骨，附着可吸收板，眶上横杆内嵌，双额骨皮瓣筒体塌陷成型，固定于系带

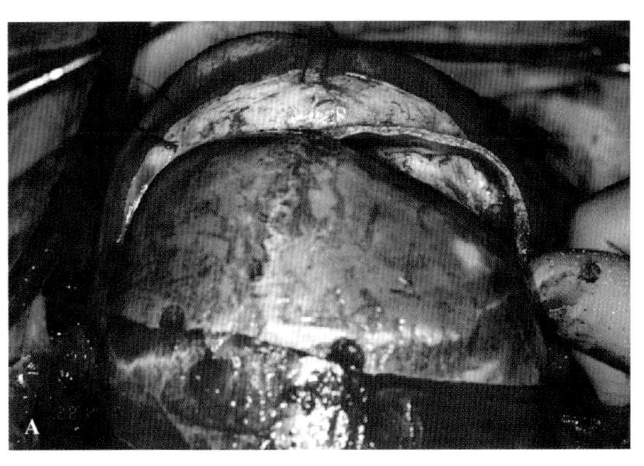

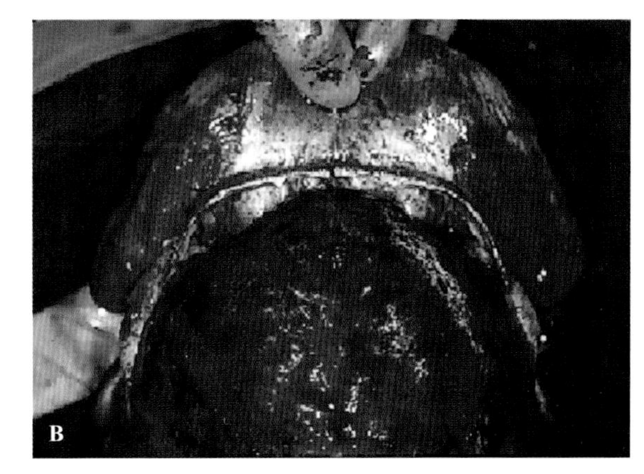

▲ 图 7-24　**A.** 在这种前右侧冠状骨性连接修复中，带骨侧突明显，而很少需要中央推进。**B.** 在短头畸形的这种修复中，相对于斜头修复有更多的中心推进，但仍远不如侧突推进

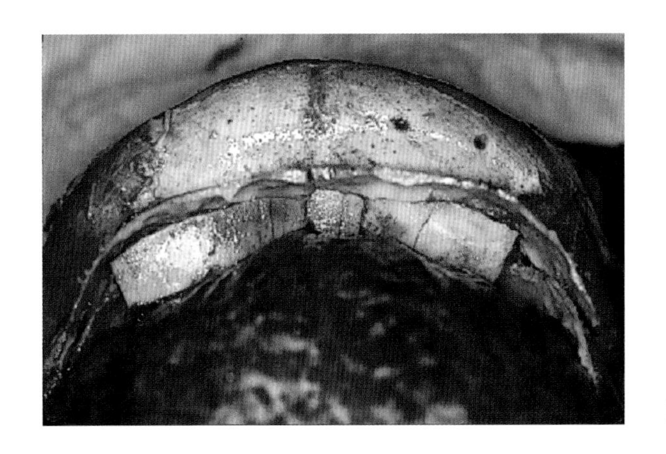

◀ 图 7-25　将骨移植物置于眼眶窝和颅前窝之间以重建眶顶

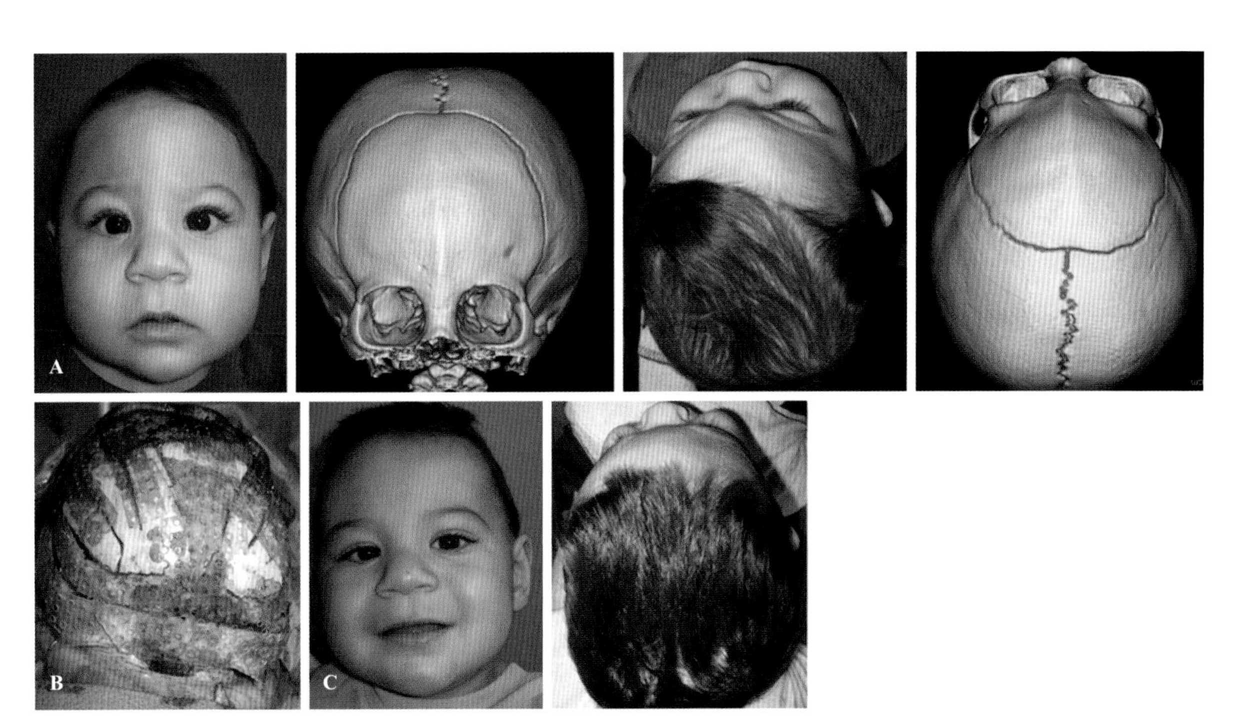

▲ 图 7-26　**A.** 一名 7 个月大的婴儿，患有三角头畸形，显示术前额叶和顶视图。**B.** 双侧眼眶前移，额颅骨成形术和可吸收固定术后的术中正面视图。**C.** 术后 7 个月的额叶和顶视图

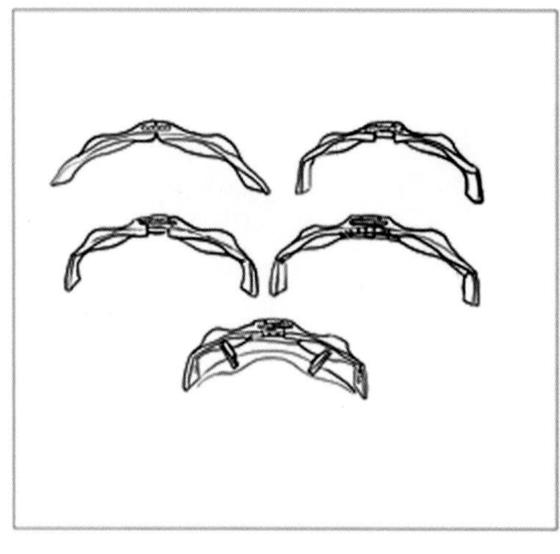
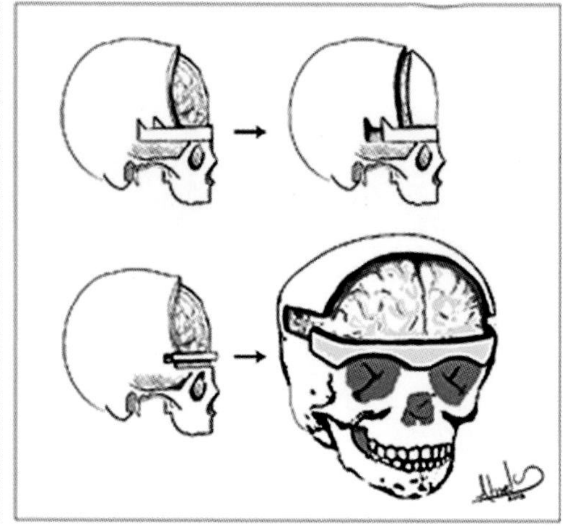

▲ 图 7-27 带骨设计的演变

引自 Selber J, Reid RR, Gershman B, et al. Evolution of operative techniques for the treatment of singlesuture metopic synostosis. *Ann Plast Surg* 2007;59:6; and Fearon JA. Beyond the bandeau: 4 variations on fronto-orbital advancements. *J Craniofac Surg* 2008;19:1180.

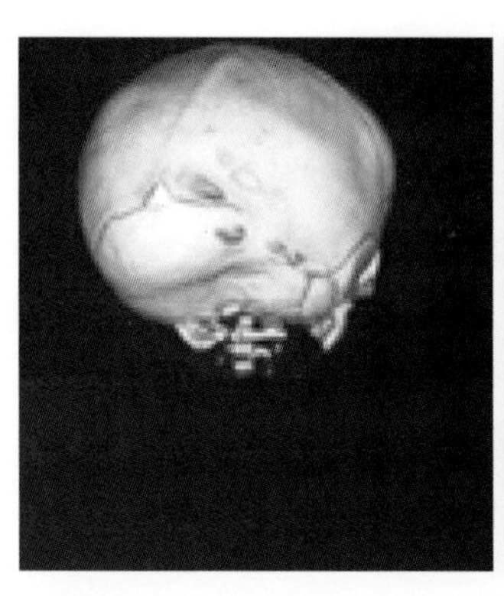
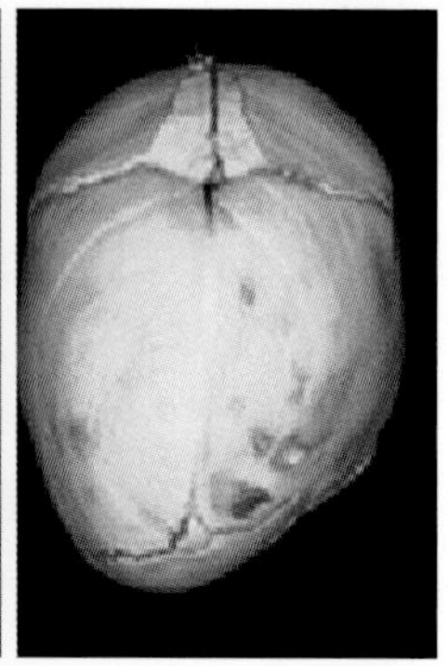

▲ 图 7-28 三维计算机断层扫描显示枕骨和顶点视图上的右侧人字形和矢状面骨性连接

的表皮下闭合术；较大的儿童可以使用皮肤钉。如果使用尖锐的锯齿形切口并且皮肤不容易接近，特别是在严重的短头畸形的修复中，可以在锯齿形的每个峰处使用 VY 技术进行皮肤闭合。应避免使用引流管，尤其是幼儿患者。可在头部上方放置适当的压力和封闭敷料。

5. 整体推进

年龄较大的儿童（超过 2—4 岁）出现前额眶后入路并伴有面中部后缩，则有可能进行一期手术。最初由 Ortiz-Monasterio 及其同事[97]描述的前面部整体推进将前额 - 轨道推进与 Le Fort Ⅲ级面部推进相结合（图 7-29）。该过程通过冠状切口进行。开颅术类似于前额眶推进术。颧骨弓被切断。使用颅外和颅内入路进行周缘眶骨切割。从眶下裂处开始对眶外壁和眶下壁进行截骨。内侧壁在后泪腺嵴后面切开。眶顶截骨术是在颅内进行的。通过额筛截骨术切除鼻中隔。最后，通过颞下窝或口腔，上颌骨与翼上颌交界处分开。然后将整块节段推进，用骨移植物稳定，并使用可吸收或钛板刚性固定。目前，许多外科医生使用牵引成骨来推进面部和额颅骨，避免了对骨移植的需求并降低了脑膜炎和脑脊液漏的风险。在一些颅面畸形中，例如在 Apert 综合征患者中常见的颅面畸形中，高度发育异常与上颌骨畸形相关。面部分离术是一种用于同时矫正眶距过宽和上颌弓畸形的技术（图 7-30）。骨移植物用于保持功能。颅骨皮瓣和组织胶也用于在颅前窝和鼻腔之间形成密封。尽管将两种矫正结合到一种手术中具有明显的优势，但它也与较高的感染率相关，可能是因为中枢神经系统与鼻腔的不完全密封。因此，谨慎选择患者至关重要。分流通常被视为更安全、更有效地实现更大的骨骼进步，但无论是否使用分流来实现进步，都需要进行截骨术（图 7-29A）。

6. 眼距过宽征及异位

眼距过宽征的矫正需要采用与前额眶前移相似的方法，但需要周围眶周抬高。进行双侧开颅手术；然而，在眼眶边缘上方和双侧开颅下方保留 1～1.5cm 的骨条。颅前窝被暴露，但是筛状板和鸡冠保持完整以保持嗅觉。眶骨膜被释放到

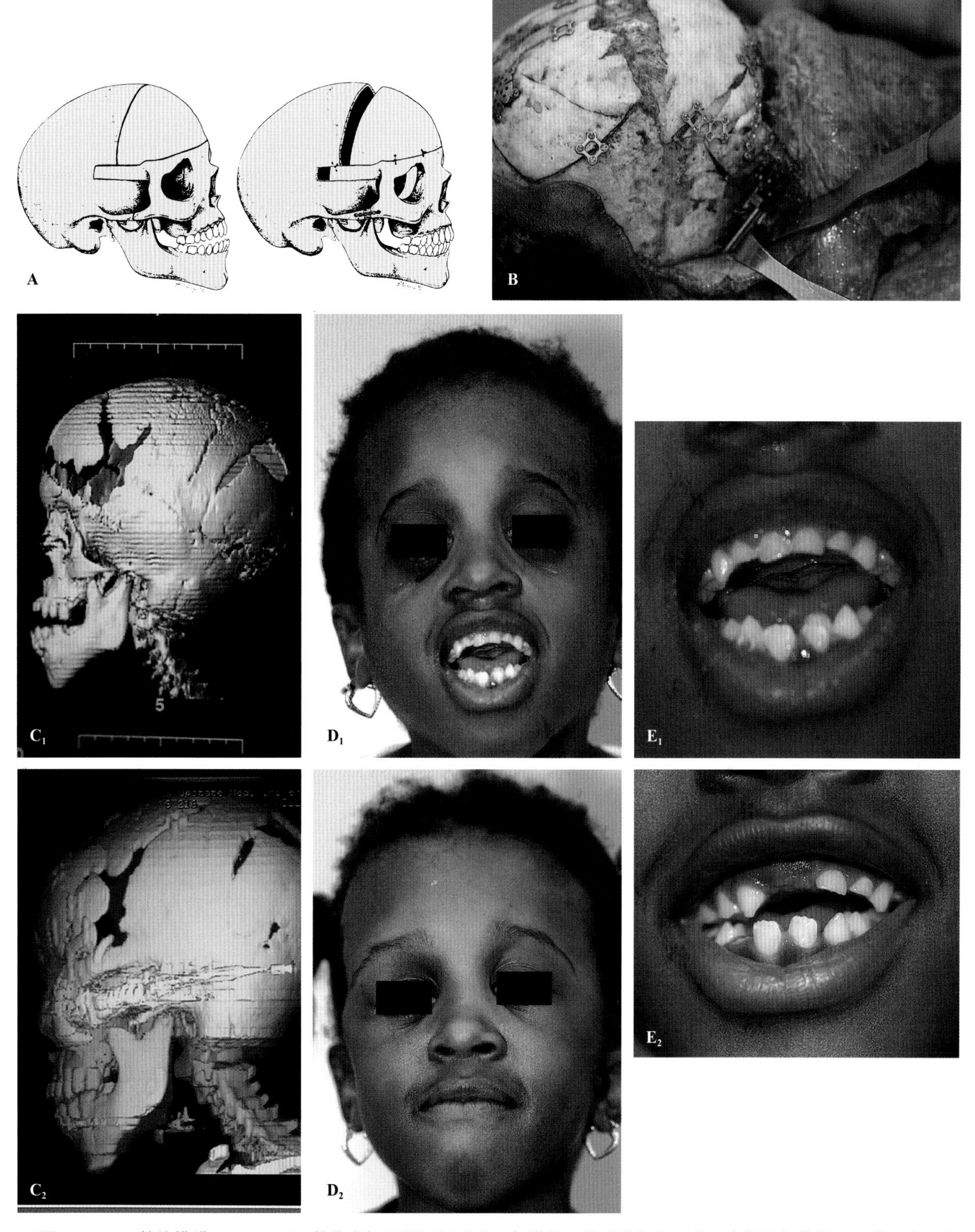

▲ 图 7–29　**A.** 整体推进：Le Fort Ⅲ截骨术与双侧开颅手术一起进行。然后进行额眶以及中间面部前移；**B.** 使用内部牵引器逐渐向前推进面部节段。请注意牵引器末端的内部牵引装置。**C.** 术前（C_1）和术后牵引（C_2）三维计算机断层扫描；**D.** 术前（D_1）和术后牵引（D_2）正面照片；**E.** 术前（E_1）和术后牵引（E_2）牙齿 / 咬合照片

眶下裂。四（框）截骨术（图 7-31）围绕整个骨质轨道。眶上、外侧和内侧轮缘外侧的切口可以通过双重暴露进行；然而，通过结膜切口或下睫切口进行。利用眶下裂作为标志，在眶内做第二组环形截骨术，将骨轨道移动，以将眶前与后分离。在移动眼眶时，从鼻筛窦复合体中取出中央骨块。在这种操作中经常去除前筛骨中央凹和气囊。筛状板与嗅纤维和黏膜一起保持完整。然后将骨性轨道转移到更内侧的位置。此时可以通过在适当的区域中添加或去除骨来解决垂直或旋转的异位，以获得适当的眼眶位置。然后用可再吸收或金属板将骨段固定在新的位置。如前所述的关闭过程。由于幼儿的不稳定性，这种类型的矫正通常推迟到 2 岁以后。

7. 牵张成骨

牵张成骨是指在骨结构中形成受控骨折，然后以受控和渐进的方式分离骨节段，从而在受干扰骨节段之间形成新骨。牵张成骨技术应用于长骨近一个世纪。它首次应用于[80]多年前的颅面骨骼[98]，但仅在过去 25 年才得到广泛的临床应用[99]。使用牵张成骨的优点包括允许骨骼延长和三维推进。这个过程是一个渐进过程，允许皮肤 - 软组织包膜适应和适应骨骼运动[100]。它比许多传统的骨骼技术更安全。与其替代的技术相比，牵张成骨涉及更少，需要较少的手术时间，并且产生较少的失血。因此，对于患有某些颅面畸形的儿童和婴儿来说，它是一种有吸引力的治疗方法。

牵张成骨可以使用内部或外部装置进行（图 7-32C 和 D）。内部装置具有潜在的口内应用的优点，并且缺少从脸部突出的大而笨重的硬件。内部设备限制了对牵引矢量的控制程度。外部设备允许三维分散并更好地控制牵引矢量（见图 7-32C）。缺点在于体积大。针移位瘢痕也可能很明显。这是一种快速发展的技术，并且不断引入新设备。随着内部设备变得越来越复杂，应用将越来越广泛。

牵张成骨术最常应用于颅面骨骼到下颌骨，虽然它用于上颌前移，也用于上颌和颅穹窿。手术后，有三个阶段（潜伏期、牵张阶段和巩固阶段）。在手术中，切开皮肤或黏膜和软组织以暴露面部骨骼的部分。将骨膜直接切割在预定的截骨部位上，该部位被标记出来。在进行受控截骨术之前，钻出适当的孔以固定牵引装置。在下颌骨中，仔细制作皮质切口以保护牙齿和神经血管结构。必须确认截骨部位的完全活动，以确保骨节段完全脱离；任何骨性连续性都会阻碍或防止牵张。然后将牵张硬件放置到位。放置涉及使用用于内部装置的螺钉或用于外部装置的经皮针将装置锚固在截骨的两侧。一些装置由牙齿或牙科

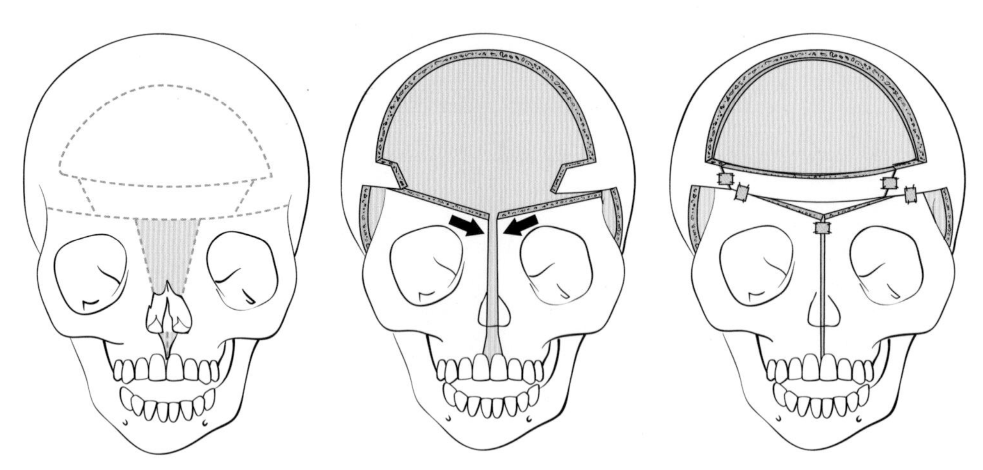

▲ **图 7-30 双分区法不仅可以矫正上颌骨牙弓畸形，而且还可以矫正眶内畸形。从眶上嵴延伸到上颌弓的中线移除倒三角形的楔形骨。然后旋转骨骼段，使轨道更紧密地对齐并且还减少开口咬合畸形。有时，必须去除梨状孔周围的骨头以防止过度挤压。该程序还用于修复一些中间裂缝**

引自 Salyer K. *Aesthetic craniofacial surgery*. Philadelphia: Lippincott; 1989:67.

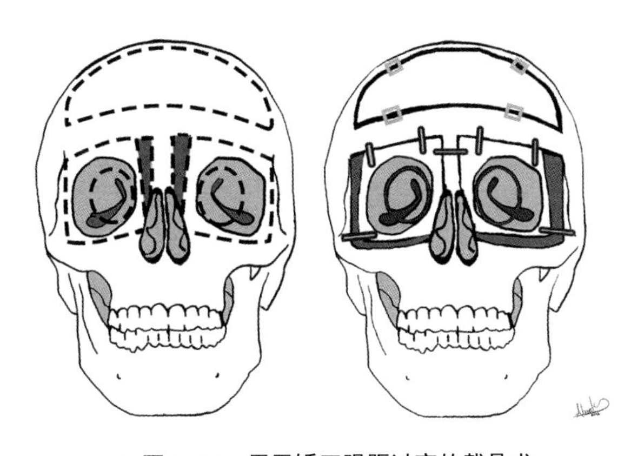

▲ 图 7-31　用于矫正眼距过宽的截骨术

引　自 Mathes SJ, ed. *Plastic surgery. Vol 4: Pediatric Surgery,* Philadelphia: Elsevier; 2006:373.

植入物承担。牵张成骨术在牙槽骨重建和牙齿修复中也占有一席之地。

在截骨术和放置器械后，在开始牵张之前观察潜伏期。在此期间，愈合过程从愈伤组织形成开始。潜伏期的持续时间取决于患者的年龄，范围从婴幼儿患者的 24h 到成人的长达 1 周不等。在潜伏期之后，分散阶段开始于干扰物的激活。使用专用扳手来旋转螺钉，通过延长和（或）移动骨段来旋转螺钉。在此期间，在切骨的骨边缘之间放置新的未成熟骨。牵张的速度和完成的频率取决于缺陷的性质和患者的年龄。如果牵张进行得太快，新的骨骼生长将无法跟上牵张的速度；如果牵张进展太慢，过早愈合会锁住干扰物，阻止进一步的骨骼生长。牵张率通常在 1～3mm/d 之间变化。

在牵张阶段之后的时期，骨骼在巩固阶段中重塑并成熟。牵张使用的硬件在可变时间内保留。作者使用的经验法则是允许合并发生的时间至少是牵张期间的 2 倍。在巩固期期间，再生骨矿化，并且软组织继续改变其形状和取向，以实现与骨的新位置的平衡。几个月后，新骨头体积与天然骨相似，但矿物质含量和强度略有降低。

（二）外伤

治疗的目标是恢复功能和三维架构。对于严重和移位的骨折，通常需要内固定 [101]。由于愈合时间快，儿童可以修复骨折的时间较短。许多外科医生主张使用可吸收的板和螺钉进行内部骨固定，但其他人更喜欢使用小钛板，认为永久性（迷你）板的并发症很少 [79, 90, 102–104]。

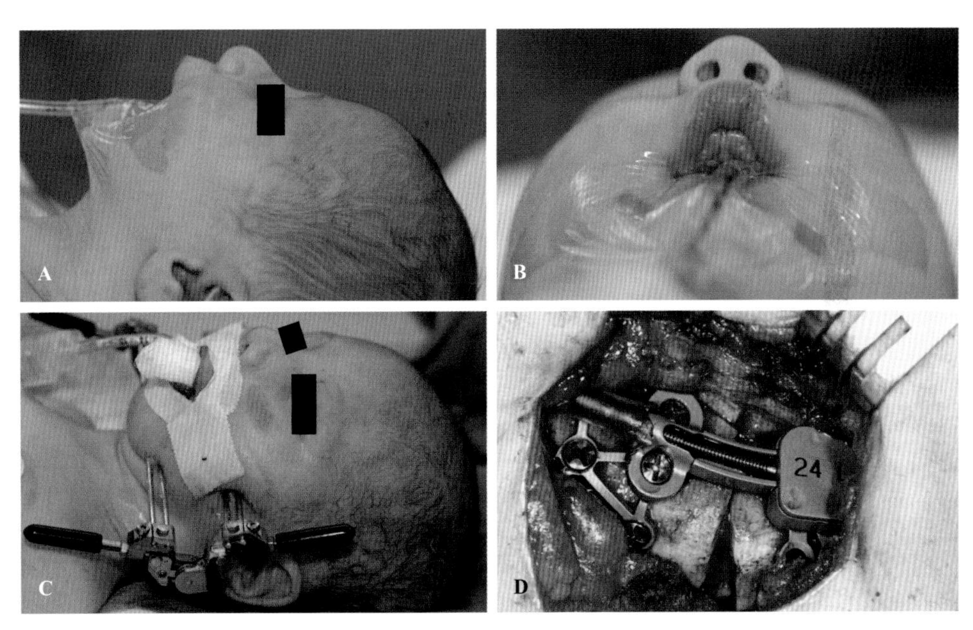

▲ 图 7-32　下颌骨牵张成骨

A. Pierre Robin 序列新生儿的侧视图。B. 正视图。该患者有上呼吸道阻塞并需要机械呼吸支持。C. 在创建双侧口内截骨术后放置外部干扰器。患者的下颌最终被分散超过 1cm，无需任何呼吸辅助。D. 不同患者的内部干预。经口截骨后应用牵开器

（三）肿瘤

用于肿瘤摘除的颅底方法还需要对颅面解剖学进行深入理解，因为正常的解剖结构常被破坏。在儿科人群中已经描述了几种可以用于获得颅前窝和颅中窝肿瘤的颅面入路[105]。历史上，前颅底肿瘤与前额颅骨切开术结合面部切口接近，如侧位鼻切开术，有或没有 Weber–Ferguson 面部切口。然而，颅前窝肿瘤可以通过颅下方法充分暴露，无需面部切口（见图 7–14）。如前所述，后一种暴露涉及去除前鼻腔复合体。额叶和眶缘骨移除的程度取决于病变的大小、位置和性质。在扩展的颅下入路中，可以去除大部分骨质[106]。

颅中窝可通过各种术式进入。经内镜–经蝶–经蝶入路可有效切除与蝶鞍、蝶骨腔和后鼻腔相关的中线肿瘤。图 7–33 显示了通过这种内镜方法修复蝶窦颅脑膨出。甚至恶性或局部破坏性病变偶尔也可通过这种方法治疗。经腭部和面中部的剥除术可用于获得有限的颅底病变通路[107]。可以通过颞下窝（有或没有修改）或其他跨基体方法接近中线以外的更具侵袭性的病变（例如岩斜病变）[108]。颅眶–颧骨和经髁方法可较好暴露颞下窝。额颞骨开颅术扩展到颅中窝和颈内动脉岩骨部以及其他岩斜结构。当病变涉及颅中窝、颞下窝和鼻咽部时，经常需要更广泛的暴露。面部移位程序提供了对该区域中病变的非常广泛的暴露，并且非常适合于恶性肿瘤，其中也必须去除健康组织的边缘。它包括扩展面部切口以及横切面部神经分支，然后再吻合。去除上颌颧骨段以获得必要的颅外病变。颞下开颅术可以暴露颅内。在重建骨骼框架时，必须遵循与任何其他颅面手术相同的原则。

十六、骨骼或软骨缺损修复中的生物材料

有几种材料可用于重建颅面骨骼缺陷，反映出该领域没有真正优质的产品，并且没有任何一种材料可满足所有需求。选择能够满足尽可能多的临床需求的组织替代品。宿主因素、手术技术和骨替代材料的特征是影响预后的主要因素。

宿主因素至关重要，包括自身免疫性疾病和局部环境等系统性影响。局部环境受到血管分布改变的影响，如放射治疗。仔细考虑被更换组织的功能需求。例如，下颌骨缺损比颅骨缺损具有更大的承重要求。植入物暴露的软组织覆盖范围和移动性也是关键因素；适合颧骨隆起的植入物可能不适合耳朵或鼻子。

手术技术在植入物耐受性方面也起着重要作用。如果不能严格地关闭术腔，口腔内入路会增加感染风险。对于所有方法，适当精细处理软组织和骨膜（如果可用）对成功至关重要。材料制备，例如用抗微生物剂预处理，也可以帮助提高成功的可能性。

在材料方面，对生物系统无毒、非致癌和非免疫原性的物质称之为生物相容性物质。然而，生物相容性的概念更复杂，因为在一个区域中生物相容的材料在另一个区域中可能不是这样。膨

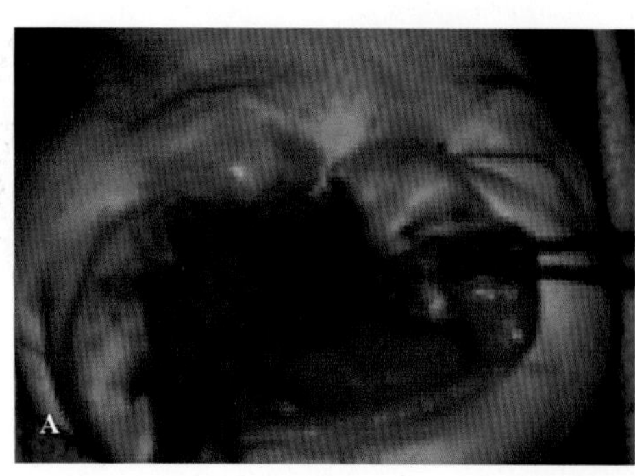

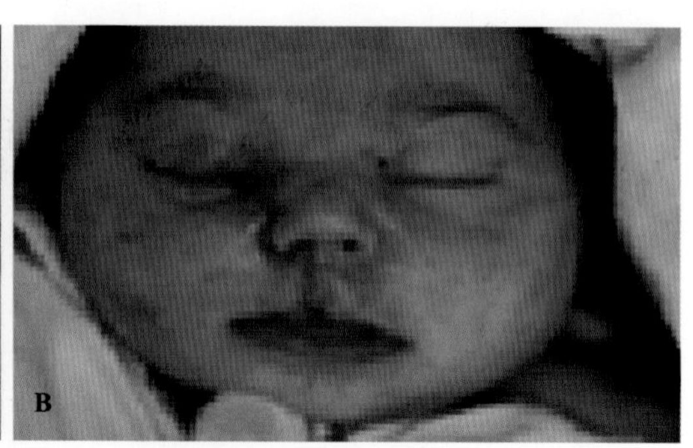

▲ 图 7–33　1 个月大的婴儿正在进行面部分离治疗颅底肿瘤

A. 术中。B. 术后视图

化聚四氟乙烯（ePTFE）的使用是一个很好的例子。ePTFE已成功应用于血管外科手术多年[109]，但在重建颞下颌关节时使用四氟乙烯均聚物（一种与之密切相关的材料）会产生严重并发症[110]。炎症不一定是缺点，只要解决了，可能是有益的。在某些应用和位置中，需要一种能引起局部但暂时反应性的材料，而在其他应用中，需要完全惰性的材料。因此，生物相容性取决于计划的实施和局部因素。

将生物相容性视为具有高生物相容性的自体移植物和低端的异质（合成）材料的广谱是最有用的。同种异体移植物（同种移植物）和异种移植物落在该谱的中间。自体材料代表“金标准”，但这是一个异质性的类别，包括松质骨移植和不同类型的皮质移植。皮质移植物可进一步细分为软骨内或膜内骨移植物，两者之间存在功能差异[111-113]。尽管自体移植有广泛而成功的经验[114]，但这种方法仍有其局限性，包括供体部位发病率。在一项评估髂嵴供体部位疼痛的前瞻性研究中，Sasso及其同事[115]报道，相当一部分患者在手术后2年仍有供体部位疼痛。此外，皮质骨的不完全再吸收和重塑发生在自体移植物中，并且不可预测的重塑也是一个问题[116, 117]。

可以使用诸如脱矿质骨基质和经辐射的尸体骨的同种异体移植物代替自体移植物。异种移植物包括用作骨替代物的各种胶原制剂。最后，合成生物材料或同质异形体是在结构上或生物学上模仿骨骼的材料：金属，陶瓷，聚合物和仿生材料，包括组织工程构建体。

钛是最常用于颅面重建的金属。它不仅具有一些骨传导性质，而且具有接近骨骼的弹性模量。与使用不锈钢观察到的相比，该特征导致的应力屏蔽更少，这两者目前都很少使用。铂和金都是惰性的高密度金属，在某些应用中很有用，例如用于加重上眼睑的重量可以解决麻痹性睑裂闭合不全。

聚合物包括多种材料，这些材料可能是不可吸收的或可再吸收的。聚合物在面部增强方面具有成功的记录[118]。甲基丙烯酸酯是不可再吸收的，并且自第二次世界大战以来已被广泛用于颅骨重建。高密度多孔聚乙烯是一种惰性且不可吸收的直链脂族烃。它已成功用于某些颅面应用，包括小耳畸形修复作为软骨的替代品以及修复颅面骨骼缺陷[119, 120]。许多合成聚合物，如多孔聚乙烯和聚醚醚酮，可以使用立体光刻建模和计算机辅助设计和建模来定制，以创建患者特异性完全符合精确骨缺损的模型[121]。

聚合物的主要问题是在使用患者的生命中可能受到感染或挤压。聚乳酸和聚乙醇酸是有应用前景的材料，可以在不使用永久材料的情况下实现骨性固定。聚乳酸和聚乙醇酸植入物是可再吸收的并且具有足够的强度用于一些负载共享应用。

陶瓷包括磷酸钙，例如羟基磷灰石和生物玻璃。羟基磷灰石与骨中发现的碳酸磷灰石密切相关。已经证明它在动物模型中是有效的，在一些应用中具有已证实的临床功效[122, 123]。然而，在烧结和骨水泥形式中，破骨细胞的重塑活性并不完全可及。它的骨传导性和骨诱导性往往不太理想[117, 124, 125]。生物玻璃具有良好的骨传导性，但其硬度和弹性等特性，使其不适用于颅面。

合成仿生材料被设计用于在结构和生物水平上复制骨。它们通常是复合材料，并且可以包括生物活性因子，例如骨形态发生蛋白或组织工程材料中的细胞。这些材料有望成为可以模拟骨骼并刺激骨骼重塑周期的现成材料，这将允许通过破骨细胞重塑与成骨细胞骨沉积相结合进行再吸收。仿生生物材料理论上被正常的板层骨取代。鉴于该领域的研究步伐，这种性质的真正骨替代材料必定会即将问世。

十七、结论

颅面外科领域是一个快速发展和复杂的领域。多元化团队通过多样化和深入的培训提供适当的护理。颅面缺损通常是影响许多功能系统的较大综合征的一部分。潜在的病理学在病因学上是多样的和异质的。开发用于治疗先天性问题的颅面原理的应用也适用于肿瘤摘除和创伤修复。目前有几种材料可用于重建颅面骨骼，但也需要开发更多的仿生材料。

推荐阅读

Bauer TW , Muschler GF : Bone graft materials: an overview of the basic science . *Clin Orthop Relat Res* 371 : 10 – 27 , 2000 .

Cohen M : Sutural pathology . In Cohen M , MacLean R , editors: *Craniosynostosis: diagnosis, evaluation, and management*, New York , 2000 , Oxford University Press .

Cohen MM , Jr : Etiopathogenesis of craniosynostosis . *Neurosurg Clin North Am* 2 : 507 , 1991 .

Hunt JA , Hobar PC : Common craniofacial anomalies: facial clefts and encephaloceles . *Plast Reconstr Surg* 112 : 606 , 2003 .

Imola MJ , Tatum SA : Craniofacial distraction osteogenesis . *Facial Plast Surg Clin North Am* 10 : 287 , 2002 .

McCarthy JG , Schreiber J , Karp N , et al : Lengthening the human mandible by gradual distraction . *Plast Reconstr Surg* 89 (1): 1 ; discussion 9, 1992 .

Obwegeser JA : Maxillary and midface deformities: characteristics and treatment strategies . *Clin Plast Surg* 34 : 519 , 2007 .

Ortiz-Monasterio F , del Campo AF , Carrillo A : Advancement of the orbits and the midface in one piece, combined with frontal repositioning, for the correction of Crouzon's deformities . *Plast Reconstr Surg* 61 : 507 , 1978 .

Posnick J : *Craniofacial and maxillofacial surgery in children and young adults* , Philadelphia , 2000 , WB Saunders .

Slater BJ , Lenton KA , Kwan MD , et al : Cranial sutures: a brief review . *Plast Reconstr Surg* 121 : 170e , 2008 .

Tessier P , Kawamoto H , Matthews D , et al : Autogenous bone grafts and bone substitutes—tools and techniques: I: a 20,000-case experience in maxillofacial and craniofacial surgery . *Plast Reconstr Surg* 116 (Suppl): 6S , 2005 .

第8章

唇裂和腭裂

Cleft Lip and Palate

Tom D. Wang　Henry A. Milczuk　著

王婷婷　译

要点

1. 唇裂和腭裂畸形是头部最常见的先天性缺陷。
2. 唇裂和腭裂的发生有多种病因，发病率因种族和家族而异，在腭裂患者中综合征类型常见。
3. 手术决策应基于对缺陷的仔细分析。除了最大化恢复唇、鼻和中面部的对称性之外，还应恢复包括如唇部闭合、鼻腔通气、发音、咽鼓管功能及其他有用的功能。
4. 目前有许多手术和医疗方法来解决唇裂和腭裂，患者的管理策略可能因不同机构的团队而异。
5. 唇裂或腭裂患者最好采用多学科方法治疗。由于患者的医疗和手术需求会随时间而变化，因此协调的手术和护理计划可获得最佳的长期疗效。

唇裂和腭裂是较常见的先天性畸形之一。这些患者通常合并包括耳科疾病在内的相关问题；发音和言语问题，如言语迟缓，构音障碍，腭咽功能不全；牙齿畸形，包括咬合不正，牙齿缺失，畸形或多生；面部生育缺陷和社会心理问题。有些孩子有相关的遗传综合征或染色体异常。

本章讨论唇裂和（或）腭裂儿童的治疗策略，强调需要采用协调良好的多学科管理方法。

一、唇腭裂的分类

关于唇腭裂，人们提出了各种各样的分类体系，但很少被广泛接受。唇和腭的胚胎发育是许多分类系统的基础。本章描述了这些分类的一些常用的术语和概念。

门齿孔将腭分为主腭和继发腭。继发腭在主腭发育完成后开始发育，从前侧的切牙孔向后侧的悬雍垂延伸。主腭以门齿孔为后缘，由前颌骨、唇、鼻尖和鼻小柱组成[1]。

唇裂被分类为单侧或双侧，其范围可分为完全型或不完全型。完整的裂隙涉及上唇的整个垂直厚度，并且通常与牙槽裂相关，因为唇和主腭具有相同的胚胎起源（图 8–1）。不完整的唇裂只涉及唇部垂直高度的一部分，在裂隙区域具有可变的连续部分。可变连续节段可表现为单纯性肌肉舒张并覆盖完整的皮肤，也可表现为宽的裂口，另有一薄带皮肤穿过裂口区域（图 8–2）。Simonart 系带是可变大小的唇组织的桥梁或杆，通常仅由皮肤组成，尽管一些组织学研究表明，一些肌肉纤维位于系带内部[2]。单侧唇裂应区分左右侧。

腭裂也区分为单侧或双侧，其范围可分为完全或不完全。此外，腭裂根据其相对于门齿孔的位置进行分类。主腭发生在门齿孔之前，继发腭居于门齿孔之后。裂隙模式高度变化很大；在一个给定的胚胎区域，如主腭，一些结构可能完全

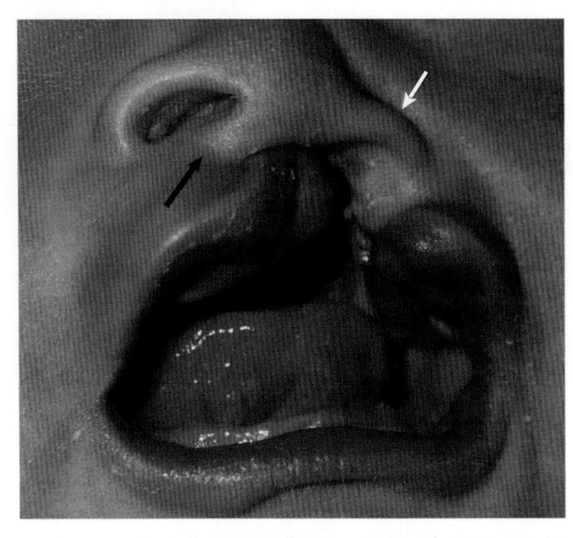

▲ 图 8–1 完全单侧唇腭裂患者。黑箭表示鼻中隔与腭的非裂侧的交界处。鼻中隔尾侧端和左下外侧软骨（白箭）有明显畸形，应在兔唇修复时予以矫正

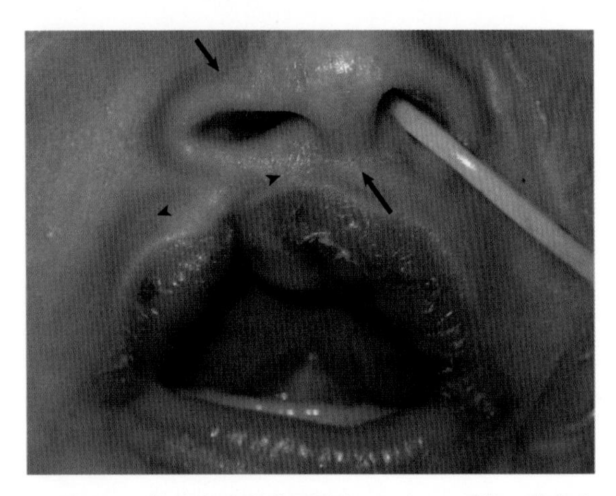

▲ 图 8–2 箭头表示连接两侧的 Simonart 系带，该患者右侧不完全唇裂。虽然没有那么严重，但注意不对称的口轮匝肌活动导致鼻小柱（箭）和右鼻翼（箭头）畸形。潜在的软骨畸形需要矫正

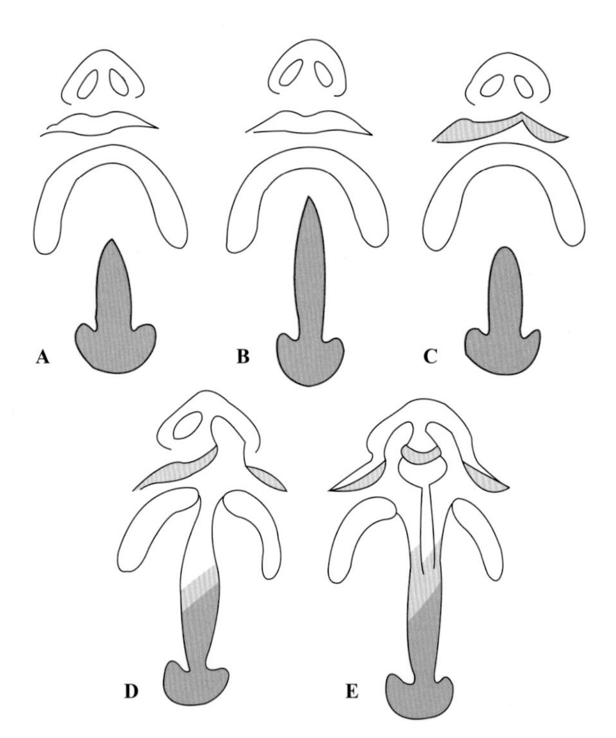

▲ 图 8–3 腭裂的分类。主腭（唇前、上颌骨前、前鼻中隔）与继发腭的分界是门齿孔

A. 不完全的继发腭裂。B. 完全的继发腭裂（延伸到门齿孔）。C. 不完全的主腭和继发腭裂。D. 单侧完全裂开的主腭和继发腭裂。E. 双侧完全裂开的主腭和继发腭裂（在 Kernahan 和 Stark 之后，1958 年）（引自 McCarthy JG, Cutting CB, Hogan VM. Introduction to facial clefts. In Mathes SJ, editor: *Plastic surgery*. Philadelphia, 1990, WB Saunders, p 2243.）

裂开，而其他结构表现出不完全的裂隙。单侧腭裂是指上颌骨一侧的腭突与鼻中隔融合(图 8–3)。双侧完全性裂开的继发腭在上颌骨和鼻中隔之间没有融合点（图 8–4）。整个腭裂包括主腭和继发腭，包括前颌骨 / 牙槽弓的一侧或两侧，并通常并发唇裂。孤立的腭裂通常仅涉及继发腭，严重程度不同。症状最轻的不完全腭裂是黏膜下腭裂（SMCP），其中腭下肌肉组织缺乏，并且排序混乱。相关特征包括悬雍垂开裂；透明带（zona pellucida），一种缺乏肌肉的黏膜层外观的蓝色中线区域；后硬腭缺口（图 8–5）[3]。然而，SMCP 的诊断并不要求同时满足三个要素。

二、胚胎学

为了充分了解唇腭裂患者可能的各种解剖畸形，必须了解唇、腭和鼻的正常胚胎发育。在胚胎第 4 周结束时，神经嵴衍生的面部突出物出现在第一对咽弓。上颌突出部位于侧面（图 8–6）。前脑腹侧的间叶增生形成的额叶突起，形成了口部的上缘。在额叶突起的两侧有外胚层的局部增厚，形成鼻基板 [1]。

胚胎发育的第 5 周期，鼻子平面内陷以形成鼻窝。这种内陷过程在鼻窝周围形成一个组织脊，外侧称为鼻外侧突起，内侧称为鼻内侧突起（图 8–7）。

胚胎发育的第6周和第7周，成对的上颌突出物向内侧朝向成对的内侧鼻突出物生长（图8-8）。随着时间的推移，发生成对的内侧鼻突出和成对的上颌突出融合，从而形成上唇。内侧鼻突出融合形成人中、内侧上唇、鼻尖和小柱。上颌突出形成上唇的侧面；鼻侧突出形成鼻子，不参与上唇的形成（图8-9）[1,3]。鼻子由五个面部突出形成：前鼻突出形成鼻梁，融合的内侧鼻突形成鼻尖和小柱，侧鼻突出形成鼻翼（表8-1）。

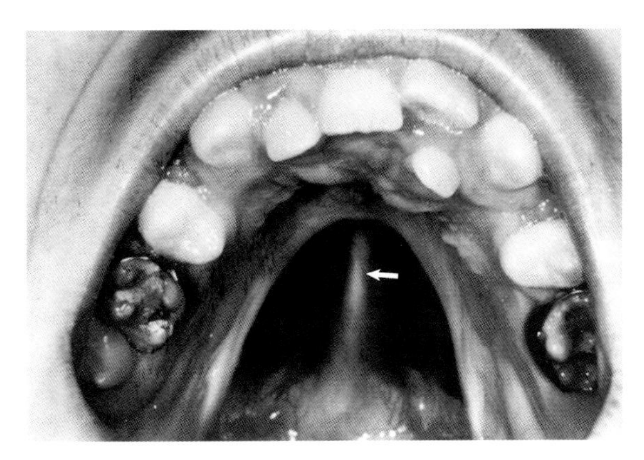

▲ 图 8-4 患有双侧完全性腭裂的患者。箭标记鼻中隔，不与任何腭架相连

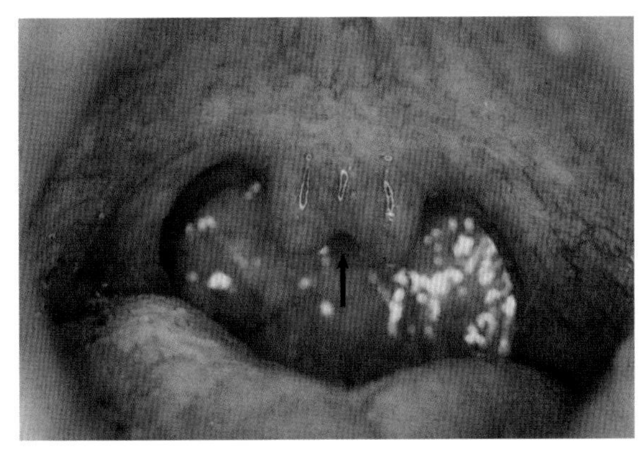

▲ 图 8-5 黏膜下腭裂伴悬雍垂裂。箭表示偏离方向的提上肌。触诊示中线肌舒张，后犁骨消失

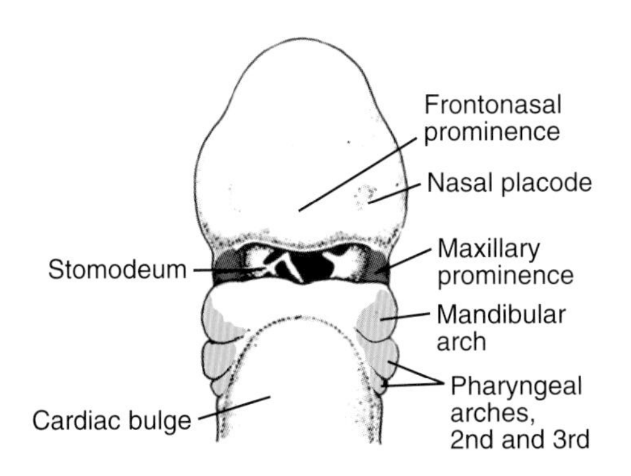

▲ 图 8-6 **Frontal view of a 4.5-week embryo. Note the location of the mandibular and maxillary prominences. The nasal placodes are visible on either side.** (From Sadler TW, editor: *Langman's medical embryology*, ed **6**. Baltimore, **1990**, Williams & Wilkins, p **315**.)

腭发生从第5周末开始，并且在发育12周后发生完全融合。随着上颌突出物的增长并向内侧推动内侧鼻突出，内侧鼻突出不仅在表面融合，而且在更深层次融合（图8-10）。因此，上颌骨间段（或称初生腭），包括容纳四颗门齿的中央上颌牙槽弓和门齿孔前的硬腭，是由两个内侧突起的更深层次的融合而形成的。主腭完成发育，继发腭开始发育[1,3]。

继发腭构成上腭的主要部分。它由两个腭板形成，是上颌突起的两个分支。在胚胎发育的第6周，腭板在舌两侧向下倾斜（图8-11）。到第7周，腭板向下移动到水平位于舌上方。在这个水平位置，腭板在中线融合形成继发腭（图8-12）。腭板与先前形成的主腭融合，并且鼻中隔与新形成的继发腭与主腭融合。腭融合从前到后发生，从妊娠8周的门齿孔开始到第12周完成，伴有悬雍垂融合（图8-13）。临床上腭裂程度是胎儿发育过程中的融合过程中断的结果。

三、产前诊断

常规产前超声检查现在是大多数社区的常规检查，成像改善有助于促进唇裂和腭裂的产前

表 8-1 有助于形成面部的结构

突出物	结构形成
额鼻*	额头，鼻梁，内侧和外侧鼻突
上颌	脸颊，上唇的侧面部分
内侧鼻腔	上唇的人中嵴和鼻尖
侧鼻	鼻翼
下颌	下唇

引自 Sadler TW, editor: *Langman's medical embryology*, ed 6. Baltimore, 1990, Williams & Wilkins, p 315.

*. 额鼻突出代表一个不成对的结构，而其他突出是成对的

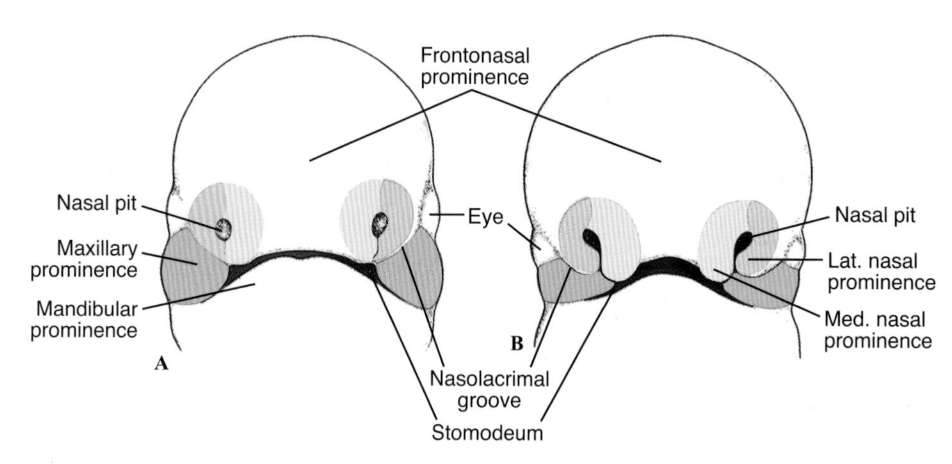

▲ 图 8-7 **Frontal aspect of the face. A, Five-week embryo. B, Six-week embryo. The nasal prominences are gradually separated from the maxillary prominence by deep furrows.** (From Sadler TW, editor: *Langman's medical embryology,* ed **6**. Baltimore, **1990**, Williams & Wilkins, p **315**.)

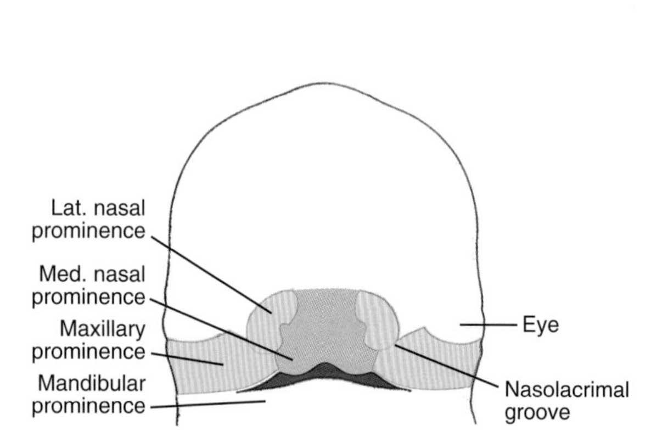

▲ 图 8-8 **In a 7-week embryo, the maxillary prominences have fused with the medial nasal prominences.** (From Sadler TW, editor: *Langman's medical embryology,* ed **6**. Baltimore, **1990**, Williams & Wilkins, p **316**.)

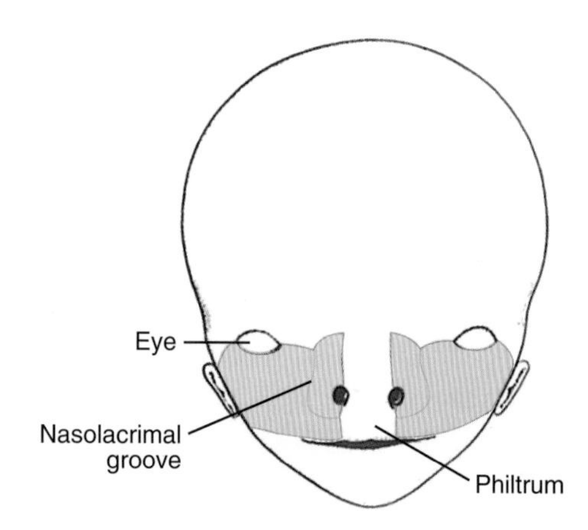

▲ 图 8-9 **In a 10-week embryo, the maxillary prominences have formed the lateral lip, and the medial nasal prominences have formed the philtrum.** (From Sadler TW, editor: *Langman's medical embryology,* ed **6**. Baltimore, **1990**, Williams & Wilkins, p **316**.)

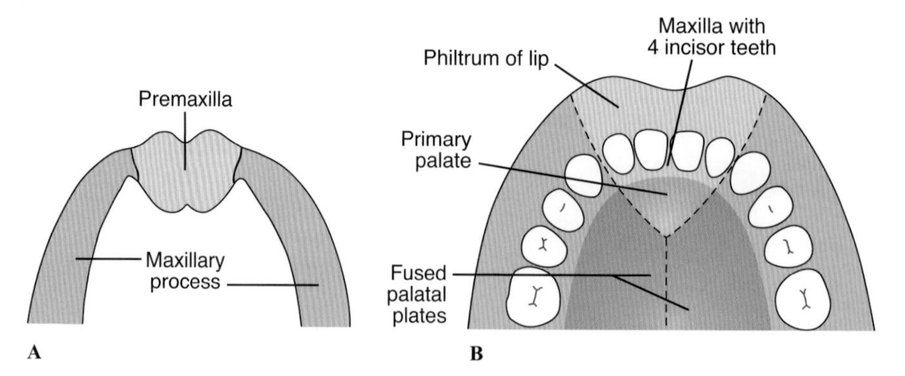

▲ 图 8-10 **A, Schematic drawing of the prolabium and premaxilla ("intermaxillary segment") and maxillary processes. B, The prolabium and premaxilla give rise to the philtrum of the upper lip; the median part of the maxillary bone and its four incisor teeth; and the triangular primary palate.** (From Sadler TW, editor: *Langman's medical embryology*, ed **6**. Baltimore, **1990**, Williams & Wilkins, p **317**.)

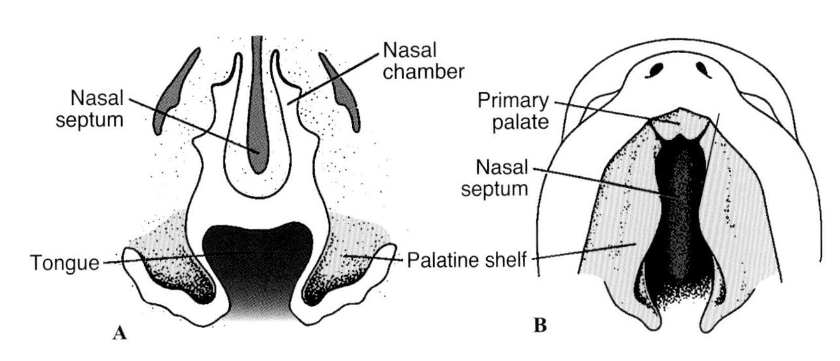

▲ 图 8-11 **A, Frontal section through the head of a 6-week embryo. The palatine shelves are located in the vertical position on each side of the tongue. B, Ventral view of the palatine shelves after removal of the lower jaw and the tongue. Note the clefts between the primary triangular palate and the palatine shelves, which are still in a vertical position.** (From Sadler TW, editor: *Langman's medical embryology,* ed **6**. Baltimore, **1990**, Williams & Wilkins, p **317** .)

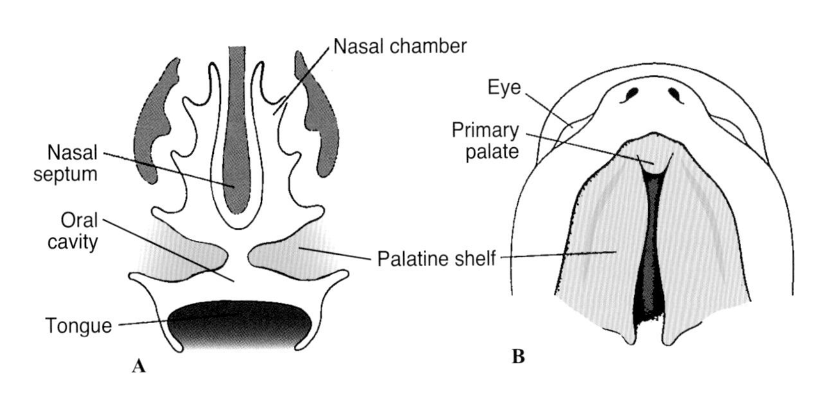

▲ 图 8-12 **A, Frontal section through the head of a 7-week embryo. The tongue has moved downward, and the palatine shelves have reached a horizontal position. B, Ventral view of the palatine shelves after removal of the lower jaw and tongue. The shelves are in a horizontal position. Note the nasal septum.** (From Sadler TW, editor: *Langman's medical embryology,* ed **6.** Baltimore, **1990**, Williams & Wilkins, p **318**.)

诊断（图 8-14）[4, 5]，唇裂的产前诊断比腭裂的更可靠[6]。二维超声与三维超声结合，诊断的准确性可得到改善[7]。早在 18 周就可以做出诊断，准确性随着胎龄的增长而提高[8]。据估计，这些胎儿中有 12% 伴有其他异常[5]。产前诊断患有唇腭裂患儿的父母需向唇腭裂专家进行咨询。大多数家庭发现产前咨询有助于规划患有唇腭裂儿童的护理[9]。

四、唇腭裂的分子遗传学

遗传和环境因素都是造成唇腭裂的原因。同卵双胞胎同时患有唇腭裂的可能性为 40%~60%。据同卵双胞胎表明，遗传学并不能 100% 决定唇腭裂的发生。胚胎学和遗传学研究表明，初级腭裂产生的机制不同于只涉及次级腭裂 (CP) 的机制[10]。目前约 70% 的唇裂 CLP 患者被认为是非综合征，而 50% 的腭裂 CP 患者是非综合征。综合征型唇裂可能是常染色体显性、常染色体隐性或 X 连锁遗传的单基因疾病引起的。超过 500 个综合征可能与面部裂缝唇腭裂有关[11, 12]。与唇裂相关的最常见的综合征是 van der Woude 综合征。下唇凹和 CLP 是该综合征的特征，尽管 CLP 和单发 CP 可见于同一家族，10% 的患者缺乏唇凹。遗传学研究表明，干扰素调节因子基因（IRF6）的突变是导致这种常染色体显性疾病的原因[13]。

已用许多遗传方法寻找影响分离（非综合征）CLP 的候选基因，大多数孤立性唇腭裂的研究主要集中在 CLP，而不是孤立的腭裂，主要因为 CLP 患者数量较多以及孤立性腭裂组的异质性[11]。全基因组关联研究表明 IRF6 突变可能与

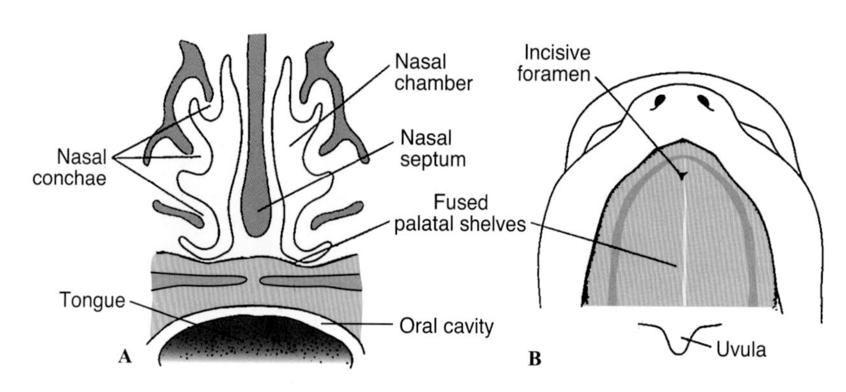

▲ 图 8-13 **A, Frontal section through the head of a 10-week embryo. The two palatine shelves have fused with each other and with the nasal septum. B, Ventral view of the palate. The incisive foramen forms the midline landmark between the primary and secondary palate.** (From Sadler TW, editor: *Langman's medical embryology,* ed **6**. Baltimore, **1990**, Williams & Wilkins, p **318**.)

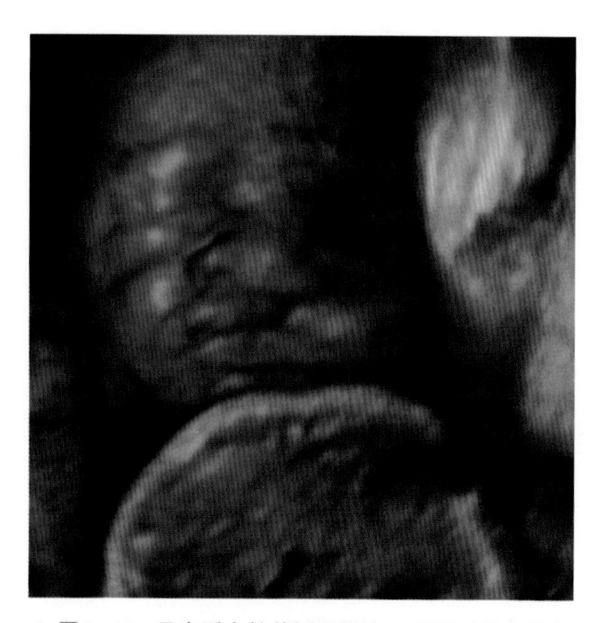

▲ 图 8-14 **具有孤立性单侧唇裂的 24 周胎儿的三维超声图像**

由 Roya Sohaey, MD, Portland, OR 提供

非综合征性唇裂有关[14]。IRF6 的变异已被证明在其他人群的 CLP 中发挥作用[15, 16]。已发现其他几种基因可能对唇和腭的发育很重要，包括在颅面部发育中广泛表达的 VAX1、MSX1 和 BMP4、TGF-α 和 TGF-β_3[11, 18, 19]。基因突变、基因产物表达延迟或暴露于影响基因或其产物的环境因素都可能导致唇腭裂。

几种致畸物与唇腭裂形成有关，包括酒精[20]、烟草烟雾[21]、苯妥英[22]和维甲酸[23]。Meta 分析未发现母亲年龄是其中的因素[24]。多种维生素补充剂已被证明可降低 CLP 和单纯 CP 风险[25]。是否单靠补充叶酸就能降低唇腭裂的发生是有争议的[26, 27]。遗传、环境和生物化学相互作用机制进行了综述[28]。然而，由于可能存在混淆变量和回忆偏倚，对人类致畸药物研究的解释应谨慎。

流行病学

唇腭裂被认为是头颈部最常见的先天性发育畸形。由于不同的胚胎学、病因学和流行病学因素，必须将有或没有腭裂的唇裂与孤立的腭裂畸形区分开来[29]。在美国，每 1000 个活产儿中就有 1 个患有唇裂，而在 2000 个活产儿中就有 1 个患有腭裂。唇裂畸形的发病率最高的是印第安人（每 1000 个新生儿中有 3.6 例）、亚洲人（每 1000 个新生儿中有 2.1 例）和白人（每 1000 个新生儿中有 1 例），而黑人的发病率最低（每 1000 个新生儿中有 0.41 例）[12]。腭裂的发病率是 0.5‰，并且在不同的民族之间没有差异。唇裂在男孩中比女孩更常见，而腭裂在女孩中比男孩更常见。女孩的腭架融合比男孩晚 1 周被认为是女孩腭裂发生频率更高的原因[1]。

确定有或没有腭裂和孤立性腭裂的复发风险率，可能有助于父母就再次怀孕时发生唇腭裂风险进行咨询。如果一对未受影响的父母中有一个孩子患有唇腭裂，那么他们另一个孩子患唇腭裂的概率是 4.4%，而他们的孩子患单纯性唇腭裂的概率是 2.5%。父母中有一方患有唇腭裂的，其孩子患唇腭裂的概率为3.2%，而患单纯性唇腭裂的概率为6.8%。如果父母一方和兄弟姐妹中有一方患有唇腭裂，那么下一个孩子患唇腭裂的概率为15.8%，下一个孩子患唇腭裂的概率为14.9%[29]。

五、多学科护理团队

对唇腭裂儿童的全面护理最好由受过训练的专业保健人员来完成，这些专业人员负责照料因唇腭裂而伴发的各种疾病[32-34]。没有单一的学科拥有妥善管理这些患者许多问题所需的所有专业知识。该团队还解决了患者和家属的需要。该标准已被美国唇腭裂颅面协会推荐[35]。框8-1列出了唇腭裂护理团队通常需要的专业。组员应每年至少会面6次，讨论病人护理事宜。唇裂畸形患者的继续教育应该是唇裂团队成员的一个组成部分。

当婴儿被确定患有唇裂时，团队护理工作就开始了。在护理团队方法的指导下，护理人员或儿科医生监测儿童的喂养、生长和发育。根据需要向父母提供咨询、遗传信息以及关于护理计划的口头和书面指示。大多数团队制定唇腭裂畸形儿童的方案，这些护理方法基于团队成员的经验，他们为孩子的预期需求分配照顾。表8-2列出一个管理协议示例。耳鼻喉科医生承担呼吸道的管理，耳科护理和腭咽闭合不全的评估，也可以承担面部重建外科手术。

框8-1　唇腭裂护理团队的专业成员

- 重建外科医生
- 耳鼻咽喉科医生
- 整形外科医生
- 口腔颌面外科医生
- 语言病理学家
- 正畸医生
- 小儿或口腔修复牙医
- 发育或普通儿科医生
- 遗传学家
- 听觉病矫正专家
- 护士
- 社会工作者
- 心理学家

引自 American Cleft Palate-Craniofacial Association. Available at www.acpa-cpf.org/team_care/standards//#standard1/.

六、护理

患有腭裂畸形的患者遇到的特殊问题包括初始喂养、术后气道和喂养管理，以及以重大医疗和手术需求为中心的家庭护理问题。护士会提供关于治疗计划的另一种更安全的信息来源。父母更愿意向护理人员透露他们对孩子的担忧或不满，因此敬业、熟练的护理人员的参与是很有价值的。

患有腭裂的婴儿吮吸能力有限。当婴儿试图吸吮时，鼻子和嘴之间的共通空腔导致空气泄漏。单独的唇裂通常不会引起进食问题。因此，已经设计了许多策略，并且发明了用于给腭裂婴儿喂食的不同喂食器。一般情况下，母乳喂养是无效的，也可以通过一种专门的喂乳器来输送（泵送）乳汁。最常用的三种腭裂喂食器是Mead-Johnson、Haberman和Pigeon瓶（图8-15至图8-17）。每种都可由父母控制膳食（母乳或配方奶粉）。需要教会父母和照顾者如何正确使用喂食器，并应在第一次喂食时观察以确保正确使用喂食器[36, 37]。为了发现最适合婴儿的技术和喂养方法，可能需要反复试验。患有腭裂的儿童在喂食时通常会吞下更多的空气。经常打嗝是必要的，应该向父母解释。应该注意孩子的成长，使用标准化生长图表跟踪体重和身长的增加可确保婴儿保持在适当的生长曲线上。

护士可以帮助家长找到手术后喂养的最佳位置和技术。口腔和面部伤口会影响喂养乳头的位置。通常情况下，可以像术前一样使用相同的喂食器，但由于术区疼痛和肿胀，可能需要改进技术。护理人员也可以教授家长如何进行伤口护理。早期的唇部伤口应用肥皂水保持清洁，并应用软膏保持湿润。通常，在手术后放置带衬垫的肘部约束装置，以防止肘部弯曲，但允许其他手臂和手部运动。不鼓励儿童将手指或其他东西放入口中，这可能会破坏缝合线。腭成形术后也可以使用约束装置；要保持约束直到口内伤口上皮化。护理人员的密切监控将有助于患儿术后恢复正常活动。

表 8-2 用于护理唇腭裂患者方案的实例

年龄	干预
产前	参见腭裂团队治疗（见框 8-1） 医学诊断 遗传咨询 解决心理社会问题
新生儿（0—1个月）	同上 提供喂养指示 监控增长 听力筛查 如果有需要，进行术前矫形手术
1—4个月	监测喂养和生长 修复唇裂 监测耳朵和听力
5—15个月	监测喂养、生长和发育 修复腭裂 监听耳朵和听力；考虑植入通气管 口腔卫生说明
16—24个月	评估言语和语言发展 监测耳朵和听力；植入通气管（如有需要） 监视发展
2—5岁	监督言语和语言发展；管理腭咽功能不全 监听耳朵和听力；如有需要植入通气管 评估发展和心理社会需求 考虑在学校之前修复唇/鼻子
6—11岁	监控言语和语言；管理腭咽功能不全 正畸评估和治疗 牙槽骨移植 监督学校和社会心理需求
12—21岁	监测学校和心理社会需求 口腔正畸学和修复 牙科遗传咨询 鼻成形术（如果需要） 正颌外科手术（如果需要）

七、解剖学

（一）唇裂畸形的解剖

正常的上唇分为红色和白色成分。红唇是黏膜，而白唇是皮肤结构。红色和白色唇缘之间的朱红色边界是一个重要的解剖学边界，必须在修复唇裂时精心重建，以获得自然的效果。否则会引起人们对不规则朱红色边缘的注意，并会造成不良的美容效果[3,38]。

正解剖结构中，口轮匝肌在口腔周围形成完整的括约肌，并为嘴唇和嘴的适当形式和功能提供基础。所有唇裂畸形患者都有不同程度肌肉缺陷和不规则，导致口唇外观和功能异常（图8-18和图8-19）。正确矫正唇裂畸形，不仅要在皮肤表面创造唇部对称性，还要重新创造完整的轮匝肌韧带，以获得持久的美学和功能效果。此外，必须重新建立完整的黏膜覆盖，以确保最佳的愈合并防止伤口挛缩扭曲。唇裂畸形中的肌纤

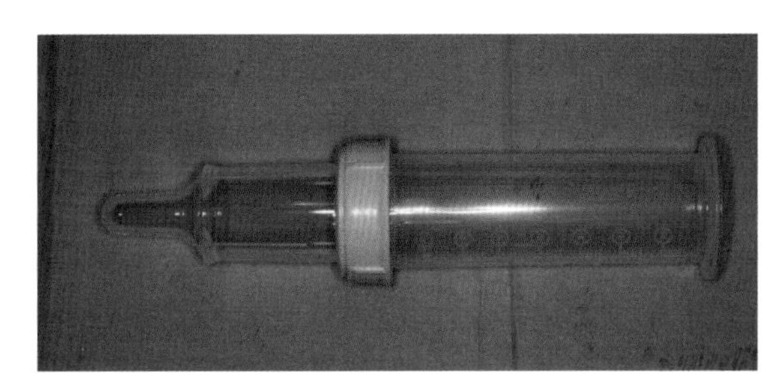

▲ 图 8-15 Haberman 喂食器

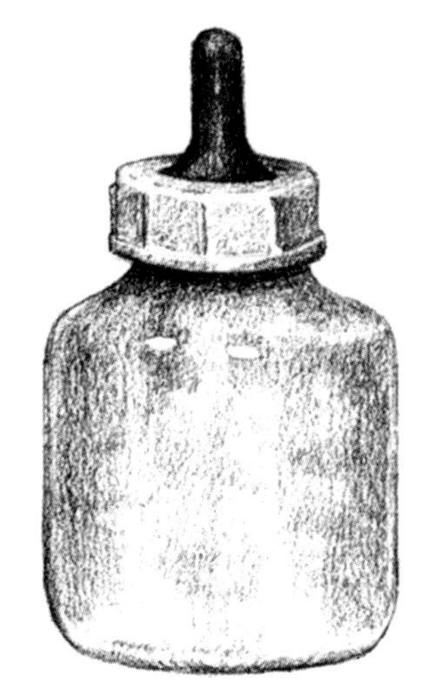

▲ 图 8-16 Mead-Johnson 喂食器

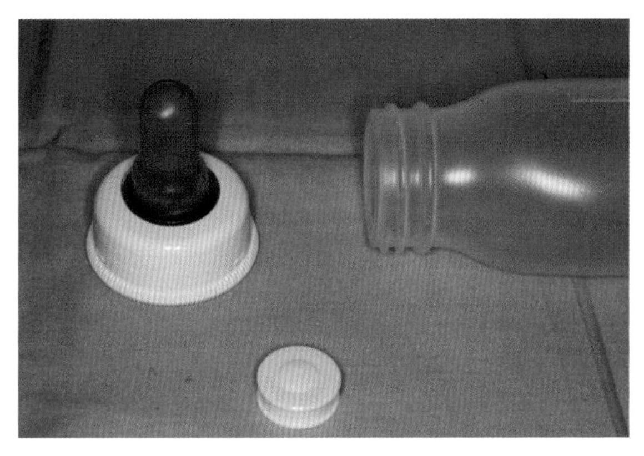

▲ 图 8-17 Pigeon 喂食器，不同的瓶子可以与 Pigeon 喂食器一起使用

维沿着裂隙的边缘从上向下延伸。它们在内侧并沿着鼻翼侧插入鼻小柱中。这些纤维必须与其插入物分离，并在水平方向上重新定位，以桥接裂口，并在口腔的整个圆周周围形成完整的肌肉吊索[3, 38]。

双侧唇裂还具有异常定向的肌纤维，沿着裂隙的侧面边缘延伸（图 8-20）。通常，前唇部不包含任何功能性的肌肉，但充满结缔组织。除了肌肉和皮肤不规则外，双侧唇裂畸形患者相对于鼻中隔有上颌前突和牙槽突。前颌骨骨性畸形可能使唇部向前和向上推向鼻尖，使得鼻小柱的强度和高度严重减弱，甚至可能完全消失(图 8-21)。通常，大翼软骨内侧脚长度不足，因此，鼻小柱皮肤不足；双侧裂隙修复的主要挑战之一是鼻小柱重建[3, 38]。

单侧唇裂鼻畸形的解剖学特征包括鼻尖、鼻小柱、鼻孔、鼻翼基部、鼻中隔和骨骼的不规则性（图 8-22）[39]，鼻尖朝向非裂侧偏转，在裂

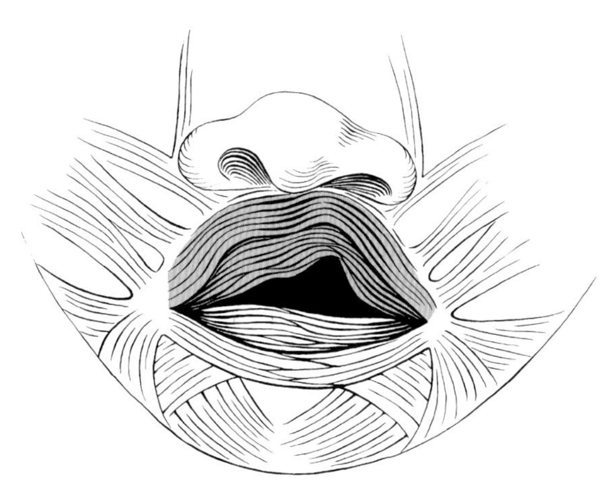

▲ 图 8-18 不完全（微形）唇裂的肌肉异常，小于唇部 2/3。下肌纤维插入裂缘组织；内侧和外侧段的上肌纤维在不完全裂的顶部连接，形成部分口腔括约肌

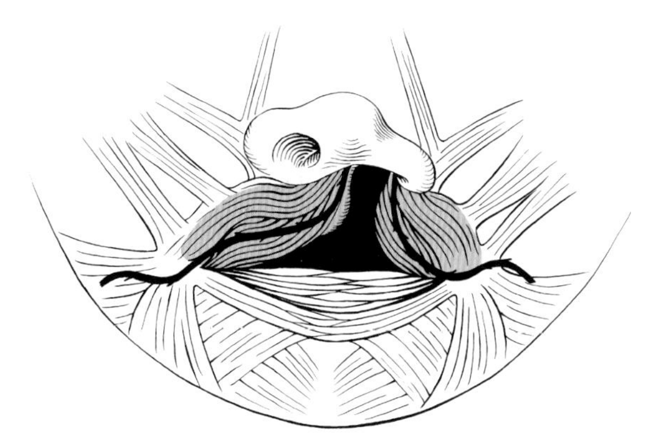

▲ 图 8-19 裂内、外侧段肌纤维进入裂缘、鼻翼区（外侧）和小柱基部（内侧）方向异常。黑线表示动脉供应

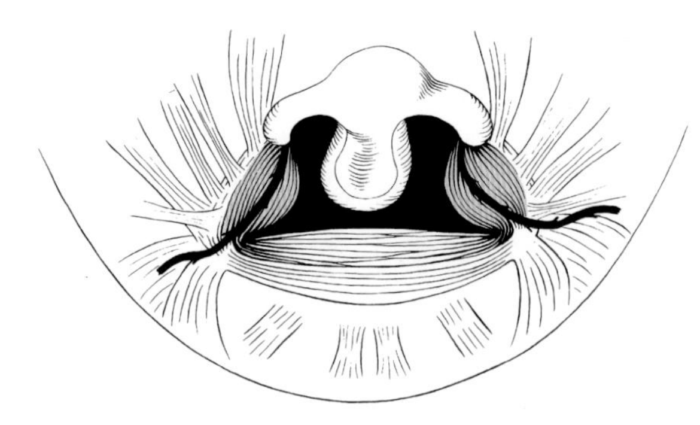

▲ 图 8-20 完全双侧唇裂的异常肌肉解剖。两侧的外侧肌段插入鼻翼，前唇完全没有肌肉组织。动脉供应用黑线表示

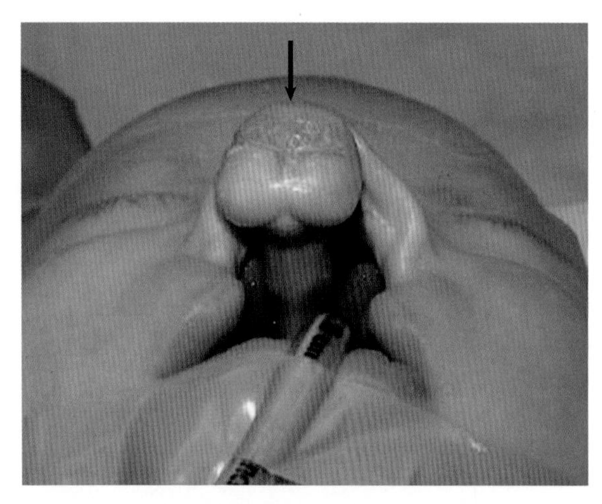

▲ 图 8-21 患有双侧唇裂和腭裂的患者。箭显示突出的前颌骨

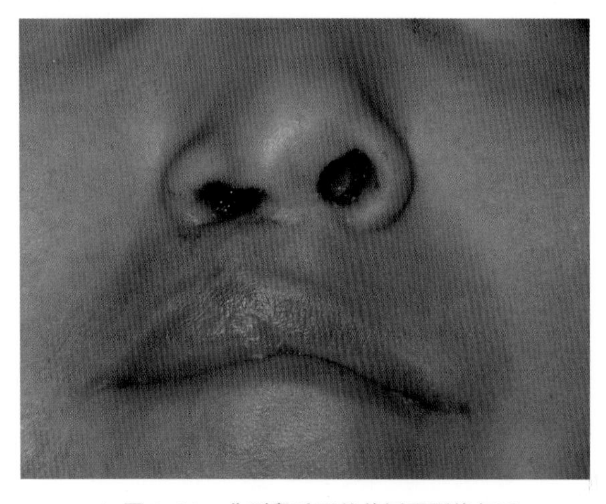

▲ 图 8-22 典型鼻畸形伴单侧唇裂修复后

侧具有相对短的内侧角和长的外侧角。另外，下侧软骨的外侧角在裂侧向尾状移位。裂侧鼻小柱较正常短；这是由于完整的口轮匝肌的无阻碍作用，鼻小柱位于非裂侧。裂隙侧的鼻孔是水平定向的，而不是处于正常的垂直方向。类似的，鼻中隔偏转未裂侧。裂侧的翼基部向侧面、下方和后方移位。最后，在裂侧存在上颌骨缺乏，并且通常不存在鼻底。

除了侧偏，双侧唇裂鼻畸形与单侧畸形的区别在于侧向性以外的几个方面。鼻畸形的程度与唇裂畸形的严重程度有关，无论唇裂是完全的还是不完全的。它还受到前颌前突的程度的影响。双侧唇裂鼻畸形是对称的，这使得鼻尖对称的修复稍微简单一些。双侧唇裂鼻畸形最具挑战性的一个方面是，由于下侧软骨的长度不足以及覆盖这些缩短的软骨上的皮肤不足导致鼻柱组织不足。鼻尖通常宽而扁平，并且鼻翼横向移位，产生水平方向的鼻孔[39]。

（二）腭裂畸形

在腭裂中可见到涉及所有组织层的各种程度的畸形。软腭裂、肌肉和黏膜层的缺陷也是其特征。

软腭由五对肌肉组成。通常，横向方向是腭帆提肌（LVP）占据软腭的中间部分，从而形成肌腱的肌肉吊索[40]。这个肌肉吊索是说话和吞咽时鼻咽闭合的主要结构成分。构成腭咽括约肌的其他肌肉包括腭咽括约肌，咽上缩肌和悬雍垂肌。悬雍垂肌位于鼻咽肌下方，从张肌腱膜延伸至悬雍垂底部[41]。说话时，悬雍垂肌收缩增加软腭后缘中线体积。悬雍垂肌缺乏，如黏膜下腭裂，可能导致腭咽功能不全和言语障碍（见第9章）。腭帆张肌（TVP）起源于颅底和咽鼓管，环绕钩状突起，插入硬腭后缘，在软腭前中线形成腱膜[42]。它的功能是扩张咽鼓管和收缩期间支撑软腭。

在腭裂患者中，软腭的肌肉除了表现出异常插入后硬腭外，还可能是发育不良的[43]（图 8-23）。除了黏膜下腭裂，包裹这些肌肉的黏膜是缺乏的。如果腭裂累及硬腭，则不同程度的中线骨缺损将延伸至门齿孔。在孤立的腭裂中，犁骨通常是不相连的，但如果存在唇裂，犁骨也

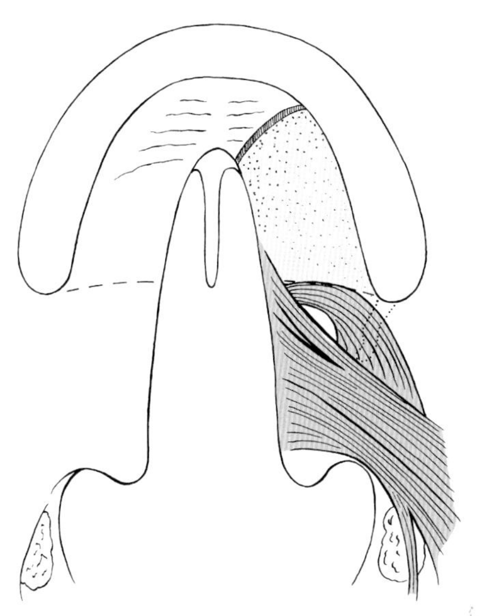

▲ 图 8-23　在腭裂患者中，异常的肌肉插入硬腭的后缘。肌肉沿着腭裂的边缘分布，而不是像通常那样穿过软腭

可能是不相连的。异常的肌肉插入与组织缺失或发育不全相结合，导致腭功能障碍。腭成形术旨在通过重新定向肌肉和重建组织的连续性来恢复功能。

八、唇裂修复与鼻裂成形术

唇裂修复的时间因外科医生而异。有些人建议在患儿出生后 48h 内进行唇部修复，以免分开住院，父母可以带着健康出生的新生儿离开医院。有些人更愿意延迟手术，以便有更多的组织用于修复，有更多的时间建立亲子关系，以及有更多的时间让父母更好地理解和接受婴儿的先天性畸形。通常，应用“十法则”，这意味着手术应在婴儿至少 10 周龄，体重 45kg，血红蛋白水平为 10g/dl 时进行。唇裂修复通常在患儿出生后的第 2 个月到第 3 个月进行，以获得上述优势。

（一）单侧唇修复

最常见的唇裂修复技术可能是 Millard 技术，尽管其他技术也是如此描述。用于单侧唇裂修复的 Millard 旋转推进闭合需要唇裂中间部分的向下和横向旋转以及侧向裂隙部分的内侧前进靠近缺损。所有唇裂从唇弓峰到唇裂和非唇裂边缘的鼻小柱基部的垂直高度（人中嵴高度）都有差异。旋转皮瓣的设计和长度以及所需的反切程度取决于两侧垂直高度的差异。内侧从裂隙外侧段推进组织，不仅可以闭合组织缺损以弥补间隙，还可以维持旋转皮瓣的位置，从而维持旋转皮瓣和回切获得的垂直高度[3, 43]。

手术从皮肤标记开始（图 8-24），用 30 号针头和亚甲蓝染料标记。应特别注意皮肤标记的测量和放置，因为它们可作为手术修复的基础，并在不断变化的手术区域内提供稳定的解剖标志[45]。第一个标记，在图 8-24 中标记为 1，是位于唇弓最低点的黏膜皮肤交界处的一个点，它标志着上唇的中心点。在图中标记为 2 的第二个标记，位于上唇的非切口侧的丘比特弓的高度处。测量点 1 和 2 之间的距离，通常在 2～4mm，用于确定点 3 的位置，该点代表唇弓在上唇裂缝侧的弓的高度。因此，从点 1 到点 2 的距离等于从点 1 到点 3 的距离。点 4 标记非切口侧的翼基，点 5 标记非切口侧的小柱基底。点 5 代表了旋转皮瓣垂直部分的最上方范围。点 X，也就是后切点，与点 5 的距离是可变的，通过估计形成对称的人中嵴所需的组织数量来确定，并弥补在人中嵴处唇的垂直高度的差异。X 点不应穿过非裂侧的人中嵴，而应位于其内侧，以便旋转皮瓣的后切平行于非裂侧正常的人中嵴内侧。这有助于在非裂侧保持无瘢痕的人中嵴，并改善唇裂修复的最终美容效果。

点 6 为非裂口连合点，点 7 为裂口连合点。

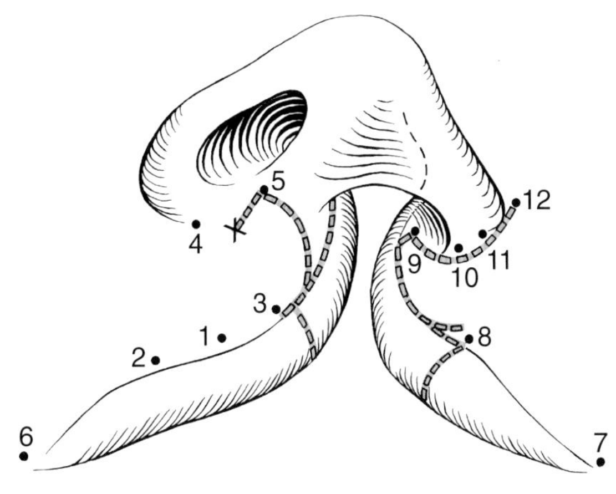

▲ 图 8-24　旋转推进技术：标记和切口

点8标志着唇弓在裂隙侧的顶点。它被放置在距裂缝侧的连合处（距离点7到点8的距离）的距离处，该距离等于唇弓的峰值相对于非裂侧的连合处的距离（距离点2至点6）。点9是推进鼻翼的最内侧点，它与点8的距离等于点3与点5+X之间的距离。因此，人中嵴是由前进皮瓣（点8和点9的连线）一侧的裂口边缘和旋转皮瓣在非裂口侧的切边（点3和点X的连线）联合形成的。点10为裂侧鼻翼基底，点11为沿鼻翼面折痕，点12位于预估的近侧推进皮瓣。

1. 手术技术：旋转皮瓣

旋转切口从点3开始并沿着平缓的曲线向点5延伸（图8–25）。在鼻小柱基部，旋转皮瓣切口沿平缓的曲线并且通过点5紧靠鼻小柱的基部。这条沿着小柱基部的曲线增加了长度，达到了对称的垂直高度。垂直高度的最终差异通过使用11号刀片的刀口向后切开X点来补偿。回切延伸增加了2～3mm的额外高度，将用于创建对称的人中嵴。回切口与鼻小柱基部的弯曲切口呈90°，旋转切口贯穿轮匝肌和口腔黏膜的整个厚度，使裂口内侧完全放松。在皮肤和黏膜表面继续沿旋转皮瓣边缘继续向下分离1～2mm，以便在皮肤闭合时伤口边缘外翻。

旋转皮瓣切割完成后，保留“c”皮瓣，即在旋转皮瓣切割边缘与裂口边缘之间的一段皮肤。这种皮瓣可以用来增加鼻小柱的组织长度，鼻小柱通常有组织缺损。

2. 手术技术：推进皮瓣

推进皮瓣从点8到点9（8到9间距）的切口开始，以形成新的人中嵴的侧边缘，将其缝合到先前创建的旋转皮瓣的边缘（见图8–25）。因此，8到9的长度等于段3到X的长度。然后通过沿鼻翼底部水平切口，释放推进皮瓣。同样，牙龈沟黏膜的释放是通过锐利的剥离来实现的，以允许更大的活动性。所有的切口都向下延伸至上颌面，并沿上颌面用剪刀进行钝性解剖，使外侧唇段活动自如，闭合时张力最小。剥离皮肤和黏膜表面可使伤口关闭时外翻[3, 31, 45]。

3. 关闭：旋转推进皮瓣

一旦形成旋转和推进皮瓣，通过皮肤标志获得皮瓣的近似值，然后将皮瓣缝合在一起完成唇部重建（图8–26）。所有深层肌肉缝合和口腔黏膜缝合，使用4–0可吸收缝合线，使用6–0快速吸收肠道缝合线进行皮肤闭合。第一缝针关键是缝合在推进皮瓣尖端的肌肉与在旋转皮瓣回切点X处的肌肉。下一步关键是精准缝合朱红色唇缘的推进皮瓣和旋转皮瓣的肌肉层，以使这一针准确地对齐自然出现朱红边界。然后再用4–0可吸收缝合线加强沿人中嵴长度的肌层闭合。用4–0可吸收缝合线以单纯间断的方式缝合黏膜。通过6–0快速吸收肠道缝合线的简单间断缝线实现皮肤闭合。朱红色边缘的皮肤非常精确地对合，以呈现最佳的美容效果[3, 45]。

（二）早期鼻整形术

唇裂畸形往往与鼻畸形有关，鼻畸形的程度

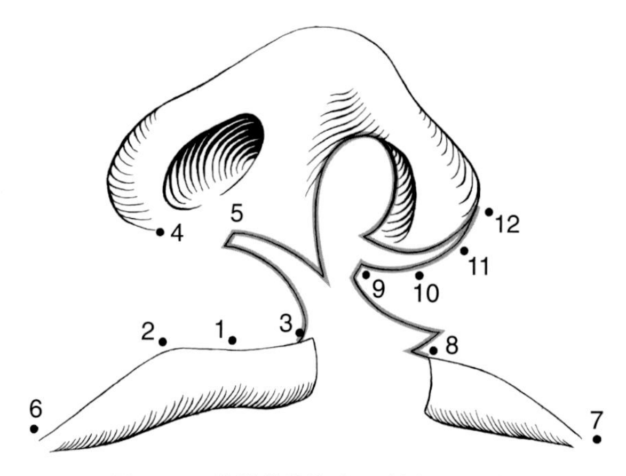

▲ 图8–25 旋转推进技术：皮瓣切开和抬高

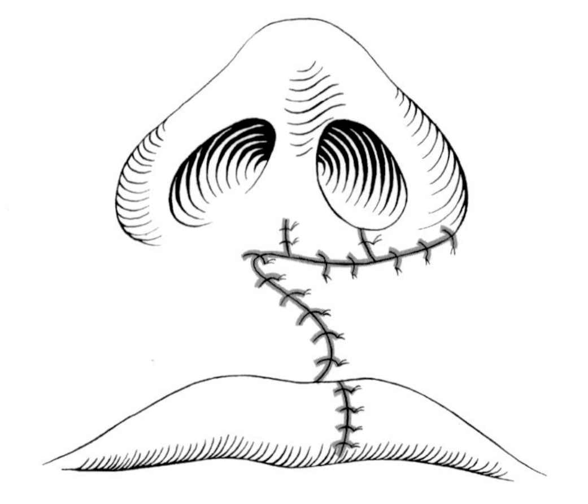
▲ 图8–26 旋转推进技术：最终缝合

与唇裂的严重程度有关。不完全性唇裂的鼻畸形比完全性唇裂的鼻畸形症状轻。早期鼻成形术的目的包括关闭鼻底，重新定位下外侧软骨，以及重新定位鼻翼基底。这些目标可以通过用于唇裂修复的相同切口来实现，这样如果在唇裂修复时解决了鼻畸形，就不需要额外的切口[39,46]，一旦做出唇切口，鼻翼的肌肉和软组织附着就会从上颌骨中分离出来。随后，通过相同的切口，下外侧软骨沿着整个鼻尖从鼻皮肤上剥离。将外侧脚缝合到鼻中隔或同侧穹隆有助于鼻翼基底中间重新定位，鼻尖突出明显，并在两侧之间创造更大的对称性。虽然后续鼻整形手术仍有必要，但在早期鼻整形术后，患者可获得更大的社会认可。

（三）双侧唇裂缺损

单侧和双侧唇裂畸形的主要区别在于前颌骨和前唇的位置和特点。双侧唇裂畸形的外侧节段与单侧唇裂畸形的外侧节段相似，区别在于唇裂的内侧节段，即上颌骨前节段。在双侧畸形中，前颌骨部分或完全脱离上颌。上颌骨前突和上唇前突一般与上颌骨本身无关。鼻小柱通常比正常短。而且，尽管存在外侧软骨比内侧软骨位置低，在表面检查中可能不明显。唇前软组织，相对缺乏，应用于形成完整的垂直长度的嘴唇。唇前朱红于口腔内衬，中心朱红由唇外侧段的朱红肌皮瓣构成，唇外侧段产生朱红嵴。术前正畸有助于向后旋转前颌骨段并在内侧旋转上颌侧段以增加可用于闭合的软组织并减少修复时的张力[47]。对于双侧唇裂的修复更倾向于 Millard 所描述的单阶段方法[48]，其中眼轮匝肌穿过裂隙前进，沿着皮肤的垂直闭合线形成新的人中嵴（图 8–27）。

九、腭裂修复

所有腭成形术都有相同的目标：鼻腔与口腔的分离，为吞咽和言语创造有效的腭咽瓣，保持中面生长，以及功能性闭塞的发育。

当软腭早期修复时，可以看到语音发育的改善。Dorf 和 Curtin[49] 证明，1 岁前完成腭成形术，存在 10% 的发音错误；在 1 岁后完成，发音错误的发生率为 86%。早期腭裂成形术与晚期腭裂成形术比较结果相似。Haapanen 和 Rantala[50] 对三组平均年龄 12.9 岁、18.5 岁和 22.1 个月的儿童进行了腭成形术。在 18 个月前接受修复的组中，有过鼻音或发音错误或需要二次手术来矫正发音的儿童明显较少。大多数外科医生和言语病理学家认为，软腭修复应在 1 岁之前进行，以尽量减少言语障碍。

儿童期的腭部手术可能会对面部生长产生不利影响。成人未修复腭裂的病例研究显示，中面发育正常[51,52]。动物研究表明，硬腭黏膜骨膜的破坏会抑制上颌生长[53]。为了保持生长潜力，一些治疗机构更倾向于采用分阶段的方法，即早期修复软腭，封闭硬腭，然后手术关闭硬腭[54,55]。然而，没有发现接受一期和二期腭成形术的患者在上颌发育方面有显著差异[56,57]。需要考虑的其他因素是腭裂的类型和严重程度。似乎固有的生长缺陷与不同的腭裂类型有关[58]。单侧唇裂和腭裂患者出生时组织缺损越严重，术后生长迟缓的发生率越高[59]。考虑到这个关于腭裂修复的时间和分期的争论已经持续了几十年，需要进行前瞻性的多中心临床试验来解决。

（一）腭成形术

腭成形术的准备需要分析异常的解剖结构。了解不同的腭裂修复技术可以为个体化的手术方法提供帮助。基本的手术技术包括腭帆形成术（Schweckendiek 腭成形术）、双瓣腭成形术（von Langenbeck）、V–Y 后推腭成形术、单侧双瓣腭成形术和双反 Z（Furlow）腭成形术。虽然命名可归功于腭成形技术的开创者，但对于唇裂外科医生来说，记录所使用的技术细节是很重要的；这是因为随着时间的推移，每种手术都有许多改进。所有的技术都要求在最小张力的情况下分层闭合，并重建提肌吊索。

1. 双瓣腭成形术

双瓣腭成形术是一种常用的腭裂修复技术，涉及切口延伸至裂隙的牙槽部分或门齿孔（图 8–28）。可以通过提升犁骨瓣来重建鼻腔，从而

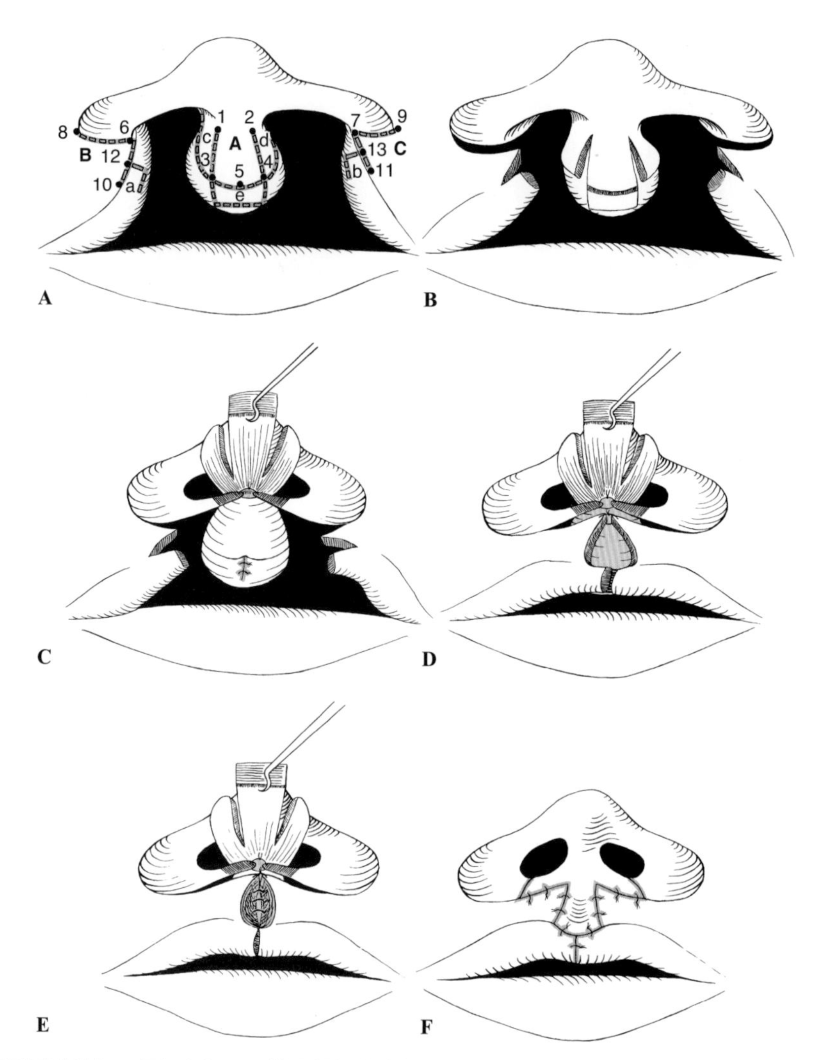

▲ 图 8-27　A. 双侧唇裂修复：标记和切口。前唇提供人中嵴瓣；图中 A 为分叉皮瓣，c、d 为结节强化皮瓣，e 为外侧唇提供皮瓣，a、b 为中线朱红皮瓣。B. 双侧唇裂修复：皮瓣切开抬高。C. 鼻翼的尖端在前唇基部的内侧深层缝合。多余的唇前黏膜提供了唇沟的内侧壁。D. 皮瓣尖端在前唇下中间缝合。E. 双侧唇裂修复：口轮匝肌与黏膜近似。F. 在鼻底放置分叉皮瓣，最后缝合。可以用皮瓣从后面加固结节

出现用于重建的四个皮瓣（未示出）。犁骨瓣横向旋转以与鼻底内侧边缘处的黏膜结合。然后将黏膜骨膜瓣内侧旋转以闭合裂口。使用这种方法不会关闭牙槽裂，除非使用双反 Z 成形术来重建软腭，否则腭也不会延长。

2. Furlow 腭成形术：双反 Z 腭成形术

Furlow[60] 于 1986 年首次描述了双反 Z 腭成形术。这种技术延长了软腭并重建了肌肉吊索，并且通常用于原发性和继发性腭裂的完整修复。包含肌肉的两个皮瓣向后旋转，并且仅两个黏膜皮瓣向前移位。Furlow 腭成形术难度较大，特别是在宽腭裂。可以闭合硬腭[61]，它也常用于纠正黏膜下腭裂患者的腭咽功能不全[62]。与其他腭成形术相比，言语结果有所改善[63, 64]。

（二）外科技术

1. 基本原则

患者除了中耳炎外，不应有任何其他急性期的疾病。有出血家族史的患者需要对凝血性疾病进行评估。气道管理计划，特别是 Robin 序列的患者，应与麻醉师讨论。当口腔放置开口器，应使用加强的口腔气管内管，以减少扭结，保持通气。大多数外科医生更倾向于 Dingman 堵塞口

腔，因为它暴露在口腔和咽部，这种堵塞会对舌头造成很大的压力[65]。如果口腔堵塞悬挂在Mayo支架上，施加的压力可能会超过舌头的动脉灌注压力。术后舌头水肿可能导致气道阻塞和插管时间延长的风险。为了最大限度地降低这种风险，建议在腭成形术期间每30～45min定期释放口腔堵塞，以配合手术的自然过渡时期。围术期使用类固醇（地塞米松磷酸钠0.25mg/kg）可降低术后气道窘迫[66]，并可减少原发性腭成形术后的住院时间[67]。围术期应用抗生素也可降低感染风险。将含有肾上腺素的局部麻醉药注入计划的切口和解剖部位，如果可能的话，注射到腭大孔有助于减少术中出血量。

2. *双瓣腭成形术*

全身麻醉，患者处于仰卧位，识别鼻和口腔上皮交界处的裂口边缘。切开边缘，分离黏膜。侧向释放牙槽内侧，向下至骨，注意避免损伤腭大孔的牙蕾和神经血管蒂。这个侧切口移到臼齿后区域并在此通过黏膜（图8-29）。

解剖开始于软腭肌与鼻黏膜的分离。剥离至少3mm的黏膜。腭内成形术应将肌肉从大部分鼻黏膜附着的外侧剥离。这种解剖在技术上很难，因为肌肉紧贴鼻黏膜。以类似的方式，口腔黏膜从软腭肌肉上剥离。

接下来，升高硬腭的黏膜骨膜。在前面，这种解剖很容易，但在腭大孔附近要小心。识别神经血管束，仔细地剥离周围的纤维附着物。这一操作将增加皮瓣的内侧移位，并将在修复过程中将张力最小化。在裂隙侧，黏膜骨膜瓣的内侧边缘从鼻黏膜释放。在非裂侧，黏膜从犁骨分离。保持了犁形黏膜骨膜和软腭的鼻黏膜之间的连续性。软腭肌肉随后从硬腭后缘的异常附着处释放出来（图8-30）。

用钳子将皮瓣向中间旋转，测试皮瓣的移动性。如果需要增加移动性，可以使用其他几种方法。在犁骨的后缘有一个后切口，可使鼻腔更容易闭合。松弛切口向后延伸，结合翼状突和上颌肌（Ernst空间）之间的钝性解剖，将进一步动员前软腭区域。宽裂缝可能需要钩状突起的内侧骨折，从而释放TVP的张力，尽管人们对提高咽鼓管功能的潜在不良影响表示担忧[41]。

腭修复分三层进行，使用可吸收的缝合线。用4-0或5-0缝合线封闭鼻表面。在硬腭和软腭的交界处，张力通常最大。对于宽裂隙的患者，可能无法在该交界处进行鼻表面的一次闭合。Clark及其同事[68]报道了使用放置在鼻腔和口腔表面之间的无细胞真皮移植物（Life-Cell，Branchburg，NJ）来提供生物表面，以期二期愈合。使用水平褥式缝合用于修复软腭肌并重建提肌（图8-31）。口腔表面首先沿着裂口边缘闭合。

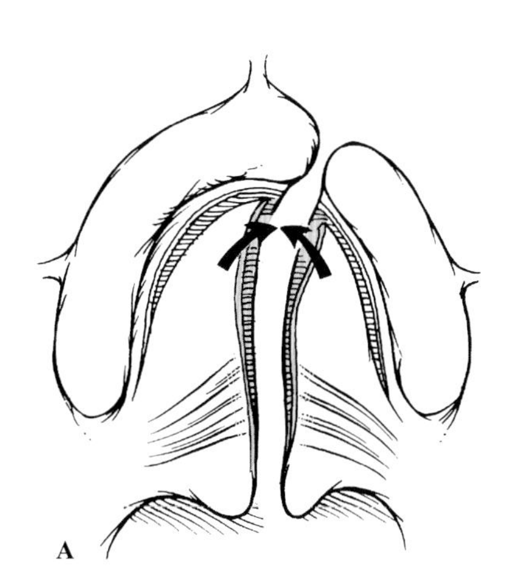

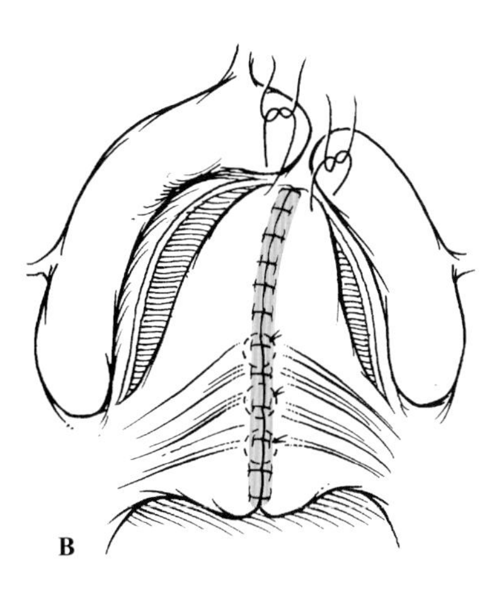

▲ **图8-28** **A.** 双瓣腭成形术。用于制作单瓣腭皮瓣的切口。箭显示双侧皮瓣旋转。**B.** 上提吊索重建，闭合完成。在许多情况下，硬腭黏膜骨膜可以重新接近牙龈切口的内侧边缘。腭骨的暴露被认为会抑制上颌的生长

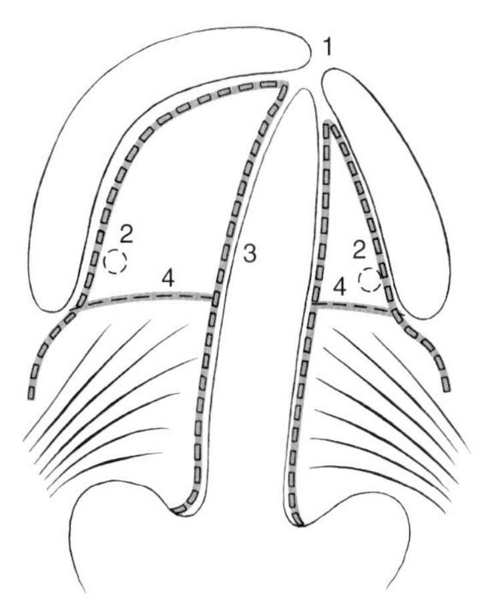

▲ **图8-29** 双瓣腭成形术

标志：1. 牙槽裂；2. 腭大孔神经血管束；3. 犁骨；4. 硬腭后缘。切口用虚线表示

褥式缝合有助于翻转黏骨膜边缘，并且使用简单的缝合线来闭合口腔黏膜。横向，通过将黏膜骨膜重新接近内侧小窝完成闭合；只能使用不会增加沿裂缝边缘张力的缝线（图8-32）。如果骨头或组织暴露，例如在图8-32所示的点状区域，通常在钩状突起和后硬腭区域，以微纤维胶原蛋白（Avitene；Bard, Salt Lake City, UT）填充到开放伤口中以优化止血。

3. 双反Z腭成形术：Furlow腭成形术

双反Z腭成形术（Furlow腭成形术）特别适用于软腭的修复和提肌悬带的重建。如果患者的腭裂累及硬腭，则硬腭的闭合与双瓣腭成形术的闭合相同。建议在硬腭切口和皮瓣抬高前完成软腭解剖。通过保持硬腭组织的完整，提供张力，以便更容易地剥离Furlow腭成形术所需软腭。来自鼻黏膜的肌肉抬高在技术上具有挑战性，如果使用正手握持和移动来处理器械则更容易。对于右利手外科医生来说，这意味着从软腭的左侧解剖肌肉。利手性决定了软腭其他部位形成的皮瓣的类型。一个左利手的外科医生将在镜像成像中进行双反Z腭成形术。

首先沿口腔黏膜和鼻腔黏膜的左侧裂缘切开切口。（如果正在进行双反Z腭成形术修复黏膜下腭裂，中线切口应仅通过口腔黏膜，并应保留鼻腔黏膜完整，直至后面步骤。）第二道切口从腭裂尖端或硬、软腭交界处后3mm处切开，切口与硬腭后缘平行。在骨缘后方留至少2mm的黏膜是很重要的。注意不要撕裂或切开鼻腔表面。解剖从扁桃体窝上至钩状突起下，一直延伸到咽侧壁。LVP肌通过电刀从硬腭后缘释放（图8-33）。

然后在右侧软腭上创建一个前部的口腔黏膜瓣。切口沿着裂隙边缘，从悬雍垂底部到钩状突起后。黏膜和黏膜下层（一种脂肪层，包含几个未命名的滋养血管）从肌层中大幅提升。这个解剖平面层次不清。通过保持黏膜和肌肉之间的张力，在肌肉束的下缘识别出薄肌纤维。口腔黏膜瓣升高至硬腭后边缘和钩状突起上方（图8-34）。

右软腭肌从硬腭的后缘释放。必须注意在

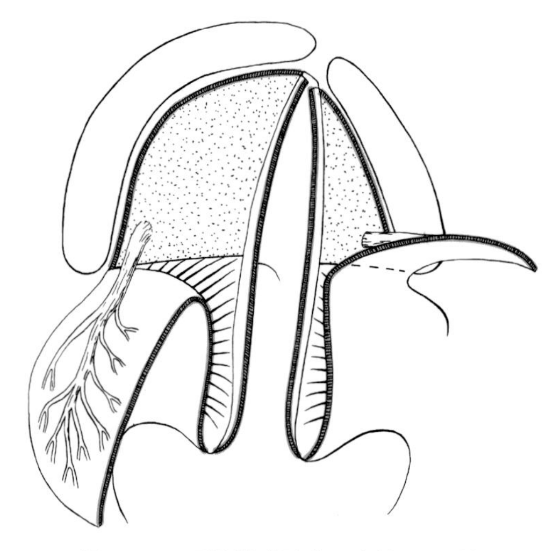

▲ 图8-30　双瓣腭成形术：皮瓣切开并抬高

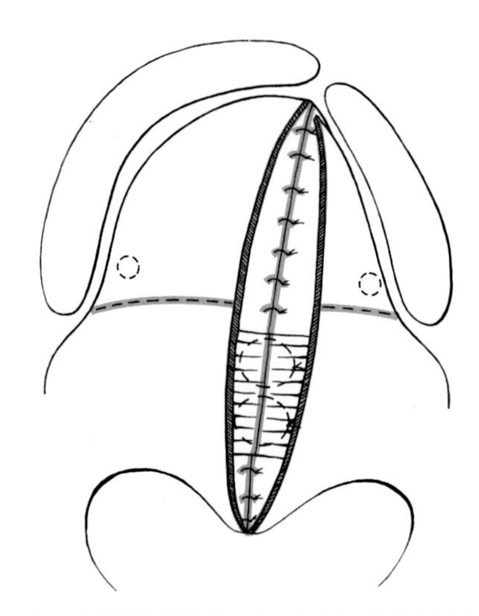

▲ 图8-31　双瓣腭成形术：鼻黏膜和黏膜骨膜闭合和提肌重建

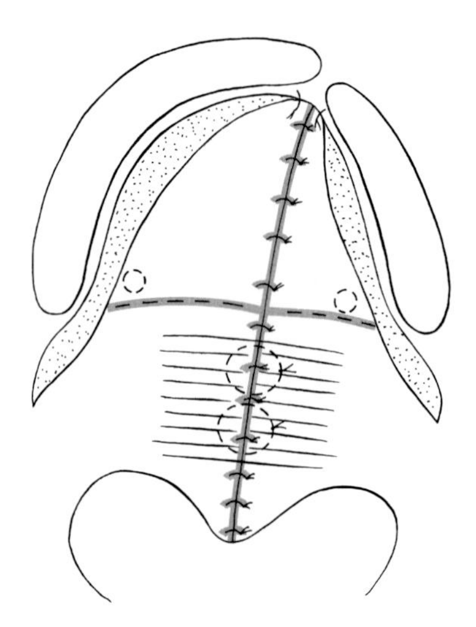

▲ 图8-32　双瓣腭成形术：口腔闭合

硬腭边缘后面保持至少 3mm 的鼻黏膜。如果该切口太靠近骨边缘，则一旦左黏膜瓣移位，缝线闭合就变得非常困难。第四个皮瓣由左鼻黏膜产生。从悬雍垂的根部切割到钩状突起下方（图 8-35）。如果需要进行硬腭裂修复，则在软腭创建四个皮瓣后，将黏膜骨膜瓣抬高。

这四个皮瓣互换，使得仅有黏膜的皮瓣向前旋转，并且含肌肉的皮瓣向后旋转。缝合用 4-0 或 5-0 可吸收缝合线完成。通畅使用具有高度曲率的小针（P-2 针；Ethicon，Somerville，NJ）沿着硬腭切口的后缘闭合。鼻腔层在口腔层之前闭合（图 8-36）。首先将皮瓣的顶点缝合到受体点，使皮瓣伸展。任何切口之间的长度差异都可以在闭合过程中得到修整。接下来，应该重建悬雍垂。口腔黏膜 - 肌肉皮瓣的挛缩可能会限制其在闭合期的进展。通常，在右前角可以做一个短的 V-Y 推进，以密封口腔表面。

（三）并发症

腭成形术中，采用加压和电凝术止血。通常情况下，如果在初次注射时使用肾上腺素并保持谨慎的止血状态，失血量会少于 50ml。除非存在开放性伤口，否则术后出血很少见。拔除口腔堵塞后，拔管前，应检查口底和舌头是否有水肿迹象。长期的舌缺血可能导致水肿，可能导致气道阻塞。手术期间口腔堵塞的定期释放应有助于防止舌头缺血[65]。在拔管前，通常要在舌尖周围缝合厚厚的丝线。这种“舌线”可以用来代替口腔气道，以帮助术后气道管理。孩子在麻醉后监护病房恢复意识后，这种缝合线通常会被移除，但也可能保留到气道安全时。

历史上，腭成形术后口鼻瘘形成率较高。如果只考虑初次修复后出现的瘘管，则口腔鼻瘘的发生率为 8.7%～23%[69-71]。主要危险因素为裂口严重程度和裂口类型。瘘管修复后复发率为 25%～33%。典型的瘘管部位为硬腭前部和软腭与硬腭交界处。

腭成形术后最常见的并发症是腭咽闭合不全。手术技术可能是一个因素，与传统方法相比，双反 Z 腭成形术的发生率更低[72]。第 9 章

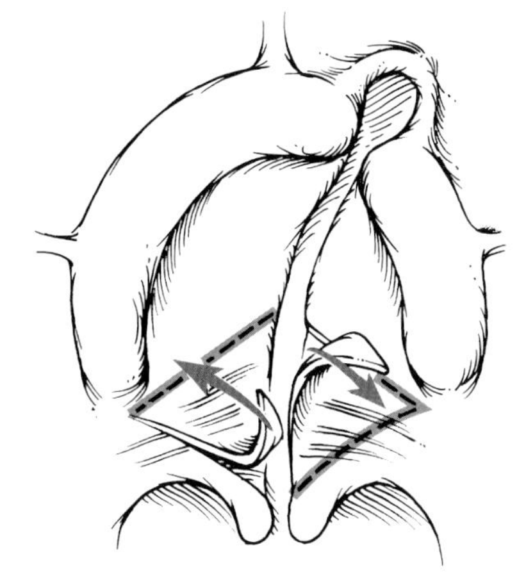

▲ 图 8-33 双反 Z 腭成形术，用于单侧左侧完全腭裂。箭指示前两个皮瓣的初始切口并抬高。左侧皮瓣由口腔黏膜和软腭肌组成。右侧皮瓣由口腔黏膜和黏膜下层组成。（此插图适用于右利手外科医生）

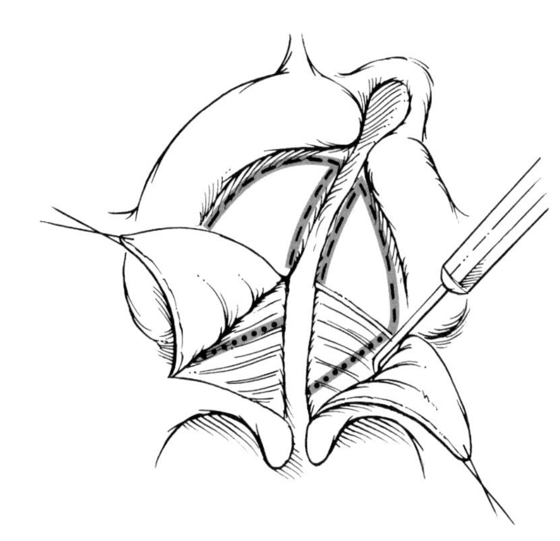

▲ 图 8-34 口腔黏膜皮瓣完全抬高。右侧可见软腭肌，左侧仅暴露鼻咽黏膜下层。虚线表示软腭上接下来两个皮瓣的切口位置。硬腭上的虚线表示切口的位置

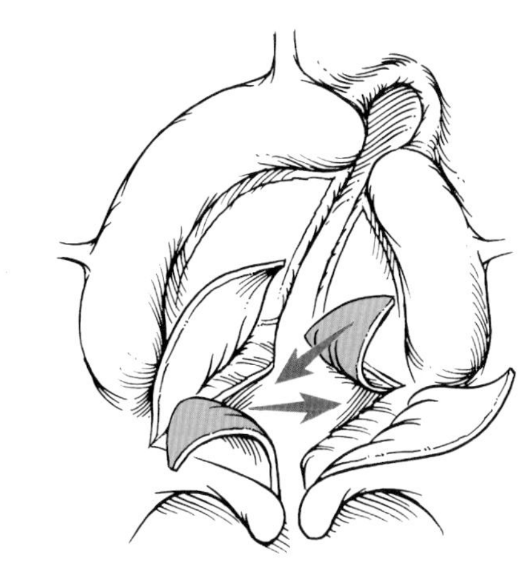

▲ 图 8-35 来自左侧的鼻咽黏膜瓣向前移位。含有软腭肌和右侧鼻咽黏膜的皮瓣向后移位

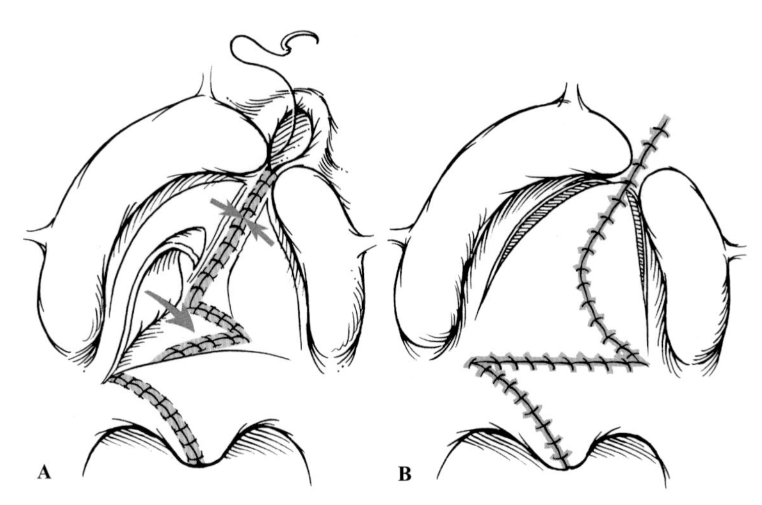

▲ 图 8-36 **A.** 软腭口腔表面的闭合。右侧肌黏膜瓣转位，口腔黏膜前旋（单箭）。还显示左半完全性腭裂的双反 **Z** 型腭成形术的鼻部闭合术（相反的箭）。鼻黏膜沿裂缘释放。黏骨膜瓣，双侧抬高，以腭大孔为蒂（未显示）。**B.** 软腭和硬腭的口腔黏膜的关闭已经完成。如果可能的话，在不明显增加张力的情况下关闭牙槽骨内侧的切口

将对这一主题进行充分讨论。

十、腭裂患者的特殊注意事项

Robin 序列

Pierre Robin 博士[73]于 1923 年在法国文献中首次描述了小颌畸形，舌后坠和腭裂的三联征，随后 1934 年在英国文献中也做了报道[74]。在没有其他先天性异常的情况下，三联征被认为是一个序列，因为小颌畸形是舌后坠和腭裂的主要原因。然而，经常发现 Pierre Robin 序列与其他异常有关[75, 76]。在这种情况下，使用术语 Robin 序列综合征。Pierre Robin 序列患者中有 52%～83% 发现相关异常。与 Pierre Robin 序列相关的最常见的综合征是 Stickler 综合征，在 14%～34% 的病例中可见，并且最常表现为感觉神经性听力损失和近视。建议所有表现出 Pierre Robin 序列特征的儿童都要进行早期听力和视力筛查。在非 Robin 序列综合征中，尚不清楚在生命的最初几年是否存在补偿性或“追赶”生长。一些研究者认为舌头活动和口腔运动发育可能刺激下颌骨生长[77, 78]。然而，其他研究表明 Pierre Robin 序列患者下颌骨的生长与对照组无明显差异[79–81]。

舌后坠是导致 Pierre Robin 序列中常见的上呼吸道阻塞的重要因素。舌向口咽的逆向移位和颏舌肌的支撑不足是这些患者下颌骨特定解剖学缺陷的结果：小体和短支。吸气和吞咽时咽部的负压，加上小颌畸形引起的解剖和生理限制，常导致气道不稳和吞咽困难[82–84]。阻塞严重程度可通过临床表现、脉搏血氧仪或多导睡眠监测评估[85]。

已经提出了几种策略来治疗 Pierre Robin 序列患者的气道阻塞[82, 83]。这些策略包括俯卧位，使舌头远离咽后壁[82]。如果这种策略对保持呼吸道通畅无效，鼻咽气道可能会有所帮助[86]。鼻咽气道的维护可能具有挑战性，因为鼻咽导管需要定期抽吸和更换。在这种情况下，由于食物经常通过管道倒流，因此很难进行口服喂养，在这种情况下可能需要胃管喂养[87]。其他中心将对不能保持气道通畅的婴儿进行舌固定术或唇舌粘连[88–90]。据报道，根据鼻咽镜证据，患者舌后坠导致气道阻塞时选择此法，成功率很高[88]。舌固定术的并发症包括舌体开裂，据报道，此并发症经常发生，高达 56% 的患者出现此并发症[91]。

气管切开术传统上用于那些 Robin 序列也有严重气道阻塞或同步气道病变的患者，以及通过其他方法进行气道管理不成功的婴儿[82, 83, 92, 93]。气管切开术在咽部梗阻远端建立了气道，对口咽部吞咽机制的影响最小。气管切开术的另一个优点是它可以在随后的外科手术过程中使用，例如腭成形术。腭成形术期间的安全气道很重要，因

为腭成形术后立即出现的气道问题最有可能发生在 Robin 序列儿童的身上[94]。几乎所有孤立的 Robin 序列患者在腭裂成形术后均可行气管切开术以缓解气道阻塞。然而，气管切开术存在管理困难和严重并发症风险。

下颌骨牵张成骨术是另一种用于治疗 Pierre Robin 序列婴儿气道不足的方法。该手术于 1992 年首次在儿童中被描述[95]，现在提倡作为缓解这些患者上呼吸道阻塞的主要治疗方法[96, 97]。双侧下颌截骨术，在截骨的两侧放置牵引装置。在接下来的几周内，在截骨部位的牵引和随后的固结作用下，下颌骨再生，从而延长体或支。这反过来推动舌头远离后咽部。在一个系列中，所有患者都成功地使用该技术拔管[97]。下颌骨牵引与其他气道管理策略的选择标准尚未确定。

十一、22q11.2 微缺失综合征：腭颅面综合征

人类最常见的缺失综合征涉及 22q11.2 染色体上约 30kb。22q11 微缺失综合征（22q11DS）的患病率约为 1/3000[98, 99]。它是孤立性腭裂患者最常见的综合征[100]，在腭裂患者和腭咽闭合不全患者中被越来越多地被发现[99, 101]。大量 22q11DS 患者中，有 5% 的患者有悬雍垂裂，9%～11% 的患者有腭裂，16% 的患者有黏膜下腭裂，32% 的患者有腭咽闭合不全[102–104]。腭部检查可显示明显的黏膜下或隐匿的黏膜下腭裂。22q11DS 表型与腭颅面综合征，diGeorge 综合征和锥体面部异常综合征重叠[105, 106]。已有超过 100 例 22q11DS 患者出现解剖和功能异常[30, 104]。荧光原位杂交或比较基因杂交探针可用来识别这种缺失的患者。22q11DS 表型诊断为缺失阳性的患者患病率为 68%～81%[105, 108]。虽然它的遗传是常染色体显性的，但大多数患者表现为新生缺失[32, 110]。多项指南强调了 22q11DS 患者护理的多学科性质[106]。

22q11DS 的头颈表现较多。几个发现描述了面部畸形可能是微妙的。这些特征包括拉长的中脸（腺样体面容），缩短的中脸伴颧骨发育不全，鼻根宽，耳朵低，耳轮增厚，下颌小腭和小头畸形[111–113]。婴儿期吞咽困难较常见[114]。吞咽困难可能与腭裂或心脏受累无关，可能持续到婴儿期以后。咽部张力减退和口腔吞咽期发育不良都是吞咽困难的原因。中耳疾病很常见，有 22%～88% 的患者受到影响[111, 112]。可导致传导性听力丧失和慢性化脓性中耳炎。这些患者可能需要反复放置鼓室通气管。在 22q11DS 患者中，由于术后腭咽闭合不全的发生率较高，在没有仔细考虑的情况下不应该进行腺样体切除术[101]。

在 22q11DS 患者中频发腭裂和其他因素都会导致耳咽管功能障碍。在 22q11DS 患者中，有一个不正常扁平的基底蝶骨[115]，为腭肌发育不良（图 8–37）。在 22q11DS 患者中发现颈动脉中位，增加了咽手术损伤的风险[116]。建议用磁共振血管造影术对咽部进行成像[117]，虽然已经描述了自发分辨率[118]。建议在鼻内镜检查时，沿咽后壁寻找搏动。腭咽闭合不全在 22q11DS 中很常见，这个问题的评估和处理在其他地方也有涉及（见第 9 章）。腭咽闭合不全的患者可通过声门闭锁进行补偿，可发现声带结节，也可发现前喉蹼[104]。

1. 黏膜下腭裂（SMCP）

双裂悬雍垂，后犁嵴缺失导致的后硬腭缺口，软腭中线的半透明区域构成 SMCP 的典型特征（见图 8–5）。大量以人群为基础的研究表明，SMCP 患病率为 1/1250[119]。隐匿性 SMCP 仅发生在悬雍垂开裂时，口腔检查不明显。隐匿性 SMCP 鼻内镜下评估腭咽闭合不全可诊断（见第 9 章）[121]。

SMCP 患者的腭咽功能障碍可能涉及几个因素。将腭帆提肌异常插入硬腭后缘及悬雍垂可能导致软腭后缘无法完全接触咽壁。对 SMCP 患者的手术标本进行组织学分析，发现纤维化加重，尤其是肌束内纤维化加重，以及肌束紊乱和发育不良[43]。然而，SMCP 症状患儿和无症状患儿在颅面形态上的差异并不明显[122]。纵向研究表明，超过 50% 的 SMCP 患者会出现需要手术治疗的言语障碍[123, 124]。这些研究均在三级转诊裂隙门诊进行，因此有症状的 SMCP 患者的实际发生频率可能较低。

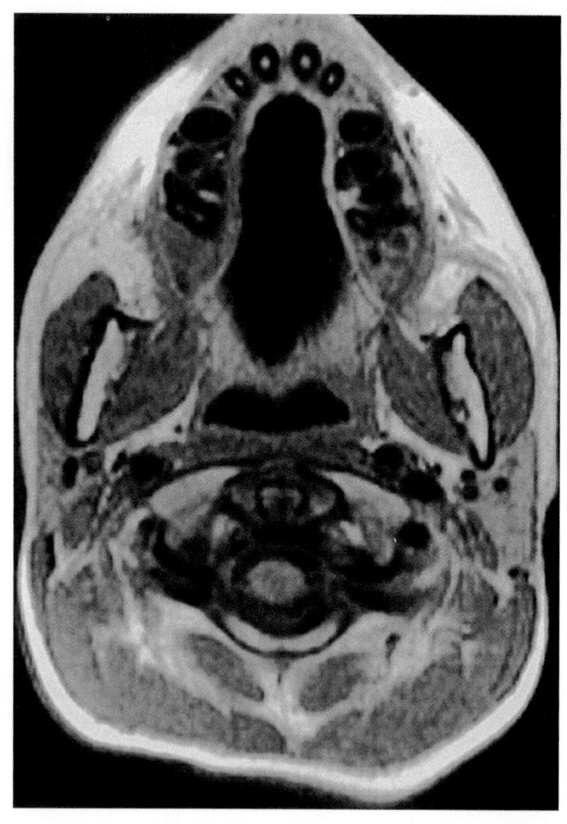

▲ 图 8-37 22q11 微缺失综合征（腭颅面综合征）患者软腭的磁共振图像。注意 T_1 加权图像的信号强度增加，表明与周围的面部和咽部肌肉相比，软腭内的脂肪成分增加

黏膜下腭裂与其他颅面畸形的关系更为密切。隐匿性 SMCP 是与 22q11DS 相关的最常见的腭部异常，见于 67%～69% 的患者[111, 112]。在腺样体切除术前应仔细检查和触诊软腭，因为仅唇裂患者中 SMCP 的发病率很高。SMCP 与中耳炎的关系尚不清楚。悬雍垂裂患儿在出生后第一年中耳炎复发和（或）需要鼓膜置管的发生率较高，但这种差异在 3 岁时就会消失[125]。同样的，有或没有悬雍垂裂的手术患者在积液方面也没有发现差异[126]。悬雍垂裂是否仅仅是 SMCP 中其他缺陷的确切标记还不清楚。在婴儿期或幼儿期发现 SMCP 需要在整个青春期进行随访评估。由于许多儿童仍无症状，只有出现非手术治疗难以解决的临床问题时，才需要手术矫正腭部畸形。

2. 耳病

人们已经认识到，与非腭裂人群相比，腭裂儿童中耳疾病的发病率非常高。Paradise 和同事[127]首次报道，所有腭裂儿童在气压耳镜和耳镜检查中均有积液。Muntz[128]报道 96% 的腭裂患儿需要放置鼓膜通气管，其中近 50% 患儿需要重复放置鼓膜通气管。本组并发症包括 13% 慢性鼓膜穿孔，6% 慢性化脓性中耳炎，1% 胆脂瘤。Dominguez 和 Harker[129]提出耳鼻咽喉科医生常规随访护理的重要性，以尽量减少耳部疾病的并发症。当一专业团队来护理唇腭裂患者时，胆脂瘤的形成率从 9% 下降到 3%。

患有腭裂的儿童在出生后的头几个月内会发生渗出性中耳炎。在一项前瞻性研究中，Dhillon[130]发现在 4 个月大的患者中有 97% 的患者耳部通过抽吸，发现中耳积液。本研究还表明 80% 的患者在腭成形术后 2 年，咽鼓管功能没有改善。其他前瞻性研究将咽鼓管功能差和中耳炎描述为腭成形术后前几年仍然存在的问题[131, 132]。值得注意的是，在这些研究中，每一项都进行了“常规的”腭成形术；腭成形术类型对耳科结果的潜在影响尚不清楚。

腭裂患儿中耳炎的发生率随年龄的增长而降低。Smith 和他的同事[133]使用听力学和鼓室测量法确定咽鼓管功能的平均恢复时间是腭成形术后 6 年。在随访至少 6 年的儿童中，70% 患者的耳朵有正常的咽鼓管功能。咽鼓管功能恢复后，90% 以上的咽鼓管功能恢复正常。腭裂患者（包括 SMCP）和未发生腭裂畸形的儿童在术后气骨导差、移植物存活率和放置通气管等方面鼓膜成形术的结果相似[134]。

耳咽管周围软骨和肌肉的异常是导致中耳炎和腭裂高发的原因。据报道，咽鼓管旁软骨异常可能导致腭裂患者功能障碍。腭裂患儿外侧软骨相对于内侧软骨发育不全[135, 136]。耳咽管腔的曲度是由周围软骨的形状决定的，与未腭裂的标本相比，曲度也是不正常的。头颅测量数据显示，腭裂患者颅底相对于耳咽管的宽度和角度不同[137]。腭帆张肌（TVP）和腭帆提肌（LVP）肌肉异常嵌入软骨和颅底也可能对其在咽鼓管功能中的作用产生不利影响。Matsune 及其同事[138]研究了来自腭裂患者的颞骨样本，并将其与来自非腭裂对照组的样本进行了比较。40%的腭裂标本没有将腭帆张肌肌肉嵌入到外侧软骨，而所有正常标本都显示有这种嵌入。此外，腭裂标本置入软骨的腭帆张肌肌肉长度减少。对正常成年人的腭帆张肌和腭帆提肌肌肉解剖的详细分析表明，腭帆张肌通过牵引外侧软骨直接开放咽鼓管[42]。腭帆提肌可通过内侧软骨移位打开咽鼓管。一些研究已经确认插入外侧软骨的肌肉纤维是一种独特的肌肉，即腭帆张肌[139, 140]。目前尚不清楚咽鼓管旁肌解剖结构的改变在多大程度上直接影响咽鼓管功能障碍，因为腭裂对腭帆提肌的影响更为严重。

在腭裂中耳炎患者中，置入通气管是治疗中耳炎的标准方法。关于通气管放置的时间有争议。分泌性中耳炎可降低听力阈值。幼年时听力下降可能会影响未来的语言和语言发展，尤其是在这一高危人群中。然而，在腭裂成形术前放置通气管的耳漏发生率较高；在腭裂成形术前咽鼓管依从性过高被认为是其病因基础[141]。慢性耳漏，只在4名腭裂成形术后置入通气管的儿童得以治愈[142]。没有长期的研究来确定早期放置通气管和矫正听力损失是否会影响先天性腭裂患者的言语发育。新生儿听力筛查可以提供听觉功能的早期迹象，并有助于治疗决策，如何时放置通气管。

推荐阅读

Butts SC , Tatum SA , 3rd , Mortelliti AJ , et al : Velo–cardio–facial syndrome: the pediatric otolaryngologist ' s perspective . *Curr Opin Otolaryngol Head Neck Surg* 13 : 371 , 2005 .

Huang MH , Lee ST , Rajendran K : Anatomic basis of cleft palate and velopharyngeal surgery: implications from a fresh cadaveric study. *Plast Reconstr Surg* 101 : 613 , 1998 .

Jones KL , editor: *Smith ' s recognizable patterns of human malformation* , ed 6 , Philadelphia , 2005 , WB Saunders .

Mathes SJ : Pediatric plastic surgery . In Mathes SJ , Hentz VR , editors: *Plastic surgery*, ed 2 , Philadelphia , 2006 , Saunders .

McCarthy JG , Cutting CB , Hogan VM : Introduction to facial clefts . In Mathes SJ , editor: *Plastic surgery* , Philadelphia , 1990 , WB Saunders .

Millard DR : *Cleft craft: the evolution of its surgery* , Boston , 1980 , Little, Brown .

Muntz HR : An overview of middle ear disease in cleft palate children . *Facial Plast Surg* 9 : 177 , 1993 .

Myer CM , 3rd , Reed JM , Cotton RT , et al : Airway management in Pierre Robin sequence . *Otolaryngol Head Neck Surg* 118 : 630 , 1998 .

Head and neck embryology . In Sadler TW , editor. *Langman ' s medical embryology*, ed 6 , Baltimore , 1990 , Williams & Wilkins , pp 315 .

Sykes JM , Senders CW , eds : Surgery of cleft lip and palate deformities . *Facial Plast Surg Clin North Am* 4 : 1 – 11 , 1996.

Zucchero TM , Cooper ME , Maher BS , et al : Interferon regulatory factor 6 (IRF6) gene variants and the risk of isolated cleft lip or palate . *N Engl J Med* 351 : 769 , 2004 .

第9章 腭咽闭合功能障碍

Velopharyngeal Dysfunction

Harlan Muntz　Marshall E. Smith　Cara Sauder　Jeremy D. Meier　著
吕　宁　译

要点

1. 腭咽闭合功能不足是指任何类型的功能障碍，可分为功能不全、功能不足或学习障碍。
2. “音素特异性”或“发声特异性”腭咽闭合功能障碍（VPD）涉及一个或多个音素的异常产生，其中一个或多个音素的鼻音较低，而其他音素正常。音素 – 特异性 VPD 中最常见的音素包括 /s/、/sh/ 和 /z/，很少有 /f/。
3. VPD 的最佳管理团队包括外科医生、语言病理学家、牙医或牙齿修复医师（如果需要的话）。
4. 补偿性发音错误可能是由 VPD 引起的，但除非 VPD 伴有罕见的口腔运动无力，否则不适合进行口腔运动练习。
5. Furlow 腭成形术改变了腭帆提肌的方向，同时也使上腭增厚和延长。
6. 所有改善 VPD 的外科手术都可能导致气道阻塞。
7. 由耳鼻咽喉科医生、语言病理学家和其他团队成员提供的“跨学科”方法是管理 VPD 的最佳方法。

在英语中，只有三个音素涉及正常产生的鼻腔空气逸出：/n/、/m/ 和 /ng/。所有其他的声音都是由口腔空气发出的。腭咽是几种发音器官之一，下腭、舌、嘴唇、咽部和喉部也是，它们共同作用产生各种各样的语音。腭咽的正常功能会根据元音的高度、辅音类型、鼻音与口音的接近程度、发音的长度、说话的速度和舌的高度而变化。对于元音，咽缩程度高的软腭音如 /i/ 和 /u/ 舌的位置高于咽缩程度低的元音如 /a/。软腭端在发元音时通常是关闭的，除了当元音接近鼻辅音时。因此，腭咽口在相对开放和关闭状态之间的变化取决于在言语刺激中出现的口鼻辅音的平衡。软腭音运动的速度和位移可能会根据特定的演讲任务，尤其是说话的速度，而有很大变化。

如果腭咽功能不正常，或上腭有缺陷，使得口腔的声音可以通过鼻腔产生共鸣，那么说话就可能被认为是不正常的。腭咽功能不全会导致鼻音浓厚、鼻音紊乱和（或）鼻部分泌物增多。相反，鼻塞会导致低鼻音共鸣。语音清晰度主要由发音决定；然而，异常的语音共振会扭曲语音的产生，损害整体的语音质量，并可能对可理解性产生负面影响。

一、功能解剖学

腭咽口是由几块肌肉的运动关闭的（表 9–1），这些肌肉使腭咽口向后上方运动。咽外侧壁的内侧运动和咽后壁的偶尔向前运动也可能起作用。

软腭的抬高和后向运动是由软腭的主要肌

表9-1 构成软腭的肌肉

肌 肉	起 源	附着物	功 能	神经支配
腭帆张肌	蝶骨角棘、翼突根部、翼突窝、咽鼓管软骨部和膜部	纤维向下集聚成小腱，绕翼突钩略呈直角，折向正中线汇入腱膜	此肌收缩使腭帆紧张，牵引咽鼓管向外下方，从而扩大咽鼓管	三叉神经的下颌支
腭帆提肌	咽鼓管软骨部下部及邻近颞骨部下部*	纤维向下并斜向前内方，止于腭腱膜	收缩时起吊带的作用，向后上方拉动腭帆[4]；腭帆的主要提升器[13]；腭帆的位置†	由借道迷走神经咽支的脊副神经和咽神经丛所支配§
腭垂肌	鼻后棘和腭缝（腱膜）‖	悬雍垂	增加软腭背部面积	咽丛：源于舌咽神经、迷走神经和面神经‡
腭舌肌	舌根外侧缘舌内的横肌纤维¶	腭腱膜¶	下拉软腭**，缩小咽峡†	由舌咽神经、迷走神经和交感神经干的分支组成
腭咽肌	起源于软腭	与茎突一起插入到甲状软骨的后缘	紧张腭咽弓，使其向中线靠拢，缩小咽峡†	咽丛
咽上缩肌	翼内板后缘下1/3及翼突钩	附着于咽缝	咽侧壁向内侧运动	咽丛由舌咽神经、迷走神经和面神经构成‡

*. 引自 Boorman JG, Sommerlad BC: Levator palati and palatal dimples: their anatomy, relationship and clinical signifi cance. *Br J Plast Surg* 1985;38:326.

†. 引自 Finkelstein Y, Shapiro-Feinberg M, Talmi YP, et al: Axial confi guration of the velopharyngeal valve and its valving mechanism. *Cleft Palate Craniofac J* 1995;32:299.

‡. 引自 Nishio J, Matsuya T, Machida J, Miyazaki T: The motor nerve supply of the velopharyngeal muscles. *Cleft Palate J* 1976;13:20.

§. 引自 Ibuki K, Matsuya T, Nishio J, et al: The course of facial nerve innervation for the levator veli palatini muscle. *Cleft Palate Craniofac J* 1978;15:209.

‖. 引自 Azzam NA, Kuehn DP: The morphology of musculus uvulae. *Cleft Palate J* 1977;14:78.

¶. 引自 Kuehn DP, Azzam NA: Anatomical characteristics of palatoglossus and the anterior faucial pillar. *Cleft Palate Craniofac J* 1978;15:349.

**. 引自 McWilliams BJ, Morris HL, Shelton RL: Cleft palate speech , *Philadelphia*, 1990, Mosby.

††. 引自 Meek MF, Coert JH, Hofer SO, et al: Short-term and long-term results of speech improvement after surgery for velopharyngeal insufficiency with pharyngeal flaps in patients younger and older than 6 years old: 10-year experience. *Ann Plast Surg* 2003;50:13.

群——腭帆提肌（LVP）引起的[1]。颅底插入角的变化可能会改变其高度[2]。腭舌肌和腭咽肌将上腭向下拉，与LVP相对。腭咽肌的活动倾向于向外侧拉伸软腭，从而增加软腭的面积、改变接触的形状[2]。腭咽肌也可能微妙地影响腭咽的高度，尤其是当腭咽处于较高的位置时[3]。腭垂肌增加了软腭背面的体积。

咽侧壁的活动因人而异，取决于说话的语境。最大的运动是由于咽上缩肌最上端肌纤维的选择性运动，通常发生在提肌隆起以下，在整个软腭和硬腭的水平[4]。腭咽肌与咽上收缩肌的外侧纤维密切相关，并可能参与侧壁运动[5]。

Passavant 嵴是一些人在说话或吞咽时后壁的特征。这一特征与侧壁运动有关，被认为是由咽上缩肌和腭咽肌的最上部纤维组成[6]。Passavant 嵴可能导致多达1/3的患者腭咽闭合[7,8]。它也有助于肌肉活动，但不协助关闭，因为活动发生在腭咽口以下的水平。

二、腭咽闭合功能障碍的诊断与治疗

了解VPD的病因是准确评估和诊断的关键。评估包括对腭咽闭合功能的程度和性质及其对言语产生的影响的精确研究。治疗方案包括语言治疗、外科手术干预和（或）假体封闭。

三、腭咽闭合功能障碍的原因

腭咽闭合功能障碍包括所有涉及腭咽括约肌机制的各种原因的障碍。通常，VPD被认为是一种发声困难，因为它影响声音的质量或共振。事实上，在427名接受语音问题评估的儿童中，16%的发音问题被诊断为腭咽闭合不全，而不是喉功能不全。不幸的是，VPD的术语在医学文献中是不一致的。在本章中，我们使用了D'Antonio和Crockett总结的定义[10]。

腭咽闭合不全和VPD是一种常见的疾病，可分为三种病因：功能不足、功能不全和学习障碍。腭咽闭合功能不足包括结构缺陷，导致组织无法完成闭合，如腭裂。功能不全是指神经功能障碍（如麻痹或瘫痪）引起的运动控制障碍。颅底手术、累及颈静脉孔和迷走神经的肿瘤或脑干卒中与引发的中枢神经系统损害可导致腭咽闭合功能不全。学习障碍是由结构缺陷或神经运动病理学因素造成的。

腭裂是影响腭咽闭合功能最常见的先天性解剖异常。VPD也可能源于黏膜下腭裂，如裂成两半的悬雍垂、透明带软腭和硬腭后部可触摸的缺口。先天性腭短、腭咽比例失调、腭隐裂（悬雍垂肌缺失）和纵向提肌也可能导致腭咽闭合功能不足。肥大的扁桃体有时会干扰腭咽口的关闭。腭咽闭合功能不全的原因包括肌营养不良、重症肌无力、创伤性脑损伤、唐氏综合征和腭心面综合征（22q11缺失）。使问题更加复杂的是，许多这些障碍可能表现为无能或缺乏，或两者兼有。

据报道，1500例腺样体切除术中有1例发生腭咽闭合不全[11, 12]。一个大的腺样体可能为一个较短或活动能力差的上腭提供补偿，腺样体切除术可能在这些情况下产生或暴露VPD。因此，在考虑腺样体切除术前确定增加术后VPD风险的存在很重要。

四、评估

（一）感知语音分析

大多数耳鼻咽喉科医生会在临床中遇到患有VPD的儿童。在记录因声音或语言问题而转诊的儿童的病史时，临床医生应仔细听取最熟悉儿童语言的父母或护理人员的意见。患儿可能经常害羞，不太可能主动说话。玩游戏或直接问问题可以刺激患儿开始自发的讲话。这种感知评估将为临床医生提供语言水平、发音、鼻腔共鸣以及患儿说话时鼻腔是否有空气排出的感觉。非鼻言语过程中的面部表情是一种代偿行为，患儿通过缩小外鼻孔来减少鼻内空气的排出，可能是VPD的表现[13]。即使是其他问题的儿童，也应考虑提高对VPD的认识。

VPD的初步评估可快速和容易地在办公室与合作的患者进行。当患儿产生不同的音素或重复一些短语以引起症状时，可以进行鼻腔阻塞和镜雾试验。当鼻气流减少时，鼻音/m/、/n/和/ng/会发生变化。低鼻音共振的表现包括/m/听起来像/b/，/n/听起来像/d/，/ng/听起来像/g/。如果鼻道导气管被阻塞，无论是否堵塞鼻道，发/m/音都不会改变，测试者也不会感觉到鼻振动。通常，放在鼻子下面的镜子会因鼻音的发声而起雾（图9-1）。如果在产生鼻辅音的过程中，鼻塞或鼻塞的共振是相同的，那么鼻塞或鼻咽部阻塞是存在的。低鼻音共振导致的语音质量与感冒引起的充血是一样的。腺样体肥大或鼻甲充血是引起低鼻音共振的其他原因。重复带有鼻音的单词或句子将有助于记录这种异常（表9-2）。腭咽在产生带有鼻音的单词和短语时继续活跃，但保持在放松和封闭状态之间。

在发非鼻音素时可注意到高鼻音或增加的鼻音共振，它们构成英语中大部分的元音和辅音。早期的语音体系通常包括双唇爆破音/p/、/b/和舌－齿槽音/t/、/d/。使用带有口腔声音的单词和句子可以让听者评估语音共振（正常或高鼻音）。

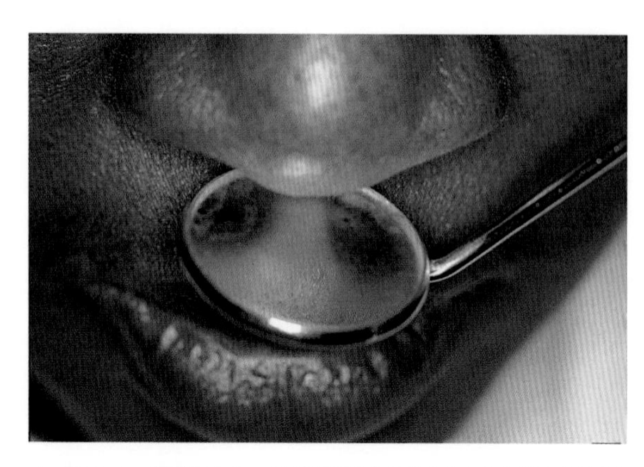

▲ 图9-1 镜面技术：注意鼻腔空气逸出在镜面形成的雾

当患儿重复 /p/、/b/、/t/、/d/、/s/ 或 /sh/ 的发音时，或者在单词和句子中重复音节时，如果有高鼻音，堵塞鼻子会导致明显的共振变化。在持续 /s/ 和 /sh/ 声音时，以及在只进行口头语言任务时，在鼻子下方使用镜子将有助于检测鼻腔空气逸出（图 9–1）。镜子的雾化通常只在产生鼻音和鼻元音时才被观察到。增加任务的复杂程度（即从语音到单词到短语到时态）可能显示腭咽闭合功能恶化。开放程度由语音环境决定。有些患儿如果把鼻音与非鼻音混用，如从 60～70 计数和 /m/ 与 /p/ 音节的交替重复，就会有更多的错误。如重症肌无力患者，在几分钟内重复任务可能会暴露出腭咽疲劳。在 /i/、/u/ [14] 和齿擦音 /s/ [15] 的“高”元音中软腭抬高，即使是腭咽功能改善的患者也可能难以发出这些声音。

临床医生也可能会遇到“音素特异性”VPD，或误读。在这些个体中，一个或多个音素的产生是不正常的鼻腔空气排出，而其余的发言是正常的 [16]。音素 – 或音素特异性 VPD 最常发生在 /s/、/sh/、/z/ 的产生中，很少发生在 /f/ 音的产生中。鼻腔摩擦替代是其特点。由于这些声音在英语中占主导地位，患者通常被认为是完全高鼻音。重要的是评估其他非鼻音的产生是否存在空气逸出，以认识到腭咽在其他方面是有功能的。适当的发音治疗通常足以纠正音素特异性 VPD，很少需要手术。

高鼻音的诊断可能会被伴随的发声困难或鼻音过轻所混淆。声音嘶哑可能会严重扭曲语音的产生，以至于轻度的 VPD 可能会被忽视。超过 40% 的 VPD 患儿也有发声困难 [17]。镜检的使用有助于将 VPD 与喉部疾病相鉴别。

VPD 患儿也可能有鼻或鼻咽气道阻塞，影响鼻音。混合低鼻音和高鼻音的患者在产生非鼻音素时表现出鼻音过轻和鼻空气逸出。

腭咽闭合功能不足对儿童和家庭的生活质量，特别是情感和沟通方面有重要影响。父母似乎是一个合适的代理人，以确定改变的讲话对孩子的生活质量的影响 [18]。

当临床检查怀疑 VPD 时，需要进一步检测。许多技术被用于评估。评估 VPD 的间接措施包括鼻测量和空气动力测量。腭咽机制的影像学研究包括头颅侧位片、语音视频内镜和语音鼻咽镜。对特定共振相关发音的评估是评估这些患者的一个重要组成部分。

（二）鼻音测量

鼻音测量法（图 9–2）是一种客观的标准化评估方法，用来测量鼻与嘴之间的声音强度比值。这通常是通过标准短语和段落的发音来完成的。针对特定任务存在标准化值。计算每个音位集的标准值的标准偏差的数量，可以衡量鼻音模

表 9–2　要评估的任务示例

鼻辅音		
Ma ma	Money	
Na na	Monkey	
Momma made lemon jam	Nancy is a nurse	
非鼻辅音		
Pa pa pa	Daddy did it	Sustain “s”
Baby	Too tight	Sustain “sh”
Puppy	Chocolate chip cookie	Pick up the kick ball
Puffy	Forty-four fat fish	Baby bib
Daddy	Sissy saw it	Get it out

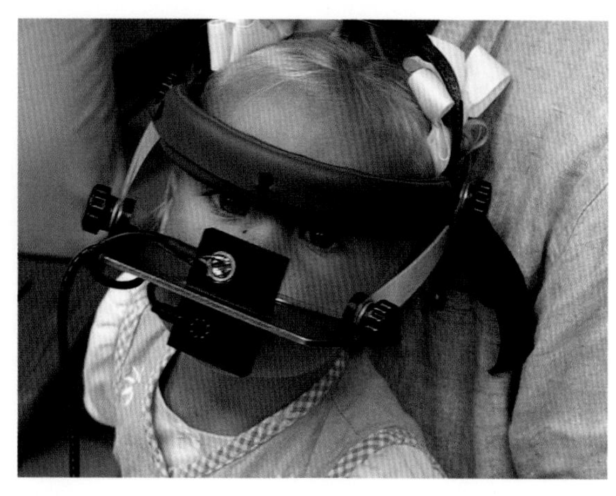

▲ 图9-2 使用Kay Elemetrics（Pentax Medical, Montvale, NJ）头盔的鼻音记录仪装置就位

式的严重程度。鼻音测量法在最初评估功能障碍的程度和评估言语治疗或其他干预的进展时是有用的[19]。鼻部评分与高鼻音感知程度可能存在差异[20]。

（三）空气动力学评估

说话时腭咽的功能也可以通过测量压力和气流来评估[21-23]。在鼻子上套以鼻罩，以便准确测量鼻气流。一个探针被放入嘴里测量口腔压力。在腭咽闭合功能正常的儿童中，在产生非鼻音的过程中不会检测到鼻气流，口腔压力和口腔气流足以产生正常的共振和语音发音[15]。压力流技术的一个优点是能够确定空气逸出的时间。压力流技术也被用来从压力流测量中计算鼻咽气道的横截面面积。

（四）影像学研究

如果语音治疗没有进展，语音评估显示明显的鼻音过高，存在诊断困难，或者正在考虑手术时，可以对腭咽机制进行影像学研究。头颅侧位片不再常用，因为这些研究受到矢状面视图的限制，不能提供腭咽动态运动机制的信息。目前对腭咽闭合功能成像的方法主要有语音视频内镜和语音鼻内镜。目前，内镜在很大程度上取代了可视荧光镜。大多数3岁以上的儿童能够配合评估。为了获得足够的语音信息，儿童必须能够发出适当的发音。发音的准确性直接影响到闭合度[24]。吞咽时腭咽闭合不产生关于语言的信息[6]。因此，有明显发育迟缓或严重发音障碍的儿童可能需要推迟评估，直到他们接受了言语治疗。

（五）语音视频透视检查

视频透视评价已经成为评价语音机制的标准工具[25]。一般来说，语言病理学家与医院影像科的放射科医生一起参加这项检查，就像修改过的吞钡研究一样。少量钡通过鼻腔吸入，覆盖在腭咽表面，提高视觉效果。在透视下，儿童重复或阅读一系列音素特定的语音任务。由于腭咽括约肌的功能是在多个运动平面上进行的，准确的分析至少需要两个视图，最好是三个视图。侧视图显示了上腭的长度、厚度、前后和上运动，以及咽后壁（Passavant 嵴）的前运动。前后视图评估侧壁运动。正面图（例如，Towne 或颏下顶点视图）沿腭咽口平面聚焦，显示侧壁、腭壁和后壁的运动。

视频透视的局限性包括需要合作的患者和辐射暴露，这可能会限制可以获得的语音样本的长度。检查小组必须包括一名放射科医生和一名有分析这些图像经验的语言病理学家。视频透视有助于定义闭合模式，评估 Passavant 嵴的水平及其参与闭合的程度。然而，这一评估可能仍然遗漏了小瘘管和间歇性闭合模式。此外，该检查很难评估手术后的变化。由于这些原因，大多数团队使用内镜作为标准的一线评估工具[26, 27]。

（六）语音内镜检查

语音内镜越来越被认为是标准的一线评估工具[26-28]，许多耳鼻咽喉科医生和一些语言病理学家对其使用的经验丰富。理想情况下，测试在医生和语言病理学家在场的情况下进行。或者，检查也可以录像，以便日后回顾。经鼻局部麻醉后，一个柔软的鼻咽镜被进入腭咽。

为了减少视差和鱼眼的失真，应将检查镜置于鼻咽部的较高位置。通过将灵活的内镜置于中间的通道区域来完成检查，而不是沿着鼻腔的底部。与语音视频透视检查一样，患者重复一系列单词、短语和句子，同时记录下内镜图像。使用麦克风记录声音和视频图像是很重要的。内镜检查允许评估静态解剖，如鼻中隔、咽鼓管口、腺样体。应评估悬雍垂的结构，以排除隐蔽的黏膜下裂（图9-3）。

检查者观察舌骨和侧壁的运动，并在言语过程中寻找Passavant嵴的参与度。不完全闭合可以通过观察腭咽未闭合的口或黏液鼓泡来记录。腺样体垫对闭合、腺样体或后壁不规则运动以及扁桃体的干扰也可见。语音视频透视检查除了孩子的合作能力外，对语音样本的持续时间没有限制。结构和功能都是容易和具体的评估。

图9-4描述了内镜或语音视频透视检查下可观察到的四种主要腭咽闭合模式[29]。这些模式在腭咽闭合不完全导致的残留间隙的方向上有所不同。

55%的人口出现冠状闭合模式，导致冠状方向的间隙。腭（软腭）向后移动，侧壁和后壁的作用最小。矢状面闭合模式（在10%～15%的人群中可见）在矢状面留下一个缺口，因为闭合的主要作用来自侧壁。圆形闭合模式涉及软腭和侧壁的显著运动，留下一个圆形的中心间隙（在10%～20%的人群中可见）。圆形的伴有Passavant嵴的模式是由于软腭和侧壁的运动而形成的，另外还有Passavant嵴的存在（占人口的15%～20%）。重要的是要认识到，Passavant嵴可能存在，但并不有助于闭合。

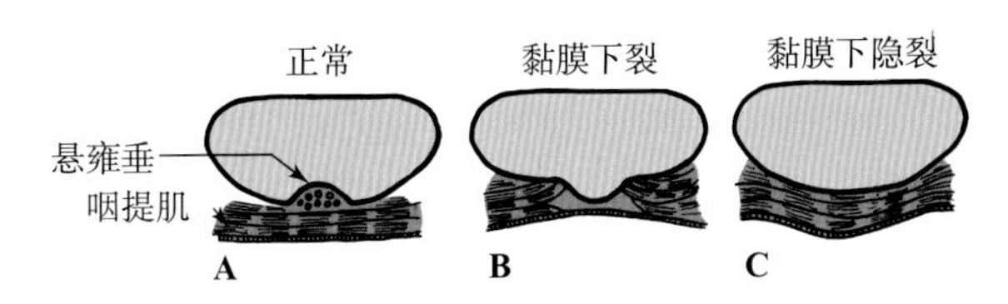

▲ 图9-3　悬雍垂肌和咽上提肌的肌组织方向：正常腭咽（A）、黏膜下裂（B）和黏膜下隐裂（C）。在黏膜下隐裂中没有悬雍垂肌

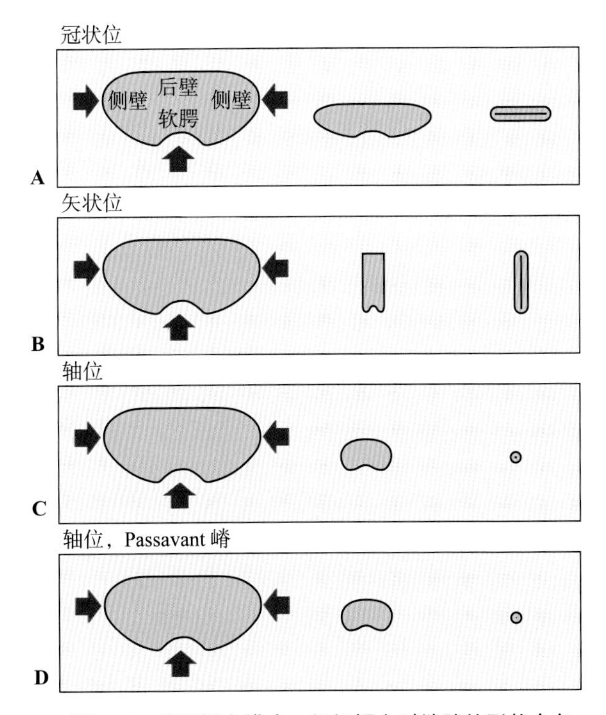

▲ 图9-4　腭咽闭合模式，根据闭合时缝隙的形状命名

闭合模式的识别可有助于外科手术或假体干预；知道“间隙”的位置可以让临床医生决定如何最好地封闭这个间隙[30-32]。

（七）磁共振成像

近年来，腭咽磁共振成像已被研究作为VPD的评估工具[33, 34]。这种非侵入性成像方式避免电离辐射，可能有助于不合作的儿童。磁共振成像允许在多个视图中描绘软组织平面。不幸的是，成本和无法将动态腭咽功能与音频信号（语音样本）联系起来限制了这种成像模式的应用。

五、治疗

VPD的治疗通常包括语音治疗、使用假体和（或）手术治疗腭咽缺损。对每个儿童的建议通常是由一个由外科医生、语言病理学家、牙医或口腔修复医生（如果需要的话）组成的团队共同提出的。

（一）言语治疗

轻度VPD患儿经适当的刺激后病情有所好转，应给予言语治疗；VPD是音素特异性的、间歇性的或仅在疲劳时发生的；VPD伴有不恰当的发音或口腔运动功能障碍。此外，语音治疗对于纠正VPD术后持续存在的代偿性发音错误可能是必要的。在许多情况下，儿童会在简短的评估中对“适当的”治疗做出反应。如果通过应用与问题相关的技术来改善发音，甚至是腭咽闭合功能，那么积极的长期言语治疗就可以更好地进行。言语治疗主要集中在发音上，而共振治疗主要对“几乎但不总是”有能力实现腭咽闭合的儿童有效。

虽然考虑有时间限制的试验并不是不合理的，但对有些儿童来说，言语治疗不应该因为没有机会解决问题延误最终的治疗。特别是言语治疗将不能成功地纠正由于结构缺陷导致的VPD。这些包括VPD儿童和继发于明显的腭畸形（如部分软腭裂或黏膜下裂）的鼻腔反流。同样，如果鼻内镜检查显示腭咽闭合不明显，且音素发音正确，发音完整、发音恰当的儿童也可立即接受手术。对于准备接受言语治疗的患者，开始接受言语治疗的时间和推荐的言语治疗类型将取决于年龄、病因、VPD的严重程度、认知、听力、语音记录、表达词汇量以及儿童和家庭参与治疗项目的能力。因此，必须由有VPD经验的语言病理学家和耳鼻咽喉科医生进行仔细的评估，以便作出适当的建议。

代偿性或适应不良的发音在VPD患儿中很常见[35, 36]，可能包括背靠模式、咽部摩擦、声门发音停止和舌齿音受损。即使在VPD获得良好的手术结果后，发音障碍仍可能持续存在，并对可理解性产生不利影响，需要言语治疗[37]。事实上，发音错误对语音清晰度的影响可能比高鼻音共振本身更大。不正确的发音可能会变得习惯和难以逆转，特别是在较大的儿童中。腭裂等结构性缺损修复后，如果患儿在术后6～8周内不能发出停止的口腔辅音，建议早期干预[38]。音素特异性可闻及的鼻腔空气排出可能需要用言语疗法来治疗，即使是没有VPD的儿童。为了将音素特异性高鼻音与整体VPD区分开，需要进行完整的评估。

1. 发音治疗

关于治疗VPD患儿发音和共振障碍的特定言语治疗技术的疗效数据在很大程度上缺乏。发音治疗的主要目标是纠正发音的位置和方式，并在儿童的语音库中添加音素。目标的选择是基于年龄适合，并最大限度地影响清晰度、功能和发音。在开始治疗前，还需要仔细评估牙列，以确保发音错误不是结构问题的直接结果。无论有无VPD，发音治疗的方法都是相似的。然而，临床医生治疗声门音和鼻腔音替换的经验可能较少，这不是典型的发音紊乱。

一个公认的消除喉头爆破音的方法的例子包括重复一个喉头爆破音加元音的产生，先用耳语，然后逐渐增加发声成分[39]。音素特异性的鼻腔空气排放也被认为是发音错误。鼻部空气的排出一般发生在产生摩擦音、破擦音和辅音时。临床医生经常让患者通过在/t/生产过程中增加气流来塑造这些声音，或者使用与目标声音发音位置相同的其他无声停顿来建立正确的发音。音素、音节、单词和句子使用鼻腔堵塞的口腔发音法也可能是有效的。听觉、触觉和视觉训练和关于发音位置和发音方法的反馈也显示了VPD患儿发音的改善[40]。尽管文献中报道的一些生物反馈技术与临床无关，但它们为在音素的正确和错误产生过程中使用听觉、视觉和触觉反馈提供了理论依据。值得注意的是，仅由VPD引起的代偿性发音错误并不经常发生在口腔运动无力时。因此，除非有证据表明除了VPD外还有口腔运动虚弱，否则如吹吸等口腔运动练习是不合适的。

2. 共振治疗

目前尚不清楚是否可能通过行为干预来增加腭咽闭合所需肌肉的力量或控制肌肉。一般认为，只有当VPD轻微或与现在不一致时，或受影响的儿童全天出现疲劳感时，言语治疗才是合适的。以往关于增加腭咽闭合所需要的肌肉力量的运动的研究结果很不充分。吮吸、窒息、吞咽、吹气练习和电刺激对改善说话过程中的腭咽闭合没有直接影响[41–43]。对于轻度鼻塞或间歇性闭合的儿童，使用语音治疗来实现更好或更一致的腭咽闭合的尝试在很大程度上依赖于听觉反馈。据推测，能够听到鼻音和非鼻音之间的差异是训练发音的一个重要方面。通常使用麦克风、加速计和管子来帮助感知通过鼻子的气流。共振疗法和鼻腔阻塞，以及随后模仿共振而不阻塞鼻孔，也常被用来协助听觉知觉和改善共振。许多腭裂和颅面中心使用鼻音计进行视觉反馈，鼻和口腔声学能量测量。一些证据支持它在通过视觉反馈减少鼻音方面的有效性[15]，但长期证据没有被记录到相同的程度。

其他形式的生物反馈，包括视景、鼻听诊器

和内镜反馈[44, 45]，都在一定程度上获得了成功。治疗技术可能包括口腔运动认知、持续气道正压（CPAP）和生物反馈技术。鼻CPAP用于语音任务和阻力练习，以加强腭咽肌，这可以在家里进行。闭合不一致的儿童或经评估显示VPD最小的儿童可能受益于鼻CPAP。虽然报告的结果是可变的，但它可能有助于一些传统疗法没有显著改善的儿童[46]。

3. 补充策略

接受过VPD手术治疗但仍表现出高鼻音的儿童常被转诊到言语治疗，以确定改变言语产生是否能将言语改善到社会可接受的限度。策略通常包括增加呼吸支持或响度来增加句子长度，增加开口程度，以及修改音高或呼吸的声音质量。听众对这些变化的评价产生了各种各样的结果，其中许多并没有以系统的方式得到[47]。因此，这些治疗技术通常是在试验的基础上推荐的。

（二）假体管理

假体治疗已经使用多年，并已被证明是有效的[48]。一个定制的腭提升假体，将上腭向上和向后推，以接触咽后壁（图9-5）。如果上腭有足够的长度，这个方法将解决VPD。另一种选择是，将一块圆形的丙烯酸（语音球假体）植入腭咽，作为闭孔器。随着运动，腭咽管壁在接触闭孔器时会闭合（图9-6）。改进的侧壁和软腭运动被描述为从闭孔（球减少治疗）“脱离”[49]。然而，其他的研究并不能证实这种可能性[50]。

由于假体可以在夜间取出，因此对于有阻塞性睡眠呼吸暂停风险的气道疾病患者，采用标准的外科手术程序，假体非常有用。当中风或中枢神经系统损伤有可能恢复时[51]，假体干预提供了一个临时的解决方案。

假体管理需要有经验的口腔修复医生来制造、装配和维护假体。假体“悬挂”在上颌牙齿上，因此需要有足够的上颌牙列。两颗固定牙是必须的，在积极的正畸治疗中不能使用假体。在乳牙脱落的儿童中，可能无法保持假体的位置。同样，在准备植骨时，儿童的上颌骨迅速扩张，几乎不可能保留假体。孩子必须配合牙医的护理。最后，假体需要持续的维护，包括移除、清洁和修复。总的来说，假体的不便和缺点限制了它们在儿童中的广泛使用；青少年和成年人可能是最适合采用这种方法的候选人。尽管如此，它在儿童中可能有很好的耐受性，只要有固定牙列用于附着假体。

（三）手术治疗

一般来说，外科手术是儿童长期治疗的首选方法。有结构原因的VPD患者或言语治疗后持续VPD的患者应考虑手术干预。选择包括腭帆成形术、Furlow双反Z成形术、咽腭肌瓣手术、括约肌咽成形术、咽后壁扩张术和腭部延长术，如V-Y后推。通过改变腭帆提肌悬吊的方向来改善功能。括约肌咽成形术使腭咽变窄，并吸收侧壁组织封闭外侧和后壁。咽盖利用后壁的

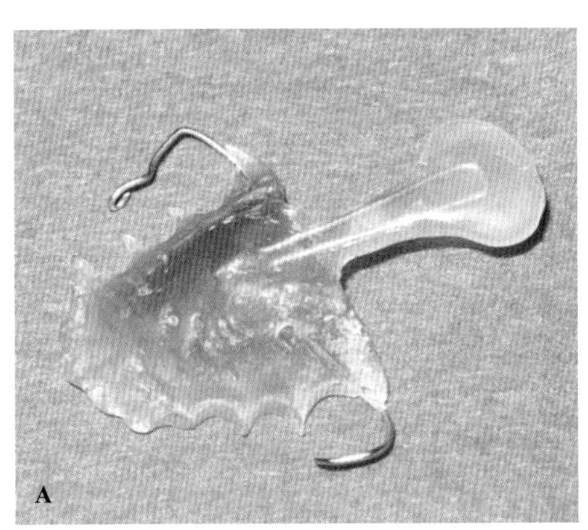

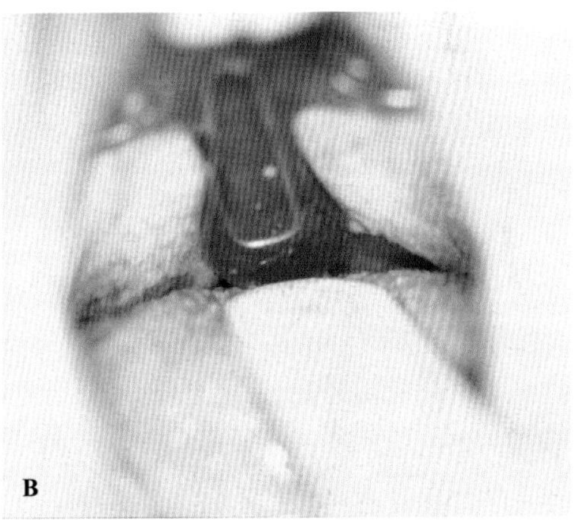

▲ 图9-5　提升软腭的假体（A）和假体在口腔内的状态（B）

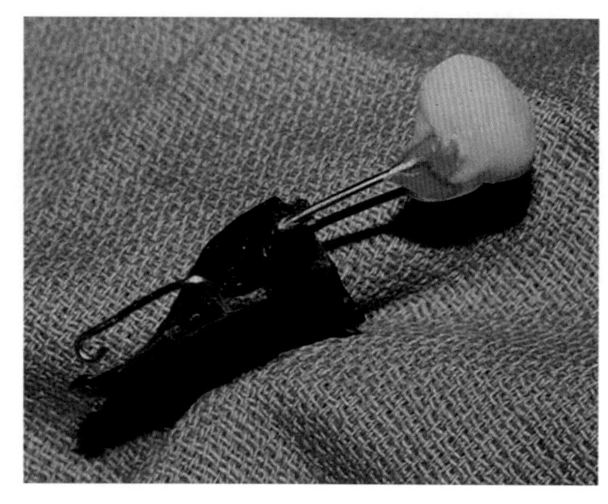

▲ 图 9-6 腭球闭孔器

组织封闭腭咽中部。咽后壁增强术提供了大量的 Passavant 嵴区，以帮助腭咽闭合。

1. 提肌复位和腭帆成形术

腭裂修复术后或黏膜下腭裂患者可看到一种非功能性的上提肌吊索。腭帆提肌可能是长向的，它插入到硬腭的后缘，而不是与软腭内另一侧的肌纤维混合。腭帆成形术可在上颌一期修复时进行，也可作为二期手术进行。它需要将提肌从其与硬腭、鼻黏膜和口腔黏膜的后附着处剥离，使其恢复到横向方向。虽然通过肌肉的解剖定位来改善腭部运动的概念是正确的，但结果并不总是令人满意[52]。然而，如果 VPD 在不包括提肌复位的腭裂修复术后仍然存在，那么软腭内腭帆成形术已经在腭部的“再修复”方面取得了一些成功[53]。

全麻诱导和气管套管固定后，放置一个开口器，使气管内管固定在舌头上。腭大神经血管束注射少量肾上腺素局部麻醉。上腭会变白，显示出良好的局部阻滞。然后再将软腭浸润以达到进一步止血的目的。

硬腭瓣抬高至神经血管束，注意避免损伤血管供应。侧切口允许围绕着翼钩进行解剖，这有助于释放足够的口腔黏膜，使其闭合。

当肌肉从硬腭后缘切开时，要注意避免损伤较薄的鼻黏膜。然后肌肉从口腔黏膜和鼻腔黏膜中释放出来。解剖最好回到翼钩，沿着提肌向颅底移动，关于打断翼钩以增加肌肉束的灵活性的优势，争论还在继续。

然后上腭分三层缝合。鼻黏膜由前向后翻转行简单的褥式缝合，使用可吸收缝合线，如铬缝合线。悬雍垂拉近虽然不是必需的，但却是理想的。由于肌肉束通常是变细的，它最好使用褥式缝合线穿过中线进行关闭，并可能在这个解剖位置固定住。然后口腔黏膜也被关闭。

2. 双反 Z 腭成形术

Furlow（见第 8 章）最初描述的双反 Z 成形术越来越受欢迎[41, 54–57]。这种方法在改变提肌方向的同时也使上腭增厚和变长。Furlow 双反 Z 成形术也可用于腭裂的一期闭合、黏膜下腭裂的修复，或如果提肌是纵向的，可作为手术的第二个步骤，Z 成形术是一种著名的延长瘢痕的技术。腭瓣的重新定位也会在后上腭形成块状物，以帮助咽后壁的接触。

Furlow 双反 Z 成形术是在全身麻醉下用开口器对患者进行的。在注射止血后，正如前面讨论的软腭内腭帆成形术中所述，设计了四个皮瓣。两种黏膜瓣均位于后壁，另两种黏膜瓣均位于前壁。一个右利手的外科医生可能会发现在患者的左侧抬起肌黏膜瓣更容易，但这不是必需的。

如果上腭是完整的，它是在中线分开的。在硬腭边缘后方的左半腭上做一个切口，留下一小块便于闭合的边缘。这个切口穿过肌肉层到达鼻黏膜的黏膜下层。注意不要损伤薄的鼻黏膜。然后向腭的游离边缘解剖。

口腔黏膜从右半腭的肌层被抬高，形成一个以前部为基础的黏膜瓣。切口位于右上腭游离边缘的正前方。

然后从右硬腭的后缘从内侧到外侧切开肌肉和鼻黏膜，形成右肌黏膜瓣。硬腭处留下一圈组织，便于闭合。

左侧半腭黏膜瓣形成。在靠近软腭后缘的左侧肌黏膜瓣下方切开，朝向咽鼓管，在硬腭前方形成一个皮瓣。

然后重新定位这四个黏膜瓣以缝合关闭。缝合首先进行鼻缝线修复，然后是口腔缝线闭合。左侧鼻腔黏膜瓣沿中线旋转至右侧硬腭边缘。外翻缝线用绳结系在鼻子上。然后将右侧肌黏膜瓣向左旋转，插入左侧半腭。这个动作使肌肉束穿过中线。张力不是在中线，而是横向的，降低了血栓形成的风险。旋转黏膜瓣的位置，使中线切口缝到软腭的后边缘。在硬腭处的切口线被缝合到鼻黏膜瓣的游离边缘。

右半腭的口腔黏膜瓣现在被旋转到左边，超过中线。右口腔黏膜瓣缝合于后硬腭切口。然后将左侧肌黏膜瓣沿中线向右旋转。曾经的内侧边缘将被缝合到后软腭边缘。肌肉瓣相互重叠，使软腭变厚。外侧切口关闭于黏膜瓣游离边缘。悬雍垂被重新拉近。

3. 咽壁瓣手术

多年来，咽壁瓣手术一直是腭裂术后 VPD 治疗的主要手段。许多外科医生在这个手术上取得了巨大的成功[30, 58–62]。咽壁瓣的设计可分为下基瓣和上基瓣，但上基瓣更为常用[63]。咽壁瓣将后壁组织带到腭咽的中心，在两侧留下一个侧口。为了减少气道问题，可以使用适当大小的导管来控制侧口的大小[61]。由于咽瓣的中线闭合，咽瓣是理想的矢状或圆形腭咽闭合模式，具有良好的侧壁运动。它可以作为一个次要的步骤来改善结果[64, 65]。侧壁运动是闭合的必要条件，但有证据表明手术后侧壁运动会改善[60]。

在全身麻醉诱导和气管插管后，插入 Dingman 开口器。腭部注射如前所述。咽后壁也要注射。

黏膜瓣的设计是基于先前获得的内镜或语音视频透视结果。宽度和长度是关键。必须注意避免皮瓣抬升到下咽过深，以避免瘢痕和术后吞咽困难。

外侧切口向下至椎前筋膜水平。皮瓣被破开。下面分离可以推迟到软腭打开的时候。重要的是要认识到一旦做出下切口，黏膜瓣将收缩。足够的长度是重要的，但创造一个特别长的黏膜瓣几乎没有优势。

这个手术可以用腭裂技术完成，用鼻黏膜覆盖黏膜瓣的原始表面。另一种选择是，皮瓣可以被引入双瓣腭。黏膜瓣宽度可能因瘢痕的变化而变化。

如果选择双瓣或鱼嘴技术，上腭被缩回以暴露鼻表面。在鼻侧的游离边缘的前面开一个切口。然后通过这个切口从肌肉层切开口腔黏膜，形成一个口袋。袋的宽度是基于术前评估所需的宽度。

然后将上基皮瓣从下连接处释放出来。瓣被插入所述袋内，这样可以使瓣的创面与袋的创面接触。缝合线从上腭的口腔表面穿过袋。然后将它们从皮瓣的原始表面放置到距顶端约 1cm 的黏膜上。然后将缝线通过皮瓣的黏膜放回原位，并通过袋取出，到达口腔黏膜表面。当这些缝合线被扎紧时，皮瓣将自己拉入袋中，创面与创面之间，黏膜与黏膜之间。横向端口控制是有用的。也可以从咽皮瓣远端取出黏膜，使缝合线可以放置在皮瓣远端。裸露的皮瓣被插入袋中。与其他方法相比，这种方法可能产生不一致的结果[31]。

如果外科医生愿意，可以采用腭裂入路。上腭在中线处分开。半腭部分向外侧缩回。背切是通过硬腭后缘的鼻黏膜，从软腭向上提起一个侧基鼻黏膜瓣。咽瓣缝合在软腭 – 硬腭交界处的中线上，外侧缝合在后切口的黏膜边缘。侧口控制是通过放置导管来维持的。口的大小是由皮瓣横向缝到背面切口的距离决定的。然后在咽皮瓣上缝入侧基鼻黏膜瓣，以减少瘢痕挛缩和皮瓣变窄。鼻黏膜切口在中线处闭合。肌肉层的切边被重新拉近。然后关闭口腔黏膜。

咽皮瓣插入技术的一个变化涉及创建一个贯穿软腭的横向切口。皮瓣穿过软腭肌肉组织，缝合到软腭的口腔黏膜[66, 67]，使皮瓣能够安全地放置在鼻咽部的高处。

后壁缺损可以部分闭合以辅助术后愈合，也可以开放以二次愈合。过度闭合会使咽变窄，从而可能导致气道阻塞和随后的阻塞性睡眠呼吸暂停。许多外科医生都很担心用咽皮瓣治疗导致气道阻塞和阻塞性睡眠呼吸暂停的真正风险。最近一项评估包括阻塞性睡眠呼吸暂停在内的气道并发症的研究对 222 例连续的咽瓣患者进行了评估，结果表明咽瓣可能是 VPD 患者安全有效的治疗选择[68]。

4. 咽成形术

括约肌咽成形术是治疗 VPD 的常用方

法[6, 69–73]，因为冠状和圆形闭合模式在 VPD 病例中占很高的比例。此外，括约肌咽成形术被认为具有降低术后气道阻塞的风险。双侧肌黏膜瓣从咽侧壁抬高，以最大闭合水平插入鼻咽后壁切口，以封闭腭咽后外侧部分。上腭向皮瓣的移动完成闭合[72, 73]。括约肌咽成形术是一个理想的适合冠状关闭的术式，但如果上腭有合理的运动，对圆形关闭也是有用的。括约肌是指肌黏膜瓣的主动运动，这种运动偶尔发生，但并不总是发生[72, 73]。手术后腭部运动也有改善[73]。肌黏膜瓣的宽度、长度和重叠程度决定了“紧密性”。这三个因素的改变可以在一定程度上弥补术前腭部运动的限制。

括约肌咽成形术的准备与前面讨论的腭部手术相似。由于上腭无切口，仅在咽侧壁及鼻咽后壁注射止血。

上腭用小舌开口器或红色橡胶导管牵开。术前内镜检查或语音视频透视检查可以估计所需的闭锁量和最大腭偏移的程度。根据需要，可以改变侧肌黏膜瓣的宽度和鼻咽插入切口的位置。调整能力是这个步骤的优势。必要时可施行单侧括约肌咽成形术。

后切口是在最大腭偏移的水平，这将在讲话时提供最大程度的关闭。切口向双侧被带至所述外侧皮瓣的后侧翼。它没有穿过深筋膜。

侧瓣是上基肌黏膜瓣，可能包括腭咽肌（扁桃体后柱），但也可能直接取自收缩肌。

皮瓣的位置有许多变化。必须将皮瓣旋转入腭咽并缝合至水平切口。左侧皮瓣的后缘可缝合于鼻咽水平切口的上缘。将右侧皮瓣旋转，使前缘与水平切口下缘缝合。然后在剩余的游离边缘缝合两个皮瓣。

重叠的程度将决定括约肌的紧密程度、阻塞程度和气道阻塞的可能性。如果术前看到上腭剧烈运动，应抬高狭窄的皮瓣，减少重叠。如果术前腭部运动不大，则取较宽的皮瓣，重叠应最大化。

腭咽悬吊是最近才被描述的。在这个过程中，使用腭咽肌和上收缩肌的双侧肌黏膜瓣通过腭裂缝合到软腭一侧的粗糙表面[74]。该技术适用于腭部运动不良的患者。据报道，气道阻塞的风险是有限的，但尚未进行后续研究。

在术后阶段，所有这些操作后都需要监测气道阻塞情况[59, 75–77]。术后立即密切监测患者是否有急性梗阻是必要的。慢性阻塞可表现为阻塞性睡眠呼吸暂停。在水肿消退和瘢痕成熟时，使用 CPAP 可能有助于暂时性缓解。随着时间的推移，随着咽部尺寸的增大，一些儿童可能会“长大”，不再受阻塞。

5. 后壁扩张术

对于后正中线“间隙”非常小而导致 VPD 的儿童，增大后咽壁可能是一个合理的选择。虽然已经使用了许多材料，包括透明质酸[78]、脂肪[79, 80]、聚四氟乙烯[81]、原生质体[82]、软骨[83]和羟基磷灰石钙[84]，但大多数都只取得了有限的长期成功。最近的一项动物研究观察了黏膜下区域注射微粒真皮基质的持续时间。即使在仅仅 30d 后，注入的物质也所剩无几[85]。Gray 和他的同事报道说，使用“滚动”的咽后瓣进行自体后壁扩张术，效果持续改善[86]。在这一过程中，一个以上基咽皮瓣被卷起或折叠，并缝合在鼻咽后部形成一个嵴。然而，成功可能是可变的，因为在使用这种技术的类似研究中没有发现闭孔的持久性[87]。

自体后壁扩张术采用上基咽皮瓣。外侧切口，皮瓣沿深筋膜平面升高。这个咽瓣是自动折叠的。皮瓣的远端固定在抬高皮瓣的底部进入深筋膜，沿腭咽后壁形成肿块。术前内镜或语音视频透视有助于确定正确的水平定位的“卷”皮瓣。就像在咽皮瓣手术中，后壁缺损可以部分闭合，也可以部分开放以供继发性治疗。

6. 手术干预的选择

虽然通过语音视频透视或内镜看到基础手术干预选择的差距似乎是一个合理的方法，替代意见已经出现。在一个系列中，上腭瓣和下腭瓣没有区别[88]。一项前瞻性的多中心研究随机选择接受括约肌咽成形术或咽皮瓣手术的患者，结果没有差异[69]。的确，在以咽瓣手术为主要治疗手段的 VPD 患儿中心，即使最常见的闭合方式是冠状闭合，也能取得良好的效果[58]。一项协议建议，最初的决定应基于提肌的方向。如果怀疑它们不能水平放置，则应进行 Furlow Z 成形术。括约肌咽成形术是指：①如果 VPD 在 Furlow 手术后仍然存在；②对于可能有提肌正常方向的非腭裂畸形儿童；③对于包括提肌复位在内的腭裂修复儿童 [89]。对于部分腭咽间隙大、侧壁运动差的患者，即所谓的黑洞缺损，可采用 Furlow 腭成形术和括约肌咽成形术联合治疗 [90]。

幸运的是，大多数报道的系列在绝大多数患者身上确实显示出非常好的效果。为此，外科医生应该考虑专注于一种技术，以最大限度地提高其持久性，并继续发展该技术的技能。然而，发展专门知识的价值必须与为患者量身定制治疗的需要相平衡，并避免一刀切的方法 [91]。重要的是要教育患者和家属，尽管手术可以纠正 VPD，但仍然需要语言治疗来纠正发音错误，尤其是那些适应不良的患者。

六、结论

VPD 的诊断、评估和管理涉及多种工具和选项。对于耳鼻咽喉科医生、语言病理学家和其他团队成员来说，采用“跨学科”方法是有帮助的，在这种方法中，每个人都充分了解不同学科为患有这些问题的儿童提供的护理 [36]。识别言语治疗和及时的手术治疗的需要，如果有必要，要求理解腭咽机制及其与语音和发音发展的关系，以及各种手术和假体选择对儿童和他们的短期和长期的影响的意识。

推荐阅读

Barr L, Thibeault SL, Muntz H, et al: Quality of life in children with velopharyngeal insufficiency. *Arch Otolaryngol Head Neck Surg* 133:224,2007.

Croft CB, Shprintzen RJ, Rakoff SJ: Patterns of velopharyngeal valving in normal and cleft palate subjects: a multi–view videofluoroscopic and nasendoscopic study. *Laryngoscope* 91:265, 1981.

Dalston RM, Warren DW, Dalston ET: Use of nasometry as a diagnosis tool for identifying patients with velopharyngeal impairment. *Cleft Palate Craniofac J* 28:446, 1991.

D'Antonio LL, Eichenberg BJ, Zimmerman GJ, et al: Radiographic and aerodynamic measures of velopharyngeal anatomy and function fol lowing Furlow Z–plasty. *Plast Reconstr Surg* 106:539, 2000.

D'Antonio LL, Muntz HR, Province MA, et al: Laryngeal/voice findings in patients with velopharyngeal dysfunction. *Laryngoscope* 98:432, 1988.

Dejonckere PH, van Wijngaarden HA: Retropharyngeal autologous fat transplantation for congenital short palate: a nasometric assessment of functional results. *Ann Otol Rhinol Laryngol* 110:168, 2001.

Furlow LT, Jr, Block AJ, Williams WN: Obstructive sleep apnea following treatment of velopharyngeal incompetence by Teflon injection. *Cleft Palate J* 23:153, 1986.

Furlow LT, Jr, Williams WN, Eisenbach CR, 2nd, et al: A long term study on treating velopharyngeal insufficiency by Teflon injection. *Cleft Palate J* 19:47, 1982.

Gosain AK: Management of the black hole in velopharyngeal incompetence: combined use of a Furlow palatoplasty and sphincter pharyn goplasty. *Plast Reconstr Surg* 119:1538, 2007.

Hallen L, Dahlqvist A: Cross–linked hyaluronan for augmentation of the posterior pharyngeal wall: an experimental study in rats. *Scand J Plast Reconstr Surg Hand Surg* 36:197, 2002.

Hardin–Jones MA, Chapman KL, Scherer NJ: Early intervention in children with cleft palate. *ASHA Leader* 32:8, 2006.

Kummer AW, editor: *Cleft palate and craniofacial anomalies: the effects on speech and resonance*, San Diego, 2001, Singular Publishing.

Levine PA, Goode RL: The lateral port control pharyngeal flap: a versatile approach to velopharyngeal insufficiency. *Otolaryngol Head Neck Surg* 90:310, 1982.

Liao YF, Chuang ML, Chen PK, et al: Incidence and severity of obstructive sleep apnea following pharyngeal flap surgery in patients with cleft palate. *Cleft Palate Craniofac J* 39:312, 2002.

Matsuya T, Miyazaki T, Yamaoka M: Fiberscopic examination of the velopharyngeal closure in normal individuals. *Cleft Palate J* 11:286, 1974.

Pamplona M, Ysunza A, Guerrero M, et al: Surgical correction of velopharyngeal insufficiency with and without compensatory articulation. *Int J Pediatr Otorhinolaryngol* 34:53, 1996.

Peat BG, Albery EH, Jones K, et al: Tailoring velopharyngeal surgery: the influence of etiology and type of operation. *Plast Reconstr Surg* 93: 948, 1994.

Perkins JA, Lewis CW, Gruss JS, et al: Furlow palatoplasty for management of velopharyngeal insufficiency: a prospective study of 148 consecutive patients. *Plast Reconstr Surg* 116:72, 2005.

Peterson–Falzone SJ, Graham MS: Phoneme–specific nasal emission in children with and without physical anomalies of the velopharyngeal mechanism. *J Speech Hear Disord* 55:132, 1990.

Pigott RW: An analysis of the strengths and weaknesses of endoscopic and radiological investigations of velopharyngeal incompetence based on a 20 year experience of simultaneous recording. *Br J Plast Surg* 55:32, 2002.

Powers G, Starr C: The effects of muscle exercises on velopharyngeal gap and nasality. *Cleft Palate J* 11:28, 1974.

Ruda JM, Krakovitz P, Rose AS: A review of the evaluation and management of velopharyngeal insufficiency in children. *Otolaryngol Clin North Am* 45:653, 2012.

Saman M, Tatum SA, Ⅲ: Recent advances in surgical pharyngeal modification procedures for the treatment of velopharyngeal insufficiency in patients with cleft palate. *Arch Facial Plast Surg* 14:85, 2012.

Shprintzen RJ, Lencione RM, McCall GN, et al: A three dimensional cinefluoroscopic analysis of velopharyngeal closure during speech and nonspeech activities in normals. *Cleft Palate J* 11:412, 1974.

Sie KC, Chen EY: Management of velopharyngeal insufficiency: development of a protocol and modifications of sphincter pharyngoplasty. *Facial Plast Surg* 23:128, 2007.

Sie KC, Tampakopoulou DA, de Serres LM, et al: Sphincter pharyngoplasty: speech outcome and complications. *Laryngoscope* 108:1211, 1998.

Sie KC, Tampakopoulou DA, Sorom J, et al: Results with Furlow palatoplasty in management of velopharyngeal insufficiency. *Plast Reconstr Surg* 108:17, 2001.

Sommerlad BC, Mehendale FV, Birch MJ, et al: Palate re–repair revisited. *Cleft Palate Craniofac J* 39:295, 2002.

Stringer DA, Witzel MA: Comparison of multi–view videofluoroscopy and nasopharyngoscopy in the assessment of velopharyngeal insufficiency. *Cleft Palate J* 26:88, 1989.

Ward PH, Stoudt R, Jr, Goldman R: Improvement of velopharyngeal insufficiency by Teflon injection. *Trans Am Acad Ophthalmol Otolaryngol* 71:923, 1967.

Witt PD, O'Daniel TG, Marsh JL, et al: Surgical management of velopharyngeal dysfunction: outcome analysis of autogenous posterior pharyngeal wall augmentation. *Plast Reconstr Surg* 99:1287, 1997.

Witt PD, Rozelle AA, Marsh JL, et al: Do palatal lift prostheses stimulate velopharyngeal neuromuscular activity? *Cleft Palate Craniofac J* 32:469, 1995.

Witzel MA, Rich RH, Margar–Bacal F, et al: Velopharyngeal insufficiency after adenoidectomy: an 8–year review. *Int J Pediatr Otorhinolaryngol* 11:15, 1986.

Ysunza A, Palmplona C, Toledo E: Change in velopharyngeal valving after speech therapy in cleft palate patients. A videonasopharyngoscopic and multi–view videofluoroscopic study. *Int J Pediatr Otorhinolaryngol* 24:45, 1992.

第10章

鼻与鼻咽部先天性畸形

Congenital Malformations of the Nose and Nasopharynx

Ravindhra G. Elluru 著

陈 东 译

要点

1. 大多数先天性鼻部病变继发于三个胚胎区域之一异常发育：前神经孔，面中部或鼻颊膜。
2. 脑膨出、神经胶质瘤和皮样囊肿具有共同的胚胎起源，常表现为中线鼻部肿块。这些病变需要手术治疗。
3. 为确定皮样体是否在颅内延伸，需要术前进行适当的CT、MRI检查及术中仔细的解剖。侵犯颅内的病变最好由耳鼻咽喉科和神经外科联合入路进行治疗。
4. 唇裂的典型表现是鼻孔扁平、回缩、鼻尖变宽。其他先天性面中部鼻部疾病较少见。
5. 先天性鼻梨状孔狭窄多与前脑无裂畸形和中央上颌大门齿有关。垂体异常也很常见。
6. 多达30%的婴儿出生时鼻泪管阻塞，但大多数不需要手术干预。鼻泪管囊肿可引起鼻塞和进食困难，需要鼻泪管造口。
7. 鼻后孔闭锁是先天性鼻塞比较常见的原因，多单侧发病。
8. 鼻后孔闭锁可以是骨性的，也可以是骨性膜性相结合。经鼻入路是最常用的技术。黏膜保留技术效果最好。

先天性鼻及鼻窦畸形是一种罕见的发育不全，其表现包括轻微的外观畸形、进食困难、甚至危及新生儿生命的急性上呼吸道阻塞。鼻和鼻窦的先天性病变是由特定解剖区域的发育异常所致，包括：①前神经孔；②面中部；③鼻颊膜。中胚层和生殖系畸形也可能会影响鼻和鼻窦，但并非这些部位所特有。

一、前神经孔发育不良

在生命的第3周，前神经孔位于视神经凹陷的内侧，周围的颅底发育为额、筛、鼻骨。鼻骨后部、鼻及中隔软骨前面存在一个潜在的空间，即鼻前间隙。盲孔在前颅底鼻前间隙顶端形成缺损。此处最终形成筛板，此结构随额囟融合而关闭，额囟是位于额骨下方和发育中的鼻骨之间的囟门。在发育的第3周到第8周，硬脑膜凸出延伸穿过盲孔，穿过鼻前间隙，位于鼻骨顶端的外胚层（将来的鼻缝点）。随着盲孔闭合，硬脑膜憩室从覆盖的外胚层分离并缩回颅内，外胚层因而可能被向后上拉，不可逆转，甚至穿过盲孔，引起皮样瘘管、囊肿或窦道。盲孔有缺陷或过早关闭可使神经组织作为孤立的异位胶质组织（胶质瘤）存留于鼻腔，或与中枢神经系统相沟通（脑膜膨出或脑膨出）（图10-1）。后者可以发生在中线旁位置，如鼻筛脑膨出，或发生在更外侧通过眶内侧壁缺损，如鼻眶脑膨出。基底脑膨出

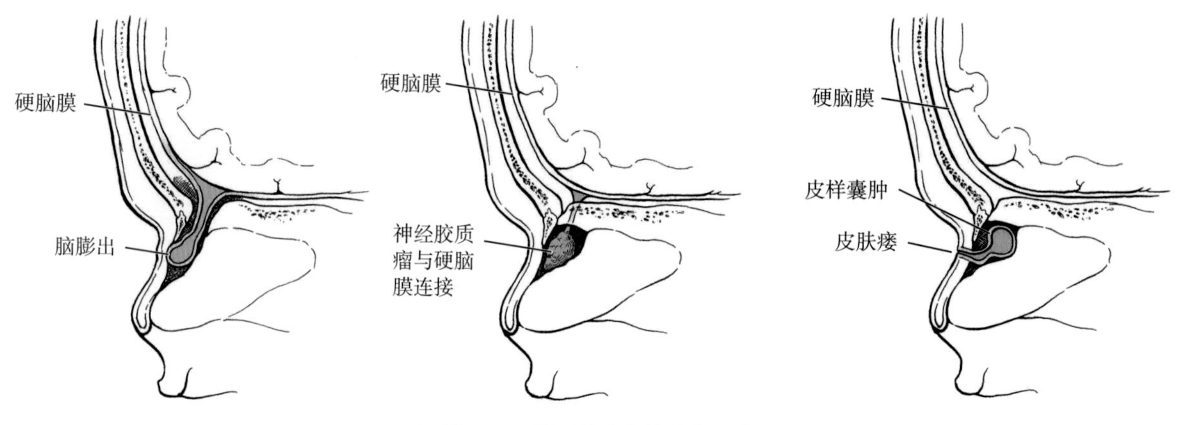

▲ 图 10–1　常见的中线鼻肿物示意图

发生在筛板后方。类似的异常也可发生在额囟发育中的鼻骨上方。在第 8 周以前，颅内内容物可通过未闭的额囟疝出。如果囟门也异常关闭，则可能会存留一条鼻外通路，导致鼻额脑膜膨出、脑膨出或胶质瘤（图 10–2）[1]。

二、脑膨出

脑膨出是指颅内容物通过颅骨缺损疝出颅外。当脑膨出仅包括脑膜时，被称为脑膜膨出；如果包括脑和脑膜，则被称为脑膜脑膨出。这些

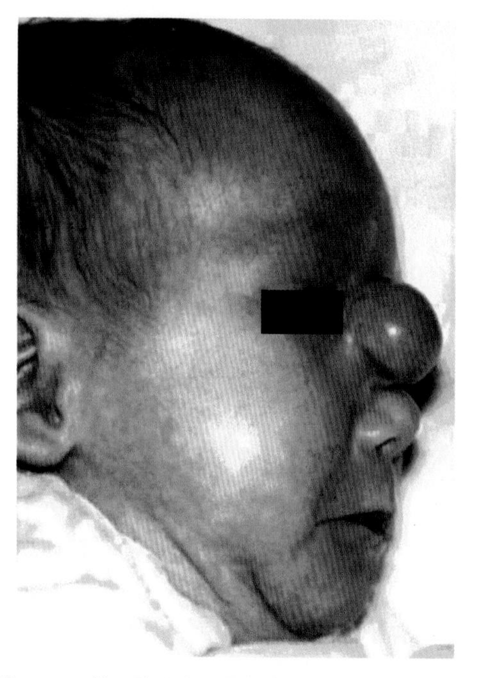

▲ 图 10–2　前顶脑膨出。眉间突出柔软浅蓝色的可压缩性肿块

病变的发病率相差很大，北美和欧洲的发病率为 1/30 000～1/3000。亚洲人口的发病率更高，据报道每 6000 个活产中就有 1 个。脑膨出无家族倾向或性别倾向。大约 40% 的患者有其他相关的异常[2–4]。

脑膨出分为枕部型、前顶型和基底型（表 10–1 和表 10–2）。本章不讨论枕部脑膨出，因为它们发生于鼻外。前顶的脑膨出占所有脑膨出的 25%，根据其位置可进一步分类。鼻前脑膨出表现为眉间肿块，导致内眦距增宽和鼻骨下移。鼻筛病变表现为鼻背肿块，导致鼻骨上移位和鼻翼软骨下移位。鼻眶病变表现为眶包块，引起眼球突出和视力改变[1]。这些前顶脑膨出的结构特点如表 10–1 所示。基底脑膨出较少见，发生于筛板与眶上裂或后斜裂之间，可表现为鼻内肿块（图 10–3），儿童的这些症状可能要到晚期才会出现，同时会出现鼻塞和流涕。前顶脑膨出和基底脑膨出为搏动的、蓝色可压缩性病变，呈透光现象。典型病变可随着哭泣、颈静脉的紧张或压迫而膨胀。

组织病理学分析，前顶脑膨出和基底脑膨出具有神经胶质成分，星形胶质细胞周围有胶原蛋白、黏膜下腺体，有时伴有鼻中隔软骨或钙化。虽然很难区分胶质瘤和脑膨出，但室管膜组织的存在可以诊断为脑膨出[5]。

高分辨率 CT 或 MRI 成像脑膨出，有助于排除相关的异常，例如胼胝体发育不全和脑积水[5]。CT 可显示骨软骨缺损，MRI 可提供肿块软组织

特征的补充信息（图 10–4）。MRI 还可以区分脑膜膨出和脑膜脑膨出。矢状面重建和对比度增强尤其有利于识别颅内连接。

一旦确诊为脑膨出，可行外科手术治疗。大多数权威学者主张在出生后的最初几个月内进行干预[2]，以尽量减少脑膜炎和外观畸形的风险，因为年幼患者更容易识别颅内连接，从而更容易实现硬脑膜缺损的完全修复[2]。对于等待手术的患者不建议预防性使用抗生素，因为这不能降低脑膜炎的风险。内镜下可处理颅底缺损小的病变。较大的病变需要联合开颅手术切除不能再利用的硬脑膜和脑组织，同时在内镜下切除残留的鼻肿物。颅底缺损可以用颅骨膜瓣或裂厚的颅骨移植重建[5]。术后最常见的并发症是脑脊液漏、脑膜炎和脑积水。术后神经功能同术前表现。据报道，脑膨出的复发率为 4%～10%[6]。

三、神经胶质瘤

胶质瘤由异位胶质瘤组织构成，虽不通过脑脊液与蛛网膜下腔沟通，但仍有 5%～20% 的胶质瘤存在纤维连接（见图 10–1）。鼻部神经胶质瘤很少见，且为非家族遗传。鼻部胶质瘤更常见

表 10–1　前顶脑膨出

类　型	途　径	临床特征
鼻额型	穿过眶间骨缺损、鼻骨和额骨之间向前到鼻骨表面的骨缺损	• 眉间肿物 • 内眦距增宽 • 鼻骨下移位
鼻筛型	穿过盲孔深入鼻骨，沿浅表转向上外侧软骨的头端扩展到上外侧软骨表面	• 鼻背肿物 • 鼻骨上移位 • 鼻翼软骨下移位
鼻眶型	穿过盲孔深入鼻骨和额骨，通过眶内壁的横向缺陷	• 眶肿物 • 突眼 • 视觉改变

表 10–2　基底型脑膨出

类　型	途　径	临床特征
跨筛骨型	穿过筛板进入上鼻道至中鼻甲之间	• 最常见的类型 • 鼻塞 • 眶距增宽症 • 鼻穹隆宽 • 单侧鼻肿物
蝶筛型	经过后组筛窦和蝶窦之间的骨缺损	• 鼻塞 • 眶距增宽症 • 鼻穹隆宽 • 单侧鼻肿物
跨蝶骨型	通过未闭合的颅咽管进入鼻咽	• 鼻咽部肿物 • 鼻塞 • 与腭裂相关
蝶眶型	穿过眶上裂和眶下裂进入蝶腭窝	• 单侧眼球突出 • 视觉改变 • 复视

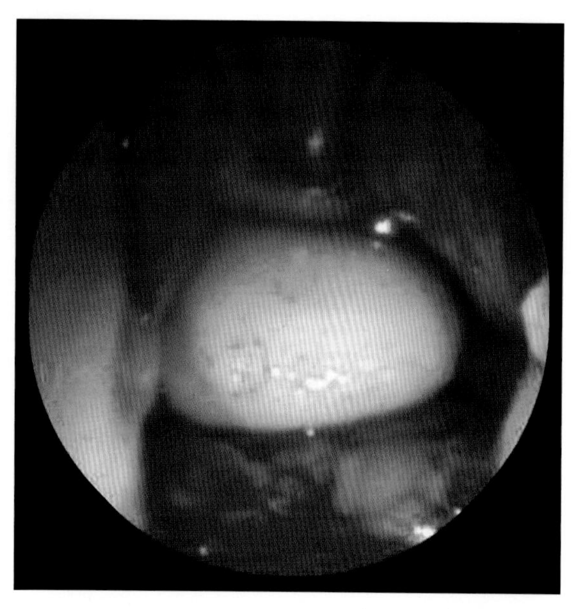

▲ 图 10-3 120° 内镜观察鼻咽部的基底型脑膨出

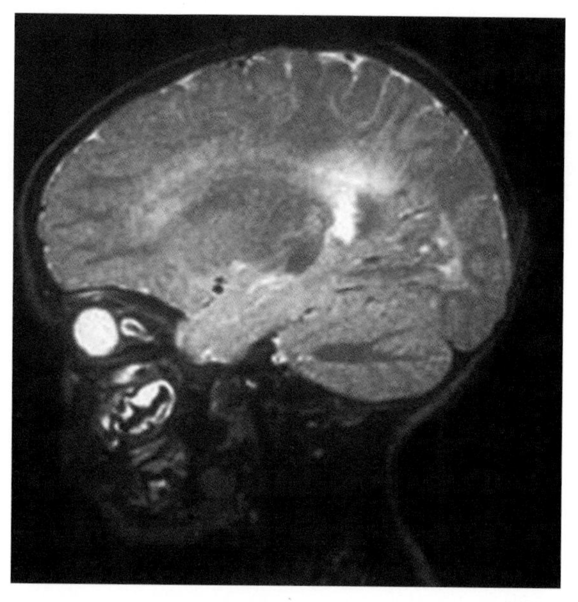

▲ 图 10-4 基底型脑膜脑膨出突入鼻咽部的矢状位磁共振图像

于男性（男女比例为3：2）。这些良性肿块可表现为鼻外病变（60%），鼻内病变（30%）或复合病变（10%）[7]。鼻外神经胶质瘤光滑、质韧、不可压缩，最常见于眉间，也可能出现在鼻侧或鼻上颌骨缝[2]。鼻内胶质瘤可从鼻孔突出息肉样苍白肿块，导致受累侧鼻前庭堵塞。鼻内胶质瘤最常见于中鼻甲附近的鼻腔外侧壁，偶尔也出现在鼻中隔[7]，很少延伸到眼眶、额窦、口腔或鼻咽部。因为它们不通过脑脊液与蛛网膜下腔沟通，所以胶质瘤的大小不会随着哭泣或紧张而改变，也不会有透光现象。组织病理学上，胶质瘤表现为发育不良的，神经胶质的纤维血管组织，与鼻部神经胶质异位、鼻部脑组织异位或先天性鼻神经外胚层肿瘤一致。胶质瘤中没有室管膜组织，这区别于脑膨出。

诊断评估应包括CT扫描评估颅底的骨性解剖结构，MRI精确成像分辨软组织与中枢神经系统的连接，以及鼻内镜检查评估鼻部肿块的位置、来源和范围。与脑膨出一样，影像学矢状位重建和对比度增强是有价值的辅助手段。

神经胶质瘤的正确治疗需要通过耳鼻咽喉科和神经外科的多学科入路进行手术摘除。延迟干预可能导致鼻中隔或鼻骨变形。考虑到美容因素，选择的手术入路应有利于显露病变和探查颅底。对于鼻外胶质瘤的切除，可选择鼻侧切开术入路、鼻整形术入路、经颅下眉间入路、双冠入路或鼻中线入路[8]。除了大的眉间病变以外，外鼻整形术入路可以提供足够的术野暴露，同时最大限度地减小面部切口[5]。当纤维蒂向鼻骨深部延伸至颅底时，推荐通过鼻骨截除来改善术野暴露。追踪完整的纤维蒂对于评估可能的颅内侵犯至关重要。由于手术器械、图像引导和手术技术的进步，大多数鼻内胶质瘤可以通过内镜切除[9, 10]。文献报道其复发率在4%～10%之间[11]。

四、鼻皮样囊肿

鼻皮样囊肿是指位于前神经孔，与胚胎发育异常有关的额鼻包涵囊肿或管道。先天性鼻中线肿物在活婴中的发生率为1/40 000～1/3000，皮样囊肿是迄今为止最常见的[12]。鼻皮样囊肿占所有皮样囊肿的1%～3%，占头颈部皮样囊肿的10%～12%。虽然已报道有家族关联性，但大多数皮样囊肿是偶发的，稍倾向于男性发病[13, 14]。鼻皮样囊肿通常是孤立性病变，但5%～41%伴有相关的畸形，包括外耳道闭锁/狭窄、耳廓畸形、智力低下、脑积水、鳃弓畸形、唇腭裂、眶距增宽症和半面短小[13]。

鼻皮样囊肿通常表现为中线凹陷或肿物。大

约 50% 的病例凹陷出现在或靠近鼻缝点，表现为鼻梁增宽；而真正的病变包括囊肿、窦道或瘘管，在胚胎发育过程中可能发生在从鼻尖到颅腔的任何部位。肿块质硬，分叶状，不可压缩，与窦道开口（图 10–5）相关，伴有间歇性干酪样分泌物或感染。虽然只有少数患者有突出的毛发，但这是鼻皮样囊肿的病理学特点。鼻中隔内的病变会引起鼻塞。颅内延伸率为 4%～45%[13]。典型的皮肤菌群引起的复发性脑膜炎可能表明存在与颅内相通的管道。鼻皮样囊肿不因哭闹或用力而增大，无透光现象。

与含有所有三个胚层的畸胎瘤不同，先天性皮样囊肿仅含有外胚层和中胚层成分，如毛囊、皮脂腺和汗腺。囊肿壁中这些成分的存在使皮样囊肿与单纯的表皮样囊肿区分开来。角蛋白碎片是组织学检查的另一个突出特征，皮样囊肿也缺乏脑膨出和胶质瘤的胶质特征。

CT 和 MRI 为鼻皮样囊肿的放射学评估提供了补充信息。建议采用静脉造影的薄层（1～3mm）CT 扫描来区分皮样囊肿和周围的鼻黏膜，并确定鼻部和前颅底的骨性解剖结构（图 10–6）。颅内皮样囊肿的独特表现是鸡冠裂开（图 10–7）和盲孔扩大；鸡冠和盲孔正常可排除

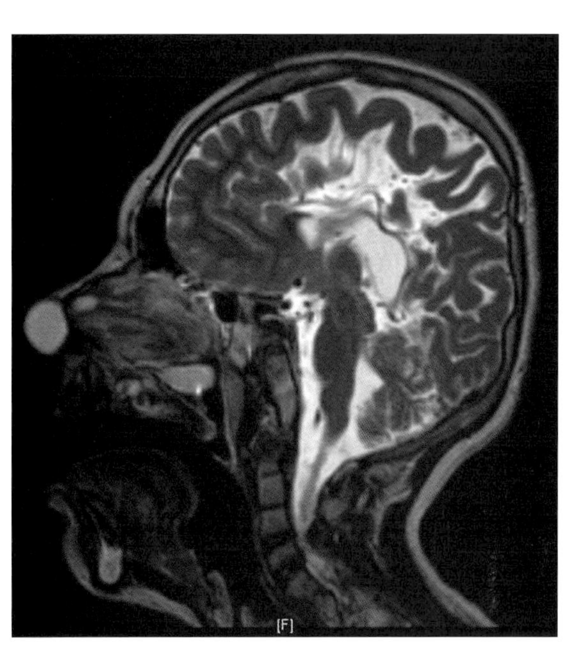

▲ 图 10–6　矢状位 MRI 显示鼻皮样囊肿，鼻中隔前部有明显的高信号区域

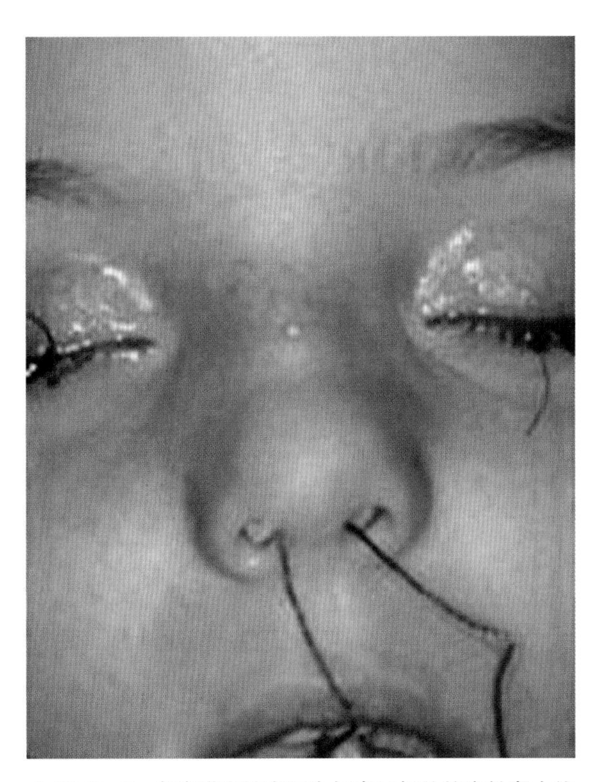

▲ 图 10–5　鼻皮样囊肿表现为与窦口相关的实性鼻中线肿胀

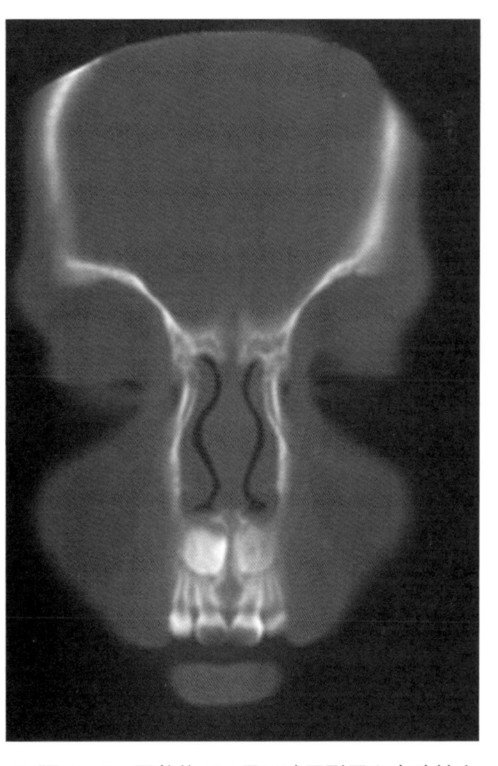

▲ 图 10–7　冠状位 CT 显示鸡冠裂开和盲孔扩大

颅内侵犯[15]。多平面、薄层面的对比增强MRI有助于显示前颅底的软组织解剖结构，有助于将皮样囊肿（不增强）与增强的病变（如血管瘤和畸胎瘤）区分开来。T_1加权图像上的高强度信号提示颅内皮样囊肿，因为新生儿鸡冠不含骨髓脂肪。

与先天性前神经孔的其他病变一样，治疗鼻皮样囊肿的方法是手术切除病变。抽吸术、切开和引流、刮除和次全切除与高复发率相关，一般不提倡。评估颅内侵犯的程度至关重要，疑似颅内侵犯的患者应做好准备，需联合神经外科医生做颅内-颅外联合入路手术。颅外入路应满足四个标准：①很好的通路进入中线；②通路进入颅底；③充分暴露以便于重建鼻背；④可接受的瘢痕[16]。有几种不同的颅外入路，外部鼻整形切口是最广泛使用的方法，因为它美容效果最好，且能直通颅底和充分显露鼻背。但对于眉间区域的病变，外部鼻整形切口提供的入路有局限性，而鼻侧切开术和中线垂直切口是首选方案[13]。尽管有增大瘢痕的可能，有窦道口的眉间病变还是首选椭圆形切口切除窦道口。经眉间颅底入路、眦旁切口或冠状切口入路可用于没有窦道的眉间病变。对于延伸入颅腔的病变需要由多学科小组进行额部开颅术。多数额部开颅术使用颅内-颅外联合入路的冠状切口进行，但前部小窗口开颅术已经开展[17]。一些作者认为，如果颅底冰冻切片分析没有上皮及其附件结构，则无需开颅，可采用缝合结扎的方法对管道进行充分的治疗[13, 15, 18]。但有人[19]已经提出，上皮成分可能沿着管道交错排列，单个活检部位不足以排除延伸至颅内的部分。虽然充分切除后总复发率低，但仍有必要进行长期随访以判断有没有晚期复发。

五、面中部发育异常

鼻凹萌发为鼻后孔、腭突融合、鼻中隔和软腭的发育与鼻腔外侧壁和原始鼻窦的发育一致。对鼻腔鼻窦的发生来说，所有这些快速变化必须完全精确地进行[1]。

鼻腔发育出现在胚胎第4～12周。在此期间，起源于眼周背侧神经褶皱的神经嵴细胞迁移形成源自第一鳃弓和第二鳃弓的面部突起，围绕着口凹。口凹上方为额鼻突，两侧为上颌突，下方为下颌突。额鼻突处有两处增厚，称为鼻基板，它们开始内陷形成鼻凹。到第5周，持续的内陷在鼻凹周围形成隆起的组织，即鼻外侧突和鼻内侧突。鼻泪管的发育开始于外胚层的增厚，它埋藏于鼻外侧突和上颌突之间鼻凹的中胚层内，这个埋藏的外胚层出生后形成自上而下的管道。外侧突和内侧突最终与上颌突的发育相互作用，产生人中和唇内侧（来自融合的鼻内侧突）和上唇外侧（来自上颌突）。鼻外侧突形成鼻翼（图10-8）。

六、鼻完全未发育（缺鼻畸形）

缺鼻畸形或先天性鼻缺失（图10-9）是一种极为罕见的畸形，是前脑无裂畸形的一部分。缺鼻畸形的病因可能为：①神经嵴细胞的异常迁移；②鼻内外侧突融合失败；③鼻内突过度生长和过早融合；④鼻上皮栓再吸收不足（图10-9）[20]。根据大约30例报道的病例，缺鼻畸形在遗传上通常是散发性的，它可能是一个孤立的缺陷，也可能与其他面部和颅脑畸形有关[21]。缺鼻畸形可能与染色体异常有关，如10号染色体三体、13号染色体三体、21号染色体三体、9号染色体反转、3号染色体和12号染色体易位[3, 21, 22]。

缺鼻畸形特征包括外鼻及鼻道缺失、上颌骨发育不全、上腭小而高弓，以及眶距增宽症。受影响的婴儿表现为与进食有关的呼吸窘迫和发绀。大一点的孩子可能在两次呼吸之间吞咽食物。患者表现为讲话时典型的鼻音过重、嗅觉减退。体格检查没有外鼻、鼻中隔和鼻窦。罕见的眼部畸形包括无眼症和眼眶发育不全。

缺鼻畸形早期处理以营养为主，需要腭裂喂养器或胃造瘘管。鼻假体可以一直使用到儿童足够大，直到可以进行最后的手术修复。面中部垂直牵拉成骨已用于提高面中部高度，可最大限度地为后期重建增加骨和软组织[23]。重建鼻道需要去除门齿，在上颌骨形成气道，并缓解上腭的高弓。然后在鼻道内铺裂厚的皮肤移植物，并置入

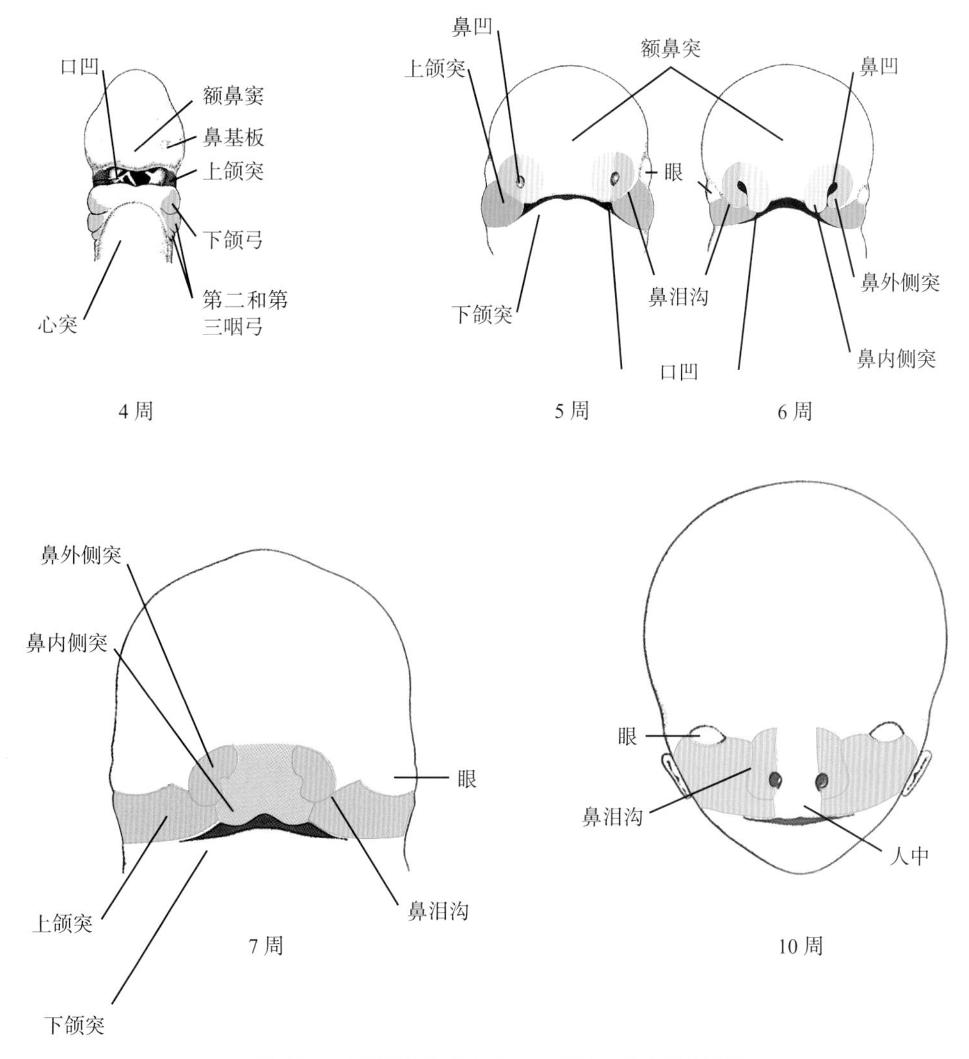

▲ 图 10-8　展示胚胎第 4、5、6、7 及第 10 周的鼻发育

引自 Sadler TW. Head and neck embryology. In Sadler TW, ed. *Langman's medical embryology*, ed 6. Baltimore: Williams & Wilkins; 1990: 315.

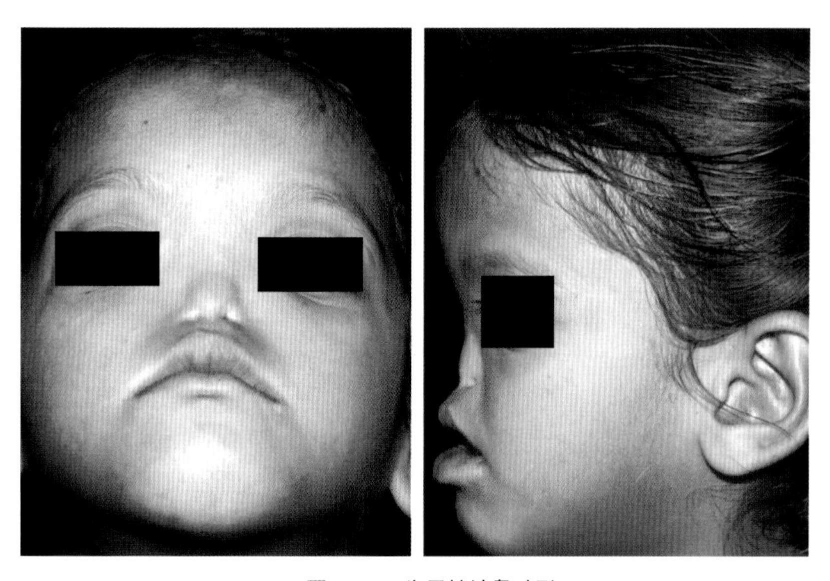

▲ 图 10-9　先天性缺鼻畸形

支架长期维持。再狭窄较常见，需要持续扩张。外鼻重建是一个多阶段的过程，需要使用组织扩张器、骨、软骨或假体移植，以及局部或区域皮瓣。行泪囊鼻腔造瘘术是必要的，可避免鼻泪管缺失引起的复发性结膜炎[24]。

七、多鼻畸形和多鼻孔畸形

多鼻畸形（双鼻）被认为是额鼻突发育不完全的结果，额鼻突发育不完全导致了鼻外侧部分发育的分离[1, 25, 26]。鼻内侧突和鼻中隔继续发育，因此被复制，形成"双鼻"[1, 2, 11, 27]。多鼻畸形和多鼻孔畸形（副鼻孔）极为罕见，仅各报道4例[25]。这些畸形可单独发生，也可与假性眶距增宽症有关。多鼻畸形患者通常表现为前鼻（双重鼻中隔，双重鼻道）和后鼻（鼻后孔闭锁）缺陷。手术治疗的首要步骤是矫正鼻后孔闭锁。鼻部畸形随后通过切除每个鼻道的内侧部分并在中线处吻合外侧部分来纠正[2]。这样得到的鼻子宽而扁，且中线处有凹陷，后期可以通过鼻骨内侧骨折和额外的鼻整形技术来矫正。

多鼻孔畸形外观表现为一个小的副鼻孔，周围有多余的软组织。副鼻孔可以在鼻子的外侧、内侧或上部。如果是真瘘管，可会从此孔流出分泌物。治疗方法包括切除多余的鼻孔，一期封闭缺损或用局部皮瓣封闭[25]。

八、管状鼻

管状鼻是一种罕见的疾病，表现为附着在内眦皮肤的管套状物和患侧的半鼻发育不全（图10-10）。管状鼻是继发于患侧上颌突与对侧发育中的鼻突融合。鼻凹形成过程中，其附近的额鼻突和上颌突的中胚层增生可导致融合，随后上皮破坏，鼻外侧突作为一根出现于额鼻区域的导管被隔离，鼻泪管缺失[1]。在最近的文献中，大约有30例报道。管状鼻与其他中枢神经系统异常和先天性眼部病变有关，如小眼、眼组织缺损和蛛网膜囊肿。诊断方法包括体格检查、鼻内镜检查和CT扫描。根据畸形程度的不同，手术可以推迟到面部发育完全后再进行，也可以安装假体。重建包括骨和软骨移植和周围皮肤的使用，

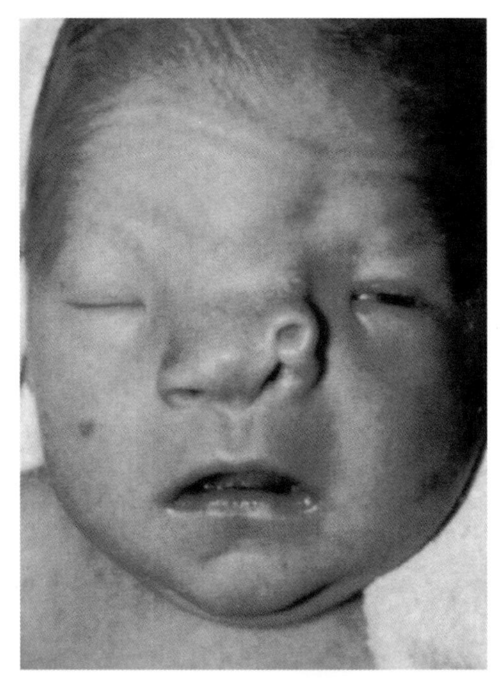

▲ 图10-10 管状鼻

引自 Hengerer AS, Wein RO. Congenital abnormalities of the nose and paranasal sinuses. In Bluestone CD, Stool SE, Alper CM, et al, eds. *Pediatric otolaryngology*, ed 4. Philadelphia: Saunders; 2001:988.

还可包括鼻侧皮肤的异常管状结构。再狭窄很常见，需要支架植入持续的扩张[2]。

九、颅面裂

面中线和中线旁融合异常产生面中部裂，它可以是孤立的面中部畸形或与头裂畸形（Robert综合征）或前脑无裂畸形相关。颅面裂极为罕见，其特点是眼眶距离增宽，鼻根较宽，鼻尖不成形，前部隐性颅裂，鼻、唇、腭正中裂，单侧眶裂或鼻翼凹槽[1, 28]。DeMyer[29]指出，眶距增宽症、头部畸形和智力缺陷之间存在关联。

颅面裂的Tessier分类[27]应用最广泛，它是基于沿面部和颅骨的特殊轴（0～14）进行分类。中线裂为Tessier 0号和Tessier 14号，裂垂直穿过面中线，Tessier 0号穿过上颌骨和鼻子，Tessier 14号穿过鼻部和额骨之间。Tessier 1、2、12和13号是中线旁裂。这些裂与中线裂非常相似，但它们离面中线较远。Tessier 1号和2号都通过上颌骨和鼻，其中Tessier 2号比1号离中线

更远（更偏外侧）。Tessier 12号是2号的延伸，位于鼻和额骨之间，Tessier 13号是1的延伸，也位于鼻和前额之间。Tessier 12号和13号均走行于面中线和眼眶之间。Tessier 3、4、5、9、10和11号都是涉及眼眶的裂隙。Tessier 3、4和5号穿过上颌骨和眶底。Tessier 9、10和11号位于眶上部和前额之间，或者眶上部和头部太阳穴之间。和其他裂隙一样，第11号裂隙是第3号裂隙的延伸，第10号裂隙是第4号裂隙延伸，第9号裂隙是第5号裂隙延伸。侧裂（Tessier 6、7和8）是水平走行在面部的裂。Tessier 6号的走行起于眼眶止于颧骨。Tessier 7号位于嘴角和耳之间的连线。侧裂可以从嘴角向耳的方向走行，或者从耳向嘴的方向走行，这给人的印象是嘴巴更大。Tessier 8号则从眼外角向耳的方向走行。Tessier6–7–8号合并出现见于Treacher Collins综合征。

中位鼻裂的严重程度有很大的差异。这种畸形也被称为鼻裂和鼻间发育不良，范围从鼻背侧头端单纯的中位瘢痕到完全分裂的鼻子，形成分开的具有独立鼻内壁的两半。已有文献报道了不同的合并畸形，比如中位唇裂就是一种常见的相关异常[30]。尽管外形不美观，但气道足够通畅。在手术重建前，重要的是要排除鼻－中隔区域可能存在的皮样囊肿或脑膨出。手术重建需要多学科团队的共同努力，治疗结果在很大程度上取决于中线闭合不全的严重程度。

鼻侧裂是一种罕见的鼻外壁或鼻翼缺损畸形。它们的范围从鼻翼的瘢痕状线条到延伸至内眦皱襞并影响鼻泪器的三角形缺陷。与中位鼻裂一样，鼻侧裂需要多学科的方法进行手术重建。

十、唇裂鼻畸形

鼻内突起未能与上颌突的内侧融合，导致唇裂，这是头颈部最常见的先天性畸形之一。完全性唇裂可延伸到鼻底，而不完全性唇裂只延伸到上唇的一部分。唇裂畸形好发于男性。总体来说，无论唇腭裂是单独的还是合并的，其发病率在1/4000～1/1000之间，其中一半表现为唇腭裂，20%仅表现为唇裂，左、右和两侧唇裂畸形的分布约为6∶3∶1。

完全性唇裂和很多不完全性唇裂都累及鼻部。最严重的缺损是双侧完全性唇裂，导致鼻尖扁平，鼻小柱缩短，有时表现为双侧上颌骨发育不全和相关的凸颌畸形。单侧唇裂患儿鼻畸形较轻，唇裂一侧的鼻翼更偏向外侧，呈现扁平、缩回的鼻孔，鼻中隔末端也向唇裂侧移位。唇裂侧上颌骨发育不全，鼻尖外观裂成两半。

与唇裂相关的鼻畸形的治疗选择包括初次和二次鼻整形手术，可涉及外部和（或）内部技术。许多外科医生在儿童1周岁内进行唇裂初期修复时，会将皮肤软组织上提包裹于下外侧软骨上。鼻孔扁平的外观可以通过将皮肤软组织包裹固定在下外侧软骨的偏内侧来纠正。这也增加了鼻尖的清晰度。随后，采用蒂在外侧的软骨皮肤滑行瓣重新定位鼻翼点，通常结合柱状支撑或盾状软骨移植来突出缩短的鼻小柱。4—6岁时进行手术改善外观。下一阶段手术在8—12岁，牙齿矫正之后进行，目的是提供一个最佳的骨骼框架。一旦骨骼生长发育完成，大约在16—18岁时进行最后的鼻整形手术[31]。

十一、先天性梨状孔狭窄

先天性梨状孔狭窄（congenital nasal piriform aperture stenosis，CNPAS）是由于初级上腭发育不全和上颌骨鼻突生长过度而形成的一种罕见的畸形[32]。门齿骨发育缺陷是形成三角板、鼻腔下部狭窄和相关的中央上颌大门齿的基础，60%的病例都有这种情况（图10–11）[33]。

CNPAS通常被发现于出生后的几个月内。梨状孔是鼻腔最窄的部位，其截面积的微小变化会通过增加鼻气道阻力而显著影响气流。新生儿可因类似的症状和鼻咽导管通过困难而误诊为鼻后孔闭锁。在年龄较大的婴儿和儿童中，上呼吸道感染可引发鼻塞症状，这会进一步损害已经很窄的气道。

CNPAS的诊断可通过体格检查确定，最佳方法是CT检查，CT显示梨状孔的宽度、鼻腔的横截面积、鼻后孔的宽度均有所减小。相比之下，鼻腔高度和鼻后孔的横截面积没有改变（图10-12和图10-13）。最有效的方法是测量梨状孔的宽度，即通过轴位CT图像测量的下鼻道水平面上颌骨内侧面之间的距离[34]。在一个系列中发现，CNPAS组宽度≤8mm，而对照组宽度均＞11mm。

CNPAS可单独发生，也可与中央大门齿和先天性中线病变的前脑无裂畸形范畴有关[35]。前脑无裂畸形是胚胎的前脑矢状分裂成大脑半球，横向分裂成间脑，水平方向分裂成嗅球和视球的一种缺陷。面部异常相关的范畴包括：①独眼（单一眼睛，单一眼眶伴无鼻或长鼻畸形）；②头发育不全畸胎（极度眶距增宽、眼眶分离、无鼻）；③猴头（眶距过宽、长鼻、无唇裂）；④正中唇裂（眶距增宽、扁平鼻）；⑤正中人中－门齿骨原基（眶距增宽、双侧唇裂、人中－门齿骨原基表现为正中突起）。前上颌骨发育不全的临床特征包括眶距增宽、鼻梁扁平和中央大门齿，垂体疾病以及牙齿和面部畸形也属于这一范围。中央上颌门齿患者应谨慎进行进一步的检查，包括对中枢神经系统畸形影像评估、染色体分析和垂体功能检测[36]。

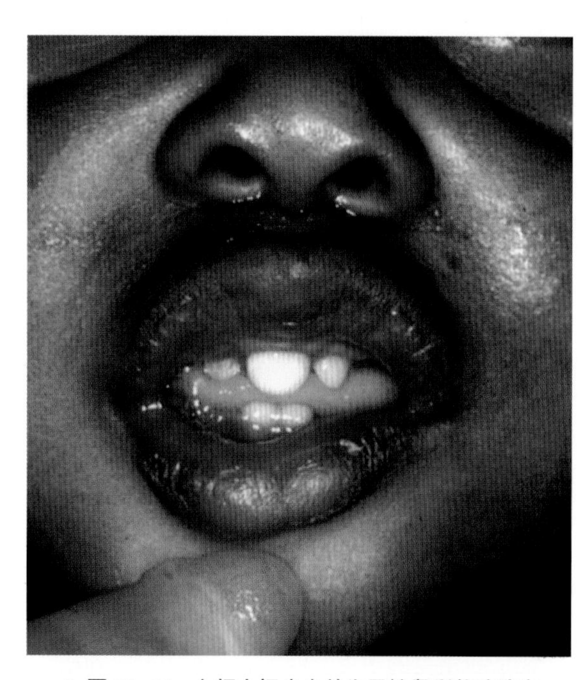

▲ 图10-11 上颌大门齿合并先天性鼻梨状孔狭窄

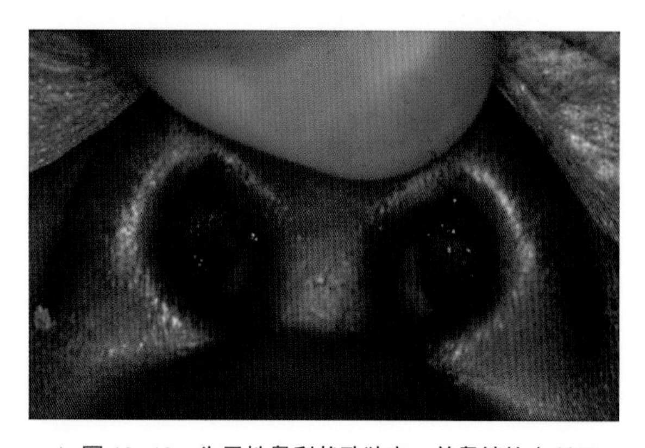

▲ 图10-12 先天性鼻梨状孔狭窄，前鼻镜检查所见

CNPAS患者并非都需要手术治疗。非手术治疗的鼻管和局部血管收缩滴剂是必要的，直至鼻气道随生长而增宽。需要手术的患者最好通过唇下入路修复，暴露梨状孔下外侧（图10-14）。使用耳科电钻扩大梨状孔骨性外侧缘和下缘。建议鼻内支架植入维持1～4周[37, 38]。

十二、鼻泪管囊肿

鼻泪管囊肿（泪囊突出）是一种罕见的下鼻道畸形，可导致鼻塞、呼吸窘迫和鼻出血。虽然大约30%的新生儿在出生时存在远端鼻泪管阻塞，但这些儿童很少出现囊肿症状。泪管从泪腺末端开始导管化，并向下延伸。鼻泪外胚层通道在出生后不通畅可导致其他方面健康的患者形成

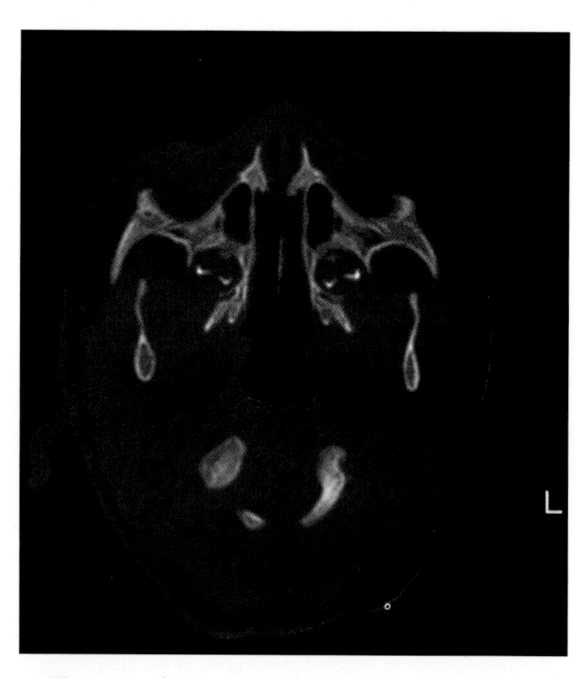

▲ 图10-13 轴位CT扫描显示梨状孔狭窄继发于上颌骨鼻突过度生长，导致梨状孔宽度减小

鼻泪管囊肿。鼻泪管囊肿除了引起鼻塞症状外，还可能引起新生儿吸气和进食困难。双侧泪囊突出患儿病情最严重，在大多数患儿中，梗阻可在9个月大时自行消除。

采用前鼻镜或鼻内镜诊断鼻泪管囊肿，显示下鼻道有囊性肿块（图10-15）。鼻泪管扩张、鼻内囊肿及泪囊囊性扩张的CT表现有助于确诊[39]。

对于有喂养问题、感染或呼吸道阻塞的婴儿，建议采取手术治疗。内镜下用刮匙或显微外科吸切器打开病变，开放泪囊使之引流入下鼻道。对于鼻泪管探查以及是否放置鼻泪管支架，必须咨询眼科医生。

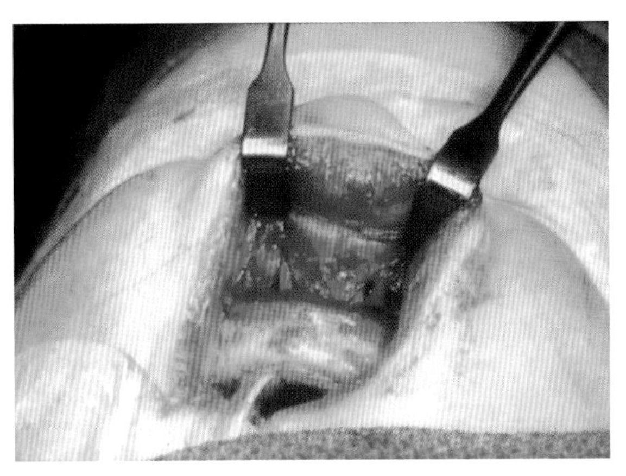

▲ 图10-14　梨状孔唇下入路。切开牙龈颊沟，分离黏膜骨膜瓣显露梨状孔

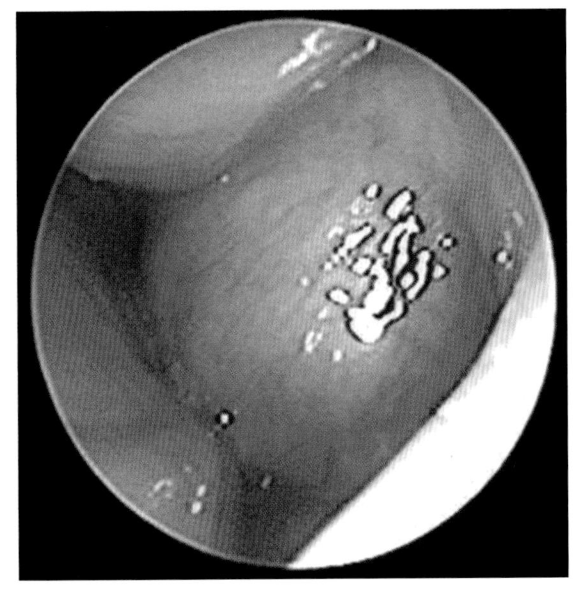

▲ 图10-15　左下鼻道鼻泪管囊肿，如前鼻镜所见

十三、鼻颊膜发育异常

在发育的第3周和第4周，在鼻额突靠近中央的外胚层鼻基板表现为两个小的增厚，开始凹陷形成鼻凹。当这些凹陷发展成鼻囊和副鼻窦时，鼻囊就位于口腔和颊腔的上方。鼻颊膜分隔鼻腔和口腔或颊腔。推测鼻后孔闭锁正是由于鼻颊膜在发育的第5周和第6周未破裂造成的。另一种理论认为，鼻后孔闭锁是由于神经嵴细胞异常迁移所致，下颌面肌营养不良（Treacher Collins综合征）和神经嵴异常迁移障碍的患者鼻后孔闭锁发生率高支持这一理论。

十四、鼻后孔闭锁

鼻后孔闭锁是鼻腔后部与鼻咽部之间不相通[1]。发病率为1/8000～1/5000[40]。多达2/3的病例是单侧的，右侧闭锁最常见[1]。50%的鼻后孔闭锁患者和75%的双侧疾病患者有其他相关的先天性异常[2]。这些异常包括CHARGE综合征（色素瘤、心脏缺陷、鼻后孔闭锁、生长发育迟缓、泌尿生殖系统疾病和耳异常）；多指/趾畸形；鼻、耳、腭畸形；Crouzon综合征；颅缝早闭；小头畸型；眶及面中部发育不全；腭裂；眶距增宽症[41,42]。鼻后孔闭锁的解剖学特征包括：①鼻腔狭窄；②翼状板造成的外侧骨梗阻；③犁骨增厚引起的内侧梗阻；④膜性梗阻[43-45]。在一项研究中[43]，发现纯骨性闭锁的发生率为29%，而骨性膜性混合闭锁的发生率为71%。没有发现纯粹的膜性闭锁患者。

6F导管不能通过鼻腔进入鼻咽部（距离约32mm）可临床诊断为鼻后孔闭锁。内镜检查（图10-16）和CT检查有助于诊断，CT有助于显示闭锁的性质和厚度[46]。成像前的清理鼻腔和使用药物收缩鼻黏膜血管可提高分辨率（图10-17和图10-18）。CT扫描可区分完全闭锁和狭窄。鼻后孔狭窄指鼻后孔窄但没有闭锁，宽度小于6mm[47]。

单侧和双侧鼻后孔闭锁的临床表现不同。单侧患者在后期生活中出现鼻漏和鼻塞。前鼻镜检查可见阻塞的鼻腔内常有浓稠的分泌物。双侧鼻

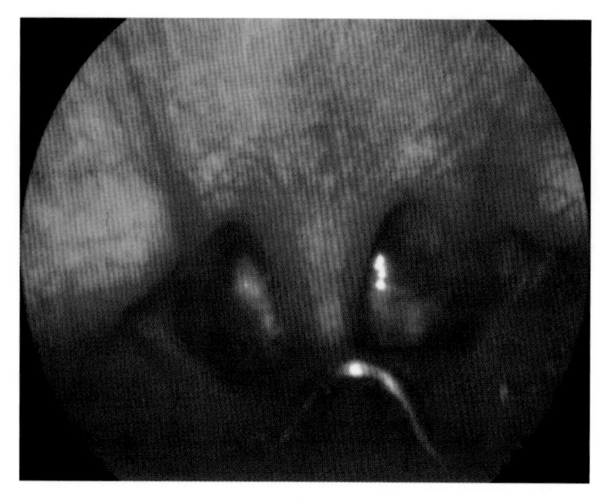

▲ 图 10-16 通过 120° 鼻咽镜观察双侧鼻后孔闭锁

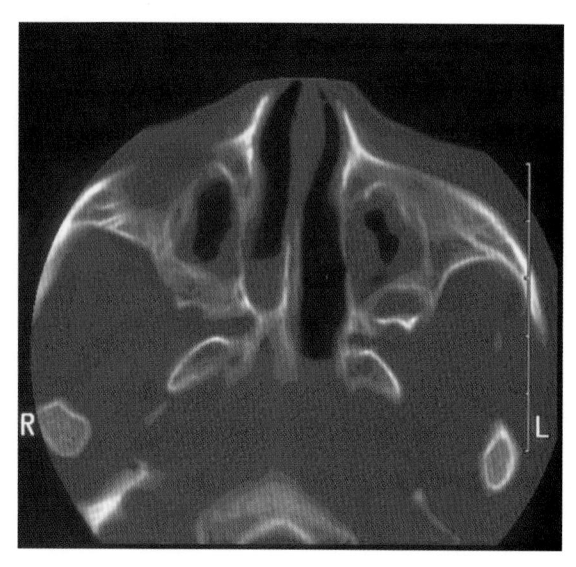

▲ 图 10-17 轴位 CT 扫描显示单侧鼻后孔闭锁，可见完整的骨性闭锁板及其相关的软组织

后孔闭锁在新生儿期可表现为呼吸困难逐渐加重、口紧闭、胸部收缩，以及随之而来的是发绀。哭闹可打断这个循环。双侧鼻后孔狭窄后期可表现为张口呼吸、复发性鼻窦炎、慢性鼻漏、中耳炎、发育不良和言语障碍。

考虑到鼻部的生长发育，单侧闭锁的治疗可延迟几个月，这样可增加手术的易操作性，降低术后并发症和再狭窄的风险。双侧闭锁需要在手术前进行初步干预，建立口咽或口气管气道和胃喂养。手术时间是可变的，最好等几个月，直到面部发育完全（类似于唇裂修复的时间）。对于有其他气管切开术适应证的患者，可通过手术开放气道，故可延迟最终的闭锁修复时间。因为内镜仪器的进步以及牙齿和面部生长异常的风险较低，目前经鼻手术比经腭入路手术更受欢迎（图 10-19）。

修复开始时使用尿道探子或吸引器在闭锁板最薄的部分穿孔。采用 0° 经鼻内镜或 120° 鼻咽镜显示（见图 10-14）。随后，在必要的情况下使用背咬钳、显微外科吸切器、激光和钻头来切除鼻后孔的软组织和骨头。中鼻甲后端是一个有用的解剖标志。限制手术操作范围，使其低于此结构，可以减少颅内损伤的危险[48]。支架植入

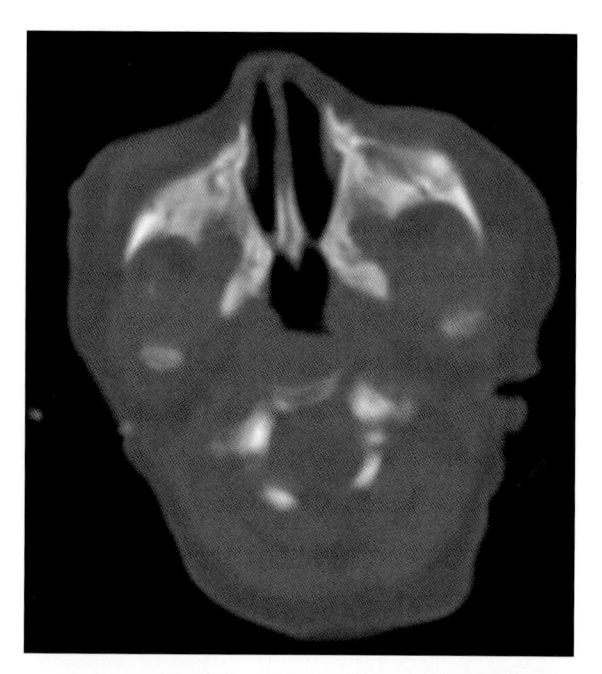

▲ 图 10-18 轴位 CT 扫描显示双侧鼻后孔软组织闭锁

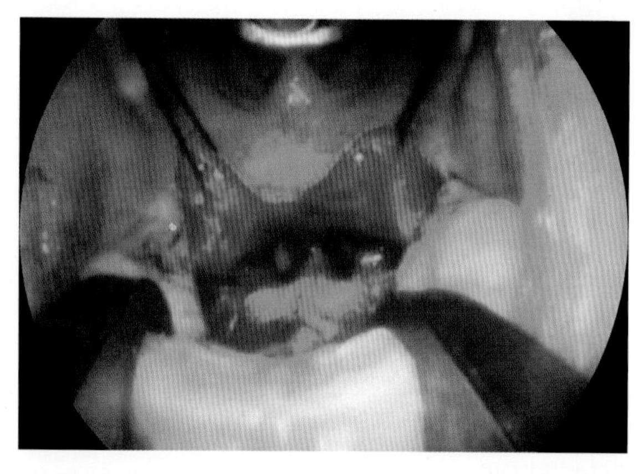

▲ 图 10-19 经腭入路修复鼻后孔闭锁。抬高腭大动脉的带蒂硬腭黏膜骨膜瓣以显露鼻后孔

和（或）成纤维细胞抑制剂（丝裂霉素C）的使用以及保存黏膜皮瓣的重要性仍存在争议。无论使用何种技术，尽管为降低再狭窄的风险尽量减少黏膜损伤，大多数研究[49, 50]仍报道了显著的复发率，需要再次手术。复发率最低的是年龄较大的儿童（推测为单侧闭锁）和非综合征型鼻后孔闭锁患者。

十五、其他中胚层及生殖系畸形

源自中胚层的病变如血管瘤和成脂细胞瘤可能发生在头部和颈部，但很少发生在鼻部。同样，鼻咽是生殖系畸形的罕见部位，比如畸胎瘤被认为是正常胚胎结构的局部残留，这些胚胎结构发生中断或没沿着明确的途径迁移到正常位置[51]。

（一）鼻内血管瘤

已知表达葡萄糖转运体亚型1（glucose transporter isoform 1，GLUT1）的婴儿血管瘤，其胚胎融合平面倾向于面部中央[52]，深部病变可累及或扭曲鼻内衬。相反，小叶毛细血管瘤和修复性海绵状血管瘤是非婴儿性的，不表达GLUT1。这种类型的鼻内血管瘤可累及鼻中隔，中、下鼻甲和鼻外侧壁[53]，通常表现为鼻出血和鼻塞。血管瘤肿块有脆性、无蒂或带蒂，颜色为红紫色。MRI在T_2序列上显示高信号强度，在T_1序列上显示钆增强。CT可显示相关的骨重构。典型的婴儿血管瘤可以通过手术和非手术方法治疗，小叶毛细血管瘤和海绵状病变可以通过内镜或开放手术（面中部翻揭术、开放式鼻整形术、鼻侧切开术）扩大局部切除病变来治疗[53, 54]。较大病变在术前做血管栓塞，完全切除后预后良好。

（二）鼻咽畸胎瘤

畸胎瘤是儿童最常见的生殖细胞肿瘤，几乎都是良性的。这些病变包括三个胚层（外胚层、内胚层和中胚层）的组织，通常包含的组织为非解剖来源处的原有组织。发生在婴儿期和幼儿期的畸胎瘤一般是性腺外的，而在年龄较大的儿童畸胎瘤则更常见于卵巢或睾丸[55]。头颈部畸胎瘤占全部畸胎瘤的5%以下。据报道，这些罕见的肿瘤在每2万到4万活产儿中发生1例，可位于大脑、眼眶、口咽部、鼻咽部或颈部。

临床上，鼻咽畸胎瘤可能是无柄或有蒂的，常从口中突出，有时伴有无脑儿、半颅畸形和腭裂。新生儿通常表现为严重的急性呼吸窘迫，需要气管插管或气管切开。在病灶较小的患者中，进食困难可能是唯一的症状[56]。

先天性鼻咽畸胎瘤可能出现在由于吞咽障碍和孕产妇甲胎蛋白水平升高引起的子宫内羊水过多。产前超声可以发现更大的病变，从而在母胎循环分裂之前，能够计划子宫外产时处理（ex utero intrapartum treatment，EXIT）程序来保护婴儿的气道。对于产后表现的病灶，细针穿刺可确诊[56]。CT和MRI显示病变为囊性和实性脂肪密度区（图10-20）。可能存在骨和牙齿形成的区域。大多数鼻咽畸胎瘤包被良好，无颅内连接。

鼻咽畸胎瘤通过外科手术治疗，手术入路很大程度上取决于病变的大小。可以经口切除病变，这需要裂开软腭或腭切除，内镜辅助可以避免腭部裂开或切除[51]。另外也使用鼻侧切开或经颈部切口。如果存在颅内侵犯，则需要颅面入路。通常疗效良好，定期监测甲胎蛋白水平了解复发情况。

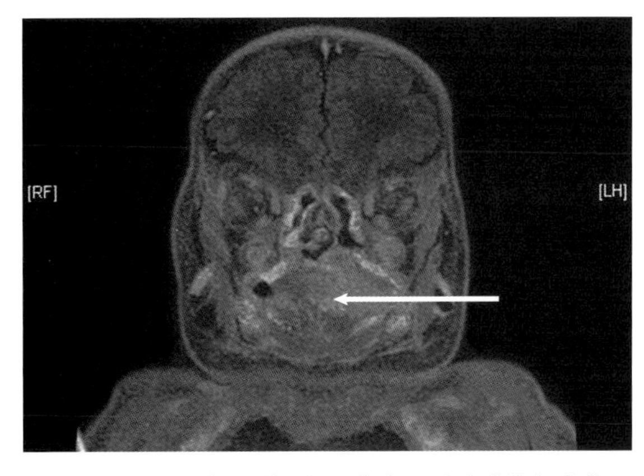

▲ 图10-20 冠状位磁共振图像鼻咽畸胎瘤特征为信号强度不均匀（箭）

推荐阅读

April MM , Ward RF , Garelick JM : Diagnosis, management, and follow-up of congenital head and neck teratomas. *Laryngoscope* 108: 1398 , 1998 .

Belden CJ , Mancuso AA, Schmalfuss IM: CT features of congenital nasal piriform aperture stenosis: initial experience. *Radiology* 213: 495 , 1999 .

Brown OE, Myer CM , 3rd , Manning SC: Congenital nasal pyriform aperture stenosis . *Laryngoscope* 99: 86, 1989 .

Brown OE, Pownell P, Manning SC: Choanal atresia: a new anatomic classification and clinical management applications . *Laryngoscope* 106: 97 , 1996 .

Derkay CS, Grundfast KM: Airway compromise from nasal obstruction in neonates and infants. *Int J Pediatr Otorhinolaryngol* 19: 241 , 1990 .

Feledy JA, Goodman CM , Taylor T, et al: Vertical facial distraction in the treatment of arhinia. *Plast Reconstr Surg* 113: 2061, 2004.

Manning SC, Bloom DC , Perkins JA, et al: Diagnostic and surgical challenges in the pediatric skull base . *Otolaryngol Clin North Am* 38: 773, 2005 .

Rahbar R, Resto VA, Robson CD, et al: Nasal glioma and encephalocele: diagnosis and management. *Laryngoscope* 113: 2069, 2003.

Rahbar R, Shah P , Mulliken JB , et al: The presentation and management of nasal dermoid: a 30-year experience. *Arch Otolaryngol Head Neck Surg* 129: 464, 2003 .

Tessier P: Anatomical classification of facial, cranio-facial and laterofacial clefts. *J Maxillofac Surg* 4: 69 , 1976 .

Van Den Abbeele T, Elmaleh M , Herman P, et al: Transnasal endoscopic repair of congenital defects of the skull base in children. *Arch Otolaryngol Head Neck Surg* 125: 580, 1999.

第11章

儿童面部骨折

Pediatric Facial Fractures

Tendy Chiang　Kenny H. Chan　著
张晓曼　译

要点

1. 外伤是儿童面部骨折发生的主要原因，也是 1 岁以上儿童最常见的死亡原因。
2. 随着年龄的增长，解剖和行为因素将增加面部骨折的发生率。
3. 大约 1/3 面部骨折的儿童同时患有创伤性脑损伤和（或）脑震荡。
4. 当病情介绍不一致，或出现伤害和寻求治疗之间的时间较长、不合理，或曾有多次因外伤而来急诊室的历史的，应当怀疑非意外创伤或虐待儿童。
5. 所有儿童面部骨折的指导原则是在尽量减少周围骨膜和软组织破坏的情况下完成治疗。
6. 永久固定系统的并发症包括经颅移位、生长障碍、骨萎缩和影像学干扰。
7. 可吸收固定系统提供骨折节段的暂时稳定，避免了去除钢板的需要，并已证明在非承重面部骨折的治疗中很有效果。
8. 小儿眼眶骨折最常见的是眶顶骨折，但眶底骨折仍是最常见的需修复的眼眶骨折类型。
9. 由于小儿面部骨骼的弹性，儿童在出现眼窝陷入性骨折的风险更大。虽然可以采用先进的成像技术，当诊断为陷入性骨折时，需要紧急评估和干预治疗。
10. 鼻骨是儿童面部骨折最常见的部位。此外，儿童的鼻软骨和软骨膜有损伤的高风险，因此在创伤评估中必须对鼻中隔血肿进行评估。父母必须被告知有关鼻中隔血肿的体征和症状，因为它可能会延迟发展。
11. 下颌骨骨折的治疗目标包括恢复正常的咬合和骨性愈合，应使其对骨骼和牙齿发育的影响达到最小。
12. 保守治疗被认为是儿童髁突骨折患者的一线治疗，通常在年龄更小的患者中更为成功。明显移位或脱位的骨折应考虑手术治疗。
13. 切开复位内固定应采用单皮质螺钉，使钢板沿下颌骨下缘定位，避免对未萌出牙造成损伤。上颌骨固定应限制在短时间（2 周）内，然后通过引导弹力带进行早期活动。

外伤是儿童面部骨折发生的主要原因，也是1—19 岁儿童死亡的最常见原因[1]。在美国，外伤造成每年 1.2 万人死亡，并造成数百万人暂时或永久性残疾，并以医疗费用和生产力损失的形式对社会造成巨大的经济负担[2]。车祸是儿童死亡的最常见原因，跌倒导致的非致命伤害最多[3, 4]。同样令人不安的是，在受伤的儿童中，与白人相比，少数族裔的临床转归更差。社会经济因素、保险状况、进入有创伤中心的医院的机会，以及治疗者的偏见等，都会导致医疗保健方面的差异[5]。

儿童面部创伤的处理不仅应该关注需要解决的解剖学问题，还应该关注围绕修复相关的社会经济和环境因素。家庭成员的受伤或死亡以及随后的医院治疗可能对儿童造成心理创伤；这种创伤可能影响儿童的发育和营养情况，并易导致行为障碍[6]。通过儿童生活服务、心理和社会工作给予早期支持对于促进儿童的全面康复至关重要。

一、流行病学和病原学

虽然面部骨折仅占儿童创伤的 4.6%[7]，儿童面部骨折则占各年龄段面部创伤的 14.7%[8]，但这些损伤的发病率非常高。由于儿童面部骨骼的解剖特征，需要足够大的力量才能导致骨折，因此伴有面部骨折的儿童严重相关性损伤的发生率（55.6%）高于没有面部骨折的儿童[9]。儿童面部骨折患者的住院时间是没有面部骨折患者的两倍，在重症监护室的时间是没有面部骨折患者的三倍[7]。面部骨折患者发生严重头部、胸部和脑损伤的风险加倍，死亡率高达 63%。

儿童面部骨折的发生率与年龄组有关，其中婴儿和 5 岁以下儿童的发生率最低（5.6%），青少年的发生率最高，15—17 岁年龄组的发生率为 55.9%。面部骨折主要发生在男性，男性是女性的 2～5.7 倍；在年龄较大的儿童中观察，男性更易发生[8, 9, 11–13]。

32.3% 的面部骨折患者伴有脑损伤[7]。除外已确认的颅内损伤的情况下，22.3%～31.7% 的儿童面部骨折被诊断为伴发脑震荡[9, 14]。27.3% 的患者发生颅底骨折。婴幼儿颅顶骨折的发生率则较高。

儿童面部骨折的流行病学趋势以及与成人面部骨折的显著差异，与解剖和环境因素有关。解剖因素与颅颌面骨骼发育过程中的结构变化有关。在出生时，颅面比例为 8∶1，这导致头部外伤病例中颅骨和创伤性脑损伤的比例更高。在 5 岁时，头盖骨与面部的比例降至 4∶1，在青春期早期降至 3∶2，在成年时降至 2.5∶1。婴儿时期，颅骨不仅构成了头部较大的一部分，而且面部向后倾斜，受到颊部软组织和不完全气化的鼻窦的保护[15]。

儿童面部骨骼血管较多，松质骨和皮质骨的比例较高。骨膜更加坚实，是新骨形成的主要促进因素。较少的钙化和增加的松质骨有助于增加发育中骨骼的弹性、保护并易患“青枝骨折”，而不是移位骨折[16]。未萌出的牙蕾的存在，鼻窦的不完全气化，以及面部大量软组织都能提供额外的支持和保护，来避免骨折。随着颅面部的发育，这些因素的保护减少，同时儿童的环境改变也会出现增加面部创伤的风险。

机动车碰撞（55.1%）、袭击（14.5%）、跌落（8.6%），是儿童面部骨折最常见的致病因素[7]，这与儿童发育的过程相一致。跌倒在婴幼儿中更为常见，自行车和行人撞击相对于机动车意外在学龄儿童中较为常见，暴力行为在年龄较大的青少年中是面部骨折的常见原因。据报道，暴力行为导致了 12.3% 的儿童面部创伤，并且更有可能是社会经济地位处在下层且年龄较大的男性患者的损伤原因[9]。

二、创伤评估

在大多数医疗机构中，急诊科工作人员采用基本生命支持系统（basic life support，BLS）和（或）高级创伤生命支持系统（advanced trauma life support，ATLS）对儿童面部创伤患者进行首次初步评估和处理。BLS 和 ATLS 通常由急诊内科医生或创伤外科医生主导，初步治疗包括初步检查、复苏、二次检查、诊断评估、最终处理[17]。初步检查的目的是评估和去除危及生命的伤害；二次检查是一种更全面的从头到脚的检查，并进行诊断性评估。

2010 年的美国心脏协会心肺复苏和紧急心血管诊疗指南推荐在心脏停搏时按照 CAB 顺序进行胸外按压，开放气道，人工呼吸。窒息性的心脏骤停在儿童中更为常见，因此有效通气在儿科急救中比在成年人群中更为重要。然而，为了简化训练和提高一致性，我们建议使用这个顺序，希望有更多的人在进行或旁观心肺复苏时能够适应它[18]。

儿科人群对 ATLS 有独特的要求。儿童体型较小、血容量较小，这些都是多系统损伤、低血容量和低体温的危险因素。在早期积极的抢救中，应直接压迫出血部位。放置一个小小的肩垫，以补偿枕部突出，防止婴幼儿过度颈部弯曲。在整个评估和治疗过程中，颈椎固定应保持不变。儿童在没有影像学检查异常的情况下患脊髓损伤的风险更大，因为他们的头部占体重比例较大，脊柱的软骨成分也较多。

考虑到颈椎固定时，因为气道开放必须通过仰头抬颏，可以保留头部下颌抬高，以防无法打开气道。通过鼻咽或口咽通气道也可以在保持脊柱固定的同时增加放气道。下颌骨骨折伴气道阻塞引起的舌后坠可通过放置舌线作为口腔气道处理。

作为会诊医师，耳鼻咽喉科医生不应低估他们在初步检查中的作用。颈部失去正常解剖标志，口腔和（或）鼻出血迹象，以及有喘鸣或鼾音可表明存在上呼吸道阻塞。准确评估口腔和鼻腔以及口咽和鼻咽内异物、血液和分泌物的清除情况，可优化早期通气。如果气道持续阻塞，应进行气管插管。应定期对气道稳定性进行重新评估，以确定是否存在气道损伤恶化迹象，如喘鸣、鼾音、血肿和（或）出血。考虑到喉外伤，在手术室应立即进行气道评估同时行气管切开。

鉴于创伤部位的复杂性，在进行面部创伤评估时，系统的头部和颈部检查至关重要。收集完整的病史是必要的，但由于患者的年龄或神经系统状况，以及缺乏在场的证人，这可能非常困难。当病情介绍有任何不一致之处、伤害和寻求治疗之间的等待时间过长、不符合规定或因伤害多次急诊就诊的病史，应怀疑虐待或非意外创伤（nonaccidental trauma，NAT）。非意外创伤与更高的损伤严重度评分、更高的重症监护室再入院率和更高的死亡率相关[19]。头部和颈部区域外伤占虐待儿童后观察到的伤害的 2/3 以上。婴儿特别容易受到非意外创伤的影响，通常首先表现为头部和颈部常见的轻微虐待性损伤。据报道，27.5% 的非意外创伤的受害者中有前哨受伤。11% 的前哨伤表现为口腔内创伤，如牙齿损伤、口腔烧伤、瘀斑或性传播疾病[20]。作为一名会诊医师，必须时刻关注非意外创伤并向创伤科和儿童保护团队特别说明。

无论何时进行，头颈检查都应系统、全面、一致。在某些情况下，患者的年龄妨碍了对彻底评估的依从性或耐受性；可能需要进行镇静或全身麻醉来进行评估，然后根据需要立即进行处理。检查也可能受到绷带、项链和（或）血液、分泌物或碎片的影响。项链应摘除，患者应在固定状态下翻身，以便完全观察和触摸枕部和颈部。应检查所有擦伤、撕裂伤和挫伤，清除或去除所有绷带和分泌物。在评估修复方案以及使用这些伤口作为骨折修复手术通道的可能性的同时，我们也会对组织损失、存活能力和深度进行探查。异物也应被识别和清除。

对颅面骨骼的检查应特别注意与面部骨折相关的特征性体征。假性远视、打斗伤、错殆、牙关紧闭、浣熊眼和明显的脑脊液耳漏和（或）鼻漏均表明有潜在的颅面骨折，并需要进行影像学检查。

耳镜检查外耳道皮肤裂伤、鼓膜穿孔和血鼓室，也提示需要进行放射学检查。前鼻内镜检查可辅以柔性或刚性鼻内镜检查，以评估鼻中隔损伤、血肿和黏膜破裂情况。

头颅和面部骨骼的触诊应自上而下进行。应注意不对称、皱纹、硬结和波动区域。

比较颧弓、眶缘和畸形隆起，可以更好地识别隆起和凹陷。口腔双手触诊可识别出腭部的稳定性、松动或缺失的牙齿以及下颌的稳定性。

此外，还应进行彻底的神经系统评估，并将注意力集中在颅神经上。应在治疗前进行神经功能检查，特别注意面神经分支和三叉神经上颌和下颌分支，因为这些神经容易受到外伤和医源性损伤。

在儿童外伤患者中，检查眼睛和眼眶是很有挑战性的。应尝试评估瞳孔反应性、眼球活动度、眼球位置、视力和复视的存在。应注意鼻眶额部的干扰，如眶距增宽、鼻根扁平、垂直异位和眼球内陷。要求眼科会诊的概率应该很高，因为儿童面部骨折常常伴有眼内损伤。在可行的情况下，应进行强制转向试验（稍后描述），以排除嵌顿卡压。复杂的眼眶外伤的处理，包括软组织和骨损伤，无论是否累及泪腺系统都需要眼外科医生的协助。

创伤性脑损伤（traumatic brain injury，TBI）是儿童发病率和死亡率高的重要原因，在评估患有面部骨折的儿童时，它是首要的关注点[14, 21, 22]。然而，儿童脑外伤的体征可能非常轻微，这导致了额外神经影像学检查的显著差异。小儿格拉斯哥昏迷量表是脑外伤的重要评价指标。格拉斯哥昏迷评分为15分的儿童患脑外伤的风险为2%～3%，而评分为14分或13分的儿童，患脑外伤的风险分别为7%～8%和25%[22]。重要的是要记住，即使没有颅内损伤影像学证据的儿童患者也有较高的脑震荡风险，而伴有颅骨和眶部骨折患者的脑震荡发生率更高[14]。

数码摄影在病历中起着至关重要的作用，大多数电子病历都可轻松将这些文件导入患者的病历中。影像文件可以帮助家庭对未来的治疗（整形手术）进行咨询，并在虐待、疏忽或意外伤害的诉讼中提供证据。尽管智能手机目前在数字摄影中具有易用性和无处不在的作用，但重要的是需要一个一致的照片文件存储流程，以保持患者隐私的保密性并符合1996年《医疗保险便携性和责任法案》的标准。

三、影像学研究

儿童面部骨折的影像学可能受到解剖和行为因素的限制。牙蕾的存在、缺乏骨化、青枝骨折的易发性以及广泛的软组织损伤，都可能使骨解剖的评估变得模糊。患者不能合作可能会妨碍获得最佳成像所需的定位。

传统上，许多X线成像在显示面部骨骼（如科氏位/枕额位、汤氏位/岩骨枕额位、华氏位/顶颏位，或侧视图）时是有效的。然而，即使是清晰的X线片在儿童面部创伤评估中的作用也非常有限。通常不可能充分定位患者以获得各种成像，试图获得平片可能会延误治疗[23]。全景图片是评估下颌骨必不可少的，对手术计划很有用。

计算机断层扫描（CT）已成为儿童面部骨折诊断评价的主要手段[24]。CT允许在病史不完全可靠的情况下，对不明确的伤害进行详细的评估和识别[23, 25]。通过CT进行解剖定位，有助于制订精确的手术计划，这可以进一步通过矢状面和冠状面重建以及三维重建得到帮助。通过低剂量扫描方案，可以使与辐射剂量相关的风险最小化[26, 27]。

四、治疗注意事项

软组织损伤最好不行边缘组织清创。同时存在的软组织损伤往往会影响治疗的时机，因为撕裂伤有助于修复骨折。应在可行的情况下尽快进行完全缝合，尽早清创缝合和面部丰富的血管有助于伤口愈合。

大约40%的儿童面部骨折患者在门诊治疗[9]。需要住院治疗的最常见的儿童面部骨折是下颌骨骨折，占儿童面部骨折住院的32.7%～44.8%[7, 11]。在下颌骨骨折中，25.1%～36%需要手术[7, 11]。随着年龄的增长，修复的可能性也会增加[9]。

五、永久固定系统

理想的固定系统可以在骨愈合期间提供足够强度的刚性固定，而不会出现远期并发症或干扰生长和发育。钛板系统已被证明是一个针对面部骨折有效的固定系统，因为它们的可靠性和临床惰性。解剖复位和固定支持提供了一个恢复固有骨强度的适当支架。然而，永久性固定系统对于涉及颅面骨骼生长部位的骨折作用较小。颅面的生长随着骨外表面的骨质沉积，同时伴有内表面的再吸收[28]。在动态结构中引入静态结构（如钢板）可导致固定物经颅移位甚至颅内移位[28–30]。经颅移位和颅内移位的迁移率分别为14%和6%[31]。除移位外，永久性固定系统的其他并发症还包括生长障碍、骨萎缩、放射性成像干扰、需要取出、热敏感性和可触及性[28–30, 32–36]。

是否需要取出无症状金属板和螺钉仍有争议。许多专家主张定期去除无症状的固定，而其他专家则建议有临床症状时再取出[37]。保留的固定不仅有移位的风险，而且有生长受限、可触及、感染和疼痛的风险[30, 38]。在第三次斯特拉斯堡骨合成小组会议上发表的一份共识声明指出，

"只要手术不会对患者造成不必要的风险"，取出金属板是可取的。目前的共识似乎倾向于保留无症状固定[39, 40]。

六、可吸收固定系统

可吸收固定技术彻底改变了儿童颅面手术和创伤的处理。可吸收材料可暂时稳定骨折段，同时避免最终取出钢板的弊端。此外，还避免了面部骨骼发育过程中永久性钢板所带来的风险。目前的可吸收固定系统在治疗儿童面部创伤方面有明显的优势[41]。

可吸收固定系统来源于聚二氧烷酮或乙醇和（或）乳酸聚合物。随后的板强度和再吸收率与这些材料的比率有关。表 11-1 和表 11-2 总结了可吸收固定常用聚合物的物理性质[42]。

虽然可吸收固定系统提供了明确的远期疗效，但也必须考虑潜在的并发症，包括骨折稳定性不足、钢板和螺钉体积大以及缺乏抗变形能力等。可吸收固定系统比钛合金固定系统具有更大的轮廓，这增加了可触摸到的风险，特别是在皮肤较薄的区域。这些系统需要一个热源来雕刻板材，一旦冷却到热塑性范围以下，就会变硬。与钛制螺钉相比，可吸收螺钉的放置在技术上更具挑战性，但较新的固定系统提高了操作的方便

表 11-1 生物可吸收板和螺钉制备中常用单体聚合物的物理性能

单 体	玻璃化转变温度（℃）	抗弯强度（MPa）	体内降解所需时间	
			强 度	质 量
聚羟基乙酸	35～40	320	4～6 周	6～12 个月
聚 L- 乳酸	60～65	190	6 个月	1～6 年
聚 D，L- 乳酸	55～60	150	8～12 周	12～16 个月
聚对二氧环己酮	16	120	4～6 周	6～12 个月

引自 Imola MJ, Hamlar DD, Shao W, et al: Resorbable plate fixation in pediatric craniofacial surgery: long-term outcome. *Arch Facial Plast Surg* 2001;3:79.

表 11-2 商用颅颌面可修复接骨板系统及其性能

系统名称与初次介绍日期	聚合物含量	体内存在时间	
		剩余强度	完全降解
LactoSorb（W. Lorenz Surgical Inc.，Jacksonville，FL），1996	PLLA 82%，PGA 18%	8 周：70% 12 周：30%	6～12 个月
Macropore（Medtronic，Minneapolis，MN），1998	PLLA 70%，PDLLA 30%	6 个月：90% 12 个月：50%	1～3 年
Bionx（Bionx Implants Inc.，Blue Bell，PA），1998	PLLA 70%，PDLLA 30%	8 周：90% 6 个月：30%	1～2 年
Resorbable Fixation System（Synthes，Paoli，PA），2000	PLLA 70%，PDLLA 30%	8 周：68% 6 个月：30%	1～6 年
DeltaSystem（Stryker-Leibinger，Kalamazoo，MI），2000	PLLA 85%，PDLLA 5%，PGA 10%	8 周：81% 6 个月：50%	1.5～3 年

PDLLA. 聚 D，L- 乳酸；PGA. 聚羟基乙酸；PLLA. 聚 L- 乳酸

引自 Imola MJ, Hamlar DD, Shao W, et al: Resorbable plate fixation in pediatric craniofacial surgery: long-term outcome. *Arch Facial Plast Surg* 2001;3:79.

性[45]。过度成型和（或）加热会削弱固定材料的强度[46]。一些固定系统需要钻孔和螺丝固定，增加操作时间[42]。在术后 6～18 个月的再吸收水解阶段，存在积液或感染的风险[47, 48]。长期异物反应、肉芽和伤口开裂已有报道[49]。

在儿童下颌骨骨折治疗中使用可吸收固定系统仍存在争议。目前，可吸收固定系统未经美国食品药品管理局批准用于承重情况下。发生病理性骨折需要钛再植入的事件已被报道[50, 51]。随着更强生物力学材料的引入，初步研究证实改善了耐受性和手术成功率，提示可吸收钢板在修复下颌骨骨折中可能最终发挥作用[50, 52, 53]。

七、额骨骨折 / 鼻眶筛骨骨折

儿童额窦骨折极为罕见，因为 8 岁左右的儿童额窦还没有气化。直到青春期晚期，额窦发育才完成。由于缺乏含气额窦的保护，额骨骨折合并颅内损伤率很高，据报道发生率为 35%～64%[54–57]。与老年患者相比，年轻患者伴有额骨骨折的颅内损伤发生率更高。

治疗的目标包括治疗伴随的颅内损伤和美容问题（图 11–1）。脑脊液漏是常见的，报道发生率为 18%～36%，但大多数患者对包括卧床休息、床头抬高和粪便软化剂在内的保守治疗效果良好[58]。伴随的颅内损伤往往导致颅骨化，但这种改变在儿童人群中的作用尚未得到充分研究。对该人群进行长期鼻腔监测至关重要；鼻窦气化，骨损伤或来自原骨折部位的颅内异常通路可能增加颅内并发症的风险。

鼻眶 – 筛区（nasoorbital–ethmoid，NOE）创伤在儿童人群中极为罕见，常由高能量冲击造成的。考虑到受伤所需的撞击以及对重要邻近结

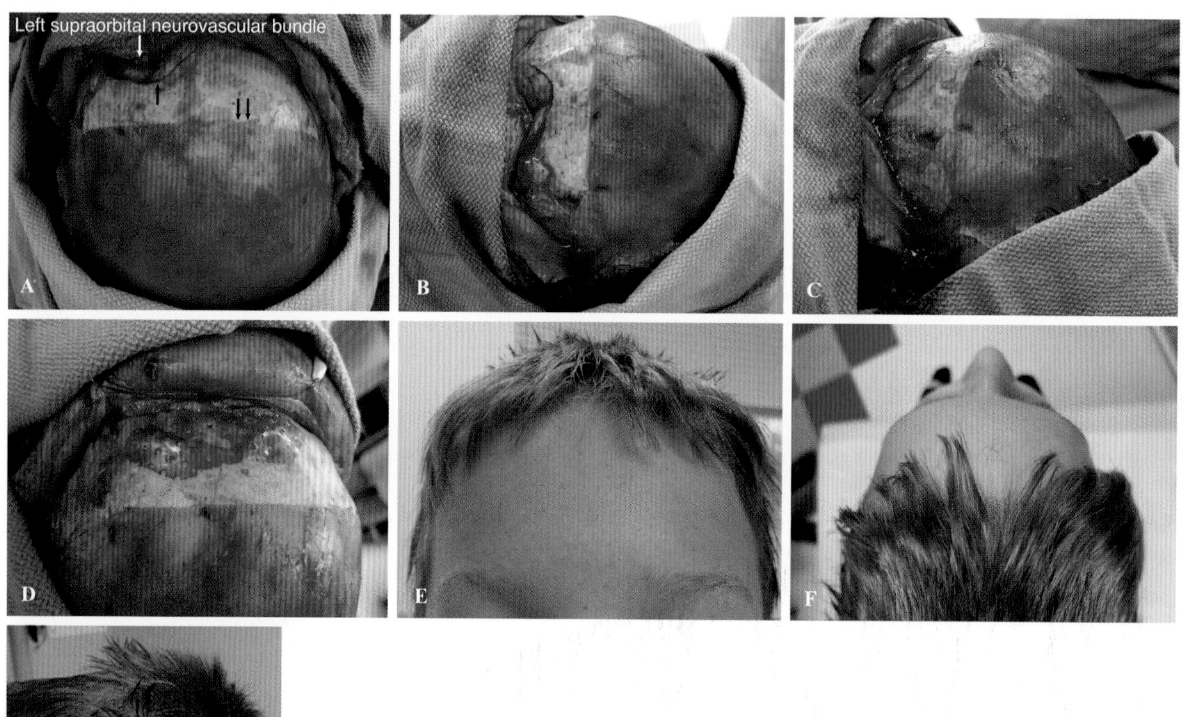

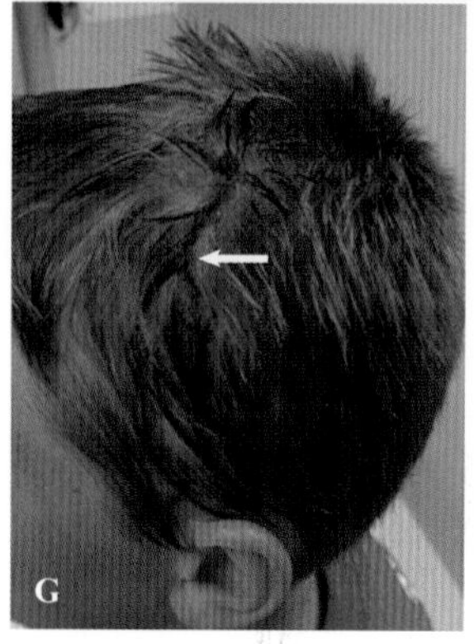

▲ **图 11–1　青少年左侧额窦骨折累及眶缘。在眼眶边缘进行骨膜下解剖，形成颅周皮瓣。对左眶上神经血管束进行了鉴定和保存**

A. 俯视图；B. 侧视图；C. 用单皮质螺钉固定凹陷骨的主要部分，减少骨折。Carroll-Girard 的 T 式是另一种选择；D. 放置可吸收网和螺钉将移动段固定在位；E 和 F. 术后 1 周恢复前额部形态。正面视图（E）和俯视图（F）。G. 双冠状入路的不规则皮肤切口为瘢痕提供了极好的伪装

构的损伤风险，几乎总是需要多学科团队。由于幼儿额窦系统气化不良，以及儿童面中部与颅脑比例的差异，小儿 NOE 骨折的表现与成人不同（图 11–2）。Markowitz 提出的经典成人分类系统（1 型，完整的内眼角，伴有大的单节段骨折；2 型，完整的内眼角肌腱，伴有粉碎骨折；3 型，伴有粉碎骨折的内眼角脱出）不能准确反映儿童最常见的骨折模式[59]。Burstein 将前额基底部创伤归类为儿童 NOE 分级系统的一个表现，该系统更强调了对中央额骨、眶上缘及 NOE 复合体与颅顶的密切关系的伴随损伤[57]。

Burstein 分类系统（框 11–1）解决了儿童 NOE 骨折治疗所需的多学科问题，包括开颅部位、手术方法和所需的颅内修复程度。然而许多修复策略取决于对完整骨膜和骨骼的最小暴露和破坏，Burstein 报道了选择性骨切除和开颅骨瓣的成果，以改善神经外科治疗的伤口暴露情况以及骨折段的侧方固定。

框 11–1 鼻眶 – 筛区（NOE）创伤的 Burstein 分类

1 型：累及中央额骨、上 NOE、眶内侧上缘、双侧额窦
2 型：单侧，累及额骨、同侧眶上缘 / 眶外侧缘、NOE 和整个额窦
3 型：双侧，累及上眶缘、NOE、整个额窦

八、眼眶骨折

儿童眼眶骨折有别于成人眼眶骨折。它的发病率更高，占所有面部骨折的 3%～45%[15, 60–64]。眶上缘和眶顶骨折，由于其与额骨和尚未气化的鼻窦的连续性，通常合并颅骨骨折。眶顶骨折是 7 岁以下儿童最常见的眼眶骨折。随着年龄的增长，相对于颅面骨生长的颅脑成比例地变小。相应地，7 岁时，眶顶骨折发生率降低，眶底骨折发生率增加[21, 61, 65]。解剖因素包括幼儿额骨的大小和突出程度，而到 7 岁时，影像学显示额窦气化增加可以为额骨提供保护，形成“缓冲区”。

眼眶骨折被认为是由两种主要机制引起的，临床上大多数骨折都表现出这两种机制的特点。“液压”理论提出直接的眼球压力和压缩力迫使眶壁的薄骨屈曲，特别是内侧壁和下壁，导致骨折和（或）爆裂[66]。“骨传导”理论描述了直接施加在眼眶边缘，围绕眼眶的外力[67]。

儿童眼眶骨折的临床评估应包括彻底的眼科和神经系统检查。眼眶骨折的年轻患者更容易受到神经损伤和颅骨骨折的影响，因为眼眶与神经颅骨的关系更为密切。相比之下，老年患者更容易出现面中部和眼损伤。

CT 扫描是评价眼眶骨折的金标准。高分辨率薄层轴位、冠状位和矢状位重建可以帮助识别

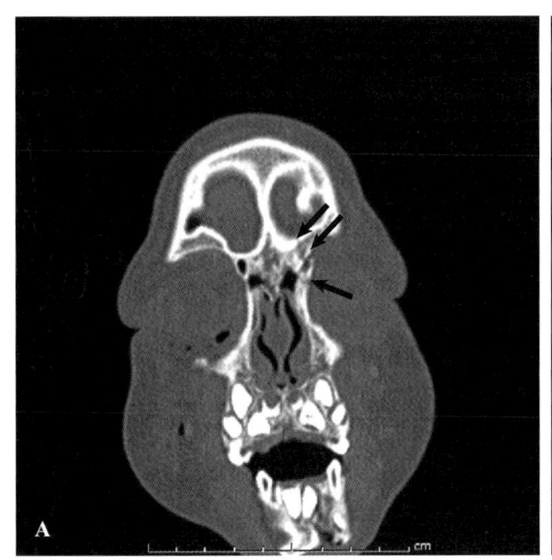

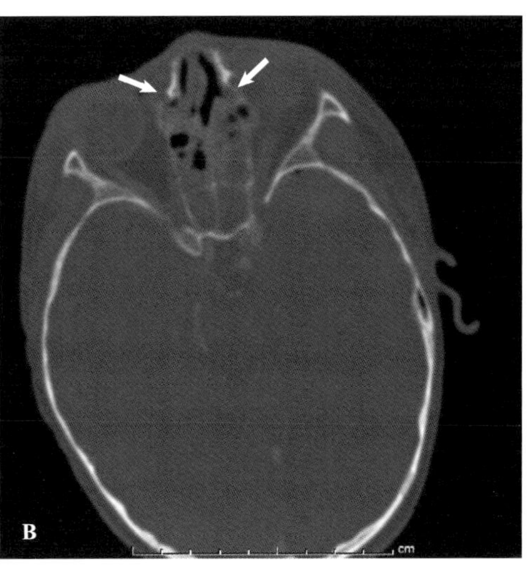

▲ **图 11–2 由于额窦缺乏气化，儿童鼻眶 – 筛区（NOE）骨折在儿童的表现不同，并常伴有颅内损伤**

A. 冠状位 CT 显示 NOE 骨折，累及左眼眶上缘和左眼眶内侧壁（箭）。B. 轴位 CT 显示微小移位的左 NOE 骨折（箭）

骨的不连续性和软组织移位或嵌顿，以及异物的存在。三维重建提高了骨的清晰度，在术前规划中有价值。

根据受累区域、邻近结构受累程度、临床、影像学和预后标准，提出了几种儿童眼眶骨折分类[21, 68]。一般来说，大多数专家建议在诊断后48h内进行紧急手术，但这些分级系统可以重新考虑这些建议。Matteini将骨折分为Ⅰ级（涉及眶缘骨折）、Ⅱ级（无功能损伤的眶壁骨折）、Ⅲa级（成人合并复视的眶壁骨折）和Ⅲb级（儿童合并复视的眶壁骨折）、Ⅳ级［开放/穿透性伤口，暴露和（或）脑脊液漏］，以及Ⅴ级（累及眶尖，导致眼球或视神经受压或缺血）。Lose提出了一个可以使骨折与邻近损伤联系起来的分类方案：1型骨折及其亚组由单纯眼眶损伤组成；2型骨折具有相关的颅面特征；3型骨折包含常见的骨折类型[21]。

（一）眶顶骨折

有三种主要类型的眶顶骨折：未移位、向上移位伴有或不伴有硬脑膜或脑破裂（眶顶爆裂）或向下移位（眶顶爆裂）（图11-3）。眶顶骨折的治疗通常是保守的，手术是为了美容和修复眼部或颅内损伤。如果可能，眶上缘和眶顶的入路应能处理现有的裂伤。眉毛和眼睑处的皱褶切口都有瘢痕形成和美容效果不佳的风险，而冠状切口则需要大范围的解剖才能完全暴露眼眶的远端。长期随访观察如脑膨出和眼眶黏液肿胀等的后遗症是很有必要的，这可能随着时间的推移而增加。

（二）眶底骨折

虽然眶顶骨折是儿童人群中最常见的眶骨折，但眶底骨折仍然是最常见的需要修复的儿童眶骨折类型。考虑到儿童的面部骨骼更具弹性，眼眶骨折的儿童更容易发生活板门骨折（图11-4）[68-71]。活板门骨折通常沿着眶底的眶下裂。“活板门”的短暂打开会嵌顿眼眶内容物，儿童眼眶内容物通常由软组织和肌肉组成，特别是下直肌（图11-5）[72]。重要的是要记住，嵌顿是一种临床诊断，不能仅通过影像学检查排除。

眶底骨折典型表现为疼痛、复视和眶下麻木，而嵌顿压迫可能有不同的表现。复视可能提示嵌顿，但也可以看到直接肌肉或神经损伤和眼眶肿胀。强制内收测试有助于区分由嵌顿引起的复视和由软组织肿胀、肌肉挫伤或神经损伤引起的假性压迫。儿童的被动牵拉试验通常在全身麻醉下进行。结膜在边缘附近用镊子夹住，并向怀疑被夹伤的相反方向移动。在合作患者中，可以使用4%利多卡因的局部麻醉药代替全身麻醉进行被动牵拉试验。

“白眼爆裂性骨折”是指眶底骨折，表现为

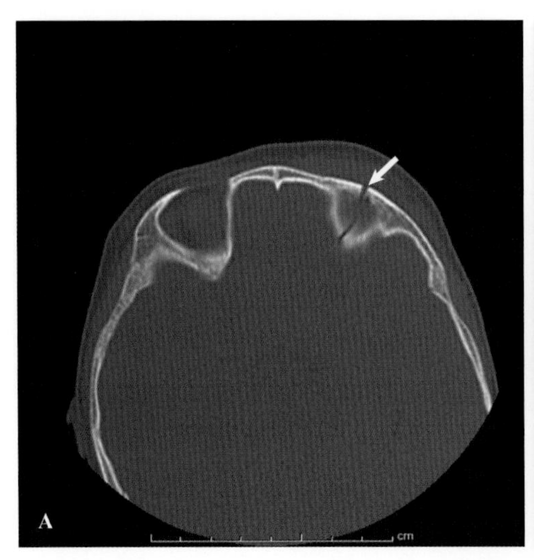

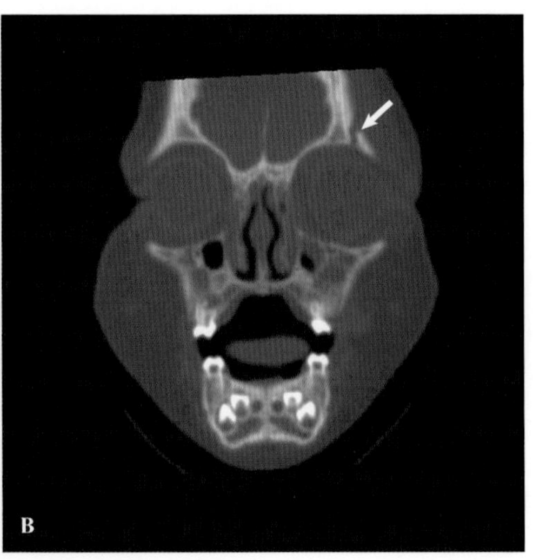

▲ 图11-3　非移位的眶顶骨折通常保守治疗

A. 非移位性左眶顶骨折的轴位CT（箭）。B. 非移位性左眶顶骨折的冠状位CT（箭）

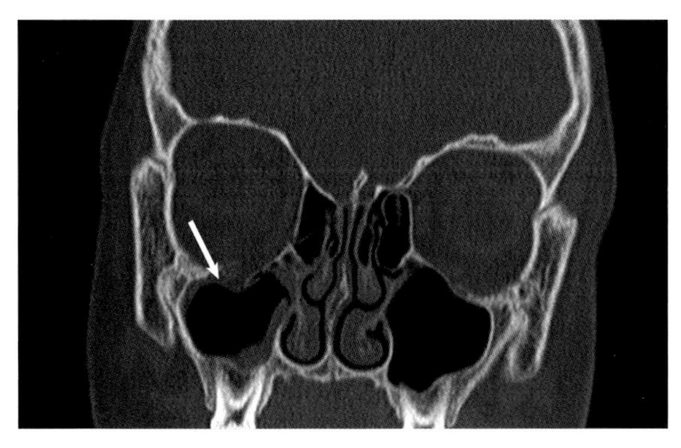

▲ 图 11-4　冠状面 CT 显示右眶底活板门骨折伴软组织嵌顿（箭）。考虑到儿童面部骨骼的弹性，儿童面临更大的嵌顿风险

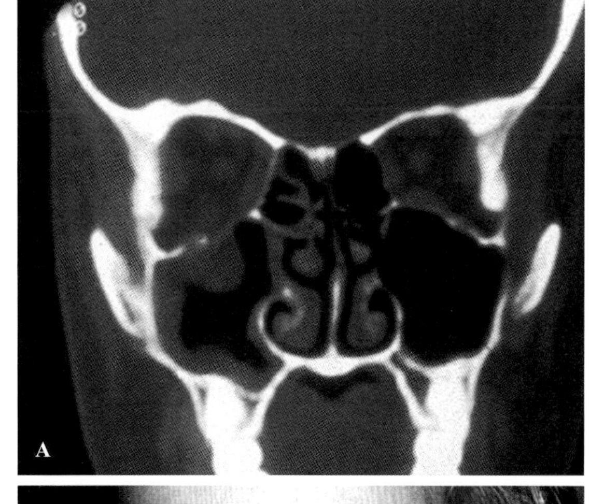

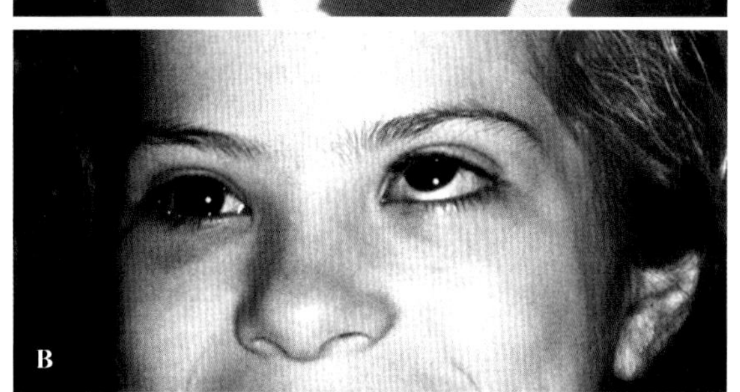

▶ 图 11-5　眶底活板门骨折
A. 冠状面 CT 示右眶活板门骨折伴下直肌夹伤。B. 右侧向上凝视受限

眼球运动受限，软组织轻度水肿，眶内无明显移位（眼球后移位）或眼眶内有明显肿块的有明显影像学特征的眼眶爆裂性骨折[73]。“白眼”指结膜下出血少，周围无瘀斑或红斑。

眼心反射描述了眼眶损伤时并发的心动过缓、晕厥和恶心呕吐三联症状，这应该引起对软组织和（或）肌肉嵌顿卡压的关注。事实上，活板门骨折的情况下恶心和呕吐有 83% 的阳性预测价值[74]。

干预的目的是预防眼眶骨折的两种主要高发病：复视和眼球内陷。如果有临床或影像学证据显示存在嵌顿卡压、大于 2mm 的眼球内陷或超过 50% 的眶底骨折，则需要进行手术。面部骨骼明显不稳定、持续性眼心反射、白眼爆裂性骨折、眼球移位、眼球内陷或眼球下陷（眼眶内眼球向下移位）是诊断后 48h 内进行治疗的指征[75, 76]。治疗的延误会增加患永久性复视的风险[74]。此外，延迟修复会增加骨痂形成和畸形愈合的风险，使外科修复在技术上更具挑战性。不符合这些标准（轻度复视、无眼球内陷、良好的眼部活动性）的患者应密切追踪，临床表现无改善或体征或症状演变时需要手术[77]。

（三）内侧壁骨折

内侧壁骨折（图 11-6）具有明显但较小的坎顿风险，特别是涉及内直肌。嵌顿卡压的症状可能类似，包括恶心、呕吐和眼心反射[78]。手术应在诊断后 48h 内进行。尽管内侧壁骨折发生眼球内陷的风险比眶底骨折低，但较大骨折段仍可能发生眼球内陷。手术治疗内侧壁骨折的适应证包括眼球内陷、视神经压迫和运动障碍。

（四）眼眶手术入路

经结膜入路是进入眶下缘的主要途径。这种内入路将切口隐藏在结膜内，并提供了进行内侧操作的选择，合并经泪阜入路以显露内侧壁，或合并更常见的外眦切开，处理外侧壁。结膜后入路，通常先经结膜切口行外眦切开术，将外眦肌腱和结膜分开，这样可以改善下眼睑的外翻程度。然后在眶隔前或隔后平面切开结膜，将切开的结膜移至眶下缘。在底部切开骨膜可进入骨膜下平面。尽管有些切口会用间断缝合重新缝合结膜（图 11-7），但总体上不需要缝合。

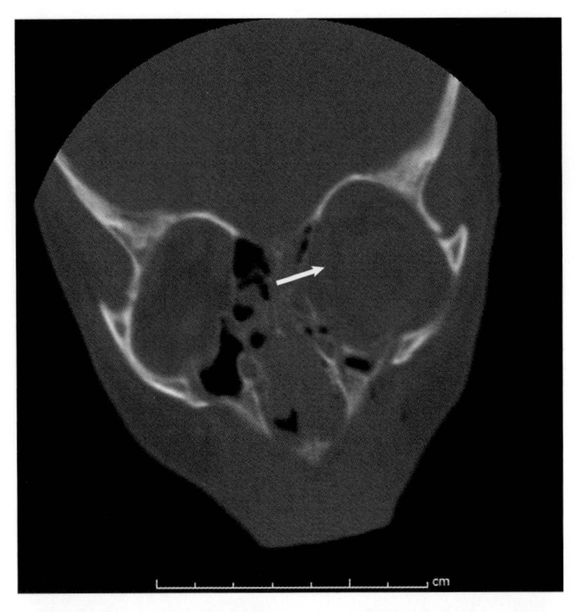

▲ **图 11–6　左侧眶内壁骨折伴眶底受累（箭）的 CT 扫描。除非有嵌顿卡压、外观畸形，或视神经受损的问题，一般都选择保守治疗**

经泪阜入路包括继续把结膜切口向内侧延伸，以进入眼眶内侧壁。在儿童使用这种方法比较罕见，对于那些不经常使用这种方法的耳鼻喉医生需要眼科整形外科医生的协助。经泪阜入路首先从结膜入路开始，通过泪阜从中间穿过，避开泪点、泪小管和半月形褶皱。切口位于泪腺系统和内眦后方，朝向泪嵴，延伸至泪嵴的后缘。做骨膜下切口，向后内侧进行钝性解剖。筛前动脉可以作为解剖上界的标记。泪阜一般使用 6–0 缝线间断缝合（图 11–8）。

下睑缘入路位于睫毛下方，是首选的眶底眼外入路。下睑缘入路有助于掩盖瘢痕，并允许扩大切口，以处理眶缘外侧病变。

下睑缘切口位于睫毛缘下方 2mm 处。解剖进入皮下平面，朝向眼眶边缘，提起一个 5mm 的皮下皮瓣。然后通过眼轮匝肌向骨膜进行解

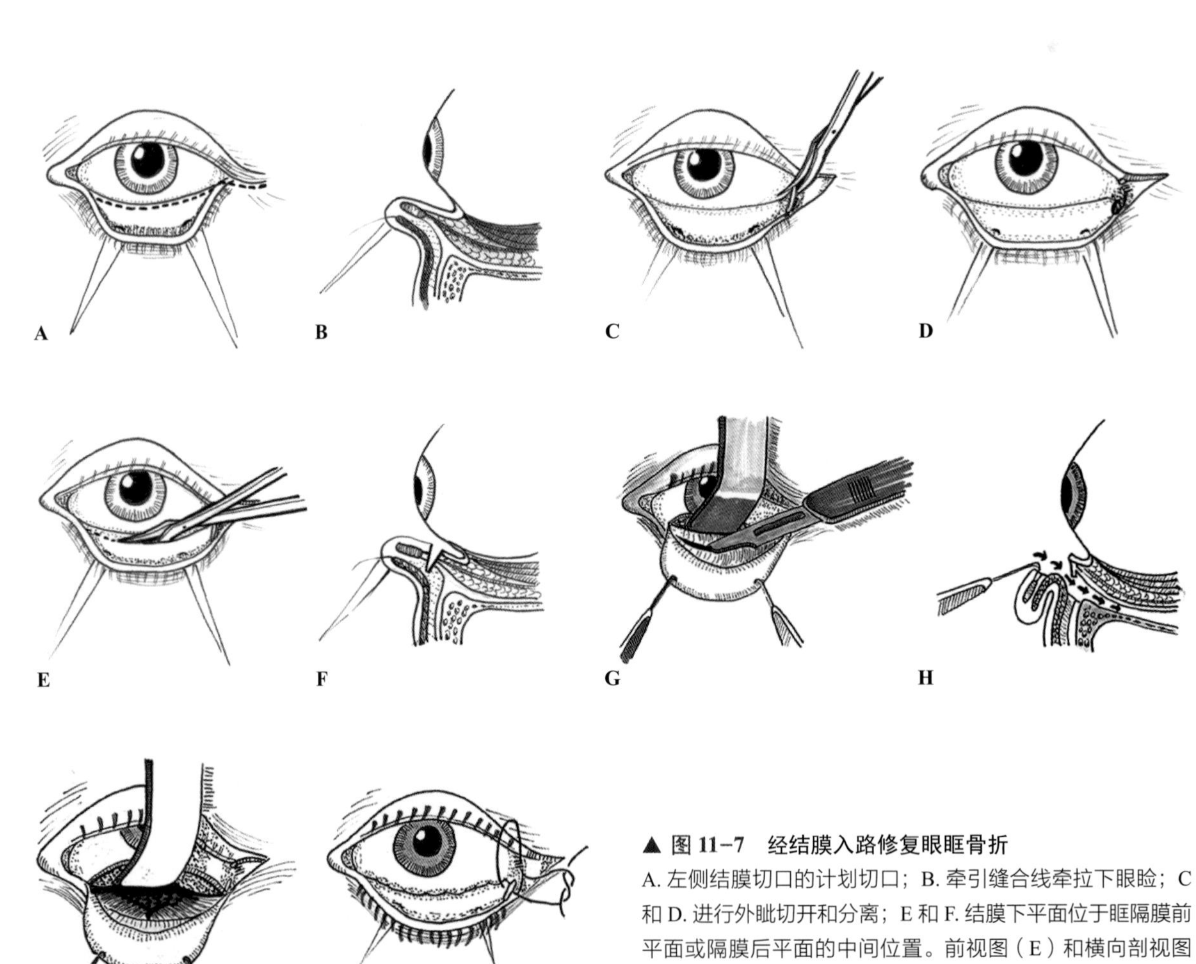

▲ **图 11–7　经结膜入路修复眼眶骨折**

A. 左侧结膜切口的计划切口；B. 牵引缝合线牵拉下眼睑；C 和 D. 进行外眦切开和分离；E 和 F. 结膜下平面位于眶隔膜前平面或隔膜后平面的中间位置。前视图（E）和横向剖视图（F）。G 至 I. 骨膜切口进入骨膜下平面。前视图（G）；横向截面图（H）。I. 骨膜牵拉。J. 缝合切口可以用快速吸收的普通肠线完成，但不是必须的（由 Peter J. Koltai 提供）

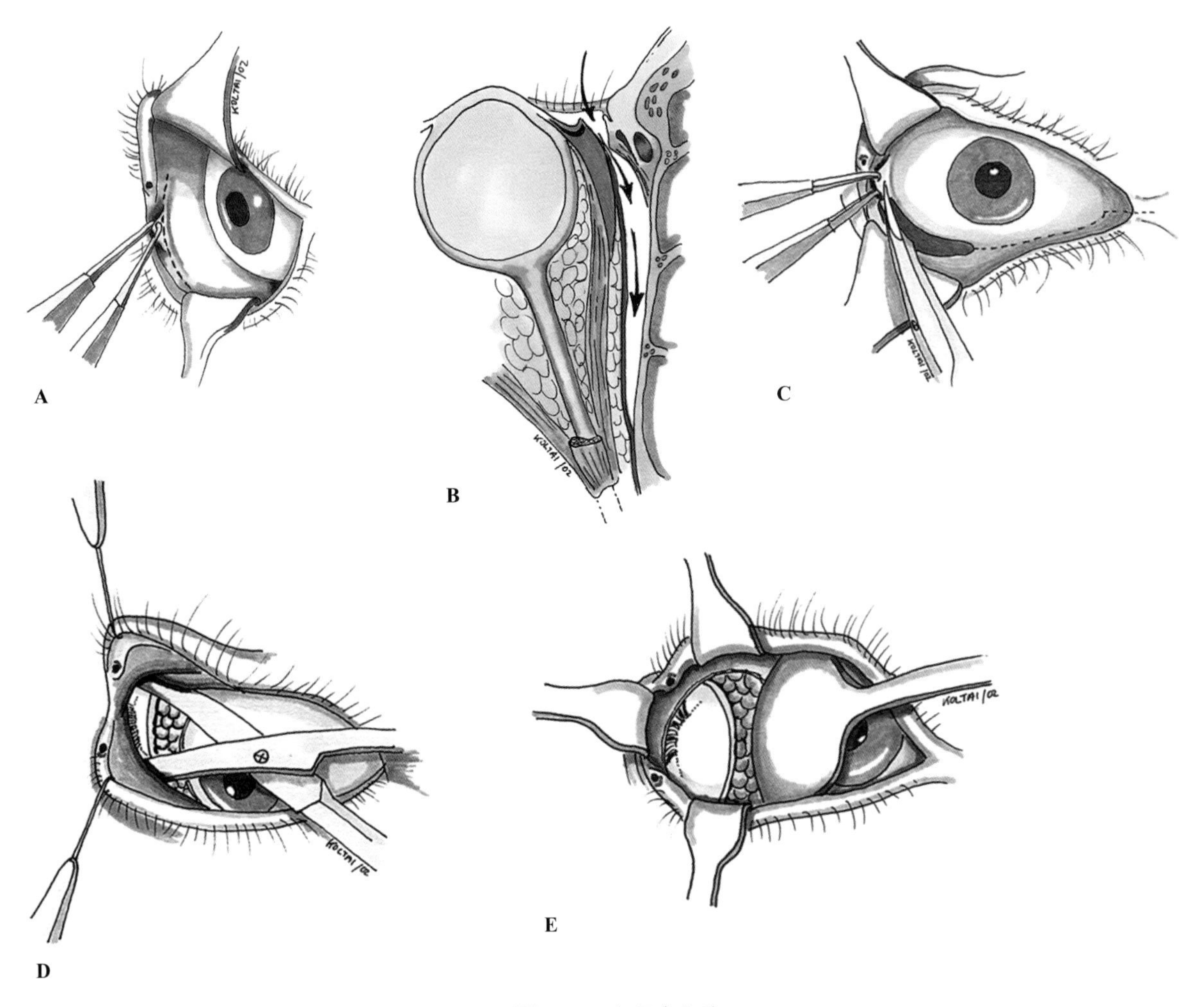

▲ 图 11-8　经泪阜入路

A 和 B. 经泪阜的切口可以单独应用或作为扩大经结膜入路的延伸。解剖应该通过泪阜进行，避免半月形褶皱。C. 解剖是在泪道系统和内眦后方，向泪嵴进行的。D 至 E. 眶周 / 骨膜下平面在泪嵴后面切开（由 Peter J. Koltai 提供）

剖，在眶隔表面形成一个肌下平面，上方带有睑板前肌瓣，下方是皮肌瓣。皮肌瓣提升至眶下缘。沿眶前缘切开骨膜，避免眶隔破裂。骨膜下分离抬高允许广泛进入眶底（图 11-9）。

九、鼻骨 / 鼻中隔骨折

鼻骨骨折占儿童面部骨折的 15%～69%，并且经常被报道为最常见的骨折 [12, 80, 81]。尽管面部骨折在儿童中相对罕见，但大约一半的鼻部骨折发生在儿童 [82]。发病率随年龄增长而增加；由于解剖发育和行为因素，青少年发病率最高 [8]。成人鼻中隔偏曲中，65% 有儿童时期鼻外伤史 [83]。

儿童的鼻子与成年人的鼻子相比突出较少，有着较短的背部和较大的软骨比例。随着中、下第三软骨顺应性的增强以及融合线的缺乏，这些解剖特征使得创伤的力量得以广泛扩散，从而提供了对骨质的保护。相反，软骨和软骨膜损伤的风险增加。

由于广泛的软组织水肿，鼻外伤后的体格检查可能具有挑战性。对鼻外形及鼻骨的活动性评估可能受到肿胀和患者耐受性的限制。通常需要在水肿消退后数天内重新评估，以确定是否有由此产生的鼻畸形。

鼻外伤的初步评估必须包括鼻内检查，以排除鼻中隔血肿。鼻中隔血肿在儿童中较常见，而且更常见于双侧而非单侧（图 11-10）。典型的表现症状是鼻塞和疼痛。体格检查显示使用减充血剂后，前黏膜下波动持续存在 [84]。脑脊液鼻漏和

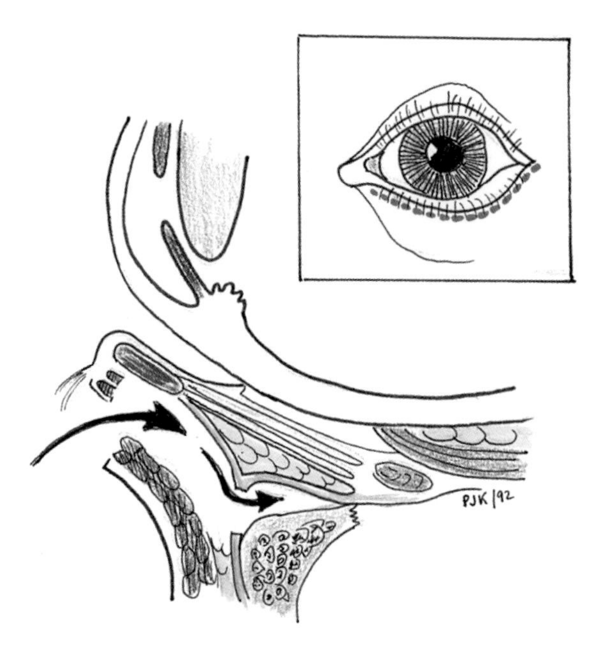

▲ 图 11-9 下睑缘切口位于睫毛边缘下方 2mm 处。肌下解剖进入眶下缘，进入骨膜下平面，接近眶底（由 Peter J. Koltai 提供）

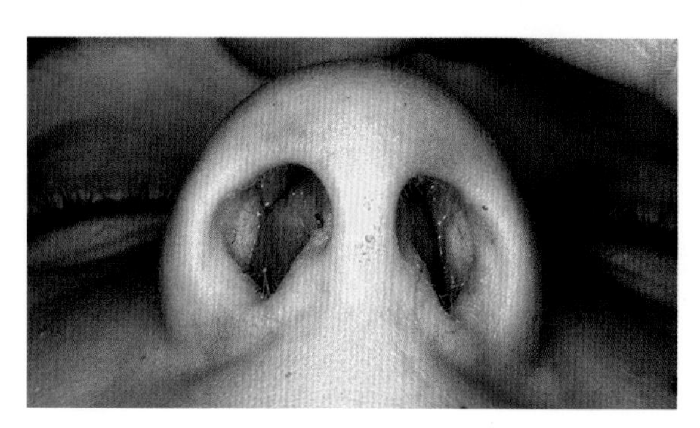

▲ 图 11-10 双侧鼻中隔血肿的表现为双侧鼻塞及鼻中隔隆起

发热也是常见症状。

鼻中隔血肿或脓肿的清除应在大范围暴露的情况下进行，通常通过 Killian 或半贯穿切口进行[85]。穿刺抽吸常常不充分。一般需要对伤口大量冲洗，并将骨折复位。相对的黏膜软骨膜用缝合针重新缝合，以间断缝合的方式缝合切口以便于引流。填充材料通常选用硅酮隔片，在适当位置放置几天。预防性使用抗生素。

手术治疗鼻中隔血肿有两个被认为是需紧急处理的主要原因。首先，伴有血肿的黏膜软骨膜损害鼻中隔血液供应，导致软骨缺血坏死、软骨吸收，最终导致鞍鼻畸形。第二，中隔血肿的感染很容易通过面部中部无瓣膜的静脉系统传播，导致败血症。葡萄球菌、嗜血杆菌和链球菌感染鼻中隔血肿会加速这些细菌产生的胶原酶引起的软骨吸收。

鼻中隔是面中部的重要生发中心。它包含两个稍厚的离散区域，具有较高的有丝分裂活性，为主要的生长中心，即蝶嵴和蝶背区域。蝶背区负责鼻前嵴和上颌骨的发育，蝶背区调节鼻的长度和高度[86]。创伤或过度的外科矫正会阻碍随后的发育，且与年龄相关。受伤时年龄越小，面部发育的影响就越明显[87]。

儿童鼻骨折的常见类型可根据正面撞击和侧面撞击来确定。侧面撞击骨折更常见，预后更好，导致骨和软骨破坏较少。侧向撞击导致撞击侧向内骨折，并伴有对侧外翻骨折[88]。正面撞击骨折是开放性骨折的主要原因，通常累及软骨结构[89]。这些骨折会破坏上外侧软骨和鼻骨的连接，并经常延伸到泪腺、筛骨和额骨[88]。

在处理好与鼻中隔创伤相关的紧急问题后，患者将在几天内被重新评估，软组织水肿已经消退。那时，可以对功能或美观进行准确的评估。手术目标包括恢复鼻腔固有气道，改善损伤前的畸形外观，减少使用内固定材料以避免鼻腔生长中心的破坏。

鼻骨骨折的闭合性复位通常在受伤后 7～10d 内进行，在年轻儿童中则更早。尽管手术是在全身麻醉下在手术室安全进行的，但在门诊或急诊室局部麻醉下，一些患者（如青少年）在使用或不使用镇静药的情况下，都可以耐受闭合复位。外夹板的放置应位于鼻根，注意避免骨折处的再骨折。鼻中隔骨折可能需要用 Boies 器或 Asch 钳以黏膜外方式复位。鼻中隔移位需要鼻内支架填塞几天，以促进其愈合。

如果鼻骨骨折闭合复位失败或有残余畸形或鼻阻塞的鼻骨折可能需要通过鼻中隔成形术进行额外的手术干预。更具侵入性的手术时机是有争议的；必须考虑当前的临床严重程度和对面中部生长的潜在影响。术前告知应包括可导致复发或持续功能障碍的潜在的生长发育的长期风险。

十、面中部 / 颧骨复合骨折

面中部骨折在儿童中比较罕见，面中部由于上颌窦缺乏气化和牙根的存在、覆盖软组织和内在骨骼弹性较好，而受到相对保护。颧骨是最常见的骨折部位，发病率最高发生在青春期，年龄16—18 岁[90]。牙槽骨骨折在幼儿中更常见[90]。面中部骨折的发生率随着年龄的增长而增加[40, 61, 90]。

对疑似面中部骨折患者的初步评估包括眼外活动度的评估，因为眶外伤经常伴随着面中部骨折。由于软组织肿胀常常掩盖了面中部的畸形，因此用 CT 进行放射学检查对补充体格检查很重要。

LeFort 骨折在儿童中非常罕见，最常见于青少年，他们的解剖特征与成人更为一致。此外，青少年更容易遇到容易造成面部创伤的社会风险因素（运动、机动车辆事故和人际暴力）。硬腭骨折非常罕见，仅占儿童面部骨折的 0.5%[25]。绝大多数的硬腭骨折可以通过闭合复位技术修复，如牙弓夹板和磨牙间线。随着上颌窦的气化，颧骨复合体骨折的发生率往往会增加，因此这些骨折在年龄较大的儿童中更常见（图 11-11）。这些骨折经常被保守处理，否则考虑手术干预，以防止移位和随后的美容问题。

面中部骨折修复的原则与其他儿科面部骨折的指导治疗保持一致：对周围骨膜和软组织的破坏最小。固定从一个稳定点开始，然后向中心移动以固定随后的不稳定碎片，重点是稳定正面中部的生理支柱。修复发育中的面部骨折时，最好使用可吸收材料。关于固定板的更高的轮廓以及水肿再吸收阶段肿胀期后的预期，应对患者父母进行充分的告知。

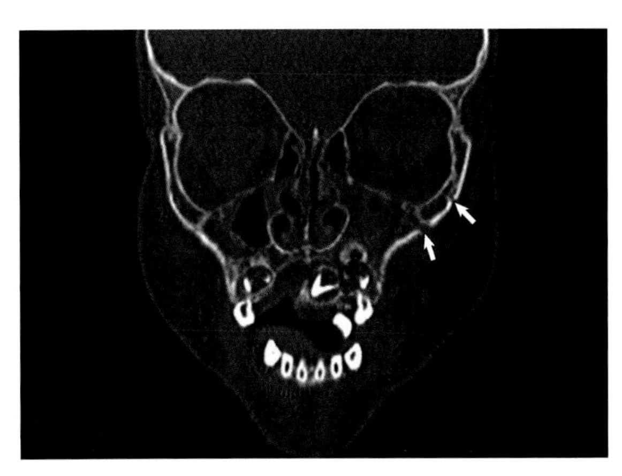

▲ 图 11-11 CT 示左颧骨复合体冠状面骨折（箭）导致颧骨隆凸缺失和旋转移位

十一、牙齿 / 牙槽骨损伤

同时发生的牙齿和牙槽骨损伤很常见，34.7% 的儿童面部骨折与此相关[91]。男性患者的牙齿损伤更为常见，平均损伤年龄为 6—12 岁[92, 93]。与小儿面部骨折相似，常见的病因包括运动、机动车事故、跌倒和暴力[94, 95]。牙冠是牙齿最常受到影响的部位[93]。口腔出血和牙齿断裂或脱落会增加吸入的风险；在头部和颈部外伤检查时，应仔细检查口腔是否有缺失或松动的牙齿，并在手术前记录检查结果。最常见的感染牙齿是上颌中门齿。牙槽骨骨折发生在 5%～9% 的牙槽骨损伤中，范围从局限于牙槽骨的骨折到导致牙槽骨段不稳定的骨折，可以一直延伸到下颌骨或面中部。

如果有牙齿外伤的问题，应由包括儿科牙医和（或）口腔外科医生进行评估。全景 X 线片和普通 X 线片可以进一步明确牙槽或牙根损伤。牙槽骨损伤处理包括碎骨清创、拔牙种植和牙槽夹板固定；这些手术可配合面部多发骨折的修复。

十二、下颌骨骨折

下颌骨骨折是第二常见的儿童面部骨折，占儿童面部骨折的 32.7%～47%，也是最常见的需要住院的面部骨折[7, 62, 96]。与其他面部骨折一样，发病率随着年龄的增长而增加，6 岁以下儿童发病率不到 25%[7]。年龄依赖性发病率增高与颅脑比例的降低有关，而随着生长，中面部和下面部的突出度增加。下颌骨骨折最常见的病因是自行车或机动车事故；其他常见病因包括跌倒和运动相关损伤[96-98]。只有 10% 的儿童下颌骨骨折与暴力有关[98]。儿童髁突骨折多见。他们的发病率随着年龄的增长而降低，体部骨折和角部骨折在年龄较大的儿童中更常见[97, 99]。

建议的治疗策略从饮食调整和牙科用具到开放式固定技术，差异很大。约 1/3 的损伤需要手术治疗，年龄较大的儿童和下颌骨多处骨折的患者更需要手术治疗。

手术的目标是恢复正常的咬合，实现骨性复位，使损伤对骨骼和牙齿发育的影响最小。在考虑治疗时，必须考虑儿童下颌骨的特点。首先，儿童下颌骨尚未成熟，因此是一个动态的结构。儿童可能有乳牙或混合牙以及接近下颌骨下缘的牙蕾。儿童下颌骨在损伤后比成人下颌骨有更大的重塑能力[100]。目前关于下颌骨骨折和手术干预对下颌骨生长影响的现有数据存在不一致。手术治疗引起生长障碍，几乎一半有儿童下颌骨骨折史的患者有临床不对称面部生长和牙齿畸形[101, 102]。其他研究将下颌骨骨折患者的结果与年龄匹配的对照组进行了比较，结果显示，患者的解剖结构正常，在需要正畸干预或头影测量方面无显著差异[98, 103, 104]。

目前，可吸收固定系统在儿童下颌骨骨折治疗中的作用尚不明确。已发表的研究结果好坏参半，但早期的报道表明，尽管长期生长和头影测量尚未得到评估，但可吸收固定材料耐受性良好，需要处理的并发症最少[41, 50, 51]。仍需要通过随机对照试验进行进一步研究，以评估可吸收固定系统在儿童下颌骨骨折中的应用价值[105]。

十三、髁突骨折

髁突是儿童下颌骨最常见的骨折部位，约占儿童下颌骨骨折的一半[7, 25, 98, 99, 103, 106, 107]。髁突可进一步分为关节囊内和关节囊外两个亚区，关节囊外亚区由髁颈、髁突下区组成。MacLennan介绍了一种包膜外骨折分级系统（框11–2）[108]。囊外骨折比囊内骨折更常见（3∶1），但囊内骨折和囊外骨折的前驱症状与年龄有关；6岁以下儿童的囊内骨折更多，而6岁以上儿童的髁颈骨折更多[99, 108]。

髁突骨折可伴有耳前区疼痛或肿胀，仔细评估和触诊该区很重要。髁突骨折通常是由来自下颌骨另一侧的传导力引起的，因此临床检查中通常会遗漏或不被怀疑[109]。儿童髁突骨折的一线治疗是保守治疗（图11–12）。髁突是下颌骨的生长中心，因此，应尽量减少该区域的内固定，依靠髁突的重塑和再生进行结构和功能恢复[110]。对于咬合和活动

框11–2　髁突囊外骨折分级表
1级：无移位
2级：骨折线偏移
3级：位移
4级：关节盂窝脱位

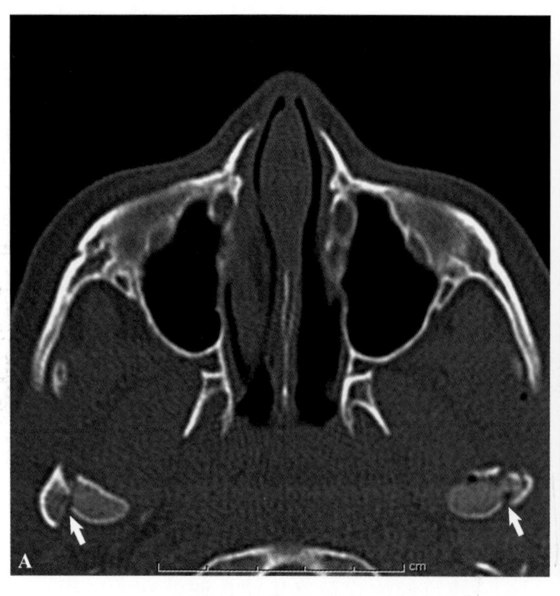

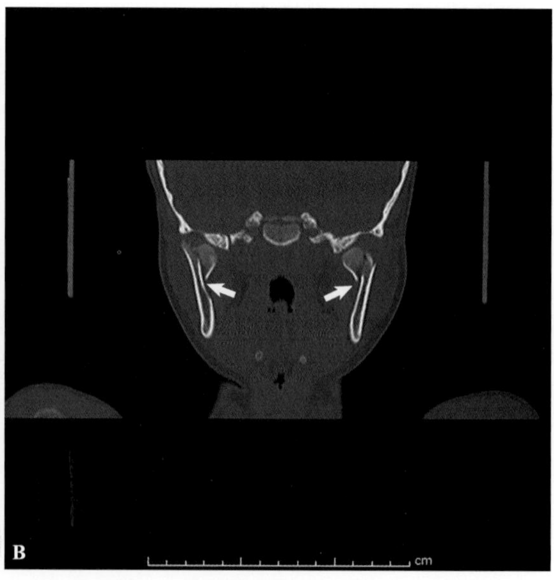

▲ **图11–12　髁状突头部骨折最常见的治疗方法是单独进行饮食调整。早期活动对于预防关节强直至关重要**
A. 双侧髁状突头部骨折的轴位CT（箭）。B. 双侧髁状突头部移位骨折的冠状位CT（箭）

正常的单侧或双侧髁突骨折，饮食调整如软食和早期活动是主要的治疗方法。与青少年和成人相比，保守治疗通常对儿童更为成功[111-113]。

下颌骨髁突骨折闭合性修复可采用上颌下颌骨固定（MMF）。MMF主要用于存在严重错位或骨折节段性活动的患者。MMF在儿童人群中应用具有挑战性。固定可能会导致关节强直，尤其是囊内损伤[114]，因此幼儿不能像青少年和成人一样耐受固定。此外，乳牙或混合牙列的修复可能存在技术困难，因为乳牙呈锥形，通常在颈缘最宽，在咬合缘逐渐变细。硬件也容易导致口腔卫生不良。如果需要固定，一般建议短时间（2周），然后进行早期活动、物理治疗和弹力带引导。

对于严重移位或脱位的髁状突骨折，应保留开放复位内固定（ORIF）的外科治疗。保守治疗的成功率随着年龄的增长而降低；一些人主张对9岁及以上的儿童进行外科手术。髁状突完全脱位发生率为36%～53%[95, 116]。髁状突可以通过口内、内镜、耳前或颌下腔入路修复。完全脱位的患者经常需要切除髁突并作为游离移植物进行替换[117]。Deleyiannis报道所有接受ORIF的患者均存在髁突重塑和升支缩短。

无论采用何种治疗策略，髁突损伤都与长期下颌不对称和持续主观症状有关[116, 118]。虽然大多数患者对颌骨功能长期结果满意，但一项研究显示，超过一半的非手术治疗髁突骨折患者出现轻微的主观症状；72%和76%的患者分别有客观和影像学上的异常[116]。2/3的儿童患有髁状突或髁下骨折，并且存在颞下颌关节功能障碍，且多数情况较严重[119]。其他晚期并发症，如生长不对称、错䝹牙、疼痛、牙关紧闭和关节强直，在所有治疗策略中都有报道，强调了长期随访的重要性。

十四、联合/伴随骨折

在儿童人群中，髁突骨折常伴有联合骨折和伴随骨折。如前所述，牙蕾的存在和儿童下颌骨的天然弹性为下颌骨提供了一定程度的保护，并导致青枝骨折或非移位或微移位骨折。环口影像学检查可以区分“有利”和“不利”骨折；骨折线的轨迹将表明哪些骨折更容易受到咀嚼力位移的影响。CT有助于确定骨皮质侵犯的程度。临床评估应着重于咬合关系和错位程度的评估。正常咬合和骨折部位稳定的患者可以通过监测和软性饮食进行治疗；骨折部位的活动性和错䝹常提示需要手术治疗。

通过齿间结扎固定技术在单个牙齿或一系列牙齿周围放置齿间连线，是一种无创、耐受性良好的固定联合或伴发骨折的方法[120]。但这一方法需要稳定的牙列，在乳牙存在的情况下可能具有挑战性。另一个挑战是，通过布线接近骨折的上边缘会导致下颌骨下限的伸展。在乳牙或混合牙列不允许固定齿间连线的情况下，上颌或下颌周围的钢丝可绕过梨状孔和下颌近中到尖牙，以稳定下颌骨。

咬合夹板有助于避免牙科操作和过度的骨膜或软组织破坏。咬合夹板对3岁以下的儿童特别有利，因为缺乏稳定的牙齿，使得齿间结扎在技术上具有挑战性。这些夹板通常由丙烯酸制成，可以用下颌周围的钢丝或单皮质螺钉固定。放置模具和固定夹板需要全身麻醉[120]。应避免在第一个乳牙或第一和第二永久性前磨牙处使用钢丝，以避免出现刺激颏神经[121]。夹板通常放置2周，可以在门诊或手术室取出。

ORF应在最小软组织和骨膜损伤的情况下完成。钢板和螺钉的放置应接近下颌骨的最下边缘，以避免对牙根造成伤害。单皮质螺钉应垂直放置。

十五、角部/体部骨折

角部和体部骨折的评估，应特别注意咬合和骨折活动性。青枝骨折和非移位或非移动性骨折在儿童中很常见，建议采用软食进行保守治疗。对于移位或活动性骨折，可在麻醉下进行短时间的MMF进行复位；对于某些病例，则可能需要ORIF。角部和体部的骨折几乎完全是经口入路，极个别需要经皮固定系统。

十六、术后护理

儿童面部骨折修复术后的治疗应从适当的患

者和家长咨询和心理支持开始。创伤给患者家属带来很大压力。社会工作者的帮助有助于在住院期间提供住宿、食物和交通援助，并有助于顺利过渡出院的时期。大多数面部骨折的儿童可以在门诊治疗。然而，年轻患者、潜在气道受损患者或需要进一步评估 NAT 的患者应继续住院，直到其病情稳定并确认安全出院。

标准的术后疼痛控制包括对乙酰氨基酚、非甾体类抗炎药和麻醉药（如需要）。所有存在污染的伤口都应给予口服抗生素治疗；适当时使用局部抗生素和洗必泰漱口水。放置 MMF 中的患者必须配备钢丝钳，并教育患者在出现呕吐、呼吸窘迫和（或）吸入危险时如何取出钢丝。饮食调整通常用于治疗儿童面部骨折。随访的时间取决于患者随后的伤口护理需求，包括拆线、MMF 钢丝拆除、引导弹力带的放置、包扎或鼻夹的拆除以及永久性固定的拆除。无症状个体不需要影像随访。

十七、结论

儿童面部骨折是高度致病性的损伤，具有明显的功能、美容和发育影响。儿童颅面骨骼是动态发展的，面部生长仍然是手术干预考虑的主要因素。经常需要多个科室来联合治疗儿童严重颌面损伤。外科技术进展和可吸收固定系统显示出了新的应用前景；不过，为了确定其长期疗效和风险，仍需要多中心、随机对照试验。

推荐阅读

Burstein F, Cohen S, Hudgins R, et al: Frontal basilar trauma: classification and treatment. *Plast Reconstr Surg* 99:303, 1997.

Ellis E, 3rd, Zide MF: *Surgical approaches to the facial skeleton*, ed 2, Philadelphia, 2005, Lippincott Williams & Wilkins.

Imahara SD, Hopper RA, Wang J, et al: Patterns and outcomes of pediatric facial fractures in the United States: a survey of the national trauma data bank. *J Am Coll Surg* 207(5):710, 2008.

Imola MJ, Hamlar DD, Shao W, et al: Resorbable plate fixation in pediatric craniofacial surgery: long-term outcome. *Arch Facial Plast Surg* 3(2):79, 2001.

Koltai PJ, Amjad I, Meyer D, et al: Orbital fractures in children. *Arch Otolaryngol Head Neck Surg* 121(12):1375, 1995.

Leuin SC, Frydendall E, Gao D, et al: Temporomandibular joint dysfunction after mandibular fracture in children: a 10-year review. *Arch Otolaryngol Head Neck Surg* 137(1):10, 2011.

Losee JE, AfifiA, Jiang S, et al: Pediatric orbital fractures: classification, management, and early follow up. *Plast Reconstr Surg* 122:886, 2008.

Nholt SE, Krishnan V, Sindet-Pedersen S, et al: Paediatric condylar fractures: a long-term follow-up study of 55 patients. *J Oral Maxillofac Surg* 51:1302, 1993.

Siegel MB, Wetmore RF, Potsic WP, et al: Mandibular fractures in the pediatric patient. *Arch Otolaryngol Head Neck Surg* 117: 1993, 1991.

Smartt JM, Jr, Low DW, Bartlett SP: The pediatric mandible: I. A primer on growth and development. *Plast Reconstr Surg* 116: 14e, 2005.

Smartt JM, Jr, Low DW, Bartlett SP: The pediatric mandible: Ⅱ. Management of traumatic injury or fracture. *Plast Reconstr Surg* 116:28e, 2005.

Tatum SA, 3rd: Retrospective review of resorbable plate fixation in pediatric craniofacial surgery. *Arch Facial Plast Surg* 14(1):11, 2012.

Thorén H, Iizuka T, Hallikainen D, et al: An epidemiological study of patterns of condylar fractures in children. *Br J Oral Maxillofac Surg* 35:306, 1997.

Verwoerd CD, Verwoerd-Verhoef HL: Rhinosurgery in children: basic concepts. *Facial Plast Surg* 23(4):219, 2007.

Vyas RM, Dickinson BP, Wasson KL, et al: Pediatric facial fractures: current national incidence, distribution, and health care resource use. *J Craniofac Surg* 19(2):339, 2008.

Wright RJ, Murakami CS, Ambro BT: Pediatric nasal injuries and management. *Facial Plast Surg* 27(5):483, 2011.

Cummings
Otolaryngology
Head and Neck Surgery (6th Edition)
Volume Ⅵ : Pediatric Otolaryngology

Cummings
耳鼻咽喉头颈外科学（原书第6版）
第六分册　儿童耳鼻咽喉学

第三篇
听力损失与儿童耳科学

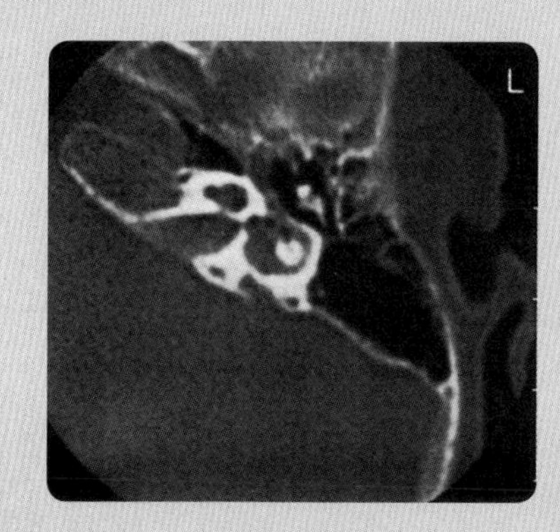

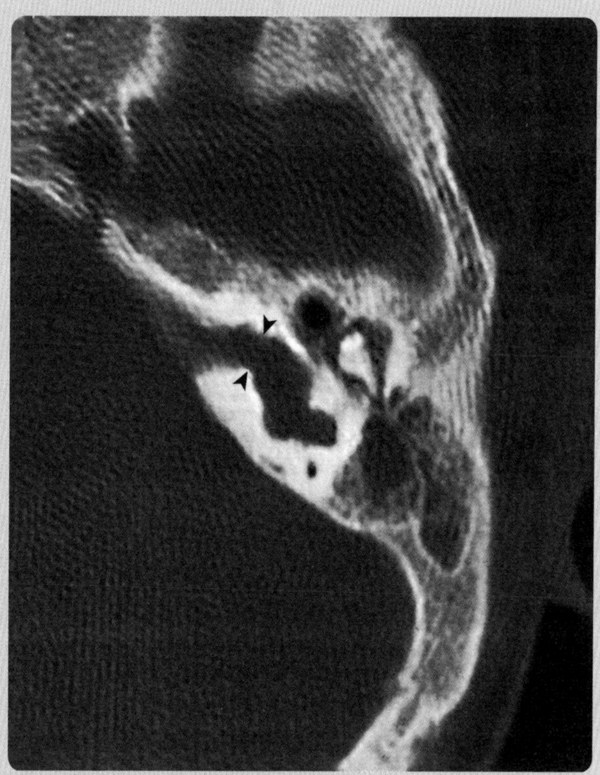

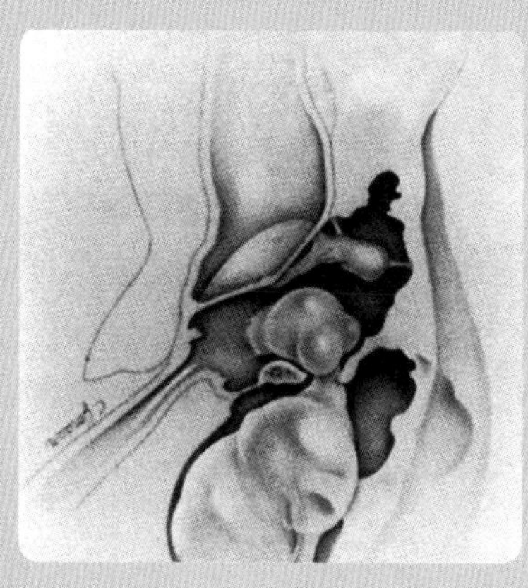

第12章 婴幼儿听力障碍的早期发现与诊断

Early Detection and Diagnosis of Infant Hearing Impairment

Jaynee A. Handelsman　Lori A. Van Riper　Marci M. Lesperance　著
晁秀华　王睿婕　译

要点

1. 无明显危险因素的婴儿先天性听力损失最常见的原因是无症状先天性巨细胞病毒感染和隐性遗传性听力损失。
2. 仅使用耳声发射的单一筛查方案无法识别儿童听神经病。
3. 对所有儿童进行听力、言语和语言状态的监测是必要的，无论婴儿是否通过了普遍新生儿听力筛查，都推荐进行进一步的追踪随访。
4. 必须认识到，并非所有传导听力损失都是暂时性的或与中耳积液有关。一些传导性听力损失的病例需要早期干预。
5. 普遍新生儿听力筛查的后续工作应包括一支具有评估和管理儿童听力损失专家的专业队伍。
6. 为了达到更好的效果，应尽量早检查早干预，并完善基础设施的建设，以达到长期监测随访的目的。
7. 听神经病儿童的干预策略必须包括对行为听力测试的反应以及对言语和语言发展的评估。
8. 轻度或单侧听力损失儿童的干预策略需要考虑到合并症或潜在的病因（如前庭导水管综合征）的影响。

一、听力筛查的目标与原理

永久性听力损失是新生儿常见的出生缺陷之一，其发病率在健康新生儿中为0.1%～0.3%，在新生儿监护室（NICU）儿童中为2%～4%[1, 2]。听力损失的病因较多，包括基因及环境因素[3]。无论何种原因引起的听力损失，如未能及时发现与确诊，对患者在语言、社会、情感、认知、学术、职业发展等方面的负面影响已得到充分证实[4]。因此，建立一套系统来早期发现并给予恰当的干预对耳聋患者获得较好的干预效果是非常重要的。对于先天性聋患儿，早期发现听力损失并于6个月前给予干预，患儿可以获得与身体发育相匹配的言语、社会及情感的发育。若听力干预晚于6个月，这种效果就会变差[5]。

（一）国家政策与法规（美国）

随着检查技术的进步，越来越多的检查可以获得婴儿的听觉生理反应。1988年外科医生C. Everett Koop预测，到2000年90%的新生儿严重听力损失可以在出生后12个月内被诊断。虽然当时看来似乎很难实现，但它被纳入"2000年国民健康促进与疾病防控"的目标[6]。另外一个促进普及新生儿听力筛查（universal newborn hearing screening，UNHS）的重要的里程碑事件是1999年颁布的新生儿及婴幼儿听力筛查与干预法案（又称Walsh法案）。国会议员James Walsh成功地将分配给母婴保健局和疾病预防控制中心（CDC）的拨款算到FY2000预算中，以资助各州发展和加强他们早期的听力检测和干预程序（Early Hearing Detection and Intervention，EHDI）[7]。因此，22份约150 000美元可续基金开始发放给各个州以支持各州的工作[8]。自立法通过以来，53个州和领地已收到联邦资金，以帮助发展他们的EHDI计划[7]。

在国家出台政策法规之前，UNHS开始于20世纪80年代末，1989年首先从罗得岛州开始，随后于1990年夏威夷州和1993年科罗拉多州陆续开展[9-11]。这些计划的目的是为听力损伤提供可靠的诊断，并在婴儿期进行干预，以为聋哑儿童及听障儿童提供与同龄儿童一起参与社会活动的机会。UNHS广泛地分布于北美洲、欧洲及澳大利亚，但在大部分发展中国家，UNHS仍旧处于发展阶段[12]。在许多发展中国家，绝大部分家庭在怀疑孩子出现了听力问题之后，才会进行听力检测，所以通常听力问题在2岁或以上才会得到确诊。他们所面临的挑战是开发基于社区的筛查方案，包括教育父母清晰地识辨儿童在听力和言语以及语言发展中里程碑性的表现[13]。

1993年国家卫生研究院共识和1994年婴儿听力联合委员会（JCIH）声明均支持在出院之前对所有婴儿进行听力筛查，目的是能够在3个月内普及听力筛查，并于6个月内给予适当的干预[14, 15]。基于这些建议，再加上诱发性耳声发射（evoked otoacoustic emission，EOAE）和自动听性脑干反应（automated auditory brainstem response，A-ABR）技术的实用性，EHDI项目的数量大大增加了[16]。A-ABR筛查可由训练有素的技术人员而不是听力师操作。这样可以降低成本，并帮助解决在儿童听力学服务不足地区的问题。越来越多的婴儿和幼儿需要后续的诊断测试，这大大增加了对儿科听力学服务的需求，而在美国并不能完全满足这些需求。到2001年底，绝大多数州通过了UNHS和EHDI的立法[17]。进行听力筛查的婴儿数由1999年的46.5%增加到2007年的97%[18]。CDC数据显示，到2009年97%以上的新生儿参与了听力筛查，并且68.4%未通过听力筛查的患儿于出生后3个月内确诊了听力损失情况[19]。

（二）婴儿听力联合会

早在1964年，Marion Downs就提倡新生儿听力筛查，并表明重度至极重度听力损失可在婴儿期被诊断[20]。不久之后，婴儿听力联合会（Joint Committee on Infant Hearing，JCIH）在1969年成立，它的目标是研发更多的准确可靠的方法来确诊婴儿听力损失。尽管，最初的JCIH组织包括三个代表，现在有七个成员组织。JCIH的主要活动是发表指南，其中第一篇发表于1971年，它认识到需要尽快检测听力损失，但没有建议对所有新生儿进行常规筛查。1973年的指南确定了与听力损失相关的危险因素，并建议随访那些具有危险因素的婴儿。这些危险因素包括有听力损失家族史、先天性围生期感染（如风疹病毒感染）、其他非细菌性胎儿感染（如人巨细胞病毒感染或疱疹病毒感染）、颅面畸形、低出生体重和高胆红素血症。虽然声明中使用"风险因素"，但"风险指标"可能更为恰当，因为他们之间并不总存在因果关系。1982年，细菌性脑膜炎和重度窒息也加入到风险指标中。

1990年的指南扩大了与新生儿耳聋相关的危险因素的标准，包括延长机械通气、使用耳毒性药物超过5d，以及与感音神经性听力损失（sensorineural hearing loss，SNHL）相关的症状。1990年JCIH的指南首次将新生儿和婴儿的风险指标区分开，并指出哪些指标与渐进性和（或）迟发性听力损失相关。这些风险标准包括父母关注、头部外伤、迟发性听力损失家族史、神经退行性疾病、脑膜炎、宫内感染或慢性肺部疾病的存在，使用潜在的耳毒性剂量的药物以及已知与SNHL相关的儿童感染（如麻疹、腮腺炎）[21]。

该声明为新生儿和婴儿的初筛及对听力损失的婴儿的早期干预提供了建议，包括普通医疗转诊医学、耳科学和听力学服务。然而声明中并未规定随访时间[21]。1994年JCIH指南还规定需要有一个专业的团队为转诊及干预提供指引。此外，声明还强调开发数据库及跟踪系统的重要性，以便为鉴定技术及评估结果提供系统的评估[15]。

直至2000年的指南中JCIH正式推荐在出院前为新生儿提供听力筛查。并且建议了一个“1，3，6”的检查流程，包括在1个月前使用生理学的检查筛查听力，3个月前进行听力复筛并鉴定听力损失，并于6个月前对确诊有听力损失的婴儿提供以家庭为中心的干预。该项指南强调了有效的早期听力检测和干预的八项原则，并且为通过初筛但存在迟发听力损失或渐进性及波动性听力损失危险因素的婴儿的随访提供了指导方案。此外，指南同时指出确保婴儿及其家人知情同意权以及为其提供建议的重要性。此指南中早期听力干预的指导方针包括一些基准和目标，这些基准和目标是用来监测或衡量其效果的[22]。

2007年更新的指南中包括了与2000年相比做出的一些显著性的改变。例如，听力损失的定义扩展为包括神经性听力损失。并且为在NICU停留超过5d的婴儿提供一套单独的测试方案，使用ABR测试用于发现神经性听力损失（见后面的听觉神经病）。此外，建议当只有一只耳朵通过初筛时，双侧耳朵都要复筛，若存在听力损失的危险因素要于出生后1个月完成复筛。NICU婴儿未通过A-ABR监测时直接转诊到听力师处。指南中还推荐了听力损失诊断及听力康复服务，包括助听器的选配应由经验丰富的听力师来完成。虽然一些家庭没有为儿童提供康复的听觉及言语的目标，但一般来说，儿童被诊断为听力损失后1个月内要使用助听器[23, 24]。

2007年指南中还建议对确诊听力损失的新生儿进行遗传咨询，由儿童耳鼻咽喉科医生进行评估，并由眼科医生来做检查。此外，所有患不同程度听力损失的儿童及其家人都应该被视为适合早期干预，由具有丰富经验的专家规定早期干预的入选标准。此外，联合会还推荐以家庭为基础的或以中心为基础的干预方案供家庭使用的[23, 24]。

2007年指南更新的另外一项内容是对所有新生儿的听力筛查与监测的讨论。初级护理提供者负责监测儿童发展中一些重要的问题，包括言语与语言的发展、听觉技能、中耳状态，父母定期带孩子进行听力检测，包括9个月、18个月、24个月以及30个月的随访测试。此外，当婴儿未能通过医疗家庭筛查或听力及言语发展不理想时可以推荐进行言语语言评估及听力评估[23, 24]。

2007年指南中还提到通讯及信息基础设施。为了使早期听力检测和干预顺利实施，新生儿出生医院、新生儿父母、医疗机构、当地沟通员及听力师之间的交流必须是有效的。与家属的交流应该是通俗易懂的，并以公正的方式让家属意识到所有通讯选项和可用的听力技术。在干预前让家属对干预效果有一个正确的期望对干预非常有帮助[23, 24]。最终的目标是所有听力损失的儿童都能成功的康复（包括日常交流及学术成就）。

（三）各州间的差异性

虽然各州已经采取各种方法对听力损失的儿童进行新生儿听力筛查和早期干预，但Walsh法案支持者的目标不仅仅是筛查所有新生儿的听力损失，还包括后续随访的评估及干预。这些随访服务由具有专业知识、技能和经验的人员提供。此外，各州应该有完整的和现存的包括地方、州和国家的资源清单，来提供早期干预方案以及为聋哑人和听障群体提供服务的机构和组织的清单[25]。大多数州要求为新生儿提供听力筛查，有些州强调新生儿出院前均需进行听力筛查。对于一些州来说，这些规定仅限于位于市中心的医疗机构；例如，在得克萨斯州，听力筛查仅在拥有5万人口以上的地区进行。其他州对一定规模的医疗机构提供豁免或规定新生儿听力筛查的基准。例如，俄勒冈州规定对每年新生儿量超过200的医疗机构进行新生儿听力筛查，内华达州规定对每年新生儿量超过500的医疗机构进行新生儿听力筛查，许多州已经建立了工作组或咨询委员会。在科罗拉多州，1997年成立了新生儿听力筛查咨询委员会，授权医院85%的婴儿使用委员会推荐的方法进行筛查[26]。

一些州的EHDI立法规定谁来支付新生儿听力筛查和随访中的费用。阿拉斯加要求健康保险公司支付在出生后30d内进行婴儿听力筛查的费用，并且如果婴儿未通过初筛，保险公司还必须为后续的听力测试提供费用。在西弗吉尼亚州，法律要求医疗保险公司支付新生儿听力筛查费用，并规定当儿童有资格获得医疗救助时，本州应该支付所需费用。另一方面，对于未投保的婴儿，医院或其他婴儿出生的机构必须支付测试费用。许多州规定将向谁报告测试结果（例如，家长、初级保健提供者、本州EHDI协调员）以及在什么时间报告。至2011年，14个州规定如果父母反对这项试验，就可以免除新生儿的筛查，但在某些州，法律规定这种反对必须以宗教为依据。而一些州的EHDI立法仅限于为新生儿听力筛查提供指导，或听力筛查和诊断性测试，其他州的法律更为全面。例如，密歇根州的法律规定不仅要向健康部报告婴儿听力测试的结果，基础健康提供者还要向儿童提供与其年龄相匹配的筛查，且当地的健康部门需提供学龄前儿童听力和视力筛查服务[27]。

除了测试方法、哪些医疗机构需要及哪些新生儿需要进行听力筛查不一样，各州听力筛查通过与否的标准也不一样。UNHS的目标是实现低假阳性率（听力正常的儿童初筛失败后复筛后通过），无假阴性（听力损失的儿童通过筛查）。初筛的未通过率达到2.5%～8%，则被认为过高，委员会建议对初筛未通过的新生儿在出院前进行复筛，来降低假阳性率[28]。另一个目标是尽量减少失访儿童的数量，减少需要随访婴儿的数量将降低失访率。然而，失访仍然是一个重要的问题，因为大约50%的新生儿筛查者不会返回随访或接受早期干预[12]。导致失访的因素很多，包括父母或初级保健提供者缺乏关注、财务问题，或交通上面的困难。在某些情况下，可能是由于家庭搬迁或不在当地医院出生而失访。

鉴于这种情况，几乎所有的州在1993—1994年建立了EHDI和UNHS计划。不幸的是，大多数州仍然无法提供他们的UNHS和EHDI计划的结果[29]。此外，尚未找到一个最佳点来平衡低假阳性率及漏诊轻度听力损失或仅有一个或两个频率未通过筛查的概率。用固定强度的宽频刺激声对检测某些类型听力损失不敏感。例如，WFS1基因的突变约占遗传性低频SNHL的80%（主要影响≤1000Hz的听力），但这种听力损失类型UNHS通常检测不出[30, 31]。希望未来的评估方案能够既包括听力损失的诊断与干预又包括监测其干预效果的跟踪系统。

（四）迟发性听力损失的危险指标及随访要求

在新生儿听力筛查的早期，筛查者的注意力仅仅集中在那些有听力损失相关危险因素的婴儿身上，而最初危险因素并没有区分哪些可导致迟发性听力损失。即使是最好的高风险筛查方案也面临着识别所有儿童听力损失风险指标的挑战。一项大型调查发现耳毒性药物暴露婴儿是最佳随访对象，而有轻度颅面畸形（如有耳前瘘管或有副耳）或有听力损失家族病史的婴儿诊断为听力损失的概率较低[32]。新生儿颅面畸形的体格检查需要小儿遗传学家的经验，且患儿的家族病史也很难收集到。筛查方案一个非常明显的缺陷是将焦点全都集中在有听力损失危险因素的患儿身上，然而，无听力损失危险因素的新生儿同样可能发生听力损失。最常见的可导致无听力损失危险因素的病因为无症状先天性人巨细胞病毒感染[33]和隐性遗传性听力损失[34]。

UNHS的实施使得有或没有听力损失危险因素的所有先天性听力损失的婴儿能够早期诊断。然而，尽管起初UNHS避免了鉴定及跟踪危险因素的需求，很快发现很多通过了新生儿听力筛查的婴儿后来发展为听障儿童。因此需要提高警惕，以便及时发现迟发性和渐进性听力损失风险，并确保有适当的有规律的随访，特别是对通过筛查的新生儿。早些年的建议为，所有有风险指标的婴儿在3岁前每6个月评估一次。目前的指南建议可以依据发生迟发性耳聋的可能性个性化制定重复听力评估的时间和数量。具体而言，2007年指南表明，所有通过新生儿听力筛查并有危险因素的婴儿应在24个月至30个月前至少接受一次随访诊断。此外，对于有迟发性听力风险指标的患儿，需要更早更频繁的测试。这些风险指标包括，婴儿的看护人怀疑其有听力问题，言语、语言或发育迟缓；听力损失家族病史；NICU停留时间大于5d或接受体外膜肺氧合的患者（无论住院时间长短）；先天性人巨细胞病毒感染；与渐进性听力损失相关的综合征；头部外伤导致颅骨骨折；神经退行性疾病；与SNHL相关的产后感染（包括脑膜炎）；接受化疗的儿童[23, 24]。

新生儿听力筛查随访更加个性化的理由包括因大量新生儿进行频繁听力测试而在听力师及家庭上的花费，渐进性听力损失的多样性，因危险因素不同而给予的干预也不同。例如，对患有轻度单侧SNHL患儿的随访及干预可以视其伴随疾病及其他潜在的导致语言及言语发育迟缓的因素的不同而定。与其假定所有风险指标都具有同等重要性，并且所有儿童都遵循特定的方案，还不如使用包括初级保健者在内的监测团队。此外，并非所有的听力损失儿童都于出生时便存在或都有危险因素，因此，我们不能认为通过新生儿听力筛查便能完全排除听力损失的可能。因此，建议监测医疗院内的所有儿童。

二、诊断方法

区分听力筛查和听力诊断测试是非常重要的。筛查是在更大的人群中使用的初始测试，通常成本较低，用来识别需要更全面诊断或测试的患者。虽然听力包括对声音的行为反应，但是使用行为技术是不可能鉴定新生儿听力损失的。为此，临床上采用客观的生理学方法进行听力筛查，包括EOAE和A-ABR。两种技术都可通过计算来确定给定的反应是否在正常范围内，若在其内则诊断为通过。当反应超过正常参数值，被认为结果供“参考”，并需要进行复测。尽量不要使用“未通过”，因为这个诊断会给父母带来负面影响。采用易于使用、可靠、准确、成本较低的检测方法，能促进UNHS程序的顺利实施。虽然EOAE和A-ABR都符合这些标准，但各有优点和局限性。

三、诱发性耳声发射

EOAEs是内耳毛细胞对听觉信号的反应，并且可以被位于外耳道内的麦克风收集到。尽管在外耳道内测试，这个反应是由“耳蜗放大器”产生，它的产生是由于外毛细胞的主动运动，并且有助于对声音的敏感性和辨识[35]。由于EOAE由耳蜗逆行从中耳传输到外耳道内，因此EOAE检查既需要健康的毛细胞又需要正常的外耳道结构。因此，外耳道堵塞或中耳病变可能会影响EOAE的结果。

两种EOAE的测试方法可用于新生儿听力筛查。瞬时EOAE是由一个非常短促的宽带刺激声（或称为Click声，强度为80～86dB峰值等效声压级）[36, 37]诱发，能够提供宽频率范围的信息。当听阈在20dB听力级以下时方能得到较大的反应[35, 38, 39]；因此反应的存在排除了大部分需要助听装置的听损患者。畸变产物耳声发射（distortion product otoacoustic emissions，DPOAE）是由两个纯音同时刺激产生，两种纯音在耳蜗内发生非线性的相互调制，从而产生几个新的声学成分逆行到外耳道中。频率较低的纯音的强度大于频率较高的纯音，确定纯音的频率以优化畸变声的产生（例如，$f_2/f_1 \approx 1.2$）[35, 37]。临床上分析DPOAE时常跟踪一个畸变产物，并测试不同频率的反应，以便预估听力。

（一）听性脑干反应

听性脑干反应（auditory brainstem response，ABR）是一系列在头皮上记录的由听神经及脑干对声音信号的反应。ABR反应发生在刺激给予后的前20ms内，ABR的刺激声一般为Click声或短纯音。ABR的产生需要外周听觉神经系统的传输及听觉神经系统的同步放电。ABR的Ⅰ波为耳蜗微音电位。尽管ABR由正常的外周听觉神经系统产生，但ABR异常并不代表有外周性的听力损失。具体而言，听觉神经系统同步性缺失也可导致ABR反应的消失或异常。

出于听力筛查的目的，大多方案习惯使用A-ABR系统。电极放在儿童的头部用来记录电反应。给予一定强度的Click声（在30～40dB正常听力级），设备以一定的算法将婴儿的反应及系统的公式进行比较，已确定是否通过筛查。比较理想的系统同时会记录ABR的波形，以便听力师判定软件的结果是否正确。

（二）诊断性听性脑干反应

尽管有很多机构使用诊断性听性脑干反应来做新生儿听力筛查，但这种做法并不被推荐，因为它与自动筛查仪相比效率更低。诊断性的听力测试由听力师来完成，而自动筛选可以由技师来完成。诊断性的听力测试多用于测试那些初筛未通过的婴儿。诊断性ABR仪器可以允许听力师控制刺激与记录参数以便获得ABR的阈值，不仅可以获得频率较广的Click声刺激的阈值，也可以获得更有频率特性的短纯音与短音刺激的阈值。频率特异性刺激声的特征为一组神经同步放电的一定频率特性的刺激声。由于婴儿初始听力损失的程度及类型主要由电生理学的方法来诊断（如ABR检查），因此，ABR测试时使用的刺激声与之后行为测听使用的刺激声应相似。对于大多数诊断为听力损失的儿童，最初助听器验配的依据也是骨气导ABR的阈值。

（三）听神经病

听神经病（auditory neuropathy，AN）于1996年首次报道，它的特点为外毛细胞的功能正常，表现为EOAE与耳蜗微音电位正常，但ABR反应异常或无反应（图12-1）[40]。AN在NICU儿童中的发病率比在正常婴儿中高，但因缺氧、早产儿及高胆红素血症[41]等引起的获得性AN的发病率在不同婴儿中的发病率相同。据估计，10%的ABR无反应的婴儿实际上会有可测量的耳声发射[42]。

20%～30%的AN患者外毛细胞（outer hair cell，OHC）的功能也受损了，因此诊断为感音神经性听力损失[43]。因此在诊断听力损失时要评估OHC的功能。需要注意的是诊断性ABR测试不能用来评估有AN婴儿的听力水平。一些AN患者对音调刺激的反应正常或接近正常，而另外一些患者可表现为对声音无反应。即便对音调刺激的反应是正常的，听神经病患者在言语的

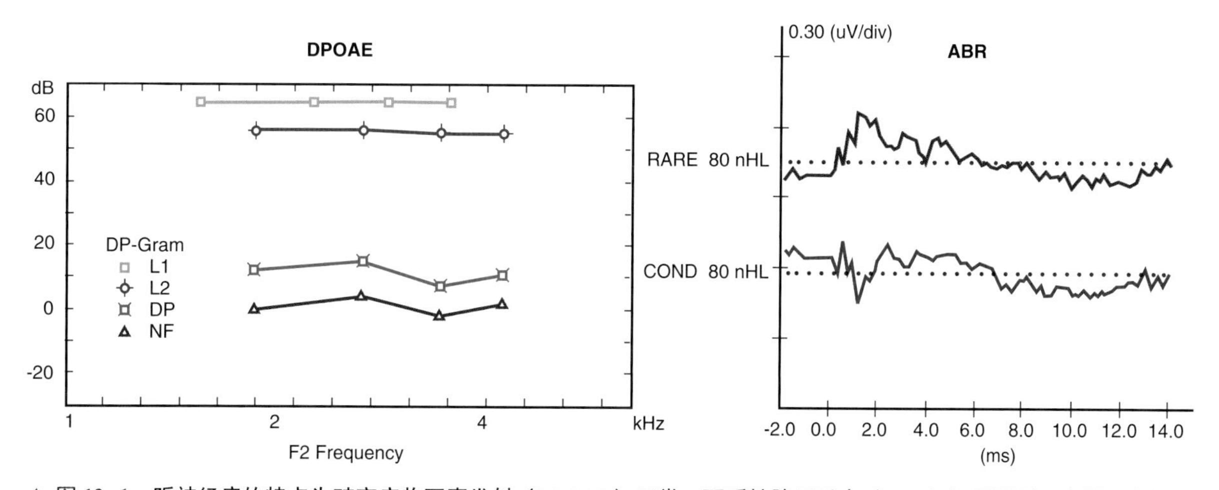

▲ 图12-1 听神经病的特点为畸变产物耳声发射（DPOAE）正常，而听性脑干反应（ABR）记录不到。左图，直线连接的三角形代表噪声水平，直线连接的正方形代表从2～5kHz左耳的反应。右图，上方和下方的波代表了Click声疏波和密波记录到的ABR的反应。ABR早期由于刺激极性的改变而引起的波形相位的改变代表了耳蜗微音电位及ABR的Ⅰ波。ABR波形中未观察到其他同步性放电的反应

识别尤其是噪声下言语识别能力仍较差[44]。由于强度较大的ABR反应正常与否是由神经的同步性决定的，因此，对听神经患者的干预及助听器的验配需等到得到可靠的行为测试结果再决定。

临床上OHC功能正常而ABR异常或无反应的原因可能是由于内毛细胞受损，毛细胞与神经元间的突触受损，螺旋神经节细胞异常或听神经的轴突或树突异常所致。尽管可以在实验动物或尸体上做耳蜗的组织病理学检查来评估损伤的部位，但在人身上判断损伤的部位是非常困难的。一些学者认为听神经病这个名字并不适合这个疾病，因为并非所有患者都是听神经发生病变。由于ABR测试了听神经的同步性，而这类患者神经同步性非常差，因此有学者建议使用听神经谱系障碍[45]来命名这类疾病。然而，有学者认为谱系障碍应该表现出不同程度的损伤，因此这个命名似乎也不太合适。

听神经病的病因很多，包括由基因引起的、耳蜗畸形引起的或一些获得性病因引起的。听神经病可分为综合征型与非综合征型。Charcot-Marie-Tooth病[46]及Friedreich ataxia病[47]就是典型的综合征型疾病，既影响听神经又影响其他周围神经系统。与这些疾病相关的周围神经系统的症状常在听神经病发病以后才出现。OTOF（otoferlin）基因突变是引起非综合征型听神经病常见的基因突变[48]。OTOF蛋白功能缺失后会选择性地影响内毛细胞的突触，导致极重度耳聋，但外毛细胞的功能正常[49]。DIAPH3基因突变也可以引起非综合征型耳聋，其病因是基因表达过多[50]。动物实验表明DIAPH3基因突变后内毛细胞的纤毛受损，突触数量也变少[51]。听神经未发育或发育不良但耳蜗形态正常也可以导致听神经病。最后，一些能引起神经毒性的因素也可以导致听神经病，包括化疗药物、高胆红素血症及缺氧等。

（四）方法比较

一些医院使用一种技术来做新生儿听力筛查，如A-ABR或EOAE中的一种。若婴儿未通过初始的筛查，会采用同样的筛查方法在出院前进行复筛。另外一种方式是使用两种方式筛查，若初筛时使用EOAE未通过，则复筛时使用A-ABR技术。对于那些在出院时未通过听力筛查的婴儿，需转诊给在评估婴幼儿听力有丰富经验的听力师进行进一步的诊断性测试。婴儿出生的医院与EHDI调解员要保证听力筛查的结果告知婴儿家长或其他家庭保健机构。

仅使用EOAE一种方法这种单一的筛查方案的一个明显的弊端是AN患儿可以通过筛查从而导致漏诊。为此，很多医院使用A-ABR作为初筛的检查方法，并使用A-ABR作为随访的检查方法。因为NICU中的新生儿患听神经病的概率更高，JCIH推荐NICU中的新生儿采用A-ABR的筛查方法，而健康新生儿采用EOAE的筛查方法。然而，对密歇根大学10年来UNHS数据的回顾性研究发现，34名患有永久性听力障碍的健康婴儿中，有4名（11.7%）被诊断为患有AN，而高危组105名患有永久性听力障碍的婴儿中，有11名（10.5%）被诊断为患有AN[12]。由于在健康新生儿（无风险指标）高危新生儿中，由AN引起的永久性听力损失的比例相似[12]，因此，使用A-ABR作为所有婴儿的初筛工具更加合理。不管采用哪种筛查方法，EOAE都不是依赖A-ABR的婴儿的随访筛查方法。

（五）从EHDI到听力损失管理

国家应实施数据管理和跟踪系统作为儿童健康信息系统的一部分，以监测早期听力筛查服务的质量，并为改进护理系统提供建议。健康和教育专业人员之间的有效联系对于确保成功转诊、确定听力损失儿童的诊断流程和建立公共卫生政策的结果至关重要。许多州都有帮助家庭与当地社区的服务相联系的项目。此外，早期听力检测和干预－儿科听力学链接与服务[52]（EHDI-PALS）是一种新的基于网络的资源，可供家长和专业人员在识别为听力损失儿童提供服务的设施中使用。EHDI-PALS是由几个听力学组织和其他对儿童听力损失感兴趣的团体的代表与CDC合作建立的。除了将家庭与社区服务联系起来之外，

EHDI-PALS 站点还为父母和专业人士提供资源，并为他们提供了工具的链接[52]。

（六）复筛的检查方法

虽然需要生理学的检查方法来可靠地评估新生儿的听力，一旦他们到约6月龄时，有效的行为测试方法可以准确地描绘婴儿听力损失的情况[53, 54]。行为测试是在声场中进行的，在听力图上用“S”作为标记，以表明两只耳朵都暴露在刺激中，因此当两只耳朵听力损失程度不同时结果反映了较好的耳的听力。

幼儿使用的每种检查方法都涉及操作性条件反射范式，即行为反应与强化相结合。幼儿行为听觉测试的关键部分包括选择一个在孩子的行为能力范围内的测试方法，提供一个可听见的刺激，并在反应之后跟随强化刺激。对每个孩子来说所观察到的反应可能是不一样的，特别是对于发育迟缓的儿童，并且强化刺激对于每个孩子都不相同，但是应该根据不同儿童的反应来采取个性化方案。行为测听时可能需要多个评价方法来检测儿童的反应并确定强化刺激。

（七）视觉强化测听法

视觉强化测听法（VRA）是一种评估对声音能够做出定向反应的合适婴幼儿的听力测试方法。VRA 测试假设儿童能够看到视觉刺激，例如发光的动画玩具或视频剪辑，并且看到一个或两个动画能够起到强化作用。在 VRA 测试中，可以在声场（通过扬声器）或通过插入式耳机发出可听信号，并且孩子的定向反应（看声音的方向）后面跟着视觉刺激。我们的目标是利用定向反应来训练儿童在听到听觉信号时做出反应。为了使用这种技术来测量阈值，必须建立刺激反应控制，也就是说当听到声音时发生反应，并且当无刺激声或者听不到声音时无反应。虽然 VRA 对于6个月大的儿童来说是一种合适的技术，但获得阈值信息需要听力专家的警觉性，并且可能会重复测量。在给孩子镇静做 ABR 测试前应先考虑将孩子转诊给一位有经验的儿科听力学家。VRA 不适用于颈部活动受限或有视力障碍的儿童，即便其听力是正常的。

（八）游戏测听

游戏测听适用于可以独自坐着且能够对声音做出反应的儿童。与 VRA 一样，游戏测听的目标是选择一种在儿童能力范围内的不连续的可观察的行为反应方式。特别能吸引儿童注意力的反应方式也是不合适的，这样儿童会出现假阳性反应。这种游戏可以是无限制的，儿童可以一直玩下去，如说“将球投到篮框里”、“在一块钉子板上插钉子”、“在一个拼图里面放一块”等等。每个儿童测试中采用的游戏都是不一样的，且在测试的过程中可能要更换不同的游戏。

（九）声导抗测试

声导抗测试是听力评估中非常关键的一个环节，它可以评估外耳道的容积、鼓膜的顺应性、中耳压力及中耳的反射状态。鼓室图是测量中耳传输系统中的阻抗或导纳。在新生儿听力筛查和随访中，鼓室测量可用于确定外耳道堵塞或中耳病变是否可能是影响初次听力筛查或随访结果的影响因素。

鼓室测量是通过将探头插入耳道并获得气密性的空间。探头中包括产生探测信号的扬声器，监视封闭耳道内的声压水平的麦克风，以及用于改变耳道内压力的气压系统的端口。该测量系统将扬声器与麦克风声压之间的关系转化成导抗，并将其作为空气压力的函数绘制[55]。在4个月以下的婴儿身上进行测量时，使用高频率(1000Hz）探测音是很重要的，能够获得可靠的鼓膜顺应性值。用标准低频探测音（226Hz）记录鼓室图有助于获得耳道容积的测量值，但由于婴儿外耳道顺应性的提高，鼓膜顺应性可能被过度估计。因此，对于可能在6个月前需要进行鼓膜造口置管的婴儿，如唇腭裂患者，使用高频探测音测量鼓膜顺应性和低频探测音测量术前及术后外耳道容积是很有帮助的。

在诊断测试中，声反射阈值有助于评估听神经、脑干、面神经和镫骨肌之间的反射弧的完整性。在婴儿中，同侧声反射可以通过1000Hz 探测音和1000Hz 或2000Hz 记录音可靠地获得[56–58]。在较大的儿童，可以获得同侧和对侧声反射阈值。

四、医学评估

对于所有婴儿都应定期检测发育情况，包括听觉技能、父母关心、中耳状态。所有婴儿都应该有一个客观的、标准化的检查流程，在9月龄、18月龄、24月龄和30月龄进行检查，或在任何父母或医疗保健专业人员认为儿童需要进行检查时。

（一）体格检查与耳鼻咽喉科检查

全面的头颈部检查。任何的头围异常或头形异常都需要注意。检查面部与耳廓的对称性，注意任何异常的表现。检查外耳道是否通畅，记录外耳道是否有狭窄或闭锁。使用电耳镜检查鼓膜的形态是否完整，并清理外耳道的耵聍。若外耳道的宽度小于2mm，使用最小的窥器观察，要注意外耳道是否只是一个盲袋或者狭窄但是开放的外耳道。若外耳道中有无法清除掉的耵聍，应注意存在发生外耳道胆脂瘤的风险。

检查软腭及硬腭时应特别检查是否有悬雍垂裂或腭黏膜下裂。颈部检查凹陷提示有鳃裂囊肿或瘘管。若患儿有多个先天性异常建议转诊儿科进行遗传学评估（第五分册第29章）。

（二）先天性传导性听力损失

传导性听力损失足以影响正常语言和言语的习得，有些听力损失是永久性的，不适合鼓膜置管术。永久性传导性听力损失可能是由外耳道闭锁或狭窄、听骨畸形、镫骨强直和内耳畸形引起的，因此，外科手术可能最终能够弥补一些先天性听力损失。一家大型三级医疗中心的UNHS回顾性调查数据中，105例听力损失的婴儿中有26例有永久性传导性聋，另外4名儿童有混合性听力损失[12]。许多内耳畸形同时伴有混合性听力损失（见第13章），包括前庭水管扩大综合征（图12–2）。因此，不应认为，鼓膜置管可以使所有的传导性听力损失改善或治愈。

随着UNHS的实施，婴幼儿可能接受重复鼓室测量，试图将ABR的异常结果与中耳积液的可能性相关联。若婴儿病史中有长时间的单侧或双侧持续平坦的鼓室图，伴或不伴有中耳积液或分泌性中耳炎，可将其转诊给耳鼻咽喉科医生进行评估。体格检查确诊中耳积液是非常必要的。

（三）鼓膜切开鼓室置管术

虽然新的鼓膜置管指南旨在管理6个月至12岁的儿童[59]，但是耳科医生应该对婴幼儿的鼓膜置管术的风险、益处和适应证做出最佳的判断，包括中耳积液的持续时间、中耳炎的发作，以及是否有传导性听力损失。然而，鼓膜置管不应被作为鉴定未通过新生儿听力筛查的新生儿是否可以改善听力的一种方法。因为这种做法可能会导致延误诊断和干预。耳鼻咽喉科医生应强调继续听力学随访的重要性，而不提供可能的假保证，因为即使在今天这种延误仍然是一个问题。

（四）转诊到其他科室

JCIH 2000年指南建议所有患有永久性听力损失的婴幼儿同时接受眼科评估。有一个感观障碍的儿童在伴随第二感觉障碍时可能会增大学习困难。此外，许多综合征同时涉及听觉和视觉障碍。

JCIH建议所有具有永久性听力损失的儿童家庭都可以进行遗传评估。这一建议在美国医学遗传学学院发表的指南中更加被强调，它认为综合遗传评价是评估所有永久性听力损失的婴儿的常规部分。遗传评估提供了讨论基因测试、获得遗传咨询、了解病因和复发风险的机会，并且评估一个综合征的其他潜在临床表现。对于最常见的突变基因GJB2，有大量的文献将听力损失表型（损失程度、类型和进展过程）与特定的基因型联系起来[60]。由于越来越多的儿童接受更多的相关基因的检测，对于基因型与表型间的认识也将逐渐增多（第五分册第22章）。

（五）先天性听力损失的病因

一般而言，获得性病因和遗传病因在儿童听力损失中各占一半。遗传病因中40%为隐性遗传、10%为显性遗传、3%为X–连锁或线粒体遗传[34]。目前已知有400个遗传性综合征伴有听力损失[61]。然而，绝大多数SNHLs是非综合征性的，或与其他临床特征不相关[62]。随着医学的

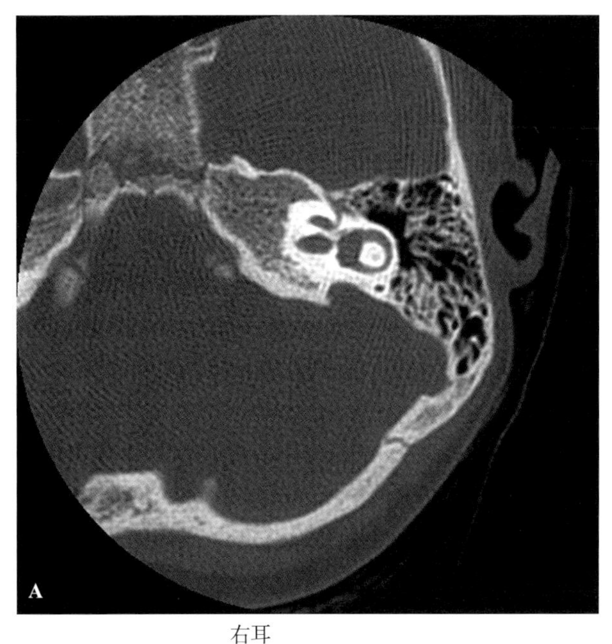

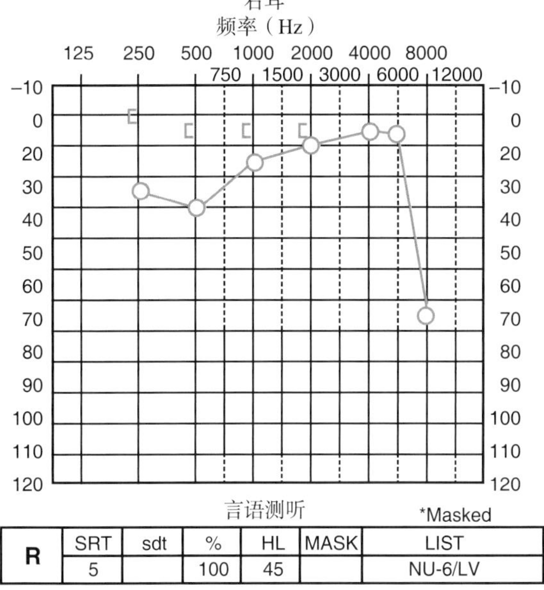

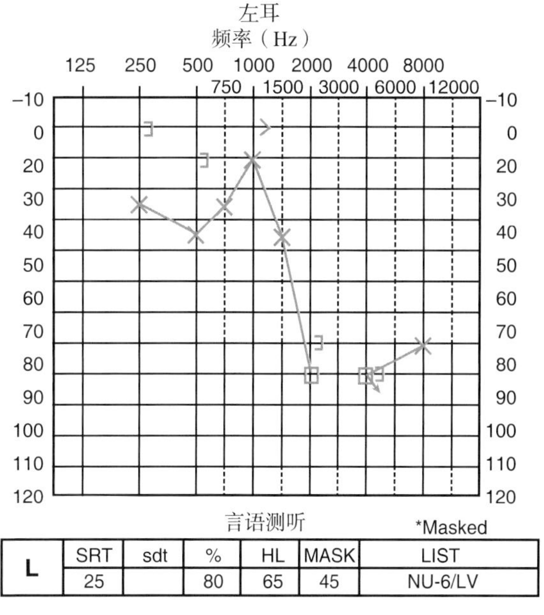

▲ 图 12-2　**A.** 颞骨 **CT** 显示一名患有先天性混合性听力损失的儿童的左耳影像。可发现患儿有前庭水管扩张。**B.** 一名 8 岁患儿双侧前庭水管扩张儿童的听力图。显示了典型的听损类型，低频混合性聋，中频听力损失较轻，高频听力损伤较重

干预获得性听力损失的发病率降低，遗传性听力损失将逐渐成为儿童听力损失的主要病因。

在 2001—2011 年在一所大型三级护理中心进行的回顾性调查中，139 名（37 542 名筛查）被诊断为听力损失，其中 28% 没有风险指标，72% 至少有一个风险指标，14.3% 有一个以上的风险指标[12]。在婴儿中，77 例（56%）有已知的病因，包括综合征性听力损失、高胆红素血症、先天性人巨细胞病毒感染、非综合征性遗传性听力损失和颞骨发育异常。139 的人中有 62 例病因不明确，其中 63 例未进行全面评估（包括影像学和遗传学评估）的儿童中有 54 例病因不明确。另一项研究还发现，大部分儿童没有进行听力损失病因的研究[63]。目前，由于异质性的原因，没有统一的标准来评估儿童听力损失的病因。

确定听力损失的病因有助于为患儿及其家长提供关于听力丧失进展的相关信息，以及将来患儿需要使用助听器或植入人工耳蜗。例如，如果

CT显示前庭水管扩大，听力专家可能更倾向于为儿童推荐使用助听器，且听力损失逐渐加重的可能性会更大。确定听力损失的病因可能有助于家长理解听力损失是由产前发育过程引起的，而不是婴儿出生后他们可以采取措施预防的。此外，确认遗传学病因对兄弟姐妹和其他家庭成员也有帮助；如果没有基因测试，一些遗传性听力损失的病例可能被错误地归因于环境因素（如早产）。然而，重要的是要知道，没有任何遗传测试可以排除遗传性听力损失，因为许多致聋基因尚未被发现。

（六）影像学检查

CT是颞骨影像学检查的金标准，用于评估内耳形态发生缺陷，包括Mondini畸形、前庭水管扩大、外骨半规管发育不良或耳蜗管缺失。先天性内耳畸形的讨论见第13章。由于越来越关注电离辐射对身体及大脑的影响[64, 65]，CT检查时参数的选择应多加注意。一般原则是在保持足够的图像质量的同时尽可能地选用最低的电离辐射量。最好是在一个管理镇静婴幼儿非常有经验的影像中心行影像学检查，且影像科医生应对颞骨解剖非常熟悉以避免由于检查不到位而重复CT扫描。CT检查时通常需要对婴幼儿进行镇静或全身麻醉。对于听力稳定的儿童，可以将CT检查推迟到儿童足够大可以配合检查时，这样比让婴幼儿镇静做检查更合理。另一方面，CT检查可以与其他需要全身麻醉的检查联合进行，如ABR检查或鼓膜造口置管。

磁共振成像（MRI）越来越多地用于评估SNHL儿童颅内和内耳异常。一项研究报告，在单侧和双侧听力损失的儿童中，其阳性率可达40%[66]。单耳听力损失儿童更容易观察到异常MRI，且MRI异常在重度SNHL患儿中比轻度或中度SNHL更多见。MRI最常见的表现是耳蜗和蜗神经的异常。MRI对蜗神经发育不良或发育不全的诊断优于CT[67]。蜗神经管的宽度与蜗神经损失程度密切相关，而内耳道的直径不能可靠地显示蜗神经发育不良。先天性人巨细胞病毒感染的患儿大脑发育异常的比率会更高，包括脑白质信号异常、皮质发育不良及脑室扩大等[68]。

MRI与CT相比的缺点是增加了成本，增加了需要全身麻醉药或镇静药的用量。虽然使用“筛查”MRI成本与CT成本的比较已被报道，对于有阳性指征的患者需要重复使用MRI评估。需要指出的是，MRI可以发现与听力损失没有明确关系的异常的表现。例如，在一项研究中，蛛网膜囊肿的患病率是2.6%[69]，大多数蛛网膜囊肿不需要手术干预。

五、新生儿听力损失的干预

为聋哑儿童及重听儿童（D/HH）提供早期干预服务是EHDI的目的和目标。D/HH指的是所有听力损失的儿童，无论是先天性的还是后天性的，包括所有类型（和程度）的听力损失，从轻微听力损失到极重度听力损失[44]。没有合适的、个性化的及高质量的干预，听力损失的筛查与确诊对患儿来说都是没有帮助的。为确保所有D/HH儿童都能充分发挥其潜能，必须设计项目以满足每个儿童和家庭的需求，并且必须由能提供最佳知识和技能的提供者及时实施干预。这些知识及技能可以是源于研究、实践和已经成功的案例[29]。

在双侧极重度听力损失的情况下（例如，ABR最大输出没有反应），助听器调试时可以使用助听器的最大输出，同时考虑人工耳蜗植入的可能性。人工耳蜗植入适用于重度及极重度听力损失的儿童，以及没有足够的言语和语言进展的听神经病患儿（第五分册第31章）。

早期干预（EI）是为那些可能影响其发展或阻碍教育的儿童提供服务、教育和支持的过程[70]。对于D/HH患儿，及早的诊断听力损失并给予干预可以使患儿的语言、交际、认知和社会情绪技能等方面的发育水平达到与同年龄儿童相似的水平[71–73]。EI和EHDI的最终目标是优化听力损失儿童的语言、识字以及社会发展能力。

最佳的EI团队将以家庭的需求为中心，并包括具有儿科专业知识的专业人员。该小组可包括听力学家、儿童耳鼻咽喉科医生、D/HH教师、言语语言病理学家、服务协调员、早期干预专家、D/HH个体和家庭与家庭支持网络的代表。根据儿童的需要，团队还可以包括物理和（或）职业治疗师、心理学家和具有聋哑/盲、发育迟缓和（或）情绪/行为问题的教育专家[29]。非常重要的是团队的成员都支持孩子和家庭交流的需要。

当任何年龄的儿童被诊断为永久性听力损失时，言语语言病理学家是团队中的关键组成部分。因为EHDI的目标是促进D/HH儿童早期和适当的干预，监测听力损失儿童的言语和语言发展是至关重要的。对于诊断有明显听力损失的婴儿，早期对其交流能力的基线评估是很重要的，因为这是以后评估言语发展的基准。例如，如果听觉、言语和语言进步的目标是在3个月内获得3个月的增益，那么就必须确定一个基线水平，以此来指导进度。在患有重度到极重度听力损失的儿童中，人工耳蜗植入的标准通常是基于言语、语言和听觉发育的比较，而不是对正常听力婴儿的期望。在听力丧失的情况下，言语语言病理学家在确定一个儿童需要何种服务方面起着关键的作用。

当根据新生儿听力筛检未确定听力损失时，对于未通过言语语言筛查的婴儿或考虑有听力及言语及语言方面发育不正常的婴儿应转诊给言语语言病理学家，并接受其评估以便决定接下来要做的检查。言语语言病理学家是所有D/HH儿童的EI团队的关键成员。

推荐阅读

American Academy of Pediatrics, Joint Committee on Infant Hearing 1994 position statement. *Pediatrics* 95:152, 1995.

American Academy of Pediatrics, Newborn and Infant Hearing Loss: Detection and Intervention, Task Force on Newborn and Infant Hearing. *Pediatrics* 103:527, 1999.

American Speech-Language-Hearing Association: Early hearing detection and intervention center. http://www.asha.org/aud/articles/ EHDI.

American Speech-Language-Hearing Association: Executive summary for JCIH 2007 position statement: principles and guidelines for early hearing detection and intervention programs. 2007. Available from www.asha.org.

Baroch KA: Universal newborn hearing screening: fine tuning the process. *Curr Opin Otolaryngol Head Neck Surg* 11:424, 2003.

Downs MP, Sterritt GM: Identification audiometry for neonates: a preliminary report. *J Aud Res* 4:69, 1964.

Downs MP: Universal newborn hearing screening—the Colorado story. *Int J Pediatr Otorhinolaryngol* 32:257, 1995.

Early Identification of Hearing Impairment in Infants and Young Children. NIH *Consens Statement* 11(1):1, 1993.

Glattke TJ, Robinette MS: Transient evoked otoacoustic emissions. In Robinette RM, Glattke T, editors: *Otoacoustic Emissions—Clinical Applications*, ed 2, New York, 2002, Thieme, p 95.

JCIH Position Statement 1990—Joint Committee on Infant Hearing. www.jcih.org/JCIH1990.pdf.

Johnson JL, Kuntz NL, Sia CC, et al: Newborn hearing screening in Hawaii. *Hawaii Med* J 56:352, 1997.

Joint Committee on Infant Hearing: Year 2000 position statement: principles and guidelines for early hearing detection and interven- tion programs. *Pediatrics* 106:798, 2000.

Kemp DT: Stimulated acoustic emissions from within the human audi- tory system. *J Acoust Soc Am* 64:1386, 1978.

Knott C: Universal newborn hearing screening coming soon: "hear's" why. *Neonatal Netw* 20:25–33, 2001.

Morton C, Nance WE: Newborn hearing screening—a silent revolution. *N Engl J Med* 354(20):2151, 2006.

National Conference of State Legislatures: Newborn hearing screening laws. Updated May 2011. http://www.ncsl.org/issues-research/health/newborn-hearing-screening-state-laws. aspx#State_Laws.

Norton SJ, Gorga MP, Widen JE, et al: Identification of neonatal hearing impairment: evaluation of transient evoked otoacoustic emission, distortion product otoacoustic emission and auditory brain stem response test performance. *Ear Hear* 21:508, 2000.

Special Article: Year 2000 position statement: principles and guidelines for early hearing detection and intervention programs. www.jcih.org/ jcih2000.pdf.

Vohr BR, Oh W, Stewart EJ, et al: Comparison of costs and referral rates of 3 universal newborn hearing screening protocols. *J Pediatr* 139:238, 2001.

White KR, Vohr BR, Behrens TR: Universal newborn hearing screening using transient evoked otoacoustic emissions: results of the Rhode Island Hearing Assessment Project. *Semin Hearing* 14:18, 1993.

Wittman-Price RA, Pope KA: Universal newborn hearing screening. *Am J Nurs* 102:71, 2002.

Yoshinaga-Itano C: Early intervention after universal neonatal hearing screening: impact on outcomes. *Ment Retard Dev Disabil Res Rev* 9:252, 2003.

第13章 先天性内耳畸形

Congenital Malformations of the Inner Ear

Alan G. Cheng　Robert K. Jackler　著

蔡　晶　徐　磊　译

要点

1. 约20%的先天性感音神经性听力损失患者内耳存在明确的放射学检查异常。
2. 大部分畸形源于孕初3个月，内耳的胚胎发育受到干扰。
3. 最常见的畸形是前庭水管扩大，其次是半规管畸形和耳蜗畸形。
4. 耳蜗异常在影像学上表现为未发育，发育不全，不完全分隔和共同腔畸形。
5. 半规管可能缺如（不发育）或畸形（发育异常）。
6. 听神经可能未发育或发育不全，特别是当内听道狭窄时。
7. 先天性耳畸形可能是综合征的一种表现，如Pendred综合征、鳃－耳－肾综合征、CHARGE综合征和各种染色体三倍体症。
8. 在观察内淋巴囊和听神经时，高分辨率T_2加权磁共振成像比CT更具优势。
9. 有轻微耳蜗畸形的患者，听力损失程度呈现多样化，但通常随时间推移逐渐加重恶化。
10. 为假性传导性听力损失做镫骨手术存在听力完全丧失的高风险，并可能出现脑脊液“井喷”。
11. 因蜗轴缺失造成的镫骨井喷可能与X－连锁遗传相关。
12. 头部创伤可导致听力突然下降、反复的脑脊液漏和反复发作的脑膜炎。
13. 内淋巴囊外科手术没有被证实可以改善或稳定听力。
14. 一些应用在基因检测领域的分子水平的诊断工具对诊断形态学病变是有帮助的。
15. 人工耳蜗植入通常是成功的，但会增加脑脊液漏、脑膜炎和面神经刺激的风险。

内耳发育开始于胚胎发育早期。在妊娠第8周末，膜迷路已经呈现其典型的盘旋形态[1]。听囊围绕着膜迷路逐渐发生骨化，在出生前最终成型[2]。在膜迷路形成后的很长时间，包括孕中期，至孕后期的早期，感觉上皮持续发育并成熟。在妊娠26～28周，毛细胞和听神经的发育大部分完成。因此，正常人类的胎儿在出生前的2.5～3个月可听见声音。

大多数内耳畸形源于孕早期膜迷路的形成受到干扰[2]。这种干扰可以是先天的基因编码错误，或是内耳在其器官发生的关键时期——妊娠4～8周时，暴露于致畸因素中。导致耳聋的基因可以是显性或隐性遗传；可表现为单一的感音神经性听力损失，或与伴发耳聋的综合征有关[3]。影像学检查发现的包含内耳畸形的综合征有Pendred综合征、Waardenburg综合征、Apert综合征、Wildervanck综合征（颈－眼－耳综合征）、鳃－耳－肾综合征和Alagille综合征等[4-8]。非综合征性遗传性内耳畸形也有报道[9, 10]。导致内耳器官畸形的因素包括宫内病毒感染（如风疹病毒、巨细胞病毒感染），化学致畸剂（如沙利度胺）和放射线暴露[11]。膜迷路在早期阶段发育异常引起耳囊结构异常和Corti器缺陷。耳囊骨化出现紊乱并不是先天性听力损失的主要机制。然而，骨化性迷路炎是获得性耳聋的早期常见症状，通常是由脑膜炎引起的。

并非仅仅是药物会引起耳蜗结构和功能发育障碍，导致严重的结构畸形。当把氨基糖苷类抗生素换算为相对于成人而言的毒性剂量以下的剂量，应用于实验动物孕早期，会导致严重的听力损失[12]。这个时间对应着外毛细胞的成熟和耳蜗电位的开始形成。在人身上也观察到这个现象。随访72名孕早期4个月内曾应用链霉素预防肺结核的妇女，分娩的婴儿中有35人有程序不等的听力损失，从轻微的高频阈值升高到严重的双侧感音神经性听力损失均有[13]。应用该药物的耳毒性风险并不局限于孕早期。在有明显应用指征的孕中期、孕后期孕妇，以及尚没有达到功能性耳蜗成熟的早产婴儿，尽管应用剂量很低的氨基糖苷类抗生素，仍可造成轻度听力损失。

先天性内耳异常分为2类：一类是异常的病理学改变仅局限于膜迷路；另一类是骨迷路、膜迷路均发生畸形。只有患者的耳囊病变通过影像学检查确诊，这种畸形才能被诊断出来。因此，影像学检查显示内耳正常的先天性感音神经性听力损失的患儿可以推测病变局限在膜迷路或神经通路。尽管一些类型的膜迷路畸形已经被描述，但该分类并没有被临床应用，因为细化区分要求组织病理学检查。在累及听囊的畸形中，形态学的改变可通过影像学检查发现，据此分类将会对预后甚至治疗提供参考价值。

一、发生率

大多数感音神经性听力损失患儿，除了可能的听神经病外，如果进行组织学检查，可在内耳检测到异常。因为大多数严重双侧感音神经性听力损失的患儿，影像学检查提示结构正常，据此推断畸形主要局限在膜迷路。因为研究群体的听力水平不同、影像学检查技术不同、对畸形的定义不同，导致畸形概率的报道多种多样。根据经验，通过现代影像学检查技术发现，约有20%的先天性感音神经性听力损失病例被证实存在内耳畸形。在234名患有不同严重程度的感音神经听力损失儿童中，Reilly[14]发现只有4%的儿童有耳蜗异常，这些异常是通过高分辨率CT发现的。通过提高CT成像技术，可提高内耳畸形的检测率。Antonelli团队报道157名不同类型的感音神经性听力损失患儿中31%伴发耳蜗畸形[15]。在另一项关于CT的研究中，185例感音神经性听力损失患儿中，有17%的耳蜗畸形检出率，而309例听力正常儿童未发现耳蜗畸形[16]。一项来自韩国的大样本量的研究数据发现严重感音神经性听力损失患者中，通过影像学检查，590例患者中有22%的耳蜗畸形检出率[17]。尽管在不同的民族，听力损失的遗传学背景提示病因存在差异，但中国和韩国的大样本听力损失患者数据均提示耳蜗畸形的发生概率相似（20%～22%）[17, 18]。

半规管和内耳导水管畸形的发生率研究得比耳蜗畸形少。通过影像学检查，发现在明确内耳畸形的耳聋患者中，耳蜗畸形占76%，半规管畸形占39%，前庭水管畸形占32%[19]。总数加起来超过100%，因为部分病例存在多个部位畸形的情况。近些年来，前庭水管扩大受到广泛关注，高分辨率的轴位CT可清晰显示该畸形，使该疾病的检出率大幅增加。临床医生日益关注内耳畸形，迅速增加的病例提示前庭水管扩大是最常见的可通过影像学明确诊断的内耳畸形[5]。

在影像学检查内耳结构正常的耳聋患者中，组织病理学提示蜗球囊发育异常（Scheibe发育异常）是迄今为止最常见的膜迷路畸形[20]。由于只能获取少量病理标本，因此无法估计不同膜迷路畸形的发生率。

二、分类

传统的描述先天性的内耳畸形的命名法包括一系列不确定的名字。这些名字是18、19世纪的学者根据首次报道的各种各样的耳蜗形态模式总结的。本章使用传统命名术语来描述分类系统，使命名更符合逻辑，易于识记，并贴近临床应用（框13-1）。对于膜迷路畸形，这种分类是

框 13-1 先天性内耳畸形的分类

畸形局限于膜迷路
- 膜迷路完全发育异常
- 局限性膜迷路发育异常
  - 蜗球囊发育异常（Scheibe）
  - 耳蜗基底回发育异常

骨迷路和膜迷路畸形
- 迷路完全不发育（Michel）
- 耳蜗异常
  - 耳蜗不发育
  - 耳蜗发育不全
  - 不完全分隔（Mondini）
  - 共同腔畸形
- 迷路异常
  - 半规管发育异常
  - 半规管不发育
- 导水管异常
  - 前庭水管扩大
  - 蜗水管扩大
- 内耳道异常
  - 内耳道狭窄
  - 内耳道扩大
- 听神经异常
  - 听神经发育不全
  - 听神经不发育

基于内耳的组织病理学改变。当骨－膜迷路都发生畸形，需通过影像学检查鉴别各种病变[19]。正确使用病理胚胎学术语非常重要，尽管这些术语曾不恰当地被频繁引用在早期文献中。关键的术语是不发育（完全未发育），发育不全（不完全发育），发育异常（发育的失常）。本章描述的分类体系偏向于临床应用，并且已发表于近几年的研究中。其他观察到耳蜗异常的分类系统也被提出[21]。

三、畸形局限于膜迷路

先天性耳聋中超过90%的病例畸形局限于膜迷路，而骨迷路是正常的[22-25]。耳蜗、半规管、椭圆囊和球囊等整个迷路发育异常是最严重的膜迷路畸形。一些只涉及部分内耳的、局限的膜迷路发育异常也已被报道。

（一）膜迷路完全发育异常

膜迷路完全发育异常由Siebenmann和Bing[26]首次描述，这种畸形非常少见。该病变与Jervell、Lange-Nielsen和Usher综合征有关[27]。

（二）局限性膜迷路发育异常

1. 蜗球囊发育异常（Scheibe发育异常）

先天性耳聋最常见的组织病理学是耳蜗底部膜迷路不完全发育。该畸形通常被称为蜗球囊发育异常，由Scheibe[28]首次报道。这种畸形，通过光谱病理学已清楚发现病变局限在耳蜗和球囊[24, 29-32]。Corti器部分或完全丢失。耳蜗导水管常萎陷，Reissner膜黏附在骨螺旋缘，耳蜗导水管一般不扩张。血管纹通常退化并且可能包含胶质，推测是内淋巴水肿造成的。Schuknecht[20]描述典型的血管纹的病变包括交替的萎缩和增生以及严重的畸形。耳蜗的改变是底转病变严重，顶转逐步减轻，或者每一转都受累及。球囊通常扁平，感觉上皮退化。在蜗球囊发育异常中，半规管和椭圆囊是正常的。听神经的残余功能多种多样，但有可能在个别病例中，直到成年都一直正常。蜗球囊发育异常也在很多动物物种中被证实，如聋白猫，达尔马提亚犬和各种小鼠突变体[34]。

2. 耳蜗底转发育异常

局限在耳蜗底转的发育异常与遗传性高频感音神经性听力损失有关。纵观大量的文献，尚未报道膜迷路异常局限在耳蜗顶部的情况。这个结论并不奇怪，因为此发育异常的症状是最轻的。他们可能有正常的听力，并且可能已经代偿了先天性前庭异常。

四、骨迷路和膜迷路畸形

临床医生特别感兴趣的是先天性内耳异常如耳囊畸形的患者，因为他们可通过影像学检查被确认和区别。之前提到，只有大约20%的先天性耳聋患者被证实内耳存在影像学检查的异常。这些畸形的临床表现和病史多种多样。尽管一些患者出生时就耳聋，大多数可保留些许残存听力到成年，并逐步稳定下来。听力突然下降很常见，可能是自发的或通过轻微的头部外伤而引发。据推测，绝大多数病例源于耳蜗内存在膜的破裂并形成瘘管，伴随内、外淋巴的混合，或形成了接通中耳的外在瘘管。这些患者常见波动性听力损失，并且有非特征性、非典型的内淋巴积水。在部分患者中，超高频的听力可以很好地保留（> 8000Hz），这一部分没有听力测定的数据[35]。如果听力受损的患儿，比起言语频率纯音测听结果，被证实有更好的听功能，应该怀疑有残留的超听觉听力[36]。偶尔有内耳畸形但听力正常的情况[37, 38]，特别是在半规管畸形中可见到[39]。20% 的患者前庭症状会很严重[19]。一些内耳畸形，特别是伴有半规管缺失的患儿运动核团发育缓慢[40]。少数患者当暴露于声音较大的环境中时会出现头晕，这被称为 Tullio 现象[41]。

通过影像学方法可观察到多样的，包括耳蜗、半规管和前庭水管的内耳畸形形态学模式（图 13-1）[3, 42–47]。组织学分析也观察到相似的多样性[23, 48–52]。大多数骨迷路、膜迷路的畸形源于内耳的一个或多个部分在成熟前停止发育（图 13-2）。这个观点最有力的证据是大多数畸形的内耳外观表现类似，呈现孕 4～8 周的形态。常规情况下，停止发育越早，畸形越严重，听力越差。

对于不能仅仅解释为发育成熟前停止发育的耳蜗畸形，可能源自不正常的胚胎发育过程。例如，耳蜗长度正常但尺寸或形状不正常[48]。人在出生的时候，内耳即达到成人尺寸，并且在不同个体之间尺寸没有差异[53]。Pappas 及其团队[54]建议一些内耳形态正常的先天性感音神经性听力损失患儿，做 CT 检查可发现内耳结构尺

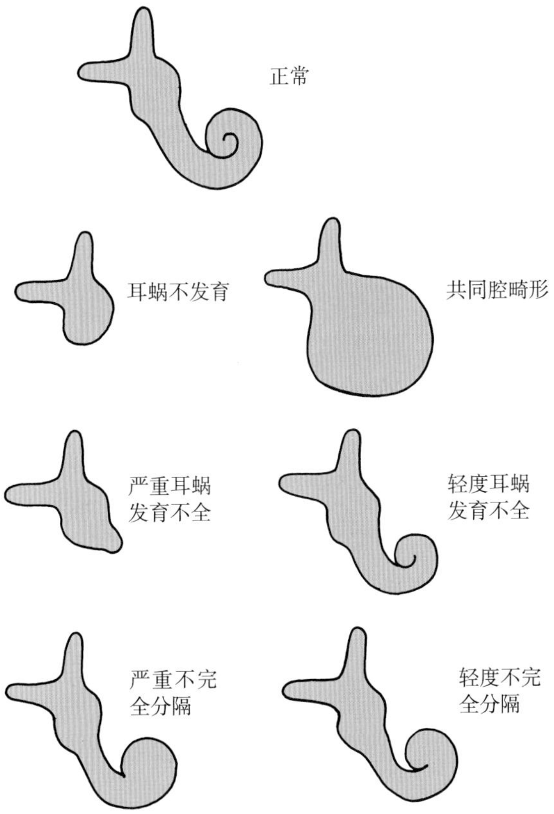

正常
耳蜗不发育
共同腔畸形
严重耳蜗
发育不全
轻度耳蜗
发育不全
严重不完
全分隔
轻度不完
全分隔

▲ **图 13-1 耳蜗畸形。绘图参考冠状位 CT 扫描成像**

引自 Jackler RK, Luxford WM, House WF: Congenital malformations of the inner ear: a classification based on embryogenesis. *Laryngoscope* 1987;97[Suppl 40]:2.

4 周
共同腔畸形
5 周
耳蜗发育不全
6 周早期
耳蜗发育不全
6 周晚期
耳蜗发育不全
7 周
不完全分隔（典型
Mondini 发育异常）
8 周
正常发育

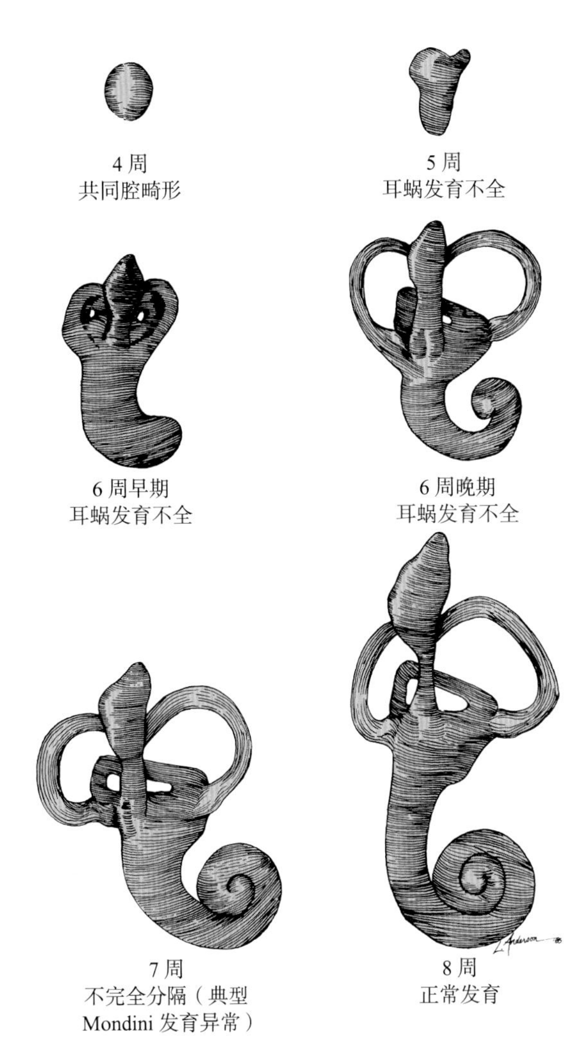

▲ **图 13-2 耳蜗畸形的胚胎发生**

引自 Jackler RK, Luxford WM, House WF: Congenital malformations of the inner ear: a classification based on embryogenesis. *Laryngoscope* 1987;97[Suppl 40]:2.

寸有细微的异常。这些研究者提出这种异常源自孕中期和孕后期，即在膜迷路形成之后但未达到成人尺寸之前，耳蜗受到致畸损伤。临床上验证这一点需展开更进一步研究。

尽管一些患者的内耳畸形局限在内耳的一个部位，但许多患者有多部位的联合畸形。在胚胎发育的第4周和第5周，球形耳囊发育成3个小球，最终形成耳蜗、半规管和前庭水管（见图13–2）。内耳畸形可局限在其中一个部位，或累及两个部位及全部。

这种常见的包括耳蜗、半规管和前庭水管的多发畸形有以下几种病因解释：①这种异常是由遗传决定的；②对胚胎的损伤发生在孕5周之前；③在发育的晚期阶段，每一个发育小球受到一些致畸因素的影响。大多数的内耳畸形是双侧和对称的。只要影像学检查出一侧内耳异常，对侧“正常”的内耳有50%的概率伴发听力损失[19]。

在高分辨率影像学技术发展前，临床医生和组织病理学家倾向于将耳蜗畸形归于Carlo Mondini首次报道的Mondini发育畸形。我们受惠于之后Peter Phelps医生和拉丁学者Gordon Hartley对于Mondini原始文献做的英文翻译[55]。Mondini在进入博洛尼亚大学科学院之前发表他的研究成果，描述了一个8岁的耳聋患儿的内耳，这个儿童被一辆货车撞伤脚并死于坏疽[56]。他的耳蜗只有1.5转且顶部有一个空腔。同时他的前庭和前庭水管是扩大的。这种畸形是最常见的耳蜗畸形（表13–1）。尽管通过影像学、组织学方法可辨别其他众多的、显著的内耳畸形解剖学模式，许多研究者仍持续用Mondini畸形去描述耳蜗畸形。为避免混淆和过度的、广泛的命名法，Mondini首次描述的这种特殊的耳蜗畸形类型被指定保留下来，无论它是否关联其他内耳畸形。

表13–1 耳蜗畸形的相对发生率

畸　形	发生率（%）
不完全分隔（Mondini发育异常）	55
共同腔畸形	26
耳蜗发育不全	15
耳蜗不发育	3
迷路完全不发育（Michel不发育）	1

（一）迷路完全不发育（Michel不发育）

最严重的膜、骨迷路畸形属于迷路完全不发育，由Michel首次报道[57]。这种畸形非常少见。据推测，在听囊形成之前耳蜗停止发育，导致内耳结构完全缺如。据报道迷路完全不发育与无脑畸形和沙利度胺暴露相关[23, 58]。也有关于外耳异常的报道[59]。一个据称是Michel不发育的病例实际上是一个共同腔畸形[60]。这种命名法在文献中频繁见到，但是是不精确的。在放射学的文献中，因为将迷路完全不发育和迷路骨化相混淆，使得它的发生率被过高估计。迷路骨化常发生在出生后，通过影像学检查可见一个明显的、相当大的、致密的耳囊。迷路完全不发育，耳囊是完全缺如的[61]（图13–3至图13–5）。这种耳朵无疑一律是全聋。

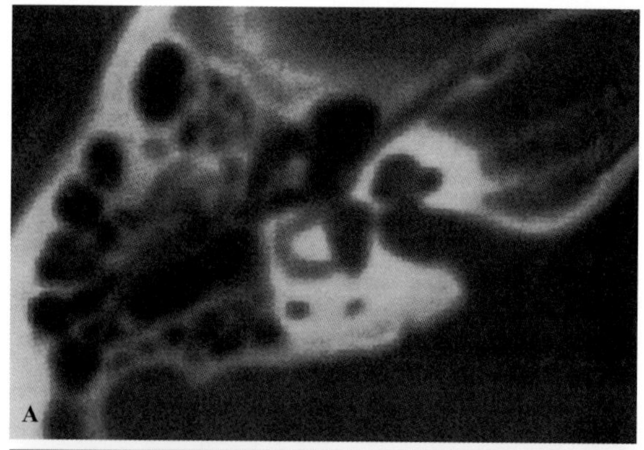

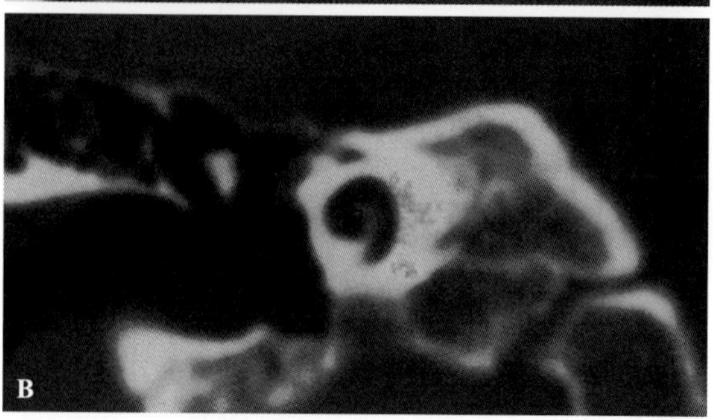

▲ 图13–3 正常内耳的轴位（A）和冠状位（B）高分辨率CT扫描图像。注意，因轴位扫描提示蜗轴有倾斜角度，所以正常的耳蜗在冠状位看上去只有1.5转

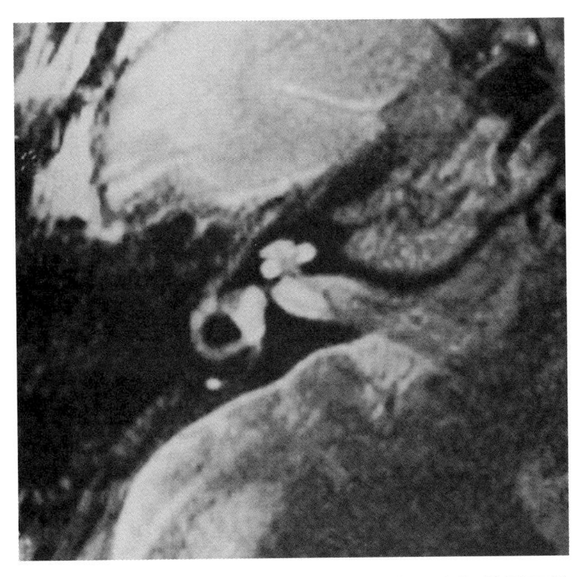

▲ 图 13-4 正常内耳的中转、顶转和水平半规管层面的轴位高分辨率 T_2 加权 MRI（快速自旋回波）成像。注意耳蜗的内在细节，可以看到梯样分隔和蜗轴。第Ⅶ、Ⅷ对颅神经在内听道脑脊液的映衬下也显示出来

（二）耳蜗异常

1. 耳蜗不发育

耳蜗不发育指耳蜗完全缺如，推测是耳蜗芽在怀孕 5 周时停止发育造成的（图 13-1）。这种畸形非常少见。影像学检查只见半规管和前庭水管（通常也是畸形）。为区别这种畸形和迷路骨化，有必要去测量听囊的骨质前端到内听道的距离。耳蜗不发育，听囊是缺如的，然而，在骨化中，骨质是致密的并且尺寸正常。耳蜗不发育没有任何听功能。

2. 耳蜗发育不全

耳蜗在孕 6 周时停止发育导致耳蜗发育不全，包括一转或更少转数。这种畸形约占所有畸形的 15%。影像学检查可见，一个长度不等的（1～3mm）小芽从前庭伸出（图 13-6）。前庭通

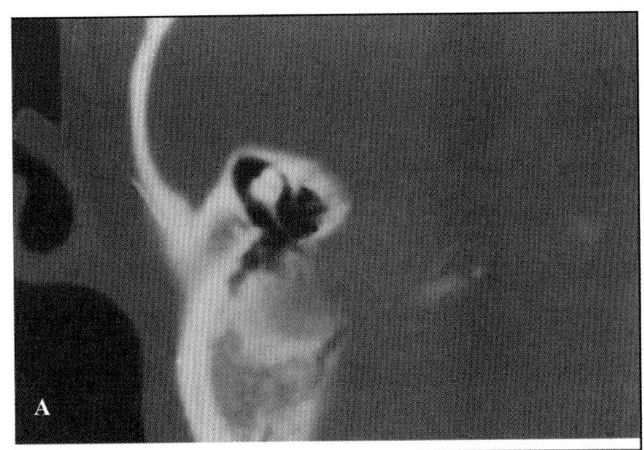

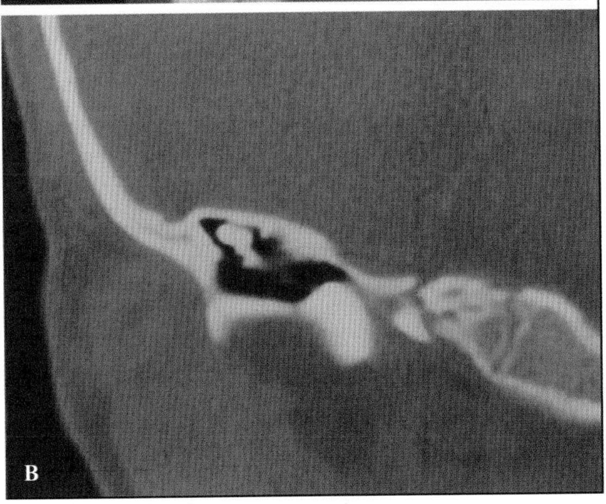

▲ 图 13-5 CT 扫描显示轴位（A）和冠状位（B）的迷路完全不发育。注意外耳道和中耳有显示，但听囊完全缺如（由 Joel Swartz. MD 提供）

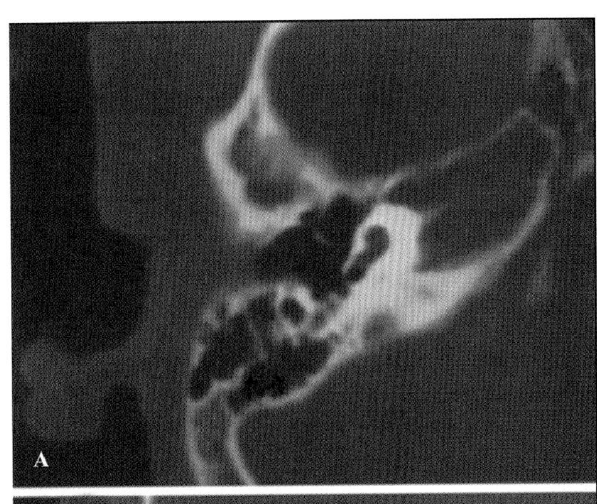

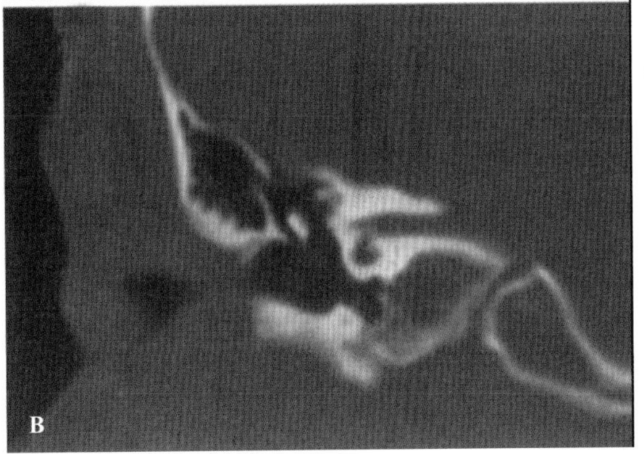

▲ 图 13-6 耳蜗发育不全的轴位（A）和冠状位（B）CT 扫描图像。耳蜗仅仅是从前庭突出的小芽

常扩大，约半数病例合并半规管畸形。组织学可观察到小耳蜗缺乏蜗轴或其他结构[29, 52, 62]。根据耳蜗尺寸的不同，这些患者的听力情况不同，有的可能很好。听力不同推测是由于在缩短的耳蜗内腔中，膜迷路的发育水平程度不同。

3. 不完全分隔（Mondini发育异常）

在孕7周耳蜗停止发育则只有1.5转。这是最常见的耳蜗畸形，占总的畸形数量的一半以上。影像学检查耳蜗比正常耳蜗小，耳蜗内的分隔部分或全部缺失（图13-7和图13-8）。正常耳蜗垂直高度为8～10mm，不完全分隔畸形耳蜗的高度为5～6mm。通过影像学检查计数耳蜗转数时需仔细谨慎，因为哪怕使用高分辨率CT也很难下定论。较之观察耳蜗转数，影像学诊断更多依据耳蜗尺寸大小及蜗内分隔的缺失情况。组织学切片观察，不完全分隔呈现和影像学一致的经典Mondini发育异常（图13-9）。在大量病例中，1.5转的小耳蜗呈现顶、中转融合，并缺乏骨性螺旋骨板[29, 48, 50]。Sennaroglu和Saatci已将不完全分隔分为3种[63]（图13-10）。Ⅰ型呈现囊状，缺乏完整的蜗轴和蜗内的隔膜。Ⅱ型有正常的底转但顶转呈囊状（Mondini型）。Sennaroglu和Saatci报道Ⅲ型缺乏蜗轴，耳蜗外壁仅存部分蜗内的分隔[63]。Corti器和听神经数目的发育多种多样。因此可预测，听力从正常到严重感音神经性听力损失不等。观察不完全分隔的41只耳中，平均听阈（三音调平均）为75dB[19]。半规管畸形伴发不完全分隔约占病例的20%。

4. 共同腔畸形

这种畸形见内耳耳蜗和前庭融合，形成一个没有内在结构、卵形的囊状腔，推测可能原因是听泡在孕4周停止发育。或者，这种畸形源于晚些时候的异常发育。影像学检查见一水平方向略长、卵圆形的空泡。泡的尺寸不一，平均是垂直7mm，水平10mm。非常容易将水平半规管发育不良误诊为共同腔畸形。在轴位CT，两者关键的区别是共同腔畸形主要在内听道的前方，而前庭畸形位置偏后。组织学上，卵形、球状囊腔平滑的内壁上分布着膜迷路的原基[50, 52, 58]。原可分化为清晰可辨的Corti器的感觉和支持细胞向外发散，分布在囊壁上。神经往往稀少或缺如。听力不等但通常都很差。

5. 耳蜗增生

首次报道在2006年，组织学上曾发现3个颞骨有额外的半个顶转[64]。关于这种畸形的临床资料及影像学形态还未见报道。

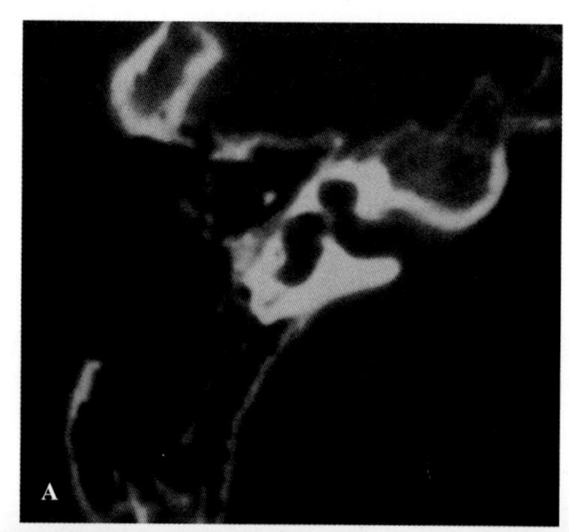

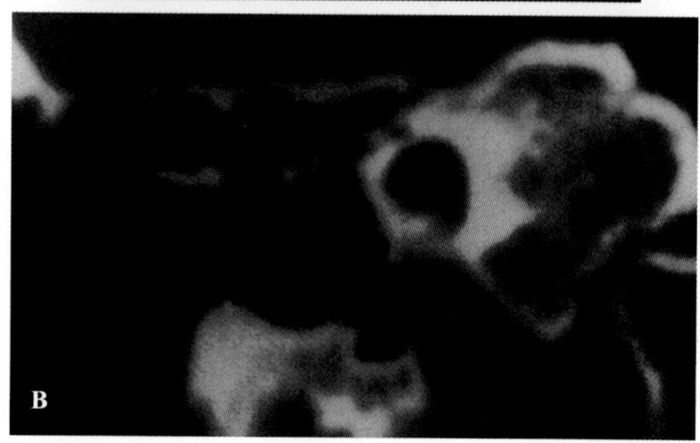

▲ 图13-7 不完全分隔的轴位（A）和冠状位（B）CT扫描图像。注意内在隔膜的缺如，这在冠状位扫描上更明显

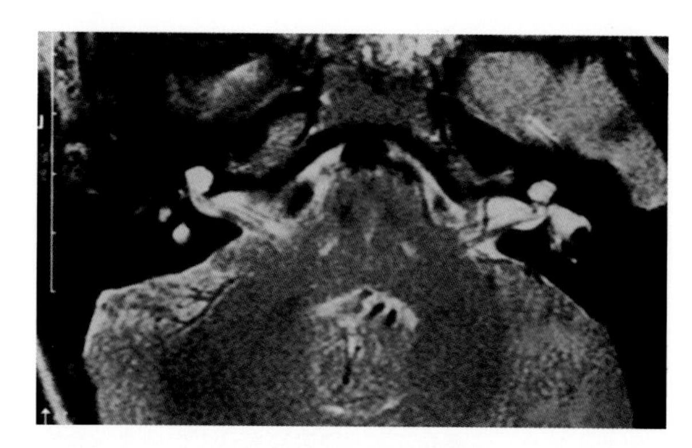

▲ 图13-8 不完全分隔畸形的高分辨率T_2加权MRI（快速自旋回波）成像。注意耳蜗内分隔的缺如

（三）迷路异常

1. 半规管发育异常

水平半规管发育异常是内耳畸形的普遍类型（图 13-11）。约 40% 的畸形耳蜗伴发水平半规管发育不良[19]。偶尔地，内耳畸形仅表现为水平半规管发育不良，尚不引起任何症状[65]。正常情况下，在发育的第 6 周，自前庭原基半规管囊泡区形成半规管凸起。口袋状的突起中心部分黏附闭合，留下外周半规管管道。当中心部分黏附失败，就会发生半规管发育异常（图 13-12、图 13-2）。相较于更常见的半盘状畸形，半规管发育异常偶尔表现为芽状畸形，推测由于在发育的早期时段受到轻微损伤。水平半规管比后半规管或上半规管更易发生畸形，推测由于它形成于更早的胚胎发育时期。半规管发育异常典型的影像学表现是短宽的泡状突起与前庭融合（图 13-13）。然而，更多的轻微的发育不良也存在，在部

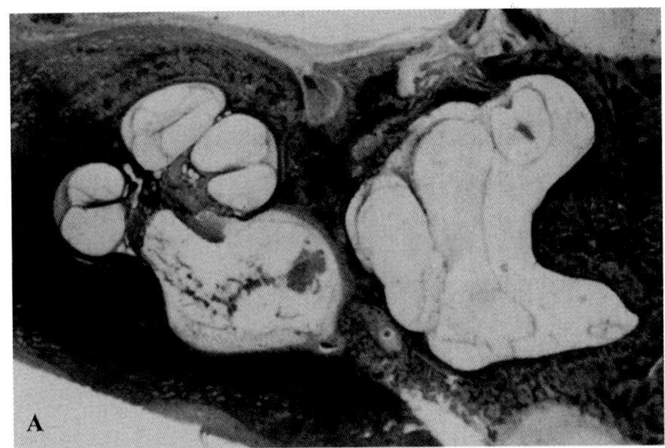

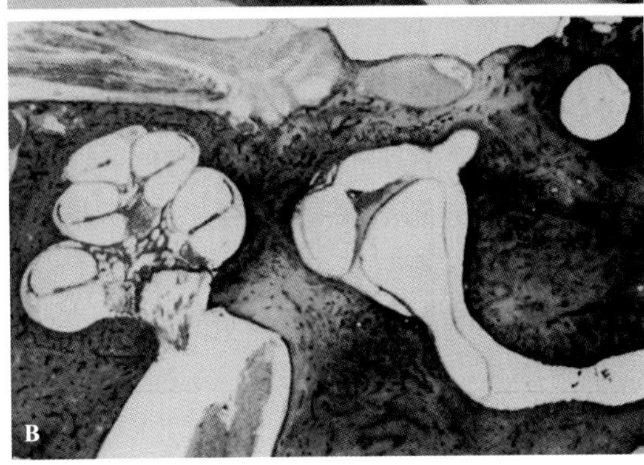

▲ 图 13-9　**A.** 典型的 **Mondini** 发育异常的畸形耳蜗的显微照片。耳蜗有 **1.5** 转并且耳蜗顶中转是融合的。**B.** 正常耳蜗的蜗轴纵切面作为对照

引自 Monsell EM, Jackler RK, Motta G, Linthicum FH Jr: Congenital malformations of the inner ear: histologic findings in five temporal bones. *Laryngoscope* 1987;97[Suppl 40]:18.

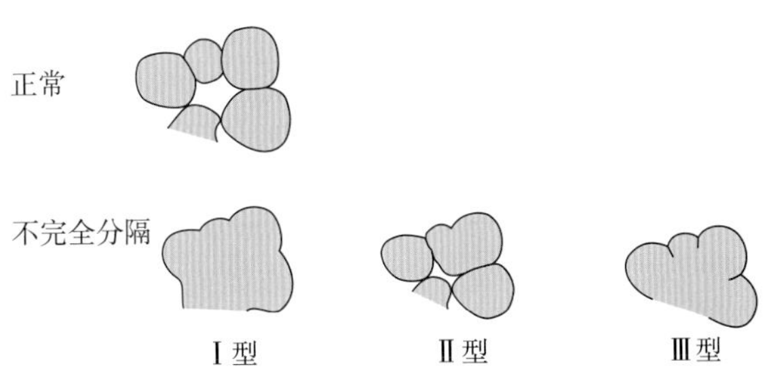

▲ 图 13-10　**Sennaroglu** 和 **Saatci** 提出的不完全分隔畸形的亚型

引自 Sennaroglu L, Saatci I: Unpartitioned versus incompletely partitioned cochleae: radiologic differentiation. *Otol Neurotol* 2004;25:520.

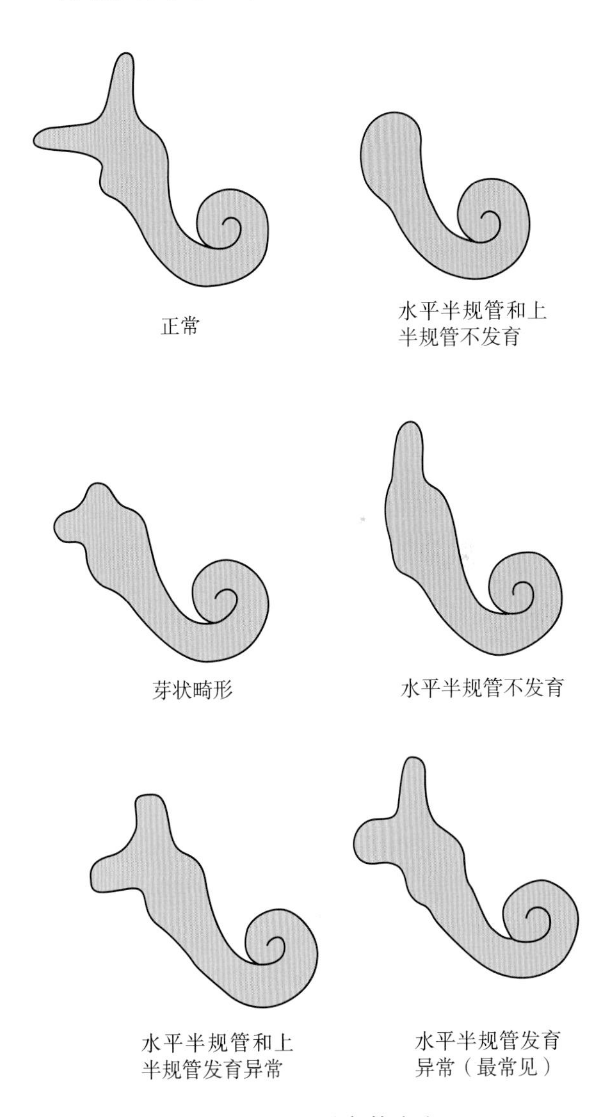

▲ 图 13-11　半规管畸形

来自 Jackler RK, Luxford WM, House WF: Congenital malformations of the inner ear: a classification based on embryogenesis. *Laryngoscope* 1987;97[Suppl 40]:2.

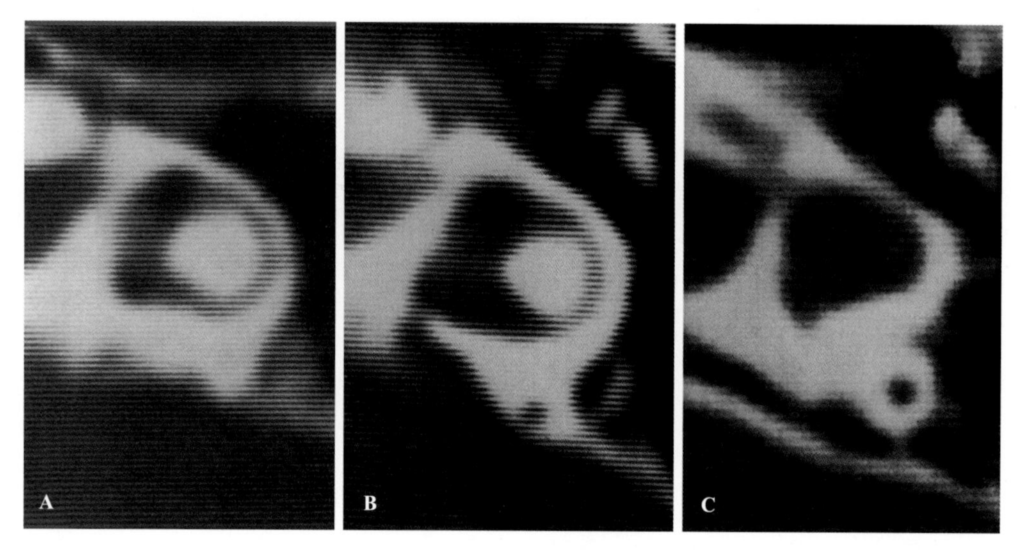

▲ 图 13-12　A. 轴位 CT 扫描显示水平半规管发育异常，正常外观需和轻度（B）、严重（C）发育不良相对比。这些配图说明半规管发育异常源于在发育过程中前庭凸的中心区域黏附失败

引自 Jackler RK, Luxford WM, House WF: Congenital malformations of the inner ear: a classification based on embryogenesis. *Laryngoscope* 1987;97[Suppl 40]:2.

分耳聋患者中，除耳窝高度外，水平及上半规管骨岛的宽度明显小于正常人[66]。

关于半规管发育异常的大量组织学资料见文献报道[48-52]。半盘形状的腔内可能已形成壶腹嵴雏形。椭圆囊和球囊可能扩大，折叠或完全缺如。在大多数半规管发育不良的患者中，热试验反应缺失或降低，但是一部分患者的耳朵会有正常的反应[19]。当畸形局限在前庭系统时听力通常正常或接近正常。如果耳蜗同时有异常，则有程度不等的感音听力损害[67]。半规管发育不全与传导性听力损失相关，推测是内耳微观机械因素而不是镫骨固定造成的[68]。

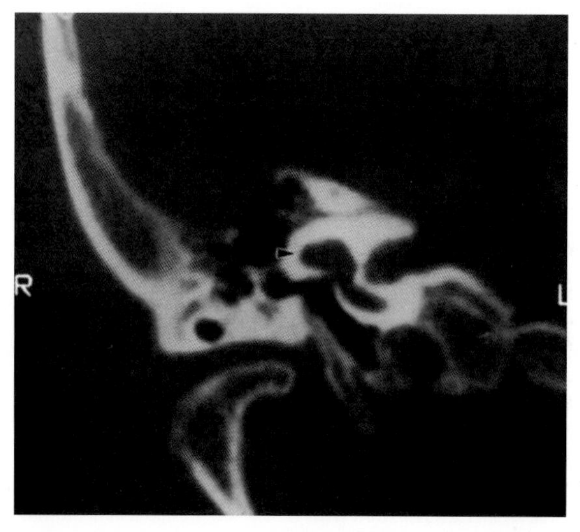

▲ 图 13-13　CT 扫描示水平半规管发育异常（箭头），注意半规管短、宽，且与前庭融合

2. 半规管不发育

半规管不发育只占半规管畸形的 1/4[19]。通常并发耳蜗异常[31]。据推测，半规管不发育源自孕 6 周前的半规管发育失败。大多数患者属于综合征型，主要有 CHARGE 综合征（眼组织缺损、心脏缺损、鼻后孔闭锁、生长与发育迟缓、生殖系统异常、耳畸形和听力损失）[69, 70]。

3. 半规管裂

随着影像学成像技术在先天性听力损失患者中的普及应用和成人上半规管裂综合征检出率的提高，儿童患者半规管裂更多地被检测出来。与半规管发育异常类似，大多数报道的儿童半规管裂缺乏前庭症状[71, 72]，尽管可能有传导性听力损失和感音神经性听力损失的情况[73]。一项研究提示，半规管裂患者，传导性和感音神经性听力损失的发生率并不高[72]。因为这种情况在成人患者中，频繁地导致传导性听力损失和前庭症状，所以在儿童中，需开展更多的纵向研究来探明该影像学现象的重要性。

（四）前庭水管和耳蜗导水管畸形

1. 前庭水管扩大

内耳最常见的影像学可检测的畸形是前庭水管扩大[60,74-79]。早期文献中，它的发生率被低估，部分是因为缺乏认识，更多的是因为扩大的导水管仅能通过轴位断层扫描观察，而大多数的研究局限在矢状位观察。轴位高分辨率CT能更早地发现前庭水管扩大。在半规管总角至前庭水管外口总长度的1/2处，即前庭水管的半径，正常为0.4～1mm。当它超过2mm就可以诊断为前庭水管扩大，尽管扩大的前庭水管可能在宽度上超过6mm。前庭水管很容易在轴位CT上被观察到（图13-14），而直径增大的内淋巴囊更容易在T_2加权MRI中被发现（图13-15）[80,81]。MRI观察内淋巴囊明显扩大，有时直径达2cm或更大[82]。在许多患者中，前庭水管扩大伴随耳蜗或半规管的畸形。它可能是听力损失患儿唯一的影像学检查出的内耳异常。在Valvassori和Clemis首次报道后，这种病变通常涉及大前庭水管综合征[83,84]。

前庭水管源自孕5周时听囊壁所形成的憩室。开始时小而宽，后来逐渐延长、变细，直到童年期达到典型的J形（图13-2）。随着正常发育，前庭水管在外观上富集血管并发皱，这些特征预示着其对于维持正常生理功能非常重要。短、宽的异常前庭水管可能在其成熟前停止发育。然而越来越多的证据表明扩大的前庭水管并不是由于早期囊的停止发育，而是发育畸形。大前庭水管标本的组织学分析已证实内淋巴囊和导水管壁薄，且缺乏多血管和多皱的特征。

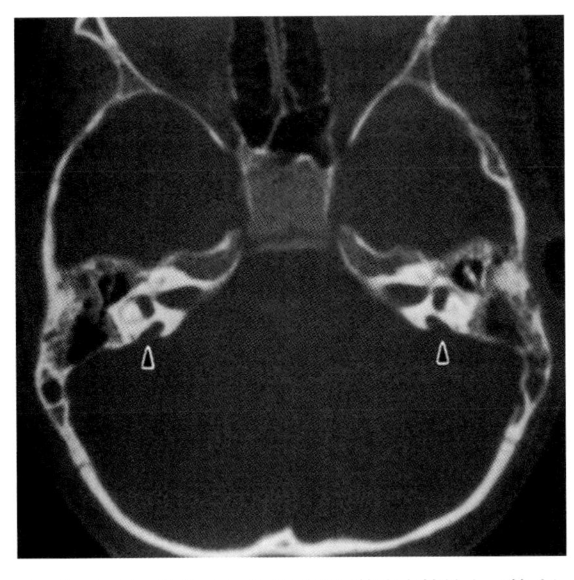

▲ 图13-14 轴位CT扫描示双侧前庭水管扩大（箭头）

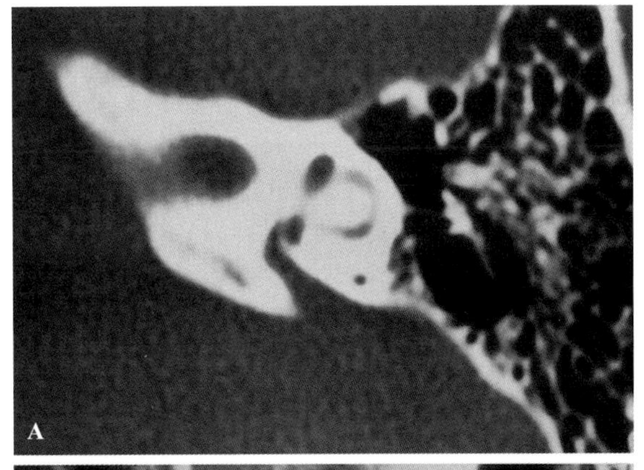

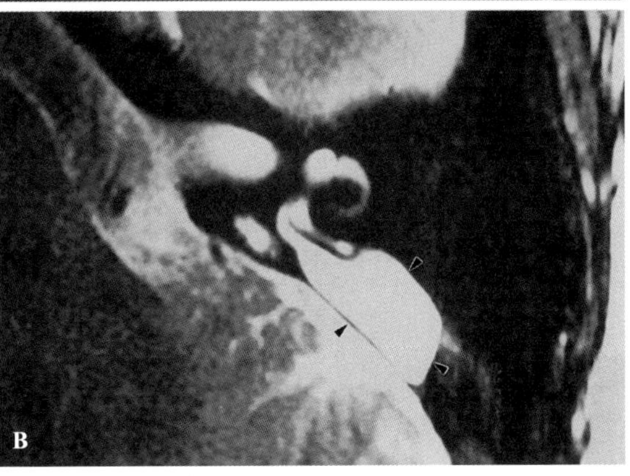

▲ 图13-15 针对大前庭水管畸形的CT（A，轴位扫描）和快速自旋回波序列、T_2加权MRI（B）成像比较。注意只有MRI成像描绘出明显扩大的内淋巴囊（箭头）的范围（由Joel Swartz, MD提供）

3例观察提示大前庭水管源自蛛网膜下腔和内耳液体腔隙间异常的交通。环绕前庭水管的骨质可能显示侵蚀的征象，这一发现与既往的先天性畸形不一致[85]。通过磁共振成像观察扩大的内淋巴囊，其尺寸及信号强度多种多样[86]。前庭水管扩大的患者行耳蜗手术或镫骨底板切除术，均发现有"井喷"，即脑脊液在压力下从内耳涌出[33,87]。更进一步，CT和磁共振常观察到内耳有异常的脑脊液。一个典型的扩大的前庭水管包括耳蜗蜗轴在内听道的末端缺如（蜗轴缺陷）[12,81]。当发生脑脊液漏，脑脊液开始与内淋巴汇合时，推断肯定存在第二个瘘管，该瘘管连通内外淋巴（蛛网膜下腔连通外淋巴）。

大前庭导水管综合征的特点是双侧发病，且与其他内耳影像学异常相关[88]。患儿可出现轻重不同、程度不等的听力损失，尽管至少40%的患者最终会发展成严重的感音神经性听力损失[89]。该综合征进展令人担忧，典型表现是听功能随年龄增长逐步恶化：从童年到青春期甚至到成人早期。因其合并其他内耳畸形，故有突发听力下降的趋势，尤其是头部受到碰撞之后。传导性听力损失也会出现，源自耳蜗内的微观力学紊乱（也被称为第三窗效应）可能性大，而非听小骨流动性损害。最好避免镫骨底板手术，因为有脑脊液耳漏的风险[87]。这类患者的前庭疾病已屡见报道[90, 91]。大前庭水管综合征发病有相似的集聚性且明显与Pendred综合征、鳃－耳－肾综合征，以及Waardenburg综合征相关[11, 92–94]。然而，其他综合征也会存在影像学检出的前庭水管扩大异常。一侧明确是大前庭水管的患者有50%对侧也出现听力损失[93]。提示基因变异是大前庭水管综合征最常见的原因[92]。

大前庭水管综合征患者的听力表现为波动性、进行性听力损失（51%稳定，28%波动，21%进行性加重）[95]。部分研究发现类固醇给药可预防进行性听力损失[96, 97]。大前庭水管患者中，针对内淋巴囊的外科操作已经在尝试。一个大样本的分流术结果显示，患者术后听力丧失的发生率非常高[75]。进一步对比术耳和未手术的对侧耳发现：没有证据表明术后听力会稳定。最近提倡使用肌肉和筋膜手术消除扩大的内淋巴囊[98]。但一项多中心研究结果提示该操作不仅无效，而且损伤一半的术耳[99]。在大前庭水管的成人和儿童中施行耳蜗植入已经非常成功[100, 101]。

2. 耳蜗导水管扩大

耳科文献中，频繁出现耳蜗导水管扩大，因它与镫骨底板井喷和脑脊液耳漏相关。尽管该病变引发学者兴趣，一篇包含影像学图片的综述亦被广泛传阅，但作者从未见过明确证实耳蜗导水管扩大的影像学资料[102]。大多数报道的病例是将开口朝向颅后窝的宽大内听道误认为耳蜗导水管扩大[103, 104]。在健康人中，影像学观察这个孔的半径平均为3～4mm，但是看不到直径大于10mm的情况[48, 105–107]（图13-16和图13-17）。关于扩大的耳蜗导水管影像学诊断标准，穿过前庭的骨质部分必须扩大超过1mm。实际分辨率限制了CT扫描的应用。如果应用类似的诊断耳蜗导水管扩大的标准，必须满足扩大的耳蜗导水管在内耳和颅后窝有一部分其直径超过2mm。

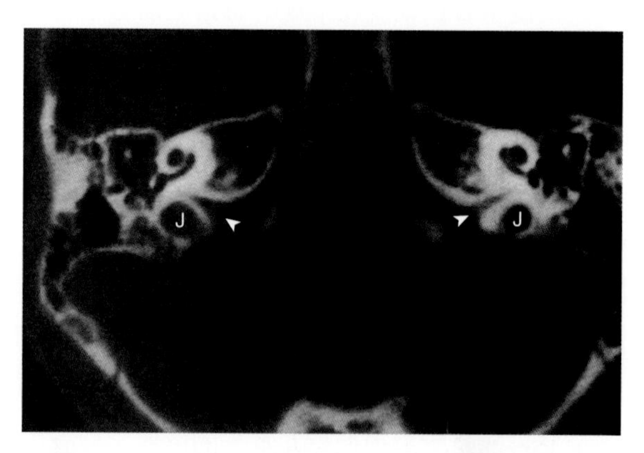

▲ **图13-16 轴位CT扫描显示正常、双侧耳蜗导水管（箭头）。外侧孔通常位于内耳道的下方和颈静脉球（J）的上方**

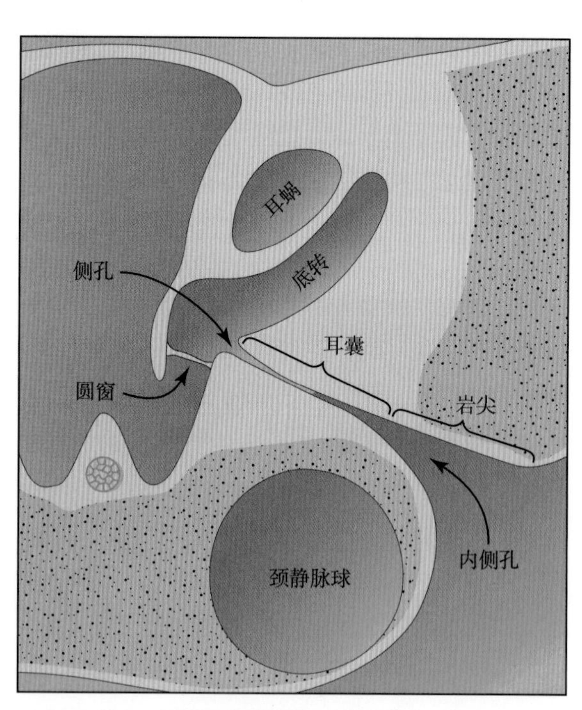

▲ **图13-17 轴位层面显示耳蜗导水管。在正常听力人群中，孔的半径变化多样但通常很宽（如该图描述）。而耳囊部分通常很狭窄**

引自Jackler RK, Hwang PH: Enlargement of the cochlear aqueduct: fact or fiction? *Otolaryngol Head Neck Surg* 1993;109:14.

足够的证据表明人类耳蜗导水管功能显著[107-109]。然而，在大多数人，其不能将突然增大的压力变化传递到内耳，也不允许任何容量的脑脊液自由地流动（例如，外淋巴液从外淋巴瘘管或开放的前庭外流）。这种现象提示导水管的 2 个解剖学特征：骨缝半径狭窄，腔内充满阻隔的纤维组织网。Schuknecht 和 Reisser[110] 在马萨诸塞州眼耳医院收集 1400 余例颞骨标本，发现没有一例耳蜗导水管最狭窄的区域的直径会超过 0.2mm。这个研究包括 29 个先天性内耳畸形患者的标本。值得注意的是，在这些异常的内耳中有 21 例耳蜗导水管缺如或不显著。

一些患者的导水管管腔中纤维组织少于正常或完全缺如，骨缝的半径大于正常，这就使脑脊液从卵圆窗通过耳蜗导水管自由流动成为可能。依据泊肃叶定律流动规则，液体通过一个变化的管道流动时，流速与管道半径的四次方成正比，故 Allen 提出，当个体有一个畅通无阻的大半径通道时，可能发生自由流动[111]。在组织学方面，一些先天性内耳畸形已检测出轻度扩大的耳蜗导水管[26, 51]，尤其是在前庭侧孔。然而，在这些畸形的内耳，管道的直径仍旧在亚毫米范围内正常。从临床角度，一个耳蜗导水管的直径小于 1mm，这是影像学无法检测出来的。不论显著的耳蜗导水管导致井喷的理论可能性有多大，大多数的井喷源于内听道和前庭的异常连接[9, 104, 112, 113]。

（五）内听道发育异常

1. 内听道扩大

有别于先天性内听道狭窄，一个先天性扩大的内听道可能是在健康人中偶然发现(图 13-18)。当一个扩大的内听道（直径大于 10mm）合并内耳畸形时，其作为一个独立变量，不与听力水平相关[19]。另一个报道提示扩大的内听道可能与听力下降相关[114]。检测扩大的内听道最初的重要性在于其与自发脑脊液漏和镫骨手术的井喷相关[112]。因为镫骨切除术并发脑脊液井喷（通常错误地被称为外淋巴井喷）之后听力通常很差，在镫骨切除术前，应行 CT 扫描，明确有无底板先天性固定。内听道扩张，尤其是当内听道侧端和内耳之间的隔断出现缺陷时，应禁止行镫骨切除术。

2. 内听道狭窄

狭窄的内听道可能提示听神经发育不良。当患者的面神经功能正常且内听道的直径小于 3mm 时，骨管可能仅容纳面神经（图 13-19）。狭窄的内听道可能伴随内耳畸形，也可能是聋儿唯一的通过影像学检查出来的异常。

有趣的是，在内听道闭锁的患者中，面神经可能以异常的方式来建立面部运动功能[115]。狭窄的内听道被认为是人工耳蜗植入的相对禁忌

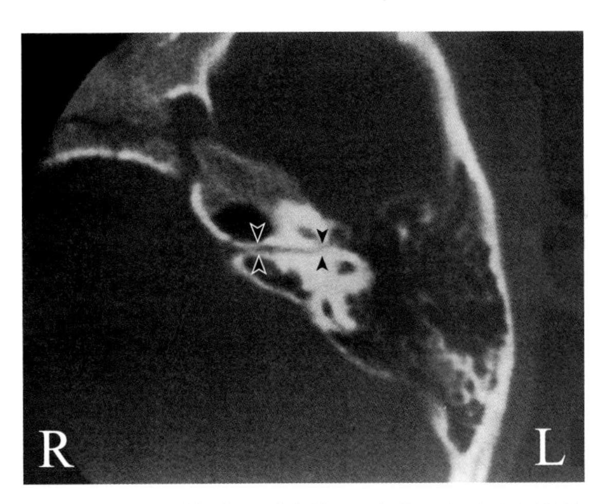

▲ **图 13-18**　球状内耳道轴位 CT 扫描。注意内耳道的侧端与前庭（箭头）之间的最小间隔。这样的内耳可能容易发生自发性脑脊液漏和镫骨手术中的“井喷”

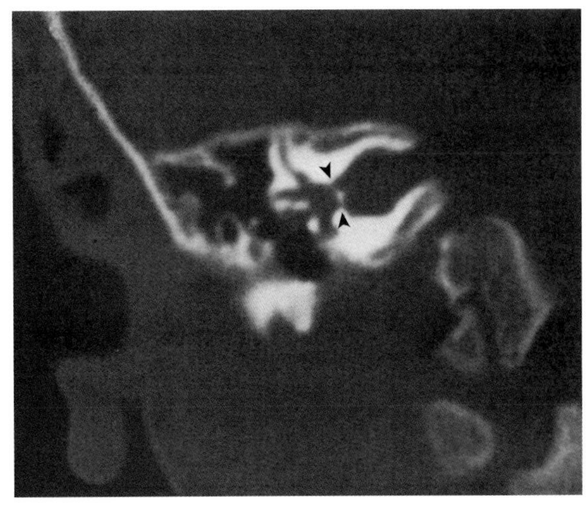

▲ **图 13-19**　在冠状面 CT 扫描（箭头）上看到的病理狭窄的内听道。当内听道直径小于 3mm 时，提示听神经可能发育不全

证，因为其提示听神经可能发育不完全，无法传递听觉信号[52]。人工耳蜗植入术后，一些内听道狭窄的患者出现了面部疼痛和抽搐，没有有效的听觉。文献中还描述了罕见的双向、重叠内听道，它们与迷路异常有关[116, 117]。

五、听神经异常

听神经发育不全和不发育常与内听道先天性狭窄或缺失有关，但也不是必然的。同样的，虽然听神经发育不良常伴随内耳畸形，但正常耳蜗和半规管并不能确定提示听神经发育正常[118]。目前，T_2 加权序列下高分辨率薄层的 MRI 是评估内听道中听神经的精细解剖结构的最佳检查方法[119, 120]。当 CT 检查发现骨性内听道狭窄，伴有严重的内耳畸形，或在已知的听神经发育不良综合征中（如CHARGE综合征和Möbius综合征），耳蜗植入前行 MRI 检查是合理的[121]。有时呈现家族性聚集的单侧蜗神经发育不全，逐渐被认为是先天性单侧重度感音神经性听力损失的重要原因[122, 123]。内听道往往是正常的[124]，越来越精细的磁共振技术可较以往更多地检查出听神经发育不全[125]。

先天性内耳畸形的分子诊断

感音神经性听力损失相关的综合征中常发现内耳畸形。表 13–2[126–134] 列出了常见的病例和较全面的内容。作为一个群体，Waardenburg 综合征患者会出现半规管缺如（17%）和耳蜗发育不全（8%）[135]。在 Waardenburg 综合征 Ⅰ 型中，迷路通常是正常的，内听道偶尔狭窄（11%）。在 Waardenburg 综合征 Ⅱ 型中，可出现后半规管发育不良。CHARGE 综合征也会出现半规管发育不良或发育不全[131, 137]。常由 EYA1 基因突变引起的鳃 – 耳 – 肾综合征中，会出现耳蜗发育不全，有时伴有大前庭水管[6, 138, 139]。在 Pendred 综合征中，大前庭水管是常见的特征，有时伴有蜗轴缺陷[132, 133]。在 18 三体和 Usher 综合征[4, 7] 中耳囊

表 13–2　综合征性耳聋患者的内耳畸形

综合征	遗传异常	影像学畸形	相关异常	参考文献
Apert 综合征	FGFR2	前庭发育异常，颈静脉球高位	镫骨足板固定	[8, 126]]
鳃 – 耳 – 肾综合征	EYA1	耳蜗发育不全，前庭水管扩大	镫骨或砧骨发育异常，面神经异常	[127, 128]
CHARGE 综合征	CHD7	半规管发育不全或缺如	眼组织缺损，心脏缺损，鼻后孔闭锁，生长迟缓，生殖器 / 泌尿系异常	[129, 131]
Down 综合征	Trisomy 21	耳蜗发育不全、半规管发育异常、耳蜗神经管发育不全	外耳道狭窄，咽鼓管功能障碍	[134]
Edwards 综合征	Trisomy 18	耳蜗发育不全，半规管缺如	小耳症，低位耳	[5]
Pendred 综合征	SLC26A4	耳蜗发育不全，前庭水管扩大，蜗轴缺失	甲状腺肿、甲状腺功能减退症	[132, 133]
Waardenburg Ⅰ型	PAX3	耳蜗和（或）半规管发育不全，前庭水管扩大	内眦距过宽，白额发，虹膜异色症	[94, 95, 130]
Waardenburg Ⅱ型	MITF，SNAI2，SOX10	前庭扩大，半规管发育不全	白额发，虹膜异色症	[130]
Waardenburg Ⅲ型	PAX3	耳蜗和（或）半规管发育不全，前庭水管扩大	上肢畸形，白额发，虹膜异色症	[130]
Waardenburg Ⅳ型	EDNRB，EDN3，SOX10	前庭扩大，半规管发育不全	先天性巨结肠症，白额发，虹膜异色症	[94, 130]

也异常。唐氏综合征（21三体）与半规管发育异常和各种其他内耳畸形有关[134]。

内耳畸形的非综合征家族模式亦被发现[9, 10]。Mondini畸形的常染色体隐性模式已被报道[140]。DFN3位点的缺失与家族性Mondini畸形有关[141]。遗传性迷路完全不发育（Michel不发育）可能是一种常染色体隐性遗传模式[142]。家族性水平半规管畸形与外耳和中耳异常有关[143]。呈现家族性发病的非综合征性大前庭水管与SLC26A4基因有关，该基因可导致Pendred综合征[144]。

目前临床上有许多针对非综合征和综合征病因的基因检测。这些范围从通常的单个基因如GJB2基因测序，到能同时检测一系列已知听力损失相关基因的测试平台[145]。值得注意的是，大规模并行测序技术作为一种诊断工具（如耳镜），应用越来越普遍[146–149]。此外，识别听力表型的计算机算法已成功地用于指导筛选常染色体显性非综合征性听力损失的基因检测工作[150]。事实上，已经有人提出将基因测序作为听力损失的筛查手段[151, 152]。在未来几年，基因检测很可能在诊断和预测听力损失方面扮演越来越重要的角色。

重要的是，已经有大量文献阐明了耳蜗及相应毛细胞发育的分子调控因子。尽管这些调控因子的异常表达不一定会导致目前影像学容易检测到的严重畸形，但它可能导致耳蜗在细胞水平上的发育不良，从而导致听力损失。例如，毛细胞分化需要转录因子Atoh1，它的缺失导致毛细胞发育失败[153, 154]。其他主要通路如Notch、Wnt和FGF信号也在耳囊和耳蜗发育过程中发挥重要作用[155–157]。螺旋神经节神经元的适当发育和神经支配对于维持正常听觉功能来说同样重要，这是由许多神经营养蛋白因子和转录因子控制的复杂过程[158]。

六、脑脊液漏和脑膜炎

先天性内耳畸形可能是脑脊液耳漏的原因[159, 160]。要发生脑脊液漏，必须存在两个异常连接：一个在蛛网膜下腔和内耳之间，另一个在内耳和中耳之间。蛛网膜下腔和内耳之间最常见的病理连接是通过内听道底部。在组织学上，10%的发育不良的内耳中可出现内听道蜗轴侧明显的缺陷[110]。在内听道的外侧端面神经周围发生脑脊液漏的可能性较小（图13–20）[161–163]。内听道与内耳的连接处可以用CT（图13–21和图13–22）进行评估。边界清晰的骨板通常将内听道末端与迷路的腔室分开。在大量有详细记载的脑脊液漏病例中，置入小脑角池内的不透射线造影剂可通过内听道流入至内耳[159, 161, 164–166]。内耳发育不良致脑脊液漏的可能性取决于其形态类型。常见的共同腔畸形具有高风险。相比之下，Phelps及其同事[168, 169]认为，不完全分隔畸形（Mondini发

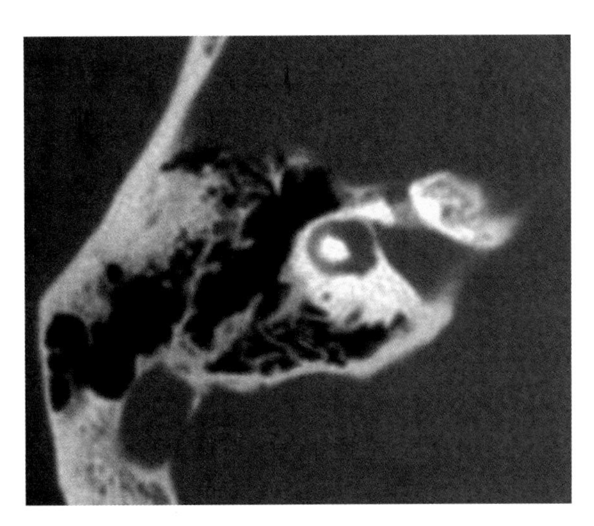

▲ **图13–20 耳蜗发育不全中可见到面神经管的迷路段扩大，这可能成为脑脊液漏的通道**

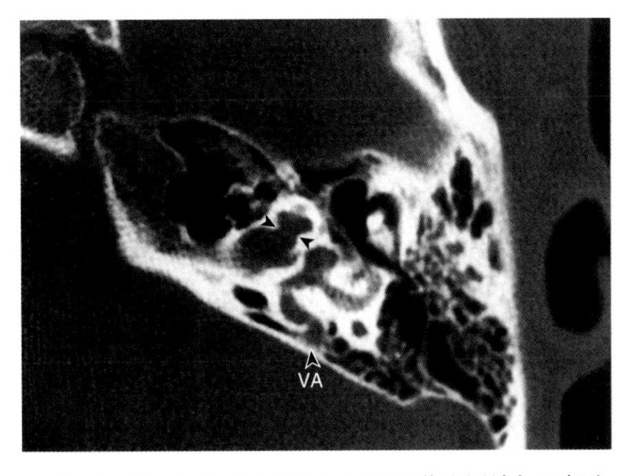

▲ **图13–21 轴位CT扫描显示内听道外侧端与耳蜗之间的异常内在连通。注意蜗轴缺失（箭头）和前庭水管扩大（VA）**

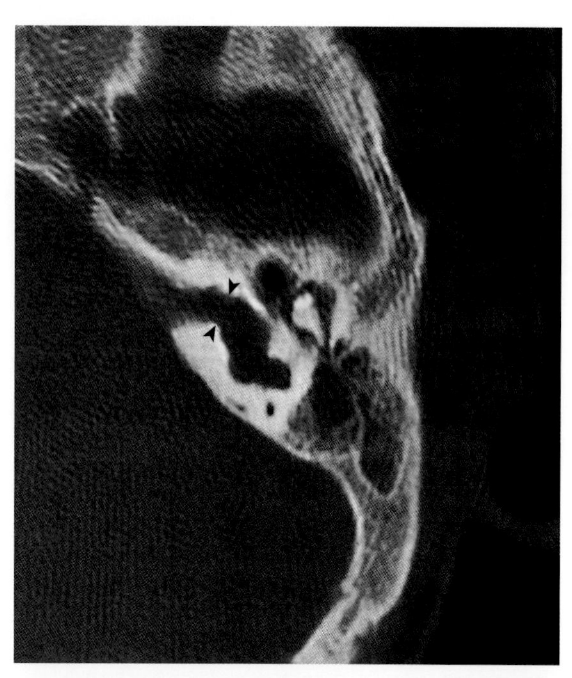

▲ 图 13–22　轴位 CT 显示内听道外侧端和发育不良的前庭系统之间存在异常的内在联系。注意内听道与扩大的前庭之间的连接（箭头）

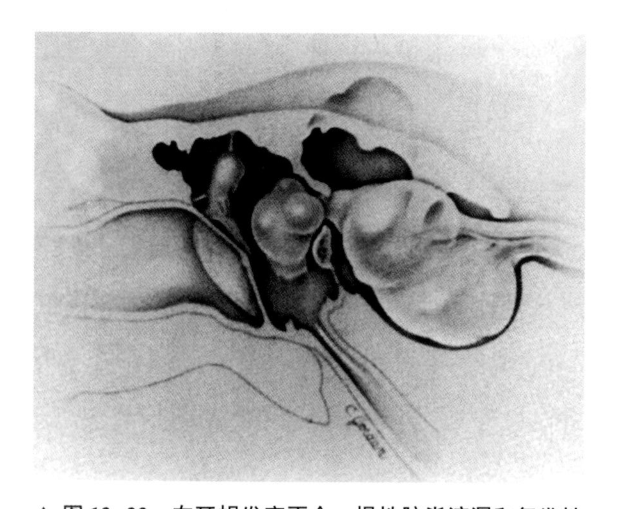

▲ 图 13–23　在耳蜗发育不全、慢性脑脊液漏和复发性脑膜炎患儿中，通过卵圆形窗突出的硬脑膜疝

来自 Herther C, Schindler RA: Mondini's dysplasia with recurrent meningitis. *Laryngoscope* 1985;95:655.

育异常）与脑脊液漏的风险增加无关。在发生了脑脊液漏的患侧耳中，半规管通常严重畸形。虽然扩大的前庭水管表明脑脊液压力存在于内耳，但这并不一定预示着脑脊液会漏入中耳。罕见的脑脊液耳漏可伴有前颅底的第二先天性瘘管[170]。

蛛网膜下腔与内耳之间的第二个潜在通道是耳蜗导水管。正如前面所讨论的，几乎没有证据表明这条通道是脑脊液漏的起源。一份发表的报道描述了一种 CT 甲泛影酰胺显像可证明耳蜗导水管发生明显的脑脊液漏；然而，发表的影像学资料显示缺陷远在耳蜗导水管的前上方[159]。

在极少数情况下，蛛网膜下腔与中耳之间可能存在一条绕过内耳的直接连通途径。鼓膜裂是位于下鼓室和颅后窝之间的一种先天性裂隙，靠近颈静脉球，据报道是脑脊液漏的一个来源[162]。

内耳与中耳之间的病理学联系最常发生在卵圆窗。许多报道描述了镫骨足板中央部缺陷且伴有突出膜，最可能是蛛网膜（图 13–23）[160, 161, 171–174]。在其他患者中，这个缺陷与足板相邻，或仅在足板前方。脑脊液漏发生在圆窗或鼓岬的缝隙比较少见[160]。Schuknecht 和 Reisser[110] 观察了 29 例先天性内耳畸形患者患耳的卵圆窗和圆窗。组织学检查：4 例镫骨缺如，6 例固定，15 例正常。在 4 例提到的缺陷足板中，是通过薄膜桥接。有 28 例患者的圆窗正常，仅 1 例（骨性闭锁）不正常。圆窗膜没有缺陷。

脑脊液漏的主要临床意义是探明脑膜炎的风险。有许多报道显示脑膜炎合并内耳先天性畸形[159–161, 171, 173–175]。脑膜炎通常反复发作，只有在发生了几次后，内耳才被认为是脑膜炎的起源。急性中耳炎似乎是大多数患者的细菌来源。所有无明显原因的复发性脑膜炎患儿应接受内耳 CT 检查以排除内耳畸形[176]。单侧或双侧感音神经性听力损失的患儿，即使仅发生一次脑膜炎，也应该在恢复后进行听力和 CT 检查。一篇汇集 24 个患者的综述报道，致病微生物包括肺炎链球菌（71%），流感嗜血杆菌（33%）和 β– 溶血性链球菌（8%）。由于合并多种微生物感染，使发生率总和超过 100%。

手术治疗脑脊液漏，可在四个解剖层面上尝试：①颅后窝；②发育不良的内耳；③中耳窗；④咽鼓管。对于有残留听力的患耳，鼓室切开术并用结缔组织移植物覆盖渗漏区是最佳尝试。不幸的是，复发性漏很常见。当这种技术失败并且有效听力持续存在时，通过颅后窝入路在内听道放置肌肉瓣或在瘘道处覆盖结缔组织被证明是成功的且能保持听力的方法[159]。当听力较差时，可直接在发育不良的内耳上进行手术。在鼓膜切开术和足板移除后，可用一块大的肌肉填塞前庭[20, 27, 160, 177]。如果解剖结构不利于此操作，则经耳后迷路入路到达内听道是有效的。Farrior 和 Endicott[178] 提出了一种鼓室下入路消除耳蜗导水管的方法。然而，该导水管从未被证实会导致大量脑脊液漏。最后的选择是关闭咽鼓管，但对儿童来说这不是一个好的选择。在此操作后，中耳仍有异常开放的脑脊液通路——对于急性中耳炎常见的年龄，这种情况很不利。在任何修复脑脊液漏后，患者需持续几天将头抬高 30° 卧床休息。可用乙酰唑胺（二胺酮）来减少脑脊液的产生，限制流动。放置腰部引流管是有用的辅助措施，但在幼童身上可能难以放置和维持[105]。

X- 连锁镫骨井喷综合征

一种在镫骨手术中出现脑脊液井喷的遗传性，合并传导、感音神经性混合听力损失的情况被报道[179]。该遗传性听力损失遵循 X- 连锁模式[180]。影像学检查可显示特征性内耳畸形[181, 182]。CT 显示耳蜗蜗轴存在缺陷，内听道的外侧部分常呈球形（图 13-21）。这些观察结果有力地证实了蛛网膜下腔和内耳之间是通过内听道的外侧端发生异常连接。面神经管的迷路段可能扩张。在前庭系统，后半规管常畸形，前庭水管可能扩大。

在 X- 连锁井喷综合征中镫骨是否固定是有争议的。有人提出观察到的气 - 骨导差可能由于耳蜗微观力学的改变引起，并非传导系统的功能障碍所致[183]。声学反射测试和听觉诱发反应的结果更符合单纯感音神经性听力损失，而非混合性听力损失。这些患者的镫骨手术效果通常很差，术耳出现全聋是常见的结果。当考虑通过手术治疗先天传导性聋时，建议术前行影像学检查筛查内耳畸形。

七、外淋巴瘘

与脑脊液漏相反，外淋巴瘘仅需要一个异常通道：内耳与鼓室的相通。外淋巴瘘和脑脊液漏有很大可能均属于内耳液体稳态紊乱范畴。虽然从病理生理学角度认为将这两种情况分开，其不同临床表现也证实它们的不同。脑脊液漏，主要临床特征为严重的液体渗漏和复发性脑膜炎；外淋巴液瘘主要临床表现是突发性或渐进性听力损失和眩晕。

小儿外淋巴瘘的诊断和治疗存在很大争议。患有渐进性或突发性感音神经性听力损失的儿童为探查性鼓室切开术的候选人。CT 扫描内耳呈气迷路，尽管这一发现很少见（图 13-24）。保守的外科探查仅在有明确的头部外伤或经历气压变化且影像学诊断内耳异常的患儿中进行[184]。其他研究人员则主张对所有无法解释的感音神经性听力损失患儿进行手术探查[14, 185, 186]。手术中“证实”的瘘管数目存在很大差异，Pappas 及其团队[184] 发现，在儿童期进展性感音神经性听力损失的 36 例患耳中只发现 4 例存在瘘管（11%），值得注意的是，这些患耳中 50% 有影像学明确诊断的畸形。相比之下，Parnes 和 McCabe[185] 在 26 例患耳中发现 20 例存在瘘管（77%），其中仅 6 例有影像学诊断的畸形。有报道称，感音性听

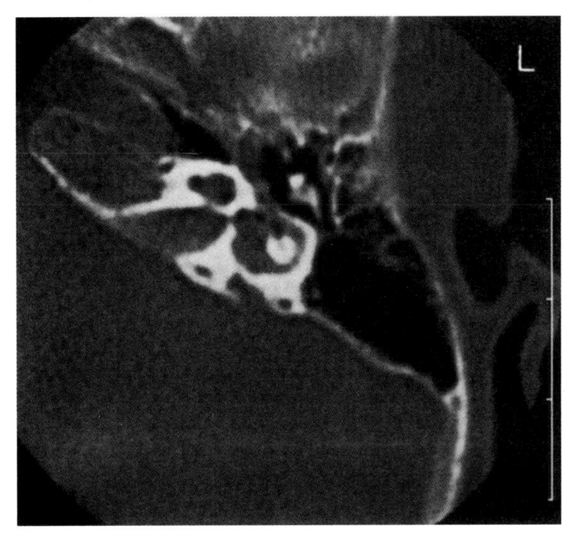

▲ 图 13-24 先天性耳聋并发外淋巴瘘的患儿内耳中的气泡（气迷路）

力损失患儿不论有无内耳畸形，瘘管的发生率均高（64%）[187, 188]。

在探查外淋巴瘘时，通过刺激诱发外淋巴液发生轻微、可见的流动是非常重要的。这种诱发采用Trendelenburg卧位通过Valsalva操作，同时按压颈静脉。许多外科医生在探查过程中忽略了细微或间歇性外淋巴瘘，或将中耳分泌物、局麻药误认为是外淋巴液。大多数外科医生在探查过程中尚未明确外淋巴瘘均用结缔组织修补卵圆窗和圆窗。通过检测β_2–转铁蛋白或鞘内荧光素给药，对中耳是否存在的外淋巴液或脑脊液进行生化测试的尝试尚未被证明是有用的[189, 190]。尽管有一组研究报道在中耳手术中采样发现β_2–转铁蛋白阳性，证实外淋巴的存在[191]，这种检测是否有效仍不确定。最近研究表明，在镫骨切除术或人工耳蜗植入术期间取外淋巴样品，未能检测到该液体中存在β_2–转铁蛋白[192]。

重要的是观察者应该通过分析病史、结果来评估治疗干预的有效性，而不是停留在争论发现了多少例有瘘管的患者。在这方面，儿童外淋巴瘘探查的结果令人失望。在一组36例患者的研究中，有3例听力好转，21例听力无变化，12例听力变差[184]。儿童外淋巴瘘的其他研究获得了类似的结果。在内耳疾病的自然病程中，很难认为这些数据代表着显著的改善。先天性渐进性感音神经性听力损失的特点通常是在偶发快速恶化后，听力长期稳定。甚至在听力突然下降后听力又相对地提高。显然，大多数突发或渐进性感音神经性听力损失的儿童患有耳蜗疾病而不是外淋巴瘘。如遗传性渐进性耳聋、病毒性迷路炎（如麻疹、腮腺炎、巨细胞病毒）、自身免疫性内耳疾病（如Cogan综合征）和内淋巴积水。即使在最有提示意义的情况下，由头部外伤引起的突发性听力下降且影像学可见内耳畸形的儿童中，也只有一小部分患者表现出卵圆窗或圆窗漏。许多儿童可能因骨螺旋板的缺陷造成内、外淋巴液相通而丧失听力，并非由于存在连通中耳的瘘管。患有突发性或渐进性感音神经性听力损失的儿童中有一小部分伴发明显的前庭症状，尽管这个年龄组的患者有较好的前庭功能自愈能力，但开展淋巴瘘修补术对缓解眩晕疗效显著。

八、血管系统畸形

（一）颈静脉球高位

颈静脉球高位通常在颞骨影像学观察中被发现，也可在手术中偶然发现。不寻常的是，它会影响听骨链造成传导性听力损失[193]。在内耳中，当发现颈静脉球与前庭水管或耳蜗共存时，颈静脉球高位很少与听力损失相关联。在一组研究中，22%的听力损失患者发现了这种影像学异常[194]。事实上，在一组Apert综合征患者中，50%的耳检测出这种异常[8]。在12例患者中，有4例在高位颈静脉球附近显示出后半规管裂。尽管发病率很高，但大多数患者缺乏前庭症状或感音神经性听力损失。在儿童和成人患者的颞骨研究中，发现8.2%的标本（1579例中有130例）存在颈静脉球部高位的组织学证据。然而，仅有44例（2.8%）的颞骨存在迷路裂开，并且大多数病例与听觉功能障碍无关[193]。这些结果与另一项研究结果一致，认为颈静脉球高位与儿童听力损失无关[196]。总之，这些个别研究表明，这种先天性异常通常没有临床症状，也很少造成听力损失。

（二）颈动脉异常

颈内动脉的颞内部分正常情况下在靠近耳蜗底转区域通过。侵占中耳，导致搏动性耳鸣或听力丧失，或在影像学中偶尔作为顺带的无关指征被提及的颈动脉异常很少被报道[18–200]。不幸的是，它在手术中偶然被发现并受到意外损伤，导致大量出血。据报道，颈内动脉对耳囊的直接侵蚀是导致搏动性耳鸣的罕见原因[201, 202]。与颈静脉球高位相似，颈动脉异常是罕见的，通常无症状，但非常重要，可通过影像学检查和术中探查被发现，并与其他血管病变区分。

九、先天性耳闭锁的内耳畸形

胚胎发生学上外耳、中耳的发育区别于内耳。颞骨外侧部的异常通常是由第一鳃弓或第二鳃弓发育紊乱引起的。尽管胚胎起源不同，但先天性耳闭锁可与内耳畸形并存[203]。在两组关于闭锁患者的研究中，12%～22% 的患者合并影像学检查到的内耳异常[204, 205]。在这两组中，半规管异常最常见，许多双侧发病，部分骨导听力正常。这些患者中 4.1%（145 例中有 6 例）有耳蜗异常，这 6 例耳蜗异常患者的骨导听力均很差。单侧闭锁的患者只有对侧一侧的内耳畸形，这是胚胎学上的谜。在另一项对闭锁耳的多发性研究中，8%（48 例中有 4 例）有半规管异常，2%（48 例中有 1 例）有耳蜗畸形[206]。通过对相关文献的全面回顾，大约 5% 的耳闭锁患者有耳蜗畸形，而 10% 的患者有畸形的半规管。一般来说，当合并内耳畸形时，不建议尝试闭锁耳的外科重建。畸形的耳蜗更易受到振动性创伤的伤害，且引起感音神经性听力损失的风险也会增加。这种外科手术也会增加脑脊液漏的风险。

十、影像学

20 世纪 80 年代和 90 年代，对于可疑内耳畸形的患者来说，CT 成像是诊断的金标准。21 世纪初，新的 MRI 技术能够产生优于 CT 所获得的图像。与通过骨质成像的 CT 相比，MRI 通过内耳液体成像显示内耳形态。高分辨率、薄层、T_2 加权序列（例如，快速旋转回波）呈现内耳解剖的精细结构（见图 13–4）[207]。MRI 在许多方面优于 CT。MRI 可以区分充满液体的耳蜗和软组织闭塞的耳蜗，CT 无法区分——这一观察结果在评估人工耳蜗植入前的鼓阶通畅性方面非常重要。相比 CT，MRI 能提供更多关于前庭水管扩大的信息[80, 81, 208]。它不仅显示了扩张的骨管，还显示了令人印象深刻的扩大的内淋巴囊的尺寸。MRI 的另一个优势是可直接观察内听道中的听神经，其在脑脊液中呈线状填充缺陷。这种检查能力在可能导致神经发育不良的严重畸形中很重要。使用 CT 和 MRI 可以重建内耳畸形的三维效果图[209, 210]。

在评估可能的内耳畸形的图像时，重要的是测量结构的大小尺寸，而不仅仅是找到异常的结构。已经公布的内耳尺寸的规范数据可协助诊断[211]。已经证明，即使对于有经验的神经放射学家来说，定量测量可以增加耳蜗发育不全（冠状位耳蜗高度＜ 4.4mm）和半规管发育不良（轴位骨岛宽度）的诊断率[212]。

除了内耳畸形外，儿童急性和慢性感音神经性听力损失的许多病因也被确认。尽管 CT 或 MRI 检查结果在大多数情况下都显示正常，一小部分的异常仅能通过 MRI 被发现。最明显的类别是桥小脑角病变（如肿瘤）和脑干病变（如肾上腺脑白质营养不良）。在非增强 T_1 加权 MRI 上，急性出血导致内耳高信号。在钆增强的研究中，急性炎症（如病毒感染）会在内耳或听神经路径产生高信号。

在选择 MRI 作为内耳畸形的影像学研究工具时，重要的是医生要意识到，用于检查中枢神经系统异常的标准 MRI 方法只能提供内耳的有限信息。需要设计专门的方案利于对内耳异常的筛查检出[207]。MRI 的一个缺点是幼儿难以忍受磁体的密闭空间。此外，快速旋转回波磁共振成像的扫描时间比 CT 长得多。在儿科患者中，简单的镇静，能够支撑 CT 检查，但要获得高质量的磁共振图像可能需要使用全身麻醉。因此，尽管 MRI 有很多优点（包括没有电离辐射），但基于上述重要的实际原因，CT 仍旧是许多中心的儿科检查选择项目。

十一、评估与管理

对于所有怀疑患有先天性内耳畸形的儿童，包括那些原因不明的感音神经性听力损失患儿，无论出生时耳聋还是后来发生的耳聋，都推荐行高分辨率内耳 CT 或 MRI 检查。当首次发现听力损失时，通常就进行扫描。使用薄层厚度为 1mm 或 1.5mm、层距 0.5mm 的扫描方式可充分获取内耳精细结构图像[62]。如果只需要获得一个平面视图，则首选轴位，因为其可提供前庭水管的优良图像，前庭水管作为一种常见的畸形结构，很难在冠状位扫描中显示出来。在可能的情况下，应该获取轴位和冠状位图像，因为某些细微的畸形，如各阶间隔缺陷，最好从冠状位上观察。全面检查内耳的所有部分是很重要的，因为畸形经常是多发的（图 13–25）。

非手术疗法已经被报道可治疗先天性内耳

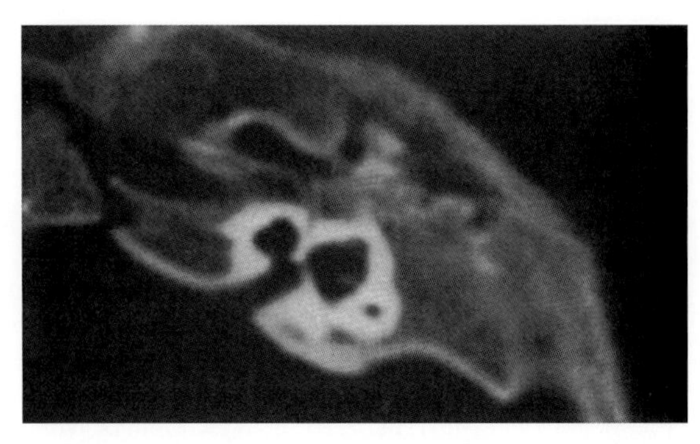

▲ 图 13-25　轴位 CT 扫描显示耳蜗畸形（不完全分隔）以及水平半规管发育不良。许多先天性畸形的内耳不止一处有异常

畸形相关的渐进性听力损失。在听力突然下降之后，两项小型回顾性研究表明，短期的口服皮质类固醇（如泼尼松）可有效地帮助大前庭水管患儿恢复听力[96, 97]。值得注意的是，许多患者在突聋之后即使没有治疗性干预也会自发性恢复部分听力。

少数先天性内耳畸形的患者听觉波动模式提示有内淋巴积水。当波动时，指定低盐饮食和应用利尿药。在一些有明确指征的情况下需要手术干预，显然，脑脊液漏和脑膜炎需要干预。当患者的突发性听力下降与头部外伤，快速气压变化，剧烈运动或打喷嚏等突发事件相关并且内耳造影有异常时，应进行外淋巴漏的探查。正如前面所讨论的，即使在这些患者中，只有少数患者有瘘管，哪怕已经进行了修复，仍会经常出现听力恶化。House[213] 等主张对先天性内耳畸形进行内淋巴囊手术[214-216]；然而，对一系列结果的仔细分析表明，这个手术在稳定听力方面没有任何好处[217]。事实上，将近 30% 的患者术后听力明显恶化。患有前庭水管扩大的患者在内淋巴囊手术后出现预后不良的风险很大。有人提出在前庭水管扩大的患者中用肌肉和筋膜消除内淋巴囊[98]。不幸的是，一项多中心研究表明，这种手术不仅不能稳定听力，而且与 50% 的感音神经性听力减退有关[99]。

对于先天性内耳畸形患者，预防措施是很重要的。可通过内耳的 CT 或 MRI 来估计脑脊液漏的风险。值得关注的解剖特征包括增宽的内听道，内听道和内耳之间分隔缺陷，以及水平平面的前庭扩大。应让家长了解脑膜炎的风险，并指导他们辨别脑膜炎的早期症状和体征。由于大多数与内耳畸形有关的脑膜炎由肺炎球菌引起，建议使用肺炎球菌疫苗[218]。内耳畸形的儿童应避免头部外伤和快速气压变化，因为这些风险会引起突发听力损失甚至脑脊液漏。不鼓励参加接触性运动和潜水等活动。最后，确立听力受损儿童听觉功能的预后，将此作为教育和康复工作的指南。在 CT 上识别内耳畸形是有益的，因为某些形态模式比其他模式有更好的预测性。

十二、人工耳蜗植入术

电刺激听觉神经被证明对多种类型的感音神经性听力损失是有效的，包括那些与内耳先天性畸形有关的耳聋。人工耳蜗植入术的基本前提是，尽管没有毛细胞，一些耳蜗神经仍然存活。在先天性内耳畸形中，听觉神经的数量通常比其他类型的感音神经性听力损失要少。正常人螺旋神经节细胞数通常为 25 000～35 000，Schmidt[219] 报道在 8 个先天性发育不良的耳中，螺旋神经节细胞计数从 7677～16 110，平均只有 11 478。相比之下，耳毒性、耳硬化或突聋机制造成的严重感音神经性听力损失的螺旋神经节细胞数量在 18 000～22 000。这一观察结果表明，畸形的内耳可以被电刺激，但其言语识别的改善程度将低于聋哑人群的平均水平。植入前 CT 显示狭窄的内听道（直径小于 3mm）强烈预示神经存活不佳[25]。

膜性和骨性迷路畸形患者中植入人工耳蜗引发特殊的关注。畸形患者人工耳蜗植入限于膜迷路畸形，相当于在聋哑儿童中植入耳蜗（第五分册第 32 章）。耳蜗发育不全、共同腔畸形和不完全分隔畸形患者中植入短的、单通道装置的结果在文献中已报道[38, 220, 221]。在成功的情况下，声音检测水平类似于其他语前聋患儿[222, 223]。已证明在大多数情况下，将多通道装置植入畸形耳蜗是有价值的，但伴随着更多的并发症。这些患者植入效果差异很大，平均而言，似乎低于大多数其他类型的耳聋患者。多通道电极的设计对鼓阶的几何形状做出了一些假设，影响了刺激电极对神经元的预期定位。尽管标准电极没有针对发育不良的耳蜗进行优化，但是通过现有技术为每个畸形耳蜗定制电极是不可行的。电极插入的深度变化很大程度上取决于畸形耳蜗的尺寸和形状[228]。特别是在发育不全的耳蜗中，只能实现部分插入电极，而完全插入电极见于较温和的畸形，如不完全分隔畸形。

无法预测电极位置的一个并发症是在低于听觉阈值的水平下会刺激面神经。单通道和多通道装置都产生了对面神经的交叉刺激，并使一些患者终止使用该设备。多通道装置在这方面具有明显的优势，因为引发问题的电极对或多对通道可以被编程到刺激范围之外，因而保留了只刺激听觉的能力。内耳发育不良可能伴发面神经错位[229]。据报道，有16%的畸形内耳伴有面神经走行异常[224]。一例耳蜗发育不全的患者植入耳蜗手术时，位于圆窗龛上方的异常面神经即刻受到损伤，圆窗龛上方是易受伤部位。建议在内耳畸形患者植入耳蜗时进行面神经电生理监测。残留的镫骨动脉也可能穿过圆窗区域，阻碍植入进行[230]。

畸形内耳植入耳蜗的另一个并发症是面部抽搐，这是由于电极植入内听道[227]。当打开这种错位电极通道时，非常低的刺激阈值就可诱发剧烈的面部抽搐。为避免这种并发症，建议耳蜗植入后，在开机之前，行CT检查，了解畸形耳蜗的电极位置。

脑脊液漏也是畸形内耳植入耳蜗的常见并发症，发生率约为40%[224]。通常情况下，打开圆窗膜时就会出现明显的漏出，可能是由于蜗轴和内听道外侧端的硬脑膜包膜之间的分隔缺如造成的。在电极周围填充结缔组织可成功地控制渗漏，但为了获得持久的密封，可能需要行暂时的脑脊液分流术[231]。多通道人工耳蜗植入装置，尤其是设计的靠近蜗轴的特定产品，与脑膜炎的长期发病率升高有关[232]。内耳畸形患者的发病率可能更高[233]。

推荐阅读

Alexander G: Zur Pathologie und Pathologischen Anatomie der kongenitalen Taubheit. *Arch Otor Nas Kohlk Heilk* 61:183, 1904.

Anson BJ: The endolymphatic and perilymphatic aqueducts of the human ear: developmental and adult anatomy of their parietes and contents in relation to otological surgery. *Acta Otolaryngol (Stockh)* 59: 140, 1965.

Bamiou DE, Worth S, Phelps P, et al: Eighth nerve aplasia and hypoplasia in cochlear implant candidates: the clinical perspective. *Otol Neurotol* 22:492, 2001.

Bluestone CB: Cochlear malformations, meningitis, and cochlear implants: what have we learned? *Otol Neurotol* 24:349, 2003.

Ceruti S, Stinckens C, Cremers CW, et al: Temporal bone anomaliesin the branchiootorenal syndrome: detailed computed tomographic and magnetic resonance imaging findings. *Otol Neurotol* 23:200, 2002.

Collins WO, Buchman CA: Bilateral semicircular canal aplasia: a characteristic of the CHARGE association. *Otol Neurotol* 23:233, 2002.

Cremers WR, Bolder C, Admiraal RJ, et al: Progressive sensorineural hearing loss and a widened vestibular aqueduct in Pendred syndrome. *Arch Otolaryngol Head Neck Surg* 124:501, 1998.

Eisenman DJ, Ashbaugh C, Zwolan TA,etal: Implantation of the malformed cochlea. *Otol Neurotol* 22:834, 2001.

Govaerts PJ, Casselman J, Daemers K, et al: Audiological findings in large vestibular aqueduct syndrome. *Int J Pediatr Otorhinolaryngol* 51: 157, 1999.

Ishinaga H, Shimizu T, Yuta A, et al: Pendred's syndrome with goiter and enlarged vestibular aqueducts diagnosed by PDS gene mutation. *Head Neck* 24:710, 2002.

Ito K, Ishimoto S, Shotaro K: Isolated cochlear nerve hypoplasia with various internal auditory meatus deformities in children. *Ann Otol Rhinol Laryngol* 116:520, 2007.

Jackler RK, Hwang PH: Enlargement of the cochlear aqueduct: fact or fiction? *Otolaryngol Head Neck Surg* 109:14, 1993.

Jackler RK, Luxford WM, House WF: Congenital malformations of the inner ear: a classification based on embryogenesis. *Laryngoscope* 97(Suppl 40):2, 1987.

Johnson J, Lalwani AK: Sensorineural and conductive hearing loss associated with lateral semicircular canal malformation. *Laryngoscope* 110:1673, 2000.

Konigsmark BW, Gorlin RJ: *Genetic and Metabolic Deafness*, Philadelphia, 1976, WB Saunders.

Miyamoto RT, Robbins AJ, Myres WA, et al: Cochlear implantation in the Mondini inner ear malformation. *Am J Otol* 7:258, 1986.

Mondini C: Anatomia surdi nedi sectio. *De Bononiensi Scientiarum et Artium Instituto Arque Academia Commentarii, Bologna* 7:419, 1791.

Mondini C: The minor works of Carlo Mondini: the anatomical section of a boy born deaf. *Am J Otol* 18:288, 1997.

Nadol JB,Young YS, Glynn RJ: Survival of spiral ganglion cells in profound sensorineural deafness: its implications for cochlear implantation. *Ann Otol Rhinol Laryngol* 98:411, 1989.

Paparella MM: Mondini's deafness: a review of histopathology. *Ann Otol Rhinol Laryngol Suppl* 89:1, 1980.

Phelps PD: Imaging for congenital deformities of the ear. *Clin Radiol* 49:663, 1994.
Phelps PD, Coffey RA,Trembath RC, et al: Radiological malformations of the ear in Pendred syndrome. *Clin Radiol* 53: 268, 1998.
Phelps PD, Proops D, Sellars S, et al: Congenital cerebrospinal fluid fistula through the inner ear and meningitis. *J Laryngol Otol* 107:492, 1993.
Phelps PD, Reardon W, Pembrey M, et al: Xlinked deafness, stapes gushers and a distinctive defect of the inner ear. *Neuroradiology* 33: 326, 1991.
Purcell DD, Fischbein N, Pate lA, et al:Two temporal bone compu–ted tomography measurements increase recognition of malformations and predict sensorineural hearing loss. *Laryngoscope* 116:1439, 2006.
Raphael Y, Fein A, Nebel L: Transplacental kanamycin ototoxicity in the guinea pig. *Arch Otorhinolaryngol* 238:45, 1983.
Rich PM, Graham J, Phelps PD: Hyrtl's fissure. *Otol Neurotol* 23:476, 2002.
Satar B, Mukherji SK,Telian SA: Congenital aplasia of the semicir–cular canals. *Otol Neurotol* 24:437, 2003.
Schuknecht HF: *Pathology of the Ear*, Cambridge, MA, 1974, Harvard University Press.
Schuknecht HF, Reisser C: The morphologic basis for perilymphatic gushers and oozers. *Adv Otorhinolaryngol* 39:1, 1988.
Sennaroglu L, Saatci I: A new classification for cochleovestibular malformations. *Laryngoscope* 112:2230, 2002.
Sennaroglu L, Saatci I: Unpartitioned versus incompletely partitioned cochleae: radiologic differentiation. *Otol Neurotol* 25:520, 2004.
Streeter GL: On the development of the membranous labyrinth and the acoustic and facial nerves in the human embryo. *Am J Anat* 6:139, 1906.
Streeter GL: The histogenesis and growth of the otic capsule and its contained periotic tissuespaces in the human embryo. *Carnegie Contrib Embryol* 7:5, 1918.
Usami S, Abe S,Weston MD, et al: Nonsyndromic hearing loss associated with enlarged vestibular aqueduct is caused by PDS mutations. *Hum Genet* 104:188, 1999.
Wilson JT, Leivy SW, Sofferman RA, et al: Mondini dysplasia: spontaneous cerebrospinal fluid otorrhea. New perspectives in management. *Pediatr Neurosurg* 16:260, 1990–1991.
Wootten CT, Backous DD, Haynes DS: Management of cerebros–pinal fluid leakage from cochleostomy during cochlear implant surgery. *Laryngoscope* 116:2055, 2006.
Zheng Y, Schachern PA, Djalilian HR, et al: Temporal bone histopathology related to cochlear implantation in congenital malformation of the bony cochlea. *Otol Neurotol* 23:181, 2002.

第14章

小耳畸形耳廓再造
Microtia Reconstruction

Kathleen C.Y. Sie　Amit D. Bhrany　Craig S. Murakami　著
陈　东　译

要点

1. 小耳畸形是一种先天性耳畸形，约占活产婴儿的 0.03%。据估计这些患者中至少有一半伴有其他的先天性异常。
2. 正常成年人的耳廓高度在 5.5～6.5cm，大约 8 岁时达到成人耳廓的 90%。
3. 目前没有通用的分类方案，但小耳畸形通常分为三大类：Ⅰ型（轻度畸形），Ⅱ型（主要耳廓结构存在，但组织缺损需要通过手术增加软骨和皮肤来矫正），Ⅲ型（很少或没有可辨认的耳廓标志，即耳垂型）。
4. 小耳畸形患者应进行与年龄相适应的听力评估和影像学检查，以排除椎体畸形、肾脏畸形和咬合不正，如果存在其他畸形则表明小耳畸形可能是综合征的一部分。
5. 在考虑小耳畸形耳廓再造时，应将所有备选方案告知患者及其家属，包括：①观察；②假体治疗，包括粘贴和种植；③利用颞顶筋膜瓣和高密度多孔聚乙烯（high-density porous polyethylene，Medpor）植入物进行一期耳廓再造；④分期自体肋软骨重建。
6. 如果患者家属对自体肋骨重建耳廓的治疗方法感兴趣，建议患儿至少 6 岁时手术，以便供体肋软骨生长和对侧正常耳发育，后者的尺寸将作为患耳的模板。
7. 自体肋软骨耳廓再造通常使用 Brent 三至四期技术或 Nagata 两期技术。
8. Nagata 法第一期手术是去除发育不完全的小耳软骨，利用肋软骨构建耳廓支架和耳垂转位。Brent 法则是在第二阶段进行耳垂变位。这两种方法在后期都要抬高耳廓框架并通过皮肤移植产生耳后沟。如果要做外耳道闭锁的整复，则要在小耳畸形耳廓再造完成后进行。
9. 肋骨移植的主要并发症很少见，如气胸，但在重建的每个步骤都必须注意细节，以避免移植物外露、错位和外形不良。

小耳畸形是先天性耳畸形，约占活产婴儿的 0.03%。据估计这些患者中至少有一半伴有其他的先天性异常[1-6]。男孩比女孩更常见（2.5∶1)，右侧比左侧更常见，单侧患病占 80%[5]。小耳畸形在某些人群中更为常见，特别是亚洲人和某些美洲原住民[1,7]。小耳畸形的致畸原因也是众所周知的，尤其是维 A 酸胚胎病[8-10]。妊娠 5 周时外耳从鳃弓开始形成，并在中期妊娠阶段继续发育[11]。

小耳畸形的手术再造是耳鼻咽喉科医生面临的最大挑战之一。小耳畸形耳廓再造的主要目标是构建一个外观自然的耳廓，同时最大限度地减少供体部位的并发症。小耳畸形常伴有外耳道闭锁和听力下降，手术医生也必须考虑相应的治疗方案。本章回顾了小耳畸形耳廓再造的方案，重点介绍了作者目前治疗耳垂型或Ⅲ型小耳畸形的技术。

一、耳部解剖

了解小耳畸形的类型、程度及耳廓再造方法，必须先回顾一下正常的耳廓轮廓（图14-1）。耳廓是一个光滑、连续、凹凸有致的复杂美学雕塑作品。耳廓软骨支架柔韧有弹性，结构坚固，可抵御创伤。耳廓由纤维脂肪性软组织包裹，耳垂和耳轮边缘的软组织松散，软骨支架表面组织薄而紧密。

正常成年人耳廓高度为5.5～6.5cm。出生后2～3年内增长迅速，8岁时达到成人的90%，此后以适中的速度成长，男孩耳廓约在13岁时达到成人尺寸，女孩则在12岁。耳廓宽度较早达到成人水平[12]。突出的耳廓距乳突表面1.5～2.0cm，颅耳角在15°～20°之间[12]。85%的人耳轮上缘处于眉毛尾部水平。由于眉毛尾部变化很大，所以双侧小耳畸形患者可以以上眼睑水平作为标志[13]。耳倾斜度是指患者处于Frankfort水平位置时，面部纵轴与耳廓纵轴形成的夹角，约为25°，标准差为6.2°[14]。耳廓的纵向轴线与鼻背部不完全平行，耳廓更偏向于垂直的方向。

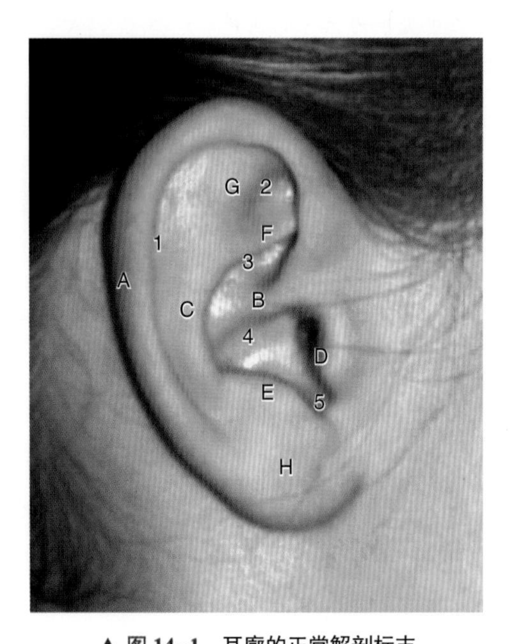

▲ 图14-1 耳廓的正常解剖标志

A. 耳轮；B. 耳轮脚；C. 对耳轮；D. 耳屏；E. 对耳屏；F. 三角窝下脚；G. 三角窝上脚；H. 耳垂；1. 舟状窝；2. 三角窝；3. 耳甲艇；4. 耳甲腔；5. 耳屏间切迹

二、小耳畸形

小耳畸形形态各异，目前还没有一个普遍使用的精准分类方案。考虑到外耳道（external auditory canal，EAC）、中耳及相关综合征的情况，使耳畸形的分类更加复杂化[5,15]。小耳畸形通常分为三大类[1]。Ⅰ型（图14-2A）指轻度耳畸形，主要结构存在，重建时可能需要，也可能不需要额外的组织。Ⅱ型小耳畸形（图14-2B）在某种程度上具有耳廓的主要结构，因有组织缺陷，矫正时需要增加软骨和皮肤。迷你耳、耳甲腔型小耳畸形和严重杯状耳畸形都属于这一类型。Ⅲ型小耳畸形（图14-2C），几乎没有可识别的耳廓标志，如耳垂型小耳畸形或花生耳畸形，通常存在耳垂并且位置偏前。无耳畸形则是完全没有耳廓和耳垂。耳廓再造手术医生特别关注耳轮、对耳轮、耳甲、耳垂、耳屏和外耳道的状态，因为这些标志对确定耳再造分期和手术难度更有价值。

三、评估

患有小耳畸形的儿童因耳廓外形异常和父母对儿童听力的担忧，通常会在婴儿期就面诊耳鼻咽喉科医生。家长通常会关心单耳听力对儿童言语和语言发育的短期和长期影响。除了耳部，查体还应重点检查下颌的形状和偏移，以及上颌骨、眼睛和颈部的情况，以排除上颌骨和下颌骨不对称、眼球表皮样囊肿、眼组织残缺和椎体畸形，其中任何一种情况都可能提示小耳畸形是一种综合征的一部分。

单侧小耳畸形患者应适时进行听力学评估，一般对侧耳听力正常。影像学评估包括颞骨高分辨率计算机断层扫描（CT）评估闭锁程度；颈椎片排除椎体异常；肾脏超声检查排除先天性肾脏畸形；曲面断层片排除咬合不正。如果发现患儿存在多方面异常，应转诊到颅面多学科工作团队

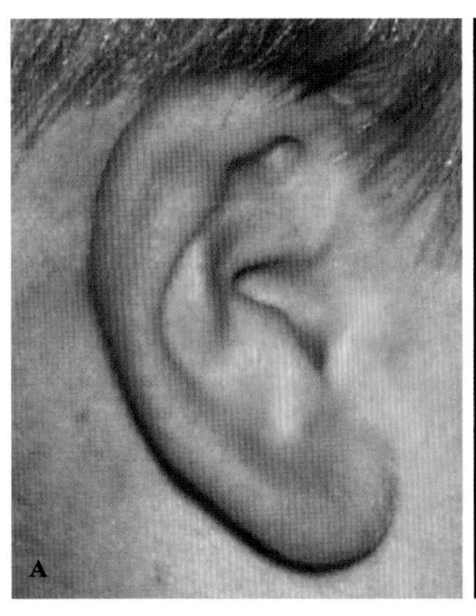

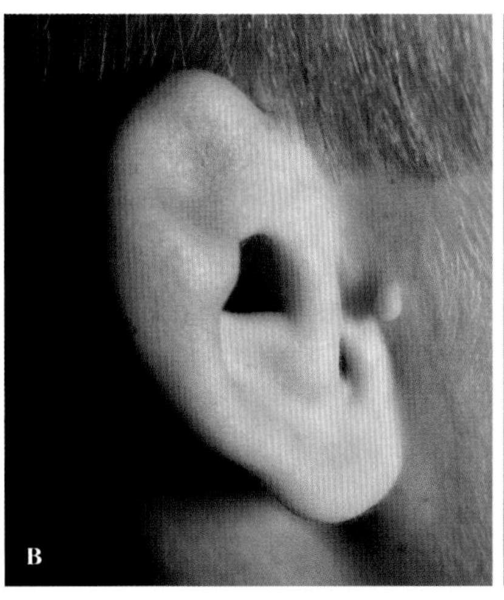

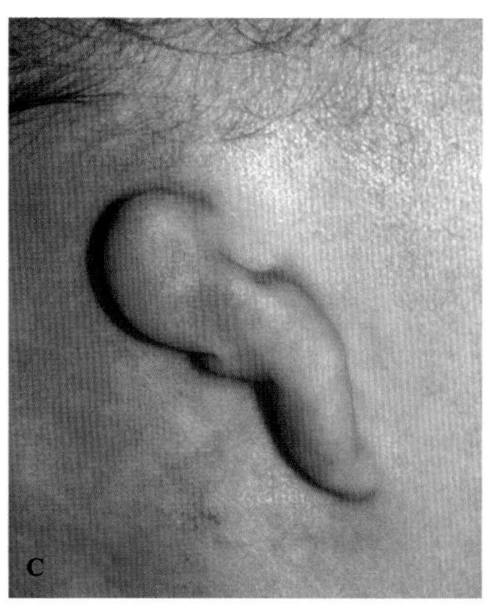

▲ 图 14-2　A. Ⅰ型小耳畸形耳廓收缩，组织缺失极少。B. Ⅱ型小耳畸形耳廓主要结构有缺失。C. Ⅲ型小耳畸形明显变形，残余软骨小

接受更全面的评估。

四、小耳畸形治疗的选择

小耳畸形耳廓再造有多种方法可供选择。应告知患者及其家属所有备选方案，包括：①观察；②假体治疗，包括粘贴和种植；③利用颞顶筋膜瓣和高密度多孔聚乙烯（high-density porous polyethylene，Medpor）植入物进行一期耳廓再造；④自体肋软骨分期耳廓再造。每种方法各有优缺点（表 14-1）。耳廓假体是大龄儿童或成人的一种替代方案。在一些机构中，因假体外形美观而建议将其作为主要选择。然而，大多数耳廓再造手术医生不鼓励使用骨整合植入物治疗，原因有二：①假体是一种合成的附属替代品，需要日常护理；②植入体破坏了乳突无毛区皮肤的血管分布，如果患者对植入体不满意，会给将来其他技术再造耳廓带来困难。

即使所在医院不开展异质植入物再造耳廓的手术，特别是指 Medpor，也应将这种手术方案作为知情同意书内容的一部分告知患者及其家属。Reinisch、Rom 等已经成功使用 Medpor 植入物结合颞顶筋膜瓣技术再造耳廓，避免了肋软骨移植。用此方法可在较小年龄完成耳廓的一期再造 [16, 17]。此外，这种方法再造的耳廓具有更清晰的耳甲结构，其优点应与其潜在的植入体外露、骨折风险，以及比自体肋软骨支架更坚硬的特点进行对比权衡。

组织工程技术正在兴起，有朝一日可能会取代肋骨移植。但至今还没有可靠的组织工程软骨支架植入物。

五、自体肋软骨耳廓再造

传统的小耳畸形耳廓再造方法是利用自体肋软骨制作耳廓支架。Tanzer 开创了肋软骨在耳廓再造中的应用 [11]。Brent 和 Nagata 对肋软骨再造技术做了重大的改进 [13, 18, 19]。Brent 技术再造耳廓需要 3～4 期完成，而 Nagata 技术只需要两期，两期手术之间间隔 3～6 个月。患者 6—8 岁时可以进行再造手术，但如果使用 Nagata 技术一般在 10 岁时手术，这样软骨生长更为充分。父母为了避免疾病对儿童心理的影响往往希望在年幼时完成手术，但只有获取足够的肋软骨才能再造出成人大小的耳廓。手术医生在进行自体肋软骨再造耳廓前必须熟练掌握雕刻技术。显而易见，新鲜尸体的肋软骨是练习雕刻和获取移植物的最佳材料。如果没有新鲜标本，可用其他材料来练习雕刻耳廓支架，比如肥皂。谨记一点：耳廓支架并非是耳廓的镜像，因为支架还需要软组织包裹。

自体软骨耳廓再造

如果患者家属对自体肋骨再造耳廓感兴趣，

表14-1 小耳畸形治疗方案

方案	措施	优点	缺点
观察		无风险	外观无改善
假体	粘贴	外观改善	附件不牢固 持久的假体护理 日常保养 使用限制
	种植	外观改善 安全保存	多次手术 需要去除残余软组织 进行假体护理 日常保养 使用限制
再造	肋软骨（自体）	自体组织 保养最少 有知觉 修复耳道闭锁	外观不一致 需要有供区 多次手术 6—10岁进行再造
	Medpor	供区发病率低 雕刻较少变形 较小年龄进行手术	异物 联合耳道闭锁修复手术具有相当难度

建议等孩子6岁以后手术，以便供区肋软骨充分生长，同时对侧正常耳廓也会作为患侧耳的模板。一些外科医生建议胸围60cm时再进行手术，原因是年龄大一些可降低获取肋软骨造成胸廓畸形的风险，但作者认为这种风险很小[20]。

评估儿童的一般健康状况，应特别注意生长和成熟的情况。儿童应在某种程度上参与决策过程，因为患儿的依从性会对围手术期治疗和再造手术的最终成功产生影响。了解患者的担忧，询问小耳畸形对其与朋友同学交往中的影响非常重要。每个儿童和父母都会有不同的问题，需要在术前沟通解答。理想情况下，在制定手术计划时应同时考虑听力下降的治疗方案。

在计划手术阶段，要与患者及其父母讨论手术获益、风险和替代方案。回顾相似畸形的其他患者术后照片，有助于患者父母设定合理的期望值。也应向患者及其父母分析说明再造的耳廓美学效果不理想的可能。患者、家属及手术医生的期望必须明确和切合实际。在耳廓再造的第一阶段手术开始之前，应详细分析说明预计的术后康复过程和分期再造的手术计划。可能的并发症如感染、出血、瘢痕形成、移植物外露、移位、软骨吸收、双侧不对称和气胸等应明确告知。

六、自体肋软骨小耳畸形耳廓再造

作者采用Tanzer提出、Brent推广的三期再造方法，进行小耳畸形耳廓再造工作超过15年。最近改为两期改良Nagata方法。接下来将介绍使用自体软骨整复小耳畸形的主要阶段（表14-2）。

（一）第一阶段：软骨植入和耳垂转位

小耳畸形耳廓再造的第一阶段无疑是整个过程中最繁琐和最关键的阶段[18]。除了制作一个外观自然的耳廓支架，最重要的目标之一是定位支架，实现与对侧耳的对称。再造耳的定位取决于正常耳的位置，不会改变其位置去适应将来的闭锁耳道修复或者低发际线。如果发际线很低，势必在耳轮上留下毛发，以后需要进行脱毛。不建议术前用组织扩张法增加无毛区皮肤，因为扩张的皮肤不能很好地勾勒出植入软骨支架的轮廓。使用未曝光的胶片制作两个耳廓支架模板（图14-3）。按照正常耳的轮廓制作尺寸模板。从尺寸模板中切割出三角窝、舟状窝和耳甲结构以便于雕刻。尺寸模板不仅限定了耳廓轮廓，还有助于定位和确定所需的皮肤囊袋位置。正常耳从外眦到耳轮脚的距离接近6.5cm或正常耳廓长度，此距离也是患侧外眦到模板位置的距离。对于严重的半面短小症患者而言，不能依靠此距离实现对称性，否则会导致再造耳位置过于向后。模板的垂直位置应与正常耳的上极和耳垂相匹配，支架比鼻背稍垂直一些。可在尺寸模板上标出外眦和外侧联合作为标志，方便定位。根据正常耳绘制雕刻模板，包括下列标志：对耳轮、三角窝、舟状窝和耳轮、对耳轮内缘。为抵消覆盖皮肤的厚度，雕刻模板比正常耳小1～2mm。雕刻模板不但可以用来确定获取肋软骨的供体部位，而且还可作为雕刻软骨支架的模板。注好标志后，模板需进行高压灭菌。

患者整个面部和双耳都呈现在术野中，以便于参照正常一侧耳廓评估对称性。术野中包括眼和口，可观察外眦、口角和对侧耳，有利于定位尺寸模板。小耳部位注射利多卡因和肾上腺素有助于止血，沿残留耳垂前缘和上缘标画出切口。一组手术者准备受区手术的同时，另一组手术者从对侧胸部获取肋软骨，更便于操作。应注意使用尽可能小的切口获取肋软骨，使供区损伤最小化。胸部切口要设计在所获取软骨结合部的上支下方。

为缩短手术时间，作者一般安排两组手术者，一组去除耳廓残留软骨并制作乳突区皮肤囊袋，另一组获取肋软骨。按照Brent方法，在对侧胸部做供体部位切口，暴露胸腔下缘。Nagata在同侧胸部获取肋软骨。至少需要两个软骨节段：一段是制作耳轮缘的浮肋，另一段是制作耳廓基本支架的软骨结合部。作者使用改进的2cm微创皮肤切口（图14-4）。为了暴露充分，在直肌做一较宽切口，通过改变退缩的区域暴露所取软骨特定节段。

游离第8肋软骨后继续向后外侧解剖至骨–软骨连接处，此段软骨长度为8～9cm时较为理想。然后显露通常位于第6和第7肋之间的软骨结合部，用雕刻模板在此部位确定制作耳廓软骨支架的最佳供区。获取肋软骨时原位保留底层的软骨膜。斜行切断软骨可尽量减少术后胸壁畸形。取出这两段软骨后检查胸膜是否有破损，方

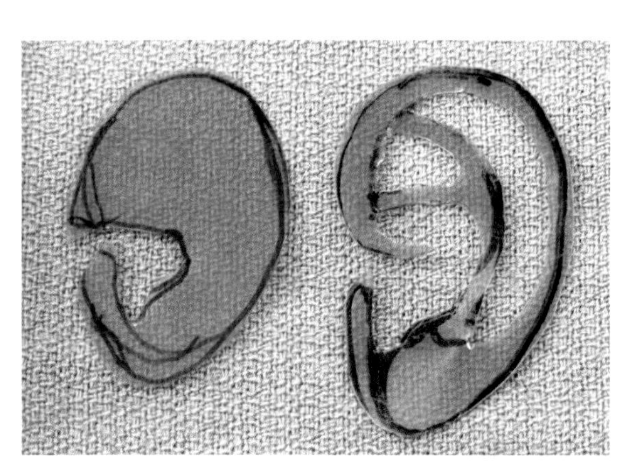

▲ 图14–3 小耳畸形重建中使用的模板。绘制尺寸模板（右侧）以匹配正常耳的尺寸。雕刻模板（左）略小于尺寸模板，用于估计软骨融合处所需的软骨量

表14–2 小耳畸形耳廓再造方法比较：Medpor和自体肋软骨

考虑因素	Medpor	自体肋骨
年龄	＞3岁	＞6岁
外耳道闭锁修复	可在Medpor耳廓再造前进行 可增加材料断裂率	须在肋软骨再造耳廓后
供区发病率	无需收获肋软骨 门诊手术 仍需植皮	获取肋软骨位置疼痛
手术次数	1～2	2
长期耐受	未知	好

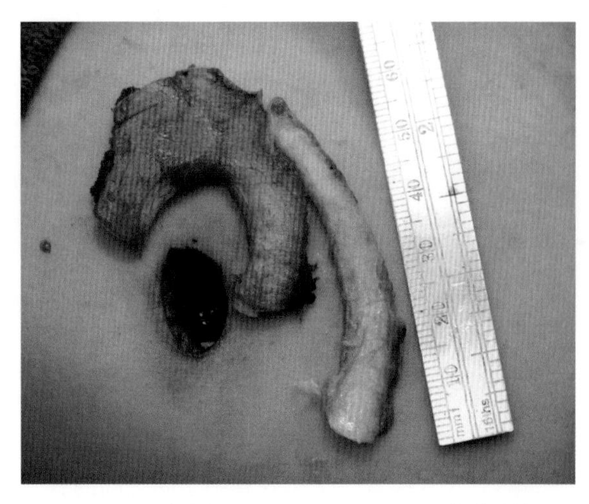

▲ 图 14-4　供区切口。2～3cm 切口用于收获肋软骨

法是用生理盐水充满胸部术腔，然后由麻醉师提供正压通气将压力维持在 40cmH_2O。如果确定胸膜有破损，可将红色橡胶导管引入胸膜腔并持续吸引，同时以荷包缝合修复破损。在正压通气中移除导管，并将缝合线打结以闭合胸膜腔。供区分层关闭避免术后胸壁畸形，特别注意直肌层和皮下层。手术结束时实施布比卡因肋间神经阻滞以减少术后疼痛。

所有切口设计应兼顾将来的耳廓再造阶段。作者目前采用改良 Nagata 技术进行小耳畸形耳廓再造，如后所述，在第一阶段完成耳垂转位。小心去除残留软骨，避免皮瓣穿孔或受损。于皮下层分离提起乳突区皮肤囊袋，并将皮瓣修剪至厚度均匀。在有毛发的区域皮肤较厚，因为它与头皮相延续，并含有帽状腱膜层，故在帽状腱膜表层分离皮肤，可保持皮瓣的均匀薄度和柔韧性。尺寸模板用于确认囊袋足够大以容纳软骨支架。在进行调整时，尺寸模板减少了再造软骨支架进出囊袋的次数，降低了支架断裂的风险。

制作耳廓支架时需要突出耳轮边缘和支架基座内对耳轮复合体。支架基座和耳轮用 10 号、11 号和 15 号手术刀片雕刻，也可以使用 6700Beaver 方片。雕刻凹陷处时需要做出曲面效果。在舟状窝上部和下部各打 2mm 的孔贯通基座上下两面，再将一负压引流管置于支架底有助于维持皮肤吸附于支架。侧面软骨膜应尽可能完整保留，以增强血管重建和组织固定。有时需要缝线和钢丝固定以加强软骨融合和为支架提供更多的支撑。Nagata 为了进一步突出对耳轮，在支架基座的对耳轮处增加了三角形软骨片。他还将一个耳屏重建片连接在支架基座远端。用第 8 肋软骨雕刻耳轮，较厚的部分用于重建耳轮脚，薄的部分用于重建耳轮末端。小心地将耳轮软骨的凹面削薄，使其足够柔韧以便围绕支架弯曲。用 4-0 透明尼龙缝合线褥式缝合打结于支架深面。耳轮安装后可进一步雕薄舟状窝和三角窝（图 14-5）。

然后从耳轮的根部开始，将安装有耳轮的支架旋转插入皮肤囊袋中，右侧顺时针旋转支架，左侧逆时针旋转支架。如果囊袋过紧，导致覆盖支架的皮肤因血供不良而变白，则需要先移除植入物，在扩大囊袋或降低支架的高度后再次插入。支架移植物放置到位后，将一小号圆形负压引流管放置于支架底。皮肤切口闭合后，皮肤吸附于支架，耳轮和对耳轮的细节清晰可见（图 14-6）。用油纱填塞耳廓凹陷，以枕垫缝合小心地固定，用硬质敷料保护以避免不必要的压力。引流管吸力适中，作者建议连续吸引 24h 后再将引流管连接吸引球。

术后患者在复苏室拍胸片排除气胸，术后 48h 内进行疼痛控制和静脉注射抗生素。术后第二天，当引流很少或没有引流液时可移除引流管。定期检查耳轮处皮肤血供情况。在接下来的两周时间内，要求患者戴上防护敷料，4～6 周内避免必须剧烈活动和竞技体育项目，以免引起肋软骨供区损伤。

两期重建方法中耳垂转位在软骨植入的第一阶段进行。在残余耳垂的根部设计 W 形切口，蒂在根部形成转位皮瓣，由此将垂直方向的耳垂转位至支架尾端[13]。切口将皮肤分成内侧耳垂皮瓣、外侧耳垂皮瓣和乳突皮瓣，后者可覆盖大部分支架。如前所述，通过 Nagata 技术，未发育的软骨及乳突皮瓣变薄，为确保皮瓣血供充足，乳突骨膜到皮瓣中间需保留 1cm 的皮下蒂。切开耳垂瓣在耳垂内形成口袋，容纳软骨支架尾部。自乳突皮质抬高支架尾部，使耳垂包裹软骨支架

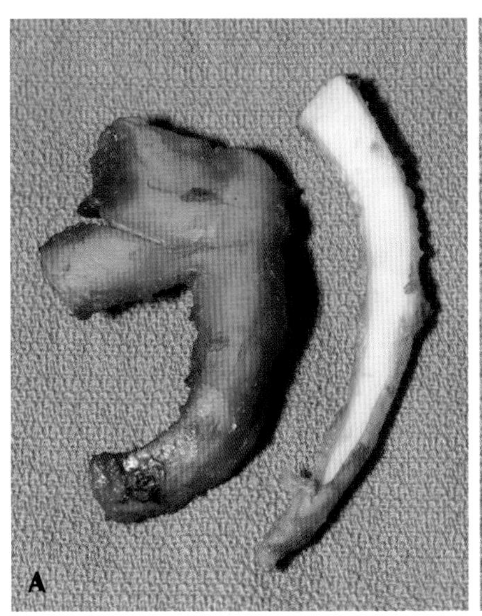

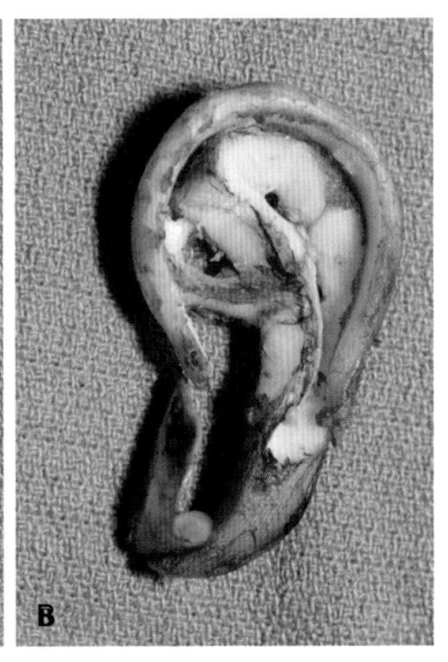

◀ 图 14-5　耳廓支架的构建。支架由第 6 和第 7 肋软骨（A）雕刻而成。耳轮由第 8 肋软骨雕刻而成，并围绕支架弯曲。耳轮用 4-0 透明尼龙线（B）固定

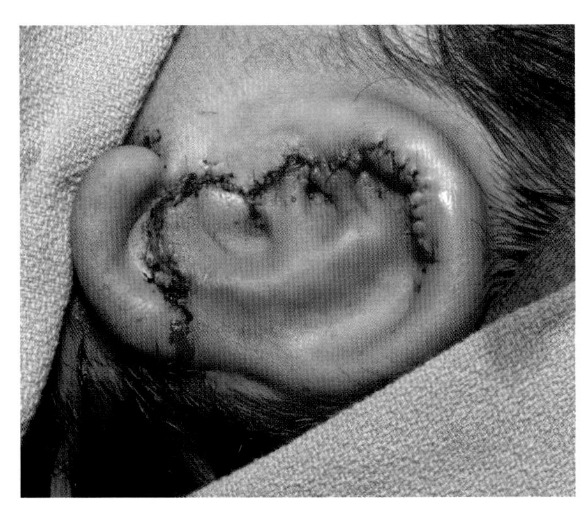

▲ 图 14-6　放置植入物。将植入物放入皮肤囊袋并利用定位模板进行定位。将引流管放置于植入物深层并负压吸引。注意软骨支架上的皮肤轮廓

后下缘。以 4-0 PDS 缝线穿过深部支架，然后穿过耳垂瓣内侧面，使耳垂围绕支架尾部并呈现翘起的姿态。耳垂瓣远端倒 V 形去上皮化，将皮瓣真皮部分插入后部皮瓣之下，以最小化耳垂和支架之间的切迹，应注意外翻皮缘尽可能使切缘对齐。在切口的横向部分制作 1～2 个平行于舟状窝的 Z 字成形，具有良好的美容效果。

(二) 第二阶段：立耳和耳后沟形成

该手术在第一阶段后 3 个月时进行。围绕耳轮边缘做切口，如果耳轮上有毛发，可在稍低于耳轮外表面的位置做切口，尽量减少支架表面有毛发的皮肤。推进耳廓无毛区皮肤覆盖耳轮边缘，用可吸收线将皮下组织缝合于软骨支架。通过解剖耳后沟使耳廓松解，注意保留软骨支架上的血管化软组织。松解乳突表面皮肤并推进至耳后沟，有助于耳廓向乳突外侧突出（图 14-7），并切除由此产生的隆起皮肤，修薄这块切除的头皮以去除毛囊，然后将其移植于耳后乳突表面的无皮区，从腹股沟取皮覆盖于立起的耳廓后表面（图 14-8）。在立起的耳廓支架后面放置新月形的软骨楔以增加耳廓的突出。这种肋软骨移植物在耳廓支架植入的时候存放于胸部切口或耳后头皮中，在组建耳后沟时取出使用。移植物必须被血管化组织覆盖，这样有利于皮肤移植物黏附。另一种选择是利用蒂在前的软组织瓣形成更大角度的耳后沟。

再造耳廓的后表面皮肤缺损通常约为（3 × 7）cm^2。可从腹股沟获取薄的椭圆形全厚皮肤作为移植物。先缝合关闭供区，再用 5-0 铬缝合线将移植物固定于新形成的耳后沟。用 4-0 聚丙烯缝合线将垫枕固定在耳后沟。敷料保护耳部 1～2 周，5～7d 移除垫枕，皮肤移植物保持湿润 2～3 周。

手术的效果依赖于技术，耳廓再造（图 14-9）过程中的每一步都需要注意细节。

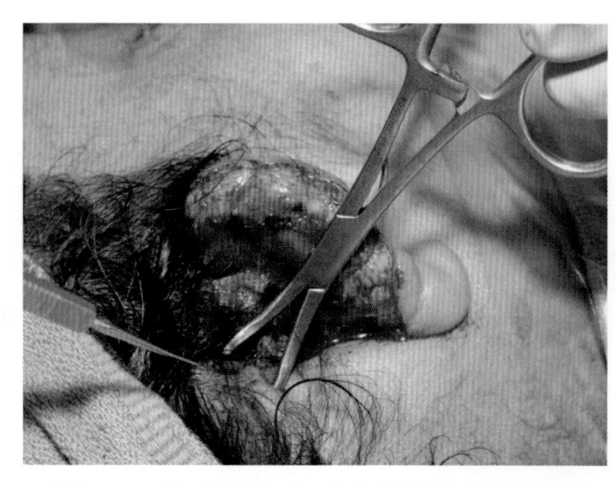

▲ 图 14-7 第二阶段立耳。注意单钩提起的锥体状隆起皮肤组织

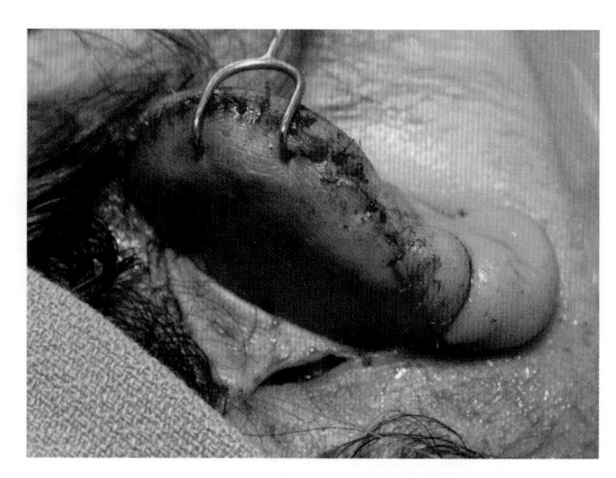

▲ 图 14-8 第二阶段手术中植皮

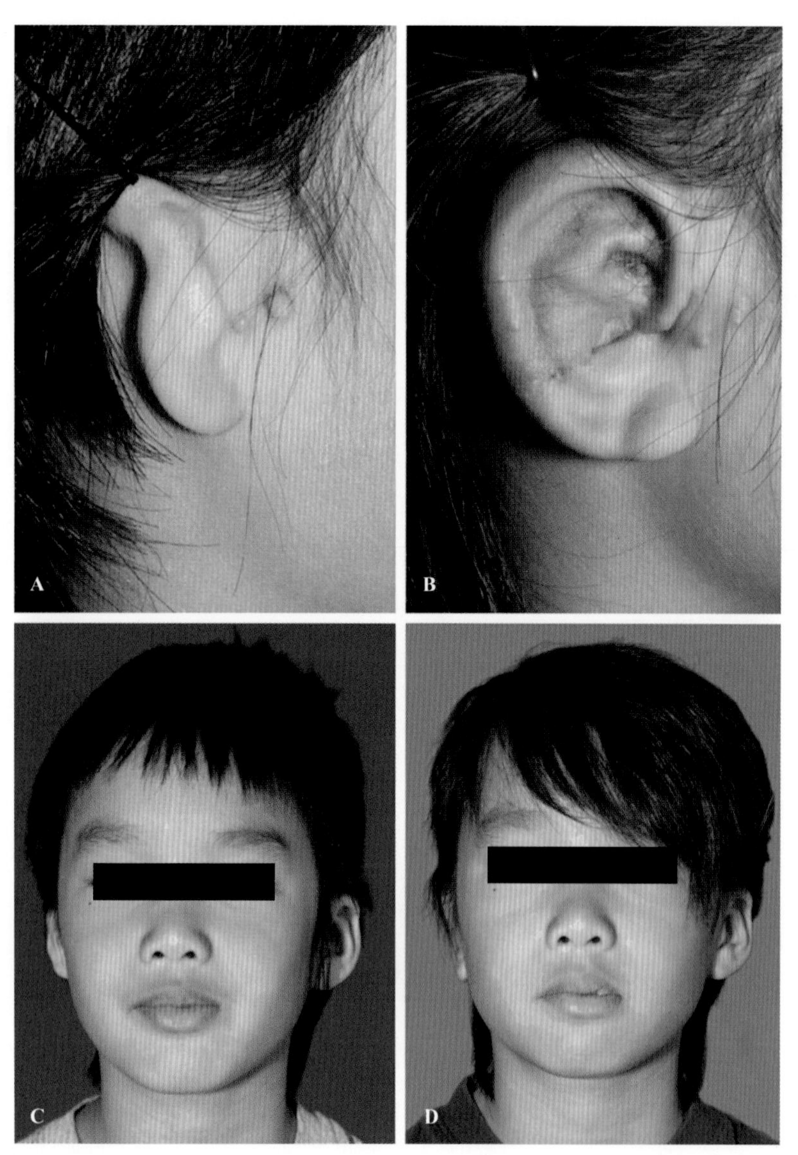

◀ 图 14-9 Ⅲ型小耳畸形耳廓再造两期法的手术效果

七、非典型性小耳畸形的修复

先天性Ⅱ型小耳畸形的外科治疗更具有挑战性。如前所述，此类患者耳廓存有许多可辨认的结构，同时也存在明显的组织缺陷，修复时需要额外的软骨和皮肤，额外的结构通常不需要完整的支架插入。当两侧耳廓的垂直高度差大于15mm时，可考虑使用肋软骨支架。当此差值小于10mm时，可通过舒展现有的结构来修复；通常联合使用组织松解、舒展的方法和使用软骨复合移植物增加垂直高度的方法修复[21]。可通过V-Y方式将耳轮脚推进到耳轮位置以增加耳廓垂直高度。与典型小耳畸形耳廓再造相比，利用发育不全的残耳作为主要支架不能达到外形协调。

八、并发症

严重并发症罕见，但如果不及时处理，看似微小的并发症可能导致移植失败。术后即刻并发症包括血肿形成、皮瓣坏死、感染、气胸。如果覆盖皮瓣的破坏导致移植物外露，选用的抗生素应覆盖葡萄球菌和假单胞菌感染，并用保持湿润的敷料覆盖外露部位。如果外露少（1～2mm）且软骨膜是完整的，则伤口有机会二次愈合。如果软骨外露，支架可能会失活、干燥、感染。应考虑早期覆盖局部皮瓣或颞顶筋膜瓣和皮肤移植物。皮瓣覆盖后需要延长抗生素治疗，以避免感染的进展及最终的移植物塌陷和吸收。

轻度并发症包括错位，瘢痕挛缩或增生，以及外形不良。一般来说，如果没有软骨感染或再吸收，瘢痕形成和外形不良的问题会随时间而改善。必要时，需要对瘢痕进行微整，手术医生应注意不要暴露移植的软骨。如果使用了适当的模板技术，通常较少发生错位。错位现象通常与先前存在的耳垂不对称或与半面短小症引起的面部不对称有关。明显错位一般与术前计划不完善有关。

九、总结

如果进行了适当的培训、准备和计划，治疗小耳畸形的过程对外科医生和患者都是有意义的经历。尽管本章未对听力治疗进行讨论，但重建外科医生也应考虑对此治疗的选择。从事小耳畸形耳廓重建的外科医生必须通过精心计划和关注细节，不断努力追求更加“完美”的美学和功能效果。

推荐阅读

Aguilar EA, Ⅲ: Classification auricular congenital deformities. In Papel ID, Nachlas NE, editors: *Facial Plastic and Reconstructive Surgery*, St Louis, 1992, Mosby Year Book.

Aguilar EA, Ⅲ: Auricular reconstruction of congenital microtia (grade Ⅲ). *Laryngoscope* 106 (Suppl 82): 1, 1996.

Aguilar EA, Ⅲ, Jahrdoerfer RA: The surgical repair of congenital microtia and atresia. *Arch Otolaryngol Head Neck Surg* 98: 600, 1988.

Bauer BS: Reconstruction of microtia. *Plast Reconstr Surg* 124 (Suppl 1): 14e, 2009.

Brent B: Correction of microtia with autogenous cartilage grafts: I. Classic deformity. *Plast Reconstr Surg* 66: 1, 1980.

Brent B: Correction of microtia with autogenous cartilage grafts: Ⅱ. Atypical and complex deformities . *Plast Reconstr Surg* 66: 13, 1980.

Brent B: *The Artistry of Reconstructive Surgery*, St Louis, 1987, Mosby.

Farkas LG: Anthropometry of the normal and defective ear. *Clin Plast Surg* 17: 213, 1990.

Fukuda O: Long-term evaluation of modified Tanzer ear reconstruction. *Clin Plast Surg* 17: 241, 1990.

Gulya AJ: Developmental anatomy of the ear . In Glasscock ME, Ⅲ, Shambaugh GE, Jr, editors: *Surgery of the Ear*, ed 4, Philadelphia, 1990, WB Saunders.

Nagata S: Modification of the stages in total reconstruction of the auricle. Part I: Grafting the three-dimensional costal cartilage framework for lobule-type microtia . *Plast Reconstr Surg* 93: 221, 1994.

Nagata S: Modification of the stages in total reconstruction of the auricle. Part Ⅱ: Grafting the three-dimensional costal cartilage framework for concha-type microtia . *Plast Reconstr Surg* 93: 231, 1994 .

Nagata S: Modification of the stages in total reconstruction of the auricle. Part Ⅲ: Grafting the three-dimensional costal cartilage framework for small concha-type microtia. *Plast Reconstr Surg* 93: 243, 1994.

Nagata S: Modification of the stages in total reconstruction of the

auricle. Part IV: Ear elevation for the constructed auricle. *Plast Reconstr Surg* 93: 254, 1994.
Posnick JC, Al–Qattan MM, Whitaker LA: Assessment of the preferred vertical position of the ear. *Plast Reconstr Surg* 91: 1198, 1993.
Reinisch JF, Lewin S: Ear reconstruction using a porous polyethylene framework and temporoparietal fascia flap. *Facial Plast Surg* 25 (3): 181, 2009.
Romo T, Reitzen SD: Aesthetic microtia reconstruction with Medpor . *Facial Plast Surg* 24 (1): 120, 2008 .
Tanzer R: Total reconstruction of the external ear. *Plast Reconstr Surg* 23: 1, 1959.
Weerda H: Classification of congenital deformities of the auricle. *Facial Plast Surg* 5: 385, 1988.

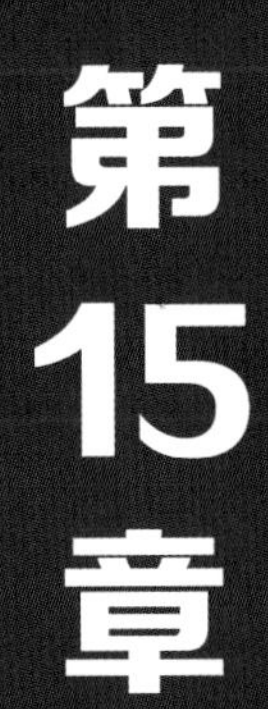

先天性外耳道闭锁的评估与治疗

Evaluation and Management of Congenital Aural Atresia

Robert F. Yellon　Françoise Denoyelle　著

陈　东　译

要点

1. 对于先天性外耳道闭锁和先天性外耳道狭窄的治疗，保护听力和面神经始终优先于纠正传导性耳聋。
2. 绝大多数先天性外耳道闭锁患者存在最大（60dB）传导性听力损失和正常的感音神经性听力。需要行为测试、耳声发射和听性脑干反应测试来确定听力阈值。
3. 小耳畸形 / 先天性外耳道闭锁通常与眼、颈、心、肾和其他遗传性畸形一起发生，如果存在则必须进行评估和治疗。
4. 与单侧轻度缺陷患者相比，听力康复对于双侧先天性外耳道闭锁患者更为重要。
5. 应用 Jahrsdoerfer 和改良 Jahrsdoerfer 分级系统对颞骨 CT 进行分级，有助于确定哪些患者可能通过闭锁成形手术达到矫正传导性听力损失的目的。
6. 对于不适合闭锁成形手术的患者或拒绝手术的患者，非手术选择包括不治疗，传统的骨传导金属头带助听器，较新的软头带助听器，如果有外耳道，则使用标准助听器。18 岁以上的患者也可以使用 SoundBite 口内听力设备。
7. 对于不适合闭锁成形手术的患者或拒绝手术的患者，手术植入物提高听力的选择包括经皮植入物骨锚式助听器（BAHA）和 Ponto、闭合皮肤的植入物 Sophono 和振动声桥。
8. 听力手术的时间和类型应与治疗小耳畸形的外科医生协调，以便为每个患者制定总体计划，同时考虑所有听力和美容的问题及选择。
9. 一些外科医生主张早期进行小耳畸形和先天性外耳道闭锁重建，而另一些则主张应等患者年龄大些自己决定。
10. 应向患者家庭宣教关于小耳畸形重建的选择，包括非手术、粘贴义耳、夹在骨锚上的义耳、肋软骨移植耳廓再造和 Medpor 假体植入物。
11. 一些外科医生将小耳畸形重建和闭锁耳道成形手术整合在一次手术完成。
12. 运用保留外耳道后壁或者不保留外耳道后壁的技术都可以完成闭锁成形手术。
13. 安全和成功的闭锁耳道成形手术需要仔细选择有适应证的患者和经过高级培训和技能训练。

要点

14. 对于颅骨厚(≥ 3mm)的患者,BAHA 手术在一期完成,对于颅骨薄(≤ 2.5mm)的患者,BAHA 手术分两期进行。
15. 闭锁耳道成形手术的并发症包括外耳道狭窄、感染、鼓膜外移、传导性耳聋,以及罕见的面神经损伤和感音神经性耳聋。
16. 经皮 BAHA 的并发症包括局部感染、头皮增厚需要补救手术以及植入体丢失。
17. 先天性外耳道狭窄是一种较轻的先天性耳畸形,即使最初没有计划手术,也必须做 CT 检查并密切随访,以观察胆脂瘤的发展,必要时需要手术治疗。
18. 现有多种类型的植入式助听器可用于 5 岁以上耳道闭锁患者的听力康复:夹于经皮基座的骨传导装置(BAHA、Ponto),皮肤闭合的骨传导装置(Sophono Alpha)和中耳植入振动声桥。
19. 设备的选择取决于儿童的年龄、骨皮质的厚度、中耳畸形的严重程度、手术医生的经验,以及最终患者的选择。

小耳畸形和先天性外耳道闭锁(congenital aural atresia,CAA)的治疗是重建外科和耳科学中具有挑战性但能获益的过程。CAA 的挑战来自解剖结构的变异和解剖标志的缺乏。保护听力和面神经始终优先于纠正传导性耳聋。高分辨率 CT 和面神经监测提高了 CAA 重建的安全性。

一、人口统计资料和相关畸形

小耳畸形 /CAA 的发病率是 0.83~17.4/10 000[1]。据 Brent 报道,在 1200 名小耳畸形患者中[2],58% 发生于右侧,32% 发生于左侧,9% 发生于双侧(图 15-1)。男性占 63%,女性占 37%。相关畸形包括面部不对称(36.5%),面神经功能减退(15.2%),唇裂或腭裂或二者兼有(4.3%),泌尿生殖系统缺陷(4%),心血管畸形(2.5%)和颊横裂(2.5%)。家族性发病的小耳畸形在直系亲属中占 4.9%,在大家庭亲属中占 10.3%。HOXA2 基因的单倍剂量不足与常染色体显性双侧小耳畸形和听力损失有关[3]。

继发于镫骨动脉闭塞或局部组织出血的子宫组织缺血,可引起小耳畸形[4]。一些研究报道,耳廓畸形随孕妇年龄的增加而增加[5]。遗传学研究揭示了可能的病因,包括染色体畸变、多因素遗传以及常染色体和隐性遗传特征。小耳畸形的已知致畸剂包括沙利度胺、异维 A 酸、长春新碱、秋水仙碱和镉[6-9]。应关注与小耳畸形和 CAA 相关的遗传综合征,如半面短小(也称为眼耳脊椎畸形谱或 Goldenhar 综合征)或 TreacherCollins 综合征。半面短小可包括心脏、颈椎、耳、眼和肾脏畸形。支气管肾综合征与耳部异常、双侧耳前窦道、颈部双侧鳃裂畸形和

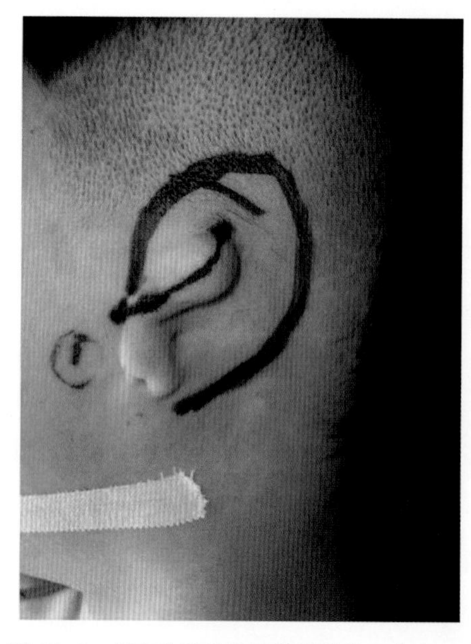

▲ 图 15-1 伴有先天性外耳道闭锁的三度小耳畸形

肾脏畸形相关。小耳畸形和 CAA 与染色体 18q 的缺失有关，表现为足部畸形、CAA、小耳畸形、腭畸形、髓鞘形成障碍、发育迟缓和眼球震颤[10]。表 15–1 列出了与小耳畸形和 CAA 相关的综合征。

Keogh 及其同事[11]报道，40% 的诊断为“单纯小耳畸形或 CAA”的患者实际上患有半面短小，伴有眼眶畸形，下颌发育不全，面神经异常和软组织缺损。此类患者应转诊进行眼科和牙科或颅面外科咨询。患者可能存在心脏、颈椎和肾脏畸形，应予以识别，同时也建议其进行遗传学咨询。

二、初步评估

小耳畸形和 CAA 的患者理想的咨询时间是在出生后几周内。在咨询过程中，耳再造手术医生应首先安抚家长和概述未来的治疗和选择。告知患者父母两件最重要的事情，一是最大限度提高听力，二是得到最理想的美学效果。应进行全面的病史采集和体格检查，特别注意畸形耳、正常耳和其他可能的相关异常。应确定致畸物的宫内暴露史。

假定小耳畸形和（或）CAA 是唯一的发育异常，则必须评估儿童的听力状态。耳声发射和（或）听觉脑干反应测试应在最初的 2 或 3 个月内进行，以记录正常耳听力以及闭锁耳听力损失程度和类型。在 CAA 中，骨传导通常是正常的，也有异常的。外耳道（external auditory canal，EAC）缺失和听骨链固定类似，其传导性听力损失通常最大为 60dB。先天性外耳道狭窄（congenital external auditory canal stenosis，CEACS）是先天性耳畸形的一部分，可有较轻程度的传导性耳聋。

在过去，对于单侧耳畸形病例，除了优先入座和对正常耳朵的密切监测外，没有必要进行干预。单侧小耳畸形 /CAA 患者言语发育一般正常。进行耳科评估对于识别和治疗其他可能的问题非常重要，例如外形正常侧耳的中耳炎。考虑到畸形耳为传导性耳聋，对听阈稍低的复发性急性中耳炎和持续性分泌性中耳炎的患者进行鼓膜置管以保留正常耳听力。

当儿童大约 1 岁时，可以进行颞骨轴位和冠状平面的 CT 扫描，以评估解剖结构对可能的闭锁耳道成形重建的有利性，并排除胆脂瘤的可能性。有些人会将 CT 扫描推迟到 5—7 岁，以避免过早的辐射暴露以及避免可能的镇静措施。已报道 CAA 中先天性胆脂瘤发病率从 0% 到 4%～7% 不等[12–14]；然而，这些系列中的一些可能包括 CEACS 而非真正的 CAA。CAA 即使没有进行手术，也应该进行早期 CT 扫描以及几年后复查 CT 扫描。复查 CT 扫描对于排除可能存在的先天性胆脂瘤或耳道胆脂瘤很重要，胆脂瘤可以生长并引起破坏，但在 CAA 或 CEACS 的早期 CT 扫描中并不明显。应建议父母注意观察胆脂瘤或慢性化脓性中耳炎并发症的症状和体征，如面瘫、抽搐、眩晕、小耳附近的肿块或引流口。据报道，在 CEACS 的情况下，耳道胆脂瘤可能并发耳后瘘管[15]。

应将各种手术和非手术治疗方案告知患者父母，使其对听力和美学效果有切合实际的期望。如果解剖结构有利于听力重建，则告知其父母听力可能改善，但可能无法恢复完全正常的听力。应告知家长，耳廓和 CAA 的重建计划将需要分期手术，并且可能需要进行修正手术。应向其父母宣教有关假体耳廓、肋骨移植耳廓，Medpor（Sonitus Medical，San Mateo，CA）耳廓、夹在骨锚上的假体耳廓、骨锚助听器（BAHA）、Ponto、Sophono、振动声桥中耳植入物（Med–El，Innsbruck，Austria）、Sound Bite（Sonitus Medical，San Mateo，CA）设备和软带骨导助听器（第 14 章）。对手术可能出现的并发症应加以说明。如果存在活动问题，复查应间隔 12 个月或间隔更短时间。

三、小耳畸形和先天性外耳道闭锁的手术时机和手术分期

CAA 通常与小耳畸形（图 15–1）有关，但偶尔也有耳廓正常或接近正常的病例。当伴有小耳畸形时，CAA 重建可以在小耳畸形重建之前完成，也可在小耳畸形重建之后完成，或与小耳

表 15-1　外中耳畸形疾病的病理缺陷和传统名称

病理学名称	传统名称
4p 综合征	Wolf-Hirschhorn 综合征
尖颅并指畸形Ⅰ型	Apert 综合征
尖颅并指畸形Ⅲ型	Saethre-Chotzen 综合征
尖颅并指畸形Ⅴ型	Pfeiffer 综合征
肛门闭锁伴手足耳畸形	Townes-Brocks 综合征
动脉 - 肝发育不良	Alagille 综合征
鳃 - 耳 - 肾综合征	Melnick Fraser 综合征
短颈畸形	Klippel-Feil 综合征
颈眼听力障碍综合征	Wildervanck 综合征
腭裂、小头畸形、大眼、身材矮小	Say 综合征
腭裂、小颌畸形、舌下垂	Pierre Robin 序列
先天性挛缩性细长指	Beals 综合征
先天性双侧面瘫	Möbius 综合征
原发性再生障碍性贫血	Fanconi 综合征
颅骨面骨发育不全	Crouzon 病
颅骨干骺端发育不良	Pyle 病
软骨骨生成障碍	Léri-Weill 综合征
突脐、巨舌、巨体综合征	Beckwith-Wiedemann 综合征
面 - 指 - 生殖器综合征	Aarskog 综合征
脂质软骨营养障碍	Hurler 综合征
先天性卵巢发育不全	Turner 综合征
半面短小（眼 - 耳 - 脊椎综合征）	Goldenhar 综合征
泪管 - 耳 - 齿 - 指综合征	Levy-Hollister 综合征
下颌骨颜面发育不全	Treacher Collins 综合征
口面指综合征Ⅱ型	Mohr 综合征
骨发育异常症	Melnick-Needles 综合征
骨硬化病	Albers-Schönberg 综合征
双侧肾缺如	Potter 综合征
第三和第四咽囊综合征	DiGeorge 综合征
13-15 三体综合征	Patau 综合征
18 三体综合征	Edwards 综合征
唐氏综合征	Down 综合征

引自 Sando S: *Pediatric Otolaryngology*, ed 3.

畸形修复阶段同时进行。从历史上看，大多数作者主张 CAA 修复在小耳畸形重建的三个阶段之后进行：即再造软骨耳廓，耳垂旋转，耳后抬高和皮肤移植。耳廓再造的最佳时机是手术部位的组织没有经历过手术。先前手术造成的瘢痕和对血液供应的影响可降低软骨移植成活的概率。

近来有报道，一系列小耳畸形伴 CAA 患者首先进行了 CAA 修复手术，这对先进行耳廓再造再完成闭锁耳道成形的分期手术方案是一种挑战。Roberson 及其同事[16]报道了一系列早期闭锁耳道成形手术，之后进行 Medpor 植入和颞顶筋膜瓣进行了小耳畸形耳廓再造。Zhao 及其同事[17]报道了大宗病例，1300 位儿童小耳畸形 / CAA 共 1460 只耳，进行了不保留外耳道后壁的闭锁成形术，并同期采用肋软骨进行小耳畸形第一阶段耳廓再造。

目前一般认为最佳的耳廓再造年龄是 7 岁，但不同外科医生推荐的年龄范围在 2—9 岁。年幼儿童耳廓再造的支持者认为，心理创伤最小化，听觉功能得到改善。大龄儿童耳廓再造的支持者认为，当肋软骨较大时有助于雕刻出更多的耳廓细节，而且可使移植物更突出，以获得更好的美容效果。年龄较大的儿童也能更好地配合术后换药和治疗。

偶有 CAA 不伴小耳畸形和 CEACS 的病例，可在 4 岁以后进行闭锁成形手术。但是，进行闭锁修复的适当年龄还有争论。早期进行闭锁成形手术的支持者认为，在尽可能小的年龄即获得双耳听力、声音定位和提高在噪声中分辨声音的能力，对于良好的手术候选者是有益的。晚期进行闭锁成形手术的支持者认为应延迟手术，直到患者足够大（青少年或成年早期）以便于参与决定。理由是：在患者能够理解并愿意接受可能出现的面神经损伤和感音神经性耳聋（sensorineural hearing loss，SNHL）前，年幼的孩子不应该承受 CAA 所可能带来的手术风险。

对于单侧 CAA 患者而言，获得双耳听力，提高声音定位能力，优化在噪声中的听力，这些都是值得要的。然而，单侧 CAA 患者是否需要手术重建是有争议的，因为有人认为，单侧 CAA 手术的风险很高，且收获并不大。

四、先天性外耳道闭锁：闭锁成形术可行性评分系统

决定 CAA 和 CEACS 重建的最重要因素是基于个体解剖学选择适当的患者。Yeakley 和 Jahrsdoerfer[18]设计了一种基于颞骨和耳廓的高分辨率 CT 的评分系统，以确定哪些患者是闭锁成形术的候选者（表 15–2）。

每一个有利因素是得 1 分。小于 6 分表示该患者不是有利的手术候选者，而分数为 6 以上表明该患者是耳道闭锁成形术的候选者。评分越高，术后越有可能获得好的听力。正常镫骨的存在得 2 分（表 15–2；图 15–2）；镫骨异常但存在得 1 分。镫骨缺失不得分。因为良好听力的产生需要声音经卵圆窗传导到内耳，开放的卵圆窗和活动的镫骨是至关重要的。如果术中确认没有镫骨或卵圆窗，将中止手术。

气化良好的中耳腔比小腔更有利，这样容易找到和提供更大的操作空间。与功能性镫骨的存

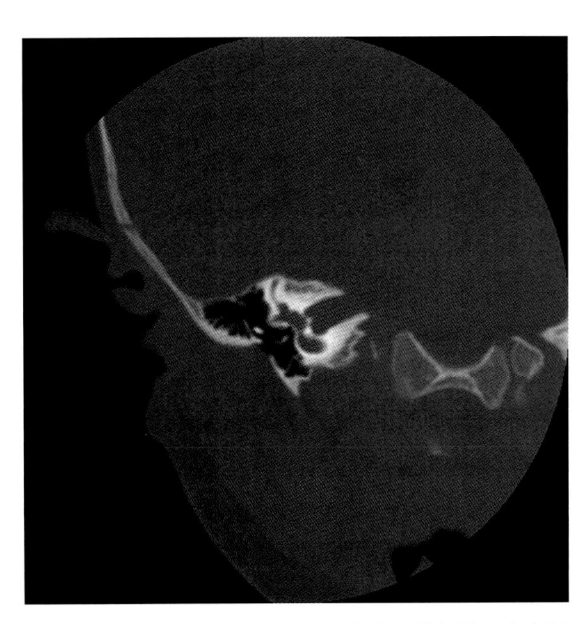

▲ **图 15–2　双侧小耳畸形 / 先天性外耳道闭锁儿童右侧颞骨的冠状 CT 扫描。注意含气良好的中耳和乳突腔，形成良好的锤砧复合体，以及卵圆窗处的镫骨存在。此耳有利于闭锁成形术**

引自 Dedhia K, Yellon RF, Branstetter BF, Egloff AM: Anatomic variants on computed tomography in congenital aural atresia. *Otolaryngol Head Neck Surg* 2012;147[2]:323.

表 15-2　先天性外耳道闭锁 CT 评分系统

Jahrsdoerfer 系统		改良 Jahrsdoerfer 系统	
解剖结构	得　分	解剖结构	得　分
镫骨良好	2	镫骨良好	1 或 2
卵圆窗开放	1	卵圆窗开放	1
中耳含气良好	1	中耳含气良好	1
面神经良好	1	砧骨 / 锤骨良好	1
砧骨 / 锤骨良好	1	砧镫连接	1
砧镫连接	1	乳突气化良好	1
乳突气化良好	1	圆窗开放	1
圆窗开放	1	耳廓正常	1
耳廓正常	1	乳突盖正常，轻度低垂，重度低垂	1 或 2
合计 *	10	锤骨 – 砧骨相对于镫骨的位置	1
		卵圆窗处面神经正常	1
		面神经位于中耳后侧或外侧	1
		合计	14

引自 Yeakley J, Jahrsdoerfer RA: CT evaluation of congenital aural atresia: what the radiologist and surgeon need to know. *J Comput Assist Tomogr* 1996;20:724; Yellon RF, Branstetter B: Prospective blinded study of computed tomography in congenital aural atresia. Int *J Pediatr Otorhinolaryngol* 2010;74(11):1286; and Dedhia K, Yellon RF, Branstetter BF, Egloff AM: Anatomic variants on computed tomography in congenital aural atresia. *Otolaryngol Heak Surg* 2012;147(2):323.

*. 如果总分≥ 6，有利于行闭锁成形术。如果总分＜ 6，不利于行闭锁成形术

在相似，面神经的位置至关重要。面神经可能处于正常位置、异常但有利的位置，或各种不利的位置。在有利的情况下，面神经水平段走行于卵圆窗上方，然后垂直段从第二膝部向下走行于乳突腔。在不利的情况下，面神经可能完全或部分覆盖卵圆窗和镫骨，遮挡视线，从而妨碍卵圆窗手术入路（图 15-3）。如果不知道这种可能的异常，手术过程中可能损伤镫骨和面神经。CAA 的第二种可能的异常是面神经在第二膝部急转向前方和外侧走行，而不是向下走行（图 15-4）。在这种情况下，面神经走行于中耳腔外侧，在外侧手术入路时容易损伤[19]。CAA 患者也可能存在中耳面神经骨管裂隙[20]。已有报道[21]，通过解剖和移位位置不利的面神经进而成功完成闭锁成形手术，但是因风险很大很少这样做。

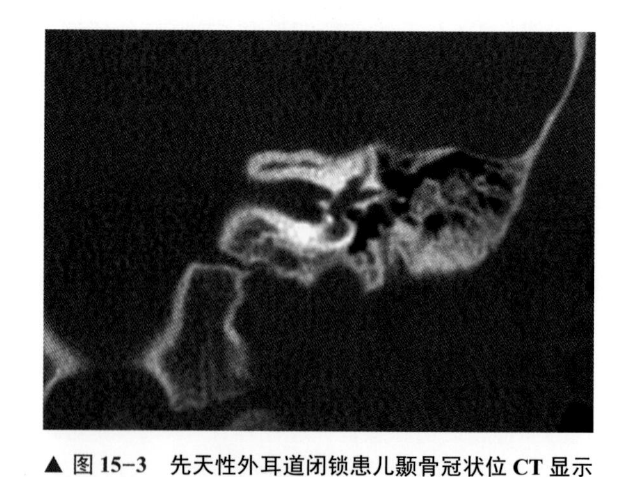

▲ 图 15-3　先天性外耳道闭锁患儿颞骨冠状位 CT 显示面神经向下移位至卵圆窗附近。这种异常可能会使手术直视以及镫骨、砧镫关节和卵圆窗的暴露更加困难

引自 Dedhia K, Yellon RF, Branstetter BF, Egloff AM: Anatomic variants on computed tomography in congenital aural atresia. *Otolaryngol Head Neck Surg* 2012;147[2]:323.

CAA 中锤砧复合体（malleus–incus complex,

MIC）融合很常见，通常 MIC 固定于骨性闭锁板上。当 MIC 完整且于闭锁板连接局限时是有利的。CT 扫描确认完整的砧镫关节也是有利的。砧骨豆状突可能缺如，导致听骨不连续性。圆窗的存在是有利的，因为圆窗闭塞可能减弱从卵圆窗到耳蜗的能量传递。正常耳廓得 1 分，因为在胚胎学上，它比中耳形成得更早，通常表示中耳的畸形程度较小。

Yellon 和 Branstetter[22] 以及 Dedhia 及其同事 [23] 最近报道了改良 Jahrsdoerfer CT 扫描评分系统，用于候选 CAA 进行闭锁成形术（表 15–2），描述的几种解剖变异对评估和决定 CAA 手术步骤和手术入路很重要。总共 130 个 CAA 或 CEACS 患者进行 CT 扫描，并用 Jahrsdoerfer 评分系统和改良的评分系统进行评分。包括解剖结构是否存在在内，改良评分系统中解剖学上的考虑因素及其发病率为：①乳突盖中度低垂（13%，图 15–5）；②乳突盖重度低垂（4%，图 15–6）；③ MIC 大且正好位于镫骨外侧而不是前外侧位置（24%，图 15–7）；④面神经遮挡卵圆窗（41%，图 15–3）；⑤面神经向前外侧走行并阻碍进入鼓室上隐窝和中耳的外侧手术入路（21%，图 15–4）。如果乳突盖轻度低垂，则外侧入路进入中耳或鼓室上隐窝可能更难以实现，而严重低垂的乳突盖可能妨碍手术进入中耳或鼓室上隐窝。大的 MIC 将阻碍砧镫关节和镫骨的直视和触诊，很难或者不可能排除砧镫关节的不连续性和镫骨固定，这种异常是引起持久的传导性听力损失的原因。在两个部位（卵圆窗 / 镫骨和垂直段）对面神经的有利性进行评分有助于系统地评估面神经解剖结构。这些异常的可能导致不能进行闭锁成形术或至少更加困难。对这些解剖变异的 CT 扫描进行系统评价可能有助于选择闭锁成形术的候选者，有助于制定手术计划和 CAA 的解剖学教学 [22, 23]。

因术后感音神经性耳聋发生率增加的原因，内耳存在任何异常的儿童不可进行闭锁手术，包括前庭、半规管或内听道的异常 [24]。

对于双耳慢性病的手术，听力较差侧耳通常首先进行手术。相反，双侧 CAA 时则选择听力更好和解剖更有利（高评分）的一侧优先做闭锁成形术，争取最大限度地获得良好的听力，同时尽量减少并发症的风险。对于单侧完全性 CAA（具有最大传导性听力损失），而对侧具有 CEACS，首先对 CEACS 侧进行修复（较小程度

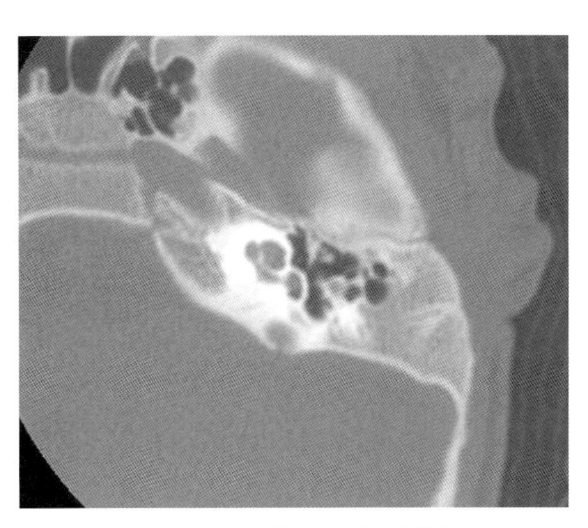

▲ 图 15–4　先天性外耳道闭锁儿童颞骨轴位 CT 显示面神经前侧和外侧部分位于中耳腔侧面。面神经的位置不能行中耳腔前入路手术

引自 Dedhia K, Yellon RF, Branstetter BF, Egloff AM: Anatomic variants on computed tomography in congenital aural atresia. *Otolaryngol Head Neck Surg* 2012;147[2]:323.

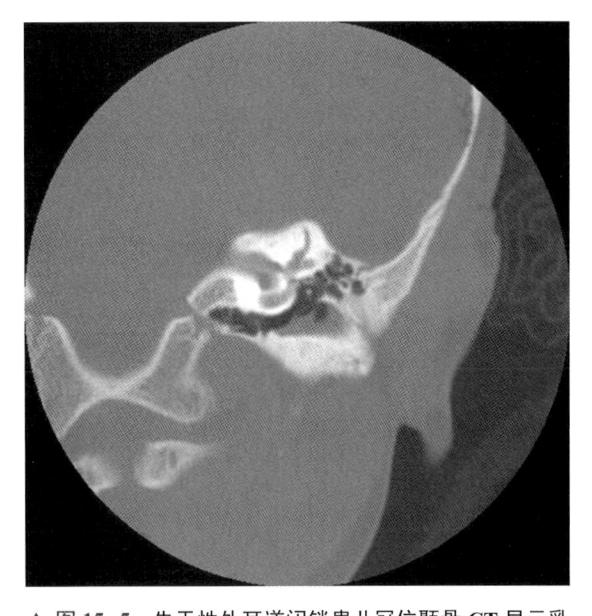

▲ 图 15–5　先天性外耳道闭锁患儿冠位颞骨 CT 显示乳突盖 / 硬脑膜轻度下移，会增加闭锁成形术的难度

引自 Dedhia K, Yellon RF, Branstetter BF, Egloff AM: Anatomic variants on computed tomography in congenital aural atresia. *Otolaryngol Head Neck Surg* 2012; 147[2]:323.

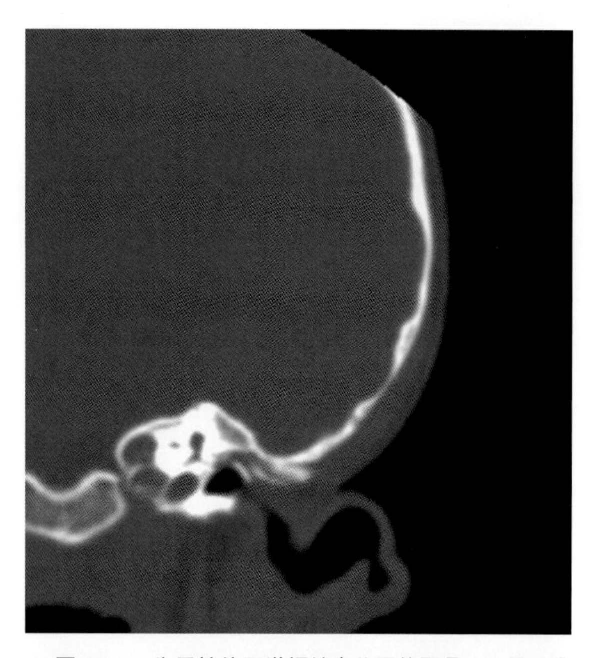

▲ **图 15-6　先天性外耳道闭锁患儿冠位颞骨 CT 显示乳突盖 / 硬脑膜重度下移，不可能进行闭锁成形术**

引自 Dedhia K, Yellon RF, Branstetter BF, Egloff AM: Anatomic variants on computed tomography in congenital aural atresia. *Otolaryngol Head Neck Surg* 2012;147[2]:323.

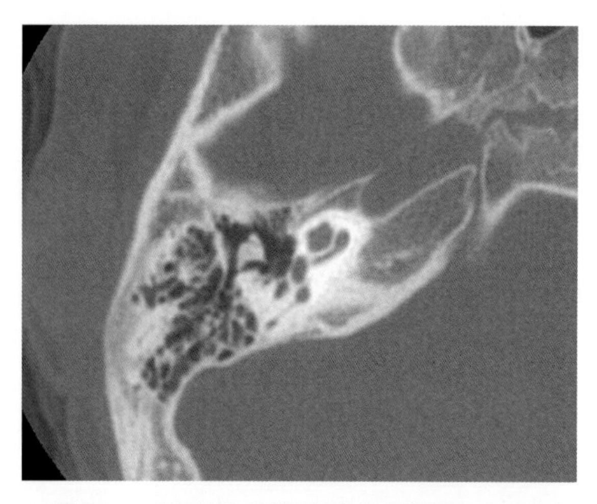

▲ **图 15-7　先天性外耳道闭锁患儿冠位颞骨 CT 显示锤砧复合体正好位于镫骨外侧而不是前外侧位置。这种异常使手术直视以及镫骨、砧镫关节和卵圆窗的暴露更加困难或者不可能暴露**

引自 Dedhia K, Yellon RF, Branstetter BF, Egloff AM: Anatomic variants on computed tomography in congenital aural atresia. *Otolaryngol Head Neck Surg* 2012;147[2]:323.

的传导性听力损失）。在 CEACS 中任何骨性外耳道的存在都是重要的手术标志，通常比完全性骨性 CAA 更容易进入中耳腔和鼓室上隐窝。当然，手术的其他适应证，包括面神经损伤、慢性化脓性中耳炎、融合性乳突炎、肿瘤或胆脂瘤，也适用于 CAA 或 CEACS 患者[12]。

单侧 CAA 手术修复的选择标准应比双侧患者的标准更严格。由于单侧 CAA 的儿童有一侧耳正常，因此并不急于因听力原因做闭锁成形术。对于双侧 CAA，只要条件允许则更需要进行闭锁成形术。

五、手术入路

早期的外科医生如 Schuknecht[14] 主张通过开放式乳突切除术进行闭锁成形手术，但这种术式由于听力效果较差和乳突腔可能存在问题而被放弃。然而最近已经有报道，这种手术方式可以获得良好的听力效果。在前入路手术探查中，乳突气房意外开放或整个闭锁颞骨小，可转换为开放式手术。

大多数外科医生赞成 Jahrsdoerfer 描述的前路手术[24]。在闭锁成形手术前，预防性应用抗菌药物用于覆盖金黄色葡萄球菌和假单胞菌属。做耳后沟切口，易于在颞筋膜平面抬起重建的耳廓。注意保留附着在耳廓软骨移植物表面的软骨膜，保留耳廓移植物前部的血液供应。切开颞筋膜，掀起软组织，沿骨质向下分离直至颧弓根和颞下颌关节标志。

钻头越向前方（朝向颞下颌关节）和上方（朝向硬脑膜）越安全，因为这个区域应该是远离面神经的。有多个微小凹坑或鼓部的遗迹的部位，即“筛区”，可作为开始钻孔的标志。三维 CT 可用于确定表面形态，以帮助确定开始钻孔的最佳位置[25]。Caversaccio 及其同事[26] 和 Siegert[27] 报道过使用基于 CT 的图像引导导航系统进行闭锁成形术。

颅中窝硬脑膜是很好的易于识别的标志，但应避免骨质去除过多导致全面裸露。钻均匀前进，直到能识别薄层骨性闭锁板。进入鼓室上隐窝而不是中耳腔，识别砧骨体和锤骨头。融合的 MIC 常固定于骨性闭锁板，钻磨闭锁板的时候可以传递过多的钻能量。首选金刚钻磨薄闭锁板至蛋皮厚度并将它轻轻去除。即使操作小心谨慎，术后也常出现轻微的高频感音神经性耳聋[28]。

听骨固定可发生于包括闭锁板、鼓室上隐窝和悬韧带所在的位置。去除固定部位附近的骨质是松解固定听小骨的关键，应避免新骨的生长和纤维化导致复发性听骨固定。二氧化碳激光对于CAA中的骨移除非常有帮助（图15–8）。

CAA中听小骨解剖结构的变异很大。在先天性传导性耳聋患者中，镫骨可高达4%[29]。可能需要齐全的听骨成形术设备，包括听骨重建所需全部或部分听骨重建假体或镫骨切除术[30]。为减少假体被挤出，假体表面应覆盖取自耳廓的一小块软骨，小心保留软骨膜并关闭供区部位。如果需要通过镫骨切除术、镫骨切开术或镫骨撼动来改善听力，最好将其计划为第二阶段手术。许多手术医生认为最好先重建鼓膜和外耳道，然后在鼓膜和外耳道愈合且最终位置已知后再进行镫骨手术。

当MIC大且正好位于镫骨外侧时，则难以评估镫骨和砧镫关节的活动性。最好可直视砧镫关节、镫骨和卵圆窗，但有时不除去周围的骨质或除去MIC是看不到的。在这种情况下，合理的做法是原位保留MIC，颞筋膜移植直接覆盖可直视和可活动的MIC来创建鼓膜[13, 31]。如果可能的话，新外耳道直径应加宽至15mm；然而，外耳道直径受限制于硬脑膜、颞下颌关节、面神经或乳突气房。MIC应广泛显露于新的骨性外耳道。预计大多数重建的外耳道将面临术后狭窄，主要在外耳道口。

颞筋膜移植用来重建鼓膜，裂厚皮片移植用来形成一层新外耳道皮肤。厚硅胶小片铺于颞筋膜上，部分重叠于裂厚皮表面固定移植物，以防止重建鼓膜的外移[32,33]。涂有杆菌肽的Merocel（Medtronic Xomed，Jacksonville，FL）填塞外耳道，滴加氧氟沙星滴剂使之膨胀以稳定移植物。据Teufert和de la Cruz[33]报道，使用Merocel、氩激光器、薄层裂厚皮片［0.008in（1in=2.54cm）］及术中在鼓膜和皮肤移植物表面放置硅胶圆片可改善听力效果。

外耳道口的创建是在带蒂皮瓣形成后，从再造耳廓的适当位置切除一块组织，然后复位再造耳廓。铺于外耳道的裂厚皮片延伸至外耳道口，其边缘缝合于外耳道口皮肤和皮瓣的边缘。进一步填塞Merocel稳定移植物和皮瓣，填塞物和硅胶片在8～12d去除。如果外耳道口和骨性外耳道不在同一水平，那么切除外耳道口组织时应形成斜面以便流畅过渡到骨性外耳道。同样，骨性外耳道外侧部可能需要磨除一部分以便流畅过渡到外耳道口。

六、闭锁成形术并发症

据报道面神经损伤发生率在0%～7%[13, 14, 31–35]。在99例患者的研究中，短暂性面瘫发病率为6%，平均恢复时间为16周[36]。较高的神经损伤发生率与较低的Jahrsdoerfer等级评分相关联[18]，低

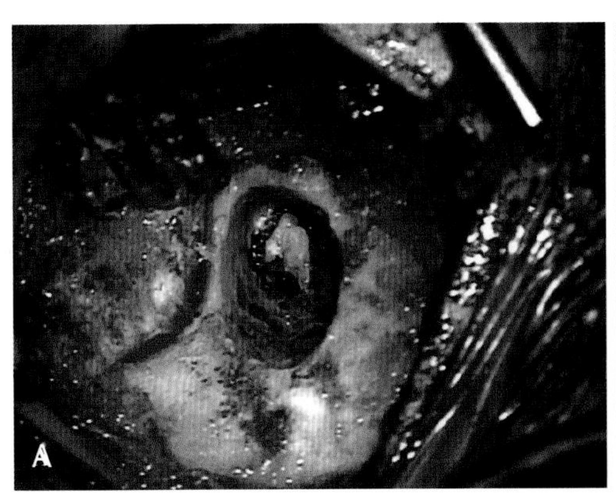

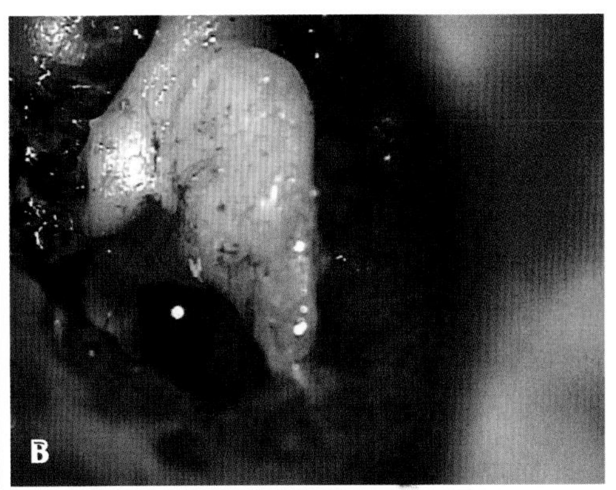

▲ 图 15–8 **A.** 前路入路的闭锁成形手术中听小骨视图。已去除骨性闭锁板，融合的锤砧复合体可以活动。**B.** 闭锁成形术中锤砧复合体的高倍视图。注意锤砧复合体左侧烧焦的区域，使用二氧化碳激光去除骨质以减少听小骨再固定的机会。还应注意位于锤砧复合体下方左下方位的砧镫关节

评分提示不太有利的解剖结构。

已有报道，在闭锁成形手术中 SNHL 的发生率为 0%～7.5%[13, 14, 31–35]。这可能是因为在去除闭锁板时钻孔能量过度传递到听小骨，并且通常是一种不明显的高频 SNHL[29]。SNHL 也可能会出现在闭锁成形时的镫骨手术中[32]。不推荐水平半规管开窗术或迷路切开术，因为这些操作往往会导致 SNHL[24]。闭锁成形术后无论是否伴有感染都可发生外耳道狭窄。狭窄是最常见的并发症，占 0%～25%[27, 31, 33, 34, 38, 39]，也是修正手术[13, 37]的最常见原因。初次手术或术后耳道注射曲安奈德可以预防或逆转狭窄[40]。用带蒂全厚皮肤移植物铺于外耳道口可以减少狭窄的发生率[40]。Chang 及其同事[41]报道，使用前部、下部骨膜瓣和蒂在上部的皮瓣形成外耳道口时，外耳道口狭窄率为 15%，不使用瓣的狭窄率为 25%。术后耳道填充扩张物 6 个月可减少或防止狭窄发生[27, 31, 33, 34, 38, 39, 42]。

0%～18% 的患者可能发生鼓膜外移，需要修正手术治疗传导性耳聋[13, 31, 33–35, 39]。重建的 EAC 没有自洁功能，需要定期清除脱落的上皮。闭锁成形术后，患者可能出现复发性急性中耳炎、分泌性中耳炎、内陷囊袋、胆脂瘤、乳突炎、慢性化脓性中耳炎、鼓膜穿孔或其他耳疾病。

七、小耳畸形耳廓再造与外耳道成形联合手术

一些医生报道了小耳畸形的分期手术与闭锁成形术联合进行。Siegert[27] 开创了小耳畸形和 CAA 重建的三期法。第一阶段再造耳廓，包括用肋软骨制作耳屏。同期，将肋软骨细条放置在圆筒状硅胶柱周围，并将有弹性的小耳症残留软骨片放置在第一圆筒和第二圆筒之间的末端。然后将圆筒和软骨堆积在可再吸收的网状物中，并将其埋置于收获肋软骨的伤口中。第二阶段，抬起耳廓移植物，放置耳后楔形软骨，然后颞筋膜瓣覆盖和全厚皮移植。同期，磨出成形耳道，放入先前堆积的软骨鼓膜和外耳道软骨筒。第三阶段，在外耳道口以 Z 形切口形成皮瓣，去除软组织，全厚皮肤移植物铺于耳道。

Cho 和 Lee[38] 开创了两期法完成小耳畸形耳廓再造与闭锁成形术。在第一阶段，插入软骨移植物和耳垂转位。在第二阶段，耳后植入楔形软骨抬高耳廓，覆盖乳突筋膜瓣和皮肤移植物。在第二阶段中，外耳道口做 Y 形皮瓣切口完成闭锁成形术。

在软骨植入、耳垂转位和再造耳廓抬高后，可利用很好的手术入路将闭锁成形术和耳屏重建一并完成[34]（图 15–9）。在闭锁成形术之前，在不同阶段完成软骨耳廓植入，转位耳垂，用皮肤移植和头皮推进皮瓣抬高耳廓。使用 Jahrsdoerfer 的前路手术进行闭锁成形手术[24]。如 Tanzer[43] 所报道的，在预计的外耳道口位置设计蒂在前方的 U 形皮瓣并将其掀起，因外耳道口的软骨和软组织已被去除，在新建的外耳道口处，从软骨移植物上获取小块矩形软骨移植物（6mm × 4mm × 2mm）重建耳屏。通过蒂在前部的皮肤包裹软骨移植物，并用尼龙线做枕垫缝合以保持其位置，形成“软骨三明治”式耳屏。创建耳屏后剩余的皮瓣转入铺入外耳道口前部，以减少出现狭窄的机会[40]。

八、闭锁成形术听力效果

Jahrsdoerfer[29] 和 Lambert[44] 报道，前路闭锁成形术可使 70% 的患者获得 25dB 或者更小的听力阈值。Shonka 及其同事[45]预测，Jahrsdoerfer 评分≤ 6 分的人术后可获得 30dB 以内言语识

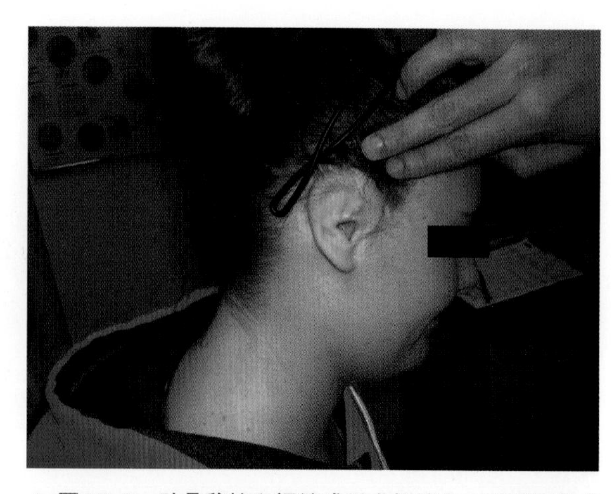

▲ 图 15–9　肋骨移植和闭锁成形术相结合，四期法完成小耳畸形耳廓再造的最终效果

别阈（speech reception threshold，SRT）的概率为 45%，而 7 分或更高评分的人可获得 30dB 以内 SRT 的概率为 89%。Dobratz 及其同事[31] 和 Lambert[13] 指出，保留原听骨链与听骨链重建术相比，前者听力效果会更好，且减少了对修正手术的需求。修正手术的听力结果通常比初次手术的结果差[33, 34, 46]。

大多数患者的气骨导间隙可达到 30dB 以内，各组患者占 55%～94%[33–35, 39, 46]。Patel 和 Shelton[35] 报道，闭锁成形术具有学习曲线，当外科医生获取手术经验后听力结果可有明显改善。从历史上看，不保留外耳道后壁的闭锁性成形术与较差的听力结果相关，Schuknecht[14] 报道仅 46% 的患者纯音平均值（pure-tone average，PTA）在 40dB 以内。然而最近报道大宗病例（$n = 1480$）在完成闭锁成形术同期进行肋软骨移植小耳畸形耳廓再造[17]，该报道认为[17, 47, 48]，不保留外耳道后壁的闭锁成形手术可获得良好的听力。

在一系列研究中发现，65% 的患者短声诱发的听性脑干反应为 30dB[47]。Cho 和 Lee[38] 报道闭锁成形术后患者听力收益较小，只有 33% 的患者 PTA 小于 30dB。Zou 及其同事[49] 报道闭锁成形术后听力长期收益，PTA 仅 8dB。总体而言，基于解剖学变异、患者选择、手术技术和伤口愈合问题，闭锁成形术的听力结果似乎存在显著差异。

Lambert[13] 对其闭锁成形术患者进行了较长时间的随访，其认为听力会随着时间推移而变差。Zhang 及其同事[46] 注意到 3 年后听力只下降了 2.8dB。Digoy 和 Cueva[39] 关注至少一年的随访后听力下降 5～6dB。如果术后传导性耳聋仍然存在，可以进行修正闭锁手术，用二氧化碳激光切除 MIC，然后根据需要进行听骨链成形术或镫骨手术。保留原有的听骨比听骨链成形术能获得更好的听力已被报道。

九、先天性外耳道狭窄

Schuknecht 开发了 CEACS 四级分级系统[14]。A 型异常（图 15–10A）是孤立的外耳道口狭窄，这是一种最轻的形式且容易整复。外耳道口狭窄是由于胚胎时期外耳道管道化不足引起的，通常外耳道管道化是从中央向外侧进行。耳道胆脂瘤随着脱落上皮堆积和狭窄加重而形成。中耳解剖结构通常是正常的，或者只有轻微的异常。孤立的外耳道口狭窄可以修复，如果严重狭窄，可以做耳道成形术，即磨除部分骨性耳道骨质，保留修薄软组织后的皮瓣。

B 型异常是一种更广泛的 CEACS，中耳异常更常见（图 15–10B）。如果伴有耳聋或外耳道胆脂瘤，狭窄加重时需要行闭锁成形术。多数 CEACS 属于 A 型或 B 型异常，两种类型发病率大致相当[14]。Yellon[50] 观察发现约 50% 的 CEACS 病例会有部分闭锁板和小鼓膜和（或）听骨链异常（图 15–11）。

C 型异常表现为完全的 CAA，但中耳解剖相对正常，中耳气化良好，面神经位置好（图 15–10C）。这些耳畸形可以进行闭锁成形术，如后所述。D 型异常最严重，完全 CAA、中耳气化不良和主要听小骨发育不良和面神经异常（图 15–10D），通常不具备手术修复适应证。

Cole 和 Jahrsdoerfer[51] 报道，年龄 20 岁、外耳道直径小于 4mm 的病例其外耳道胆脂瘤的发病率为 50%。很可能是至少有一些病例未经治疗，如儿童，或失访。

外耳道直径≥ 2.5mm 的新生儿，在诊室或手术室按计划每 6 个月进行体检和耵聍清理，如果密切随访将很可能避免 4—5 岁时出现问题。如果 EAC 的直径≤ 2mm 且没有通过手术扩大外耳道，则更容易形成外耳道胆脂瘤。外耳道胆脂瘤可与耳后瘘管相关[15]。

CEACS 患者存在几个问题。通常，少量耵聍就会堵塞外耳道并引起听力下降。由非耳鼻咽喉科医生检查耳部和清理耵聍是有困难的，并且可能漏诊中耳炎或其他耳部疾病。可疑但未经证实的中耳炎如果不能得到充分检查就可能过度治疗。

当 CEACS 有手术适应证时，Lempert[52] 描述耳内入路的优点是它允许外科医生从外到内处理狭窄的外耳道，允许随着手术进行逐步扩大耳道和更好地暴露。第一个切口位于耳轮脚与耳屏之

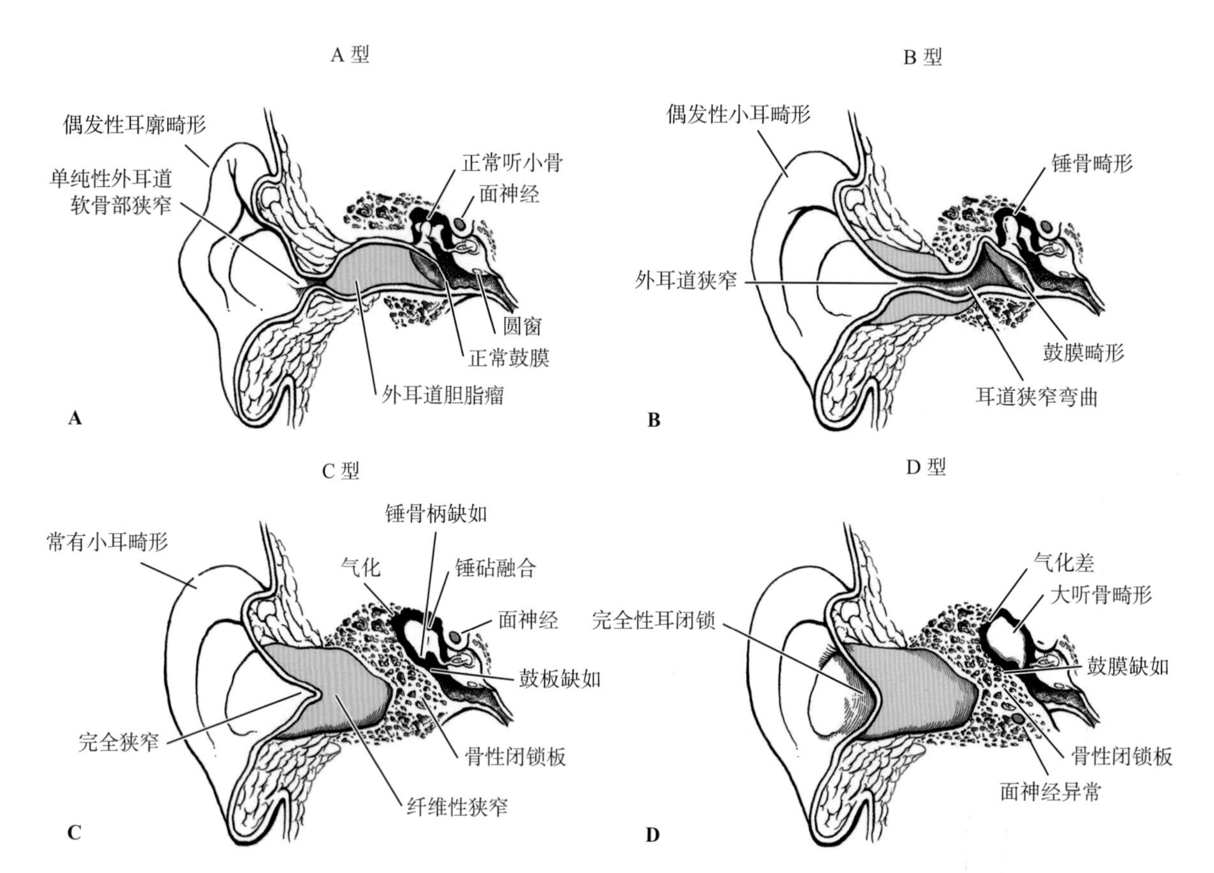

▲ 图 15-10 A. Schuknecht A 型先天性耳畸形。A 型是单纯的外耳道软骨部狭窄，是最轻微的异常。注意相关的耳道胆脂瘤。中耳结构通常是正常的或只有轻微的异常。B. Schuknecht B 型先天性耳畸形。B 型异常是一种更广泛的外耳道狭窄。常见中耳异常。C. Schuknecht C 型先天性耳畸形。C 型异常完全的外耳道闭锁，但中耳解剖相对正常，中耳气化良好，为面神经位置好。D. Schuknecht D 型先天性耳畸形。D 型异常最严重。完全外耳道闭锁、中耳气化不良和主要听小骨发育不良和面神经异常

引自 Schuknecht HG: Congenital aural atresia. *Laryngoscope* 1989;99:908.

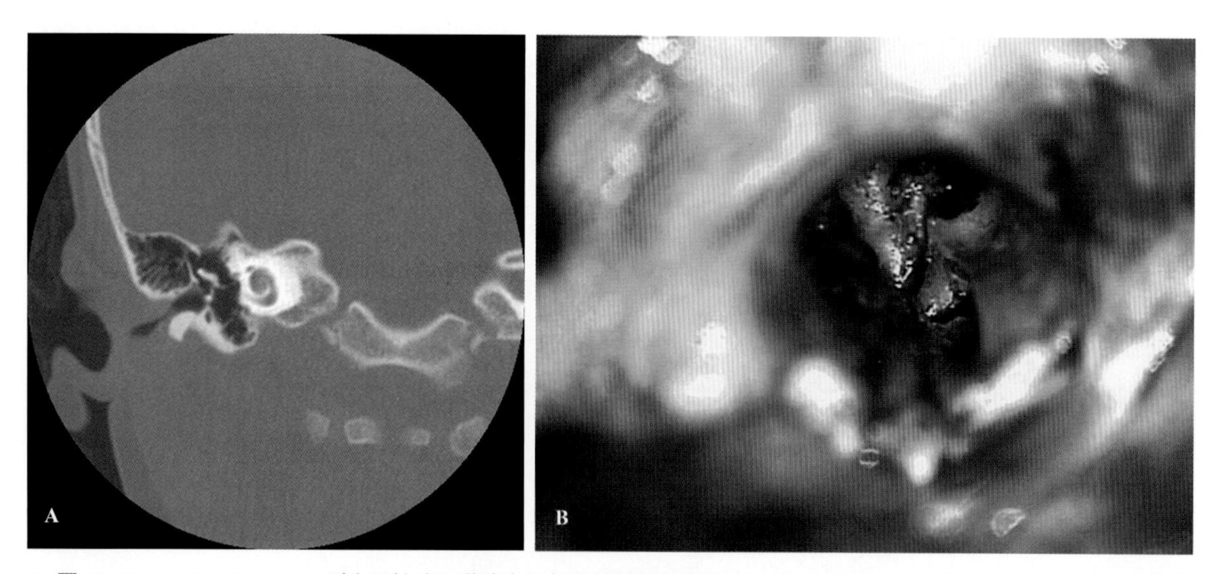

▲ 图 15-11 A. Schuknecht B 型先天性外耳道狭窄和部分闭锁板的颞骨冠状面 CT 图像（也见图 15-10B）。请注意部分闭锁板附着于锤骨下端。B. 闭锁成形术中可见融合于锤骨的部分闭锁板

引自 Yellon RF: Congenital external auditory canal stenosis and partial atretic plate. *Int J Pediatr Otorhinolaryngol* 2009;73[11]:1545.

间的切迹或间隙。外部切口延伸至耳轮脚正前方。从该切口通过钝性和锐性解剖收获颞肌筋膜。该切口向外耳道内延伸至刚好超过骨软骨交界处的毛发皮肤。从耳道这一点做向前和向后的切口，形成前三角形和后三角形皮瓣，并从骨面剥离。固定牵开器牵拉皮瓣进一步显露术区视野。

所述鼓膜耳道皮瓣是从外侧向内侧剥离的，鼓膜剥离是从上向下，在下方反折。在某些情况下，骨性外耳道非常狭窄，必须在注射肾上腺素并剥离鼓膜耳道皮瓣之前进行磨除部分骨质。可存在外耳道胆脂瘤和骨质侵蚀。钻磨除部分骨性外耳道以进一步扩大外耳道。避开硬脑膜，颞下颌关节和乳突气房这些标志，在这些解剖标志限制内尽可能地扩大外耳道。如果部分闭锁板附着于锤砧复合体，则将骨板磨薄至蛋壳厚度并用钩子和刮匙轻轻移除。当从闭锁板上松解听小骨的时候应注意支撑手部避免听骨半脱位（见图 15-11B）。首选使用自体听骨链，必要时行适当的听骨链成形术。

去除部分闭锁板和扩大骨环后需要放置移植筋膜支撑物扩大小鼓膜，这样此区域的小鼓膜可复原扩大至 75%。是否植皮取决于外耳道骨质裸露的多少和骨性外耳道扩大的程度，在某些情况下，不需要皮肤移植。如果是中等面积骨质裸露，如外耳道周长的 50%，则可以使用小而薄的全厚度皮肤移植。如果骨质暴露面积广泛和（或）环形暴露，则需要裂厚皮肤移植；如果全厚皮肤环形移植会因太臃肿而堵塞外耳道 [50]。

如果两个侧向三角形皮瓣很厚，则修薄后（保留鳞状上皮）铺于外耳道。切取 Merocel 海绵蘸杆菌肽软膏，滴加氧氟沙星滴剂使之膨胀并填塞于耳道固定皮瓣、筋膜和皮肤移植物。填塞物于8～12d取出，滴耳液每日滴2次，滴1个月。如果发生外耳道狭窄，则放置芯或支架以扩张耳道 [27, 31, 33, 34, 38, 39, 41]。曲安奈德注射液也有助于减轻狭窄 [40]。

十、先天性外耳道闭锁的替代方案：儿童可植入式助听器

几种类型的可植入助听器可用于 5 岁以上儿童的 CAA 听力康复，作为闭锁成形术的替代方案有：经皮（穿过皮肤）骨传导装置（BAHA、Ponto），穿皮（闭合皮肤）骨 - 传导装置（Sophono）和可活动的中耳植入物（振动声桥）。在美国，使用 BAHA、Ponto 和 Sophono 的最低年龄为 5 岁，而使用振动声桥的最低年龄为 18 岁。BAHA、Ponto 和 Sophono 设备在除美国以外的其他国家已在小于 5 岁的儿童中使用 [53]。

SoundBite 是附着在牙齿和使用外部处理器的非手术装置 [54]；在美国最低使用年龄为 18 岁。在骨桥（MED–El，Innsbrück，Austria）的内部振荡器通常过大不能插入孩子闭锁的乳突骨质，将不进行深入讨论。

患有双侧 CAA 的儿童或选定的单侧 CAA 患者（有很高积极性的父母或对侧耳朵听力下降的儿童）通常在出生后一个月内使用带有魔术贴的骨传导装置 / 声音处理器（BAHA、Ponto、Sophono）绑在头上 [55]。可用的设备包括 BAHA（Cochlear Corp.，Lane Cove，Australia），Ponto（Oticon Medical，Askim，Sweden） 和 Sophono（Sophono Inc., Boulder, CO）头带式声音处理器。

让儿童在 6—12 月龄开始佩戴助听器是明智的，因为到 2 岁时，儿童可能不会接受此设备并可能将其拉下。头带式助听器装置也可以尝试用于任何年龄的患者，以查看患者是否在植入之前接受设备。金属头带老式骨导助听器也是一个很好的且更便宜的选择。然而在美容方面，尤其在男孩中，发现金属头带式骨导助听器和粘扣带头带装置是不受欢迎的。

头带的美学耐受性随着年龄的增长而降低，通过可植入装置可以得到更好的功能性效果。因此，通常希望在 5—7 岁之间改为可植入助听器装置。

目前没有明确的证据证实单侧的和单独的 CAA 或 CEACS 对学习能力和受教育能力有影响。尽管已经研究了单侧感音神经性耳聋患儿的发育结果 [56, 57]，但耳聋本身的病因也可能是发育迟缓的原因（如先天性人巨细胞病毒感染）；了解这种潜在的偏差很重要。一些研究者发现了单侧耳聋和 CAA 儿童的缺陷。Kesser 及其同事 [58] 发现，

65%的单侧CAA儿童在学校需要的额外服务，包括助听器（13%）、个性化的教育计划（48%）、调频系统（33%）和言语治疗（48%）。单侧CAA或CEACS的听力康复应该以个人为基础。

应该为患有语言障碍或上学困难的儿童提供早期康复（5—8岁），否则需要儿童年龄再大些时自己做决定。闭锁成形术是一项复杂、时间长、有潜在风险的手术。植入助听器后的听力结果通常优于闭锁成形术，BAHA / Ponto / Sophono手术相对快速、简单，并且通常具有较少的严重并发症风险。一般而言，BAHA比闭锁成形术能获得更好的听力效果，每分贝听力改善成本较低[59]。BAHA固定台也可以用来作为假体耳的锚定点[60]。

（一）夹在经皮基台上的骨传导装置

30年前Tjellström及其同事描述了经皮植入的BAHA装置（开放皮肤，图15-12）[61]，在CAA儿童气骨导间隙缩小和气导PTA增益方面被认为是黄金标准。很多关于它的疗效的报道已经发表。在最近一个15例双侧CAA（儿童和成人）的研究中，平均听力提高为33±7dB，平均随访时间为6.5年[62]。佩戴BAHA平均辅助气导PTA为25.4±5.7dB，平均SRT从63±9.8dB提高到31±5dB。有10名患者气骨导间隙缩小至术前骨导阈值的15dB内。

BAHA / Ponto对解剖结构不利于重建的CAA患者有用，这些患者因医学原因治疗周期较长不适合闭锁成形术，或者是希望较少手术风险而获得的良好听力的家庭。每个家庭都必须接受宣教以了解关于植入和闭锁成形术的优点、缺点、益处和风险。BAHA和Ponto需要在儿童头部安装可见金属基台和附带的助听器，因此从美容的角度来看，不如闭锁成形术更有利[63]。

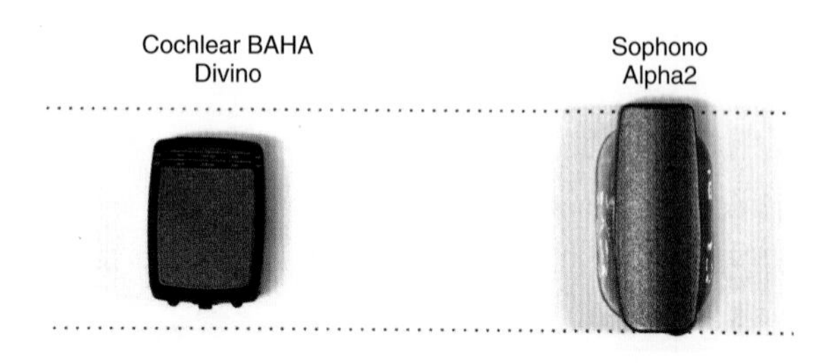

▲ 图15-12 BAHA和Sophono植入体

标准外科手术包括在颞骨中放置钛固定物，去除部分皮下组织，以及在基台周围形成脱发区（卡扣连接器）。儿童需要全身麻醉，根据手术团队的选择和经验可以分为一个或两个阶段进行[64, 65]。骨质较薄（≤2.5mm）的年龄小和综合征儿童通常进行两阶段手术。目前正在评估的简化程序与较新的BP100基台一起使用，不会减少软组织或去除毛囊。CAA患儿的主要手术挑战是确定骨厚度适合（≥3～4mm）的区域，以降低脱出风险，特别是畸形严重的耳部（例如，Treacher Collins综合征或半面短小症）。在确定最佳基台位置之前，可能需要延长皮肤切口以显露多个钻孔位置。

第一阶段手术完成4～6个月后，外部处理器可夹在基台上，确保有足够的时间进行骨整合和让骨质生长到多孔植入物中。在第一阶段和第二阶段之间，儿童骨结合通常需要6个月的时间。完成第二阶段手术，可在3周后安装并使用声音处理器。

皮肤并发症和植入物脱出是儿童BAHA植入后的主要问题。在大宗儿童患者中，重度皮肤并发症的发生率估计为9.4%～37%，并且植入物丢失发生率为14%～25.9%[64-69]。并发症发生率高可能是由于定义并发症本身的标准不同。例如，幼儿基台周围肉芽肿发病率非常高，但经过简单的局部治疗很容易解决。

2009年，Oticon Medical采用相同的原理推出了Ponto骨锚式听力系统[70]。2012年之前，BAHA和Ponto基台兼容，自2009年以来，新的BAHA基台更大，Ponto外部设备不再适用于新的BAHA基台。

BAHA设计安装位置为外耳道后上方5.5mm处或计划安装的外耳道位置。对于有耳廓再造规划的小耳畸形和CAA儿童，可改变BAHA的位置以避免干扰将来的耳廓和耳廓再造手术。Bajaj及其同事[71]建议BAHA应安装在将来耳再造后外耳道位置外6.5～7.0cm，而不是通常的5.5cm。

接受BAHA治疗的双侧CAA患儿听力效果

令人印象深刻，BAHA治疗的单侧CAA患儿生活质量有所改善[72]，但仅有轻微的功能改善[73]。van der Pouw及其同事最近的一份报道[74]指出，一小部分双侧耳闭锁的儿童放置双侧BAHA后，其声音定位和言语感知得到改善。综上所述，BAHA是小耳畸形和CAA患儿听力康复一个重要的选择。

（二）穿皮（闭合皮肤）骨传导装置：Sophono Alpha 1和2

Alpha1和Alpha2骨锚植入物（图15–12）作为SOPHONO公司（Boulder，CO）的产品在2006年[75]先后引入德国。外部处理器由穿皮（闭合皮肤）磁铁吸附。通过手术植入的两个磁铁将振动直接通过皮肤传递到骨质。位于外部设备和皮肤之间的中间板可改变磁体的强度（图15–12）。由低到高有六个强度，即0–5。在大多数儿童使用0，1或2磁体强度。从较弱的磁铁开始，以后逐渐增强，以避免皮肤刺激，这一点很重要。一项回顾性研究报告认为，自由场PTA的平均听力增加为31.2 ± 8.1dB，100多名患者没有出现挤压或严重的皮肤反应[76]。Sophono是穿皮装置，可能在美容方面更好，平衡了稍差的扩音效果和语言识别[77]。

在6名6—9岁CAA患者的前瞻性研究中，术后1个月安装外部设备（Alpha 1）。术后6个月，所有儿童每天使用植入体5～12h，无疼痛或皮肤并发症[78]。平均辅助气导PTA为28.5 ± 1.7dB，平均增益为43 ± 7dB。在现实生活中进行噪声中语音测试，平均SRT增益为33.3 ± 10.7dB。Sophono设备的平均SRT显著提高（–8 ± 2.8dB）[78]。

此手术在全身麻醉下进行。皮肤切口长7.5cm，位于耳廓后6cm处（图15–13A）。表面暴露3cm × 1.5cm，植入位置尽可能平坦。随后，制作两个2mm深的骨槽承载植入体（图15–13B）。然后用5个直径为1.5mm，长度为3.5mm的螺钉固定植入体磁铁（图15–13C）。用可吸收的缝线关闭皮肤。可以双侧植入和（或）与小耳畸形耳廓再造的另一个阶段合并进行而不需要额外的皮肤切口（图15–14）。

（三）皮肤闭合且能动的中耳植入体

美国以外的儿童可以使用振动声桥中耳植入体，因为具有单点附着到听骨链的浮动质量换能器的放置与颅骨生长无关。最初仅针对成年人的SNHL，该装置的适应证在2007年9月扩大至传导性耳聋，并于2009年6月扩大至欧洲儿童[79]。2009年，7例CAA单侧耳聋患者（3例儿童分别是10岁、11岁和15岁，4名成人）植入了振动声桥[80]。手术在全身麻醉下进行，并进行面神经监测。切口在发际内，在远离发育不全耳廓的安全区域进行，以便将来进行耳廓再造（图15–15）[80]。植入体可在术后4周激活。

一些学者报道了CAA患者植入振动声桥时，浮动质量传感器放置于不同的附着点的效果[79]。浮动质量传感器可以附着到砧骨长脚、镫骨或圆窗。多数手术在成人中进行的。多数学者认为，在耳畸形儿童的圆窗中放置会有面神经损伤的风

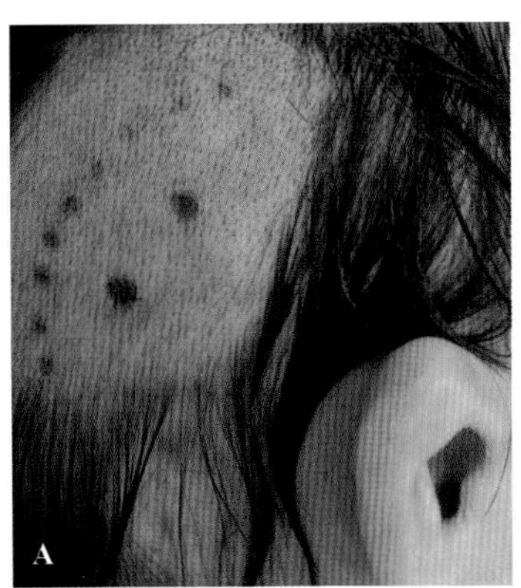

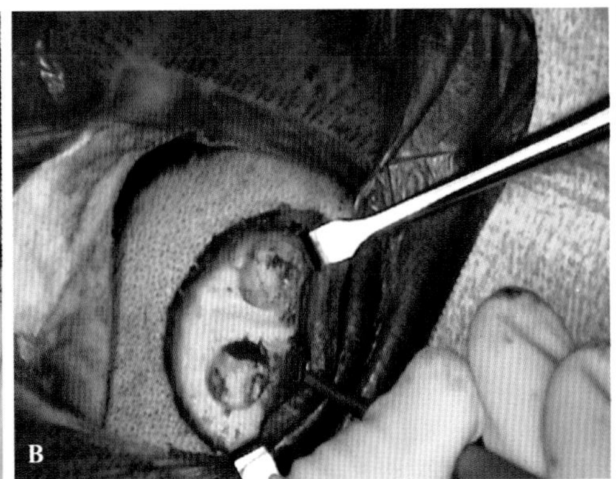

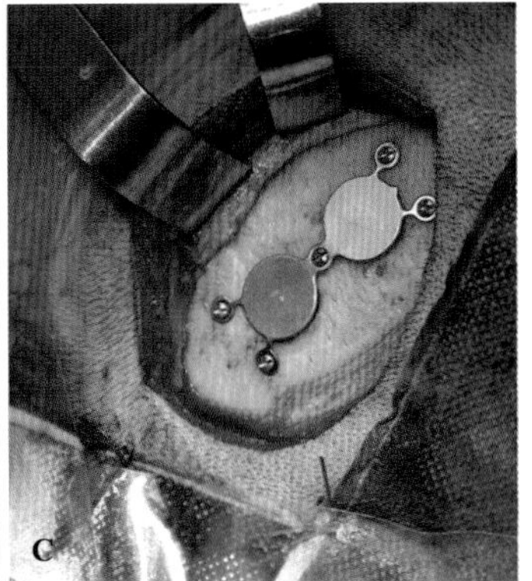

▲ **图15–13 A. Sophono植入体的耳后切口。B. 磨两个骨槽容纳Sophono植入体。C. 五颗螺钉将Sophono植入体固定于颅骨**

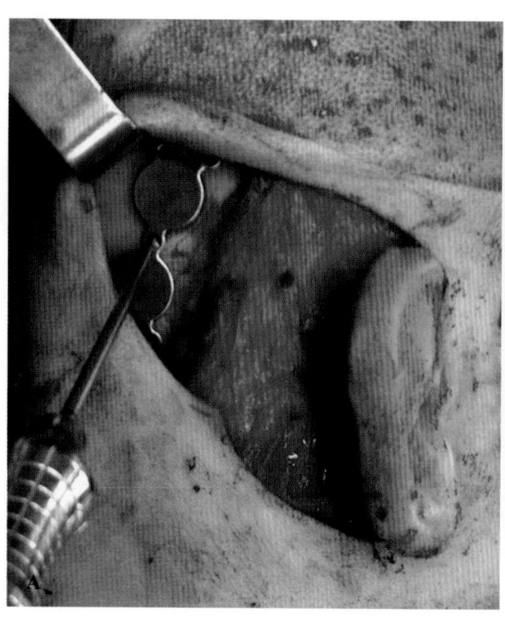

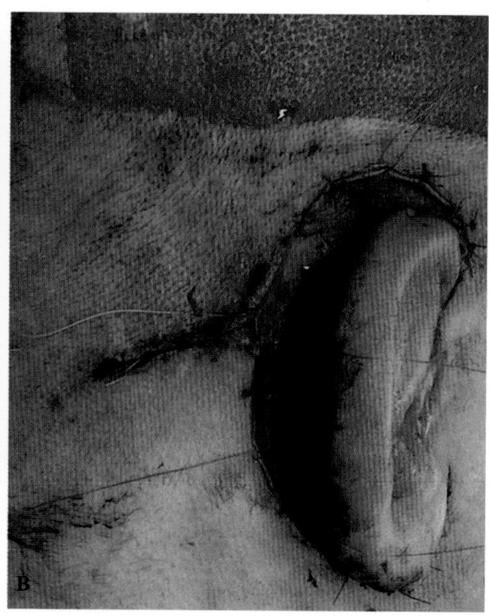

▲ 图 15-14 A. Sophono 植入体在小耳畸形耳廓再造的抬高阶段被放入颅骨的骨槽中。B. 再造耳廓抬高、植入 Sophono 皮肤移植同期完成

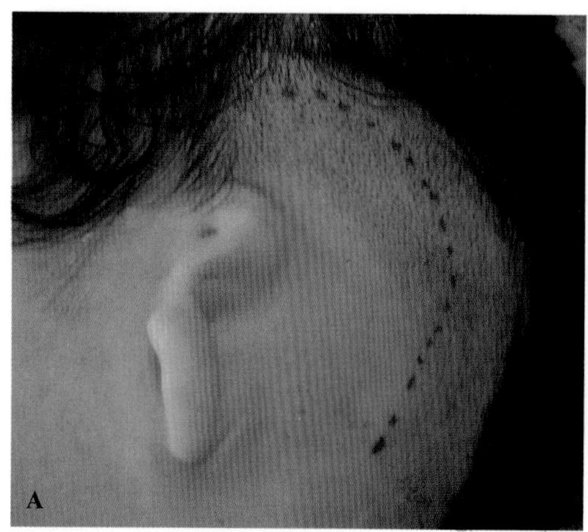

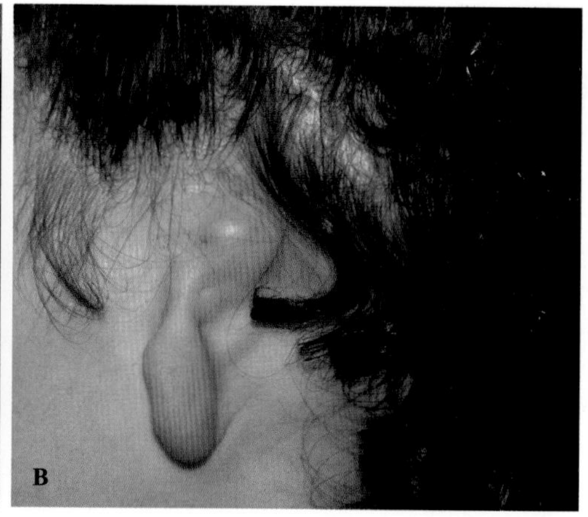

▲ 图 15-15 A. 振动声桥切口，患儿为小耳畸形 / 先天性外耳道闭锁，将来计划进行小耳畸形耳廓再造；B. 同一患儿植入振动声桥和放置声音处理器后的外观

险。此外，定位缺乏足够的稳定性，难以确保听力效果与 BAHA 相当。最近一项法国儿童合作研究（12 例 CAA），在去除融合的 MIC 后，浮动质量传感器附着于到砧骨长脚（8 耳）和镫骨上部（4 耳）[81]。随访 12～36 个月（平均 18 个月），振动声桥的平均功能增益为 36.9 ± 11dB（平均辅助 PTA 为 28.3 ± 10dB）。在对侧掩蔽的声场中测量安静时无植入体的平均 SRT 为 72.1 ± 9.2dB，而激活振动声桥设备时为 38.3 ± 9.4dB。另一种选择是，当 MIC 正好位于镫骨侧面时（图 15-7），可选择将浮动质量传感器压合于砧骨短脚，因为 MIC 的位置阻止了浮动质量传感器压合于镫骨。

十一、结论

小耳畸形和 CAA 的外科治疗仍然是小耳重建和耳科手术中最激动人心、最具挑战性和最有价值的领域之一。获得良好的闭锁成形效果需要注意细节，要求仔细选择适合的患者和制定手术计划，需要进行适当的培训和具有良好的判断力。目前有几种类型的植入式听力装置，其选择取决于儿童的年龄、皮质骨的厚度、中耳畸形的严重程度、手术医生的经验以及患者的偏好。BAHA、Ponto、Sophono 和振动声桥中耳植入体是这些儿童听力康复的重要选择。一般来说，儿童喜欢软带 BAHA，父母喜欢在植入的基台上使用 BAHA，而青少年可能更喜欢振动声桥中耳植入体的设计。对于中耳高度畸形和骨厚度小于 3mm 的幼儿以及那些不希望使用经皮(皮肤开放) 装置的患者，Sophono Alpha2 是一个不错的选择。通过 CT 进行解剖评分，有利于谨慎选择闭锁成形术的候选者。希望在患者选择、手术技巧和技术方面持续改进，使 CAA 患者在未来获得更好的效果。

推荐阅读

Dedhia K, Yellon RF, Branstetter BF , et al : Anatomic variants on computed tomography in congenital aural atresia. *Otolaryngol* Head Neck Surg 147 (2): 323 , 2012 .

Jahrsdoefer RA: Congenital atresia of the ear. *Laryngoscope* 88 (Suppl 13): 1, 1978 .

Kesser BW, Krook K , Gray LC: Impact of unilateral conductive hearing loss due to congenital aural atresia on academic performance in children. *Laryngoscope* 123 (9): 2270, 2013.

Snik A, Leijendeckers J , Hol M, et al: The bone-anchored hearing aid for children: recent developments . *Int J Audiol* 47 (9): 554, 2008 .

Staudenmaier R, editor: Aesthetics and functionality in ear reconstruction. *Adv Otorhinolaryngol (Basel)* 68: 1, 2010.

Yeakley J, Jahrsdoerfer RA: CT evaluation of congenital aural atresia: what the radiologist and surgeon need to know. *J Comput Assist Tomogr* 20: 724, 1996.

第16章 急性中耳炎和分泌性中耳炎

Acute Otitis Media and Otitis Media with Effusion

Margaretha L. Casselbrandt　Ellen M. Mandel　著

闫文青　译

要点

1. 体征、症状及耳镜检查为诊断不同类型的中耳炎提供了依据。
2. 适当的治疗取决于急性中耳炎（acute otitis media，AOM）和分泌性中耳炎之间的区别。
3. 中耳炎在6～11个月大的婴儿发病率最高，并且随着年龄的增长发病率降低，危险因素包括宿主和环境因素。
4. 可以通过使用疫苗和降低危险因素来预防疾病。
5. 对于6个月至23个月的单侧非严重AOM患儿和2岁或更大的儿童的单侧或双侧非严重AOM患者，已发布的指南建议观察而不是立即用抗生素治疗。
6. 抗组胺药和类固醇对治疗中耳炎无效。
7. 鼓膜置管术可有效减少中耳炎的反复发作，治疗持续性中耳积液。
8. 除非存在鼻塞，否则不推荐腺样体切除术用于中耳炎的初始手术治疗，但推荐用于再次手术的儿童。
9. 仔细完善的随访是必要的，可以明确中耳炎及其炎症的并发症和后遗症的治疗。

分泌性中耳炎不仅是现代疾病；在许多社会阶段中，它一直是一个重大的健康问题。在8世纪，最常见的治疗方法是在各种圣徒命名的水井中取水[1]。中耳炎是儿童常见疾病，但也发生在青少年和成人[2]。对大多数的孩子，病情随着解剖学和生理学的变化而解决。在病情缓解之前，可能会影响平衡、听力、言语和语言发育，从而影响在学校的表现。从经济学角度和社会角度来看，这种疾病不仅影响孩子，还影响整个家庭。这不仅仅是药费或看医生的费用，还要忍受一个哭闹的孩子带来的不眠之夜，或因在家带孩子而无法工作，带孩子看病这都会增加家庭的负担。5岁或5岁以下儿童的中耳炎的医疗和外科手术费用，估计每年在美国为50亿美元[3]。

一、诊断

（一）定义、症状和标志

中耳炎可根据体征和症状进行细分为急性中耳炎（AOM）和分泌性中耳炎（otitis media with effusion，OME）。由于AOM和OME的处理方法不同，因此准确诊断这两种情况非常重要。AOM的特征在于伴随着中耳炎症状和体征快速发作的中耳积液（middle ear effusion，MEE）。炎症的迹象包括鼓膜（tympanic membrane，TM）的膨胀或充盈，TM充血及TM的急性穿孔和耳漏。症状包括耳痛、烦躁和发热。OME被定义为没有AOM中发现的急性炎症迹象和症状的MEE。

（二）查体

除了对耳朵的检查之外，头部和颈部的检查都是非常必要的，因为它可以识别可能使患者易患中耳炎的条件。应评估面部痉挛的颅面畸形，如唐氏综合征和Treacher Collins综合征。口咽部检查可能会发现悬雍垂细小或腭裂。开放性鼻音提示腭咽闭合功能不全，而堵塞性鼻音可能是由于腺样体增生或鼻息肉、鼻中隔偏曲导致鼻腔阻塞引起的。

气动耳镜是评估中耳状态的主要诊断工具，因为它可以观察TM的静态及动态。正常TM是半透明、凹陷的，并且在施加正压和负压的情况下快速移动。标志是锤骨柄（柄部）的移动，锤骨柄附着在TM上，脐部位于TM的中心。为了充分暴露TM，必须清除外耳道中的耳垢和碎屑。观察TM应注意位置、颜色、半透明度和移动度。为了确定TM的移动性，必须在窥器和耳道之间获得良好的气密密封。应该在保证舒适的情况下使用最大窥器。将通气管连接到耳镜上，以便可视化TM移动。TM的移动性降低或没有移动性提示TM的顺应性丧失，可能的原因是中耳积液或瘢痕形成或TM的厚度增加而导致的厚度增加。TM的移动性完全丧失可能是由于TM穿孔或鼓室置管。通过TM的移动可以更容易地辨别其他特征，例如液平或气泡。TM的位置范围从严重内陷到凸出。轻度至中度内陷提示中耳负压，MEE或两者都有，而TM严重内陷通常与积液相关。TM饱满或膨出是由中耳中的压力或液体或两者的增加引起的。TM的混浊可能由MEE的增厚或瘢痕形成或存在引起。在哭泣或打喷嚏的婴儿中TM的典型表现是红色透明样的，继发于TM中的血管充血。另一方面，“红色”突出的TM是AOM的标志。OME通常会看到粉红色、灰色、黄色或蓝色回缩的TM，其移动性降低或无移动性。鼓膜炎是TM的炎症，中耳没有液体。使用手术显微镜可以明确在耳镜检查中看到的特征，并且可以更清楚地观察到TM的瘢痕形成和萎缩[4]。

（三）导抗测试（鼓室压测量法）

导抗测试是评估中耳状态和治疗中耳炎的辅助手段。当耳镜评估不确定或难以进行时，鼓室导抗测试非常适用于6个月以上儿童的耳部疾病检查。它易于执行且易被患者接受。已被用于学校筛查及儿科查体。通过重复测试，它对于观察中耳状态随时间的进展也有价值。将一个发出音调的小探头放在耳道内，并塞入耳塞密封。鼓室图是通过绘制中耳的导纳（反射音的声能）作为外耳道中变化压力的函数来获得的，范围从–400～+200daPa（decapascals）。该仪器提供诸如峰值补偿（静态）导纳，鼓室压峰值压力，声学反射和全景宽度（TW）（梯度即度量）等测量。外耳道容积变小（TW ＞ 350daPa）表示MEE，而结果图显示耳道容积扁平，表示穿孔或鼓膜置管。在TM的两侧具有相等压力的正常充气的中耳中，鼓室图的峰值为0daPa。一些演算法已经可以确定MEE是否存在，下面是利用TW和耳镜来评估中耳的状态[5]：

TW ＜ 150daPa = 无OME

TW ＞ 350daPa = OME

TW 150～350daPa = 由耳镜决定是否存在OME

还有一些确定中耳状态的其他方法，包括谱梯度声波反射仪[6, 7]和超声波评估[8]，但这些方法都有局限；声反射可能有助于筛选。

（四）测听

MEE通常导致轻度至中度传导性听力损失。听力评估对于诊断是必不可少的，因为听力障碍可能使受影响的儿童延迟言语和语言发育，并可能影响在学校的表现。具体的诊疗策略应该参考听力检查结果，并且对具有显著听力障碍的儿童考虑采用更具针对性的方法。

行为测听需要儿童与检查合作，适合儿童。视觉强化听力测验用于 6 个月至 2 岁的儿童，是在声场中呈现声音刺激，并观察儿童的条件性头部转向响应。这种反应会得到诸如动画玩具之类的视觉奖励。对于 2 岁以上的儿童，播放测听法与传统的听力测验法（儿童＞ 5 岁）类似，但是让孩子将玩具放在桶中而不是举手以确认听到声音。在 0.25kHz、0.5kHz、1kHz、2kHz、4kHz 和 8kHz 处测量听力阈值，并且根据儿童的年龄，可以个性化设置测量范围或声场。

听觉脑干反应（auditory brainstem response，ABR）和瞬态诱发电位是检测因为年龄过小或发育迟缓等不能配合行为测听的儿童的极佳方法。儿童行 ABR 测试，通常需要镇静或全身麻醉。在前额和双侧乳突放置三个电极以记录对 2000～4000Hz 的短音（clicks）或纯音（pure-tone）的响应。ABR 由 5～7 个波峰组成。第Ⅰ至Ⅲ波预测反映了第Ⅷ神经纤维和脑桥中听觉核团的活动。Ⅳ和Ⅴ波分别将脑中的听觉中心反射到外侧丘系和中脑下丘核；来自波Ⅵ和Ⅶ的活动源不太明显。ABR 反映了与行为听力保持充分相关的听觉神经通路反应。然而，对 ABR 的正常反应仅表明到中脑水平的听觉系统对刺激的响应，因此不能保证听力正常。

耳声发射测试可测量耳蜗功能（外毛细胞），是一种客观评估听觉功能的方法。因为它快速且易于操作，通常用于新生儿听力筛查，也非常适合行为测试不合作的儿童。MEE 可能会混淆结果。因此，如果声音发射不足，应进行声导纳测试以评估中耳。对于耳声发射测试未引出的儿童，必须后续进行 ABR 的听力测试以评估听力损失的类型和程度。

二、病理生理学和发病机制

中耳炎的病理生理学是多因素的，且各因素相互重叠（图 16-1）。

（一）咽鼓管功能

婴儿的咽鼓管比成人更短、更宽、更水平，这是婴儿和儿童中耳炎率高的原因。7 岁以后，当咽鼓管开始成人化时，患病率下降[9]。咽鼓管有三大生理功能：①压力调节（通风）；②保护；③引流（排水）。在这三个功能中压力调节是最重要的[10]（图 16-2）。中耳压力与大气压通过引起咽鼓管活动的咽鼓管张肌收缩活动，如咀嚼、打呵欠等达到压力平衡。如果活动功能受损，中耳会产生负压。开放机制（功能性阻塞）或解剖（机械性阻塞）的异常可以引起压力监管的异常。Bylander 及其同事使用压力计评估了具有完整 TM 的无耳异常的儿童和成人的咽鼓管功能[11]。5% 的成年人无法平衡中耳压力，35.8% 的儿童无法平衡负压。3—6 岁的儿童比 7—12 岁的儿童表现更差。这些研究表明，即使是耳科正常的儿童，其咽鼓管功能也比成人更差，但功能会随着年龄的增长而改善，同时中耳炎的发病率也会降低。Stenstrom 及其同事通过鼓室压力计测试了 50 例易患中耳炎的青少年和 49 例没有 AOM 病史的儿童（对照组）[12]。感染患者的咽鼓管功能明显低于正常儿童。提示复发性 AOM 是咽鼓管功能性阻塞的结果。

在具有正常咽鼓管的耳朵中，当静息时，咽鼓管是关闭的，这保护中耳免受鼻咽声压和鼻窦的分泌物回流的影响。通过黏液纤毛系统和咽鼓关闭时“泵”的功能将中耳内产生的分泌物清除进入鼻咽。咽鼓管的被动关闭始于咽鼓管的中耳

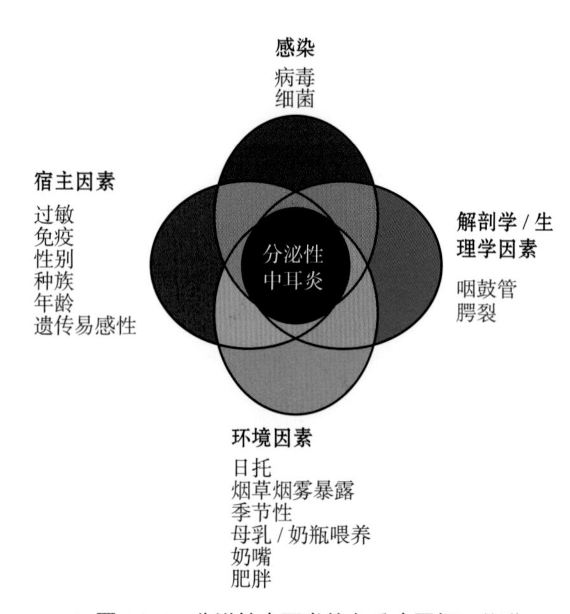

▲ 图 16-1　分泌性中耳炎的多重病因相互关联

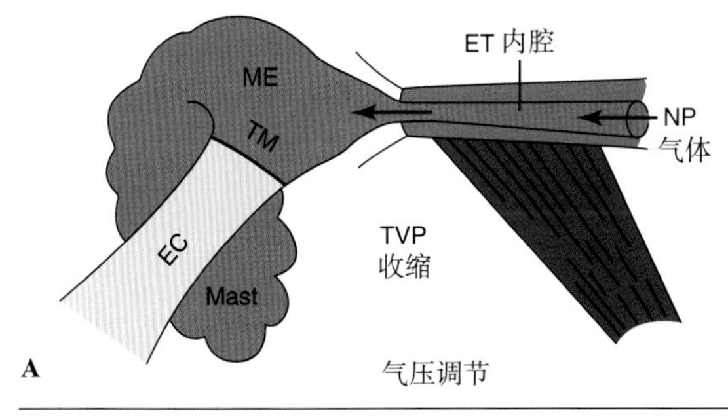

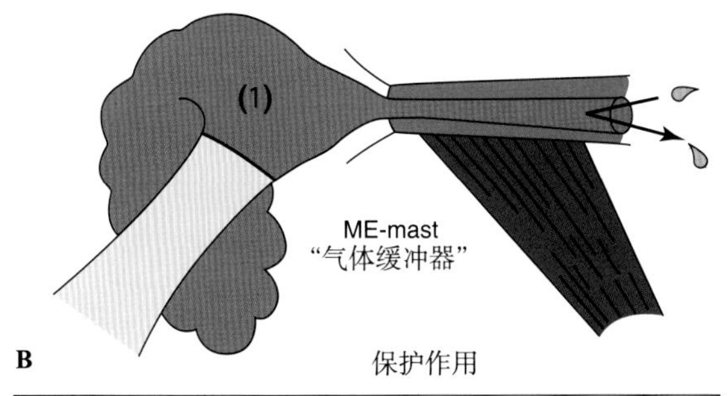

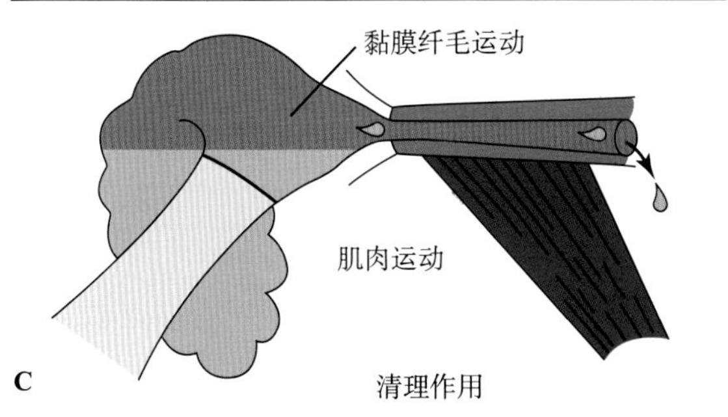

▲ **图 16-2　咽鼓管（ET）- 中耳（ME）- 乳突（Mast）气房系统的功能**

A. 压力调节功能主要是通过鼓膜张肌（TVP）收缩扩张咽鼓管调节。B. 保护功能部分程度上依赖于完整的中耳及乳突气房来维持气体缓冲作用。C. 清理功能主要是靠咽鼓管关闭时黏膜纤毛运动及肌肉运动。EC. 外耳道；NP. 鼻咽；TM. 鼓膜（引自 Bluestone CD: *Eustachian tube: structure, function, role in otitis media*, Hamilton, Ontario, 2005, BC Decker, p 51.）

端并朝向鼻腔管末端前进，从而有助于去除分泌物。

（二）感染

1. 细菌

在 2000 年之前，美国的研究报道肺炎链球菌是 AOM 中最常见的病原体，其次是流感嗜血杆菌和卡他莫拉菌；化脓性链球菌和其他杂合细菌仅占少数病例。在患慢性分泌性中耳炎的患耳中，流感嗜血杆菌是最常见的病原体，肺炎链球菌、黏膜炎莫拉菌和其他细菌各占一小部分病例。20 世纪 80 年代从一个研究机构获得的数据如图 16-3 [13] 所示。七价肺炎球菌结合疫苗（PCV7），2000 年在美国上市，引入和使用 PCV7 用于婴儿和幼儿，将会大幅减少 AOM 的发生。然而，在加利福尼亚州 [14] 和芬兰 [15] 进行疫苗试验的数据提示 AOM 的发病率仅分别降低了 7.8% 和 6%。Casey 和 Pichichero 比较了 2001—2003 年（引入 PCV7 之后）与 1995—2000 年，在纽约州罗彻斯特郊区的一项实践中儿童的情况，并报告持续性 AOM 和 AOM 治疗失败率下降了 24%[16]。这些研究者还报道了来自这些儿童耳内的肺炎链球菌降低和流感嗜血杆菌增加。2010 年，在广泛使用疫苗 6～8 年后的同一组中，在接种疫苗的儿童的中耳积液中未发现肺炎链球菌疫苗血清型；流感嗜血杆菌仍然是 AOM 的主要病原体 [17]。McEllistrem 及其同事研究了 1999—2002 年在 5 个时间点获得的中耳积液培养物 [18]。他们报道了非 PCV7 血清型的 AOM 阳性率在 2000 年后增加，从 1999 年的 12% 增加到 2002 年的 32%，非疫苗血清型在接种一次以上疫苗的人群中更为多见。疫苗和非疫苗血清型中青霉素不敏感菌株的频率保持不变。

还要检查鼻咽部。Pelton 等在一项监测研究中对 275 名婴儿和 2～24 个月大的儿童进行了监测，在所有儿童就诊和因 AOM 就诊期间实行了鼻咽拭子或鼻洗液 [19]。从 2000—2003 年，这些工作人员注意到疫苗血清型的减少，非疫苗血清型的增加。追踪抗菌药物敏感性，他们发现阿莫西林的 MIC50 和 MIC90 在 2002 年 10 月至 2003 年 3 月的 6 个月期间保持稳定，随后两者均显著增加。Jacobs 及其同事检查了 2004 年 3 月至 2005 年 3 月接受鼓室置管的儿童的鼻咽菌群，并发现疫苗血清型减少，同时非疫苗血清型增加，尤其是菌株 19A，其中许多是抗药性菌株 [20]。

一种新的 13 价（PCV13）肺炎球菌疫苗，Prevnar 13，于 2010 年在美国获得批准，并取代了 7 价疫苗。血清型 1，3，5，6A，7F 和 19A 与 PCV7 菌株相关联。这些数据说明了细菌学在不断变化，需要持续监测。使用新型肺炎球菌疫

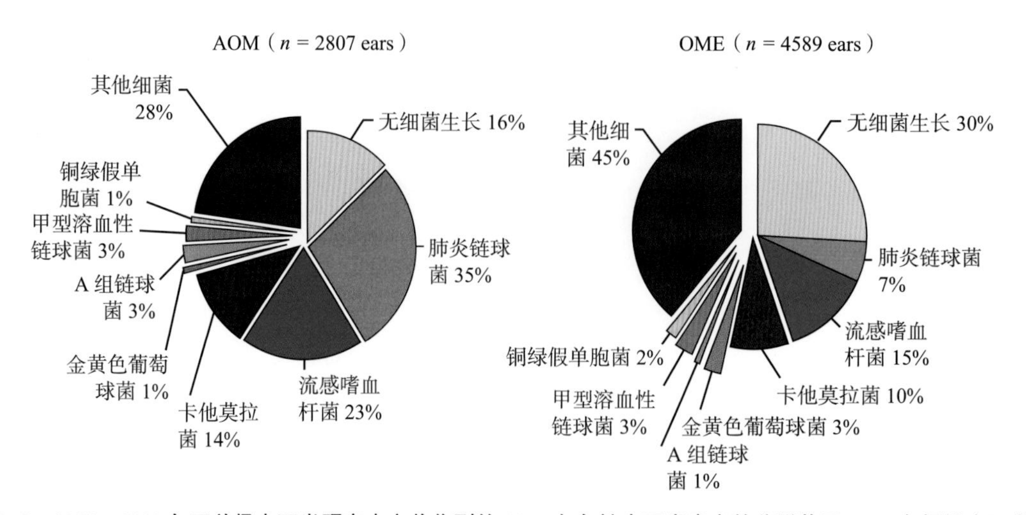

▲ 图 16-3 1980—1989 年匹兹堡中耳炎研究中心收集到的 2807 名急性中耳炎患者的分泌物及 4589 名慢性中耳炎患者的分泌物细菌培养菌群分布的比较。因为细菌分类太多，总比例大于 100%

引自 Bluestone CD, Klein JO: *Otitis media in infants and children*, ed 4, Hamilton, Ontario, 2007, BC Decker, p 103.

苗后，严重疾病明显减少，但对中耳炎的影响仍在继续发展。

2. 生物膜

细菌生物膜是附着于表面的相互作用细菌的固有群落。它们包裹于胞外多糖基质中，而不是“浮游”或自由浮动的状态。通过免疫球蛋白和补体的预防性接触为胞外多糖基质提供保护而免于吞噬作用和宿主防御机制。生物膜中细菌的代谢率降低使它们对抗微生物处理具有抵抗性。细菌群落依赖复杂的细胞内通信系统，该系统具有称为“群体传感”的组织的生长特征。已知生物膜存在于诸如金属管或牙齿的硬表面上。然而，最近对动物和人类的研究表明，生物膜也可以从中耳积液中分离出来。Post 和同事利用聚合酶链反应（PCR）方法，发现了 48% 的培养阴性 MEE 标本中有细菌，这些标本来自患有慢性 OME 接受鼓室治疗置管的儿童[21]。Hall-Stoodley 及其同事研究了 26 名患有复发或持续性中耳炎儿童，以及 8 名予行人工耳蜗植入的患者作为对照（3 名儿童，5 名成人），对它们的中耳黏膜行共聚焦激光扫描显微镜检查[22]。通过对流感嗜血杆菌、肺炎链球菌和卡他莫拉菌的染色和设计物种特异性探针可用于评估生物膜形态。在患有慢性和复发性中耳炎儿童中 92% 的中耳黏膜可见生物膜，但在 8 个对照受试者中没有观察到。研究人员表示，研究结果支持慢性中耳疾病与生物膜有关。生物膜也已经在患有中耳炎儿童的鼻咽中被鉴定出来，并且有人认为生物膜可以作为抵抗抗生素的细菌病原体的储库。鼻咽生物膜的机械清创术的有效性可能与儿科患者腺样体切除术中临床益处有关[23]。

3. 病毒

PCR 引入之前，可能是因为分离病毒的技术困难，不认为病毒是中耳炎病因学的主要因素。使用 PCR 技术，我们可以在 MEE 中鉴定呼吸道合胞病毒（RSV）、流感病毒、腺病毒、副流感病毒和鼻病毒[24, 25]。有强有力的证据表明病毒在 AOM 发病过程中具有至关重要的作用[25]。在大多数儿童中，上呼吸道黏膜的病毒感染引发甚至最终导致 AOM，并且 AOM 可被视为病毒感染时先发或伴随的并发症。在一项针对 60 名儿童（24 个家庭）的研究中，于 2003 年 10 月至 2004 年 4 月期间每日记录病情症状，每周进行气压耳镜检查和对“感冒”收集到的，或注意到 MEE 时，或者从登记的兄弟姐妹中得到的鼻咽部分泌物进行 PCR 分析，从“感冒”时收集到的分泌物中有 73% 检测到了一种或多种病毒，但没有感冒时只有 18% 的分泌物检测到病毒[26]。在 93 例中耳炎患者中，70% 发生在感冒期间，在发作时 77% 的儿童鼻腔分泌物对病毒呈阳性反应。

Alper 及其同事[27]认为，当从鼻咽中分离出病毒时，无论是否有上感发生，检测到 8% 的鼻病毒，33% 的呼吸道合胞病毒和 38% 的甲型流感病毒的发病病例归类为 AOM。在 6 个月至 3 岁儿童中，Chonmaitree 和同事[28]在 37% 的上呼吸道感染（URI）发作中诊断出 AOM，在 24% 的发病期诊断为 OME。在 URI 期间最常检测到 Rhi 病毒和腺病毒，但是鼻病毒与其他病毒相比具有较低的 OM 相关性。

（三）过敏反应和免疫反应

尽管过敏反应被认为在中耳炎的发病机制中发挥作用，但其原因尚不清楚，并且缺乏良好对照研究来证明抗过敏药物对治疗 OM 的疗效。过敏反应可能引起中耳炎的几种机制：①中耳是"靶器官"（目标）；②过敏可引起咽鼓管黏膜炎性肿胀；③过敏引起鼻子炎症性梗阻；④细菌－过敏性鼻咽分泌物可能被吸入中耳。后面的 3 种机制认为过敏和咽鼓管功能异常之间存在联系。前瞻性研究报道了一系列刺激性鼻内过敏原激发攻击研究中上呼吸道过敏与咽鼓管阻塞之间的关系[29]。

最近的研究主要集中在通过分析 MEE 中炎症标记物来确定过敏反应所起的作用。在 OME 中发现了辅助性 T 细胞的 TH1 和 TH2 炎性通路。TH1 细胞是一种标记过敏性炎症，在防御病毒和细胞内病原体方面发挥关键作用，而 TH2 细胞因子促进免疫球蛋白 E（IgE）、嗜酸性粒细胞生长和黏液产生[30]。一项对需要行鼓室置管术的儿童的 MEE 样本的研究中，年龄均在 5—11 岁，其中 25 名过敏儿童和 20 名非过敏儿童，检测 MEE 中化学引诱物细胞因子 RANTES（在激活时调节，正常 T 细胞表达和分泌）和嗜酸性阳离子蛋白（ECP），TH2 反应标记物[31]。来自过敏儿童的 MEE 样本中的 RANTES 和 ECP 水平显著高于没有过敏的儿童（分别为 $P < 0.01$ 和 < 0.05）。在过敏症儿童中 RANTES 和 ECP 之间也存在正相关（$P < 0.01$），这表明所有这些都是导致中耳炎发病的因素。

患有严重免疫缺陷的儿童可能会将中耳炎作为其整体临床表现的一部分，但大多数易患中耳炎的儿童可能只有微小的免疫异常，使他们易于复发感染[32]。中耳炎的三大主要病原体：肺炎衣原体、流感嗜血杆菌和卡他莫拉菌，经常在鼻咽部定植。这些生物中有许多菌株，并且在不同的菌株中，变异性抗原（菌株特异性的）和保守性抗原不同。保守抗原诱导广泛保护性抗体，而菌株特异性抗原诱导特异性保护抗体。易患中耳炎的儿童可能表现出特异性变态免疫，但不能产生广泛的保护性抗体反应，这使得中耳炎易于复发和持续存在[33]。

咽鼓管功能不良同时伴有 IgA 或 IgG2 较低，或甘露糖结合凝集素低的儿童比咽鼓管功能不良，但 IgA 和 Ig2 较高的儿童鼓室置管术后双侧细菌性 OME 复发的可能性要大[34]。这表明各种免疫因子之间的联系可能会增加中耳炎发生的风险。

（四）胃食管反流

Tasker 及其同事在 2002 年报道，在儿童期发病时获得的 65 个 MEE 样本中，使用酶联免疫吸附试验，90.8% 的样本发现了胃蛋白酶 / 胃蛋白酶原[35]。胃蛋白酶－胃蛋白酶原水平范围为 0.8～213.9μg/ml，比血清水平高 1000 倍。使用敏感又特异的胃蛋白酶测定法，在 152 名鼓室置管术患者中 14.4% 检测到胃蛋白酶活性[36]。胃蛋白酶的水平范围为 13～687ng/ml。Crapko 及其同事在 20 名接受鼓室置管术的受试者中发现有 60% 的人在中耳积液中发现了胃蛋白酶活性[37]。在这组儿童中，胃蛋白酶水平范围为 80～1000ng/ml。2008 年，研究人员报道发现，20% 接受鼓室置管治疗儿童的中耳积液中检测到胃蛋白酶，在 1.4% 的接受人工耳蜗植入而没有 OM 病史的儿童中同样检测到[38]。后者的研究中胃蛋白酶检测到的情况较少，且水平也较低，这可能是由于方法学上的差异。然而，人们可以从这些研究中得出结论，胃食管反流可能是中耳炎的致病因素，在一些儿童中，抗反流治疗可能具有治疗中耳炎的作用但尚未进行充分试验。

三、流行病学

（一）发生率和患病率

中耳炎被认为是世界范围内的儿科保健问题[39]。“早期儿童研究 - 出生队列”，一项由 2001 年出生的 8000 多名儿童进行的国家代表性研究，显示中耳炎的诊断率在小于 9 个月的儿童中为 39%，在 2 岁儿童中为 62%[40]。虽然中耳炎发病率最高的是年龄小的儿童，但也发生在年龄较大的儿童、青少年和成年人身上。奥斯陆出生队列纳入了 1992—1993 年 15 个月内出生的婴儿，发现在过去的 12 个月中有 13% 的 10 岁左右的患者发生过一次中耳炎[41]。在美国，据报道，每年有 2200 万人次的 AOM 患者就诊，其中 400 万人次是 15 岁及以上的患者[2]。1997—2006 年在美国各州收集到一些最新数据，用于评估 AOM 反复发作（过去的 12 个月由父母反映的 3 次及以上的发作）儿童的人口统计学差异，报道指出 10 年期间，年龄低于 19 岁（平均年龄 8.6 岁）的儿童年平均复发率为 6.6%。白人（7.0%）或生活在贫困水平以下（8%）的儿童复发率更高，但无医保的儿童人数较少（5.4%）。那些有医保的人 OM 复发率（6.4%）略高，可能是因为他们有更好的机会获得医疗服务。多变量分析显示，那些生活在贫困线以下的人 OM 的复发风险增加，而黑人、西班牙裔和其他种族群体与白人儿童相比，复发率较低，这可能与就诊不便导致的漏诊有关[42]。

1. 急性中耳炎

大多数儿童在童年时期至少经历过 1 次 AOM。根据各国的研究，AOM 首发的累积发病率范围 1 岁时为 19%～62%，3 岁时为 50%～84%[43-49]（图 16-4）。在大多数这些研究中，AOM 的最高发病率是在出生后的 6～12 个月[46]。发病率随年龄增长而降低，到 7 岁时，很少有儿童经历 AOM 发作。AOM 的反复发作在儿童中很常见。到 6 个月大时，20% 的儿童发生过两次或以上[50]。在 1 岁、3 岁、5 岁和 7 岁发生 3 次或更多次的 AOM 的发生率分别为，10%～19%，50%，65% 和 75%[46]。在 7 岁时，39% 的儿童有 6 次或更多次 AOM 发作。

2. 分泌性中耳炎

可能难以确定 OME 的“真实”发生率，因为根据定义，OME 是无症状的。此外，大多数筛选研究确定 MEE 的存在不区分 AOM 和 OME。此外，需要在观察的短时间内精确评估每次新发 OME 的发作和解决时间，因为 2—7 岁儿童中大约 65% 的 OME 发作在 1 个月内消退[51]。在匹兹堡的一家日托中心，2—6 岁儿童每月行 1 次耳镜检查和鼓室压检查，显示 MEE 在 53%～61% 的儿童中至少发生 1 次。Lous 和 Fiellau-Nikolajsen 发现，在 1 年内，每月进行 1 次耳镜检查，7 岁儿童的 MEE 发生率为 26%[52]。

不同国家的 MEE 流行率是有变化的。根据儿童的年龄，一年中的季节和评估类型，显示出很大的差异。因此，必须强调的是，研究之间的结果比较需要仔细评估研究方法，并谨慎得出结论。然而，几乎所有的儿童都在 3 岁之前经历过至少一次 OME 发作[53]。

3. 随时间变化的趋势

在美国，作为“健康人口 2010”的一部分，自 1997 年以来一直跟踪了 OM 诊断的年度流行率。儿童和青少年的整体诊断在 1997—2007 年期间下降了 27%，从每千名 18 岁以下儿童中的 345 人减少到 247 人[54]。根据医生门诊、医院

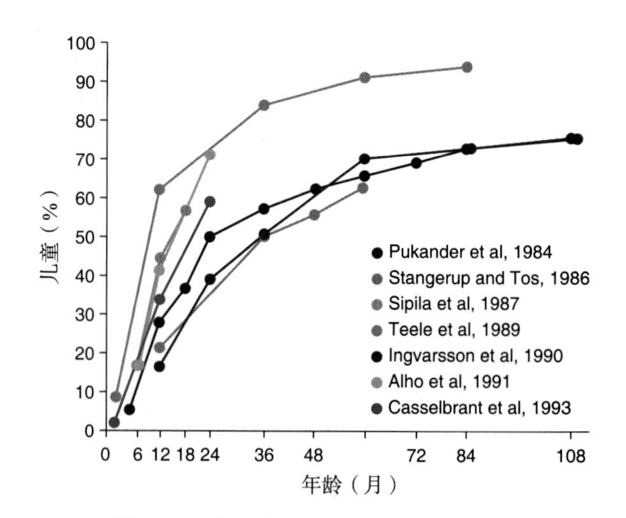

▲ **图 16-4 急性中耳炎首次发作的累积发生率**

引自 Casselbrant ML, Mandel EM: Epidemiology. In Rosenfeld RM, Bluestone CD, editors: *Evidence-based otitis media* , ed 2, Hamilton, Ontario, 2003, BC Decker, p 147.

门诊部和医院急诊部门的调查，3岁以下儿童的OM发病率最高。在这些儿童中，OM率下降了38%，从1997年的每1000名儿童中的1160人次，到2006年840人次，到2007年的724人次[55]。与年龄最小的儿童段（＜3岁）相比，3—5岁和6—17岁儿童的OM诊断率2006—2007年分别从275增加到316和70增加到107。研究人员将加速率归因于抽样误差的可能，但也与肺炎球菌疫苗中未包括的血清型感染有关。

一些欧洲国家也报道了中耳炎发病率的下降。Kvaerner在挪威开展了一项研究，研究了1999—2005年间，在7岁或小于7岁儿童中，医院AOM的收治情况[56]。AOM的住院治疗越来越不频繁，但随着时间的推移，急性乳突炎的发病率仍然保持稳定，大约每10万名儿童中就有6名患者。在1995—2003年，在荷兰因儿童（从出生到13岁）的中耳炎对全科医生的咨询率，由荷兰大学医学中心初级保健网络获得并对研究数据进行了评估[57]。AOM的总体咨询率下降了9%，而OME的总体咨询率下降了34%。在2—6岁儿童和6—13岁儿童中，AOM的比率分别下降了15%和40%；OME的比率分别下降了41%和48%。但儿童年龄不到2岁时，AOM和OME的比率增加了46%和66%。

对Kingdom大学General Practitione数据库在1991—2001年期间分类为AOM或“胶耳”的数据进行分析。2—13岁儿童AOM和胶耳的总咨询量已分别从每年每千人105.3降到34.7和每年每千人15.2升至16.7。然而，来自发展中国家和土著人群的研究表现OM的咨询量仍然很高，特别是慢性化脓性中耳炎[39, 59, 60]。

进一步的监管是必要的。如前所述，必须继续监测疾病的发病率，以确定疫苗的效果和治疗方法对中耳炎流行病学的影响。

（二）危险因素

危险因素可能与患者相关（年龄、性别、种族、早产、过敏、免疫能力、腭裂和颅面畸形，遗传易感性）及环境（URIs、季节性、日常护理、兄弟姐妹、烟草烟雾暴露、母乳喂养、社会经济状况、安抚奶嘴使用和肥胖等）相关，并被认为是中耳疾病发生、复发和持续的重要因素。

1. **主体相关因素**

(1) 年龄：AOM的最高发病率在6～11个月[46]；AOM第一次发作小于6个月[46]或12个月的年龄是复发的有力预测因素[61]。AOM发生后MEE的持续风险与年龄呈负相关[46]，且2个月前经历过MEE首次发作的儿童在1岁以内积液持续存在的风险高于发病较晚的儿童[62]。

(2) 性别：大多数研究者报道OME的发病没有明显的性别的差异[53]。Paradise等在一项超过2000名婴儿的研究中发现，尽管差异不大，但男性发生MEE的更多[63]。但并非所有研究都发现男性AOM的发生率和复发率明显高于女性[53]。

(3) 种族：早期的研究表明，非洲裔美国儿童的中耳炎发病率比白人儿童低。最近的一项研究，儿童从婴儿期到2岁，每6周一次常规耳部检查，结果显示，非洲裔美国人和白人儿童在中耳炎发病中没有差异[63, 64]。第三项研究是美国人群抽样调查的一部分，该调查对6—10岁的儿童进行鼓室测定，结果显示非裔美国人和白人儿童之间无差异；与白人儿童相比，西班牙裔儿童的OME患病率显著升高[65]。然而，最近的调查显示，所有年龄段非西班牙裔白人的OM率最高[66, 67]。1997—2006年收集的数据，评估AOM反复发作儿童的人口统计差异（父母在过去12个月内报告的三次或更多次发作）报道了年龄小于18岁（平均年龄8.6岁）的儿童年平均复发率，在10年期间增加了6.6%。白人儿童（7.0%）经常发生反复发作。多变量分析显示黑人西班牙裔和其他种族群体比白人儿童复发性OM发病率低，可能是疏于护理，导致OM漏诊的原因[42]。

(4) 早产：一些研究表明中耳炎与出生体重低及早产存在关联，但另一些研究则没有发现关联。但在许多研究中，样本量都相对较小。在挪威母婴队列中，对1999—2005年出生的33 192名儿童的分析表明，早产但非低出生体重在出生后的18个月内与单一和复发的AOM有适度关联[68]。在一个前瞻性队列中对136名接受鼓膜置管术治疗的儿童进行了研究，记录了低出生体重或低孕龄或孵化器护理史与中耳炎的复发率无显著相关性[69]。

(5) 过敏：关于过敏在中耳炎发病机制中的作用仍存在争议。在发生呼吸道感染和中耳炎的时候，过敏是儿童常见的问题。大多数（但不是全部）流行病学研究支持了其相关性[70-73]。研究发现过敏儿童的OME频率高于年龄匹配的非过敏儿童，并且OME儿童的过敏频率高于没有OME的儿童。

(6) 免疫能力：患有复发性中耳炎和其他复发性感染的儿童可能存在免疫系统缺陷，例如吞噬细胞功能缺陷，体液免疫、局部免疫或其他免疫缺陷[10]。感染人类免疫缺陷病毒的儿童复发率明显高于正常儿童或患有血清抗体的儿童[74]。虽然丙种球蛋白缺陷和低丙种球蛋白血症不常见，但IgA或IgG亚类的一个或多个缺乏或降低较常见，尤其是IgG2的水平常降低。最近的一项研究发现，年轻的易患中耳炎的儿童在鼻咽部定植或AOM后对5种肺炎球菌蛋白的抗体反应较非易患中耳炎的儿童反应减少[75]。

(7) 腭裂 / 颅面畸形：在2岁以下的未修复的腭裂的婴儿中普遍存在[76]。手术修复上腭后，中耳炎的发生率降低，可能是由于咽鼓管功能的改善。然而，许多儿童一直到青少年时期仍然存在问题。较新的腭修复方法可能进一步减少中耳疾病的发生率[77, 78]。其他颅面畸形或唐氏综合征的儿童，也常出现中耳炎[79]。同样可能因为咽鼓管解剖或功能异常。患有唐氏综合征的儿童，咽鼓管抵抗力差，活动性不良，还会使鼻腔分泌物回流到中耳[80]。

(8) 遗传因素：单次中耳炎发生频率如此之高，遗传易感性可能性不大。然而，中耳炎和慢性MEE反复发生可能具有显著的遗传成分。中耳炎的病因是多因素的，涉及环境因素和遗传因素。可能涉及很多有助于降低疾病风险的基因。

双胞胎和三胞胎的研究来评估中耳炎的遗传性。一项回顾性研究和一项前瞻性研究表明，OM的遗传力估计值女性为0.74～0.79，男性为0.45～0.64[81, 82]。遗传力是用于确定特征是否可遗传的群体统计量，并且连锁和关联研究可以鉴定影响特定性状或疾病的遗传区域或特定基因。人们已经进行了两项连锁研究。Daly等使用全基因组连锁分析，表明19q和10q上的染色体区域含有导致慢性OME或复发性AOM易感性的基因[83]。随后对两个区域的精细定位进一步证实了这一连锁作用[84]。第二次全基因组连锁研究表明，连锁区域可能的候选基因可能在17q12（AP2B1，CCL5和其他CCL基因簇）和10q22.3（SFFPA2）上[85]。编码人鼻结合蛋白的基因[86]，表面活性蛋白[87]，黏蛋白表达[88]和细胞因子[89]，这都与疾病有关。Rye及其同事报道了在FBXO11上多态性基因之间的关联。FBXO11，一种用于慢性中耳炎的及两种澳大利亚慢性OME/复发性AOM的人类同源的小鼠模型[90]。

2. 环境因素

一项研究评估了包括欧洲国家、美国、加拿大和澳大利亚在内的西方国家中耳炎的环境危险因素[91]。研究指出，中耳炎的主要危险因素是，日常护理、兄弟姐妹的数量、吸烟暴露、母乳喂养、出生体重、社会经济状况和空气污染。但是，各国的比率有不同的变化，1—3岁的日常护理：瑞典75%对意大利6%；母乳喂养6个月：挪威80%对波兰6%；女性吸烟：德国、法国和挪威30%～40%对葡萄牙不到10%。

(1) 上呼吸道感染 / 季节性：流行病学和临床经验都强烈表明，中耳炎常常是URI的并发症。AOM的出现在秋季和冬季最高，春季和夏季最低，这与URI的出现相似[51]。这种相关性支持这样的假设：URI的发作在中耳炎的病因学中起重要作用。鼻病毒、RSV、腺病毒和冠状病毒在AOM发生时的MEE中发现[24, 92]。上呼吸道感染伴随RSV、流感病毒和腺病毒通常发生在AOM的发作之前[25]。在对芬兰儿童进行的一项前瞻性研究中，有54%的AOM是在URI症状发作后第4天被诊断出来的[93]。Winter及其同事研究发现在一群密切关注儿童的感冒病例中OM的发作率为33%[94]。

(2) 日间护理 / 家庭护理 / 兄弟姐妹：由托管

中心照顾仍然是中耳炎发展的一个非常重要的危险因素。例如，提示 MEE 的中耳负压和扁平鼓室图（B 型）在有许多儿童的日托中心照顾的儿童中最高，在家庭照顾的儿童中最低[95]。在日托中心照顾的儿童行鼓室置管的概率也比在家照顾的儿童高[96]。

儿童的出生顺序与中耳炎的发作和 MEE 的存在时间有关[64]。与其他兄弟姐妹相比，第一胎出生的 AOM 事件发生率较低，2 岁以前有的 MEE 时间较短。另外，一个以上的兄弟姐妹与中耳炎的较早发病显著相关[70]。

幼儿园儿童和有兄弟姐妹的儿童中 OM 发病率的增加可能与 URI 病毒暴露的机会增加有关，这可能导致咽鼓管功能障碍，导致中耳炎的发生。

(3) 烟草、烟雾暴露：有很多报道认为中耳炎和被动接触吸烟之间有关联，也有些报道则证明没有这种关联。在大多数研究中，烟雾暴露的信息来自父母。最近的一些研究已经能够通过测量血液、尿液或唾液中的尼古丁的代谢产物可替宁来更准确地确定中耳炎和烟雾暴露之间的关联[50, 97]。要证实这种关联，还需要更多关于发病机制和持续时间的研究。最近的两项研究表明中耳状态与父母吸烟之间存在关联，暴露于父母吸烟环境中，鼓室置管术后保持时间为 59 周，相比之下，未接触吸烟的儿童为 86 周[98]。此外，有两个吸烟父母的儿童患有鼓室硬化与不吸烟父母的儿童相比更为普遍（64% vs. 20%）。吸烟可以增加鼓室置管术后复发性中耳炎的风险[99]。

(4) 母乳喂养 / 奶瓶喂养：目前，大多数国家和国际机构，包括美国儿科学会和美国家庭医生学会，世界卫生组织和儿童基金会，推荐 6 个月的纯母乳喂养。2004 年，Kramer 和 Kakuma 发表了一篇综述，确定纯母乳喂养 6 个月与 3～4 个月的健康益处[100]。他们报告即使在发达地区，胃肠道感染的风险也会降低。还没有文献报道 6 个月或更长时间的纯母乳喂养与 4～6 个月相比，对呼吸道感染的保护作用。该报道是对国家健康和营养状况调查Ⅲ数据的二次分析，该调查是 1988—1994 年开展的一项调查[101]。通过对人口变量、儿童护理和烟雾暴露调整后，数据显示两种肺炎的风险均有统计学意义［（OR）：4.27；95% 的可信区间（CI），1.27～14.35］和三次及以上中耳炎发病（OR：1.95；95% CI：1.06～3.59）在母乳喂养 4～6 个月的儿童中。这些发现进一步支持了目前的建议，即婴儿在前 6 个月内仅接受母乳喂养。

(5) 社会经济状况：社会经济地位和获得医疗保健是可能影响中耳炎的因素。人们普遍认为，由于卫生条件差和拥挤，在社会经济地位较低的人群中，中耳炎更为常见。Paradise 及其同事在美国对 2253 名儿童进行了长达 2 年的随访，并发现 MEE 的持续时间与社会经济地位间的相关性。从 1997—2006 年收集来评估 AOM 反复发作儿童的人口统计差异（过去 12 个月内父母报告的 3 次或更多次发作）报道指出，生活在贫困人口以下的儿童患 OM 的风险增加（8%）。据报道，对于无医保的儿童，OM 的诊断率较低（5.4%）。那些有医保的患者感染 OM 概率稍高（6.4%），这可能是因为他们有更好的医疗机会[42]。

(6) 安抚奶嘴的使用：Niemelä 及其同事报道说，安抚奶嘴的使用增加了 AOM 的年发病率，并计算出安抚奶嘴的使用导致年龄小于 3 岁的儿童中 25% 的 AOM 发作[103]。他们报道了一项干预试验的结果，其中一些婴儿诊所告知父母安抚奶嘴的使用危害，应该受到限制；而另一些诊所不给父母提供这种信息。这使得在父母被告知安抚奶嘴有害组中 AOM 减少了 29%。安抚奶嘴的使用已被认为是中耳炎的发展原因之一，可能是由于儿童将鼻咽部分泌物推入中耳或由对污染性的安抚奶嘴的吸吮动作。然而，Brook 和 Gober 培养了 AOM 患儿的安抚奶嘴表面，但未发现 AOM 的典型病原体[104]。安抚奶嘴在 AOM 中的作用尚不清楚。

(7) 肥胖：研究表明，中耳炎和肥胖之间可能存在关联。一项主要针对白人儿童（从出生到 2 岁）的研究中，报道了鼓室置管和超重的关系。使用亲子访问计算时长和体重。他们发现，在 2 岁儿童的鼓室置管和肥胖达到或超过 95% 和

85% 的相关性[105]。在新斯科舍省的另一组儿童中，10—11 岁的超重和肥胖儿童与正常儿童相比有更多的 OM 医疗咨询率和 OM 复发率[106]。

四、疾病预防

预防和改变危险因素及疫苗开发是预防疾病的两种推荐策略。

（一）环境因素管理

坚持 6 个月的母乳喂养，避免采用仰卧式奶瓶喂养和安抚奶嘴的方式，使用被动烟草烟雾可能有助于降低中耳炎发生的风险。幼儿园中合理安排使儿童接触减少也是有帮助的。

（二）疫苗

从中耳分离的三种最常见的细菌是肺炎链球菌、流感嗜血杆菌和卡他莫拉菌。目前，肺炎链球菌（Pneumovax 和 Prevnar 13）是唯一可用于中耳炎的细菌疫苗。尽管使用 PCR 在 MEE 中分离出多种呼吸道病毒，例如 RSV、流感病毒、腺病毒、副流感病毒和鼻病毒，但流感疫苗是目前唯一可用的、受推荐的、可能对中耳炎有效的病毒疫苗。

1. 细菌疫苗

(1) 肺炎链球菌疫苗：是一种 23 价的多糖疫苗，对 2 岁及以下的儿童不起作用，可能是因为这个年龄组患儿的抗原产生不良。Prevnar 是一种结合疫苗，由肺球菌多糖与白喉毒素的无毒突变体结合。7 价疫苗（Prevnar，PCV7），包括血清型 4、6B、9V、14、18C、19F 和 23F，于 2000 年在美国获得许可使用，美国儿科学会推荐用于 6 岁以下的儿童[107]。2010 年在美国被 Prevnar 13 取代，其中包括 PCV7 血清型，并添加了血清型 1、3、5、6A、7F 和 19A。PCV13 适用于所有 2～59 个月大的儿童，以及 60～71 个月大的儿童，他们对肺炎球菌疾病的易感性增加。接受四剂 PCV7 治疗的 59 个月以下的儿童应接受一剂 PCV13[108]。该疫苗也被许可用于 50 岁及以上的成人，但目前该中心的免疫接种实践咨询委员会疾病控制和预防建议将其专门用于 19 岁及以上的免疫功能低下的成年或脑脊液漏或耳蜗植入者[109]。

几项随机临床试验对 7 价疫苗的 AOM 疗效进行了评估。来自北加利福尼亚州 Kaiser Permanente 的试验中 37 868 名儿童接受了治疗，分别注射肺炎球菌结合疫苗或脑膜炎球菌 C 型结合疫苗，并分别进行了随访；据报道，中耳炎发作总体减少了 7%[14]。患有复发性中耳炎的儿童接种疫苗，中耳炎发作的发生率降低了 9.3%～22.8%，但 AOM 发作频率的增加。此外，免疫儿童需要置管的可能性比对照组低 20.1%。PCV7 疫苗对减少侵袭性肺炎球菌疾病的疗效（> 80%）要比降低中耳炎高得多。对研究对象的随访提示对 AOM 发作有一定的保护作用并且有行鼓室置管术的需要。在芬兰的一项研究中，1662 名儿童随机接受 PCV7 疫苗或乙型肝炎疫苗，随访 24 个月，除了对 AOM 发作的临床评估外，还对中耳积液体培养进行了细菌诊断[15]。该疫苗使 AOM 发作次数减少 6%，培养证实肺炎球菌发作次数减少 34%，疫苗血清型引起的发作次数减少 57%。归因于疫苗中交叉反应的血清型的发作数量减少了 51%，而由于所有其他血清型引起的发作的数量增加了 33%。适度的减少 AOM 发作反应提示针对血清型特异性感染的疫苗效力降低以及由于非疫苗血清型引起的 AOM 发作增加。芬兰使用 7 价肺炎球菌多糖 – 脑膜炎球菌外膜蛋白复合物结合疫苗在 1666 名儿童中进行了第二次试验，随访 24 个月[111]。这一试验显示 AOM 事件总数没有减少。培养证实肺炎球菌引起的 AOM 发作数量减少 25%，疫苗血清型肺炎球菌减少 56%，结果与 PCV7 相似。该疫苗未能显示针对交叉反应血清型的保护作用。在用肺炎球菌结合疫苗接种疫苗的婴儿中注意到非疫苗血清型的携带率增加。

随着 PCV7 疫苗的使用，鼻咽中的肺炎球菌定植发生了变化，因为疫苗导致疫苗血清型的携带率降低，非疫苗血清型与之相反[20, 112]。在 7 个月以下的儿童中，也观察到鼻咽携带疫苗血清型和非疫苗血清型的增加[19]。一项法国研究显示，随着 PCV13 的引入，注射了 PCV13 的患者与只注射了 PCV7 的患者相比，所有肺炎链球菌菌株，所有肺炎链球菌菌株的鼻咽携带减少，包括不含PCV7的菌株[113]。这是否意味着更少的OM病例只会在监测OM时显示出来。

在美国和芬兰，基于临床试验的结果，PCV7和现在PCV13的初始免疫接种时间为2个月。然而，Dutch和Belgian试验解决了关于在芬兰和美国试验中获得的结果是否可以延伸到已经有AOM反复发作史的大龄儿童的问题[114, 115]。在比利时和荷兰的研究中，分别有78名和383名记录复发性AOM病史的儿童参与其中。在两项试验中，1—7岁儿童在进入时进行了PCV7免疫接种，接种了7个月后用23价肺炎球菌多糖疫苗进行加强免疫接种。在荷兰的试验中，儿童被随访共18个月，在比利时的试验中被随访了26个月。这两项研究的结果并未支持使用肺炎球菌结合疫苗来提高未接种疫苗的幼儿的AOM的抵抗力和有复发AOM病史儿童的AOM的抵抗力。大龄儿童和健康婴儿的研究结果差异可能是由免疫年龄的差异引起的。在婴儿研究中，PCV7免疫可以预防或延迟最常见的肺炎链球菌血清型的鼻咽定植，从而延迟AOM的发作。在已经是肺炎链球菌的携带者的年龄较大的儿童中，有血清型的肺炎球菌疫苗快速替代非血清型疫苗。

(2) 母体免疫：PCV13免疫的婴儿在出生后4—6个月不具备足够保护性血清抗体浓度，而此时正是AOM复发开始的时候。用肺炎球菌疫苗进行的母体免疫是目前正在动物和人类中研究的另一种方法[116, 117]。一项随机临床试验评估菲律宾孕妇中23价肺炎球菌多糖疫苗的免疫原性和反应原性。在免疫母亲中，相对于对照受试者在免疫母亲中观察到多糖抗体的单个清型升高3.3～9.1倍。脐带血中的多糖特异性抗体水平在免疫组中也显著升高，表明这些抗体可以从母体转移到婴儿以提供增强的保护作用。母体免疫的不良反应轻微，无需治疗。Healy和Baker在回顾孕产妇疫苗接种问题时发现了强有力的证据，证明母体免疫是一种可行的方法，特别是为高风险儿童提供早期保护[118]。主要关注的是孕妇免疫接种导致出生缺陷的风险。

(3) 流感嗜血杆菌疫苗：由于无分型的流感嗜血杆菌是从AOM中耳积液中分离出的最常见的细菌病原体之一，因此已经开发了许多有效的疫苗。许多动物模型上使用的方法已被用于开发无分型的流感嗜血杆菌相关的中耳炎的治疗，包括外膜蛋白P，26，P2，P6，磷酸胆碱，脱毒脂寡糖和1V Pili。蛋白D是流感嗜血杆菌的细胞外膜蛋白，临床试验中使用含有肺炎球菌荚膜多糖的11价疫苗与蛋白D共轭，这是第一次可能证实流感嗜血杆菌抗原的作用[119]。然而，试验了10价肺炎球菌无分型流感嗜血杆菌血清蛋白D–共轭疫苗未发现流感嗜血杆菌发生鼻咽定植[120]。

(4) 卡他莫拉菌疫苗。卡他莫拉菌被认为是从中耳分离的第三种常见细菌病原体。虽然卡他莫拉菌感染的频率以前是中度的，但最近的研究表明，随着肺炎球菌结合培养疫苗的广泛使用，卡他莫拉菌在中耳炎患儿咽部的定植频率增加[121]。为了减少中耳炎，开发共同含有卡他莫拉菌及肺炎链球菌和流感嗜血杆菌的疫苗是必须的。有关卡他莫拉菌的保护性免疫应答方面进展很少。然而，人们已经认识了对阻塞性肺病患者的成人卡他莫拉菌的免疫应答作用[122, 123]。已经有研究显示莫拉氏菌可能会诱发包括外膜蛋白OlpA、CopB、丝状血凝素（FHA样蛋白）和脂低聚糖的保护反应。

2. 病毒疫苗

基于有关病毒在AOM病原体发生中的作用，病毒疫苗的开发应积极推行[25]。应该重新认识到，细菌疫苗只能防止病毒感染的细菌复杂化，而病毒疫苗在AOM发病机制的早期阶段发挥作用。在我们看来，病毒疫苗具有预防病毒性URIs的潜力，从而有可能阻止AOM发展成为鼻咽细菌定植的复合物。

(1) 流感疫苗：目前用于预防中耳炎的唯一可商购的病毒疫苗是流感疫苗，美国儿科学会建议所有6个月及以上的儿童使用[124]。目前，有两种流感疫苗可用于儿童。Trivalent灭活流感疫苗（TIV）含有灭活的病毒，并且对6个月及以上的儿童和青少年具有特异性。Live-attenuated

流感疫苗（LAIV）含有活病毒，鼻内给予，目前由美国食品和药物管理局（FDA）许可用于2—49岁的健康人。一项针对6～59个月大的儿童的研究，将鼻内局部使用LAIV与肌内注射TIV进行比较。LAIV总体上预防流感疫情优于灭活疫苗（在LAIV组中病例数减少54.9%，$P < 0.001$），目前认为，6个月以下的婴儿太小，不建议接种这些疫苗[124]。怀孕期间母亲接种疫苗以预防其患病风险的效果尚未得到证实；自2004年以来，美国免疫接种咨询委员会和美国妇产科医师协会建议对所有孕妇进行流感免疫，但只有10%～40%的孕妇进行了免疫接种。一项以了解母体流感疫苗接种的效果的研究正在进行中[126]。

在芬兰的两个呼吸季进行了一项关于13岁或13岁以下呼吸道感染的前瞻性研究[127]。在3岁以下儿童中，流感的年平均发病率最高（每千名儿童中有179例）。3岁以下的儿童中39.7%的AOM是流感的并发症。对于每100个年龄小于3岁的流感患儿，就会有195天父母无法工作（平均3.2天）。调查人员认为，对3岁以下儿童进行疫苗接种可能有助于降低儿童AOM的直接和间接费用。

一些临床试验已经证实了灭活流感疫苗在预防中耳炎方面的功效。Hoberman及其同事在宾夕法尼亚州的匹兹堡对786名6—24个月大的儿童进行了一项随访2年的随机双盲实验[128]。研究者发现使用TIV后AOM没有任何改善。然而，在研究的第一年，病毒疫苗的效力为66%，而在研究的第二年，效力为-7%。第二年的低效率可能是因为与第一年相比第二年流感病毒的发病率低（3.3% vs. 15.9%）。另一项研究是单盲，并评估了灭活流感疫苗在119名6—60个月大的儿童预防中耳炎的效果。针对AOM、OME和中耳炎的疫苗的有效率分别为51%、18%和18%[129]。一项对180名1—5岁有复发性中耳炎病史的儿童进行的单盲安慰剂对照研究发现，接受疫苗的儿童AOM发病率降低（平均AOM发作次数，0.94 vs. 2.08；$P = 0.03$）[130]。

(2) 呼吸道合胞病毒疫苗：婴儿和儿童RSV感染的严重性和对RSV疫苗的需求被广泛认可。除了导致气道感染减少外，RSV还是导致AOM发展的主要病毒之一[92, 131]。已经有对减毒活疫苗进行的研究，但目前还没有能够对RSV产生安全、持久的免疫力的疫苗[132]。一项针对成人RSV的Ⅰ期研究据报道，融合蛋白纳米颗粒疫苗已被证实具有良好的效果[133]。然而，为预防在婴儿中发病率较高的RSV肺病，目前推荐使用的是昂贵的单克隆抗体。

预防RSV感染的另一种方法是母体免疫。Munoz及其同事进行了一项研究，以评估RSV纯化的融合蛋白2亚单位疫苗在35个孕妇的孕晚期及其对下一代的影响的安全性和免疫原性[134]。婴儿在第一个RSV季节进行随访。免疫组婴儿有75%Western印迹分析出纯化的融合蛋白2，而对照组没有。说明疫苗诱导的母体抗体的转移平台是有效的，并且在免疫婴儿中未观察到呼吸道感染的频率或严重性的增加。婴儿出生很健康，也没有与母体免疫有关的不良事件的报道。Stensaballe及其同事[135]报道年龄小于6个月的婴儿，其母亲RSV中和抗体水平较高，对RSV的抑制作用较小；目前，孕产妇免疫接种并非普遍推荐。

五、治疗

中耳炎的治疗涉及内科和外科治疗。

（一）急性中耳炎

1. 观察

为减少抗生素使用和减轻细菌的耐药性，在不使用抗生素的情况下进行观察被列为2004年美国家庭医生学会和美国儿科学会出版的指南文件中治疗AOM的方法之一[136]。最近更新的指南，密切随访观察是年幼儿童（6—23个月大）非严重的单侧AOM和24个月及以上的患有非严重单侧或双侧AOM的儿童的选择[137]。“非严重”在指南中被定义为“没有严重的体征或症状，即轻度耳痛少于48h，体温低于39℃(102.2℉)”，以及后续情况在症状出现后48～72h内，儿童症状未改善，新指南也强烈建议疼痛管理。

在美国之外的几个国家中，观察或“观察等待”成为一种流行的管理方法，依据是早期研究结果显示AOM有较高自发治愈率[138-143]。但是，Wald提出早期研究的问题：各种研究中使用的AOM的定义可能纳入无症状OME；一些研究中没有包括2岁以下儿童，其研究没有代表性；这些研究中通常没有选择最严重的儿童；选择的抗生素可能不合适，使用的剂量通常不足，所有这些都会使抗菌治疗的效果显得更低[144]。一项Meta分析提示观察组中2岁以下的AOM儿童及细菌性AOM在没有给予抗菌治疗时，更有可能出现长期症状[145]。两项安慰剂对照临床试验发现，接受抗生素治疗组的儿童治愈率更高。

尽管如此，不立即用抗生素治疗AOM，但经常给予“备用”处方以防症状持续存在，这一方式在多个国家正在进行进一步的审查推广。McCormick及其同事报道称，他们仅对223名受试者进行了即时抗生素加对症药物治疗“非严重”的AOM，其中57%的人年龄小于2岁[148]。在第12天，69%的鼓室图和25%的耳镜检查在抗生素组中是正常的，未处理组中的比例分别为51%和10%；66%的观察等待组在没有使用抗生素的情况下完成了研究。在研究的第12天，鼻咽培养物显示在大多数抗生素治疗的受试者中清除了肺炎链球菌，但是培养的菌株更可能是有抗生素抗性的。两组的“治疗”满意度相同。Spiro及其同事随机分配了6个月至12岁的诊断出患有AOM的儿童（由医生自行决定），以便接受免疫治疗或观察，如果儿童没有症状改善或在48h后更糟，则需要填写处方抗生素治疗[149]。本研究在急诊科人群中进行，受试者的平均年龄为3.2岁；大约84%的人有单侧AOM。研究发现，62%的患者给出延迟处方药的指示并没有填写处方，相比之下为13%立即填写了处方（$P < 0.001$）。有发热或耳痛的症状一般开具处方。Vernacchio及其同事在一个基于国家实践的儿科研究网络中对医生进行了调查，了解他们对AOM的优先治疗[150]。尽管研究表明使用观察或延迟处方可能给许多儿童自发康复提供了机会，观察仅用于中位数为15%的病例，尽管83%的人认为观察是“合理的选择”。

2. *药物治疗*

(1) 抗生素：有许多抗生素可用，但根据美国儿科学会指南[137]，阿莫西林仍是AOM的一线抗生素；80～90mg/（kg·d），建议分两次服用，以提供对肺炎链球菌，包括耐药菌株的有效浓度。对于那些在前30d接受过阿莫西林治疗的儿童，或有复发AOM病史的患者对阿莫西林无反应的，推荐使用阿莫西林–克拉维酸［阿莫西林90mg/（kg·d）和克拉维酸6.4mg/（kg·d）］，两次单独剂量。对于青霉素过敏患者，头孢氨苄、头孢呋辛、头孢泊肟和头孢曲松等头孢类药物应被视为可接受的一线治疗。在初始治疗失败的情况下，应该重新评估诊断。如果初次处方抗生素治疗失败，应将抗生素改为更广谱的药物（如果阿莫西林未能改善，改用阿莫西林–克拉维酸；克拉维酸没有效果，改用头孢噻肟，50mg肌内或静脉内注射3d）。Pichichero和Reed回顾了阿莫西林吸收的文献，发现儿童的变异性很大，因此肠道吸收不良可能是导致药物治疗失败的原因之一[151]。如果孩子对抗生素治疗没有反应，可考虑鼓室置管术，以便识别MEE中的细菌并选用敏感抗生素。

(2) 治疗持续时间：抗生素使用的时间已经有标准可循，为了降低成本和抗生素耐药性的发生率，已经研究了短程疗法。研究发现，为期10d的疗程比5d的疗程有助于减少较年幼的儿童[10]、近期接受过AOM治疗的儿童[152]及表现为自发鼓膜穿孔儿童[153]的早期治疗失败率。最近的美国指南为年幼的儿童和患有严重疾病的儿童推荐了标准的10d疗程。对于2—5岁患有轻度至中度AOM的儿童，可使用7d疗程，对于6岁及以上患有轻度至中度疾病的儿童，可使用5～7d疗程。FDA已批准几种短期抗生素用于AOM。头孢泊肟酯和头孢地尼可用于5d疗程；阿奇霉素可用于1d、3d和5d的疗程；可以给予一剂头孢曲松，尽管3d的疗程对青霉素耐药肺炎链球菌的效果更好[154]。

还有人提出了更长的抗生素疗程。在一项随

机双盲试验中，对比使用10d的阿莫西林；20d的阿莫西林；或10d阿莫西林与10d阿莫西林－克拉维酸联合用药的效果，没有发现延长治疗时长对治疗失败或MEE持续时间优势[155]。

(3) 减充血药/抗组胺药：对AOM减充血药－抗组胺制剂研究的meta分析发现，这些药物对于早期治愈、症状消退或预防手术并发症没有益处。尽管在2周的时间点部分患有AOM的受试者中表现出了联合使用的好处，但不良反应的风险为5%～8%，且事实上研究发现的优点与研究的质量呈负相关，所以作者不建议常规使用减充血药－抗组胺药治疗AOM[156]。1994年，Chonmaitree及其同事报道了来自AOM儿童的中耳积液中组胺水平增加，并推测组胺可在临床上有益于减少炎症[157]。然而，对于AOM的晚期试验，这种用抗生素与抗组胺联合治疗的患者并未使临床结果和分泌物持续时间有所改善[158]。基于这些，减充血药或抗组胺药，或两者联合并不作为AOM的推荐药。

(4) 类固醇：对大鼠的研究表明，抗生素联合类固醇使用比单用抗生素治疗更有效减少了中耳黏膜的炎症变化。McCormick及其同事发现，接受口服抗生素和类固醇治疗的儿童与只行抗生素治疗的儿童相比，组胺或白三烯B4没有减少，但确实发现类固醇治疗后前2周的治疗失败率较低且MEE持续时间缩短[160]。然而，当研究大量的受试者时，同一组研究人员发现用抗生素联合皮质激素（2mg/kg给予5d）没有提供任何临床结果的改善[158]。

（二）复发性急性中耳炎

1. 抗生素预防

许多研究已经证实了抗生素在反复发作的AOM中的预防效果。已经研究了许多抗生素，特别是阿莫西林和磺胺异噁唑，使用每日推荐剂量的一半，每日1次，持续1个月。研究通常得出结论，抗生素对预防疾病有效[161]。但是不推荐用于对复发性AOM的预防，因为有可能增加生物抗药性及潜在的胃肠道不良反应和过敏表现[137]。也有尝试出现呼吸道症状时间歇给药，而不是一次数月的每日服药，但疗效低于持续药物治疗[162]。

2. 手术治疗

(1) 鼓膜切开术/鼓膜穿刺术：对于AOM的发作，鼓膜切开术或鼓膜穿刺有助于缓解疼痛，并允许获取样本用于培养以确定病原体并指导抗生素的选择，但对减少AOM发作的持续时间或复发时间没有优势[140]。

(2) 鼓膜切开与鼓膜置管术：AOM反复发作，是指6个月内反复发作3次或更多次AOM，或12个月内发作4次或更多次，预防和治疗失败的患者，应考虑使用鼓膜置管术；它被列为美国儿科学会指南中的选项之一[137]。但是，新发布的鼓膜穿刺管指南（2013）建议儿童患有复发性AOM，但在评估时鼓室内没有MEE，这类儿童不建议使用鼓室通气管[163]。一项用于评估鼓膜切开与鼓膜置管术（M & T）与磺胺异噁唑预防与安慰剂相比的随机临床试验中，登记了65名4岁或小于4岁有复发性AOM的儿童，并随访6个月或更长时间[164]。治疗失败被定义为在不到3个月内出现两次AOM耳漏。M & T组22名儿童中有5名出现治疗失败，而安慰剂组的20名儿童中有12名（$P = 0.02$），预防性治疗组的21名儿童中有8名出现治疗失败。在一项类似的研究中，为了确定阿莫西林预防、M & T、安慰剂的疗效，将264名7—35个月大的患有复发性AOM儿童随机分配到三个治疗组，并随访2年[165]。OM的平均时间（AOM或耳漏）在阿莫西林组中为10%，在安慰剂组中为15%，在置管组中为6.6%（安慰剂组与置管组；$P < 0.001$）。每名儿童出现任何类型的新发事件在阿莫西林组中为0.6，在安慰剂组中为1.08，在置管组中为1.02（阿莫西林组与安慰剂组相比；$P < 0.001$）。鉴于研究对象不像预期的那样处于AOM的高风险，因此必须考虑新事件的低发生率。然而，与接受安慰剂治疗的儿童相比，使用鼓膜穿刺置管的儿童OM的持续时间更短。鼓室置管后的渗液一般不多，通常也不那么严重，没有发热和耳痛，并且在大多数情况下使用滴耳液解决，不需要口服抗生素。

(3) 腺样体切除术伴或不伴扁桃体切除术：两项平行随机临床试验比较了461名3—15岁儿童的腺样体切除术和扁桃体切除术的疗效[166]。患儿有持续性或复发性中耳炎且以前没有行鼓膜置管术的病史。患儿没有反复发作的喉咙感染，随机接受腺样体切除、扁腺切除术或不行扁腺手术（无腺样体切除术或腺样体扁桃体切除术），以及复发性喉感染的儿童，行腺样体切除术或不进行手术。大多数儿童（91%）有复发性AOM病史。两项试验中手术治疗都有一定的优势，主要限于随访第一年。最大的差异在于腺样体扁桃体切除术与非手术之间的三方试验，年平均AOM率为1.4对2.1（$P < 0.001$），中耳炎的时间平均估计百分比为18.6%与29.9%（$P = 0.002$）。基于腺样体切除术和腺样体扁桃体切除术的短期疗效以及发病率和这些手术的费用，有人建议不应将其视为最初的外科手术治疗方法。

在一项随机临床试验中，评估了腺样体切除、安慰剂，以及长期使用抗菌药物在预防复发性AOM发作方面的效果，180名10—24个月的儿童，随访24个月。在AOM发作次数，访问医生的次数，抗生素处方和有呼吸道感染症状的天数中，各组之间未观察到显著差异。研究人员得出结论，不能推荐将腺样体切除作为该年龄组的主要治疗方法[167]。

Hammarén-Malmi及其同事在12—48个月大的儿童中进行了一项临床试验，其中有复发性AOM（6个月内3次或更多次AOM或12个月内发作4次或更多次），以评估腺样体切除术在接受鼓膜置管术的儿童的疗效[99]。儿童随机行鼓膜置管术（即双侧鼓膜切开置管术）伴或不伴腺样体切除术。在随访的12个月中，AOM的中位发作次数在腺样体及鼓膜置管术的儿童中为1.7，而在只行鼓室置管术的儿童中为1.4。鼓膜置管时同行腺样体切除术不能显著降低4岁以下小儿易患儿的AOM发生率。

腺样体切除术对儿童复发性AOM有一定的改善作用，除非有阻塞的指标，否则不作为一线方式。腺样体切除术联合扁桃体切除术并不比单一腺样体切除术有明显的改善作用，风险大于益处。

（三）分泌性中耳炎

1. 观察

对于没有言语和语言障碍或学习障碍的儿童，可以“观察等待”。如果MEE持续3个月或更长时间，或者在任何时候出现语言延迟，或怀疑有明显的听力损失，则应进行听力测试。如果平均听力水平低于20dB，建议观察等待，较好侧听阈大于40dB，建议进行手术。对于较好侧听力水平在21～39dB的儿童，则基于积液的持续时间和症状的严重程度进行处理。对于没有障碍的儿童，建议每隔3～6个月检查一次，直到积液体、出现听力损伤或语言学习障碍；或怀疑鼓膜结构异常[168]。

2. 药物治疗

(1) 减充血药/抗组胺药：含有或不含抗组胺药的减充血药对于OME是一种流行的治疗方法，但临床试验发现这些药物无效[169-172]。在匹兹堡儿童医院的OME研究中，没有发现口服减充血药–抗组胺药联合使用的有效性，无论是单独使用[173]还是使用抗菌药[174]。

(2) 抗生素：20世纪70年代末和20世纪80年代初，研究显示减充血药抗组胺药的无效性时，抗生素成为治疗OME的重要组成部分。虽然渗出物被认为是无菌的，但研究表明，来自无症状儿童MEE的标本含有细菌[13, 175]。Manciel及其同事报道了他们的双盲随机试验结果，其中518名不同持续时间的OME儿童被分为三个治疗组：①阿莫西林［40mg/（kg·d）］14d，加减充血药–抗组胺药联合治疗至28d；②阿莫西林14d，安慰剂加减充血药–抗组胺药至28d；③安慰剂至28d[174]。4周时，接受阿莫西林治疗，使用或不使用减充血药–抗组胺药组的MEE缓解率是接受安慰剂治疗组的2倍（积液缓解比例在阿莫西林联合减充血药–抗组胺药组、阿莫西林组、安慰剂组为31.6%，28.8%和14.1%）；减充血药–抗组胺药的加入没有任何区别。大多数受试者在治疗结束后3个月内出现积液复发。其他抗生素，包括阿莫西林克拉维酸，头孢布烯和青霉素，已进行临床试验，以确定所有抗生素是否具有相同的效果，但没有一个被证明具有超过其他抗生素的任何长期优势[176-178]。Mandel及其同事比较了头孢克洛和红霉素和阿莫西林[179]。头孢克洛和红霉素－磺胺异噁唑在开始治疗后2周和4周时与阿莫西林相比没有显示出更优的疗效[179]。在预防性剂量中使用抗生素（通常每天用于AOM的治疗量的一半，每日1次，持续数月）也在OME的治疗中进行了对比，但疗效更倾向于预防AOM而不是治疗OME[180]。尽管有短期疗效，但由于缺乏长期疗效，自发治愈率高，以及担心抗生素的过度使用，并不推荐作为OME的常规治疗[161, 181, 182]。

(3) 类固醇：理论上，糖皮质激素应该对OME的治疗有效：其抗炎症特性是依据于抑制磷脂酶A2，磷脂酶A2抑制花生四烯酸的形成和随后的炎症介质的合成；上调钠离子转运，促进中耳液体的排出；抑制黏蛋白生成的MUC5AC[183]。在临床试验中，全身性类固醇在解决MEE方面比安慰剂具有优势，但由于治疗后复发率高，因此不推荐使用类固醇进行长期治疗[184]。

由于使用全身性类固醇的不良反应较大，特别是对于长期治疗，人们已经开始研究其他治疗途径。Tracy及其同事使用预防性抗生素（有或未经治疗组和安慰剂组）静脉注射倍氯米松治疗59名患有慢性OME和复发性AOM的儿童[185]。虽然所有组均有改善，但观察12周后发现各组对OME的改善没有差异。Cengel和Akyol在一项非盲法随机分组（受试者接受鼻腔莫米松喷雾治疗6周，其余受试者未接受治疗）的研究中发现MEE记录为至少持续3个月的患者，42.2%的受试者在6周时缓解，而未治疗的受试者为14.5%（$P < 0.001$）；没有长期随访的报道[186]。一项随机双盲，安慰剂为对照组的鼻内莫米松呋喃喷雾剂实验，对217名4—11岁的儿童进行双侧OME治疗，未发现有效清除积液的效果[187]。

(4) 自动吹气：在100多年前由Politzer推出尝试过咽鼓管吹入空气的装置用于治疗OME。然而，使用许多设备的研究未能显示出稳定的疗效[188-191]，所以目前不推荐常规使用自动充气。在Meta分析中，Perera及其同事得出结论，由于其成本低且没有不利影响，可以在等待积液自发好转的过程中考虑此法[191]。

3. 手术治疗

(1) 鼓膜切开术：单独的鼓膜切开术已被证明对长期治疗没有效果，不推荐用于慢性OME[192, 193]。激光辅助鼓膜切开术是慢性OME儿童鼓膜切开术的替代方案，并且手术可以使用局部麻醉进行，是安全的。但是穿孔愈合的平均时间仅为2～3周[194, 195]。

(2) 鼓膜切开与鼓膜置管术：在患有持续性MEE的儿童中，是否插入鼓室通气管的决定取决于儿童的听力状况和持续发展风险。一些随机临床试验证明了使用鼓膜置管术对慢性OME的治疗作用。

M & T对OME疗效已成为许多研究的主题。Mandel及其同事报道了一项为期3年的临床试验结果，该试验对109名7个月至12岁的，患有OME 2个月或更长时间的儿童进行了为期3年的临床随访，这些儿童医疗干预效果不佳，他们被随机分配到单纯行鼓膜切开术、M & T，或不接受手术治疗[196]。在第一年，超过50%的仅行鼓膜切开术组和非手术组中的受试者治疗失败并行M & T治疗。第二个试验旨在纠正第一项研究的一些设计缺陷并延长治疗失败的时间，涉及111名患有至少2个月OME的儿童，其双侧纯音平均值为35dB或更低[193]。本研究还发现，仅鼓膜切开术组（70%）和非手术组（56%）的儿童治疗失败率很高。在鼓膜切开术、M & T和非手术组的第一年中，MEE持续时间的百分比分别为61%、17%和64%（$P < 0.001$）。从这些研究中可以得出结论，鼓膜切开对于无手术组在AOM发作次数和重复外科手术次数上没有优势，并且M & T比单鼓膜切开术或不手术的治愈时间和听力改善效果更好。

Gates和同事研究了4—8岁慢性OME儿童的各种外科治疗效果；127名儿童被随机分配接受鼓膜切开术，150名被分配接受M & T治疗[192]。与仅行鼓膜切开术相比，M & T后积液的时间更短，拥有好的听力的时间更长，并且再次手术的次数更少。

之前提到的研究[193, 196]，允许儿童 MEE 超过 2～3 个月，被认为是“不道德的”，因为相关的听力损失和可能对言语和语言发展造成不利影响。Paradise 及其同事进行的一项更为重要的研究，随机分配了 429 名 3 岁以下的儿童，他们持续或重复 OME，随机分为立即 M&T 组和 9 个月后行 M&T 组[102]。迅速治疗组中 85% 的儿童和晚期治疗组中 41% 的儿童在 6 岁时接受了 M & T 治疗。在 6 年的发育测试中，30 个测量组之间没有显著差异。当然，在随机临床试验和从研究中随机选择但未达到随机化标准的儿童中，社会人口统计学变量似乎是影响发育的最重要因素。

(3) 腺样体切除术：Maw 对 2—11 岁的儿童进行了一项研究，显示单纯腺样体切除术和单独 M & T 都比不手术治疗的效果好，且两种外科手术相结合的效果比单独进行有更好的结果[197]。在腺样体切除术中加入扁桃体切除术不能为中耳积液的治疗提供益处。在之前讨论过的 Gates 及其同事[192]的研究中，随机分配到腺样体切除 + 鼓膜切开术和腺样体切除 + M & T 治疗的患儿积液时间都比单独行 M & T 治疗要短。在这些结果的基础上，Gates 和同事推荐将腺样体切除术 + 鼓膜切开术作为一线治疗[192]。

Paradise 及其同事研究了 213 名 1—15 岁的儿童，他们曾经患过 AOM 或 OME，有过 M & T 史[198]。99 例随机分为腺样体切除组和非腺样体切除组，接受腺样体切除术的儿童，与未接受腺样体切除术的儿童相比，术后前 2 年中耳积液的时间显著减少。对于其余的孩子，其父母选择不随意分配，结果更倾向于腺样体切除术。

Casselbrant 及其同事研究 98 名年龄在 24—47 个月之间的儿童，病情包括双侧 OME 时长 3 个月或更长时间，或者患有 6 个月或更长时间的单侧 OME，或者拔出鼓室通气管后再次出现积液，他们将随机分配到不同的组：M & T，腺样体切除术联合鼓膜切开术置管或不置管的儿组[199]。历经 18 个月的随访，MEE 的平均时间百分比在腺样体联合 M&T 组比单纯 M&T 组没有优势（11.9% vs. 18.1%；$P = 0.12$）。然而，单独的腺样体切除术 – 鼓膜切开术组（35.7%）中 MEE 的时间百分比显著高于 M & T 和腺样体切除术 –M & T 组（两者 $P < 0.001$）。此外，在腺样体切除加鼓膜切开术组中，24% 的儿童随后需要额外的治疗（M & T），相比之下，最初行 M&T 的两组患者不到 10%。

一些回顾性分析比较了 M & T 和腺样体切除术的疗效。Boston 及其同事评估了在行双侧 M & T 的 2121 例患者中多次置入通气管的风险因素[200]。在 19.9% 的儿童中，进行了两次或更多次置管。在首次置管后，多达 45.1% 的患者需要再次的外科手术（通气管插入、腺样体切除术或合并扁桃体切除术）。在初次手术中年龄小于 18 个月的患者更有可能进行第二次手术（26.3% vs. 15.9%；$P < 0.001$）。在 527 名患者（24.5%）中初次置管时进行腺样体切除术，这减少了需要二次置管的可能性（0.08 vs. 0.24；$P < 0.001$）。在放置二次通气管时或之前进行腺样体切除术时，需要三次置管的概率降低（0.15 vs. 0.40；$P < 0.001$）。颅面畸形的存在和有腺样体扁桃体切除、鼓室置管家族史增加了后续置管需要的可能性（$P<0.001$）。性别和种族不是再次手术的风险因素[200]。

另一项回顾性研究评估了 37 316 名加拿大儿童（19 岁以下）在鼓膜置管术时辅助性腺样体切除术或腺样体扁桃体切除术对置管率和中耳炎相关疾病的再住院率的影响[201]。与单纯置管相比，腺样体切除术可减少再次置管的风险［相对风险（RR）0.5；95%CI 0.5～0.6；$P < 0.001$］，腺样体扁桃体切除术（RR0.5；95%CI 0.5～0.6；$P < 0.001$）］。在初次置管时进行腺样体切除术或腺样体扁桃体切除术，大大降低了在 2 岁或 2 岁以上儿童中中耳炎手术相关的操作的可能性。

第三项回顾性研究评估了在鼓膜置管时进行咽部咽喉手术（腺样体切除术、腺样体扁桃体切除术和扁桃体切除术）的效果，研究包括 51 373 名不到 10 岁的儿童[202]。29% 的儿童在首次置管时行咽喉手术。这项研究的作者认为，第一次置管时同行腺样体或扁腺手术与降低二次置管的风险相关。

4. 指南

2004 年，修订的 OME 临床实用指南由美国家庭医师学会，美国耳鼻咽喉头颈外科学会和美国儿科学会联合出版 [108]。该指南以证据为基础，评估治疗效果。这些建议反映了证据的质量及在遵循建议时预期的利益与损害之间的平衡。该指南适用于 2 个月到 12 岁的儿童，伴或不伴发育障碍或潜在的易患 OME 及其后遗症的因素。OME 手术的决定在很大程度上取决于听力状况、相关症状、儿童的发育风险及预计积液自行消失的可能性。手术适应证：①持续 4 个月或更长时间的 OME 伴有持续性听力丧失或其他体征或症状的儿童；②与发病问题风险增加相关的复发性或持续性 OME，无论听力状况如何；③ OME 和 TM 或中耳的结构损坏。

鼓室置管术是最初的首选方法。除特定适应证（即鼻塞、慢性腺样体炎）外，不应进行腺样体切除术。重复手术包括腺样体切除术和鼓膜切开术，有或没有鼓膜置管。单独使用扁桃体切除或单独使用鼓膜切开术不应用于治疗 OME。

5. 生活质量评估

第一个针对中耳炎的生活质量（QOL）结果研究是由 Rosenfeld 及其同事开发的 OM–6 设备，代表六个领域：身体压力、听力损失、言语障碍、情绪困扰、活动限制和照顾者的关心 [203]。儿童鼓室置管术后使用这种分析方法得出的大、中、小的改善率分别为 56%、15% 和 8% [204]。在 17% 的儿童中发现了三种变化，4% 的儿童结果不佳。结果表明，对于大多数儿童而言，鼓室置管术对 QOL 有短期改善作用。

一项生活质量调查结果研究评估了父母在 12—36 个月大的荷兰儿童中使用 OM–6 量表评估儿童的一般状况 [205]。使用 OM–6 量表，在鼓室置管之前进行回顾性观察评估儿童在置管前后的一般情况，结果表明父母在置管前低估了中耳炎的影响。特别是，在置管后，父母能够了解术前听力损失的程度。

最近的一项研究评估了使用电话或邮件管理的 Likert–type 调查问卷评估儿童的风险，和有无发育迟缓的风险 [206]。55% 的登记儿童年龄在 6 个月到 13 岁至少有一个条件使他们处于发育迟缓的风险中。在置管后，89% 的照顾人员反馈说他们的儿童的生活"好多了。"55% 的儿童言语和语言能力及学习表现"好多了"，更常见于已有困难的孩子中。未处于风险状态的儿童有 84% 有听力的改善。总的来说，不管他们的孩子是否处于危险状态，看护者都报告了良好的结果，但危险儿童在言语、语言、学习和学校表现方面报告的结果更好。

六、外科问题

（一）鼓膜置管术

1. 理论基础

鼓膜切开术和鼓膜置管术是最常见的需要全身麻醉的儿童外科手术。鼓膜通气管的插入可以改善中耳的通气，并且可以在咽鼓管和鼓膜置管术中通畅引流。而且，中耳通气可以促进中耳黏膜的正常化。MEE 的清除改善了传导性听力下降。然而，鼻咽分泌物的反流可能发生在已行鼓室置管的耳部，并且会引起耳鸣，导致耳漏。

2. 步骤

在大多数儿童中，在一般面罩麻醉下行手术。如大龄儿童可以配合，可以使用通过注射苯酚或利多卡因等局部麻醉的方法来进行手术。

使用双目手术显微镜进行。去除耳垢和耵聍后，检查 TM 以排除任何异常情况。鼓膜切开术切口在鼓膜前上或前下象限进行。径向切口不能太大，以防止管挤出；但不能太小，要使异物钳可轻松插入。如果存在中耳积液，则应先吸除。当积液是脓性时，应将其吸出并送去培养（图 16–5）。如果 MEE 太厚无法通过大吸引器头从切开口处吸除，则在 TM 的下部注入无菌生理盐水置于管内或通过鼓膜切开术以增强积液的流动性。关于最佳的置管位置，仍然存在争议。前上象限置管，管在位时间相对较长；但该区域的持续穿孔更难愈合。

3. 鼓膜通气管的选择和指征

已经开发了许多不同的鼓膜通气管，但是大多数鼓膜通气管都是哑铃管和 T 型管。T 型管更

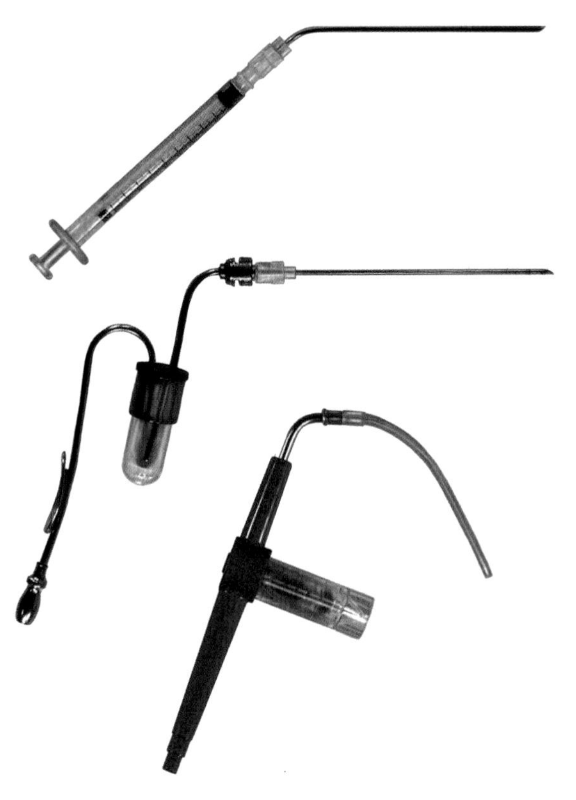

▲ 图 16-5 收集中耳积液的方法。从上到下：带脊髓穿刺针的注射器；带 Alden-Senturia 的吸引器头；三通

不易脱出。Weigel 及其同事开展了一项四种不同类型的随机前瞻性试验，75 名儿童随机戴 4 种不同的通气管[207]。在最初的两年，93% 的 Shepard 管、80% 的 Armstrong 管、66% 的 Reuter-Bobbin 管和 31% 的 Goode T 管都掉了出来。在 Pittsburgh 的研究中，Armstrong 型的临床寿命为 1 年左右；12 个月后有 50% 掉出，18 个月后高达 75%[193]。通气管的掉出时间与尺寸、内侧边缘形状、有无侧弯缘和管的材料相关。而且，管的涂层可以防止感染并因此影响掉出时间[208, 209]。

对于有复发性或持续性中耳炎病史的儿童，通气管最好至少保留一年。如果儿童在通气管堵塞或排出后复发，应该再次置管。对于年龄较大的儿童，建议使用持续时间较短的哑铃管，这些儿童在当时的季节之后症状不会反复。对症状持续存在的较大的儿童建议使用 T 型管或稍长的管进行治疗，因为持续发病可能是因为咽鼓管功能不良。T 型管也适用于反复置管后的儿童，因为哑铃管很快被排出。

4. 围术期和术后掉管

为了减少术后早期的耳漏和管堵塞，建议在手术时使用耳用抗菌药物滴剂，特别是如果有积液存在的情况下[210, 211]。作者建议只有 FDA 批准的滴耳液剂如氧氟沙星（Floxin）和环丙沙星加地塞米松（Ciprodex）是可使用的。

5. 术后随访

所有患者应在手术数周后复诊，行耳镜检查，以评估鼓室置管的状态。术前听力损失的患者应在术后进行重复听力评估。没有进行术前听力测试的患者也应行术后检查，以证明听力正常。通常在置管后 6～12 个月及此后每 6 个月或当出现问题时对其进行评估，以评估管和 TM 的状态。

6. 并发症和后遗症

(1) 耳漏：耳漏或穿孔是鼓膜置管术后的常见问题[212]。在鼓膜造孔置管的儿童中发生率高达 50%。术后短暂性耳漏发生率为 16%（范围 8.8%～42.0%），迟发的发生率为 26%（范围 4.3%～68.2%），复发性耳漏为 7.4%（范围 0.7%～19.6%），慢性耳漏为 3.4%（范围 1.4%～9.9%）[213]。如果不经处理急性耳道流水就会发展为慢性中耳炎。在 246 例儿童鼓膜置管急性耳漏患者中，42% 发现典型的 AOM 病原体（肺炎链球菌、流感嗜血杆菌、卡他莫拉菌和化脓性链球菌），44% 发现铜绿假单胞菌和金黄色葡萄球菌[212]。典型的 AOM 病原体在 6 岁以下儿童中比在大龄儿童中更常见（50% vs. 4.4%；$P < 0.001$）。铜绿假单胞菌在 6 岁及以上儿童中较年龄较小的儿童更常见（43.5% vs. 20.5%；$P = 0.052$）。Roland 等从 956 只急性中耳渗液中获得了 1309 株分离株，其中 17% 为肺炎链球菌，18% 为流感嗜血杆菌，13% 为金黄色葡萄球菌，12% 为铜绿假单胞菌，5% 为真菌[214]。一些临床试验已经证明，当通过鼓室置管或穿孔发生急性耳漏时，即使没有给予全身性抗生素，滴耳液如氧氟沙星耳用液和环丙沙星 - 地塞米松耳用悬液是有效的[215]。在患有严重全身症状的儿童中，应加入全身性生物治疗。环丙沙星与地塞米松联合用药已被证明优于氧氟沙星[216]。其他的

耳外用药物尚未得到FDA的批准，因为它们可能是耳毒性的，特别是含有氨基糖苷的耳部外用药物。如果积液在7～10d内不能消退，则应进行耳道抽吸，并从导管开口处获取培养标本，以确定致病病原体。如果是真菌感染，应该使用局部抗真菌药如克霉唑进行治疗。反复的抽吸是治疗中非常重要的一部分。然而对于儿童和父母来说，遵守频繁抽吸的方案可能是困难的。如果抽吸和局部治疗未能产生改善并且生物体对口服抗生素不敏感，则应考虑静脉注射抗生素、拔管或极少的情况下需要行简单的乳突切除术。乳突手术前应行颞骨的计算机断层扫描（CT）来评估手术的复杂性，年龄较大的儿童反复发作的耳漏，拔管是首选治疗方法，因为在这些儿童中，咽鼓管可能已经成熟，鼻咽部的分泌物可能会回流到中耳。此外，通气管偶尔可能充当异物，引起异物与颗粒组织形成和感染的反应。有报道在患有慢性耳漏的儿童取出的通气管上鉴定出了细菌。

(2) 鼓室硬化、萎缩和内陷囊袋：一项Meta分析回顾了134篇文章，估计了拔管后TM后遗症的发生率，并报道鼓室硬化发生率为32%（范围7.2%～64.3%），局灶性萎缩25%（范围1.6%～75.0%），内陷囊袋3.1%（范围0%～22.7%）[213]。管的类型（短与长）对这些没有显著影响。

Daly及其同事报道了在慢性OME患儿随访8年来研究置管后引起的后遗症[218]。138名儿童（275只耳）随访3年，其中84名患儿（167只耳朵）随访了8年，对鼓膜硬化、萎缩、内陷囊袋或穿孔、听力损失、静态导纳进行评估。一般而言，术后随访4～5年的后遗症发生率要高于随访6～8年。在3～8年的随访评估中，萎缩发生率67%，硬化发生率40%，穿孔发生率3%，但每年新的后遗症的发生率是下降的。然而，在8年的随访评估中，55%出现萎缩及紧张部或松弛部的回缩，这使儿童在青春期和成年期有继发中耳问题的风险。这些结果支持了对患者进行随访的必要性。

在报道先前引用的试验中快速与延迟管置管的儿童TM异常的发生率时[102]，Johnston及其同事指出，在接受通气管放置的儿童中，5岁时局部萎缩和鼓室钙化更为常见[219]。这些工作人员发现，6岁时的听力水平与TM的异常没有显著关系。

Caye-Thomasen及其同事报道了右耳鼓膜置管术（M & T）和左耳鼓膜切开术后25年TM病理学的总体患病率[220]。鼓室硬化和晚期萎缩在鼓室置管组更常见。随着时间的推移，TM回缩的患病率逐渐下降，而M & T耳朵中的鼓膜后遗症改变不多，但是在鼓膜切开耳中仍然增加。M & T或鼓膜切开术后25年的听力、鼓室模式和咽鼓管功能等与先前的治疗无关。

(3) 永久性穿孔：鼓膜置管后持续穿孔的发生率估计为4.8%［短管，2.2%（范围0%～12.3%）；长管，16.6%（范围0%～47.0%）］。此外，与短管相比，长管使穿孔的相对风险增加3.5（95%CI，2.6～4.9）。由鼓膜置管引起的穿孔通常很小，听力损失非常轻微。使用简单的脂肪移植物或手术凝胶（Gelfoam）、纸贴片或Steri条形鼓膜成形术可以轻松控制穿孔。Sckolnick及其同事发现，使用明胶鼓膜成形术的成功率高于使用脂肪移植物或纸质补片[221]。在修复鼓膜穿孔之前，确保咽鼓管功能良好是很重要的。否则，存在修补后中耳液体复发的风险。通常，对侧耳朵中的TM应该完好无损且1年内无感染。

(4) 胆脂瘤：对于所有类型的导管，胆脂瘤的综合发生率为0.7%，但对于短管，发生率为0.8%（范围0%～6.5%），而对于长管的发生率为1.4%（范围0%～3.0%）[213]。有几种机制都可能导致胆脂瘤的发生。可以插入鼓膜置管以防止胆脂瘤囊袋的回缩。然而，胆脂瘤可能是由于在鼓膜置管术向上生长或移植到中耳裂隙中的上皮而引起胆脂瘤。此外，在手术操作TM后可能发生鼓室内胆脂瘤。有鼓膜置管的患者需要在通气管在位期间进行定期随访，并在排出后进行复查，以评估TM和中耳的胆脂瘤形成的风险。

(5) 过早脱落：通气管早期脱落的概率为3.9%[213]。这很可能是中耳感染将管推入外耳道。通气管也可能插入的程度不够，特别是置管时因为感染鼓膜变厚时。萎缩性TM也可以出现早期管脱落。

(6) 管堵塞、鼓膜置管的管腔可能会因血痂、脓痂、肉芽组织或由中间位置的感染引起的息肉而受阻。堵塞的可能性是的 6.9%（范围 0%～37.3%）[213]。发生堵管时可以使用抽吸、罗森针或使用滴耳液 10～14d 的方法解决。如果堵管不能解决，但是在中耳内没有积液，可以将管子放在适当的位置并观察直至挤出。另一方面，如果液体积聚在中耳或反复感染，则可以更换通换管。

(7) 管位移到中耳：通气管道入中耳的发生率为 0.5%(范围 0%～1.3%)。最常发生在手术时，但也因后期感染或创伤所致，比较少见。如果在手术过程中通气管移位到中耳，应该尝试在手术时取出。但是，如果在完整的 TM 内看到通气管，那么必须评估风险，因为孩子需要行全身麻醉和鼓膜切开取出通气管。通气管移入完整的鼓膜内很少会引起其他问题。

(8) 保留鼓膜置管：鼓膜置管通常不需通过手术移除，因为大多数管都是自行排出的。然而，在一些儿童中，管仍保留在 TM 中，必须通过手术移除。移除鼓膜置管的指征包括以下临床情况。

①在 5—6 岁或更大的儿童中，在 1 年或更长时间内没有发病，一根保留，另一根脱落。

②具有良好咽鼓管功能的年龄较大的儿童保留双侧通气管（咽鼓管功能测试良好）。

③慢性或复发性耳漏无法通过医学方式进行控制，尤其是在年龄较大的儿童中，他们没有复发性耳漏，他们没有复发耳漏，可能是分泌物从鼻咽部返流到发育成熟的咽鼓管的原因。

④鼓膜置管嵌入肉芽组织导致阻塞。

在儿童中，大多数滞留的哑铃管在全身麻醉下移除。取出管后，可行纸片贴补或用明胶海绵进行鼓膜成形术。柔软的长 T 形管可以在较大儿童中使用。在这些儿童中，随访是必不可少的，以确定穿孔是否愈合或是否需要进行鼓膜成形术。

(9) 避免进水：已经发表了几项研究，包括两项 Meta 分析 [222, 223]，证明在避免进水的情况下，鼓膜置管术患者的耳漏发生率没有增加。在一项临床试验中，为了评估置入鼓膜通气管术后需要采取防水措施，我们将 201 名 6 个月至 6 岁的儿童随机分配到有或没有耳塞进行游泳和沐浴的组中，每月评估 1 次，评估 1 年 [224]。47% 的使用耳塞的儿童记录至少有一次耳漏发生，而没有耳塞的儿童则为 56%（$P = 0.21$）。使用耳塞的儿童每月平均耳漏率为 0.07，对于不使用耳塞的儿童则为 0.10（$P = 0.05$）。虽然不使用耳塞的儿童有较高的耳漏发生率，但使用耳塞的临床影响很小，使用时应该个别化，而不应作为常规推荐。

一项来自西北太平洋的临床调查用以对父母及患儿对于鼓室置管后游泳是否需要防水措施提供参考 [225]。共有 263 名医生参与调查（23.5% 相对率）。调查结果显示，大多数初级保健医生（83%）和大约一半的耳鼻咽喉科医生（47%）仍建议采用置管后游泳的预防措施。

最近的临床实践指导儿童行鼓膜置管术后，建议不要常规预防性使用防水措施，以避免对儿童活动造成不必要的限制，因为他们试图从理论上防止在沐浴和游泳期间中耳受水污染。避免接触水也至少造成一些社会不便，最坏的情况是对开发幼儿水安全技能不利 [163]。但是，对于一些儿童来说，应用防水措施可能需要谨慎一些，例如经常发生耳漏，特别是假单胞菌或金黄色葡萄球菌，以及有并发感染危险因素的患儿，水预防措施还是有必要的。此外，对水的预防措施可能有助于那些暴露在严重污染的水（湖泊）或无氯化的游泳池中的、深度潜水的、用肥皂水浸泡头部的浴缸的，或对在游泳期间经历耳朵不适的儿童。

（二）腺样体切除术

1. 腺样体切除术的基本原理

儿童行腺样体切除是基于较大的腺样体可能导致鼻咽阻塞和咽鼓管阻塞，影响中耳乳突系统通气 [226]。已发现患有中耳炎儿童的腺样组织中细菌定植增加，这可能会导致反复感染 [227]。Coticchia 及其同事已经证明腺样体被生物膜覆盖，可能是中耳疾病的细菌的储存器[23]。这可以解释在腺体切除术后获得的临床改善的原因。腺样体切除术对中耳炎患儿的影响与腺样体的大小无关[192, 198]。

2. 步骤

腺样体切除术需要通过气管插管或喉罩行全麻，并使用许多不同的技术方法进行，包括刮除术、电烙术、显微外科清创术或刮匙去除腺样体组织。当后鼻孔完全打开并且鼻咽平面平滑时，完成腺样体切除术。应该注意避免损伤咽鼓管圆枕，否则可能会导致管状狭窄和管道功能障碍。对于没有气道阻塞的黏膜下腭裂患儿，不建议进行中耳炎切除术，因为有发生腭咽炎的风险。如果存在阻塞，应进行部分腺样体切除术，并采用下方的腺样体组织进行腭闭合。其他并发症包括出血、呼吸窘迫和寰枢椎半脱位，这些情况都是罕见的。

七、中耳炎的并发症和后遗症

中耳炎的并发症和后遗症分为颅外（即颞骨或颈部）或颅内（在颅腔内）。在发达国家很少见，但在发展中国家仍然很常见。

由于细菌对最常见抗生素的耐药性增强，许多不同国家提倡明智地使用抗生素治疗，包括对急性中耳炎不使用抗生素进行观察。然而，延迟抗菌治疗可能会增加并发症的风险。Schilder 及其同事比较了各国急性乳突炎的抗生素处方率和各国急性乳突炎的发病率[228]。研究表明荷兰儿童急性乳突炎的发病率略高（约为每年每 10 万人中有 4 例），在荷兰，只有 31% 的 AOM 患者接受抗生素治疗，几乎所有的 AOM 病例都使用抗生素有关，发生率为每 100 000 人年仅有 2 例患者。最近的研究表明，使用抗生素治疗儿童 AOM 可能不会影响随后的急性乳突炎的发展。此外，肺炎链球菌在预结合肺炎球菌疫苗时代和后结合肺炎球菌疫苗时代引起的儿童乳突炎的比例没有差异。

（一）颅外并发症

中耳炎的颞内并发症包括听力损失、前庭和平衡问题、急性鼓膜穿孔、乳突炎、岩锥炎、迷路炎和面瘫。后遗症包括慢性化脓性中耳炎、中耳阻塞、粘连性中耳炎、胆脂瘤、胆固醇肉芽肿、鼓室硬化、听小骨中断和听力损失。

1. 听力损失和平衡问题

大多数 MEE 患儿的听力损失可能呈波动性或持续性。它通常是轻度到中度的损失，平均在 20～30dB[231]。AOM 或 OME 极少引起感音神经性听力下降。可能是由于感染通过圆窗或椭圆窗扩散或化脓并发症引起的。有中耳炎病史，但中耳无积液的儿童，行为测听表现为在高频（12~20kHz）听阈的增高[232]。

在 MEE 发作期间，平衡和前庭功能恶化，当积液结束或插入鼓室通气管时，这些功能得到改善[233]。此外，患有中耳炎的儿童视觉依赖性增强，可能是因为前庭功能变差，需要依赖其他非前庭感觉线索以维持平衡[234]。儿童可能延迟发展运动协调技能，例如走路或操纵环境；由此产生的“笨拙”可能使他们更容易发生意外。Stenström 和 Ingvarsson 报道说，与没有神经病学的儿童相比，整形外科和普通外科更常见到 Swedish 中耳炎[235]。

2. 言语语言与儿童发展

许多研究调查了中耳炎与儿童发育之间的关系。一些研究发现了某种关联，而另一些则未能发现。Paradise 及其同事报道说，在听力、语言言语和发育测试方面，早期和晚期鼓膜置管的中耳炎儿童没有区别[236]。正如 OME 指南中所指出的那样[168]，然而，建议患有 OME 的儿童每 3～6 个月接受一次听力测试，如果他们有任何因中耳炎而导致任何发育困难的风险，如明显的言语延迟，则应进行鼓膜置管放置的评估。

3. 乳突炎

乳突炎仍然是 AOM 最常见的化脓性并发症。因为乳突气囊与中耳相连续，在没有骨膜炎或骨炎的乳突炎大多数情况下代表更像是中耳炎的延续。在患有急性乳突炎的情况下，感染已扩散到覆盖乳突过程的骨膜。从乳突细胞扩散到骨膜通常是通过乳突间静脉。在伴有和不伴有骨膜下脓肿的骨炎的急性乳突炎中，感染可导致乳突气房的破坏，导致气房合并（即，乳突积脓），并且呈现为骨膜下脓肿。感染也可能向内到岩骨（岩骨炎）、迷路（迷路炎）、颈部（Bezold 脓肿）和面神经甚至颅内。

通过医学检查和成像系统，例如 CT 扫描和核磁共振，可以做出诊断。在早期阶段，没有乳突感染的特异性体征和症状，晚期发展为乳突区的红斑和压痛，水肿或骨膜下脓肿，耳廓前后移位，耳后皱褶消失。早期的 CT 扫描最常显示出浑浊的乳突；随着乳突骨的破坏，炎症过程可能会进展并导致骨炎。伴有和不伴有骨膜炎的乳突炎通常考虑行鼓膜穿刺术或鼓室置管术，而伴有骨炎和骨质破坏的乳突炎通常需要乳突切除术和鼓膜置管术。

（二）颅内并发症

中耳和乳突气囊系统靠近颅低，感染可扩散到颅内结构。由 AOM 引起的脑膜炎、侧窦血栓形成硬膜外脓肿、硬膜下脓肿、局灶性中耳脑炎、脑脓肿、乙状窦血栓形成和耳源性脑积水，这些严重的情况，可能会危及生命。症状和体征表现为持续性头痛、昏睡、乏力、易激惹、严重耳痛、发热、恶心呕吐，以及颅内并发症的迹象，包括颈部僵硬、局灶性癫痫发作、共济失调、视物模糊、视盘水肿、复视、偏瘫、失语、轮替动作困难、意向性震颤，除面部神经之外的颅神经异常、辨距困难和偏盲。任何患有脑膜炎感染的儿童，如脑膜炎或脑脓肿，都应进行中耳评估。

1. 脑膜炎

血液性扩散是从中耳到脑膜最常见的感染传播途径。它也可能通过预先形成的途径直接延伸或逆行性血栓性静脉炎发生。作为中耳炎并发症的脑膜炎需用高剂量的广谱抗生素治疗；然后根据 CSF 化验结果进行调整。及时行鼓膜穿刺或鼓室置管，收集分泌物以鉴定中耳炎的致病菌。当患者病情稳定时，可能需要行皮质乳突切开术或鼓室乳突切开术。

2. 硬膜外脓肿和硬膜下脓肿

硬膜外脓肿通常会因为胆脂瘤或炎症破坏与硬脑膜相邻的骨质，并且会出现肉芽组织和化脓性物质的累积。硬膜下脓肿是一种脓性物质的累积物，侵入硬脑膜和蛛网膜之间。治疗包括广谱抗生素及神经外科和耳鼻咽喉科医生的手术治疗。

3. 脑脓肿

耳源性脑脓肿可直接来自急性或慢性中耳感染或邻近组织感染的发展，例如侧窦血栓性静脉炎，岩锥炎或脑膜炎。诊断的依据是临床症状和体征的存在，以及 CT 和基础分析的结果。如果脓肿很深，脑脊液检查可能是阴性的。治疗包括广谱抗生素治疗和原发性手术治疗。对脑脓肿的治疗可能只包括足量的肠外抗生素治疗。

4. 侧窦血栓形成

侧窦和乙状窦血栓性静脉炎是由邻近的乳突感染引起的，乳突感染通过外膜炎症与窦壁接触，然后穿透静脉壁。在感染扩散到内膜后形成血栓，可能会堵塞管腔。栓塞可能导致其他疾病和高热。治疗包括肠外广谱抗菌药物；一些专家推荐使用抗凝血药，但还没有达成共识。手术治疗可能包括单独行鼓膜置管术或行鼓室乳突切除术。如果患者反复出现脓毒性栓塞，对于是否打开乙状窦或侧窦移除血栓或结扎颈静脉方面，也存在争议。

推荐阅读

American Academy of Family Physicians; American Academy of Otolaryngology–Head and Neck Surgery; American Academy of Pediatrics Subcommittee on Otitis Media with Effusion: Otitis media with effusion . *Pediatrics* 113 (5): 1412, 2004.

American Academy of Pediatrics. Committee on Infectious Diseases: Policy statement—Recommendations for the prevention of *Streptococcus pneumoniae* infections in infants and children: use of 13-valent pneumococcal conjugate vaccine (PCV13) and pneumococcal polysaccharide vaccine (PPSV23). *Pediatrics* 126: 186, 2010.

American Academy of Pediatrics Committee on Infectious Diseases 2012: Policy statement—recommendations for prevention and control of infl uenza in children, 2012-2013. *Pediatrics* 130 (4): 780, 2012.

Bluestone CD: *Eustachian tube: structure, function, role in otitis media*, Hamilton, Ontario , 2005, BC Decker.

Bluestone CD, Klein JO : *Otitis media in infants and children*, ed 4, Hamilton, Ontario, 2007, BC Decker.

Bluestone CD, Rosenfeld RM, editors: *Surgical atlas of pediatric otolaryngology*, Hamilton, Ontario, 2002, BC Decker.

Bluestone CD, Stool SE, Alper CM, et al, editors: *Pediatric otolaryngology*, ed 4, Philadelphia, 2003 , Saunders.

Centers for Disease Control, Vaccines and Immunizations: PCV13 (Pneumococcal Conjugate) Vaccine (accessed 4/3/13). http://www.cdc.gov/vaccines/vpd–vac/pneumo/vac–PCV13–adults.htm.

Lieberthal AS, Carroll AE, Chonmaitree T, et al: The diagnosis and management of acute otitis media. *Pediatrics* 131 (3): e964, 2013.

Report of the 10th Research Conference on Recent Advances in Otitis Media. *Otolaryngol Head Neck Surg* 148: suppl 4, 2013.

Rosenfeld RM, Bluestone CD, editors: *Evidence-based otitis media*, ed 2, Hamilton, Ontario, 2003, BC Decker.

Rosenfeld RM, Schwartz SR, Pynnonen MA, et al: Clinical practice guideline: tympanostomy tubes in children. *Otolaryngol Head Neck Surg* 149 (1 Suppl): S1, 2013 .

第四篇
感染与炎症

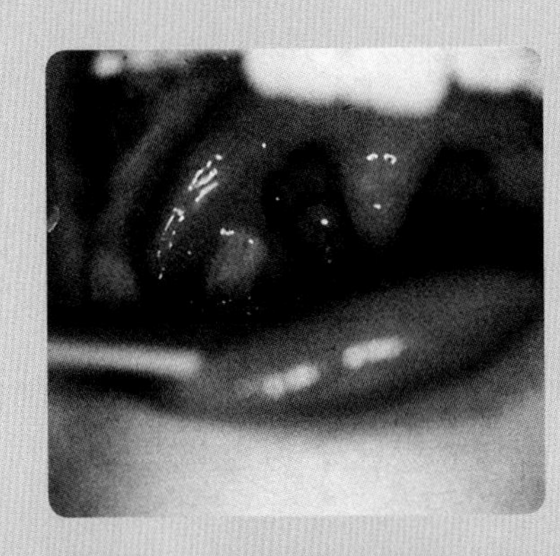

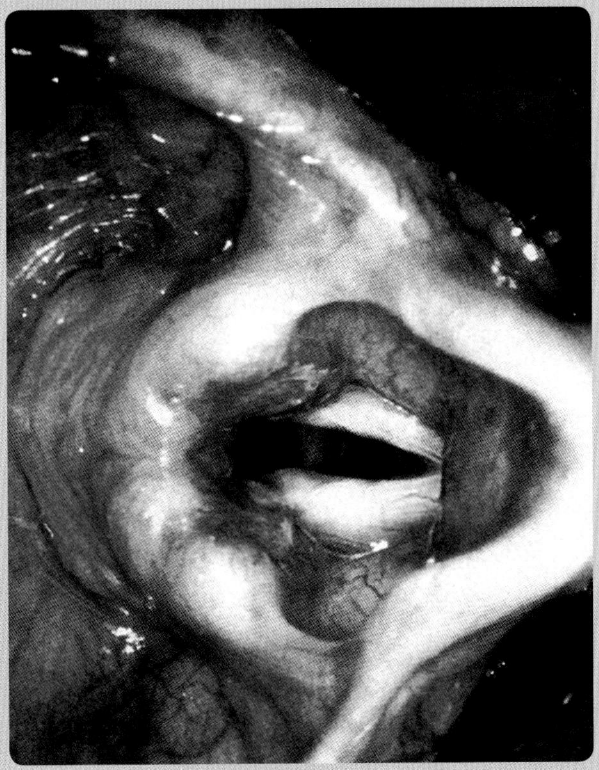

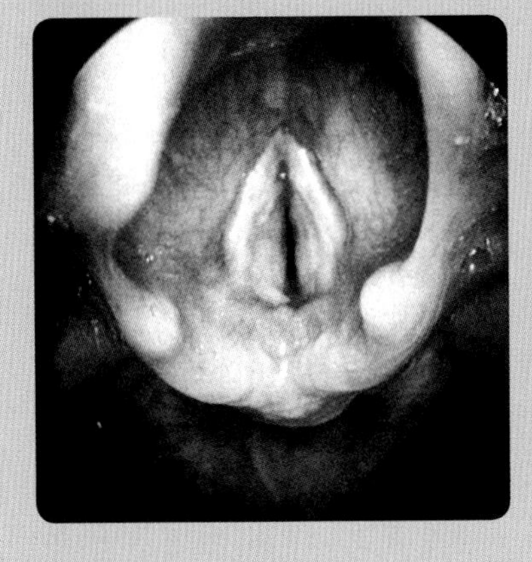

第17章 儿童慢性鼻窦炎

Pediatric Chronic Rhinosinusitis

Fuad M. Baroody　著

陈爱平　于　亮　译

要点

1. 儿童慢性鼻窦炎会影响患儿生活质量。
2. 儿童慢性鼻窦炎和腺样体炎的临床症状和体格检查有诸多相似之处，其鉴别诊断存在一定困难。
3. 患有慢性呼吸道疾病的儿童，Lund-Mackay CT 评分较低主要提示腺样体疾病，而较高的评分更可能与 CRS 相关。
4. 与成人慢性鼻窦炎相比，儿童慢性鼻窦炎鼻窦黏膜的主要炎性细胞为淋巴细胞，嗜酸细胞相对较少，黏膜上皮破坏也没有那么严重。
5. 儿童慢性鼻窦炎可行的治疗措施包括鼻腔盐水冲洗、口服抗生素、鼻喷激素和全身应用糖皮质激素，每一项都有其不同级别的循证医学证据。
6. 在接受腺样体切除的儿童中，约 50% 能改善慢性鼻窦炎的症状。目前还不清楚是消除了腺样体本身导致的症状还是消除了腺样体对鼻窦炎的不良影响。
7. 术中同时行上颌窦灌洗比单纯腺样体切除更能缓解鼻部症状。
8. 对于腺样体切除术后鼻部症状持续的患儿，内镜鼻窦手术是安全有效的。

一、定义和临床表现

（一）定义

儿童慢性鼻窦炎（chronic rhinosinusitis，CRS）是鼻和鼻窦的炎症，有两个或多个症状，包括鼻塞 / 鼻堵、鼻黏膜充血、流涕（前鼻 / 鼻后滴漏）、慢性咳嗽、鼻面部疼痛或压迫感[1]，一般来说，慢性鼻窦炎指的是症状持续 12 周以上而没有缓解。儿童慢性鼻窦炎的诊断客观检查也是必要的，如鼻内镜检查和（或）鼻窦 CT 扫描。

（二）流行病学

尽管 CRS 是一种常见病，但其确切的流行病学并不十分清楚，很多流行病学的研究是基于患儿的非特异性上呼吸道症状。有学者对患有慢性鼻漏、鼻塞、咳嗽的 196 名 3—14 岁儿童进行鼻窦 CT 扫描[2]。低年龄组儿童中，上颌窦炎症占 63%、筛窦炎症占 58%、蝶窦炎症占 29%，在 13—14 岁年龄组中鼻窦炎的发病率明显降低。在一项前瞻性的研究中，对 91 名患者（年龄 2—18 岁，存在两种上呼吸道过敏症状并且持续时间至少 3 个月）进行了 CT 扫描，63% 的患者有 CRS 的临床表现和 CT 检查结果阳性，36% 的患者没有鼻窦病变。年龄是慢性鼻窦炎最重要的相关危险因素，在 2—6 岁患儿中，73% 鼻窦 CT 检查有异常发现，6—10 岁有 74%，相比之下 10 岁以上儿童只有38%。研究表明，在有过敏性疾病或哮喘家族史的儿童中，一出生就被日托的儿童其鼻窦炎的发病率是不被日托的2.2倍[4]。

（三）临床症状

最常见的四个临床症状：咳嗽、流涕、鼻堵和鼻后滴漏，慢性咳嗽与儿童鼻窦炎关系密切[5,6]。Tatli及其同事研究发现慢性咳嗽的患儿有66%鼻窦CT检查有异常。儿童慢性鼻窦炎与病毒性上呼吸道感染、腺样体肥大、腺样体炎、变应性鼻炎等症状有重叠，其临床诊断存在一定困难。此外，病史主要来自于家长，难免带有主观判断，一些较年幼的儿童不能耐受鼻内镜的检查。年长的儿童慢性鼻窦炎与腺样体肥大、腺样体炎的鉴别诊断也存在困难。详尽的病史对诊断是至关重要的，一种常见的情况是上呼吸道感染可以加重鼻窦炎症状。

（四）生活质量

Cunningham及其同事[8]研究发现，那些药物治疗无效，需要手术干预的慢性和复发性鼻窦炎的儿童，其生活质量受到明显影响。在这些儿童中，生活质量评分明显低于其他常见的慢性疾病，如哮喘、多动症、少年类风湿关节炎和癫痫等。

SN-5调查问卷是由患儿父母完成的，主要反应发病前4周的情况[9]。它涵盖了五大方面，包括鼻窦感染、鼻堵、过敏症状、用药情况、精神沮丧及活动受限。这项研究对CT扫描评分与CRS[10]症状进行了相关性分析，并证实CT评分与患者症状呈正相关[9]。然而，没有充分的证据表明手术干预能提高SN-5评分[11]。

二、病理生理学

（一）解剖因素

窦口鼻道复合体与成人鼻窦炎关系密切，在新生儿中，尽管它未发育成熟，但基本结构已经显现。一项研究对65例有持续慢性鼻窦炎症状的儿童行CT扫描，发现最常见的变异是鼻丘气房，其次是泡状中鼻甲、反向中鼻甲和Haller气房[12]。然而有作者研究发现，解剖变异和鼻窦炎影像严重程度并无直接关系。很难评估儿童CRS中解剖变异的重要性，因为缺乏有效的对照。目前的证据表明，尽管存在这些常见的解剖因素，但是看起来和CRS的严重程度并不相关。

（二）细菌学

很难确认CRS的致病菌，因为细菌菌落浓度较低，各方数据不一。术中分泌物细菌培养的患者都经过了抗生素治疗。本研究中，常见的致病微生物包括甲型溶血性链球菌、金黄色葡萄球菌、肺炎链球菌、流感嗜血杆菌和卡他莫拉菌[13,14]，厌氧菌很少见[15]。

（三）生物膜

细菌生物膜是由一种复杂集合体，具有保护性和黏合性，据推测，细菌生物膜对细菌有保护作用，并可能使CRS患者对抗生素产生耐药性。Sanclement及其同事[16]从80%鼻窦手术标本中证实了生物膜的存在，但在儿童鼻窦炎中，细菌生物膜的作用需要更多的研究来明确。

（四）腺样体在儿童鼻窦炎中的作用

腺样体邻近鼻窦，腺样体切除术可以明显改善一些儿童的鼻窦炎症状。Zuliani团队研究发现，88%～99%鼻窦炎患儿的腺样体黏膜表面有一层致密的生物膜，而OSAHS患儿此生物膜出现率仅有0%～6.5%[17]，这项研究说明了为什么腺样体切除对耐药的慢性鼻窦炎的治疗有效。另一项研究发现，肥大腺样体表面和慢性或复发性鼻窦炎的中鼻道有相似的病菌学，因此腺样体的细菌培养结果可以预测中鼻道[18]。此外，儿童腺样体细菌的检出率与鼻窦炎的严重程度成正比[19]。相比之下，在接受腺样体切除术并且有流涕症状的患儿中，没有发现腺样体的大小与CT所表现的鼻窦炎的严重程度之间具有相关性。这表明鼻腔分泌物增多可能是腺样体炎所导致的，或者腺样体对CRS的影响可能是其细菌而不是其大小。总之，目前的证据支持腺样体肥大影响CRS的发病率，但没有证据证明正常的腺样体对儿童慢性鼻窦炎有影响。

（五）细胞学研究

研究表明，嗜酸性粒细胞和$CD4^{+}$淋巴细胞在年长儿童的慢性鼻窦炎中发挥重要作用[21, 22]。Chan及其同事[23]在年幼儿童中进行了类似研究，发现儿童上颌窦黏膜中中性粒细胞和淋巴细胞明显高于成人，上皮破坏较少，基底膜变厚少见，但嗜酸性粒细胞和主要基质碱性蛋白较少。相比于成人慢性鼻窦炎，年幼儿童的慢性鼻窦炎中CD8阳性细胞、中性粒细胞、巨噬细胞、B淋巴细胞和浆细胞数量较多[24]。不同年龄组儿童的组织标本中，嗜酸性粒细胞与中性粒细胞的比例具有统计学差异（在年长儿童中，以嗜酸性粒细胞为主。在年幼儿童中，以中性粒细胞为主）。

三、共患疾病

对于难治性鼻窦炎患儿，多学科诊治是非常有必要的，包括免疫学、传染病学、胃肠病学、肺病学、遗传学。

（一）变应性鼻炎

儿童变应性鼻炎通常与CRS共存。对成人和儿童的难治性鼻窦炎进行放射过敏原吸附试验（RAST）与CT扫描，发现40%的患者有特应性，RAST阳性患者比阴性患者具有较高的CT评分[25]。在泰国对100例儿童慢性鼻窦炎患者（符合临床诊断标准而且也得到鼻窦平片证实）研究发现，53%的患者吸入性过敏原皮肤点刺实验阳性，从而推测过敏性鼻炎与CRS有关[26]。然而，比利时对过敏和非过敏的儿童进行鼻窦CT扫描，发现有过敏疾病的患儿有61%鼻窦密度增高，而非过敏疾病的患者有64%，表明过敏并不是导致鼻窦CT异常的主要因素。一项针对有上呼吸道症状的患儿的研究也得出了类似的阴性结果，发现过敏状态和CT异常之间无相关性[27]。过敏人群鼻窦炎的患病率为63%，而非过敏人群为75%。在意大利对351例儿童进行调查研究，慢性鼻窦炎的患儿过敏实验阳性率为30%，普通人群的阳性率为32%，两者之间无统计学差异[28]。超过6岁的儿童过敏实验阳性率明显高于3岁以下的儿童。因此在儿童中，过敏和CRS的因果关系存在争议。大龄儿童有明显的变应性鼻炎症状时，应进行过敏原检测。

（二）哮喘

在儿童群体中哮喘是另外一个常常与CRS伴发的疾病。Rachelefsky及其同事[29]随机抽取48名患有中重度哮喘同时合并CRS的儿童，对CRS进行药物治疗或手术干预，结果有80%的儿童能够终止哮喘的药物治疗。此外，当鼻窦炎复发的时候，哮喘也随之复发。在另一项研究中，Tosca及其同事[30]选取18例5—12岁的儿童患者，这些儿童都是哮喘控制欠佳同时合并CRS，进行14d的抗生素、鼻用和全身糖皮质激素治疗，1个月后评估疗效。除了鼻部症状的改善外，肺活量、哮鸣音和鼻分泌物的炎症指标均有明显改善。所有这些研究都支持一个基本概念：CRS的有效控制对难治性哮喘的优化治疗是非常重要的。然而，目前所有的研究都有局限性：缺乏良好的对照或不同治疗手段的随机分组对照。因此，儿童CRS与哮喘的关系在很大程度上仍然是描述性的。

（三）胃食管反流疾病

一些研究表明胃食管反流病（gastroesophageal reflux disease，GERD）与鼻窦炎有关，Phipps及其同事[31]对儿童CRS进行了一项前瞻性研究，通过pH棒证实63%的儿童CRS合并有GERD。此外，经验性治疗GERD后，鼻窦炎症状有了明显改善。有学者进行了大数据对照研究，包括了1980例2—18岁GERD儿童患者和7920例正常人群作为对照，发现GERD组中鼻窦炎的发病率为4.19%，而对照组为1.35%[32]。一项回顾性研究显示对CRS合并GERD患者进行GERD治疗，可使许多患者免于手术，但这些研究缺乏安慰剂对照[33]。对儿童CRS进行常规的抗反流治疗是不推荐的，因为CRS和GERD的相关性还需要进一步的对照研究。

（四）免疫缺陷

人类的免疫功能异常包括：低亚类IgG、低IgA和对肺炎球菌抗原的免疫低下[34-36]。在一项非盲的初步研究中，对6例药物治疗失败的CRS

患儿进行了长达 1 年的 IgG 静脉注射治疗 [37]，抗生素的使用天数从 183d 降到 84d，鼻窦炎的发作次数从每年 9 次降到 4 次。CT 扫描结果也有明显改善。因此应认真评估患有慢性鼻窦炎儿童的免疫功能、免疫球蛋白定量和效价与肺炎球菌滴度的关系。

（五）不动纤毛综合征

纤毛功能异常最常见的原因是不动纤毛综合征（primary ciliary dyskinesia，PCD），是一种常染色体隐性遗传疾病，发病率为 1/15 000[38]。大约有 50% 的 PCD 患儿同时患有 Kartagener 综合征（内脏转位、支气管扩张和 CRS）。对于患有非典型的哮喘、支气管扩张、慢性黏液样湿性咳嗽、鼻窦炎、慢性重症中耳炎的患儿应考虑有 PCD 的可能 [39]。疑似患者应该做鼻腔 NO 水平筛查，PCD 患者 NO 水平往往低于对照组，或者做活体糖精试验。确诊 PCD 需要黏膜活检，在扫描电镜下观察纤毛的运动 [40]。取材部位通常选择气管隆突或鼻腔。鼻腔的慢性炎症往往会影响到纤毛形态，干扰结果的判断。气管隆突取材虽然需要气管镜，但结果相对准确。

（六）囊性纤维化

囊性纤维化（cystic fibrosis，CF）是由 CFTR 基因突变引起的常染色体隐性遗传病。每 3500 例新生儿中大约有 1 例患 CF。环腺苷酸介导上皮细胞分泌氯化物功能异常和外分泌导致分泌物黏稠度增加共同导致了支气管扩张、胰腺功能不全、CRS 和鼻息肉。CF 是儿童鼻息肉病的一个原因，其鼻息肉的发病率为 7%～50%，慢性鼻窦炎的发病率非常高 [41, 42]。

四、诊断检查

首先是完整的病史采集，然后用前鼻镜检查鼻腔黏膜及分泌物引流，依次检查中鼻道、下鼻甲。年幼儿童通常用前鼻镜检查，借助电耳镜会有更好的放大作用，局部应用减充血药更有利于观察。口腔的检查可以发现有无鼻涕倒流，常可见咽后壁鹅卵石样滤泡或扁桃体肥大。对于耐受力好的大龄儿童强烈推荐鼻内镜检查，这样可以深入观察中鼻道、腺样体及鼻咽部。儿童鼻息肉不常见，若是发现鼻息肉应考虑到 CF 或变应性真菌性鼻窦炎的可能。尽管有些儿童患有上颌窦后鼻孔息肉，它通常是单侧发病，其余的窦腔无病变，这有助于上颌窦后鼻孔息肉和 CF 的鉴别。变应性真菌性鼻窦炎也有其典型的临床特征，包括多发性鼻息肉和典型的 CT、磁共振影像特征 [43]。皮肤点刺试验或变应原血清学检查，免疫缺陷试验、汗液氯化物或基因检测可排除 CF，纤毛功能可通过临床表现推断。

对于常规药物治疗无效的患者，细菌培养结果对决定是否继续抗生素治疗是有帮助的。在儿童中，有证据表明中鼻道的分泌物细菌培养和手术时获得的上颌窦和筛窦的分泌物培养密切相关 [44]。Hsin 及其同事 [45] 进行了一项研究，对于药物治疗效果欠佳的儿童在全麻下分别取中鼻道分泌物和上颌窦抽吸物，分别做细菌培养，发现这两者有 78% 的相关性。内镜采样敏感性为 75%，特异性为 88.9%，阳性预测值为 96%，阴性预测值为 50%，与上颌窦穿刺相比，准确率是 50%。中鼻道的样本获得，用抽吸法（准确率 87%）比拭子法（准确率 66%）更准确 [46]。局部麻醉下硬质内镜取样适用于年龄较大，耐受力较好的儿童，这对指导治疗也是非常有必要的。对于那些全身麻醉的儿童，上颌窦穿刺物培养是诊断的金标准，同时做鼻窦盥洗，一举两得。

儿童 CRS 的诊断一般是结合临床症状和体格检查，单靠病史很难区分是 CRS 还是腺样体炎，特别是对于年幼的儿童 [47]。对于可疑 CRS 的患儿可行鼻窦 CT 检查，平片一般不推荐 [48]。CT 扫描可以发现最大化治疗后的残余病变和解剖变异，指导后续的治疗及是否需要手术干预。术前 CT 扫描可以了解剖变异，明确骨质缺损或薄弱的部位 [49]。病变最常累及上颌窦（99%），其次是筛窦（91%）[7]。变应性真菌性鼻窦炎与 CF 的 CT 扫描有相似性（图 17–1 和图 17–2）。当怀疑有鼻窦并发症的时候，应行鼻窦、眼眶、颅脑的磁共振检查（图 17–3）。

有学者对无鼻窦炎症状的儿童进行鼻窦 CT 扫描，发现解剖变异率为 18%[50]～45%[51]。

Lund–Mackay 系统是基于 CT 评分来预测 CRS 的。一项研究显示 Lund–Mackay 评分 2.8 的儿童没有鼻窦炎症状[52]，Lund–Mackay 评分 2 分或 2 分以下的儿童有良好的阴性预测扫描值，而评分 5 分或更高的分数则表示有良好的阳性预测值，其敏感性为 86%，特异性为 85%[53]。确立区分 CRS 和腺样体炎的诊断标准还需要进一步研究。

五、药物治疗

（一）抗生素

少数文献认为抗生素治疗儿童鼻窦炎有效，但证据并不充分。Otten 及其同事[54]将 141 名患有 CRS 的儿童（通过症状、体格检查和平片诊断）随机分为 3 组，疗程 10d。A 组：安慰剂组，盐水滴鼻；B 组：0.5% 甲氧唑啉滴鼻剂，同时阿莫西林 250mg 口服，每日 3 次；C 组：上颌窦穿刺并用甲氧唑啉和阿莫西林灌洗至少 5d。随访 26 周，总治愈率 69%，3 组治愈率无显著性差异。方法上的局限性包括缺乏随机化或双盲性，以及安慰剂组中生理盐水的可能治疗作用。此外，筛窦没有被评估，X 线片被用作客观的诊断手段。

随后，对 79 名 2—12 岁健康儿童 CRS 进行随机双盲研究，所有患者均进行抽吸和冲洗，然后随机分为头孢克洛组和安慰剂组，头孢克洛组口服头孢克洛 20mg/（kg・d），疗程 1 周，并

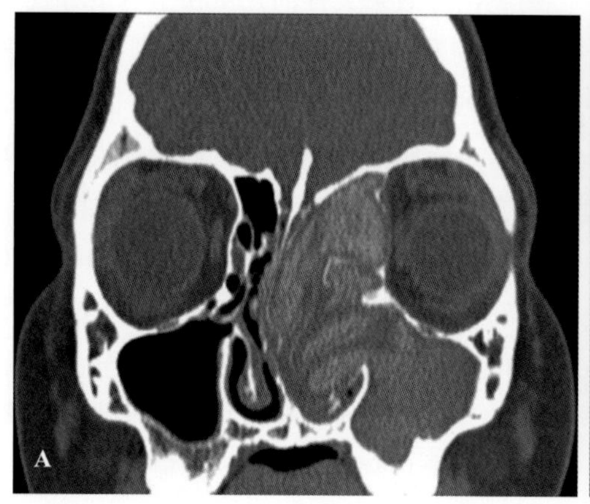
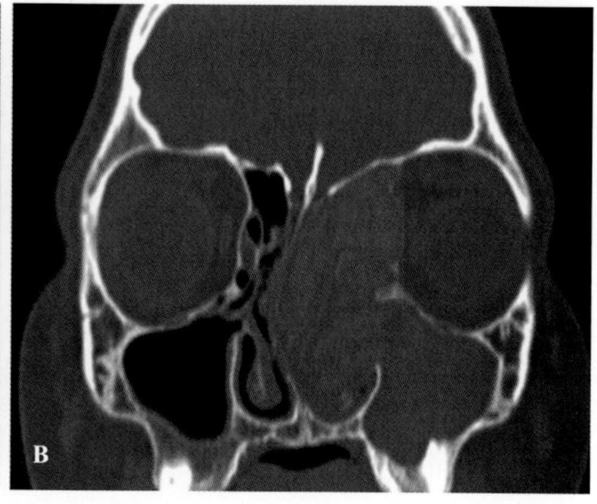

▲ 图 17–1　青少年变应性真菌性鼻窦炎冠状位 CT 扫描。软窗显示上颌窦及筛窦呈膨胀性改变，左侧眼眶受压，鼻中隔被推向右侧（A）。骨窗显示窦内云絮状阴影，对应的是变应性黏蛋白，骨质受压变薄（B）

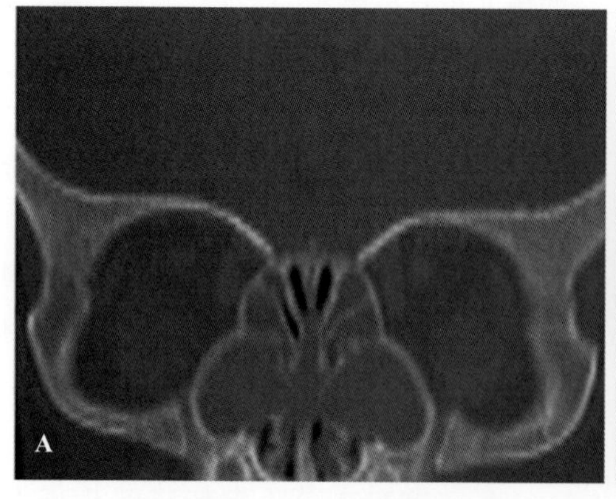
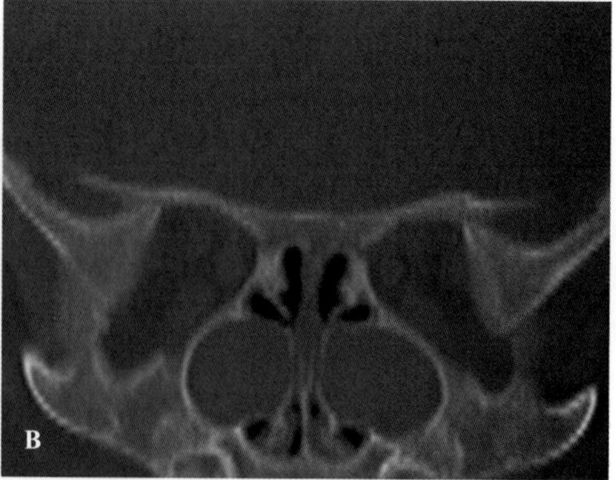

▲ 图 17–2　图 A 和图 B 显示一个 10 月龄的 CF 患儿发生双侧上颌窦黏液囊肿，将上颌窦内壁向内侧推移，引起鼻塞。需要手术减压，以改善鼻腔通气。注意上颌窦内侧壁的内侧移位，导致冠状位扫描骨窗显示的鼻塞

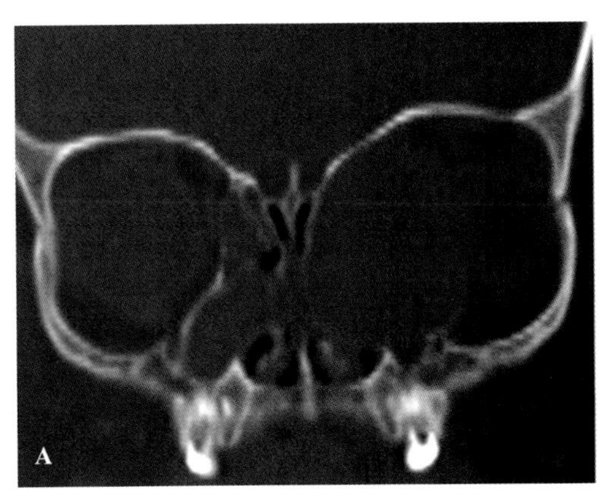

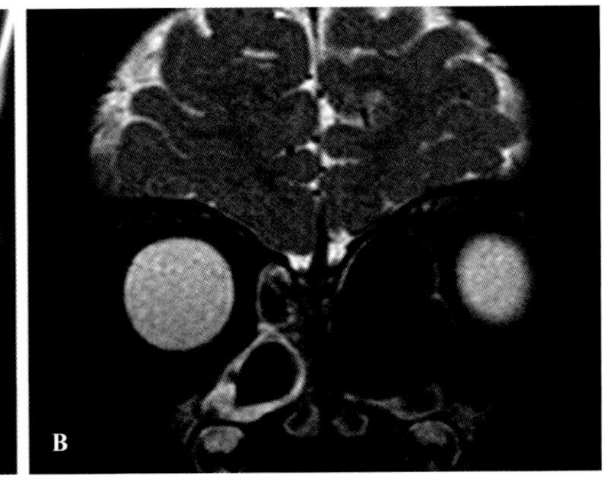

▲ 图 17-3 一个 16 月龄的 CF 患儿发生巨大筛窦黏液囊肿

A. 冠状位骨窗 CT 显示巨大筛窦囊肿，向外侧推压眶内容。B. T_2 加权冠状位磁共振显示囊肿边缘水肿的黏膜和中央凝固的黏液

于 6 周后评估疗效。头孢克洛组（64.8%）和安慰剂组（52.5%）患儿的治愈率差异无统计学意义。这项研究局限性在于使用 X 线片来评估鼻窦，并且在所有儿童中进行的初始抽吸和冲洗可能提供了有效治疗，使得抗生素效能无法被检测到。

尽管缺乏足够的证据证明抗生素治疗儿童 CRS 的有效性，无论长期还是短期，但在实际临床工作中经常经验性使用阿莫西林、阿莫西林 / 克拉维酸、头孢菌素，并且在药物过敏的情况下使用大环内酯类和（或）克林霉素，治疗时间通常 3～6 周不等。鉴于缺乏证据支持，必须权衡经验性使用抗生素的潜在益处和增加诱导抗生素耐药性的风险之间的利弊。也很难确定抗生素治疗有效的患者是真的患有慢性鼻窦炎还是慢性鼻窦炎正处于急性发作期。因此建议选择最窄谱的抗生素，以覆盖该地区的流行病学细菌谱。

最大化药物治疗失败的 CRS 儿童，静脉注射抗生素能否取代手术治疗，有学者对此进行了研究。对 70 名儿童进行回顾性分析，89% 的患者在上颌窦灌洗和选择性腺样体切除术后，随后进行了 1～4 周的静脉注射抗生素（根据细菌培养结果选用抗生素）治疗，症状完全缓解 [56]。头孢呋辛是最常用的，其次是氨苄西林舒巴坦、替卡西林克拉维酸和万古霉素。治疗成功率很高，也没有发生严重不良反应。另外一项类似研究回顾性分析了 22 名难治性 CRS 儿童，他们都是已经接受了腺样体切除术的患儿，并且药物治疗失败。对其进行了上颌窦穿刺灌洗，然后静脉注射抗生素（根据细菌培养结果选用抗生素）治疗，直到症状缓解（平均治疗时间是 5 周）[57]。所有患者在静脉注射抗生素治疗结束后症状得到控制，89% 的患者症状长期改善（≥ 12 个月，从静脉注射终结开始算起）。回顾性分析的缺点是缺乏随机化和安慰剂对照，影响了上述研究的价值。此外，当使用其他干预措施时，如鼻窦的冲洗 / 抽吸和腺样体切除术，很难说治疗效果是静脉注射抗生素的作用。因此，没有充足的证据表明单独使用静脉滴注抗生素治疗儿童鼻窦炎是有效的。

（二）糖皮质激素

虽然没有随机对照试验来评估鼻用糖皮质激素对儿童 CRS 的治疗作用，然而，鼻用糖皮质激素在成人 CRS（伴和不伴鼻息肉）的有效性 [58, 58]，以及在儿童变应性鼻炎中的有效性和安全性，使得鼻用糖皮质激素成为儿童 CRS 的良好选择 [60-62]。最近对患有 CRS、病程超过 3 个月和 CT 表现异常的儿童进行了安慰剂对照、随机双盲研究 [63]。随机分为两组，甲泼尼龙组，口服甲泼尼龙 15d，逐渐减量。对照组，口服安慰剂治疗 15d。所有患儿均用阿莫西林 / 克拉维酸治疗 30d，参照基线比较疗效，两组患者的所有参数（症状和 CT 评分）均显著改善，口服糖皮质激素组在咳嗽、CT 扫描评分、鼻塞、鼻后滴漏和全身症状评分方面，明显优于安慰剂组。不幸的是，由于缺乏对照，单独使用抗生素有效性的证据被削弱了，但是抗生素和糖皮质激素联合应用明显优于单用抗生素在这项研究中得到支持。

六、辅助治疗

鼻腔冲洗和减充血药能有效降低鼻窦炎发作频率。对2—6岁的儿童进行了一项随机、双盲、对照研究，分别给予等渗盐水喷鼻（每日1～2次）和减充血药治疗14d[64]。效果评估包括黏膜炎症与鼻腔通畅度，结果表明两组患者的预后均有改善，无显著性差异。结果是盐水喷雾没有观察到不良反应，但是减充血药有过度使用的倾向。

最近的Cochrane回顾性分析随机的单用生理盐水冲洗、安慰剂或不做任何治疗，生理盐水冲洗辅助治疗、其他治疗方式的治疗效果[65]。共有八项试验符合纳入标准，其中的三项在儿童中实施。总的来说，有证据表明单用生理盐水冲洗减轻CRS的症状是有效的。在一项对40例CRS患儿的随机、前瞻、双盲研究中，患者用生理盐水或生理盐水/庆大霉素冲洗，每日一次，疗程6周，3周后两组的QOL评分、6周后两组的CT评分均显著改善。两组治疗效果无差异，也就意味着在生理盐水中加入庆大霉素并没有额外受益[66]。无论是抗组胺药还是抗白三烯治疗，还没有证据表明其有效性。但是对于合并变应性鼻炎的CRS患儿，备用这些药物是明智的选择。

七、外科治疗

外科手术干预通常限于那些最大化药物治疗失败的患儿。然而，最大化药物治疗的定义并不统一，但通常包括一个疗程的抗生素治疗，鼻腔内和（或）全身应用糖皮质激素治疗及鼻腔盐水灌洗。腺样体切除术（术中进行或不进行鼻窦冲洗）、球囊扩张术，还有功能性内镜鼻窦手术（functional endoscopic sinus surgery，FESS）是最常用的方法。

（一）腺样体切除术伴或不伴鼻窦冲洗及球囊扩张术

正如先前讨论的那样，腺样体肥大在儿童CRS中扮演重要角色。最近的Meta分析表明，单一行腺样体切除术使一半甚至更多的CRS患儿受益[67]。Ramadan和Tiu[68]发现那些年龄小于7岁及哮喘的儿童单纯行腺样体切除术效果并不理想，仍然需要行功能性鼻窦内镜手术治疗。在行腺样体切除术时往往同时行上颌窦冲洗。Ramadan及其同事[69]分析了60例患有慢性鼻窦炎行腺样体切除术的儿童，术中行或不行鼻窦冲洗，12个月后单纯行腺样体切除术的儿童治愈率为61%，接受腺样体切除术+鼻窦冲洗的儿童治愈率为88%。对于那些Lund Mackay–CT评分高和哮喘儿童，腺样体切除术+鼻窦冲洗治愈率要高于单独行腺样体切除。Criddle及其同事[70]也得出了类似的结论。

美国食品药品管理局在2006年批准在儿童中使用球囊扩张术，初步研究表明这项治疗是安全可行的[71]。在最近的一项非随机的前瞻性研究中表明，最大限度药物治疗失败的CRS儿童，行球囊扩张术后80%的患儿症状改善，而单独行腺样体切除术的儿童症状改善率为52.6%（$P < 0.05$）[72]。但是有些儿童同时也进行了鼻窦冲洗，很难区分是球囊扩张还是盐水冲洗起了治疗作用。患有CRS的儿童行腺样体切除术失败后，球囊扩张也术1年治愈率为81%[73]。总之，对于那些最大化药物治疗失败的CRS儿童，大量文献支持首选腺样体切除术+鼻窦冲洗。球囊扩张术是否增加了腺样体切除+鼻窦冲洗的受益性，还缺乏有力证据。

（二）功能性内镜鼻窦手术

一项关于FESS手术的Meta分析表明，CRS儿童术后的症状改善率为88%，并发症的发生率很低[74]。FESS手术能否对儿童面部发育造成不良影响一直是外科医生担心的问题，最近的一项长期随访研究减少了医生的担心[75]。许多人主张儿童FESS要保守，仅限于清除任何明显的梗阻（如息肉、泡性中鼻甲），只行前筛开放和上颌窦开放。这种手术方法通常能显著改善症状，鼻塞（91%）、鼻漏（90%）、鼻后滴漏（90%）、头痛（97%）、嗅觉减退（89%）和慢性咳嗽（96%）[76]。术后通常需要进行内镜清理换药，术中填塞可吸收材料和局部应用糖皮质激素可以减少术后换药的次数[77-79]。

关于儿童FESS失败原因的报道甚少，最全面的研究报道了176例儿童中的23个（占13%）FESS失败，需要二次修正。最常见的并发症是粘连（57%）和上颌窦口狭窄或上颌窦口未开放（52%）[80]。一项回顾性研究发现，39.6%的患者在行外科手术后仍有超过3个月的黏脓鼻漏[81]。鼻息肉病、变应性鼻炎病史、男性患儿FESS更容易出现问题。

总之，对患有CRS的儿童在最大化药物治疗失败后，首选腺样体切除术+上颌窦冲洗，伴或不伴球囊扩张术，治疗后再次复发的患儿行FESS手术。相比之下患有囊性纤维化、鼻息肉、鼻息肉病、变应性真菌性鼻窦炎的儿童，首选FESS手术，以减轻长时间药物治疗带来的经济负担，尽管大多数支持数据不是出自随机前瞻性研究。非常明确的是前瞻性、随机、对照临床研究是非常必要的，而且需要对术前疾病严重程度通过CT评分和症状问卷调查加以控制。治疗方式包括单独腺样体切除术、腺样体切除+鼻窦冲洗、腺样体切除+鼻窦冲洗+上颌窦球囊扩张、鼻内镜手术和单一药物治疗。

八、结论

儿童CRS致病原因是多方面的，包括细菌感染和炎性因子。腺样体对儿童鼻窦炎的影响是显而易见的。儿童CRS主要是药物保守治疗，外科手术治疗仅限于那些少数药物治疗无效的患者。相比成人CRS，儿童CRS各项治疗缺乏有力的证据支持，需要进一步的研究。

推荐阅读

Baroody FM, Hughes C, McDowell P , et al : Eosinophilia in chronic childhood sinusitis. *Arch Otolaryngol Head Neck Surg* 117: 179 – 181, 1991.

Bhattacharyya N, Jones DT, Hill M, et al : The diagnostic accuracy of computed tomography in pediatric chronic rhinosinusitis . Arch *Otolaryngol Head Neck Surg* 130: 1029 – 1032, 2004.

Bothwell MR, Piccirillo JF, Lusk RP, et al: Long–term outcome of facial growth after functional endoscopic sinus surgery. *Otolaryngol Head Neck Surg* 126 (6): 628 – 634, 2002.

Brietzke SE, Brigger MT: Adenoidectomy outcomes in pediatric rhinosinusitis: a meta–analysis . *Int J Pediatr Otorhinolaryngol* 72: 1541 – 1545, 2008.

Bush A, Chodhari R, Collins N , et al: Primary ciliary dyskinesia: current state of the art. *Arch Dis Child* 92: 1136 – 1140, 2007.

Chan KH, Abzug MJ, Coffinet L, et al : Chronic rhinosinusitis in young children differs from adults: a histopathology study. *J Pediatr* 144 (2): 206 – 212, 2004.

Cunningham MJ , Chiu EJ , Landgraf JM , et al : The health impact of chronic recurrent rhinosinusitis in children . Arch *Otolaryngol Head Neck Surg* 126 : 1363 – 1368 , 2000 .

El–Serag HB, Gilger M, Kuebeler M, et al: Extraesophageal associations of gastroesophageal reflux disease in children without neurological defects. *Gasteroenterology* 121: 1294 – 1299, 2001.

Fokkens WJ, Lund VJ, Mullol J, et al: The European Position Paper on Rhinosinusitis and Nasal Polyps 2012. *Rhinology* Suppl 23: 1 – 299, 2012.

Gysin C, Alothman GA, Papsin BC: Sinonasal disease in cystic fibrosis: clinical characteristics, diagnosis, and management. *Pediatr Pulmonol* 30: 481 – 489, 2000.

Harvey R, Hannan SA, Badia L, et al: Nasal saline irrigations for the symptoms of chronic rhinosinusitis. *Cochrane Database Syst Rev* 3: CD006394, 2007.

Hebert RL, 2nd , Bent JP, 3rd: Meta–analysis of outcomes of pediatric functional endoscopic sinus surgery. *Laryngoscope* 108 (6): 796 – 799, 1998.

Hill M, Bhattacharyya N, Hall TR, et al: Incidental paranasal sinus imaging abnormalities and the normal Lund score in children. *Otolaryngol Head Neck Surg* 130: 171 – 175, 2004.

Kalish LH, Arendts G, Sacks R, et al: Topical steroids in chronic rhinosinusitis without polyps: a systematic review and meta–analysis. *Otolaryngol Head Neck Surg* 141: 674 – 683, 2009.

Manning SC, Merkel M , Kriesel K, et al: Computed tomography and magnetic resonance diagnosis of allergic fungal sinusitis. *Laryngoscope* 107 (2): 170 – 176, 1997.

Nguyen KL, Corbett ML, Garcia DP, et al: Chronic sinusitis among pediatric patients with chronic respiratory complaints. *J Allergy Clin Immunol* 92 : 824 – 830, 1993.

Otten HW, Antvelink JB, Ruyter De Wildt H, et al: Is antibiotic treatment of chronic sinusitis effective in children? *Clin*

Otolaryngol 19: 215 – 217, 1994.

Ozturk F, Bakirtas A, Ileri F, et al: Efficacy and tolerability of systemic methylprednisolone in children and adolescents with chronic rhinosinusitis: a double-blind, placebo-controlled randomized trial. *J Allergy Clin Immunol* 128 : 348 – 352, 2011.

Ramadan HH , Bueller H , Hester ST , et al : Sinus balloon catheter dilation after adenoidectomy failure for children with chronic rhinosinusitis. *Arch Otolaryngol Head Neck Surg* 138 (7): 635 – 637, 2012.

Ramadan HH, Cost JL: Outcome of adenoidectomy versus adenoidectomy with maxillary sinus wash for chronic rhinosinusitis in children. *Laryngoscope* 118 (5): 871 – 873, 2008.

Sanclement JA, Webster P, Thomas J, et al: Bacterial biofilms in surgical specimens of patients with chronic rhinosinusitis. *Laryngoscope* 115: 578 – 582, 2005.

Zuliani G, Carron M , Gurrola J, et al: Identification of adenoid biofilms in chronic rhinosinusitis . *Int J Pediatr Otorhinolaryngol* 70 (9): 1613 – 1616, 2006.

第18章

儿童感染性疾病

Pediatric Infectious Disease

Anna Meyer 著
于 亮 陈爱平 译

要点

1. 医生必须熟悉和能够诊断各种可能的见于儿科头颈部的感染。
2. 咽炎的诊断需要良好的病史和实际记录，并且适当微生物培养和实验室测试。
3. 大多数咽喉痛患儿都有病毒性咽炎，不会从抗生素治疗或扁桃体切除术中受益。
4. 小儿呼吸道感染的诊断需要有敏锐的临床判断力来认识呼吸道阻塞的风险和可能的快速干预的必要性。
5. 病毒感染是儿童中最常见的阻塞性气道感染。
6. 声门上喉炎和细菌性气管炎是罕见的临床疾病，但对其症状和体征的认识对预防发病率和死亡率至关重要。

儿童可能会经历各种感染，包括上呼吸消化道和周围结构，范围从良性、常见的上呼吸道感染（upper respiratory infection，URI）到威胁生命的声门上喉炎。临床医生可以通过精确的临床病史和有针对性的体检来诊断疾病。准确诊断也可能需要放射成像、实验室检查和气道内镜检查。各种气道感染的体征和症状可能有许多相似之处，因为所涉及的解剖结构和组织接近。病毒和细菌性咽炎，传染性单核细胞增多症之间及会厌炎，细菌性气管炎之间的症状多有重叠。因此，全面了解常见病和罕见病对于准确诊断和治疗及预防发病率和死亡率都是必要的。本章对影响上呼吸消化道的感染过程进行了全面回顾。

一、咽扁桃体炎

（一）病毒性咽炎

“普通感冒”是儿童 URI 最常见的原因。许多病毒病原体的侵犯可引起咽炎，包括鼻病毒、流感病毒、副流感病毒、腺病毒、柯萨奇病毒、艾柯病毒、EB 病毒、呼吸道肠道病毒和呼吸道合胞病毒（respiratory syncytial virus，RSV）。巨细胞病毒、麻疹和风疹引起的全身性病毒性疾病有时也会引起咽炎[1]。与 URI 相关的咽炎通常会出现其他症状，如流涕和充血，并有轻度症状；患儿多诉有轻度至中度咽喉疼痛、吞咽困难和声音嘶哑，但通常没有严重的咽喉疼痛或吞咽痛。患者可能有低热、咽部黏膜红斑和（或）扁桃体肥大，无渗出物。腺病毒相关性咽炎通常更加痛苦，伴有高热和结膜炎。

由柯萨奇病毒引起的疱疹性咽峡炎的特征为囊泡基底部呈红色，并形成溃疡遍布在扁桃体前弓、上腭和咽后壁，有时伴有皮疹（图 18–1）。最常见的是由柯萨奇病毒 A16 引起的手足口病与高热不适，伴有口腔疱疹，导致口腔和咽喉疼痛，还可出现手掌、脚及臀部出现斑丘疹或小疱。患病具有高度传染性，应远离其他儿童，直

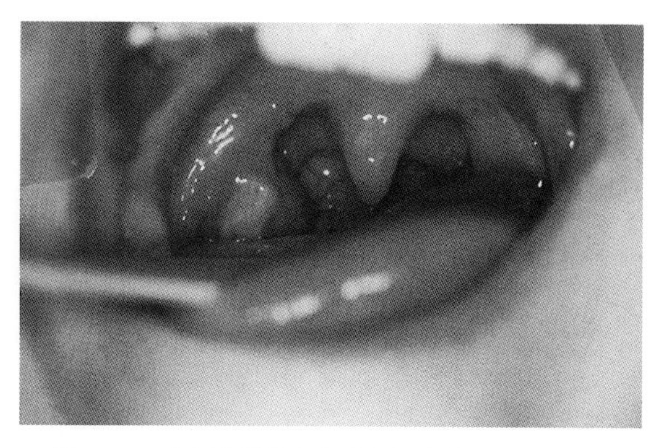

▲ 图 18-1　右侧扁桃体上的病毒性溃疡与柯萨奇病毒感染一致

至症状消失。单纯疱疹病毒通常会引起“感冒疮”。这种病毒还会引起渗出性或非渗出性咽炎，好发于年龄较大的儿童和年轻人。在年幼的儿童中，疱疹病毒可能诱发牙龈炎。

1. EB 病毒

与 EB 病毒（Epstein–Barr virus，EBV）相关的咽炎，也称为传染性单核细胞增多症，是咽喉疼痛的常见病因，特别是在青少年中。最常见的传播方式是唾液传播。虽然年幼的儿童往往无症状，主要表现为腹部症状，但 EBV 诱发单核细胞增多症，包括发热、全身不适、头痛、咽炎、吞咽困难和吞咽痛。检查结果可能包括正常大小或肥厚的扁桃体、腭部瘀点，以及大而柔软的颈部淋巴结肿大。扁桃体可能有绿色或灰色渗出物，临床上无法与链球菌性咽炎区分（图 18–2）。皮疹很少见，最常见于接受阿莫西林治疗的患者。大多数患者有脾肿大，有的患有肝肿大。非典型的单核细胞增多症已被归因于急性人巨细胞病毒感染[2]。

EBV 的诊断由实验室研究证实。白细胞计数通常在（10 000～20 000）/μl 范围内伴有明显的淋巴细胞增多症和非典型淋巴细胞。血清转氨酶、碱性磷酸酶和胆红素水平均可升高，但很少有患者表现出黄疸。最常用的诊断单核细胞增多症的方法是异嗜性凝集试验，它实际上是测量免疫球蛋白 M 抗体，这些抗体不是 EBV 抗原的特异性，而是由 EBV 刺激的血浆 B 细胞产生的。然而，传染性单核细胞增多症患者发病后第一周内只有 40%～60% 的患者有阳性结果，发病后 1 个月内有 80%～90% 的患者有阳性结果[3]。4 岁以下儿童可能不会产生抗体。年轻患者或具有异嗜性抗体阴性的非典型或持续性患者可能会受益于 EBV 特异性抗体滴度的测量。EBV 特异性血清学检测已成为确认急性或恢复期 EBV 感染的首选方法。图 18–3 显示血清学反应时间。

EBV 单核细胞增多症的治疗方法是对症治疗。恢复可能需要数周时间，并且疼痛控制和气道管理很重要。非甾体抗炎药（nonsteroidal anti-inflammatory drug，NSAID）是疼痛治疗的主要药物。不建议使用抗生素，然而，对于并发细菌感染治疗的患者，β– 内酰胺类抗生素特别是阿莫西林和氨苄西林是相对禁忌的，因为具有 EBV 相关性皮疹的风险[4]。气道阻塞明显的患者可以从皮质类固醇治疗中受益。如果梗阻严重，鼻咽通气道可能是有帮助的，很少需要进行扁桃体切

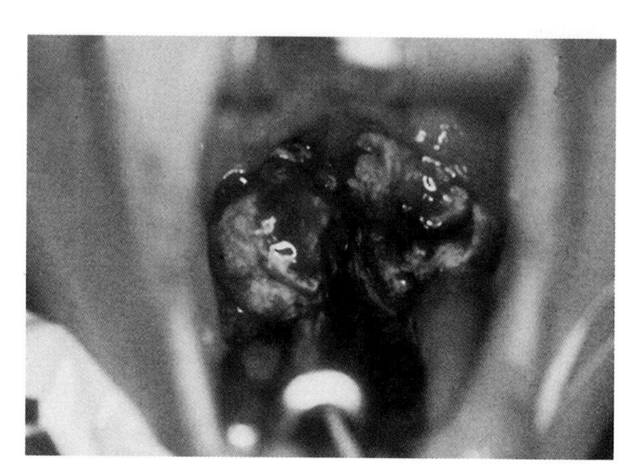

▲ 图 18–2　单核细胞增多症伴扁桃体肥大、气道阻塞明显

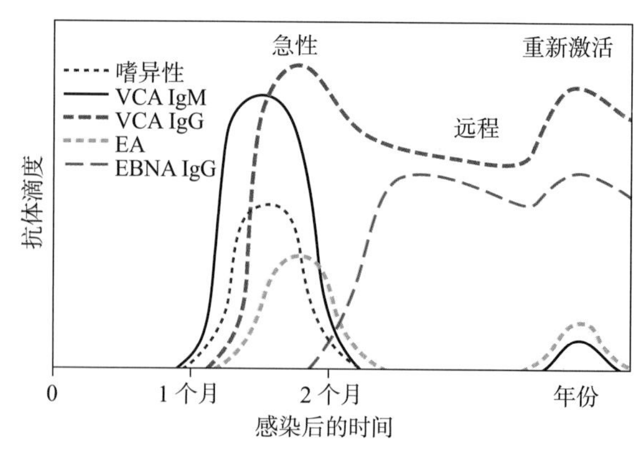

▲ 图 18–3　EB 病毒（EBV）感染诊断的反应时间

EA. 早期抗原；EBNA. EBV 核抗原；Ig. 免疫球蛋白；VCA. 病毒壳抗原

除术或气管切开术。可能会发生的后遗症，包括脾破裂、血液、眼部、皮肤、心脏和中枢神经系统表现。

2. 链球菌性扁桃体炎 – 咽炎

A组乙型溶血性链球菌(Group A β–hemolytic Streptococcus，GABHS）是导致急性咽炎最常见的细菌[5]。在所有表现为急性咽炎的儿童中，15%～30%的患者感染GABHS[6,7]。这种感染对公众健康的影响主要在于它的普遍发生、传播风险及化脓性和非化脓性后遗症的可能性[1]。

急性链球菌性咽炎是一种儿童期和青春期疾病，5—6岁时是发病高峰期，3岁以下的儿童发病率极低[8]。在学校和日托等机构环境中可能出现暴发。急性链球菌性咽炎最常见的表现是发热，突发性咽喉痛和痛觉过敏。相关症状包括不适、吞咽困难、耳痛、头痛、恶心和腹痛。体征包括口咽红斑、扁桃体增大、伴或不伴渗出物、悬雍垂肿胀、腭部瘀点、颈部淋巴结肿大[1,8]。3岁以下的儿童有不典型的症状，包括黏液脓性鼻漏和无明显咽炎的鼻炎[9]。猩红热是GABHS型咽炎的一种变异，伴有从颈部到躯干向下蔓延的皮疹[10]。此外，患者舌上可能有乳头红肿，有或没有白苔（杨梅舌）。

由于链球菌和非链球菌咽炎的表现重叠如此广泛，因此仅凭临床表现不能确诊急性咽炎。准确的诊断对于限制传播、病情恢复、减少并发症和减少病毒性疾病使用抗生素是至关重要的[1]。对于所有其他儿童，GABHS咽炎的诊断必须通过微生物学检测[5,11]。

咽部细菌培养是诊断GABHS的可以选择的方法[5]。标本在最佳条件下获得和加工，单次咽细菌培养对GABHS生长敏感性为90%～97%，特异性为90%[12]。但是，它们可能需要18～48h以产生培养结果，并且这种时间延迟会导致后续治疗问题处理。如果GABHS在临床过程中得到早期治疗，则可以降低疾病的传染性[13]。因此，已经开发了几种GABHS的快速抗原检测试验检测链球菌A组碳水化合物。尽管快速检测试验具有高度特异性，但并不像常规咽喉部培养那样敏感[5,14,15]。指南指出，所有对快速抗原检测结果呈阴性的儿童和青少年都应接受咽部培养[1,16]。此外，这些患者还应该用传染性单核细胞增多症检测试剂盒和全血计数来评估咽喉痛的其他原因。

单靠培养无法区分GABHS的严重性和携带者的状况。据估计，20%的学龄儿童是慢性携带者，大约1/3的有症状的GABHS患者的家庭接触者是携带者[9]。最近的指导方针建议，频繁咽喉疼痛和GABHS阳性的患者可能有频繁感染GABHS或病毒性咽炎的可能[1]。一般不推荐对无症状携带者进行筛查和预防性治疗[17]。但是，可以考虑以下4种情况：①有风湿热史或有家族史的患者；②风湿热、链球菌感染后肾小球肾炎或侵入性GABHS感染在社区暴发期间；③在考虑扁桃体切除术时；④当家庭成员出现有症状的GABHS时[17,18]。可通过血清学检测确定携带者状态，真正的感染表现为咽喉培养结果阳性，抗链球菌溶血素O滴度至少稀释2倍，而载体的稀释滴度没有变化[19,20]。血清学和培养鉴定结合详细的症状、体征及病史和对抗生素的反应可能有助于从载体中的复发性病毒性咽炎中阐明真正的症状性GABHS。

传统上，青霉素或阿莫西林是大多数情况下急性GABHS的一线药物。对于青霉素过敏的患者，第一代头孢菌素（对青霉素不敏感）、克林霉素、克拉霉素或阿奇霉素是一线治疗药物[1]。对于大多数抗菌药，推荐疗程为10d[1]。使用对乙酰氨基酚或非甾体抗炎药可以达到症状控制；应该避免使用阿司匹林，不推荐使用类固醇。抗生素治疗失败的GABHS咽炎，应用青霉素治疗的失败率可能高达40%；关于其病因学的理论包括：①扁桃体β–内酰胺酶细菌对GABHS的保护作用；②缺乏抑制GABHS毒力的其他细菌；③青霉素对咽组织的渗透性差；④青霉素的耐药性[21,22]。最近的数据表明大环内酯类和头孢菌素可能是更有效的一线治疗方法，头孢菌素、克林霉素和阿莫西林/克拉维酸都是青霉素治疗失败时的首选药物[22,23]。由于A组溶血性链球M蛋白基因的高变区而产生的大环内酯类耐药性也有报道[24]。

扁桃体切除术可以考虑用于治疗复发性咽喉感染的儿童。现行指南建议扁桃体切除术[25]的标准如下[25]：每次发作（咽喉疼痛伴发热＞38.3℃，颈部淋巴结肿大，扁桃体渗出物，或 GABHS 测试阳性）以及前一年中发作 7 次或 7 次以上，前两年每年发作 5 次或 5 次以上，或前三年每年发作 3 次或 3 次以上。病情较轻或不频繁的儿童不太可能从扁桃体切除术中长期受益[26]。其他影响手术决策的因素包括每次发作的严重程度、感染对药物治疗的反应如何及生活质量问题（例如，错过的上课天数）。该指南还建议对有多种抗生素过敏或不耐受的儿童；有口腔炎、咽炎和腺炎伴周期性发热（PFAPA）的儿童；或扁桃体周围脓肿病史的儿童行扁桃体切除术。因复发性扁桃炎而接受扁桃体切除术的儿童术后出血风险可能高于那些因阻塞性症状而接受手术的患者[27]。

（二）咽扁桃体炎的其他病因

肺炎支原体、肺炎衣原体、梅毒螺旋体、淋病奈瑟菌和脑膜炎奈瑟菌、溶血隐秘杆菌、土拉热弗朗西斯菌、小肠结肠炎耶尔森菌、幽门螺杆菌、B 组、C 组和 G 组链球菌、梭形杆菌属和胃链球菌属都可能是细菌性咽炎的罕见病因[17, 28, 29]。尽管婴幼儿鹅口疮相当常见，但通常不会引起疼痛，而念珠菌病可导致严重的咽喉炎疼痛，主要发生免疫力低下的人群中。

自 20 世纪 20 年代引入白喉疫苗以来，白喉棒状杆菌感染的发病率显著下降。这种生物体会引起早期的渗出性咽喉炎，并伴有厚的咽部假膜，并产生一种致命的外毒素，可损伤远处器官中的细胞。在少数病例中，感染可扩散到咽喉、扁桃体、腭部、耳部、皮肤和喉部，伴有严重的上呼吸道阻塞[30]。自 2005 年以来，美国只有 5 例患者出现过[31]；在许多发展中国家，该病仍然属于地方病，1990 年苏联发生了重大疫情[31]。

白喉棒状杆菌是一种革兰阳性多形性需氧杆菌，可在革兰染色上具有“汉字”外观，但最好通过在亚碲酸盐培养基上培养来鉴定[31]。白喉棒状杆菌必须区别于正常的鼻咽浸润，因为只有感染了噬菌体的毒素菌株才会引起白喉病[32]。患者的早期诊断和分离至关重要[33]。治疗包括给予抗毒素，最好在疾病发作后 48h 内使用抗生素，以及抗生素治疗，通常使用红霉素或青霉素 G。可能发生心肌炎和神经症状[30, 34]儿童接种白喉－破伤风类毒素或白喉－破伤风－百日咳疫苗可预防该疾病。

PFAPA 是儿童反复发作的最常见原因[35–37]。它包括发热前可能出现不适、易怒和疲劳的前驱阶段。发热持续 3～6d，体温 38.5～41℃，每 3～8 周发生一次无症状间隔期。严格的标准包括周期性发热与以下三种症状中的至少一种相关症状：口疮性口炎、颈淋巴结炎或咽炎。其他症状包括头痛、腹泻、关节痛、皮疹、寒战和腹痛。典型的发病年龄在 2—5 岁。实验室检查可能会表现出轻微的白细胞增多和升高的红细胞沉降率。一些患者可能在数月至数年后自发消退，但大多数患者有持续症状，随着时间的推移间隔时间增加[38, 39]。PFAPA 的病因尚不清楚，没有确定家族模式或已知突变[36]。小儿周期性发热的鉴别包括 Hyper–IgD 综合征，周期性嗜中性白细胞减少症和家族性地中海热等[37–40]。必须采用严格的 PFAPA 标准，最好是传染病专业人员的参与诊断，以做出适当的管理决策。

对于 PFAPA 的症状治疗，NSAIDs 优于对乙酰氨基酚[38]。皮质类固醇可显著降低症状，但与发作间隔缩短有关[38, 41]。西咪替丁是一种 H_2– 受体拮抗药，已经为一些患者提供了解决方案[42]。趋化因子和细胞因子的抑制剂正处于早期试验研究阶段[43]。扁桃体切除术成功初步解决了 PFAPA 的周期性发热，但是复发的可能性已经有文献报道[39]。一项对严格遵守 PFAPA 标准的儿童的 meta 分析显示，儿童完全康复的概率或间隔更长的时间有统计学意义上的显著改善[44, 45]。

二、扁桃体炎的并发症

咽炎和扁桃体炎的并发症见于 GABHS 病，包括化脓性和非化脓性后遗症。

（一）非化脓性并发症

风湿热一般发生在咽部 GABHS 发作之后。

患者可出现多关节炎、心脏炎、Sydenham 舞蹈症和躯干性皮疹。幸运的是，急性风湿热目前很少见，链球菌感染发生率只有 0.3%[46]。风湿热疑似病例应该转给心脏病专家进行完整的诊断检查和治疗。未经治疗的疾病会导致风湿性心脏病。青霉素使用对预防重复性链球菌感染至关重要，依从性差的患者应进行扁桃体切除术[47]。

咽部和皮肤感染后均发生链球菌感染后肾小球肾炎，发生率低于 GABHS 感染的 1%[46]。通常，链球菌感染后 1～2 周会出现急性肾病综合征。感染继发于肾小球和链球菌共有的共同抗原。青霉素治疗可能不会降低发病率，并且没有证据表明抗生素治疗会影响肾小球肾炎的自然病程。

与链球菌感染相关的儿童自身免疫性神经精神疾病（PANDAS）包括 GABHS 感染后的一系列神经症状[48]。诊断标准包括 3 岁至青春期发作的强迫症和（或）抽动障碍；突然发生神经精神症状或急剧恶化的偶发过程；症状恶化和 GABHS 感染之间的时间关系已得到充分的文献证实；一项异常的神经学检查，伴有运动性多动和无弗兰克舞蹈症的不定运动[49]。PANDAS 的病因被认为是一种针对神经细胞的自身免疫现象，但仍然存在争议[50, 51]。PANDAS 的治疗仍不确定。一些研究支持抗生素可预防性治疗 PANDAS，以预防神经精神症状加重[52]。血浆置换和静脉注射免疫球蛋白也正在研究中[53]。

（二）化脓性并发症

扁桃体炎的化脓并发症包括颈部淋巴结炎、扁桃体周围脓肿和咽旁脓肿。

1. 喉气管支气管炎

喉气管支气管炎，通常是喉和气管的病毒性疾病，并且是儿童喘鸣最常见的感染原因。估计有 3%～5% 的儿童在童年期间至少有一次哮吼发作，儿童在 6 个月到 3 岁之间时最常受到影响。好发于秋冬季节，但一年中的任何时候都可能发生。

副流感病毒（1、2 和 3 型）与绝大多数喉气管支气管炎患儿有关（大约 80%）[54]；然而，许多其他病毒也可导致喉气管支气管炎症状，包括 A 型和 B 型流感、肠道病毒[55–57]。很少会出现麻疹、水痘、单纯疱疹病毒和肺炎支原体[58, 59]。病毒通过直接接触和接触鼻咽分泌物传播[60]。副流感病毒 1 型的潜伏期为 2～6d，儿童可能会继续感染病毒达 2 周[61]。病毒感染最初涉及鼻咽部，随后播散至鼻部和气管，特别是声带和声门下。

喉气管支气管炎的特点是在感染病毒前 1～2d 出现非特异性病毒前驱性上呼吸道感染伴低热。经典的是，它会演变为声音沙哑、喘鸣声明显的呼吸组分（密封状的吠声咳嗽），以及不同程度的上呼吸道阻塞。儿童通常不会中毒。病程一般为 3～7d，但可持续 2 周。

患者可能只有轻微的气道阻塞症状，但也可能导致严重的危及生命的气道阻塞。在评估中，某些参数[55, 61, 62]是最重要的考虑因素：①喘鸣是否是吸气、呼气或双相；②呼吸频率；③胸部缩回；④因为严重阻塞而减少的通过听诊进入胸部的空气；⑤焦虑或不安；⑥发绀；⑦血氧饱和度测定法；⑧意识水平。双相喘鸣、收缩、高呼吸频率、氧饱和度降低或意识改变表明严重气道阻塞。大多数患病的儿童患有轻度自限性疾病；然而，高达 30% 的儿童需要住院治疗上呼吸道阻塞[63]，多达 5% 的儿童需要进行插管治疗[64]。病毒性喉气管支气管炎患者的关键因素是声门下区域的肿胀程度。声门下既是儿童气道最窄的部分，也是唯一完整的软骨环；因此它最容易受到水肿的阻碍。因为只有在气道阻塞已经很明显时才会出现喘鸣，黏液堵塞或结痂导致的气道尺寸进一步减小可能导致气道迅速完全阻塞。

只有通过病史和查体才能明确诊断喉气管支气管炎。上呼吸道的 X 线前后侧位片可做进一步的影像学评价（图 18-4A 和 18-5A）。在肺内，前后视图典型地在声门下区域显示“尖顶标志”（图 18-4B），而侧向视野以声门下朦胧为特征（图 18-5B）。经典影像学检查结果可能在 50% 的患者中不存在，并且对于哮吼也不是特异性的[65]。

柔性的纤维喉镜检查（图 18-6A）有时可能有助于确定病毒性哮吼的正确诊断，但必须非常谨慎地进行，以避免诱发中度至严重阻塞性症状

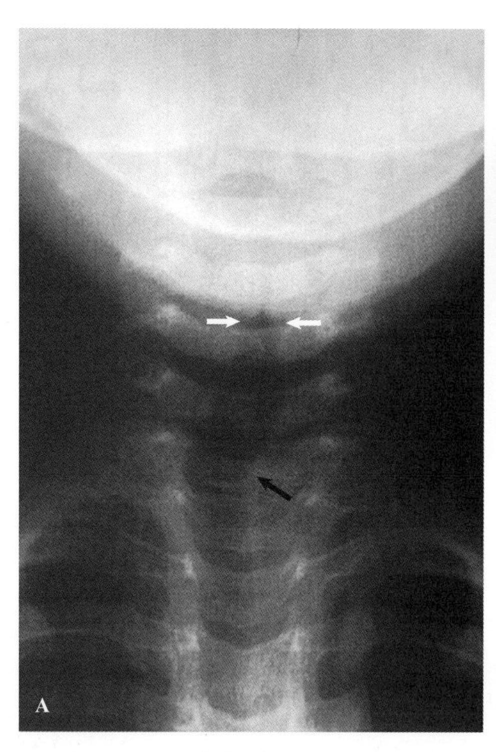

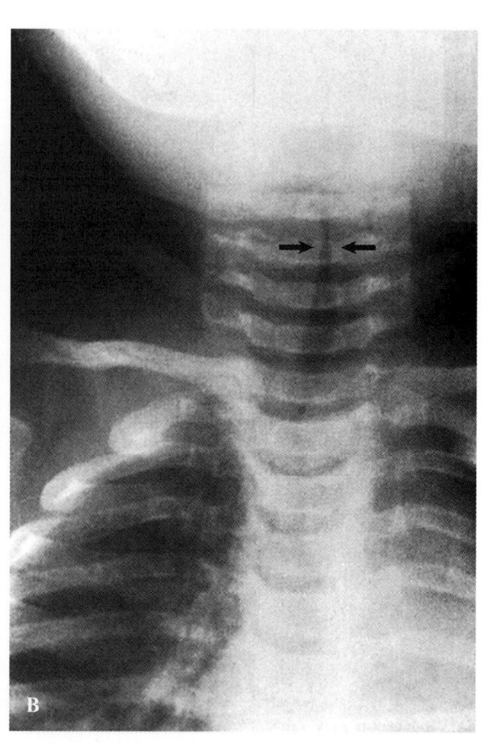

▲ 图 18-4 **A.** 正常的颈部正位 X 线透视图显示了近端气管的正常肩部轮廓（白箭）。许多儿童会表现出轻微的气管倾斜，这是一个正常的变化（黑箭）。**B.** 后位 X 线透视图中病毒性喉气管支气管炎声门下狭窄（箭）

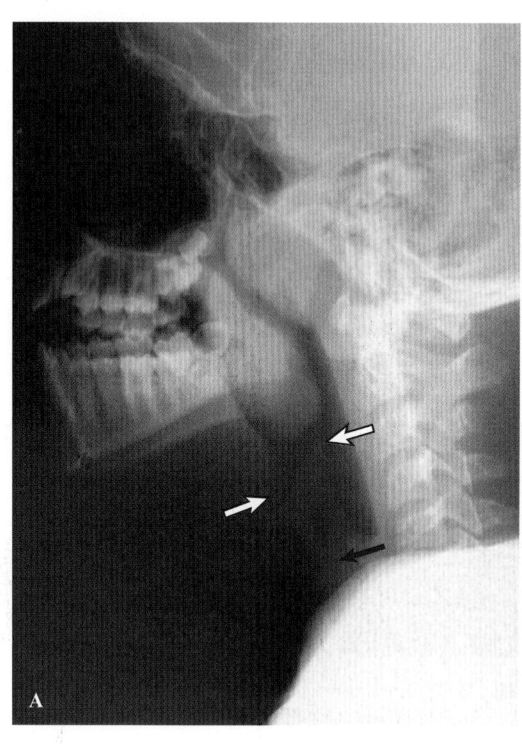

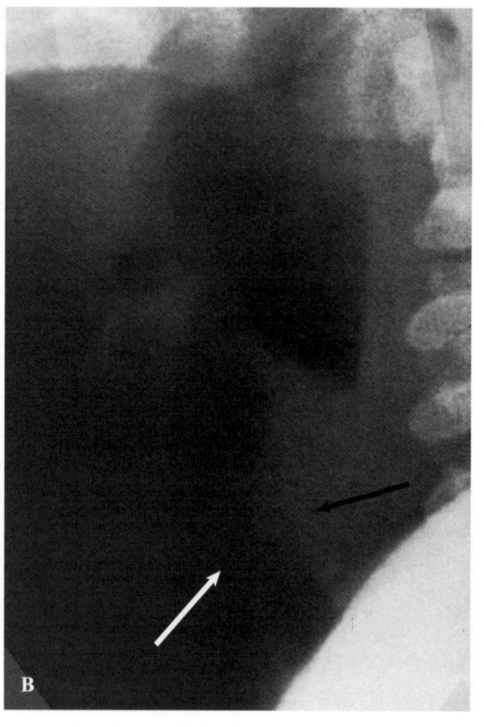

▲ 图 18-5 **A.** 会厌正常、肺泡清楚、气道侧软组织正常的 X 线片。黑箭显示喉室。**B.** 侧位放射学显示声门下模糊（箭），见于病毒性哮吼

的儿童急性气道阻塞。对于严重气道阻塞，不确定诊断或其他呼吸道病理危险因素的患者，需要行喉镜检查和支气管镜检查[54]。经典内镜检查结果包括水肿、声带和声门下变窄（图 18-6B）。然而，当在急性传染期间通过内镜进行评估时，不能对解剖异常进行全面评估。

详细的病史对于喉气管支气管炎的鉴别诊断至关重要。在紧急情况下，需要考虑最重要的替代性诊断是其他致命性气道感染，特别是会厌炎（表 18-1）。此外，必须考虑气道异物、热损伤或腐蚀性摄入的可能性。如果发生于 6 个月以下的婴儿，持续超过 7d，异常严重，或对恰当的治疗没有反应，则应将哮吼视为非典型；在这些非典型病例中，应考虑更广泛的差异[66]。约 5% 的儿童可反复出现哮吼，研究表明先天性声门下狭窄和胃食管反流是复发性哮吼的最常见病因[67-69]。哮喘和过敏也有关系[70]。痉挛性哮吼涉及夜间急性发作的哮吼类似症状，而没有先前的病毒前驱症状，与过敏反应和胃食管反流疾病有关[71-74]。其他原因可能是后天性声门下狭窄；声门下血管瘤，特别是婴儿；或其他解剖异常。可能需要对复发性或持续性哮吼患儿进行进一步的评估。柔性喉镜检查或 pH 探针检查有助于识别反流性疾病[75]。一些人主张在所有病例中进行完整的内镜

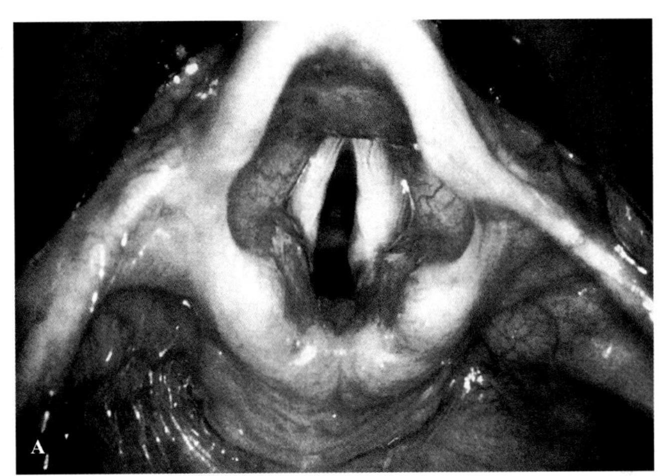

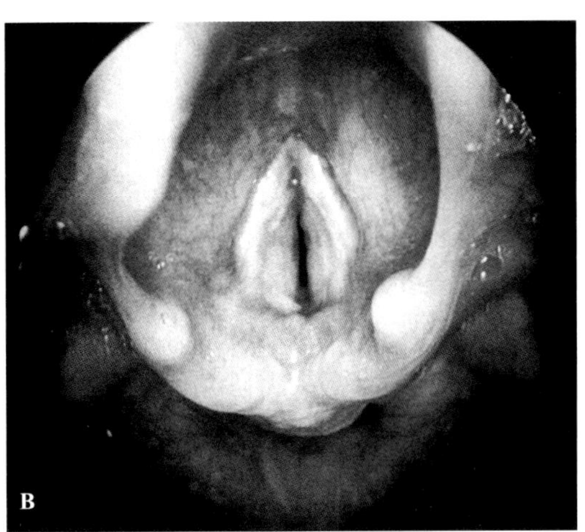

▲ 图 18-6 刚性喉镜检查

A. 正常儿童喉声带清晰，声门裂下宽阔。B. 伴有严重声带和声门下水肿的病毒性哮吼

表 18-1 儿童上呼吸道感染的鉴别诊断

	喉气管炎（病毒性哮吼）	声门上炎（会厌炎）	细菌性气管炎	咽后脓肿
年龄	6 个月至 3 岁	1—8 岁	6 个月至 8 岁	1—5 岁
发病	慢	快速	快速	慢
前驱症状	上呼吸道感染症状	无或轻度上呼吸道感染症状	上呼吸道感染症状	上呼吸道感染症状
发热	可变或无	高	高	通常很高
声音嘶哑、嘶哑咳嗽	有	没有	有	没有
吞咽困难	没有	有	有	有
中毒表现	没有	有	有	多变
X 线片	声门下变窄	会厌圆形肿大	声门下狭窄；弥漫模糊；气管壁不规则	椎体前间隙增宽

气道评估[68]；然而，绝大多数儿童根据内镜检查结果不需要进一步治疗[76]。更严重疾病的危险因素，包括插管史、年龄小于 1 岁及需要住院治疗的事件；这些儿童一定要接受全面的内镜评估[76]。

病毒性喉气管支气管炎通常是自限性的，不需要医学评估或干预。家庭措施包括父母的安慰，并通避免患儿哭闹和避免其情绪刺激来让儿童保持冷静。目前用于医学评估的患者可以采用多种方式进行治疗，包括系统性糖皮质激素、肾上腺素和吸入氦氧混合物（heliox）。临床哮吼算法促进一致、安全和有效的管理[77]。

使用皮质类固醇对症状的严重程度和持续时间有显著的影响，并使回访、住院、住院时间、插管和肾上腺素的使用显著下降[78-86]。口服和静脉注射给药同样有效，而低剂量与高剂量研究的结果不一致[87-89]，并且吸入途径成本更高[90, 91]。低剂量口服给药［1～2mg/（kg・d），每日 2 次］是优选的门诊方案。对于住院患者中的严重疾病，静脉注射 0.15～0.6mg/kg 的剂量是优选的[81, 92]。

D，L- 肾上腺素或单独使用肾上腺素能药物，L- 肾上腺素，通过血管收缩减少气道水肿并降低血管通透性，从而迅速改善气道阻塞症状。这种作用比糖皮质激素更快，但是不良反应（心动过速、激动、高血压）和短暂的反作用时间使其成为类固醇后的二线治疗法。由于存在反弹的风险，门诊患儿在出院前应密切观察 3～4h。在住院患者中，肾上腺素能药物的使用频率可以为每 30 分钟 1 次，但通常每 3～4h 使用 1 次[93]。对于心动过速或心脏异常如法洛四联症或特发性主动脉瓣下狭窄的患者，应谨慎使用雾化肾上腺素。L- 肾上腺素在全世界都很容易买到，而且价格便宜，至少和外消旋肾上腺素一样有效[94, 95]。

heliox 是一种氦氧混合物，已被用于喉气管支气管炎的治疗，并被认为通过促进气体流经部分阻塞的气道来减少气道阻塞。最近的一项 meta 分析表明，没有足够的数据支持其用于其他模式[96]。

气道湿化长期以来一直用于治疗哮吼，其假设是稀释分泌物，促进舒适和排痰，并且防止干燥或结痂，这可能进一步危及狭窄的气道。然而，缺乏足够的研究，Meta 分析认为，显著的益处尚待证实[81, 84, 97, 98]。

如果初始治疗无效，患有严重症状的儿童，或社会环境引起对后续随访和适当护理的担忧时，应考虑入院[54]。对于持续严重气道损害的患者，可能需要气管内插管。插管应在手术室受控的情况下进行，患儿应自主呼吸，并应谨慎进行内镜检查，以避免气道黏膜损伤或进一步加重；气管导管的尺寸应至少比估计的儿童尺寸小一半。当检测到漏气时可以进行拔管。如果在 5～7d 后未检测到漏气，则应进行彻底的气道内镜检查。

2. 声门上炎（会厌炎）

长期以来，急性会厌炎或更确切地说是声门上炎即被认为是一种快速进展的危及生命的气道急症。这是声门上结构的蜂窝织炎，伴有严重水肿，最明显的是会厌。随着会厌扩大，其向后和向下卷曲并限制气道的通畅性和易见性（图 18-7）。局部闭塞时，黏液很容易导致完全阻塞。

过去，美国 5 岁或以下的儿童声门上炎的发病率为 5/100 000，主要由流感嗜血杆菌引起[99]。20 世纪 80 年代引入 B 型流感嗜血杆菌（HIB）结合疫苗问世后，会厌炎和其他侵入性流感嗜血杆菌的发病率急剧下降[100-102]。此外，儿童疾病的中位年龄从 3 岁变为 6—12 岁。此外，现在更多的病例发生在成年人身上[103]。对于目前大多数病例，致病微生物现为肺炎链球菌、化脓性链球菌、金黄色葡萄球菌和其他流感嗜血杆菌血清型

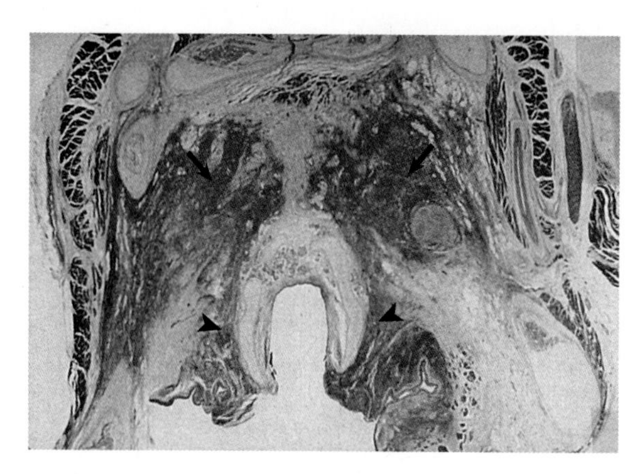

▲ 图 18-7　声门上喉炎患儿的喉（尸检）组织切片显示会厌软骨（箭头）的后部卷曲和会厌舌面的严重炎性水肿（箭）

（A 型、F 型和不可分型）[99, 104]。其他病例可归因于缺乏 HIB 免疫或抗体产生失败，尤其是免疫缺陷者[105]。非典型病例可能由大量感染性和非感染性疾病引起，如川崎病和移植后淋巴增殖性疾病[106, 107]。由于急性声门上炎已成为儿科人群中罕见的疾病，因此可能不太容易识别。由于高发病率和高死亡率，快速准确的诊断至关重要。

声门上炎的标志性特征是吞咽困难、流口水和呼吸窘迫，发作迅速且持续数小时。儿童急性病容、焦虑不安、有高热，临床证据表明主要上气道阻塞。儿童表现出浅呼吸、吸气喘鸣、三凹征和流涎。严重的咽喉疼痛和吞咽困难，由于疼痛，言语受到限制，并且声音可能被抑制。咳嗽和嘶哑不常见；喘鸣和三凹征出现较晚，是气道完全阻塞的前期迹象。患者很少活动，通常更喜欢坐着前倾斜或处于“三脚架”位置（即坐着，双手撑在床上，头部保持在嗅探位置以使气流最大化）。突然发生喉痉挛可能会导致分泌物吸入已经损害的气道，导致呼吸停止。在成人和一些儿童中，症状可不典型，可能存在更持久和更不严重的表现。迅速识别这种急性气道应激对预防气道阻塞至关重要。在一个没有即将完全气道阻塞、轻度疼痛的儿童中，可不用压舌板就能看到咽部，排除急性扁桃体炎或扁桃体感染。患有会厌炎的儿童通常具有正常的口腔检查或分泌物，并且喉部触诊可能是柔软的。通过直接检查喉部来诊断急性声门上炎。试图对会厌进行可视化检查，特别是在患有中度或重度窘迫的儿童中，应该极其谨慎地在手术室中进行。

放射学研究的需要也应该基于疾病的急性度。对于轻微症状且正在考虑更广泛鉴别诊断的儿童，颈部 X 线片可能有帮助。会厌炎的表现是会厌肿胀和圆形（拇指印迹），并且侧位片上的杓状会厌襞褶皱增厚和隆起（图 18–8）。

大多数放射科都缺乏处理儿童呼吸道阻塞的设备。因此，出现中度至重度症状的儿童应放弃放射学检查，直接进入手术室。检查声门上炎患者的喉部显示模糊的软骨标志和水肿、红斑性会厌、不同程度的气道阻塞（图 18–9）。可能存在 Frank 溃疡、脱落，很少出现脓肿。

声门上型喉炎的住院患者的鉴别诊断包括病毒性哮吼或喉气管炎、细菌性气管炎、悬雍垂炎、急性扁桃体炎、咽后壁或扁桃体周围脓肿、

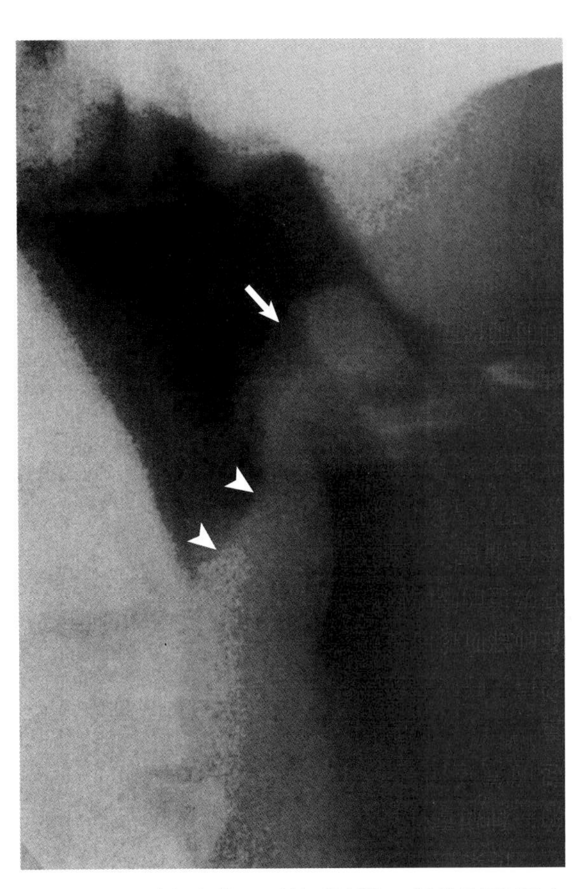

▲ **图 18–8** 声门上炎可见软组织侧位 X 线片显示圆形会厌（箭），增厚皱褶的杓会厌襞（箭头）和下咽肿胀

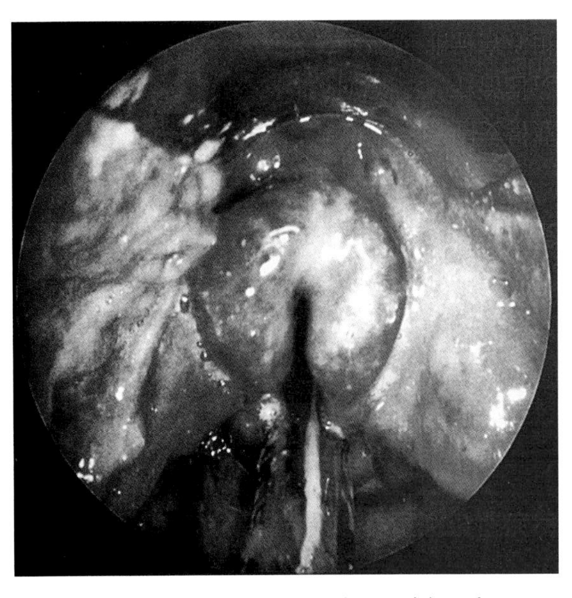

▲ **图 18–9** 气管插管后即刻出现声门上炎

异物及极少见的白喉（表18-1）。声门上炎相关的发病率和死亡率与急性气道管理直接相关。耳鼻咽喉科医师、儿科监护室医师、急诊医师和麻醉师之间的密切合作是非常重要的。如果怀疑有急性声门上炎的诊断，应该让儿童保持在最舒适的位置，并且应严格避免引起疼痛、焦虑或哭闹的干预措施，例如安置或与父母分离。

所有怀疑有声门下炎症的儿童都应该在手术室中进行气道管理。气管切开术历来是最安全的干预措施；然而，气管内插管现在是标准方法。在困难气管插管技术有限的情况下，气管切开术仍然是最安全的。在将患者带入手术室之前，手术室应该准备好多种选择来保护气道的方法。带有气管内管的刚性或柔性内镜；几种尺寸的喉镜、支气管镜和气管内插管；可视喉镜都是有助于建立气道的工具[108]。也应始终准备具有适当气管造口管尺寸的气管切开术套件。使用非刺激性吸入药诱导全身麻醉是首选方法。在建立呼吸道之前应避免肌肉松弛药。应避免重复检查和插管，因此耳鼻咽喉科医师应该首先进行喉镜检查以确定诊断并确保气道通畅。优先使用鼻气管插管来减少意外拔管的机会。如果存在会厌脓肿，插管后应进行切开引流。从会厌表面采集培养物，同时提取血培养物。术后，适当的镇静或克制对于防止意外拔管至关重要。延长插管时间通常是不必要的，因为水肿通常在48～72h内消退[109]。拔管的标准包括喉镜下会厌红斑和肿胀减少及气管导管周围出现漏气。

在第二代或第三代头孢菌素的广谱覆盖下，在术中适当地使用抗生素治疗。一旦拔管，患者可转为口服治疗，总治疗时间为7～10d。没有证明皮质类固醇是有益的[103]。HIB的抗体水平应在已经记录疫苗给药的儿童中获得。来自流感嗜血杆菌的感染性并发症可能包括菌血症（90%～95%的患者）、肺炎、脑膜炎、颈部腺炎、心包炎、化脓性关节炎和中耳炎[110-112]。主要的非感染性并发症是继发于气道阻塞的死亡或缺氧性中枢神经系统损害。上呼吸道阻塞的突然缓解可导致阻塞性肺水肿[113]，适当水平的呼气末正压通气可预防这种水肿。

3. 细菌性（渗出性）气管炎

细菌性气管炎是一种罕见但有潜在生命危险的疾病，可单独或作为病毒性支气管炎的继发感染发生[114, 115]。金黄色葡萄球菌、卡他莫拉菌、肺炎链球菌和流感嗜血杆菌是更常见的病因，其疾病严重程度因机体而异[66, 116, 117]。细菌性气管炎主要发生在秋冬季的病毒感染季节，与典型的喉气管支气管炎相比，其年龄范围更广，平均年龄为7.9岁[118]。传染性炎症过程累及声门下和气管，并伴有明显水肿。继发弥漫性黏膜溃疡和假膜形成，伴有大量的渗出性脱落，进一步导致气道阻塞。

细菌性气管炎的发病是可变的。典型的症状表现为在高热、喘鸣、肺部咳嗽、呼吸窘迫和急性病容迅速发病之前，上呼吸道症状的数天前驱期。有些儿童患病严重，在发病几小时内就会出现严重的呼吸系统失代偿。大一点的儿童可能会有更多的急性表现。对于没有反应或哮吼恶化患者或出现中毒症状的患者，应怀疑存在异常。该表现不同于声门上炎，因缺乏急性表现、吞咽困难或流涎（表18-1）。细菌性气管炎患者的白细胞增多症通常较为突出。血培养通常为阴性，但气管培养可靠地显示细菌病原体[66]。

上呼吸道的平片影像在前视图上可显示上气管或声门下的“尖顶”征象，在侧视图上可显示管腔内有软组织不规则性的弥漫性浑浊（图18-10）。病情稳定的患者可行放射学检查。单独或联合使用临床、放射学或实验室特征是细菌性气管炎的可靠预测指标；因此对气道进行内镜检查是诊断的金标准[119]。

手术室患者的稳定性和工作人员及设备的准备应与会厌炎的治疗一致。通过仔细检查喉、颈部、气管和主支气管进行直接喉镜和刚性支气管镜检查（图18-11）。吸取大量分泌物和假膜对缓解梗阻症状有治疗作用，对培养革兰染色有诊断价值。气管插管可能是必要的，尤其是随着进一步黏膜损伤、气道抽吸和有器械水肿的风险。从经验来说，大多数细菌性气管炎患者（高达80%）需要气管插管[118, 120]，但最近的报道表明，较轻的疾病更为普遍，只有53%的患者需要气管插管[117]。气管插管的导管应使用小于患者该年龄所用的导管尺寸的半码到一码；很少需要行气管切开术，频繁的生理盐水注射和抽吸有

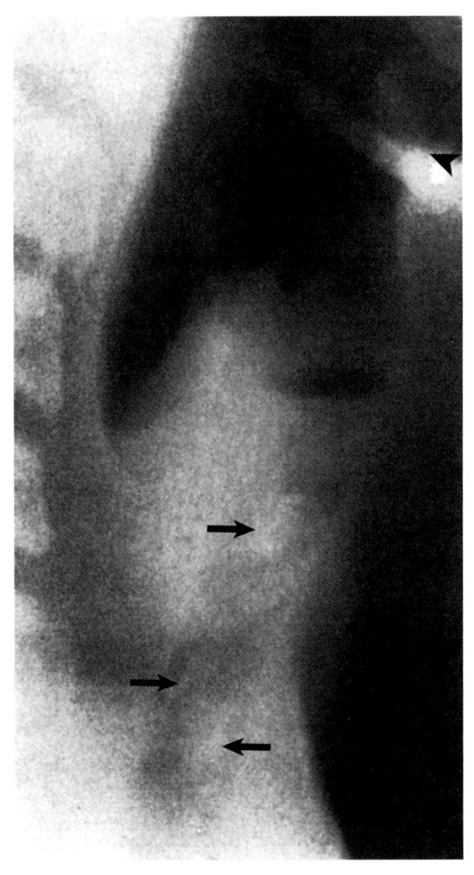

▲ 图 18-10 软组织侧位片上的细菌性气管炎，伴有脱落的黏膜引起的气道阻塞（箭）。会厌（箭头）正常

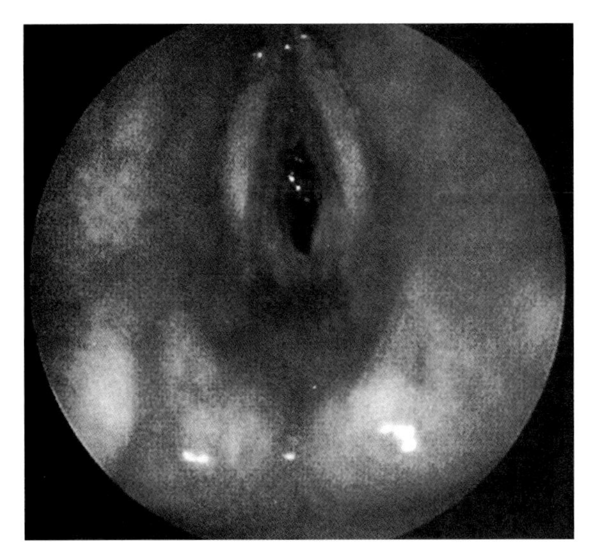

▲ 图 18-11 细菌性气管炎伴严重声门和声门下水肿，伴管腔内黏膜脱落

助于分泌物的排空。偶尔，重复刚性支气管镜检查可能是治疗异常顽固分泌物所必需的。可以用第三代头孢菌素和耐青霉素酶的青霉素经验性地治疗病情较轻的患者。克林霉素或万古霉素适用于耐甲氧西林金黄色葡萄球菌的患者。中毒患者通常用万古霉素治疗。当儿童体温恢复正常，气管导管周围存在渗漏，分泌物明显减少时，可以安全拔管。在更严重的情况下，插管可能需要6～7d[66]。口服抗生素可用于完成10～14d的治疗过程。

细菌性气管炎最常见的并发症是肺炎，约有50%的儿童发生肺炎。严重呼吸道阻塞患者呼吸停止后发生严重缺氧并死亡[121]。

4. 百日咳

百日咳是美国最不受严格控制的疾病预防疫苗[122]。第一个百日咳疫苗在20世纪40年代开始出现，随后年发病率下降80%[122]。自20世纪70年代以来，发病率稳步上升，自2000年以来发病率显著增加，并且最近发生过几次大规模爆发[122]。儿童风险最高，1岁以下儿童的发病率和死亡率最高。学龄儿童（7—10岁）也是发病率较高的群体。增加的比率是由于免疫力减弱和缺乏关于加强免疫接种的教育。

经典百日咳是由百日咳鲍特菌引起的；然而，伴随着副百日咳杆菌，霍氏鲍特菌和支气管败血鲍特菌的感染会出现更轻微的形式[123]。百日咳通过咳嗽和打喷嚏形成雾化黏液传播。经典症状包括初始（卡他）阶段，类似于持续7～10d的病毒性URI，随后出现严重的咳嗽发作和典型的吸气“呐喊”，这是一种喘息的形式。症状可能持续长达10周。年幼的儿童和以前接种疫苗的人可能没有经典的百日咳。任何持续咳嗽的人都应该评估百日咳。未接种疫苗的新生儿和婴儿发病风险最高，初始症状最轻微，并有轻度充血或咳嗽史，可进展为喘息、呼吸暂停、缺氧、发绀、肺炎甚至死亡（1%）[122]。

治疗旨在实现症状缓解和预防疾病传播。抗生素，通常是大环内酯类药物，在卡他阶段后不会改善症状，但会减少传播，并且感染后6周内患者可能会传染[124]。幼儿通常需要住院治疗以

获得支持治疗。所有密切接触者都应接受化学预防性治疗，不论以前是否接种过疫苗[125]。由于担心在标准的婴儿疫苗接种计划后免疫力下降，现在建议对年龄较大的儿童和成人进行强化免疫接种。

5. 细支气管炎

传染性细支气管炎是下呼吸道细支气管中的一种病毒性炎症过程，最常见的是由 RSV 引起的气道阻塞征象，通常见于 2 岁以下的儿童[126, 127]。典型症状包括上呼吸道感染喘鸣或爆裂声，呼吸急促，鼻煽动和三凹征。检查可能会在肺部听诊时发现吸气和呼气的声音，应该与上呼吸道的喘鸣区分开。放射学检查结果可能包括空气潴留、充血、肺叶中心增厚和细支气管扩张[126]；异物也应与此类发现一起考虑。CT 优于普通 X 线片。症状通常是自限性的，虽然吸入支气管扩张药可能会改善症状，但研究并不支持使用抗生素、类固醇和口服支气管扩张药[127–131]。同时确保防止其他住院患者院内感染非常重要。

推荐阅读

Baugh RF, Archer SM , Mitchell RB, et al: Clinical practice guideline: tonsillectomy in children. *Otolaryngol Head Neck Surg* 144 (Suppl 1): S1 – S30, 2011.

Eckel H, Widemann B, Damm M , et al: Airway endoscopy in the diagnosis and treatment of bacterial tracheitis in children. *Int J Pediatr Otorhinolaryngol* 27: 147, 1993.

Jabbour N, Parker NP, Finkelstein M, et al : Incidence of operative endoscopy findings in recurrent croup. *Otolaryngol Head Neck Surg* 144 (4): 596 – 601, 2011.

Lierl M: Periodic fever syndromes: a diagnostic challenge for the allergist. *Allergy* 62 (12): 1349 – 1358, 2007.

Paradise JL, Bluestone CD, Bachman RZ, et al: Efficacy of tonsillectomy for recurrent throat infection in severely affected children. Results of parallel randomized and nonrandomized clinical trials. *New Engl J Med* 310 (11): 674 – 683, 1984.

Shah RK, Roberson DW, Jones DT: Epiglottitis in the *Hemophilus influenzae type* B vaccine era: changing trends. *Laryngoscope* 114 (3): 557 – 560, 2004.

Shulman ST, Bisno AL, Clegg HW, et al: Clinical practice guideline for the diagnosis and management of group A streptococcal pharyngitis: 2012 update by the Infectious Diseases Society of America. *Clin Infect Dis* 55 (10): 1279 – 1282, 2012.

Sobol SE, Zapata S: Epiglottitis and croup. *Otolaryngol Clin North Am* 41 (3): 551 – 566, ix, 2008.

Swedo SE, Leonard HL, Garvey M, et al: Pediatric autoimmune neuropsychiatric disorders associated with streptococcal infections: clinical description of the first 50 cases. *Am J Psychiatr* 155 (2): 264 – 271, 1998.

Cummings
Otolaryngology
Head and Neck Surgery (6th Edition)
Volume Ⅵ : Pediatric Otolaryngology

Cummings
耳鼻咽喉头颈外科学（原书第6版）
第六分册　儿童耳鼻咽喉学

第五篇
头　颈

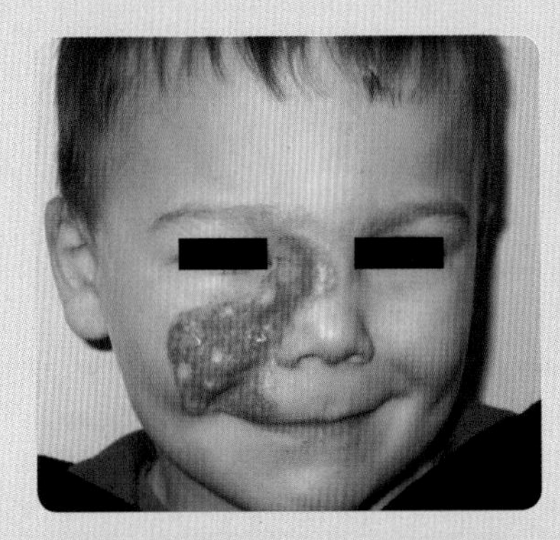
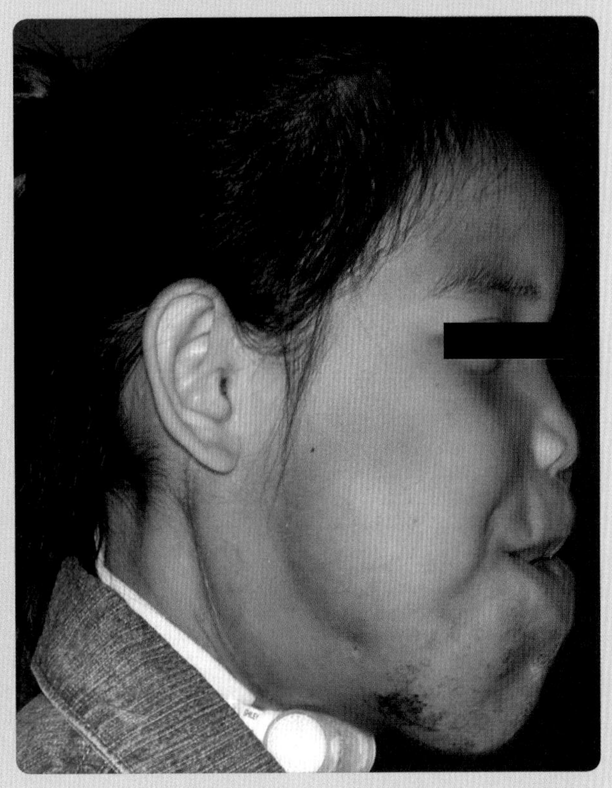
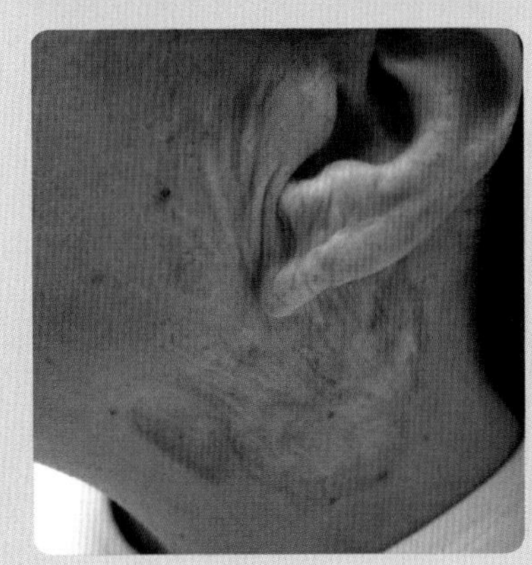

第19章 儿童颈部肿块的鉴别诊断

Differential Diagnosis of Neck Masses

Mark D. Rizzi Ralph F. Wetmore William P. Potsic 著
马聚珂 译

要点

1. 儿童颈部肿块主要分为先天性和后天性两类。大多数先天性病变是囊肿，而大多数后天性病变是由传染引起的。
2. 良好的病史和体格检查对儿童颈部肿块的鉴别诊断至关重要。计算机断层扫描、磁共振成像和颈部超声是评价颈部软组织肿块最有效的影像学研究。
3. 大多数鳃裂囊肿是第二或第三鳃裂囊肿。甲状舌管囊肿在胚胎时期甲状腺下降通道内发育。
4. 血管瘤、血管和淋巴畸形也表现为先天性病变。血管瘤被认为是增生性病变，而不是肿瘤性病变，并且它们通常在18～24个月时开始增生。血管和淋巴畸形不消退。
5. 感染性淋巴结病大多数是病毒性的，但链球菌或葡萄球菌可能引起化脓性淋巴结病。
6. 淋巴瘤是儿童最常见的颈部恶性肿瘤，表现为颈部逐渐增大，伴有或不伴有发热、体重减轻、盗汗或疲劳等全身症状。颈部恶性病变最常见于后颈或锁骨上区域。

儿童颈部肿块的表现有许多不确定性，与成人不同（图19-1）。儿童颈部肿块的病因因儿童的年龄、肿块的位置及其生长方式而异。先天性病变占儿童颈部肿块的大多数（在某些疾病中大于50%），大多数后天获得性肿块是炎症源性（急性或慢性），这进一步缩小了鉴别诊断的范围。尽管在儿童患者的鉴别诊断中应始终考虑恶性肿瘤的可能性，但绝大多数是良性的；在儿童患者中肿瘤是罕见的，相反，在评估成人颈部肿块时，首要考虑恶性肿瘤。

对儿童颈部肿块的治疗方法取决于病史和体格检查。影像学和实验室检查可能有帮助，但一些肿块需要手术活检来确定诊断。因此，儿童颈部肿块常常给外科医师带来诊断和治疗上的挑战。

一、病史

在评价儿童患者的颈部肿块时，详细的病史就可以排除鉴别诊断中的许多病变。患者的感染史，如最近的旅行或接触农场动物可能提示感染源。先前的创伤可能是血肿的信号，而肿块体积的增大或进食时的疼痛可能提示唾液腺问题。接触苯妥英钠等药物也可能是原因之一。

颈部肿块的生长特征很重要。生长缓慢表明是一个良性的过程，而迅速增大则提示感染或恶性的病变。一些肿物生长呈波动性（例如，血管瘤随着紧张和哭泣而增大）。发热伴体重减轻、盗汗或疲劳，提示恶性的可能。

二、体格检查

在评价儿童颈部的肿块时，全面的头颈检查和全面体检是必要的。应特别注意腋窝和腹股沟淋巴结组，并触诊脾脏是否肿大。

婴儿通常在后颈区有可触及的小淋巴结，而年龄较大的儿童则在颈前区、颈后区和下颌下区有可触及的淋巴结。任何直径大于2cm的淋巴结都不属于典型的淋巴增生，应进一步确诊。

在检查异常淋巴结或颈部肿块时，位置对

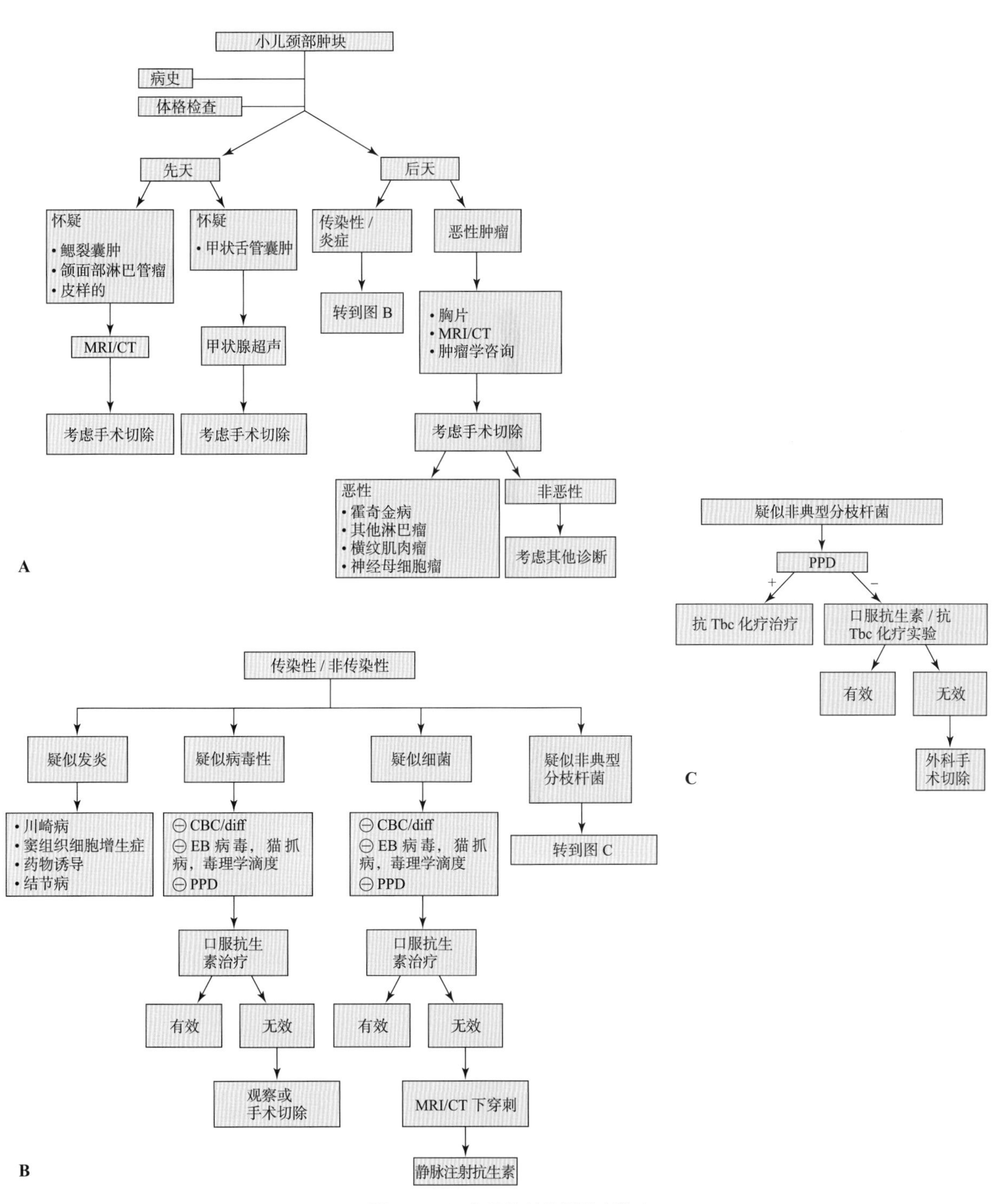

▲ 图 19-1 颈部肿块的鉴别诊断检查

抗 Tbc. 抗结核；CBC. 全血细胞计数；CT. 计算机断层扫描；MRI. 磁共振成像；PPD. 纯化蛋白衍生物

于确定引起感染的部位或恶性肿瘤的主要来源很重要。例如，鼻咽部感染倾向于引流到颈后区，而扁桃体炎可能导致颈前区淋巴结增大。Moussatos[2] 和 Putney[3] 发现颈后三角区恶性肿瘤的发病率增加；相反，Torsiglieri 及其同事 [1] 报道锁骨上区淋巴结肿大预示恶性肿瘤。

触诊时颈部肿块的性质通常有助于对肿块进行分类。例如，质硬肿物容易发生感染或恶化。肿块活动性差表明是恶性肿瘤。肿块波动往往伴随脓肿或囊肿发生。

三、放射学研究

根据病史和体格检查对颈部肿块进行初步的临床诊断，放射学检查可能有助于缩小鉴别诊断范围。如果怀疑有恶性肿瘤、结节病或肺结核，胸片检查是有帮助的。在评估鼻咽、颈椎或咽后区域时，颈部侧位片可能显示异常。同样，鼻窦计算机断层扫描（CT）可能提示副鼻窦感染或肿瘤。

在颈部感染的患者中，强化 CT 可以将仅对抗生素治疗有反应的蜂窝织炎与边缘强化的脓肿区分开来。强化 CT 检查也有助于识别血管瘤等血管性肿块。磁共振成像（MRI）可提供更好的软组织细节。强化 MRI 也可用于血管性病变的评估。

颈部超声检查对区分囊实性肿块最有帮助，应将其作为评价甲状腺肿块的一部分。在切除甲状舌管囊肿之前，超声检查可以确定是否存在异位甲状腺的可能。在这些病例中使用超声检查比核医学甲状腺扫描更方便、更经济。

四、实验室检查

与放射线成像一样，实验室检查亦有助于评估儿童颈部肿块。如果怀疑有恶性肿瘤或全身感染，则显示有差异的全血细胞计数。对 EB 病毒（EBV）、巨细胞病毒、弓形虫、梅毒或猫抓病的血清学检测可以确诊。血清钙水平升高提示结节病，而甲状腺功能检测对大多数甲状腺肿块的评估是必要的。当怀疑神经母细胞瘤时，尿检提示香草基扁桃酸（vanillylmandelic acid，VMA）阳性有助于诊断。虽然没有感染组织培养那么准确，但纯化蛋白衍生物（purified protein derivative，PPD）检测（如果可用）仍然是分枝杆菌病的可靠指标。

外科诊断

尽管头颈部肿块的细针抽吸（fine-needle aspiration，FNA）在儿童中的应用不如成人，但在儿童人群中，作为一种诊断技术，细针抽吸正逐渐被接受 [4, 5]。这种方法的主要缺点是无法评估细胞学标本的组织结构。颈部感染的针吸可减轻症状，为培养提供材料。在某些情况下，特别是考虑到恶性肿瘤时，需要进行切开或切除活检。活检的优点包括检查病变，并提供完整的周围组织和组织冷冻和永久切片，电子显微镜检查和肿瘤标记物的鉴定。

五、先天性肿块和畸形

（一）鳃裂囊肿

虽然鳃裂囊肿的形成机制尚不清楚，但有学者认为这些颈部肿块是由于其颈部窦道内的某些因素造成的，这些因素使其没有内外开口；形成上皮内衬的囊肿。其他学者认为这些囊肿是由 Waldeyer 环组织的上皮残基形成的 [6]。鳃裂囊肿比较常见，占先天性颈部肿块的 1/3 [1]。

鳃裂囊肿通常为无压痛、波动的肿块，在上呼吸道感染时可能发炎并形成脓肿（图 19–2）。第一鳃裂囊肿比较罕见，通常出现在下颌角附近（图 19–3）。第二鳃裂囊肿最常见。在颈部和胸锁乳突肌前边界的深处发现。第三鳃裂囊肿也很罕见，可见于甲状腺的上极附近。根据囊肿的大小，其导致的症状包括吞咽困难、呼吸困难和喘鸣。

鳃裂囊肿的放射学评价可能包括超声、CT 和 MRI。超声显示囊内充满液体，可以区分囊性病变和实性肿块。CT 和 MRI 既证实了肿块的囊性特征，更重要的是确定了囊肿与周围结构的关系（图 19–4）。

鳃裂囊肿采用手术切除治疗。最好用抗生素治疗感染的囊肿，以便在切除前使炎症消退。

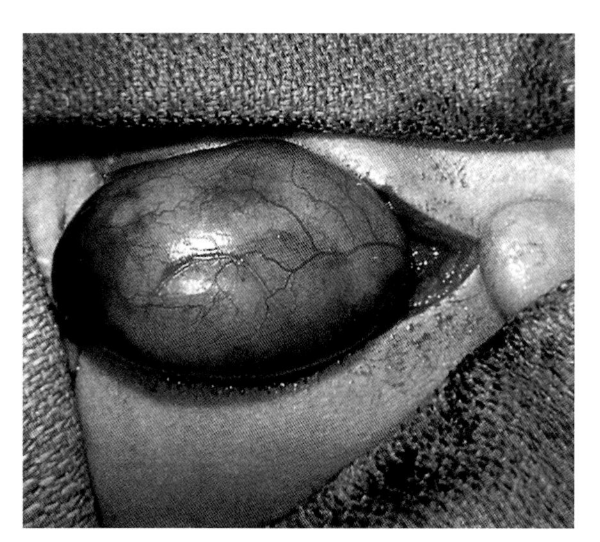

▲ 图 19-2 典型的鳃裂囊肿是一个充满黏液物质的上皮内衬囊肿。囊肿位于胸锁孔突肌前缘

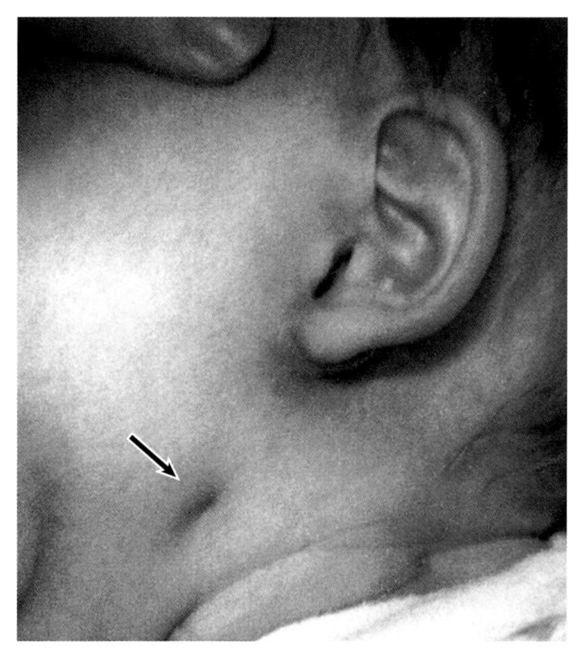

▲ 图 19-3 第一鳃衍生物，表现为靠近下颌骨角的凹陷或肿块（箭）。它们经常起源于或靠近外耳道，在其过程中，涉及面神经

（二）甲状舌管囊肿

甲状舌管囊肿通常表现为无症状颈部中线肿块，在吞咽或伸舌时突出。偶尔它们可能引起轻度吞咽困难，可能伴随着感染，导致迅速肿大，进而导致严重的吞咽困难和窒息。

甲状舌管囊肿由于胚胎期甲状腺形成过程中的甲状舌管退化不全形成。从舌盲孔开始，此管

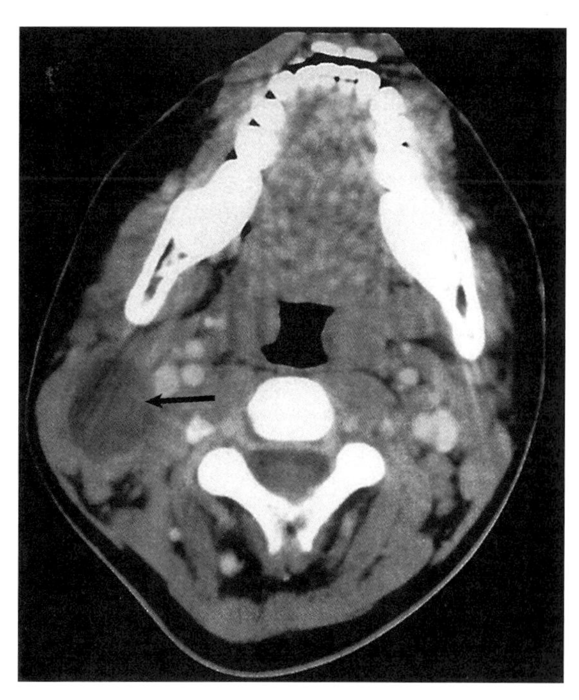

▲ 图 19-4 颈部的轴位计算机断层显示在透光不足的区域有一个鳃裂囊肿（箭）

可能延伸到甲状腺本身，发生于锥体叶区域。它们约占儿童先天性颈部肿块的 1/3 [1]。

因此大多数甲状舌管囊肿出现在舌骨水平的中线处，因为甲状舌管在舌骨前方通过（图 19-5）。有些囊肿可能出现在颈部侧面，高于舌骨或低至甲状腺水平的囊肿并不多见。发生于中线以外的甲状舌管囊肿难以与鳃裂囊肿区分，这是手术切除的一个重要因素。甲状腺舌管囊肿的其他罕见体征包括舌骨两侧形成哑铃状病变，很少形成喉囊性病变。手术标本中发现甲状腺组织的病例高达 45% [7]。

当怀疑甲状舌管囊肿时，鉴别异位甲状腺和囊肿是很重要的。虽然只有 10% 的异位甲状腺组织存在于颈部，但在 75% 的患者中，异位的甲状腺组织可能是唯一的甲状腺组织 [7]。患异位甲状腺的儿童可能表现为轻度甲状腺功能减退；然而，切除该组织需要患者在余生中口服甲状腺素。甲状腺超声和放射性核素扫描可以区分异位甲状腺和甲状舌管囊肿；超声更容易操作，价格更低，而且不使用放射性同位素。

Sistrunk 手术是甲状舌管囊肿标准治疗方法。囊肿连同包括舌骨中间部分的组织一起切除。避

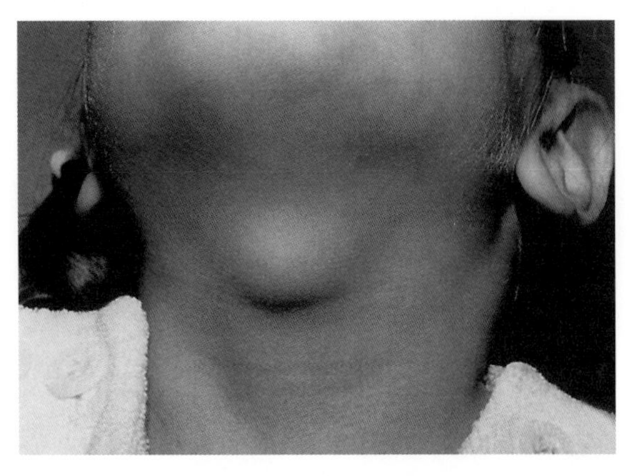

▲ 图 19–5 甲状舌管囊肿常见于颈部中线舌骨处或附近

免切开和引流受感染的囊肿，因为损害囊肿壁会导致复发；据报道，接受简单 Sistrunk 手术的儿童，其复发率接近 10% [1]。

（三）淋巴管畸形（淋巴管瘤）

淋巴管畸形以前被称为淋巴管瘤。淋巴畸形是由于淋巴管腔无法连接到淋巴系统的其他部分而导致的先天性畸形。同时含有淋巴和静脉成分的称为静脉淋巴管畸形。此外，大囊型淋巴管畸形，以前称为囊性水瘤，包含大的厚壁囊肿，其周围组织的浸润较少。微囊淋巴管畸形对头颈部软组织结构有更广泛的浸润，尤其是舌和口腔底部，使其切除困难。

淋巴畸形表现为柔软、光滑、无压痛的肿块，可压缩并可透光（图 19–6）。通常，由于感染或内出血，其大小会有所波动。主要影响儿童的外表。根据肿块的大小和位置，可能会出现呼吸困难和进食困难。

MRI 或 CT 的放射学评价对于诊断和确定病变程度是非常有价值的。放射学显示周围结缔组织充满液体。由于这些畸形缺乏包膜并沿淋巴管延伸，因此手术切除时应保留正常的解剖结构是至关重要。

治疗的目的是改善容貌，缓解呼吸或进食障碍。大囊性病变（＞2cm）可用硬化疗法治疗。常用的药物包括酒精、强力霉素或冻干链球菌复合物 OK–432[8, 9]。由于这些畸形具有浸润性，完全手术切除往往很困难；切除肿块往往可以达到治疗的目的。一些专家建议病变广泛病例分期进

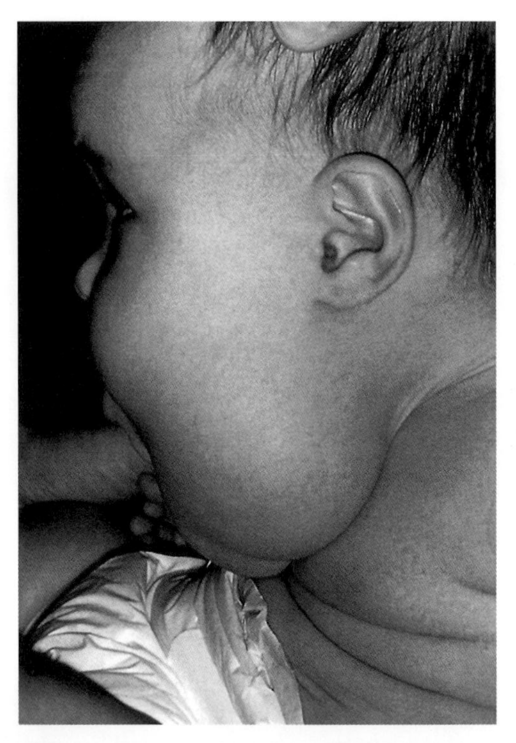

▲ 图 19–6 颈部淋巴管瘤可导致严重的美容畸形，并可能影响呼吸或导致营养不良

行手术切除 [10]。放疗效果往往不佳。

（四）血管瘤

血管瘤是血管内皮的增生性病变，而不是真正的肿瘤。它们在出生时就出现，第一年迅速生长，在 18—24 个月大时开始慢慢消退。高达 10% 的儿童出现血管瘤，男女比例为 2∶1[11]。

血管瘤为红色或蓝色质软肿块，常有皮肤成分。通常情况下，是可压缩的，并随着压力或哭泣而体积增大。对于大血管瘤，可以听到杂音。强化 CT 或 MRI 有助于血管瘤病变的诊断（图 19–7）。

因为血管瘤通常可以自发消退，因此血管瘤常规可以采取随访观察，除非有功能损害、出血、皮肤坏死或血小板减少引起的凝血障碍。这些并发症取决于血管瘤的位置，可导致视力下降或气道阻塞，阻塞最常见的部位是声门下。全身皮质类固醇的使用有助于并发症的治疗，如皮肤溃疡、吞咽困难、呼吸困难、血小板减少或心力衰竭 [12–15]。手术切除或激光治疗可能有助于不完全消退、功能或外观异常的发生。放射治疗可能导致恶性转化，硬化剂和冷冻疗法的效果不

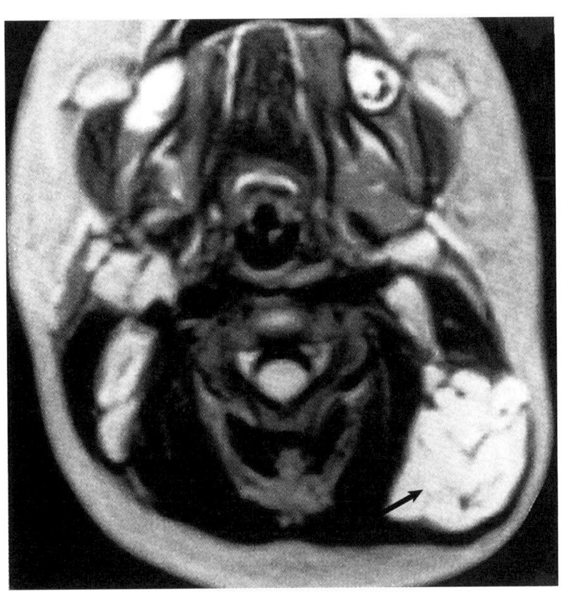

▲ 图 19-7　磁共振造影显示颈部后部血管病变增强，与血管瘤一致（箭）

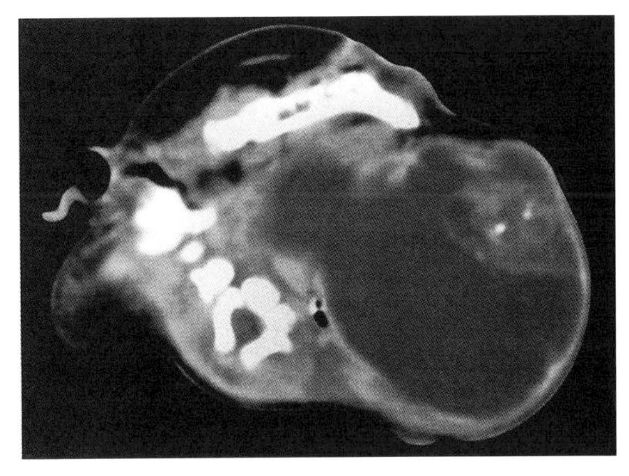

▲ 图 19-8　计算机断层扫描显示新生儿巨大的囊性畸胎瘤，严重损害了气道并需要进行气管切开术

佳[10, 16]。自从一系列病例报道 11 例儿童的皮肤血管瘤似乎对普萘洛尔治疗有反应后[17]，普萘洛尔已被广泛用于为治疗血管瘤的药物[18]。心得安在血管瘤中的作用机制尚不清楚，尽管有人提出可减少血管生成或血管收缩[19, 20]。

（五）畸胎瘤

头颈部畸胎瘤很少见，仅占全身畸胎瘤的 3.5%[21]。尽管在身体其他部位中，血管瘤女性 / 男性的比例为 6∶1，但在头颈部的比例是相等的[22]。畸胎瘤起源于多能干细胞，由其产生部位的外来组织构成。其新生儿发生颈部畸胎瘤的比例高达 18% 孕妇有羊水过多的病史（图 19-8）。

大多数畸胎瘤表现为颈部质硬肿块。对于较大的畸胎瘤，可能存在气管压迫引起的呼吸困难症状。可在 CT 或 MRI 上看到钙化灶，这一发现可能有助于诊断。手术切除是治疗的方法，不能完全切除可导致复发。

（六）皮样囊肿

与畸胎瘤相似，皮样囊肿是由胚胎发生或创伤性植入时被组织包裹的上皮细胞引起的，这与畸胎瘤在病理学上是相关的。皮样囊肿由上皮内衬的腔组成，腔内充满皮肤附属物，如毛发、毛囊和皮脂腺。在头颈部，包括眼眶、鼻子、鼻咽和口腔均可发生皮样囊肿。

通常情况下，皮样囊肿出现在颈部中线，如颏下区域（图 19-9 和图 19-10）。它们附着在皮肤下面，活动度好，除非被感染，否则不会疼痛。手术可完全切除。

（七）喉囊肿

喉囊肿是喉室异常扩张或突出。分为内生型和外生型。内生型扩张位于甲状软骨的范围内，喉囊肿局限在喉腔内部；外生型延伸到甲状软骨之外，通过甲状软骨膜突出喉腔外部。喉囊肿在婴儿和儿童中很少见，但在新生儿中可能出现。充气性喉囊肿与液性囊肿的临床鉴别较困难[23]。

声音嘶哑、咳嗽、呼吸困难和吞咽困难提示有喉囊肿。CT 检查有助于诊断，特别是在确定病变范围和区分喉囊肿的充气性囊肿和液性囊肿方面。颈外入路手术切除是首要的选择。

（八）胸腺囊肿

胸腺从第三咽囊发育而来进入胸部。这条下降通道的任何部位都可能发生胸腺囊肿，这比文献中的几篇报道更常见[24]。胸腺囊肿几乎都是单侧的，大部分位于颈部左侧，90% 是囊性的[25]。

胸腺囊肿通常表现为无症状肿块，但如果感染或迅速增大，可能会疼痛。CT 和 MRI 有助于区分单个囊性病变还是多囊性病变。首选的治疗

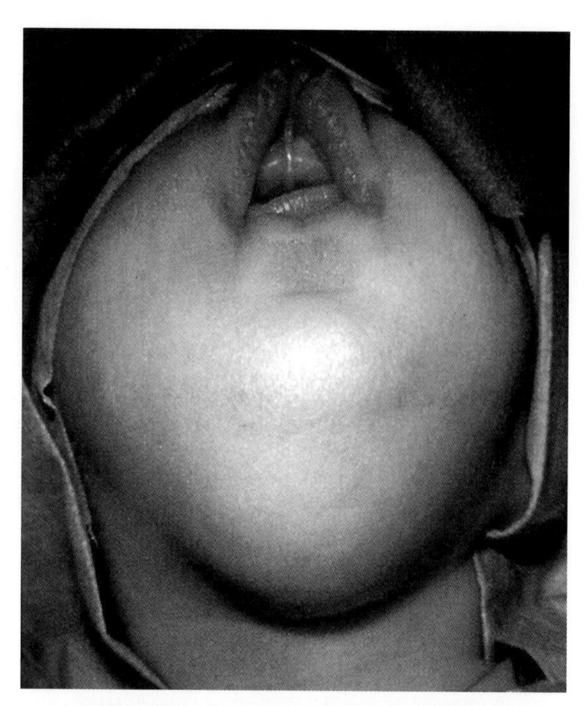

▲ 图 19-9 位于颏下区中线的大皮样囊肿

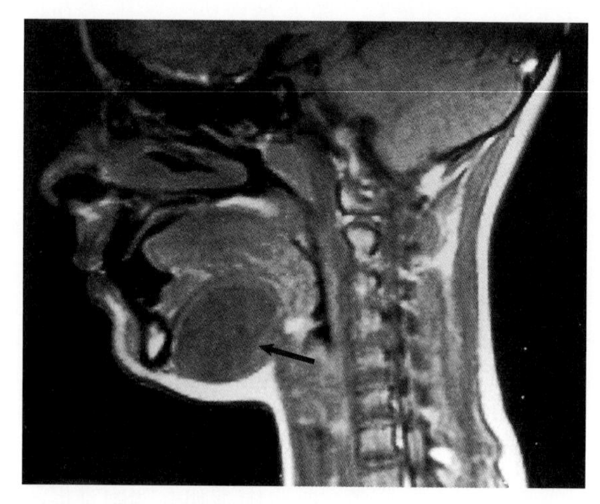

▲ 图 19-10 磁共振成像（矢状图）显示，在颏下区一个大皮样囊肿，就在舌头的深处（箭）

方法是手术切除。并且通过病理学确定 Hassall 小体。

（九）血管畸形

血管畸形根据血流情况分为两组。慢速血流性病变包括毛细血管畸形和静脉畸形，而动脉和动静脉畸形通常是快速血流性病变。血管畸形是一种先天性结构异常，其生长速度与儿童同步，不会退化。

颈外静脉异常有时会以颈部肿块的形式出现[26]。通常，颈外静脉会流入锁骨下静脉，但可能会流入颈内静脉，形成静脉丛。颈静脉畸形表现为沿着胸锁乳突肌前缘的质软肿块。治疗方式是结扎或切除畸形。

（十）胸锁乳突肌肿瘤

婴儿期胸锁乳突肌肿瘤（先天性斜颈）表现为胸锁乳突肌内的质硬、无痛、多发、融合性肿块。肿块通常在出生时不明显，1～8 周时出现。2～3 个月内缓慢增长，然后在 4～8 个月内缓慢退缩（图 19-11）。病理学上，肿块是致密的纤维组织，无正常横纹肌（图 19-12）。随着肿块的消退，剩余的肌肉继续退化成纤维组织。这种疾病的病因尚不清楚，可能与出生创伤、肌肉缺血和宫内定位有关。大多数患者都是长子[27]，兄弟姐妹很少受到影响[1]。

由于 80% 以上的患者肿块自动消失[28]，保守治疗加物理治疗（被动和主动运动）可阻止限制性斜颈的发展。在保守治疗效果差的患者中，需要手术切除胸锁乳突肌。

六、获得性肿块

（一）病毒性淋巴结病

反应性淋巴结增生由上呼吸道病毒感染引起，如腺病毒、鼻病毒或肠道病毒（柯萨奇病毒 A 和柯萨奇病毒 B）引起。EBV 感染除了淋巴结病变以外，还有其他淋巴组织的肿大（如扁桃体、脾脏）。在病理检查中，细胞增殖明显；与肿瘤性疾病相比，淋巴结结构是完整的。

反应性淋巴结病通常是双侧的，与潜在的呼吸道病毒感染症状有关。观察是最合适的处理办法。然而，因为肿大淋巴结退化通常很慢。患者由于担心淋巴瘤，临床上这些淋巴结的活检并不少见。

与艾滋病相关的 HIV 感染患者表现为全身性淋巴结病，伴有发热、肝脾肿大、体重减轻和对病毒、细菌和真菌感染的易感性。如果多个颈淋巴结与细菌感染有关，并且对适当的抗生素治疗没有反应，则应怀疑患有艾滋病。

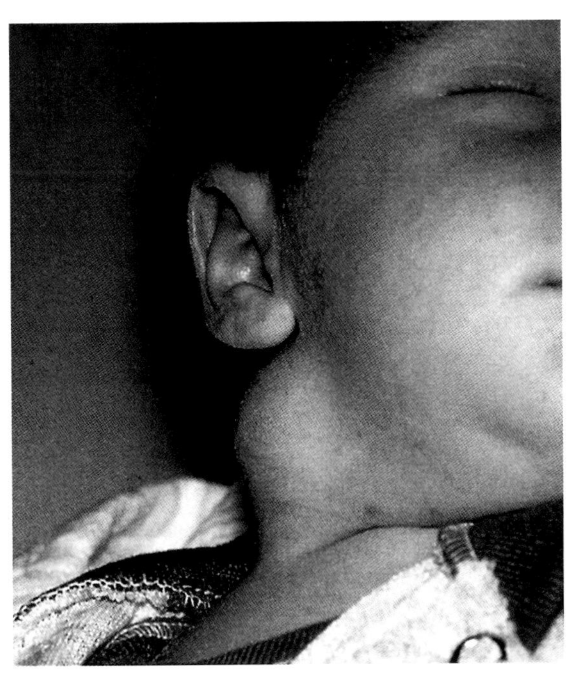

▲ 图 19-11　婴儿先天斜颈。注意胸锁乳突肌中部的实性肿块

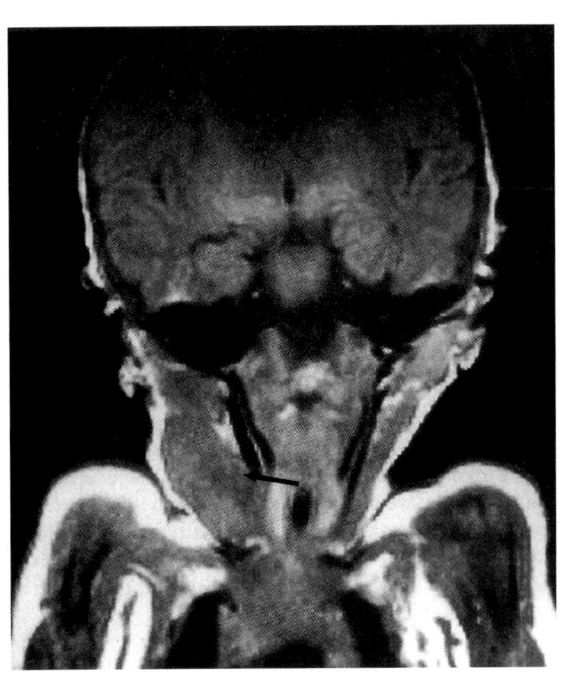

▲ 图 19-12　婴儿先天性斜颈的磁共振成像显示胸锁乳突肌增大（箭）

颈部淋巴结病也是移植后淋巴增生性疾病的一种表现形式，这种疾病与实体器官或骨髓移植患者的 EBV 感染有关。淋巴结活检和 Epstein–Barr 滴度的组织学检查对这种疾病的诊断至关重要[29]。

（二）细菌性淋巴结病

1. 化脓性淋巴结病

金黄色葡萄球菌和 A 组 β– 链球菌是颈部化脓最常见的致病菌，也有其他细菌如嗜血杆菌和莫拉菌。Brodsky 及其同事[30]发现厌氧菌的发病率为 19%，而需氧细菌的发病率为 67%。Brook[31]报道了相似的厌氧菌发生率和 34% 的 β–内酰胺酶阳性菌。在新生儿中，致病微生物可能是葡萄球菌或链球菌，但假单胞菌和其他革兰阴性菌也有报道[32, 33]。几项研究已证实，耐甲氧西林金黄色葡萄球菌作为社区获得性儿童颈部感染的病原体的发病率上升[34, 35]。

当比较统计学因素和症状发生率时，葡萄球菌组和链球菌组之间没有明显差异。颈部肿块通常出现在颌下腺区域，也可出现在颈前和颈后三角区（图 19-13）[36]。症状包括上呼吸道感染、咽喉痛、耳痛和皮肤损伤[36]。根据感染的严重程度，初始治疗方法是口服或静脉注射抗生素。药物治疗无效需要 FNA 或切开引流。

2. 猫抓病

大多数猫抓病发生于 20 岁以下患者[37]，男性比女性更易受感染[38]。超过 90% 的患者有猫科动物接触史，并且在秋季和冬季流行。巴尔通体细菌是致病因子[39]。巴尔通体 DNA 间接荧光抗体血清学检测具有较高的敏感性和特异性。儿童通常伴有淋巴结病，伴有轻度发热和其他不适症状。阿奇霉素或环丙沙星的抗生素治疗通常是有效的[39]。通常无须手术治疗。

3. 弓形虫病

弓形虫感染通常通过食用生的或未煮熟的肉或通过摄入猫粪便中排泄的卵母细胞而感染。症状包括发热、不适、喉咙痛和肌痛。颈部淋巴结炎发生率超过 90%[40]，弓形虫病的并发症包括心肌炎和肺炎。经血清学检查确诊，并用乙胺嘧啶或磺胺类药物治疗。

4. 分枝杆菌感染

大多数非典型分枝杆菌感染是由多种分枝杆菌引起的，包括鸟 – 胞内分枝杆菌、瘰疬分枝杆菌、堪萨斯分枝杆菌、偶然分枝杆菌和嗜血分枝

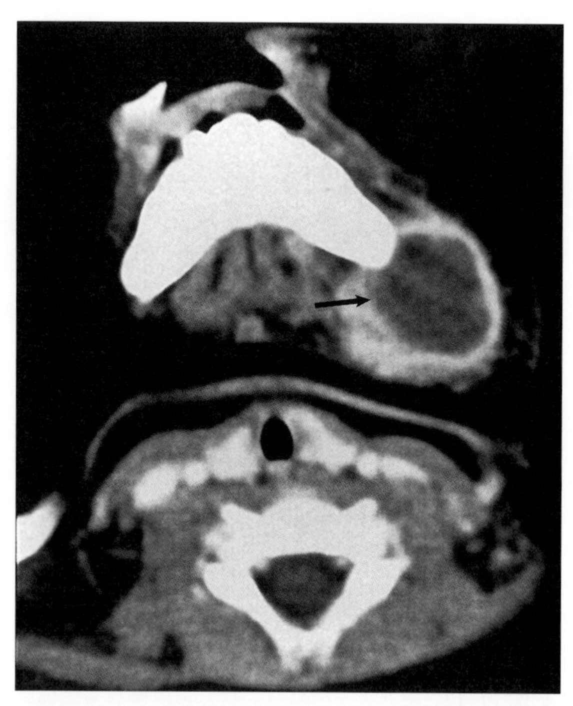

▲ 图 19-13 计算机断层扫描对比显示颈部脓肿在颌下三角（箭）。脓肿形成的特点是低透光和边缘强化

杆菌。近年来，结核分枝杆菌的再次出现，在美国流行地区，肺结核分枝杆菌是导致颈部淋巴结病的一个原因。在一系列关于分枝杆菌颈部感染原因的研究中，Hawkins 及其同事[41]指出非典型分枝杆菌的发病率为 59%，而结核分枝杆菌的发病率为 29%。Hawkins 及其同事对结核分枝杆菌和非典型分枝杆菌进行了皮肤试验[42]，其中 95% 的病例呈阳性[41]。分枝杆菌感染通常需要数周的培养才能确诊。

颈部真菌感染最常见的部位是颈前上区，其次是颈后区、颈中区、锁骨上区。非典型分枝杆菌感染并不少见于耳前区（图 19-14）。倾向于局部单侧发生，而结核分枝杆菌更容易播散和出现在双侧。无痛、坚实、肿大的肿块对于诊断有提示作用。皮肤常因非典型分枝杆菌感染而变色。结核分枝杆菌感染、体重减轻、发热和厌食也可能存在。

目前结核分枝杆菌感染需通过抗结核治疗，通常包括两种药物，尽管感染非典型分枝杆菌的淋巴结最好通过手术切除或切开和刮除来处理。Hawkins 及其同事[41]在 18 例非典型分枝杆菌感染中有 4 例仅接受药物治疗后颈部肿块消退。对于那些不适合手术的患者，可以考虑采用这种非手术治疗。

（三）真菌感染

颈部真菌感染通常出现在免疫功能低下的患者中，症状和体征提示病毒或细菌感染。通常的病原体包括念珠菌和曲霉菌。通过血清学或真菌涂片和培养进行诊断。

（四）涎腺炎

唾液腺易受病毒和细菌感染，有时类似于周围淋巴结的感染。尽管在疫苗应用后很少见，腮腺炎可导致副黏病毒感染，可导致睾丸炎、脑膜炎或感音神经性听力损失。可治疗包括支持治疗，如镇痛药和水合作用。

除病毒感染外，脱水和全身疾病的患者往往容易发生唾液腺细菌性感染。致病微生物包括金黄色葡萄球菌、链球菌和流感嗜血杆菌。

患有涎腺炎的儿童会迅速出现疼痛和受累腺体肿胀。发热、发冷和不适。检查口腔可发现累及腺体导管有脓性分泌物。细菌性涎腺炎的治疗是口服或静脉注射广谱抗生素。

（五）非感染性炎症性疾病

1. 川崎病：黏膜皮肤淋巴结综合征

川崎病是一种病因不明的急性多系统血管炎，往往会影响 5 岁以下的儿童[43]。患者持续发热 5d，并具有以下特征中的四个：①通常为单侧的急性非化脓性颈淋巴结病；②手足红斑、水肿

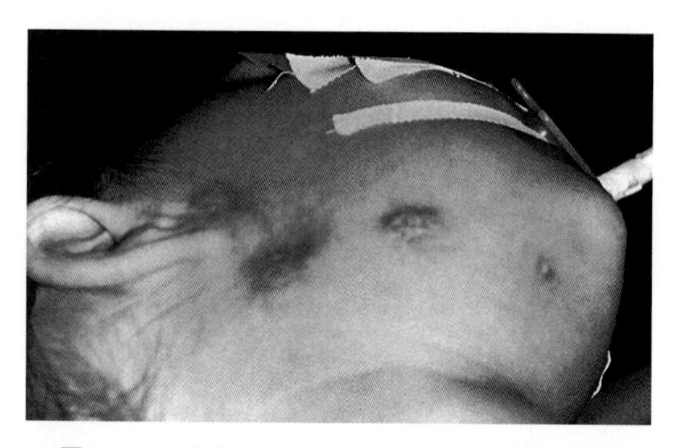

▲ 图 19-14 非典型分枝杆菌感染常累及颌下三角区和耳前区

和脱皮；③不规则形态皮疹；④双侧无疼痛结膜感染；⑤嘴唇和口腔红斑和感染，就可以确诊。

急性期包括血小板增多和心包积液的心脏体征[44]。在亚急性期，15%～20% 的患者可能出现冠状动脉瘤[43]。阿司匹林和 γ- 球蛋白治疗的目的是减少炎症反应。

2. 窦性组织细胞增多症（Rosai-Dorfman 病）

患有窦性组织细胞增多症的儿童有大量的无痛性颈部淋巴结病，类似于传染性单核细胞增多症或淋巴瘤。这种疾病被认为是一种异常的组织细胞反应，可能是由疱疹病毒或 EB 病毒引起的[45]。活检显示淋巴结髓窦扩张，浆细胞增多、组织细胞明显增殖。除了大面积的淋巴结病，还可能出现发热和皮肤结节。这种疾病的治疗效果较好。

3. 药物性淋巴结病

尽管苯妥英钠是药物引起的淋巴结病最常见的原因，但乙胺嘧啶、别嘌醇和保泰松也与此有关[46]。通常情况下，当药物治疗停止时，该淋巴结病就会消退；然而，据报道苯妥英钠的长期使用可导致癌前假淋巴瘤状态。

4. 结节病

结节病的病因尚不清楚，串珠状的淋巴结往往提示有传染性或毒性的来源。最常见于 20 岁左右的患者，男性和女性发病率相同。患者通常有淋巴结肿大、疲劳和体重减轻。根据受累部位的不同，还可能出现咳嗽、呼吸困难、声音嘶哑、骨关节疼痛、视觉症状、头痛、发热和皮疹。胸片异常有助于诊断，通过对相关组织的活检发现非干酪性肉芽肿可证实。皮质类固醇在急性期可能有帮助。

七、良性肿瘤

（一）脂肪瘤

脂肪瘤是皮下组织中一种良性的有包膜的脂肪性肿瘤。一般来说，它们很少发生在头颈部。通常的治疗方法是手术切除。

（二）甲状腺腺瘤

甲状腺腺瘤表现为可在甲状腺内可触及的孤立肿块。在超声检查中，腺瘤与甲状腺囊肿相反，腺瘤是一个实性肿块。在甲状腺扫描中，腺瘤表现为冷结节；然而，一些腺瘤显示放射性核苷酸摄取水平较低。甲状腺腺瘤可能需要切除以区别于滤泡癌。术前应行超声引导下的细针穿刺细胞学检查。

（三）神经纤维瘤

神经纤维瘤是由施万细胞、神经纤维和成纤维细胞组成的局限性肿瘤。在颈部，神经纤维瘤通常由皮肤小神经引起，但也可能由颅神经引起。神经纤维瘤可能是单发的，但是更罕见的是作为多发性神经纤维瘤发生，并伴有 I 型神经纤维瘤病。治疗方法为切除，这需要牺牲所涉及的神经，注意不要伤及附近的解剖结构。

（四）多形性腺瘤

多形性腺瘤是唾液腺肿瘤，通常出现在腮腺的浅层。它们表现为缓慢生长的无痛肿块，没有表现出神经或皮肤受累的迹象。手术切除需要进行浅叶腮腺切除术（见第 22 章）。

八、恶性肿瘤

（一）淋巴瘤

淋巴瘤是大型儿童系列研究中最常见的颈部恶性肿瘤[1, 47]。它们可分为两种组织学类型，霍奇金淋巴瘤和非霍奇金淋巴瘤，它们具有不同的临床过程和预后。

Rye[48] 将霍奇金病分为四种组织学类型：①结节硬化；②混合细胞；③淋巴细胞为主；④淋巴细胞减少。任何年龄的男性比女性更容易患霍奇金病，尽管在青少年时期发病率无差别。霍奇金病通常表现为无症状的颈部或锁骨上肿块（图 19-15）。发热通常与咳嗽、盗汗和体重减轻有关。活检确认细胞类型后，根据组织学检查结果和分期，治疗包括化疗或放疗。

非霍奇金淋巴瘤更可能是弥漫性和淋巴结外病变。组织学类型包括淋巴母细胞型、大细胞型和未分化型。肝、肺和骨髓是最常见的淋巴结外受累部位。在颈部，与霍奇金病淋巴瘤相比，非

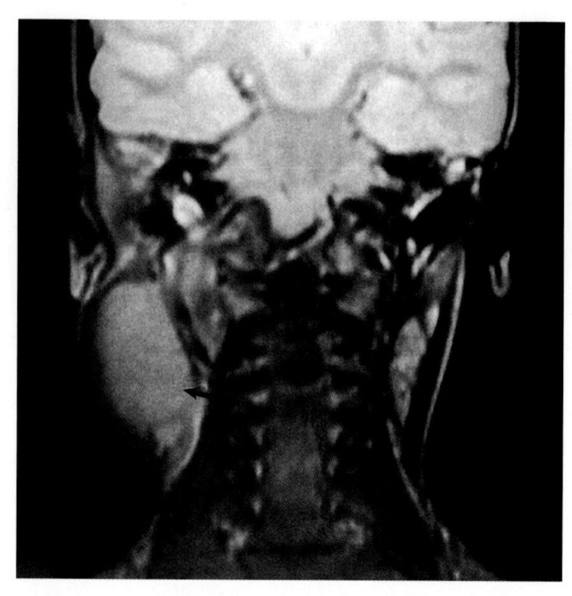

▲ 图19-15 颈部磁共振成像显示，霍奇金淋巴瘤出现在颈椎后部（箭）

霍奇金淋巴瘤更不常见[49]。体重减轻、盗汗和发热很常见，特别是当病变更为广泛时。化疗是非霍奇金淋巴瘤的主要治疗手段。

（二）横纹肌肉瘤

软组织肉瘤占儿童所有恶性肿瘤比例较小。横纹肌肉瘤是最常见的软组织肉瘤；因为它最常见于头颈部，在一系列儿科患者中，它占颈部恶性肿瘤的很大比例[50]。横纹肌肉瘤的最高发病率发生在2—5岁，另一个高峰发生在15—19岁[51]，白人儿童比其他种族的儿童更常见，男性居多[51]。胚胎性横纹肌肉瘤是最常见的细胞类型，其次是肺泡型和多形型[52]。

头颈横纹肌肉瘤的主要部位包括眼眶、鼻咽、副鼻窦、耳朵和口腔。在一系列病例中，89%的病例属颈部原发性病变[53]。从头部到颈部的转移性疾病很少见[54]。

横纹肌肉瘤的治疗包括手术、放疗和化疗。手术、活检、减瘤和根治性切除取决于部位、程度和复发的存在。2/3的患者可长期带瘤生存或治愈[50, 55]。

（三）甲状腺癌

甲状腺癌在儿童年龄组并不常见，与低剂量电离辐射有关[56]。女童受影响更为普遍，但低于成年女性。组织学检查通常是乳头状或混合性乳头状滤泡，患者通常在颈前部有一个孤立的肿块。不良症状包括肿块的快速生长、声音嘶哑、吞咽困难及肿块固定于周围结构。有甲状腺癌或多发性内分泌肿瘤的家族史患者应警惕，转移可发生在局部淋巴结和肺部或骨骼。超声或甲状腺扫描有助于诊断，尽管手术切除时冰冻切片是确珍性的。几乎所有儿童甲状腺癌都是乳头状的，如果淋巴结明显受累的话，治疗方法应该是次全切除或全部切除并行淋巴结清扫。甲状腺抑制常被用来防止复发，放射性碘有助于切除术后残留肿瘤。

（四）唾液腺恶性肿瘤

唾液腺黏液表皮样和腺泡细胞癌约占儿童恶性上皮肿瘤的60%[57]。黏液表皮样癌的局部侵袭性、局部转移和预后取决于组织分化类型；腺泡细胞癌的行为与组织学无关。黏液表皮样和腺泡细胞癌表现为孤立的硬块，无痛生长。这两种肿瘤都是低度恶性的[57]。根据发病部位，治疗需要浅表腮腺切除或颌下腺切除。辅助治疗包括颈部淋巴结清扫或放射治疗，取决于细胞类型和肿瘤生长特征（见第22章）。

（五）鼻咽癌

鼻咽癌患者可出现颈部肿块，伴有鼻咽肿块、单侧中耳炎、鼻漏和鼻阻塞。晚期患者中，可发现单个或多个颅神经麻痹。在黑人和亚洲青少年中鼻咽癌的发病率增加[58, 59]，EBV2型和3型的滴度在鼻咽癌患者中升高[60]。虽然诊断通过原发肿瘤的活检证实，但CT和MRI是确定肿瘤累及程度的必要手段。骨或肝转移可通过腹部的骨扫描或CT来确定。联合化疗和放射治疗是目前局部晚期疾病的标准一线治疗方法[61]。

（六）神经母细胞瘤

神经母细胞瘤是起源于原始神经母细胞和神经嵴细胞的恶性肿瘤。只有2%～4%的神经母细胞瘤起源于颈部[62]，这些肿瘤可能与同侧Horner综合征有关[63]。由于全身性受累很常见，因此需要对颈部、胸部和腹部进行MRI和CT检查，以评估转移扩散。24h尿香草扁桃酸升高强烈提示神经母细胞瘤。治疗取决于侵入的程度，可能包括手术切除、放疗和化疗。

九、结论

儿童颈部肿块可能给临床医生带来诊断挑战，也可能给父母带来焦虑。系统评估，特别是注意病史和体检的重要细节，可以缩小鉴别诊断范围，并允许选择适当的放射学和实验室研究。在儿童中，先天性和炎性肿块最为常见，但应考虑存在恶性肿瘤的可能，尤其是在治疗后肿块仍持续生长的情况下。

推荐阅读

Brodsky L, Belles W, Brody A , et al: Needle aspiration of neck abscesses in children. *Clin Pediatr (Phila)* 31: 71, 1992.

Brook I: Aerobic and anaerobic bacteriology of cervical adenitis in children. *Clin Pediatr (Phila)* 19: 693, 1980.

Civantos FJ, Holinger LD: Laryngoceles and saccular cysts in infants and children. *Arch Otolaryngol Head Neck Surg* 118: 296, 1992.

Cunningham MJ, Myers EN, Bluestone CD: Malignant tumors of the head and neck in children: a twenty-year review. *Int J Pediatr Otorhinolaryngol* 13: 279, 1987.

Edgerton MT: The treatment of hemangiomas: with special reference to the role of steroid therapy. *Ann Surg* 183: 517, 1976.

Garfinkle TJ, Handler SD: Hemangiomas of the head and neck in children: a guide to management. *J Otolaryngol* 9: 5, 1980.

Handler SD, Raney RB: Management of neoplasms of the head and neck in children. I. Benign tumors. *Head Neck Surg* 3: 395, 1981.

Luna MA, Batsakis JG, El-Naggar AK: Pathology consultation: salivary gland tumors in children. *Ann Otol Rhinol Laryngol* 100: 869, 1991.

Ossowski K, Chun RH, Suskind D, et al: Increased Isolation of methicillin-resistant *Staphylococcus aureus* in pediatric head and neck abscesses. *Arch Otolaryngol Head Neck Surg* 132: 1176, 2006.

Raney RB, Handler SD: Management of neoplasms of the head and neck in children. Ⅱ. Malignant tumors. *Head Neck* 3: 500, 1981.

Torsiglieri AJ, Jr, Tom LW, Ross AJ, 3rd, et al: Pediatric neck masses: guidelines for evaluation. *Int J Pediatr Otorhinolaryngol* 16: 199, 1988.

第20章

儿童头颈部血管异常

Vascular Anomalies of the Head and Neck

Jonathan A. Perkins　著
马聚珂　译

要点

1. 脉管异常分为脉管畸形和脉管肿瘤。
2. 导致血管异常的分子机制是由血管生成和血管新生紊乱引起的。最常见的血管肿瘤类型是婴幼儿血管瘤。
3. 头颈部脉管畸形最常见的类型是淋巴管畸形。
4. 婴儿血管瘤在出生时不存在，在婴儿期出现，在9—10个月大时增殖，并且随着年龄的增长逐渐消退或缩小。
5. 婴儿血管瘤的内皮细胞具有独特的特性，可将其与其他类型的血管肿瘤和畸形不同。
6. 淋巴管畸形内皮具有独特的染色特性，可将其与其他类型的脉管内皮区分开来。
7. 婴儿血管瘤发生在头部、颈部和面部的特征性部位。这些病变可分为节段性、局灶性、浅表性、深部和混合性。
8. PHACES 综合征与婴儿期的大型血管瘤有关。这是与腹侧裂、先天性心脏畸形、颅内畸形和眼部畸形相关的婴儿期血管瘤的描述。
9. 婴儿的眼周血管瘤可引起剥夺性弱视和散光性弱视。
10. 婴儿皮肤血管病变的浅表血管瘤可以用脉冲染料激光治疗，其可保留上皮，同时减少病变皮肤红肿。
11. 手术切除局灶性血管瘤可预防血管瘤的并发症并改善治疗效果。
12. 脉管畸形通常发生在颈部，最常见的是淋巴管畸形。
13. 淋巴管畸形按分期和放射学表现分为大囊性、微囊性或两者结合。
14. 淋巴管畸形是在妊娠期发生的低流量血管畸形，在出生时或与后期感染或创伤相关。出生时或出生后出现的大多数畸形与正常的染色体组有关。
15. 低位大囊性淋巴管畸形可以自发消退，也可以通过手术或硬化疗法治疗。相反，舌骨上淋巴管畸形难以用任何方式治疗并经常引起巨舌症。涉及口腔和口腔－咽部黏膜的舌骨上小囊性畸形与淋巴细胞减少和反复发炎有关。
16. 静脉畸形与酪氨酸激酶2型受体功能障碍有关，导致静脉结构异常。组织学上，静脉畸形可以是血液脉管系统和淋巴脉管系统的结合。
17. Kasabach-Merritt 现象最常见于 Kaposi 样血管内皮瘤和簇状血管瘤。
18. 动静脉畸形是头颈部任何区域都可能发生的高流量畸形；它们采用栓塞和手术治疗相结合的方式治疗。

要点

19. 快速消退的先天性血管瘤和非退缩性先天性血管瘤。这些病变在组织学上与婴儿期血管瘤相同，但缺乏葡萄糖转运蛋白 -1 内皮染色。
20. 婴儿期血管瘤具有独特的内皮细胞，可以用葡萄糖转运蛋白 -1 免疫染色法染色，这可以区别于其他血管瘤。普萘洛尔可以显著改变婴儿期血管瘤。

脉管异常经常发生在头颈部，有异常的血管和淋巴管。通常，临床和影像学检查及组织学证据用于区分各种血管异常的亚型。基于这些建立了脉管血管异常分类系统（框 20–1）[1, 2]。在该分类中，血管异常分为血管肿瘤和血管畸形。最初划分的这些类别反映了对婴儿血管瘤（hemangiomas of infancy，HOIs）病史的仔细分析 [3]，其出现在婴儿期，并且在出生后的第一年内迅速生长。增殖期后，会出现收缩或退化。这种临床变化不同于血管畸形。这些精细的临床表现进一步将血管和淋巴管衍生的肿瘤分成不同的组，以便更准确的诊断和治疗。最近的许多研究进一步明确了血管瘤和血管畸形之间的区别 [4–6]。

目前，血管肿瘤是血管发育紊乱并表现出某些肿瘤特征 [7, 8]。大多数血管瘤是良性的。影像学上可以通过病变大小、血流量和位置来描述这些肿瘤（图 20–1）[9, 10]。某些体征与血管瘤有关，但与血管畸形无关，最主要的例子是严重的血小板减少症（例如，Kasabach–Merritt 现象）[11, 12]。此外，一些血管瘤与已知的综合征相关，如 PHACES（颅后窝颅内异常、血管瘤、动脉异常、心脏缺陷和主动脉缩窄、眼睛异常和胸骨裂）[13]。

脉管畸形已在脉管类型的病变中进行了阐述：包括动脉、静脉和淋巴管。脉管畸形表明了胚胎早期脉管发生了疾病 [7, 8, 14]，一些脉管畸形与遗传缺陷有关，特别是那些组织过度生长的遗传缺陷 [15–17]。与脉管瘤相反，大多数脉管畸形在出生时就存在，并表现出与个体平行生长。这些病变在其位置、大小和病灶内血流中具有明显的影像学外观 [18]。此外，某些类型的脉管畸形的特征在于影像学检查结构不同。这在评估淋巴管畸形方面非常有用，淋巴管畸形也与局部组织和骨过度生长有关（图 20–2）[19]。由于婴儿期皮肤血管瘤与其他类型的血管肿瘤和畸形的本质区别，个别血管异常的分子特征和影像学特征可以进一步区分各种类型的血管异常 [3]。本章概述了这些区别，并解释了它们如何通过改善治疗方式提高治疗效果。

框 20–1　血管异常分类

血管畸形
- 单支病变
  - 毛细血管
  - 静脉
  - 淋巴
  - 动静脉
- 合并和复杂的淋巴管畸形
  - 淋巴管
  - 毛细血管静脉
  - 毛细淋巴管
  - 毛细血管动静脉

血管肿瘤
- 血管瘤
  - 婴儿期血管瘤
  - 先天性血管瘤
    - 快速退化的先天性血管瘤
    - 非进化性先天性血管瘤
  - 小叶血管瘤（化脓性肉芽肿）
- 血管肿瘤
  - 血管内皮瘤
  - 血管肉瘤
  - 血管外皮细胞瘤
  - 混杂的
  - 丛状血管瘤

Binary classification system adopted by the International Society for the Study of Vascular Anomalies（ISSVA）in 1996.

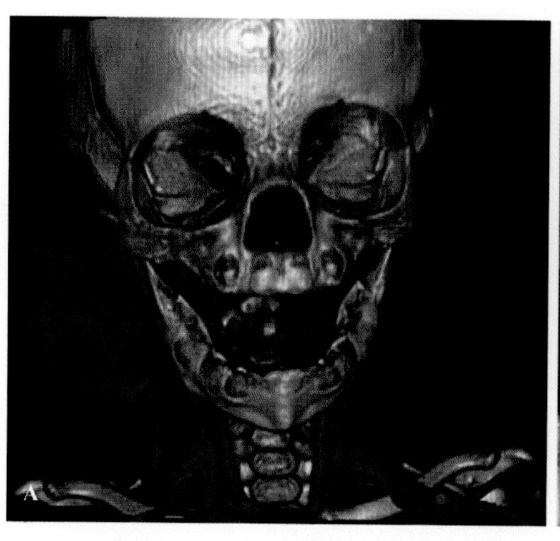

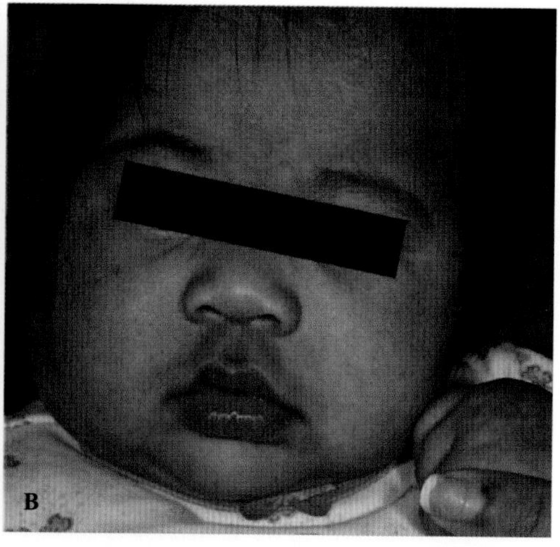

▲ 图 20-1　A. 颈部腮腺区深部局灶性血管瘤的 CT 血管造影表现。B. 同一患者临床影像

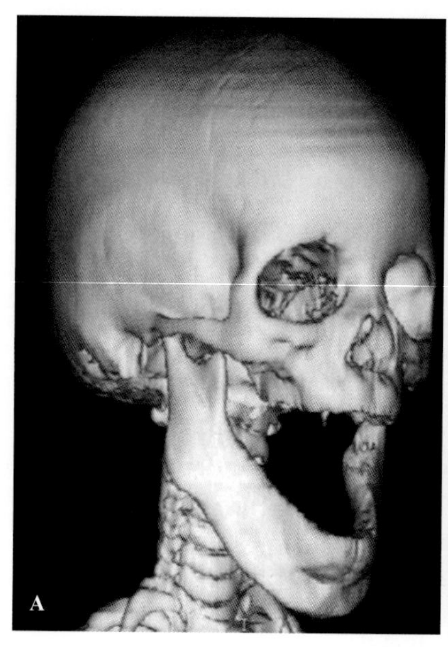

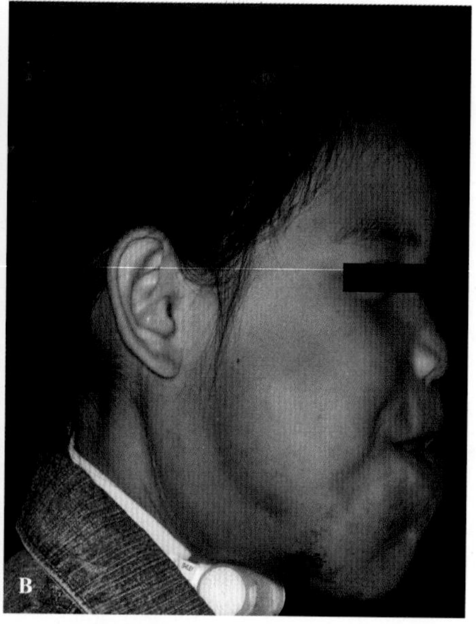

▲ 图 20-2　下颌过度生长与淋巴管畸形有关

A. 婴儿期三维 CT 重建。B. 同一患者后期的临床影像

目前正在研究一些血管异常的遗传和分子基础[16, 17, 20, 21]。遗传缺陷与疾病之间最明显的联系见于遗传性静脉畸形，其中酪氨酸激酶（Tie2）蛋白受体常发生突变使血管内皮 – 平滑肌缺乏沟通是重要致病因素之一。血管平滑肌层的缺陷导致静脉畸形被认为是由这种突变引起的。类似的，在 1～3 型遗传性出血性毛细血管扩张症中发生的血管异常与对内皮功能产生不利影响的基因突变有关[22]。家族性 HOIs 与第五染色体区域相关联[23]。肾小球瘤与肾小球蛋白功能缺陷有关，这使其与其他静脉畸形区别开来[24]。非典型毛细血管畸形相关的动静脉畸形（arteriovenous malformations，AVMs）与潜在的候选基因 RASA1 有关。在某些综合征中，血管畸形附近的组织肥大与 PTEN 肿瘤抑制基因和其他新基因的突变有关[15, 26–28]。该理论为理解血管异常发病机制奠定了基础，并为新的治疗方案打开了大门。

70%～80% 的血管异常发生在头颈部。这些病变具有不同的临床表现，可在全身和局部产生独特的体征。由于 HOIs 最初与血管畸形不同，因此已经发生了许多诊断和治疗的变化，因此临床上将基于病变类型进行讨论。

一、血管肿瘤

（一）婴儿血管瘤

HOIs 在出生时并无临床表现，仅出现在婴儿期；增殖期为 6—9 个月，并在数年内部分或完全消退（图 20–3）[29, 30]。不遵循这种模式的血管病变应诊断为变异型[6]。除临床诊断外，HOIs 还可通过分子标志物染色和复杂的影像学特征得到进一步证实[31, 32]。HOIs 内皮有几种独特的表面标志物，可通过免疫组织化学检测。HOIs 的首要标记物是葡萄糖转运蛋白 1（GLUT–1）。检测 HOI 内皮中的 GLUT–1 可将其与其他血管异常区分开来[32]。计算机断层扫描（CT）和磁共振成像（MRI）对图像采集的改进可以区分 HOIs 和其他血管异常（图 20–4）[10, 18, 33]。

1. 临床表现

在出生时，HOIs 可以完全不存在或呈现为轻微的皮肤发红或苍白，随后出现 HOIs。出生后几个月，血管瘤迅速生长，可能发生在头部、颈部或身体的任何部位。此类病变 2/3 发生在女孩身上，HOIs 更为普遍地发生在早产儿和母亲年龄较大且有绒毛膜病史的患者身上。关于描述 HOIs 及其部位的术语见图 20–5 所示[34]。节段性 HOIs 通常比较表浅，发病率更高，涉及不同区域皮肤[30]。头颈部节段性病变被认为与神经嵴细胞相关的胚胎病变及其对血管发育的影响有关[35]。头颈部局灶性 HOIs 发生在被认为与胚胎组织融合线相关的可识别模式中[30, 34]。在胚胎融合概念基础上，几个研究小组观察到靠近中线的 HOIs 的退化不可预测。他们认为，HOIs“足迹”在 4 个月时就确定了，残余部分生长只改变病变厚度，而非大小。

2. PHACES 综合征

已经阐述了一些 HOIs 与腹侧裂、先天性心脏畸形、颅内畸形和眼部异常之间的关系（图 20–6）[13]。PHACES 预示颅后窝异常、血管瘤、动脉异常、心脏缺陷和主动脉缩窄、眼睛异常和胸骨裂（有时还有其他腹侧裂异常）。中枢神经系统症状包括发育迟缓、癫痫发作和先天性卒中。疑似 PHACES 患者应进行头部成像、眼科检查和心脏评估。有人建议对脑血管异常患者进行抗血小板治疗，以预防先天性卒中[36, 37]。进一步分析 HOIs 生物学特征对于理解这些是必要的。值得注意的是，大量 PHACES 患者患有气道 HOIs[38]。

（二）其他类型的血管肿瘤

1. 先天性血管瘤

除了 GLUT–1 染色阳性外，出生时即存在高流量血管肿瘤在组织学上与 HOIs 相同称为先天

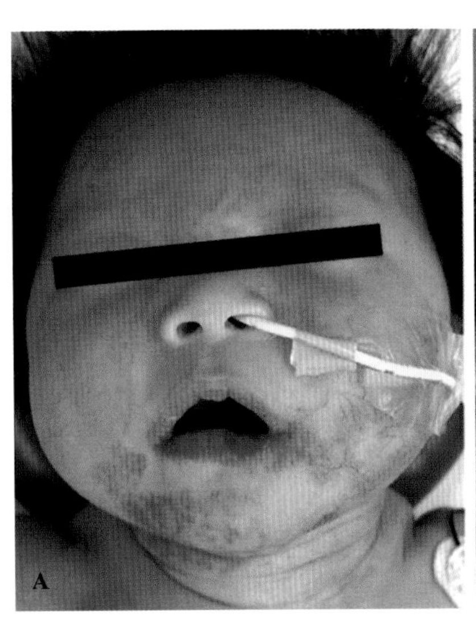

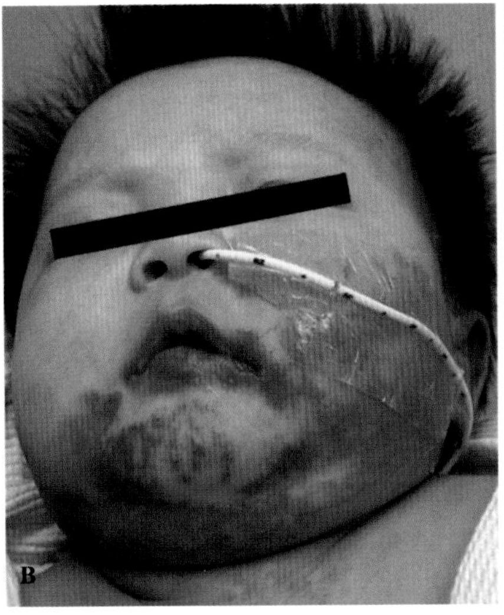

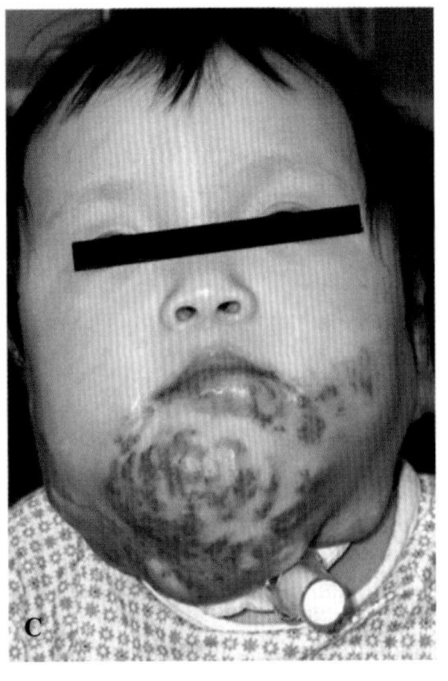

▲ 图 20–3　节段性血管瘤表现

A. 婴儿期初次出现；B. 晚期增殖期；C. 开始退化

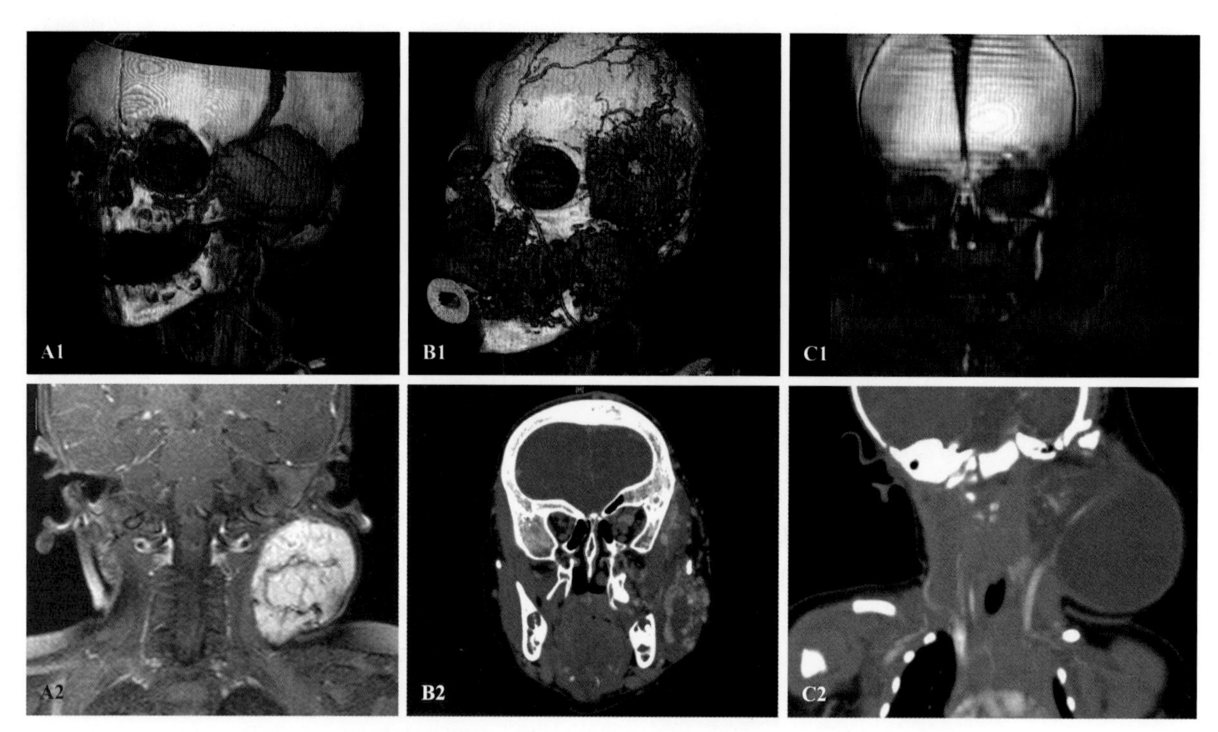

▲ 图 20-4　计算机断层扫描（顶排）和冠状计算机断层扫描（底排）血管异常成像

A. 婴儿期深部血管瘤；B. 静脉畸形；C. 淋巴管畸形

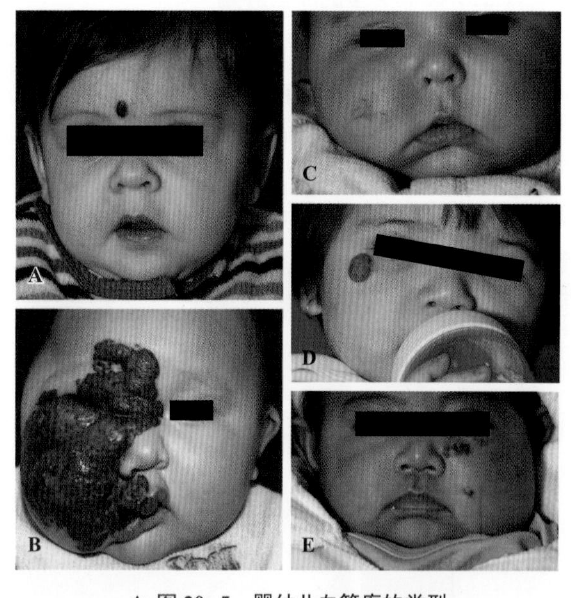

▲ 图 20-5　婴幼儿血管瘤的类型

A. 浅表局灶性血管瘤；前额；B. 混合型节段性血管瘤；面中部，嘴唇，前额；C. 深部局灶性血管瘤；颧骨区；D. 混合灶性血管瘤；颧骨下眼睑；E. 混合节段性血管瘤；脸，颧骨区

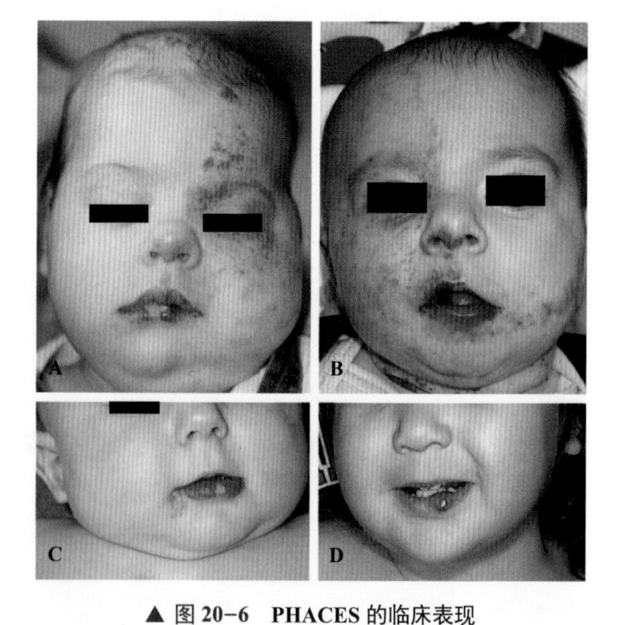

▲ 图 20-6　PHACES 的临床表现

A. 累及嘴唇、鼻子和左上下脸的节段性血管瘤；B. 节段性血管瘤，累及嘴唇、鼻子、左上和双侧下脸；C. 节段性下唇血管瘤伴胸骨裂；D. 下唇局灶性唇血管瘤伴胸骨裂

性血管瘤[39, 40]。先天性血管瘤有两种类型：在一年内迅速消退的血管瘤和持续存在的血管瘤。因此，它们分别被命名为快速退缩性先天性血管瘤或非退缩性先天性血管瘤。除非仔细检查并进行组织学分析，否则这些病变通常难以与 HOIs 区分开。直到观察到病变的临床行为之前，通常很难确诊（图 20–7）。药物治疗对先天性血管瘤无效。快速消退的先天性血管瘤的治疗通常是观察，而非侵袭性先天性血管瘤可能需要激光或手术治疗。

2. Kaposiform 血管内皮瘤和簇状血管瘤

大多数非血管畸形血管瘤是良性的，很少发生在头颈部。两种最常见的是 Kaposiform 血管内皮瘤（Kaposiform hemangioendothelioma，KHE）和簇状血管瘤（tufted angioma，TA）。KHE 发生在头颈部的任何地方，除了血管内皮外还具有显著的淋巴成分[41]。临床上，KHE 表现为紫红色皮肤结节，延伸到深部组织（图 20–8）。它们的影像学表现是弥漫性浸润性的血管（图 20–8）。通过影像学和活检诊断进行仔细评估指导 KHE 治疗。TA 更局限，可能不涉及皮肤。KHE 和 TA 的治疗主要集中在正确诊断，预防并发症和肿瘤控制上。明确诊断需要活检，进行免疫组织化学染色。治疗性手术切除是可行的，在一些局部肿瘤中是可取的，但对于大的病变，手术可能不是治愈性的。在广泛的 KHE 和 TA 导致疼痛，功能

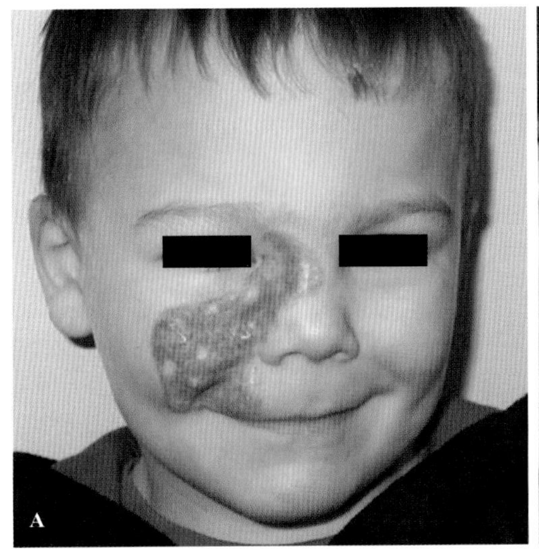

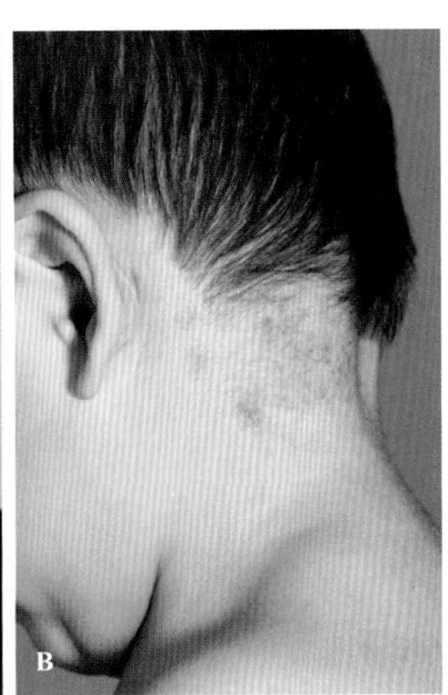

▲ 图 20–7　先天性血管瘤的表现

A. 非退缩性先天性血管瘤；B. 快速退缩性先天性血管瘤的退缩后表现

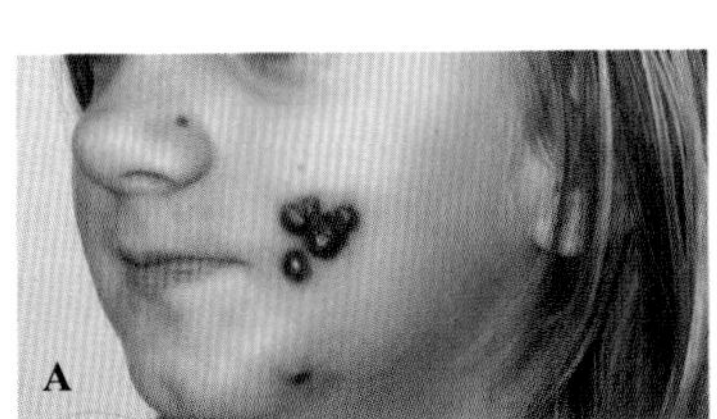

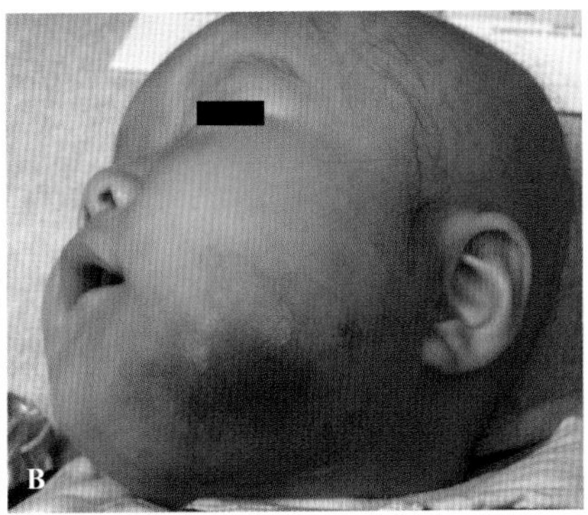

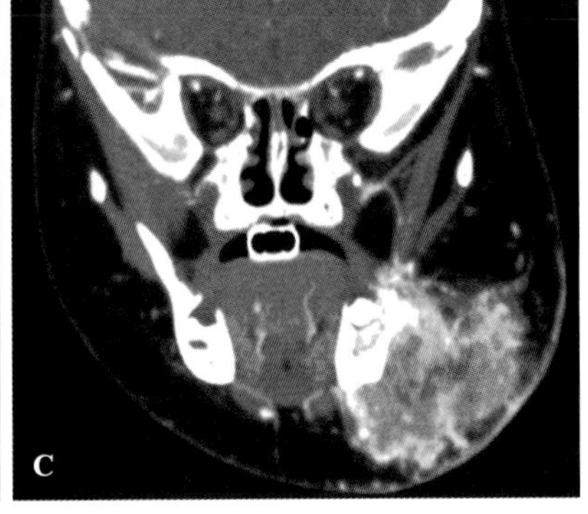

▲ 图 20–8　Kaposiform 血管瘤内皮细胞瘤临床及影像学表现

A. 皮肤结节；B. 深部病变，延伸到皮肤；C. 深部病变（B）的冠状位 CT 图像

丧失或严重毁容时，可能需要选择抗血管生成的药物疗法。由于这些病变的病史往往不清楚；因此需要个性化治疗。

（三）血管肿瘤的常见并发症

由于大多数血管肿瘤是 HOIs，这些病变发展迅速，所以 HOIs 最常引起并发症。HOIs 并发症主要包括病变引起的器官功能损害和皮肤溃疡。呼吸道 HOIs 导致阻塞及喘鸣（图 20-9）[42]。HOIs 引起视轴传递障碍，伴有眼睑病变并诱发剥夺性弱视（图 20-10）[43]。婴儿 6 个月前的病变挤压或眼周组织扭曲造成的眼睛变形会引起散光性弱视 [44]。在反复皮肤创伤的部位，如嘴唇和颈部皮肤皱褶，可能会导致 HOIs 溃疡，并导致瘢痕形成（图 20-11）。溃疡的原因尚不清楚，开始为棕色结痂，之后会出现疼痛和出血，需要局部伤口护理才能愈合。广泛的 HOIs 溃疡可能合并感染并导致组织缺失，这将进一步使愈合和治疗复杂化（图 20-12）[45]。由于疼痛和 HOIs 引起的唇部扭曲，唇部溃疡使进食更具有挑战性。涉及咽旁和头皮区域的头颈部大 HOIs 通常与这些血管病变中血流量增加导致的高输出性心力衰竭相关 [46]。在治疗计划中考虑到 HOIs 对家庭和患者的社会心理因素影响非常重要 [47]。

（四）血管瘤相关的不常见

1. Kasabach–Merritt 现象

由于某些未知的原因，KHE 和 TA 而非 HOIs 是最常与 Kasabach–Merritt 现象相关的血管瘤 [11, 12, 48]。这种情况发生在婴儿期，需要进行大量化疗以降低与血小板减少症相关的出血风险。导致血小板减少症的机制尚不清楚。之前，由于在组织学研究方面的能力较为局限，KHE、TA 和 HOIs 统称为血管瘤，而错误地将 Kasabach–Merritt 现象与 HOIs 联系在一起 [49]。

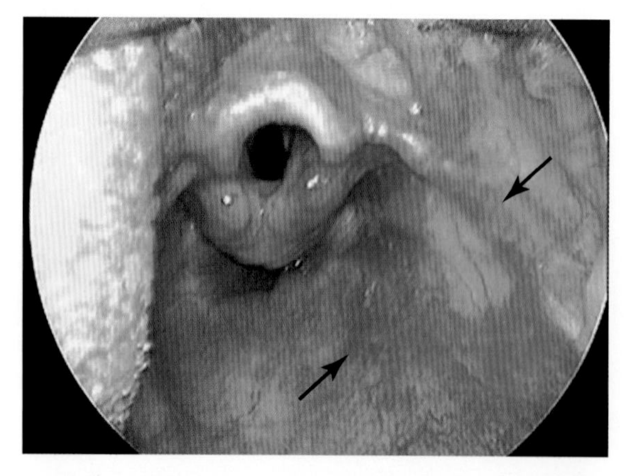

▲ 图 20-9　婴儿气道血管瘤的内镜表现为弥漫性下咽黏膜受累（箭）

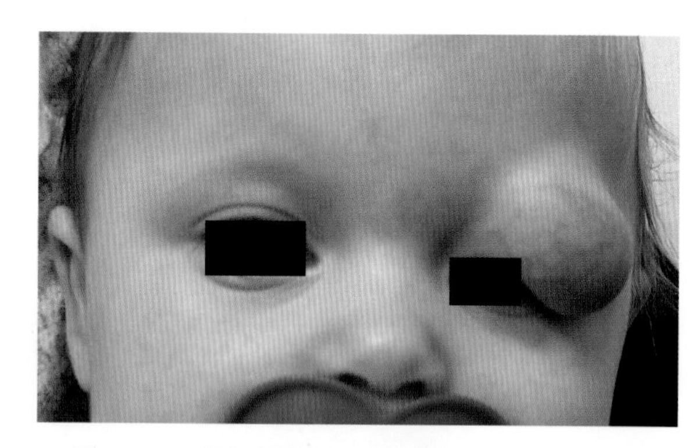

▲ 图 20-10　侵犯视轴的上眼睑婴儿期深部局灶性血管瘤

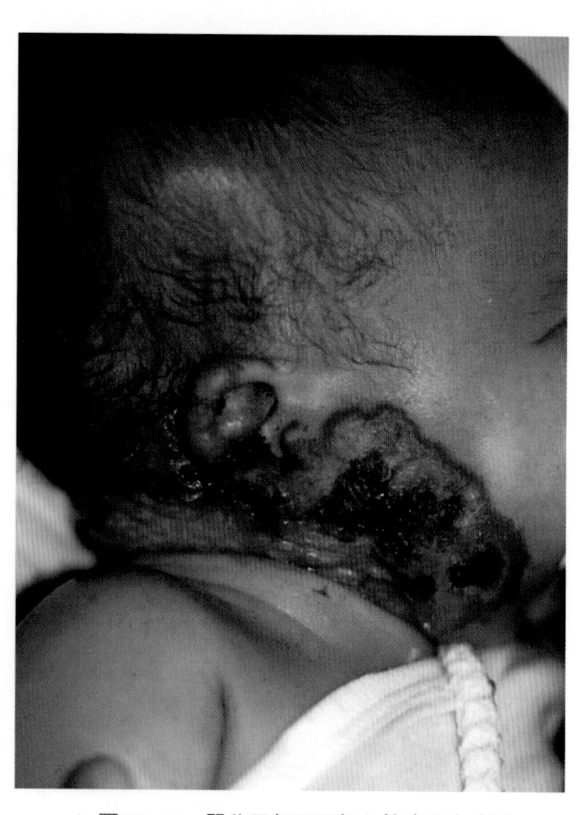

▲ 图 20-11　婴儿耳部及颈部血管瘤发生溃烂

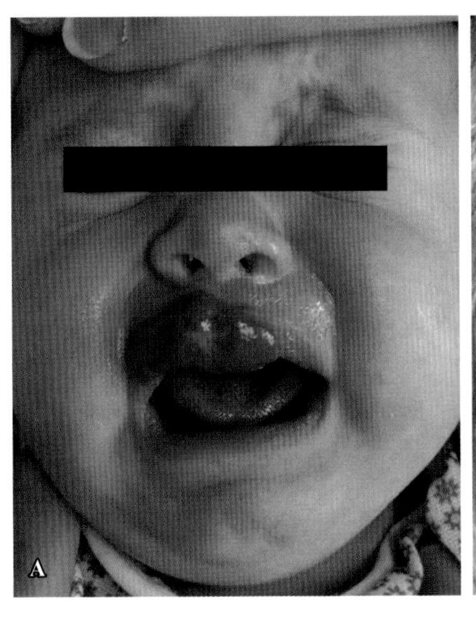

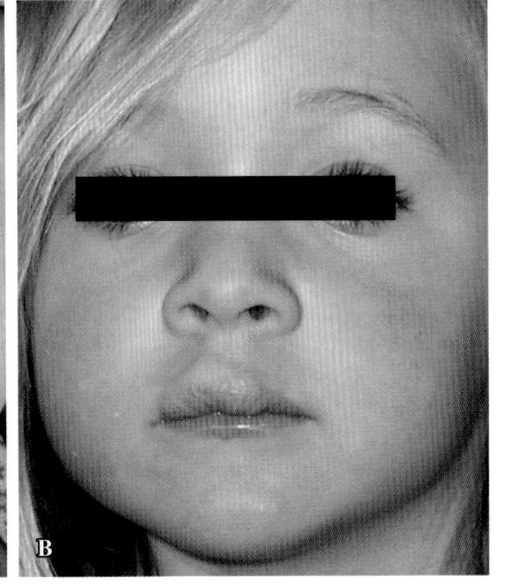

▲ 图 20-12 婴儿期血管瘤；唇

A. 增殖期溃疡性血管瘤；B. 多次脉冲染料激光治疗及溃疡愈合后的唇部外观

2. 骨吸收

骨吸收与一些 KHE 和淋巴管畸形相关并且可以导致局部骨质减少。Gorham 综合征，也称为骨溶解征，是淋巴管取代骨结构最显著的表现[50]。其机制尚不清楚[19]。当发生骨质流失时，药物治疗无法改变这种局面。

二、婴儿血管瘤的治疗概述

（一）面部血管瘤的分析与治疗

全面讨论面部血管瘤治疗的各个方面超出了本章的范围[51]。对于面部 HOIs 治疗方式的认识正在发生变化。既往允许自然消退和接受延迟治疗残余皮肤病变的模式现在主张积极的干预（图 20-13）。面部某些部位的 HOIs，尤其是面部中线部位易发生并发症和不退缩。识别面部 HOIs 的家族史对于治疗计划制定至关重要。HOIs 通过大量组织增生而导致组织扭曲，并且可诱导相邻的骨和软组织肥大（图 20-14）。这就对外科重建方面提出了挑战，不同于普通的面部肿瘤切除术组织缺损。与小病灶相比，面部大 HOIs 需要更密集的检查和治疗计划。这些病变的治疗通常需要综合的方式并且经过多年的节段性手术模式（图 20-15 和图 20-16）。了解药物，激光和手术治疗方案及与 HOIs 类型和面部位置相关的影响对于规划这些病变的治疗至关重要。

1. 药物治疗

HOIs 的药物治疗旨在阻止血管生成，在过去 5 年中发生了根本性的变化。直到 2008 年，药物治疗的主要支柱是全身性皮质类固醇激素，它具有抗血管生成作用。使用皮质类固醇的主要适应证是 HOIs 并发症，这些并发症在广泛的节段性病变中更常发生[30]。给予泼尼松龙口服 1～5mg/kg 的治疗，以高剂量开始，然后在 4～6 周内缓慢减量药物。从理论上讲，这可以减少类固醇的全身不良反应，但尚未进行长期疗

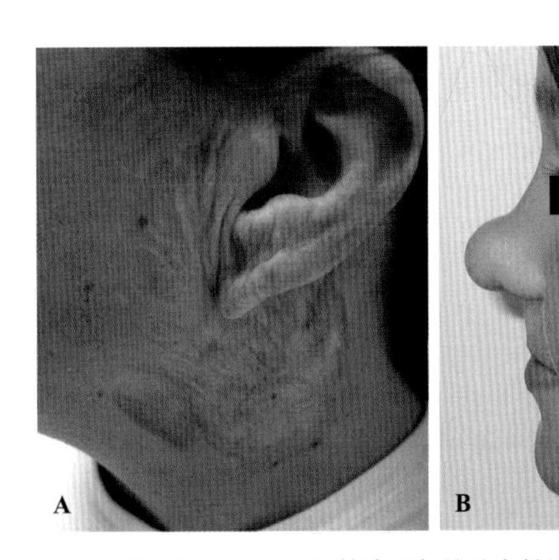

▲ 图 20-13 婴儿血管瘤引起的持久性组织改变

A. 1 例退化性腮腺混合血管瘤在成年后纤维脂肪皮肤改变；B. 青少年持续性深部局灶性血管瘤导致鼻尖肿大

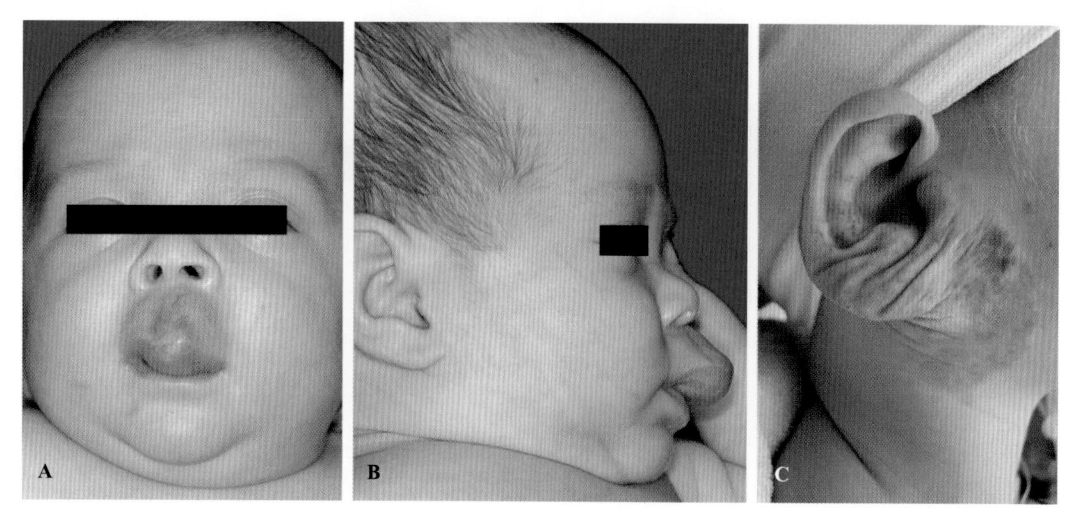

▲ 图 20-14　婴儿血管瘤相关的组织扩张和肥大

A. 上唇局灶性血管瘤；正面观显示嘴唇高度和长度增加；B. 局灶性上唇血管瘤；侧面观显示嘴唇高度和宽度增加；C. 腮腺 / 耳混合性血管瘤；侧面观显示耳廓下 1/3 增大

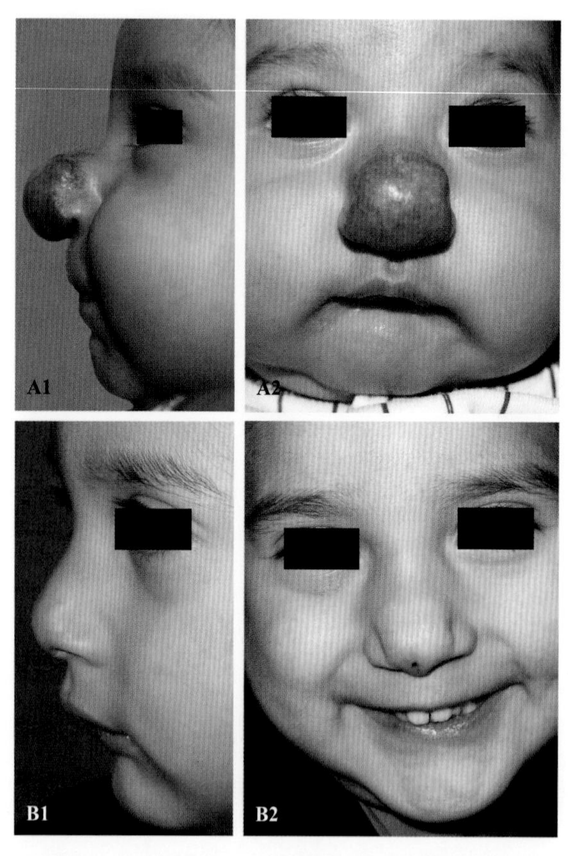

▲ 图 20-15　激光联合手术治疗，婴幼儿鼻尖的大混合性局灶性血管瘤

A. 预处理；B. 经鼻外成形术切除残余深部血管瘤

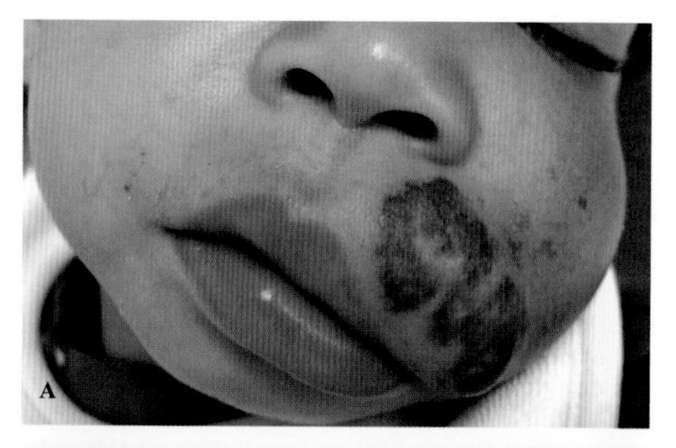

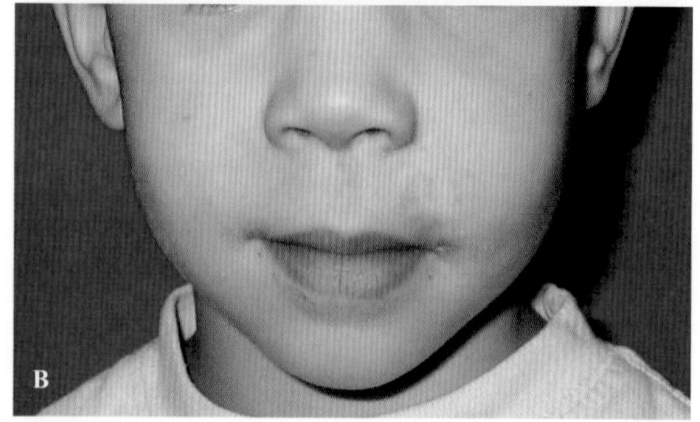

▲ 图 20-16　激光与手术联合治疗；婴儿上唇颊部混合性节段性血管瘤

A. 预处理；B. 残余深部血管瘤切除术后

效研究[52]。监测治疗的有效性，避免接种活疫苗，并监测血压。可以向头颈部的HOIs局灶性注射皮质类固醇[53]。这种做法具有争议性和特殊性，因为有失明、培训差异和不确定疗效的风险。尽管如此，对于眼睑血管瘤，类固醇注射通常在全身麻醉下进行，同时可直观观察视网膜[43, 54]，在这个位置，类固醇在缩小HOIs方面非常有效，从而降低HOIs引起的视力损害的风险；然而，即使这些小剂量的类固醇也可以引起可测量的肾上腺抑制。其他抗血管生成药物，如干扰素和长春新碱，已被用于治疗HOIs[56, 57]。干扰素是治疗广泛性HOIs的有效方法，但对于1岁以下的患者，中枢神经系统对这种药物很敏感，并且会出现频繁的神经系统并发症，如痉挛性双侧瘫痪[58]，因此，它不常规使用。长春新碱也被用于广泛的HOIs，但它也可以诱发幼儿的神经缺损[59, 60]。

自最初报道普萘洛尔对一些HOIs及周围皮肤有显著作用以来，这些病变的药物治疗就已经发生了改变（图20–17）[61, 62]。目前是治疗HOIs的一线治疗方法。在适当的教育和监测下，它可以作为门诊治疗[61, 63]。只有气道病变患者、年轻患者和伴有PHACES综合征的脑血管异常患者才需要住院治疗。通常的剂量是2mg/（kg · d），分成三次服用。这种药物的安全性非常好，低血糖与长期禁食有关。由于药物影响心脏功能，建议治疗前进行心脏病学评估。普萘洛尔的成功治疗与HOIs中血管密度的降低有关[64]。需要进行长期研究以确定普萘洛尔治疗HOIs的确切方式。

2. 激光治疗

浅表的HOIs是红色的；带有冷却装置的脉冲染料激光可以减少甚至消除这种皮肤发红，同时保留表皮而不会造成瘢痕[65, 66]。脉冲染料激光不会降低HOIs体积（图20–18）。在6个月以下

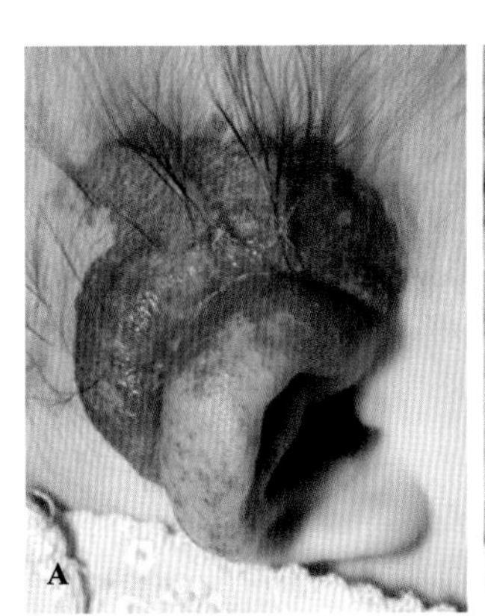

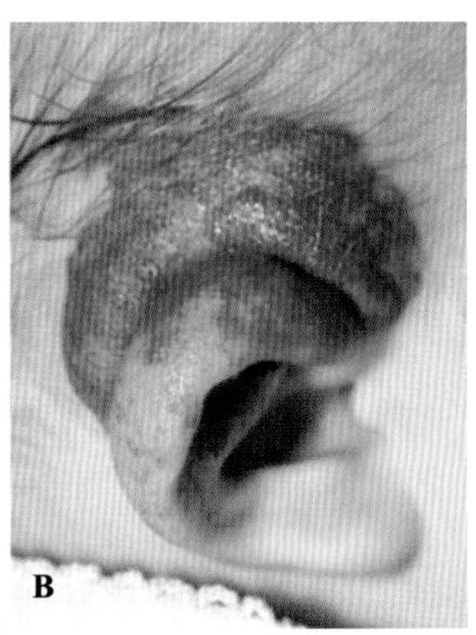

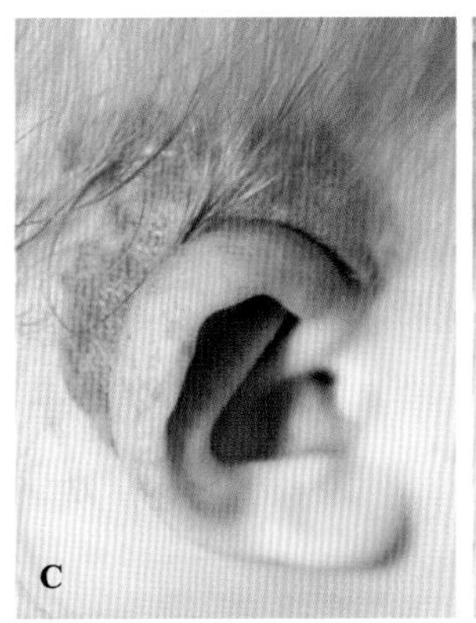

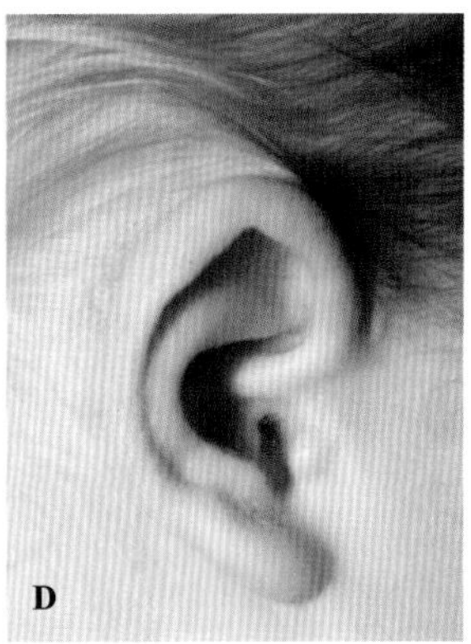

▲ 图20–17 普萘洛尔治疗浅表节段性血管瘤

A. 耳后溃疡预处理；B. 皮质类固醇治疗1个月后；C. 普萘洛尔治疗1个月后；D. 普萘洛尔治疗4个月后

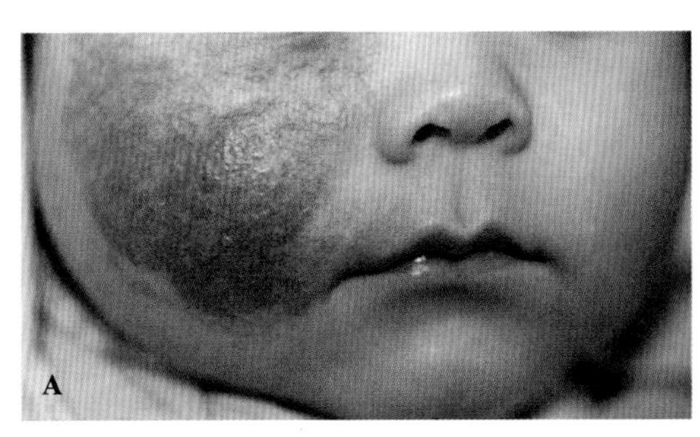

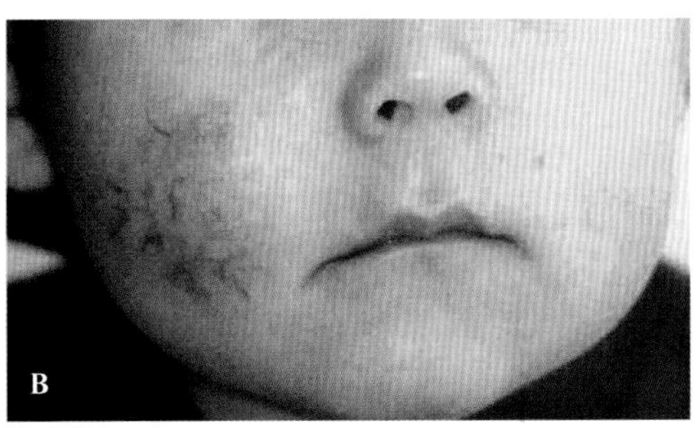

▲ 图20–18 激光治疗浅表血管瘤

A. 预处理血管瘤外观；B. 三种脉冲染料激光治疗后的血管瘤

的HOIs患者中使用该装置时必须小心，因为它可以在增殖的HOIs中导致上皮破坏、溃疡和瘢痕形成[67]。

3. 外科治疗

在增殖期间，当HOIs导致视力或呼吸功能受损或对药物治疗无反应时，需要手术切除[68-70]。增殖期后，部分退缩的HOIs会出现明显异常的纤维脂质性皮肤变化，这些变化适合手术切除[71]。发生在面部的HOIs可能会严重毁容，最好通过手术切除进行治疗[72]。当这种类型的病变与面部组织成分混合时，用脉冲染料激光进行分期治疗会诱发皮肤增厚，从而可以切除HOIs，皮肤损失最小，无张力闭合（图20-19）[73]。多种用于HOIs移除和重建的技术已经被报道[74]。在大多数情况下，通过观察待HOIs停止增殖的保守治疗是可取的[75,76]。

（二）气道血管瘤的评估与治疗

耳鼻咽喉科医生治疗涉及气道的HOIs。HOIs可发生在上呼吸道和下呼吸道的任何地方，它具有与皮肤病变相同的组织学特征，并且当局限于浅表黏膜时它是无症状的[42,77]。靠近咽部的较大的咽旁HOIs可以产生外在的上呼吸道压迫，特别是在睡眠期间。喉部HOIs经常出现在婴儿期，并与上呼吸道感染相关[78]。由于声门下气道是儿童气道的最窄部分，因此该部位的HOIs会引起最严重的呼吸困难。对严重呼吸困难患儿的评估必须包括气道血管瘤的可能性，特别是如果存在皮肤HOIs。面部下方节段性HOIs或PHACES患者至少50%有气道HOIs[38,79]。喘鸣与节段性HOIs相关，如果初始评估是非诊断性的，应立即住院，行纤维喉镜，甚至手术内镜检查（图20-20）[80,81]。随着CT成像技术的进步可以准确评估HOIs范围，这可以应用于气道病变[82]。局灶性HOIs可以位于气道的一个区域，跨声门的HOIs可以侵及气道的软组织中。气道HOIs治疗旨在避免气管切开术。在患有皮肤HOIs和新发作喘息的婴儿中经验性使用高剂量皮质类固醇通常可改善呼吸状态，并可用作诊断评估。喘鸣的快速改善通常意味着存在气道HOIs。当婴儿有严重的呼吸困难时，可以使用小的无气囊气管进行气管内插管来完成气道保护。这样可以安全地转移到能够进行全面HOIs护理的设施，并避免使用气管切开。

许多手术干预方法已被成功用于治疗气道HOIs[68,69,83-85]，并且在过去的30年中已经出现了多个气道HOIs的治疗方案。涉及声门下一侧的局灶性HOIs可通过类固醇注射、激光消融或手术切除成功治疗。较大的环周节段性HOIs合并邻近的颈面部HOIs较难治疗，可能需要气管切开术治疗[86-87]。这些HOIs经常暂时地对类固

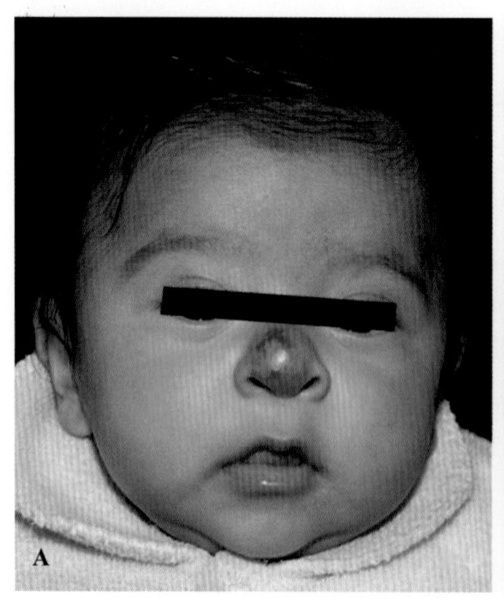
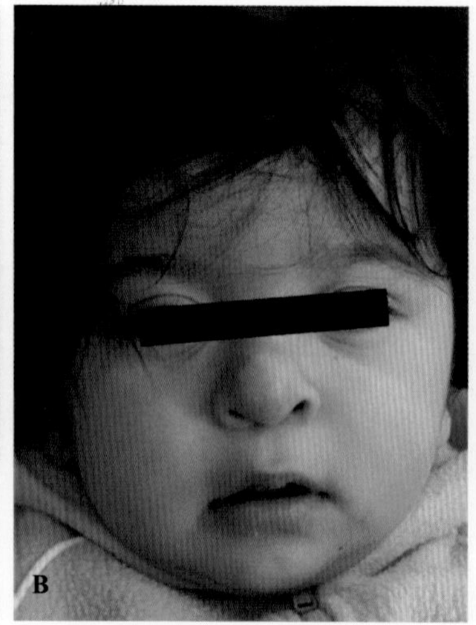
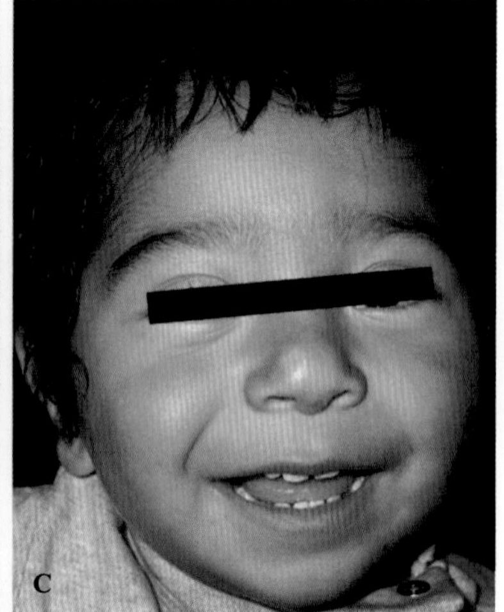

▲ 图20-19 激光联合手术治疗婴幼儿鼻尖小血管瘤

A. 预处理；B. 脉冲染料激光处理后；C. 经鼻外成形术切除残余深部血管瘤后

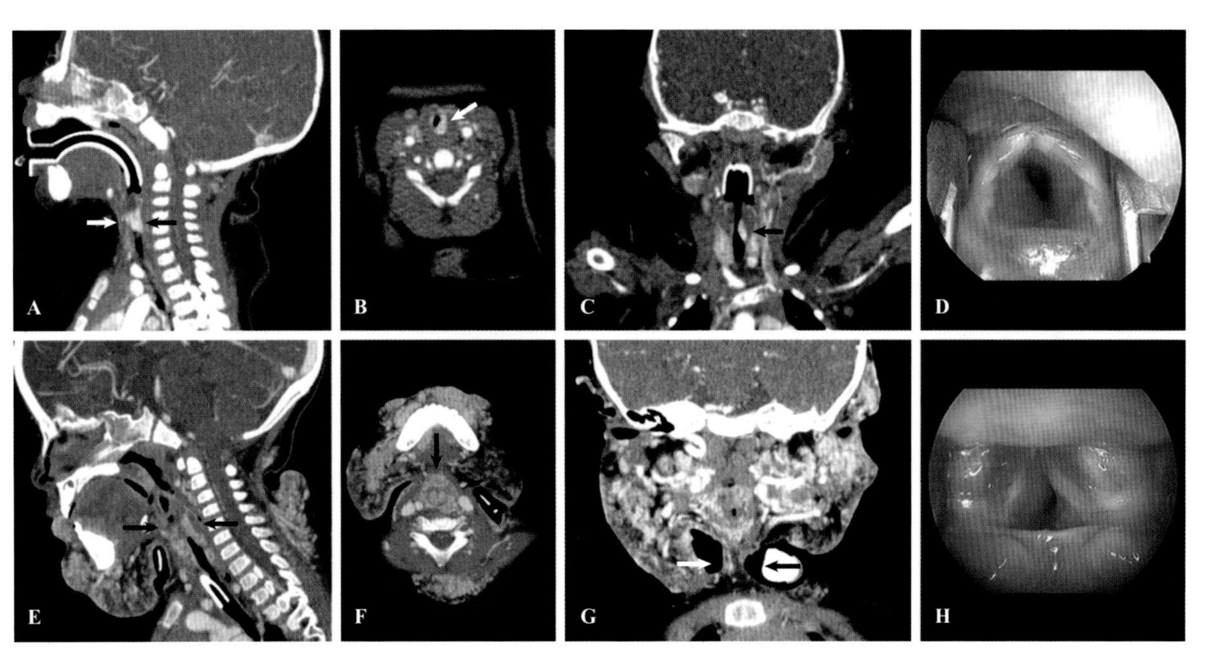

▲ 图 20-20　婴幼儿气道血管瘤的 CT 及内镜评价

A 至 C. 声门下内侧型婴幼儿局灶性气道血管瘤的 CT 表现。A. 矢状；B. 轴突；C. 冠状；D. 单侧后局灶性血管瘤；左声门下，同一患者；E 至 G. 婴幼儿节段性气道血管瘤的 CT 表现；H. 环状，节段性血管瘤；声门下，同一患者

醇治疗有反应。环周 HOIs 的激光消融仅在喉部的一侧进行，这需要多次治疗，可能会导致气道瘢痕和狭窄[88]。手术切除作为广泛性气道 HOIs 的初始常规治疗方法，但须仔细选择病例[68]。在所有气道 HOIs 中有必要间歇性和长期使用口服皮质类固醇，直到 HOIs 停止增殖。由于对气道 HOIs 治疗结果的分析尚处于起步阶段，对 HOIs 生物学的理解在不断发生变化[42]。与皮肤部位的 HOIs 一样，普萘洛尔治疗极大地改变了气道 HOIs 的概念和治疗方法，随着这种药物的应用越来越广泛，许多较旧的治疗模式将不再使用（图 20-21）[80, 89]。

三、脉管畸形

（一）淋巴管畸形

根据我们的经验，淋巴管畸形是影响儿童头颈部最常见的脉管畸形[90]。75% 的淋巴管畸形发生在头颈部，但淋巴管畸形的病因仍然未知。在组织学上，它们由异常扩张的淋巴管组成，与影像表征相比没有差异[91]。大多数淋巴管畸形在出生时就已出现，尽管有些出现在儿童后期，因感染或创伤增大。与妊娠期的颈部增厚和透明度的检测不同，这些畸形在出生后表现与染色体异常无关[92-94]。子宫内所有淋巴管畸形的超声检出率高达 60%[95]。

1. 诊断评估

淋巴管畸形的诊断可以通过 MRI 或 CT 扫描进行[9]。使用 T_1 加权图像的 MRI 扫描显示非增强肌肉信号，而 T_2 加权图像显示无任何供血或引流血管的非增强高信号。CT 显示非增强流体密度区域[10]。这两种方式都可用于将病变分类为大囊性（≥ 2cm 囊性间隙），微囊性或混合性[96]。此外，CT 显示了舌骨上微囊性畸形的静脉成分。产前超声不仅可用于检测畸形，还可用于确定出生时是否存在气道受损[97]。如果需要有关畸形的更多信息，也可以使用产前 MRI。有了这些信息，可以制定保护婴儿气道的计划，同时保持母胎循环[98, 99]。

2. 临床评价和表现

通过更好的影像诊断和头颈分期系统，对淋巴管畸形的临床行为和治疗结果得到了改善（图 20-22）[100]。后颈部的大囊性淋巴管畸形（没

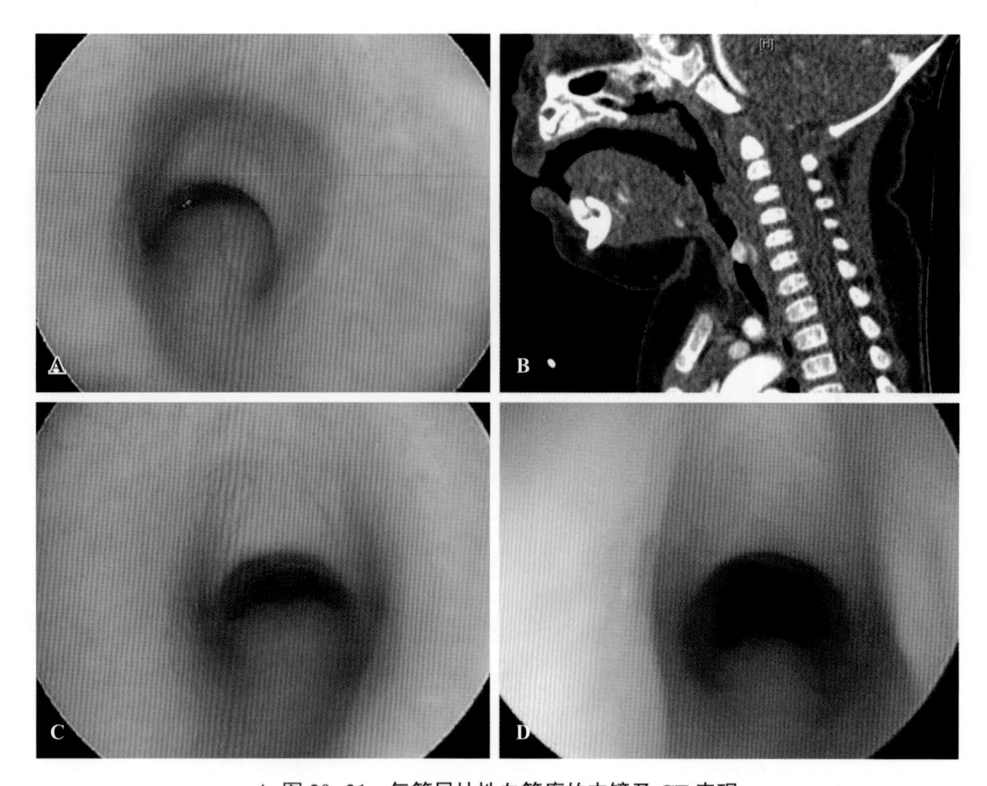

▲ 图 20-21 气管局灶性血管瘤的内镜及 CT 表现

A. 普萘洛尔治疗前；B. 气管血管瘤的 CT 血管造影；C. 普萘洛尔治疗 1 个月后；D. 普萘洛尔治疗 4 个月后

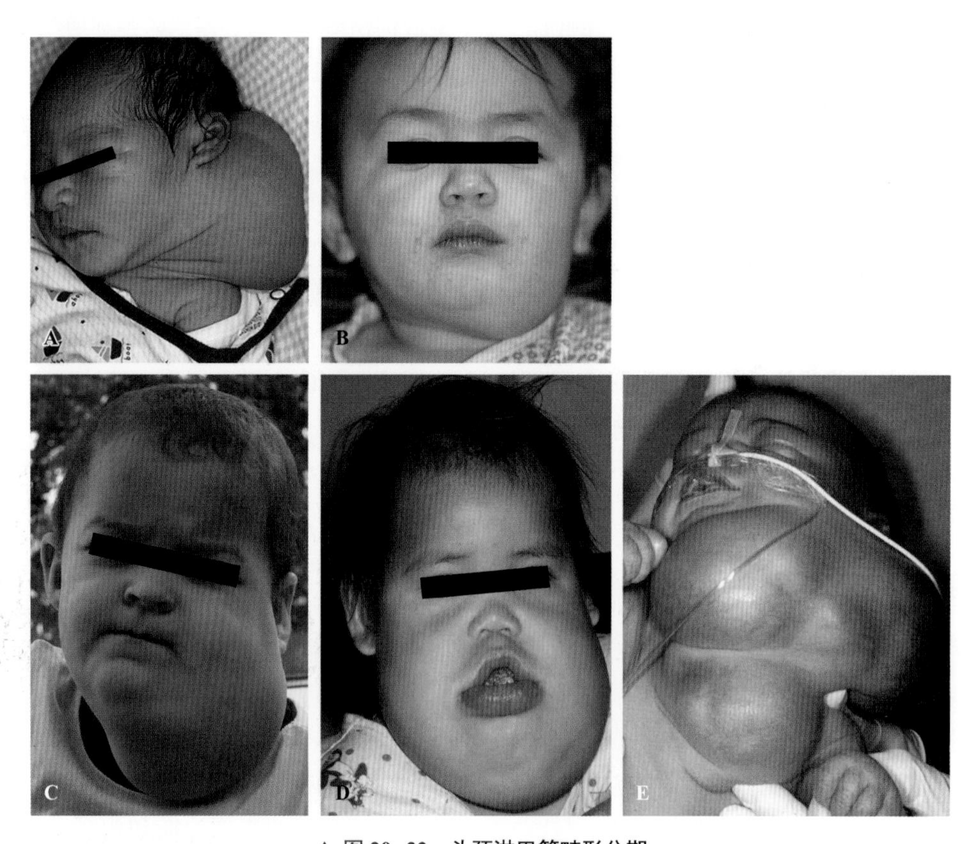

▲ 图 20-22 头颈淋巴管畸形分期

A. Ⅰ期，单侧舌骨下；B. Ⅱ期，单侧舌骨上；C. Ⅲ期，单侧舌骨上和舌骨下；D. Ⅳ期，双侧舌骨上；E. Ⅴ期，双侧舌骨上和舌骨下

有分隔），无须治疗就可缓解[101]。一般而言，颈部任何部位的大囊性淋巴管畸形都可以通过硬化疗法和（或）外科手术来消除[102-104]。相比之下，双侧舌骨上的病变，往往是微囊性或混合性，对任何治疗反应都很差，并且有更多的相关并发症[104-106]。这些病变通常涉及口腔和咽部黏膜，并伴有复发性舌肿胀、持续性舌肥厚、黏膜出血、言语障碍和气道受损。一般而言，外眦外侧的淋巴管畸形往往表现为大囊性，而内侧面中部病变往往表现为混合性病变。面中部受累并不常见，通常完全是微囊性的（图20-23）[107, 108]。更大更广泛的舌骨上畸形具有最不可预测的临床表现并且易导致上呼吸消化道的功能障碍。

3. 相关条件

淋巴管畸形往往合并独特的问题，使治疗复杂化，反复出现的畸形肿胀与创伤和感染有关，尤其是在有口腔黏膜受累的舌骨上微小囊性或混合性淋巴 / 静脉畸形中[109]。黏膜炎症可能引发气道间歇性加重，并导致喂养问题[110]。这些感染发作时使用适当的广谱抗生素（有或无全身性皮质类固醇）治疗有效[90]。舌贯通性畸形受累的患者，无论是急性治疗还是预防性治疗，都能显著受益。引发淋巴管畸形炎症的原因尚不清楚，但在某些情况下，反复发作或持续性炎症可能与免疫功能障碍有关。大的双侧或微囊性淋巴管畸形的患者可能涉及显著的T淋巴细胞减少症[111]。如前所述，这种淋巴细胞减少与畸形内的淋巴细胞隔离无关。口腔黏膜的大的双侧或微囊性病变的淋巴细胞减少患者比没有淋巴细胞减少症的患者需要更为严格的治疗[112]。

淋巴管畸形经常涉及面部骨骼变形。在下颌骨中最明显，与大的双侧舌骨上病变有关（图20-24）[105]。骨骼过度生长的原因尚不清楚[19]。早期手术切除软组织淋巴管畸形似乎不会改变骨性受累的发生率。当下颌骨扩大时，患者可能会进行下颌骨缩小手术。在极少数情况下，头骨和颅底附近的大淋巴管畸形可能与骨吸收和更广泛传播的淋巴管生长有关，这可能是致命的[50]。

（二）治疗方案：硬化疗法与外科手术

分期良好的淋巴管畸形，例如颈后外侧的单房大囊性淋巴管畸形，可以随访观察。如果在观察期间没有发生感染等问题，病变可能会自发消退（图20-25）[101]。对气道、喂养、言语、感染或外观的担忧通常会引起干预措施的制订[113]。

1. 硬化疗法

据报道，硬化疗法对大囊畸形（囊肿＞2cm）是有效的，但对微囊性病变基本无效[114-116]。硬化疗法包括在透视引导下经皮穿刺抽吸大囊腔，随后注射硬化剂。OK-432（Picibanil）作为硬化剂，能够降低毒性和瘢痕形成的风险，因此被广泛接受应用于硬化疗法。OK-432在美国尚未商业化，但已公布的报告显示经多次治疗后对

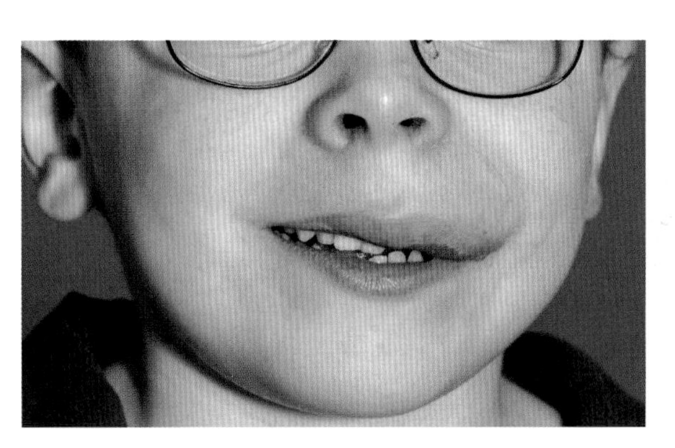

▲ 图20-23　累及左上唇的微囊性淋巴管畸形

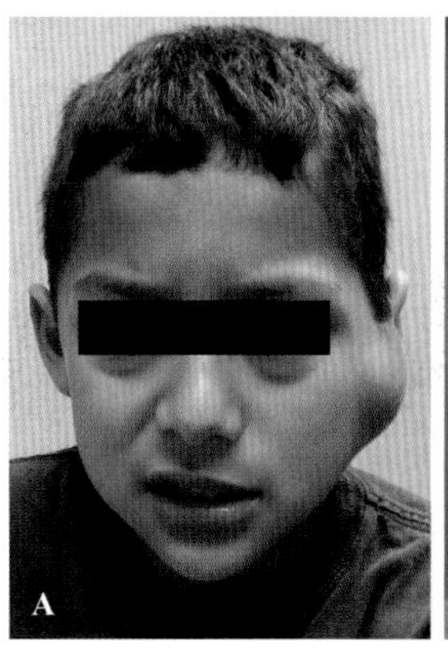

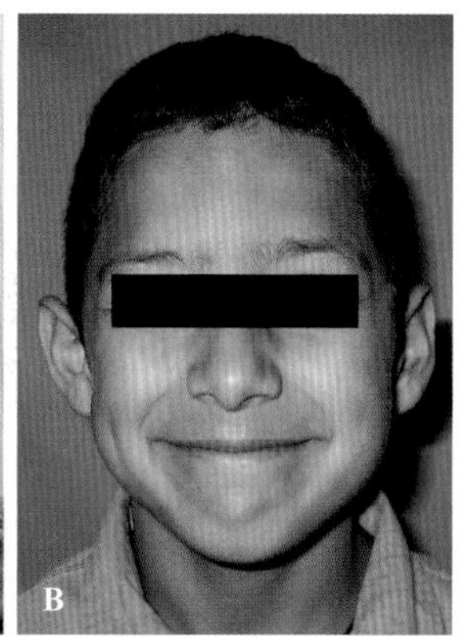

▲ 图20-24　腮腺淋巴管畸形导致面部不对称
A. 治疗前淋巴肿大畸形；B. 软组织和骨治疗后持续性面部不对称

大囊性病变有很好的疗效。对于多西环素、博来霉素、乙醇和十四烷基硫酸钠，已经报道了治疗大囊性病变的类似疗效[118, 119]。主要的毒性问题，包括博来霉素的肺纤维化和乙醇引起的永久性神经损伤，是很少见的。其他罕见的并发症包括败血症、休克、中风和癫痫发作。更常见的是诸如皮肤起疱和脱落、发热、红斑和注射部位疼痛等轻微问题。

2. 外科手术

手术切除是大多数类型淋巴管畸形的传统治疗选择[114]。手术切除颈部、腮腺和下颌下区的局部大囊性病变，成功率较高，且无并发症[90]。然而，在一些报道中，对于大型混合性舌骨上病变并发症的风险是很高的[105]，包括颅神经或大血管损伤、需要气管切开的舌体水肿、出血和感染。

手术应该是完全切除，尽可能保留重要结构。但次全切除会导致术后问题，但对于保留重要的结构来说是必要的[107]。淋巴管畸形是浸润性的，涉及神经、血管和肌肉。在巨大的面部畸形中，常有面神经分支在囊壁和病变内来回交织，导致神经位置异常和神经长度变长[120]。术中肌电图神经监测有助于这些困难的解决（图20-26）[121]。对于伴有黏膜受累的双侧舌骨上病变，术前尽可能长时间观察，并分期手术，可减少永久性舌体扩大的可能性。当舌体变大时，可能会出现手术消融复位（图20-27）。为避免术后可能发生严重的淋巴漏，手术部位的术后引流是

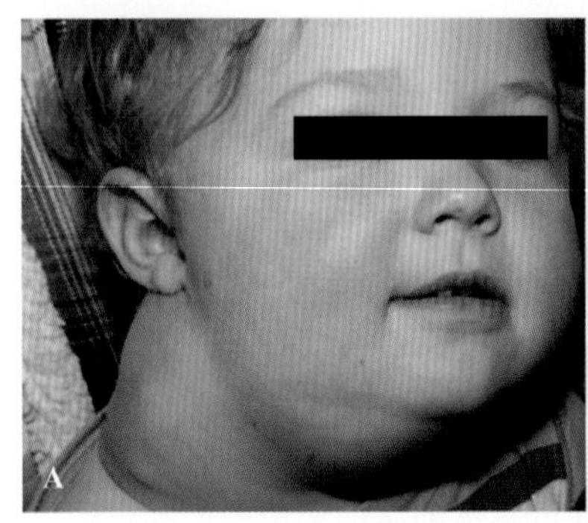
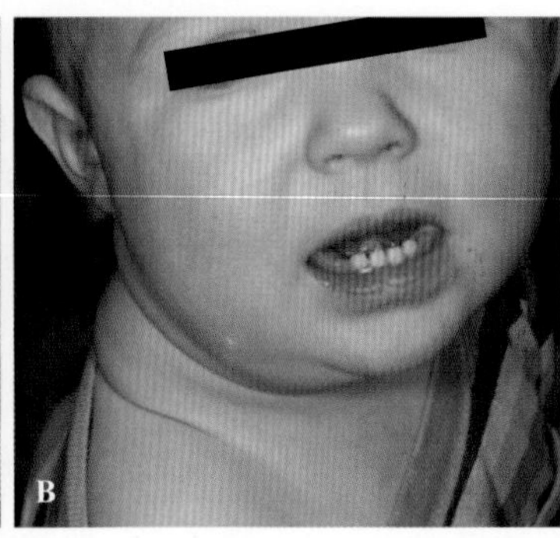
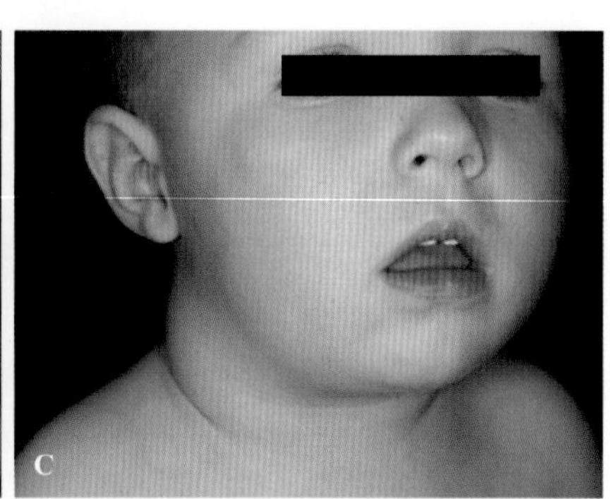

▲ 图 20-25 颈后淋巴管大囊性畸形的自发消退

A. 6个月以下初次出现；B. 9个月大时畸形部分消失；C. 1岁前完全消失

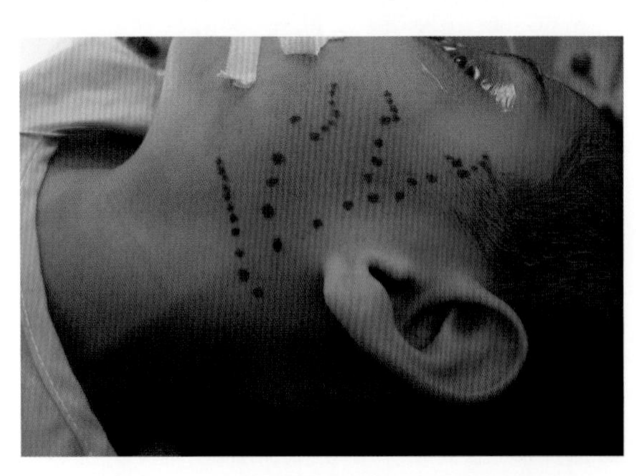

▲ 图 20-26 淋巴管畸形切除术前面神经定位

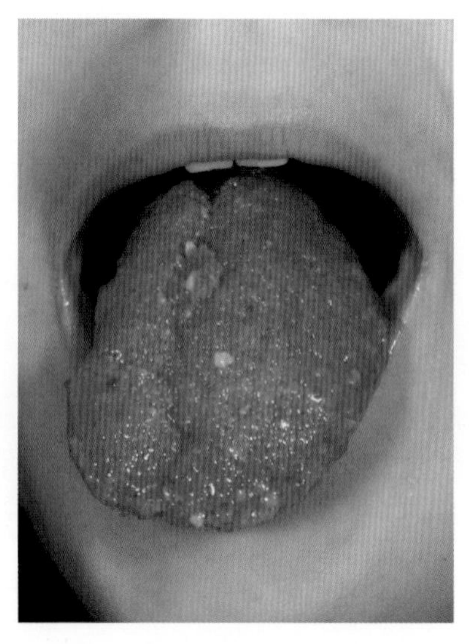

▲ 图 20-27 微囊淋巴管畸形，黏膜及舌深部受累

必不可少的[122]。

3. *治疗方案结论*

关于新的淋巴管畸形治疗共识即将出现，尽管在最佳治疗方面尚未达成共识[123]。等待单房或接近单房的病变自发消退的可能性的做法正变得越来越普遍，特别是如果它们位于后颈部。大多数异常脉管中心用硬化疗法或手术进行治疗。除抗生素外，全身性类固醇用于治疗严重急性炎症和感染，尽管缺乏对照研究和必须进行免疫监测。多个证据使许多临床医生在必要时尽可能延迟手术，并分阶段进行手术治疗大型舌骨上病变，以减少舌体水肿等并发症。减少下颌和其他面部过度生长的治疗方法的共识很少。将来有可能通过父母和患者的反馈来不断校正淋巴管畸形的治疗方案[124]。

（三）静脉畸形

静脉畸形由充满低流量血液的异常紊乱血管组成。一些病变与受体酪氨酸激酶 Tie2 功能障碍有关。其他分子机制也可能与这些病变相关的血管紊乱生成有关[125]。病变通常存在于肌肉组织中，可压缩，随 Valsalva 动作增大，并在相关皮肤或黏膜下呈现蓝色（图 20-28）[126]。偶尔会出现颅内和颅底扩张，尤其是眶周病变。在组织学上，许多病变由血液和淋巴管血管组成[128]。它们通常在出生时就存在，随着时间的推移逐渐扩大，并且在青春期和创伤期间可能会发炎和疼痛[129]。通常这些病变随着时间的推移缓慢扩大。临床上可以通过影像学进行诊断。双重扫描显示血流缓慢，病变在 T_2 加权 MRI 上有高信号，CT 扫描经常显示钙化静脉石。治疗包括对症治疗和选择性的畸形消融和（或）切除。疼痛被是由于畸形扩大引起的邻近神经刺激，并且可能与某些患者中存在的病灶内消耗性凝血障碍有关[128, 130]。这种凝血障碍可以通过升高的 D- 二聚体和低纤维蛋白原来检测。抗血小板和抗炎药可以帮助控制症状。在极端情况下，可能需要应用低剂量肝素及血液科会诊。可以通过完全手术切除实现静脉畸形消融。仔细的术前评估对于检测亚临床凝血障碍的证据至关重要。通常需要联合硬化疗法和外科手术治疗，以尽量减少失血和发病率（图 20-29）[126, 130, 131]。当术中出血过多时，有效地使用新的止血措施[132]。对于适合硬化治疗的病变，可以使用病灶内注射硬化剂或激光（图 20-30）[131, 133-135]。通常，周期性的治疗是必要的。

（四）动静脉畸形

动静脉畸形（arteriovenous malformations，AVMs）是一种高流量的血管畸形，通常出现在头颈部的任何地方，表现为局部搏动性肿块或弥

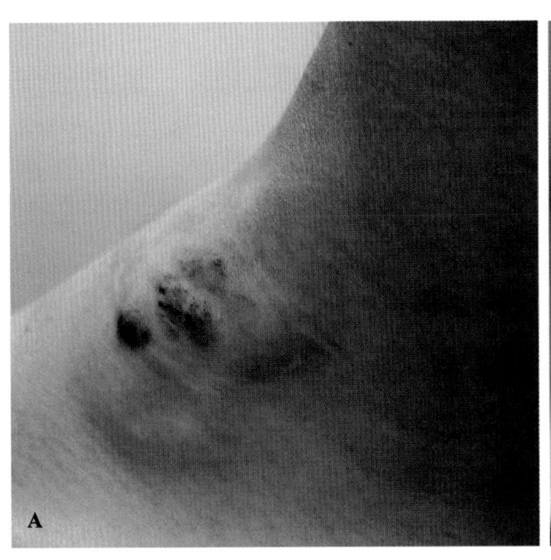

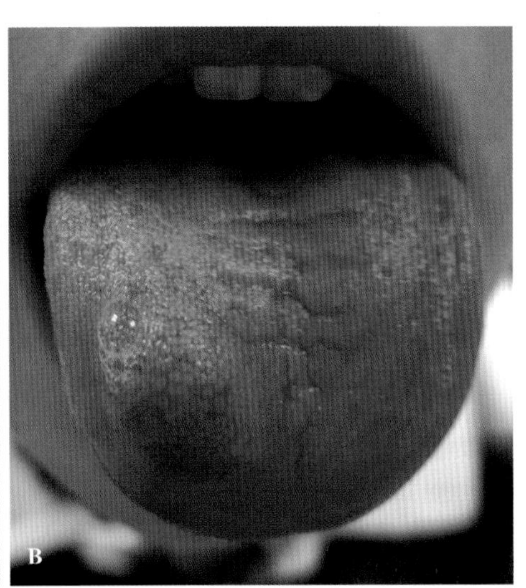

▲ **图 20-28　静脉畸形的临床表现**

A. 皮肤；B. 舌

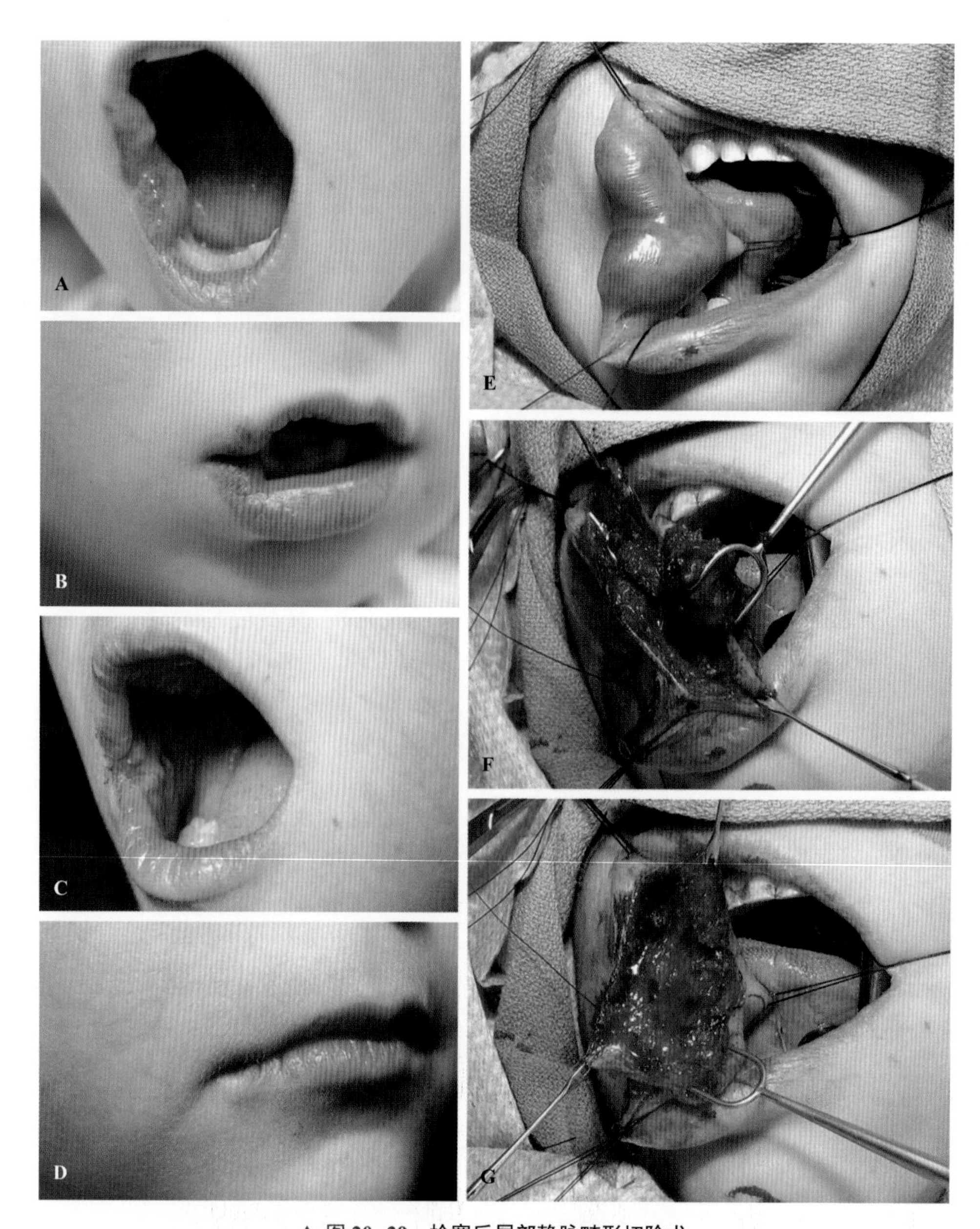

▲ 图 20-29 栓塞后局部静脉畸形切除术

A 和 B. 术前表现；E 至 G. 术中照片显示静脉畸形，切除并初步重建；C 至 D. 术后 1 个月

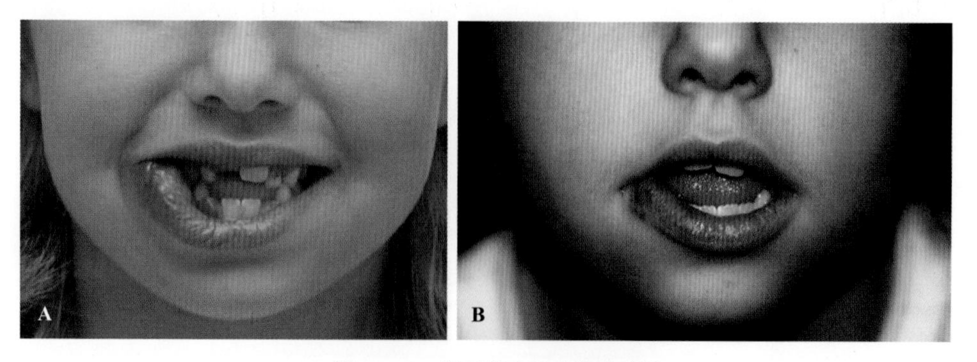

▲ 图 20-30 间质激光治疗静脉畸形

A. 唇部治疗前；B. 唇部激光治疗 2 次

漫性血流增加的区域，最常见于脸颊或耳廓[136]。一些AVMs有皮肤毛细血管畸形并且与基因异常有关[25]。这些先天性病变起源于从动脉到静脉的毛细血管交换异常的血管病灶。AVMs在动脉造影早期就提示。相比之下，动静脉瘘是动脉和静脉之间的异常交通，通常继发于创伤。AVM的诊断需要通过MRI或CT血管造影（图20-31和图20-32）[18, 137]。在手术治疗前，进行介入性血管造影同时进行栓塞也是必要的。这些畸形的病史通常不清楚，分四个临床阶段，休眠、扩张、破坏和心力衰竭期，并且与治疗结果相关联[136]。在休眠阶段，这些畸形可能被误诊为是其他血管异常。一些患者，在青春期可能发生肿大和生长。AVMs的治疗包括非干预性或干预性，干预通常采用术前栓塞联合手术切除病灶[138]。骨内病变可以单独栓塞治疗，但一旦病变涉及相邻的软组织，必须手术治疗[139]。复发率较高，因此必须仔细规划治疗方案。

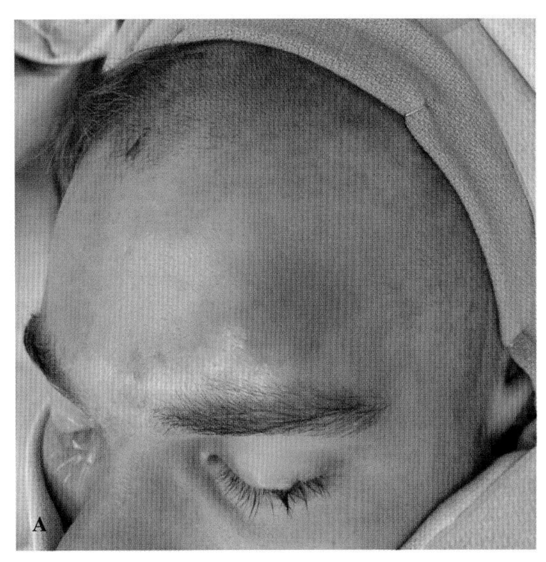

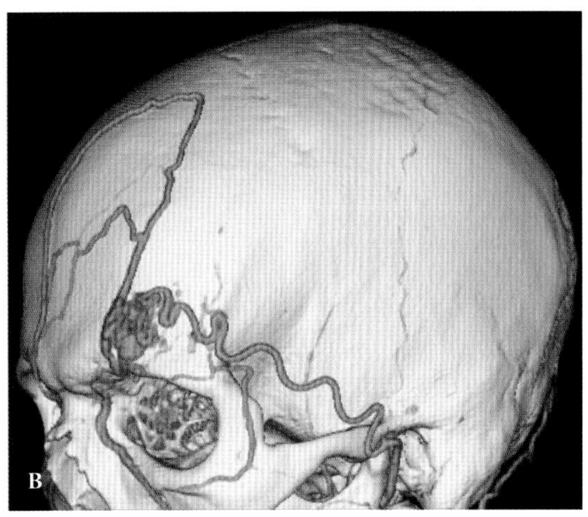

▲ 图20-31 静止性左眉动静脉畸形病灶的CT血管造影（B）和临床表现（A）

（五）毛细血管畸形

持续扩张的皮肤毛细血管通常称为葡萄酒色斑畸形[140]。这些毛细血管畸形常见于中上面部。在上面部和眼睑区域，它们与脑三叉神经血管瘤病（Sturge-Weber综合征）有关。这种情况由毛细血管畸形引起，包括眼睛、皮肤和软脑膜。上面部的毛细血管畸形需要伴随脑MRI和眼科检查进行评估，以排除这种综合征。这些病变在整个发生过程中逐渐变暗和变厚，并且与可能需要进一步治疗的局部组织肥大和错构瘤结节形成有关（图20-33）[142]。这些病变的浅表成分可以通过连续脉冲染料激光治疗来控制（图20-34）[143]。有些畸形对这种疗法产生抵抗力，可以使用其他激光方式，但是目前没有治愈性的方法[144]。

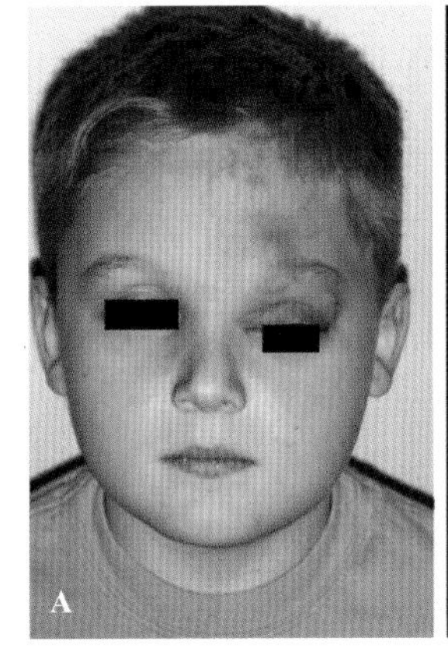

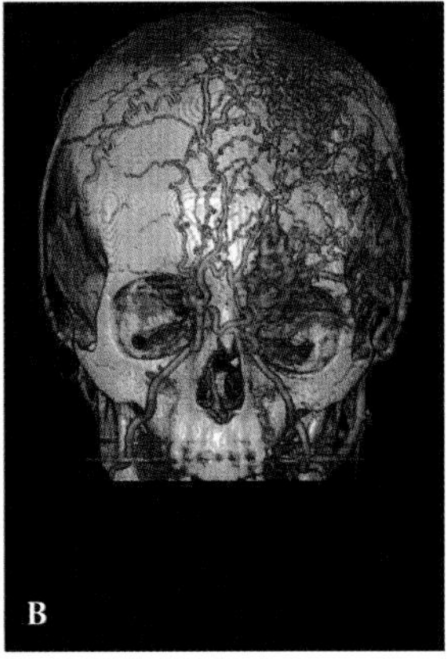

▲ 图20-32 广泛的血管扩张与眼眶/眼睑动静脉畸形扩大有关

A. 临床表现；B. 眼眶病灶及广泛血管扩张的CT血管造影图像（图A由Dr. J. Gruss提供）

四、结论

随着分子、遗传、诊断、疾病分期和治疗结果研究的新进展，我们对脉管异常的理解也在不断发展。作为临床医学的一个领域，它跨越了内科和外科学科的传统界限。这需要对这些患者进行多学科评估和管理，以优化患者的护理和治疗

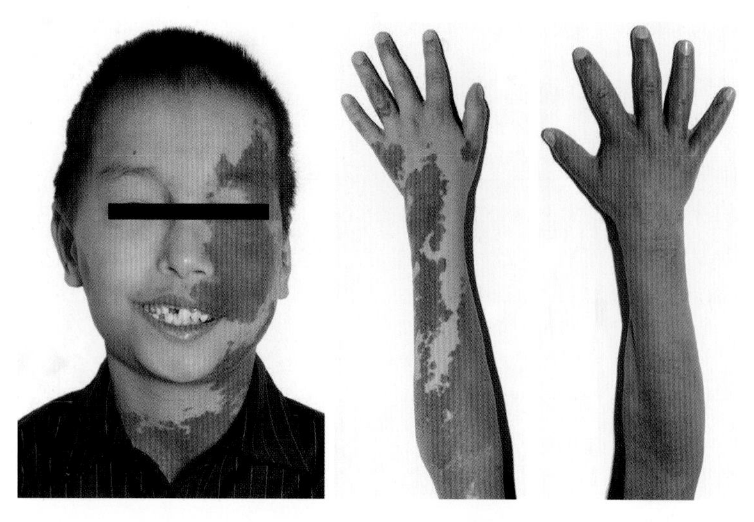

◀ 图 20-33 毛细血管畸形和组织肥大。上颌骨过度生长和肢体肥大与畸形有关

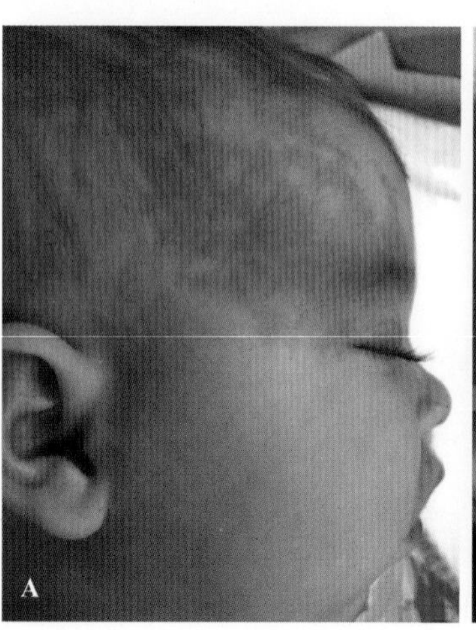

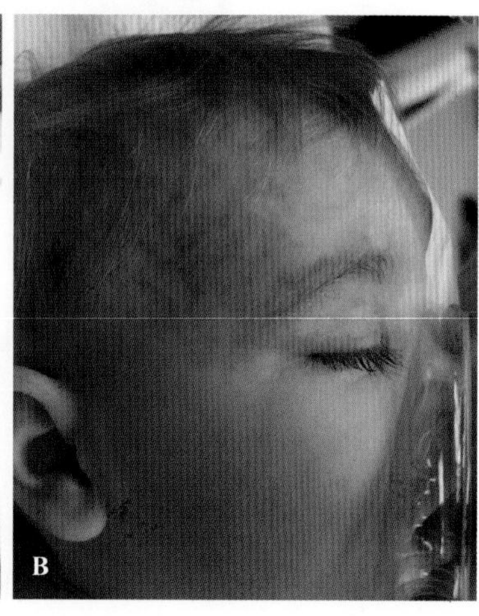

◀ 图 20-34 儿童红葡萄酒色斑激光治疗前后的外观

A. 预处理外观；B. 五次激光治疗后的外观

结果。预计未来的诊断和治疗方式将更有效地预测临床过程并预防这些常见病变、良性病变和恶性病变的并发症。

推荐阅读

Azuma H: Genetic and molecular pathogenesis of hereditary hemorrhagic telangiectasia. *J Med Invest* 47: 81 – 90, 2000.

Barlow CF, Priebe CJ, Mulliken JB, et al: Spastic diplegia as a complication of interferon Alfa-2a treatment of hemangiomas of infancy. *J Pediatr* 132: 527 – 530, 1998.

Ceisler EJ, Santos L, Blei F: Periocular hemangiomas: what every physician should know. *Pediatr Dermatol* 21: 1 – 9, 2004.

de Serres LM, Sie KC, Richardson MA: Lymphatic malformations of the head and neck. A proposal for staging. *Arch Otolaryngol Head Neck Surg* 121: 577 – 582, 1995.

Enjolras O, Wassef M, Mazoyer E, et al: Infants with Kasabach-Merritt syndrome do not have "true" hemangiomas. *J Pediatr* 130: 631 – 640, 1997.

Kohout MP, Hansen M, Pribaz JJ, et al: Arteriovenous malformations of the head and neck: natural history and management. *Plast Reconstr Surg* 102: 643 – 654, 1998.

Metry DW, Haggstrom AN, Drolet BA, et al: A prospective study of PHACE syndrome in infantile hemangiomas: demographic features, clinical findings, and complications. *Am J Med Genet A* 140: 975 – 986, 2006.

Mulliken JB, Glowacki J: Hemangiomas and vascular malformations in infants and children: a classification based on endothelial characteristics. *Plast Reconstr Surg* 69: 412 – 422, 1982.

North PE, Waner M, James CA, et al: Congenital nonprogressive hemangioma: a distinct clinicopathologic entity unlike infantile hemangioma. *Arch Dermatol* 137: 1607 – 1620, 2001.

North PE, Waner M, Mizeracki A, et al: A unique microvascular phenotype shared by juvenile hemangiomas and human placenta. *Arch Dermatol* 137: 559 – 570, 2001.

Perkins J, Maniglia C, Magit A, et al: Clinical and radiographic findings in children with spontaneous lymphatic malformation regression. *Otolaryngol Head Neck Surg* 138: 772 – 777, 2008.

Persky MS, Yoo HJ, Berenstein A: Management of vascular malformations of the mandible and maxilla. *Laryngoscope* 113: 1885 – 1892, 2003.

Phung TL, Hochman M, Mihm MC: Current knowledge of the pathogenesis of infantile hemangiomas. *Arch Facial Plast Surg* 7: 319 – 321, 2005.

Tempero RM, Hannibal M, Finn LS, et al: Lymphocytopenia in children with lymphatic malformation. *Arch Otolaryngol Head Neck Surg* 132: 93 – 97, 2006.

Vijayasekaran S, White DR, Hartley BE, et al: Open excision of subglottic hemangiomas to avoid tracheostomy. *Arch Otolaryngol Head Neck Surg* 132: 159 – 163, 2006.

Waner M, North PE, Scherer KA, et al: The nonrandom distribution of facial hemangiomas. *Arch Dermatol* 139: 869 – 875, 2003.

Weiss AH, Kelly JP: Reappraisal of astigmatism induced by periocular capillary hemangioma and treatment with intralesional corticosteroid injection. *Ophthalmology* 115: 390 – 397, 2008.

第21章 儿童头颈部恶性肿瘤

Pediatric Head and Neck Malignancies

Jennifer Veraldi Brinkmeier　Amer Heider　David J. Brown　著

马聚珂　译

要点

1. 淋巴瘤是儿童最常见的头颈部恶性肿瘤，其次是视网膜母细胞瘤、横纹肌肉瘤、神经母细胞瘤、甲状腺癌和黑色素瘤。
2. 霍奇金淋巴瘤是年龄较大的儿童的主要恶性淋巴瘤。
3. 尽管外科手术不是儿童淋巴瘤的主要治疗方式，耳鼻咽喉科医生在获取组织来对其进行诊断中发挥着重要的作用。
4. 尽管鼻咽癌占所有儿童恶性肿瘤的比例不到1%，但它占鼻咽部肿瘤的20%～50%。在儿童中最常见的类型是世界卫生组织Ⅲ型未分化癌—淋巴上皮瘤。
5. 横纹肌肉瘤是儿科人群中最常见的软组织肉瘤，25%～35%的患者出现原发性头颈病变。
6. 如今，由于颅底手术入路的发展，越来越多的横纹肌肉瘤被认为是可手术切除的。
7. 头颈部的大多数畸胎瘤在产前或新生儿时期被诊断。在初步评估中，注意气道通畅是至关重要的。
8. 儿童甲状腺结节（25%）比成人甲状腺结节（10%）更可能是恶性的。
9. 在儿童中，大多数甲状腺癌分化良好，乳头状甲状腺癌占90%以上。
10. 头颈部神经母细胞瘤往往比其他区域更早出现。这些肿瘤的一个独特特征是它们可能表现出自发的消退。

在美国，每年20岁以下的每10 000人中，大约有1.5人会被诊断为癌症[1]。儿童癌症类型和患病率方面与成人明显不同。成人上皮性肿瘤占主导地位，但儿童人群间质瘤和内皮性肿瘤更常见。据美国国家癌症研究所（National Cancer Institute）的SEER（Surveillance，Epidemiology，and End Results）项目对儿童癌症进行了跟踪，监测报告了儿童头颈部恶性肿瘤发病部位、发病率和存活率的趋势。此外，儿童癌症的国际分类记录了所有儿童癌症病例的组织学特点。

儿童头颈部恶性肿瘤的类型一直较稳定。淋巴瘤是儿童最为常见的头颈部恶性肿瘤，其次为视网膜母细胞瘤、横纹肌肉瘤、神经母细胞瘤、甲状腺癌和黑色素瘤。由于淋巴系统和甲状腺的病变，颈部是最常见的受累部位，其次是眼眶、皮肤、鼻咽、骨骼和唾液腺[2, 3]。（唾液腺恶性肿瘤在第22章中有描述）。

来自SEER项目和儿童肿瘤组（Children's Oncology Group，COG）儿童癌症研究网络的数据显示，最常见的儿童恶性肿瘤类型在年幼和年长的儿童之间存在差异（表21-1）。甲状腺癌在年龄较大的青少年中越来越常见，占癌症患者的8.0%。有些肿瘤，如神经母细胞瘤和视网膜母细胞瘤，主要发生在年幼的儿童身上，只有极少数发生在年长的儿童身上[4]。

1975—1995年，15岁以下的儿童恶性肿瘤的发病率每年增加大约1%，但这些增加病例在不同类型的癌症和年龄组中分布不均匀。值得注意的是，最近对1992—2004年的分析表明，癌症发病率总体保持稳定。在特定的人口统计学亚组中，癌症发生率不同，如女性甲状腺癌发病率的增加，可能为更好地了解不同癌症的病因提供了线索[5]。据报道，某些肿瘤发病率的增加与诊断测试和报告机制的改进有关。所有主要类型的儿童癌症的死亡率都明显下降，这主要是由于白血病治疗方案的疗效得到改善[6]。然而，癌症仍然是1—19岁儿童所患疾病中最常见的死亡原因。

考虑到相关鉴别诊断会影响可能患有头颈部恶性肿瘤儿童的治疗方法。活检对于明确诊断和制订最合适的治疗方法及改善患者的预后至关重要。外科医生应在不影响未来切除和重建的情况下进行初步活检诊断[7]。病理分析所需的组织数量因怀疑的组织学类型而异。取新鲜的组织让病理学家可以根据不同诊断方法的需要分割组织是必要的（表21-2）。进一步的组织活检可能用于分期、评估转移性疾病并评估疗效。

恶性肿瘤诊断和分期取决于病变的类型。传统X线片，CT（计算机断层扫描），MRI（磁共

表21-1 每个年龄组最常见的头颈部恶性肿瘤

0—1岁	1—5岁	6—10岁	11—18岁
视网膜母细胞瘤	视网膜母细胞瘤	霍奇金淋巴瘤	甲状腺癌
神经母细胞瘤	横纹肌肉瘤	横纹肌肉瘤	霍奇金淋巴瘤
生殖细胞肿瘤	非霍奇金淋巴瘤	非霍奇金淋巴瘤	非霍奇金淋巴瘤
横纹肌肉瘤	霍奇金淋巴瘤	甲状腺癌	黑色素瘤

引自 Ries LAG, Smith MA, Gurney JG, et al, eds. *Cancer Incidence and Survival Among Children and Adolescents*: United States SEER Program 1975–1995. National Cancer Institute, SEER Program. NIH Pub. No. 99–4649. Bethesda, MD, 1999.

表21-2 肿瘤诊断方法

方 法	评 述
光学显微镜	所有病例必须进行
免疫组织化学	首选辅助诊断方法；广泛使用，价格低廉
电子显微镜	仍被广泛用于增强光学显微镜；特别适用于儿童软组织肿瘤
分子遗传学：荧光原位杂交（FISH）	用于已知遗传异常的肿瘤时，替代细胞遗传学成为一种常用的技术
细胞遗传学（核型）	当没有合适的FISH探针或识别新的易位和已知的预后因子时是必要的
分子遗传学：逆转录聚合酶链反应（RT-PCR）	最常见的分子诊断方式；通常在大多数儿科医院使用
分子遗传学：原位杂交（ISH）	迄今为止，专门用于检测基因表达，如与EB病毒基因
分子遗传学：比较基因组杂交（CGH）	能够筛选出数千个单核苷酸多态性的杂合性缺失
分子遗传学：光谱核型（SKY）	有助于绘制染色体断点，检测细微的易位，并描述复杂的重排
分子遗传学：DNA测序	由已知基因突变引起的罕见疾病，如Li-Fraumeni综合征（TP53突变）和其他癌症综合征

引自 Scheurer M, Bondy M, Gurney J. Epidemiology of childhood cancer. In Pizzo P, Poplack D, eds: *Principles and practice of pediatric oncology*, ed 6. Philadelphia: Lippincott Williams & Wilkins; 2010.

振成像）和（或）US（超声）均有诊断价值。选择检查方式时通常要考虑是否需要镇静或全身麻醉。在治疗过程中，必须考虑患者的一般健康状况。检查组的各成员应协调努力，尽量减少患者的延误、不适和不便，特别是安排好全身麻醉下的操作程序。外科医生、放射科医师、肿瘤学家和病理学家之间的沟通有助于确保获得足够的组织和得到适当的处理，并向患者和家属提供一致的治疗计划。

与成人癌症不同，儿童癌症危险因素的检测和改善并不能降低发病率或提高生存率。在成年人中，由烟草暴露的毒性和累积效应所导致的恶性肿瘤在几年后就会表现出来。相比之下，儿童的致癌物暴露导致的肿瘤会在较短的时间范围内发生。儿童的暴露可能是偶然的，与儿童所处的环境或者更有可能与其他疾病的治疗有关。例如，电离辐射是甲状腺癌、急性淋巴细胞白血病、脑肿瘤和骨肉瘤的危险因素。化疗药物使患者易患某些癌症，包括急性粒细胞白血病和骨肉瘤。在儿童人群中发现的遗传综合征增加了某些恶性肿瘤的易感性（表21-3）。从流行病学研究和下一代测序中获得的知识可能会识别出更多的癌症的特异性倾向，通过基因型更好地区分治疗有效者[4]。

一、淋巴细胞增生性疾病和组织细胞增生症

（一）恶性淋巴瘤

恶性淋巴瘤是继白血病和脑瘤之后在儿童中诊断出的第三种最常见的恶性肿瘤，也是儿童头颈部最常见的恶性肿瘤[5]。与白血病（代表骨髓和外周血的肿瘤）相比，淋巴瘤在外周散在组织中涉及类似的克隆增殖。在骨髓外，淋巴细胞性白血病和淋巴瘤都是淋巴母细胞疾病，现在以其特有的组织分布和表现部位来区分[8]。儿童淋巴瘤分为霍奇金淋巴瘤（Hodgkin lymphoma，HL）和非霍奇金淋巴瘤（non-Hodgkin lymphoma，NHL），这是一种大而多样的淋巴瘤集合，包括所有未归类为HL的恶性淋巴瘤。

初诊患者多数表现为颈部淋巴结肿大，在鉴别诊断儿童颈部肿块中，完整的评估和检查是必不可少的（见第19章），虽然大多数是因感染或

表21-3　与儿童头颈部恶性肿瘤相关的综合征

综合征	肿瘤类型
唐氏综合征	白血病
神经纤维瘤病1型	白血病，胶质瘤，横纹肌肉瘤，嗜铬细胞瘤，星形细胞瘤
神经纤维瘤病2型	星形细胞瘤，黑色素瘤，脑膜瘤
Li-Fraumeni综合征	骨肉瘤，横纹肌肉瘤，白血病，淋巴瘤，乳腺癌
Gorlin综合征	基底细胞癌，髓母细胞瘤
多发性内分泌肿瘤1型	甲状旁腺瘤，胰腺瘤，胃泌素瘤，胰岛素瘤，类癌瘤
多发性内分泌肿瘤2a型	甲状腺髓样癌，嗜铬细胞瘤，甲状旁腺腺瘤
多发性内分泌肿瘤2b型	甲状腺髓样癌，嗜铬细胞瘤，黏膜神经瘤和神经节瘤
Peutz-Jeghers综合征	胃，小肠，结肠，胰腺，子宫，乳腺
Beckwith-Wiedemann综合征	横纹肌肉瘤，神经母细胞瘤，肾母细胞瘤，肝母细胞瘤
Werner综合征	甲状腺，白血病，黑色素瘤，骨肉瘤
共济失调毛细血管扩张症	淋巴瘤，白血病
Wiskott-Aldrich综合征	非霍奇金淋巴瘤

炎症引起，但对于顽固或难治性淋巴结肿大和全身症状仍应立即进一步检查。尽管手术不是儿童淋巴瘤的主要治疗方式，耳鼻咽喉科医生在获取组织以用于诊断中起重要作用。

根据目前世界卫生组织（WHO）分类（框21–1），HL的两个公认的临床亚型：经典霍奇金淋巴瘤（classic Hodgkin lymphoma，CHL）和结节性淋巴细胞为主型霍奇金淋巴瘤（nodular lymphocyte–predominant Hodgkin lymphoma，NLPHL）。HL在不同的国家和不同的种族之间有着明显不同的分布。在美国，CHL约占HL儿科病例的95%，而NLPHL则不太常见。CHL患者的年龄总体上呈双峰分布，介于15—40岁和60岁之后。然而，流行病学研究确定了三种不同的CHL类型：儿童型(±14岁)、青年型(15—34岁)和老年型（最常见于55—74岁）。在儿童型，男孩的发病率略有增加[2,5,9,10]。虽然在儿童后期HL的发病率达到高峰，但在幼儿中NHL的发病率较高，尽管它在婴儿中很少见（表21–4）[10–13]。

NHL包含多种组织学模式，具有不同的临床表现。可能来源于未成熟或成熟的淋巴细胞，也可能来源于B细胞、T细胞或自然杀伤细胞。NHL的三个治疗分组是公认的：①淋巴母细胞淋巴瘤；②外周B细胞淋巴瘤，包括Burkitt淋巴瘤；③间变性大细胞淋巴瘤。伯基特淋巴瘤（Burkitt lymphoma，BL）来源于成熟的B细胞，是目前儿童NHL的主要类型。

1. 恶性淋巴瘤的表现与评价

通常，儿童耳鼻咽喉科医生会遇到锁骨上或颈部无痛性肿块的淋巴瘤患者。与淋巴瘤相关的淋巴结病变比反应性、炎症性淋巴结病变更质韧，常被描述为“橡皮状”。淋巴结迅速肿大的患者可能会出现一些压痛。出现局部症状或全身症状，连续三天发热超过38.0℃，在症状出现前6个月发生不明原因体重下降10%或以上的，以及盗汗，被纳入HL分期系统（框21–2）[2,10,14]。Waldeyer淋巴环病变中，NHL比HL更典型，发生率为25%～30%。体格检查应触诊其他淋巴结。

儿童NHL通常表现为弥漫性淋巴结外淋巴瘤。对于所有类型的晚期NHL疾病，转移性累及或直接侵及中枢神经系统（CNS）可导致神经损伤。BL往往有不同的表现：散发性BL通常涉

框21–1 世界卫生组织对霍奇金淋巴瘤的组织学分类

- 结节性淋巴细胞为主的霍奇金淋巴瘤
- 典型霍奇金淋巴瘤
  - 结节性硬化亚型
  - 混合细胞亚型
  - 淋巴细胞丰富亚型
  - 淋巴细胞缺失亚型

引自 Metzger M, Krasin M, Hudson M, et al: Hodgkin lymphoma. In Pizzo P, Poplack D, eds: *Principles and practice of pediatric oncology*, ed 6. Philadelphia: Lippincott Williams & Wilkins; 2010.

表21–4 霍奇金淋巴瘤与非霍奇金淋巴瘤的鉴别

霍奇金淋巴瘤	非霍奇金淋巴瘤
常局限于一组淋巴结(颈部、纵隔、主动脉旁)	更频繁地多个淋巴结
相邻有序分布	非连续传播
肠系膜结节和Waldeyer环很少受累	Waldeyer环和肠系膜结节常受累
淋巴结外表现罕见	淋巴结外表现常见

引自 Perkins J. Diseases of white blood cells, lymph nodes, spleen, and thymus. In Robbins S, Kumar V, Cotran R, eds: *Robbins and Cotran pathologic basis of disease* . Philadelphia: Saunders Elsevier; 2010: 589–638.

框21–2 霍奇金淋巴瘤的Ann Arbor分期

第一阶段：单个淋巴结区域（Ⅰ）或单个淋巴外器官或部位（$Ⅰ_E$）的受累

第二阶段：横膈膜同侧两个或多个淋巴结区域受累（Ⅱ），或局部受累于淋巴外器官或部位，以及横膈膜同侧一个或多个淋巴结区域受累（$Ⅱ_E$）

第三阶段：横膈膜两侧淋巴结区域受累（Ⅲ），可能伴有脾脏受累（$Ⅲ_S$），或局部受累于淋巴结外器官或部位（$Ⅲ_E$）或两者（$Ⅲ_{SE}$）

第四阶段：一个或多个淋巴结外器官或组织的弥漫性或播散性受累，伴或不伴相关淋巴结受累

引自 Metzger M, Krasin M, Hudson M, et al: Hodgkin lymphoma. In Pizzo P, Poplack D, eds: *Principles and practice of pediatric oncology*, ed 6. Philadelphia: Lippincott Williams & Wilkins; 2010.

及腹部、骨髓和Waldeyer环，而位置性BL涉及下颌骨、腹部、眼眶和中枢神经系统。溃疡性皮肤病变可在BL患者出现时发现。小儿非霍奇金淋巴瘤最常侵犯的淋巴结外部位是纵隔和腹部，分别占35%～45%和25%～30%[15]。纵隔受累可能发生在多达2/3的HL病例中。气道压迫症状包括非生产性咳嗽、喘鸣和呼吸衰竭，应引起对纵隔疾病的高度关注。腋窝、腹股沟和膈下淋巴结受累较少见。

病史和体格检查后，应进行实验室和影像学检查。实验室检测应包括全血细胞计数(complete blood count，CBC)、红细胞沉降率、血清铜、血清铁蛋白、碱性磷酸酶和C反应蛋白水平。必要的影像学检查包括胸部X线片，颈部和胸部CT，腹部和骨盆CT或MRI。由于腹膜后脂肪量低、盆腔结构清晰，以及减少辐射暴露的优点，腹部MRI比CT在儿童人群中更常用。超声检查可能是腹部和骨盆成像的一种有效选择，尽管这种检查方式高度依赖于技术人员水平。对于所有的检测方式，应记录肿大淋巴结的位置和大小，以备将来参考。颅脑成像，最好是磁共振，可以诊断尚无明显临床表现或尚未进行脑脊液(cerebrospinal fluid，CSF)分析的中枢神经系统受累。然而，一些人认为临床评估和腰椎穿刺脑脊液分析是足够的[10]。另外，任何可疑的骨受累部位都应该行CT检查进行评估。

正电子发射断层扫描(PET)与CT结合，越来越多地用于临床分期和随访。PET能够识别CT上未发现的影响分期的10%～20%淋巴结外病变。然而，有些人担心，PET可能导致分期升级和更激进的治疗，从而导致不良反应增加，且不会改善预后；因此，有必要进一步研究PET在儿童淋巴瘤中的作用[10, 16]。

手术切除很少被推荐，除非能在活检时完成，且不会造成功能缺陷。活检的目的是获得足够的组织同时尽量减少对周围组织的损伤。活检组织应进行永久固定和冷冻切片以评估形态，为了准备快速识别恶性肿瘤和细胞类型，应保留新鲜组织(不含福尔马林)进行流式细胞术检测。在进行活检时，儿科肿瘤学专家和病理学家应在场，以确保获得足够和适当的组织。进一步的研究，如免疫组织化学(IHC)，通常可以在固定的组织上进行，以进一步识别亚型。骨髓活检适用于有B型症状或临床Ⅲ或Ⅳ期疾病的患者，并可在同一次全身麻醉下与CSF取样同时进行。分期无须淋巴结或脾切除术这样的剖腹探查；影像学已经足够检测这些部位的疾病，同时脾切除术与并发症的风险增加有关[9]。

大多数患有HL的儿童和成人都表现为Ⅰ期或Ⅱ期疾病。与不良预后相关的体征包括出现B型症状、巨大的纵隔疾病、淋巴结外扩张病变和晚期症状[9, 14]。患者可能同时出现胸腔积液和心包积液，患者可能表现为急性或紧急上腔静脉综合征、小肠梗阻、肠梗阻、颅神经麻痹或弥散性血管内凝血(表21-5)。在初步诊断完成后，疾病的分期取决于疾病的程度。

2. 恶性淋巴瘤的治疗

(1) 霍奇金淋巴瘤。20世纪60年代化疗方案的引入及化疗和放射治疗(radiation therapy，RT)的进一步发展，极大地提高了儿童HL患者的生存率，联合疗法能够降低放疗剂量和烷化剂化疗药物的使用，因此已成为最受欢迎的治疗方法。当放射疗法作为单独疗法时，35～44Gy剂量的复发风险为10%或更低。然而，大剂量放疗与生长缺陷、冠状动脉粥样硬化性心脏病和继发性恶性肿瘤有关。联合治疗可以减少放化疗剂量，也可以减少化疗的风险性，尽量减少其不良反应。基于风险的调整治疗剂量和体积的治疗方案，已经用于治疗儿童HL。放疗野的设计要覆盖疾病累及的所有一侧或双侧腹部。

目前，使用15～25Gy剂量的RT与各种化疗方案结合，以优化杀肿瘤活性并将不良反应降至最低。例如，MOPP疗法由二氯甲基二乙胺(氮芥)、长春新碱、甲基苄肼和泼尼松组成，局部控制率达97%。ABVD疗法包括多柔比星(阿霉素)、博来霉素、长春花碱和氮烯咪胺。另一个有效的策略是交替化疗方案。即使在晚期疾病中，联合治疗也能达到87%的4年无疾病生存率和90%的总生存率。早期患者表现出早期治疗反应，联合治疗8年总生存率为98%[9]。

表 21-5　地方性和散发性伯基特淋巴瘤的比较

特　征	地方性	散发性
临床表现	5—10 岁男性>女性	6—12 岁男性>女性
最常见的疾病分布	赤道非洲、新几内亚、巴西亚马逊、土耳其	北美、欧洲
年发病率	10/100 000	0.2/100 000
常见肿瘤部位	下颌、腹部、中枢神经系统、脑脊液	腹部、骨髓、淋巴结、卵巢
组织病理学特征	$CD20^+$，通常为 IgM、κ 或 λ $CD10^+$，$BCL2^-$	CD10+，通常为 IgM，κ 或 λ $CD10^+$、$BCL2^-$
肿瘤细胞中的 EB 病毒 DNA	95%	15%
t(8; 14)，t(2; 8) 或 t(8; 22) 基因易位	是	是
8 号染色体断裂点	cMYC 上游	cMYC 内

引自 Gross TG, Perkins SL. Malignant non-Hodgkin lymphomas in children. In Pizzo P, Poplack D, eds: *Principles and practice of pediatric oncology*, ed 6. Philadelphia: Lippincott Williams & Wilkins; 2010.

(2) 非霍奇金淋巴瘤。NHL 的治疗方案针对不同的亚型和疾病阶段，并利用淋巴瘤细胞周期持续时间制定的。RT 在治疗 NHL 中的应用比在 HL 中要少。通常当泼尼松和环磷酰胺治疗不足时，它被用于减少细胞容量。这种用法可减轻纵隔病变导致的急性或非急性气道压缩。儿童耳鼻咽喉科医生应警惕 NHL 患者可能出现的气道并发症，特别是在手术麻醉诱导前。仔细插管以确保气道安全是治疗的首要步骤，随后应进行胸部 CT 检查。

治疗时间取决于患者的肿瘤负荷，通常采用 4～7d 剂量的密集型方案，以最大限度地提高肿瘤细胞的杀伤率。系统治疗是一个主要手段，因为隐匿性微转移一直是 NHL 患者关注的问题。化疗方案采用皮质类固醇、环磷酰胺、异环磷酰胺、甲氨蝶呤、阿糖胞苷、阿霉素、长春新碱和依托泊苷的组合[10]。以无病生存率（event-free survival，EVS）衡量所有亚型患者成功率超过 80%，这比几十年前的结果有了显著改善。在Ⅰ期到Ⅲ期的 BL 的成功率为 90%～98%。中枢神经系统受累是预后较差的因素，4 年间 EVS 为 79%[15]。鞘内化疗可改善中枢神经系统疾病患者或中枢神经系统受累风险患者的 EVS。

3. 组织病理学

(1) 霍奇金淋巴瘤。HL 包含两种类型：霍奇金细胞和 Reed-Sternberg（RS）细胞（图 21-1）。霍奇金细胞是单核细胞，有明显的嗜碱性细胞质。RS 细胞是一种大细胞，具有丰富的微嗜碱性细胞质，是多核细胞，在两个分离的叶中至少有两个核。这些细胞核仁明显，嗜酸性。RS 细胞代表少数细胞；非肿瘤细胞的反应性浸润构成了大部分病变。

使用显微解剖和单细胞聚合酶链反应（polymerase chain reaction，PCR）可以从背景多克隆反应浸润中分离出恶性细胞。RS 细胞和霍奇金细胞显示单克隆免疫球蛋白基因重排和抗原表达与 B 细胞谱系一致。值得注意的是，随着对恶性 B 细胞起源的鉴定，"霍奇金淋巴瘤"比"霍奇金病"更受欢迎。

HL 的所有组织学亚型现在都被认为对当前的化疗方案有同样的反应；不同免疫表型的不同特征可能为将来的定向治疗提供机会。根据组织学特征，CHL 进一步细分为四个亚型：①结节硬化型；②混合细胞型；③淋巴细胞减少型；④淋巴细胞为主型。结节性硬化症 CHL 是最常见的病变，占低龄儿童的 40%，占青少年的 70%，有

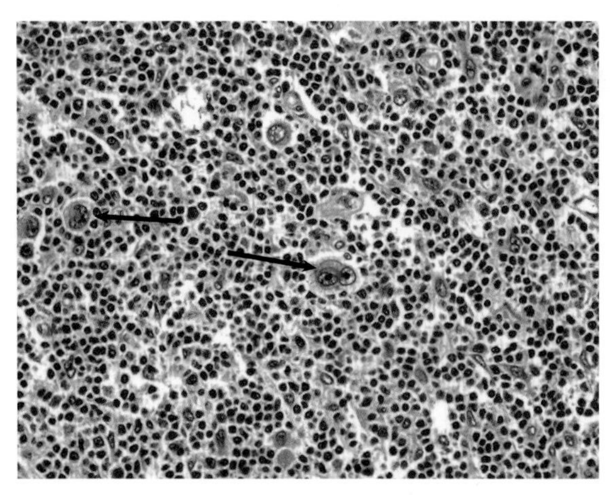

▲ 图 21-1 霍奇金淋巴瘤伴诊断性 Reed-Sternberg 细胞（箭）。这些细胞与周围的非肿瘤细胞相比体积较大，胞质丰富，微嗜碱性，核仁突出。背景中包含一个小的非肿瘤性淋巴细胞浸润

累及下颈部、锁骨上和纵隔淋巴结的倾向。典型的硬化由肿瘤细胞和炎性细胞组成，它们可能发展成结节。病变的纤维化可能非常明显，以至于即使在有临床治疗反应的患者中，肿块效应仍然存在。混合细胞型 CHL 约占 30%，在 10 岁以下的患者中更常见；它往往有轻微的纤维化。淋巴细胞减少型 CHL 在淋巴细胞较少的情况下往往有更多的 RS 细胞；这种情况在人类免疫缺陷病毒感染患者中很常见，但在儿童中则很少见。淋巴细胞为主型 CHL 有许多小 B 淋巴细胞的背景，总体呈结节状或弥漫状。

NLPHL 影响 10%～15% 的患者，更常见的是男性，通常是年幼儿童。这种亚型以淋巴细胞和（或）组织细胞里 RS 细胞变异体为特征，后者是单核恶性细胞（由于其细胞核呈分叶状，故也称为“爆米花细胞”）。NLPHL 只有很少的 RS 细胞，必须在免疫表型上与淋巴细胞为主型的 CHL 区分开来。

大部分 HL 患者具有高滴度 EB 病毒（EBV）及组织内的EBV相关基因，这提示潜在感染。在 HL 患者和与 HL 相关的 EBV 株中，EBV 的表达在世界各地有所不同。然而，虽然 EBV 和 HL 之间的关系密切，但该病毒在 HL 病理学中的致病作用尚未确定。

(2) 非霍奇金淋巴瘤。NHL 的临床和生物多样性使得建立综合分类变得困难。NHL 分类系统包括 Rappaport 分类系统（1956 年）、Lukes-Collins 分类系统（1975 年）和主要在欧洲使用的 Kiel 分类系统。目前的分类强调临床表现、起源和分化程度，以进行预后分析；一个例子是由国际淋巴瘤研究小组（ILSG）（框 21-3）创建的 WHO 分类系统[10]。非洲儿童中高流行率导致了具有特征性免疫组织学和遗传特征的地方性和散发性亚型（表 21-6）。

大多数儿童 NHL 亚型表现为弥漫性，而不是滤泡状或结节状生长。在 BL 中，淋巴瘤细胞通常是单形的、中等大小的细胞，具有嗜碱性细胞质、圆形或卵圆形核和多个核仁。呈现“星空”样的外观，代表摄取的凋亡细胞。伯基特淋巴瘤和浆细胞样分化也是公认的形态学变异。

BL 被认为来源于 B 细胞系，由淋巴瘤细胞常见的 B 细胞抗原（CD19、CD20、CD22 和 CD79a）确诊。BL 细胞 CD5、CD23 和末端脱氧核糖核苷酸转移酶（terminal deoxyribonucleotide transferase，TdT）呈阴性。BL 最重要的遗传特征是易位，它将 c-myc 基因易位在 8 号染色体上，靠近增加基因表达的增强子。EBV 状态也与特定的突变位点相关。EBV 阳性与 c-myc 外的突变

框 21-3 儿童非霍奇金淋巴瘤的 ST. Jude 分级系统

第一阶段：单个肿瘤（结外）或单个解剖区域，不包括纵隔或腹部

第二阶段：单个肿瘤（结外），区域性淋巴结受累
- 横膈膜同侧的两个或多个淋巴结区域
- 两个单一（结外）肿瘤，横膈膜同侧有或无区域性淋巴结受累
- 一种原发性胃肠道肿瘤，通常位于回肠部，只累及或不累及相关肠系膜淋巴结，大体上完全切除

第三阶段：横膈膜对侧的两个单一肿瘤（结外）
- 横膈膜上下两个或两个以上的结节
- 所有原发性胸内肿瘤（纵隔、胸膜、胸腺）
- 所有广泛的原发性腹腔内疾病
- 所有椎旁或硬膜外肿瘤，不考虑其他肿瘤部位

第四阶段：上述任何一个阶段，初始中枢神经系统和（或）骨髓受累

引 自 Rosolen A, Mussolin L. Non-Hodgkin's lymphoma. In Estlin E, Gilbertson R, Wynn R, eds: *Pediatric hematology and oncology*. Oxford, UK: Wiley-Blackwell; 2010:109-129.

表 21-6　2008 年 WHO 儿童非霍奇金淋巴瘤主要亚型分类

淋巴瘤亚型	发生率
前体淋巴细胞肿瘤	
T 淋巴母细胞淋巴瘤	15%～20%
B 淋巴母细胞淋巴瘤	3%
成熟 B 细胞肿瘤	
伯基特淋巴瘤	35%～40%
弥漫性大细胞淋巴瘤	15%～20%
原发性纵隔 B 细胞淋巴瘤	1%～2%
儿童滤泡性淋巴瘤	罕见
儿童淋巴结边缘区淋巴瘤	罕见
成熟 T 细胞肿瘤	
间变性大细胞淋巴瘤，ALK 阳性	15%～20%
外周 T 细胞淋巴瘤（NOS）	罕见

ALK. 间变性淋巴瘤激酶；NOS. 未另行规定

引自 Gross TG, Perkins SL. Malignant non-Hodgkin lymphomas in children. In Pizzo P, Poplack D, eds: *Principles and practice of pediatric oncology*, ed 6. Philadelphia: Lippincott Williams & Wilkins; 2010.

位点相关，而 EBV 阴性与基因内的突变位点相关。最终，这些遗传易位导致一个特征性的基因表达谱，从而区分 BL 和其他 NHL 亚型。这些 MYC 靶基因的异常高表达导致正常细胞周期的中断。

EBV 在 BL 病因中的确切作用尚未完全阐明[10]。EBV 基因组可在 90% 的地方性病例、20% 的散发病例和约 40% 的 HIV 相关病例中发现。EBV 病毒基因产物与 B 细胞淋巴瘤有关，并发现对 B 细胞转化至关重要。

（二）移植后淋巴增生性疾病

以前接受过器官或骨髓移植的人患恶性肿瘤的风险增加，比一般人高 5～10 倍。移植后淋巴增生性疾病（posttransplant lymphoproliferative disease，PTLD）是移植受者最常见的恶性肿瘤。危险因素包括年轻移植患者、暴露于潜在致癌剂（化疗、RT、免疫抑制性抗代谢物）和 EBV 阴性状态。儿童骨髓移植后的 PTLD 的发生率为 45%，实体器官移植后的 PTLD 的发生率高达 80%。器官移植的类型对 PTLD 的患病率也有影响[17]；肾移植患者的风险最低，肺和心脏等多器官移植的患者的风险最高[18]。

PTLD 的临床表现包括局部或弥漫性淋巴瘤样病变（图 21-2），孤立性肝炎、脑膜脑炎和传染性单核细胞增多症型综合征。PTLD 最极端的表现是一种快速进展的播散性疾病，表现为感染性休克，通常是致命的，有时在尸检时确诊[17]。

T 细胞特异性免疫抑制增强的患者更有可能发展为 PTLD。一种新的 EBV 感染使移植后患者处于发展为 PTLD 的风险，其机制是通过激活 EBV 特异性 T 细胞，导致宿主免疫反应失衡和 B 细胞克隆增殖。对于免疫功能强的患者，EBV 感染表现可能是亚临床的，也可能表现为幼儿发热性上呼吸道感染，或表现为年龄较大的儿童典型的传染性单核细胞增多症。然而，在免疫功能低下的患者中，其症状可能从亚临床疾病到危及生

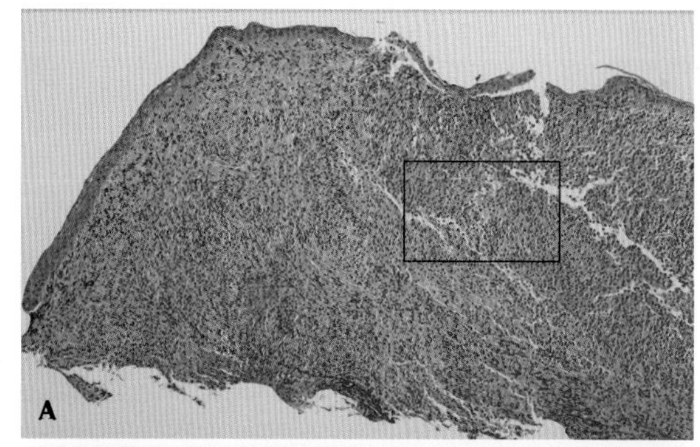

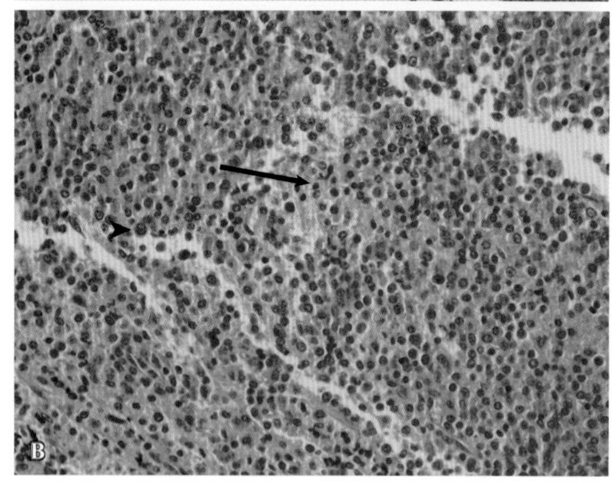

▲ 图 21-2 移植后淋巴增生性疾病

A. 从鼻咽取活检，沿玻片左边缘可见上皮表面。淋巴细胞（小而圆的嗜碱性细胞）的单一数量侵入正常组织。B. 高倍率视图。大量的小淋巴细胞（长箭）和浆细胞（箭头）已经取代了该组织的正常结构

命的感染。移植患者的感染可能是原发性的，通过新暴露于环境中的EBV获得的，也可能是通过移植获得的，或者是继发性的，由于免疫损害而引起潜伏病毒的重新激活。与 EBV 相关的 PTLD 通常在儿童移植后早期出现，而通过其他机制产生的 PTLD 通常在移植后年龄较大的患者中晚期出现 [19, 20]。

WHO 将 PTLD 分为早期、CHL 型、单一型和多态型。然而，不同亚型的克隆增殖可同时发生在同一患者身上，甚至在同一病变内。早期病变是良性的，类似于传染性单核细胞增多综合征或浆细胞增生。通过参与克隆增殖的细胞——B 细胞、T 细胞或自然杀伤细胞进一步确诊单一型 PTLD。当单一型 PTLD 表现为 NHL 时，弥漫性大 B 细胞淋巴瘤比 BL 更常见，这是儿童常见的一种逆转模式。总之，在成人和儿童中，PTLD 中的 NHL 型表现具有相似的组织学特征。

在头颈部，移植患者的颈部淋巴结病或扁桃体组织肿大应引起对淋巴瘤过程的关注，尽管恶性淋巴瘤比淋巴组织良性增殖的可能性小。耳鼻咽喉科医生的作用是监测并处理气道阻塞，并获得组织进行组织学分析。尽管许多中心在常规扁桃体切除术后不再进行扁桃体组织病理学分析 [21]，但移植患者必须将新鲜扁桃体送检病理学。与患者的移植医师和病理学家沟通是确保获得适当的组织和正确处理的关键。

影像学和内镜检查可用于评估，回顾既往的影像学检查可能有助于评估进展。CT 有助于评估淋巴结病变和周围组织的压迫，而 PET-CT 是诊断和复发的一种有用方式，因为 PTLD 病变会表现出代谢活性的增加。

移植后淋巴增生性疾病的治疗

由于 PTLD 是细胞免疫功能下降引起的，所以治疗的第一个方法是减少免疫抑制（reduction in immunosuppression，RIS）。一种常见的方法是停止使用抗代谢药物，减少一半的钙调磷酸酶抑制药的剂量，并添加皮质类固醇。据报道，RIS 用药后的平均反应时间为1～4周；早期病变和多态性 PTLD 对 RIS 有较好的反应。完全停止免疫抑制治疗并不是经常使用的。PTLD 的其他治疗方案包括化疗和放疗，有证据表明 RIS 加上化疗 [环磷酰胺、阿霉素、长春新碱和泼尼松（CHOP 方案）] 会导致移植器官功能恶化。目前尚不清楚在化疗或放疗期间是否可以减少或停止免疫抑制治疗。最后，必须权衡患者整体健康与移植器官保存功能之间的平衡。在出现时病情严重的 PTLD 患者不采用 RIS 治疗；由于对 RIS 的反应过于缓慢，因此在这些病例中必须开始更积极的治疗 [18]。

（三）朗格汉斯组织细胞增生症

朗格汉斯组织细胞增生症是一组由细胞的病理行为所定义的疾病，这些细胞经常参与吞噬和抗原呈递。以前，包括嗜酸性肉芽肿、Hand-Schuller-Christian 病和 Letterer-Siwe 病在内的疾病被称为组织细胞增多症 X；现在的首选术语是

朗格汉斯组织细胞增生症（LCH；图 21-3A 和 B）。朗格汉斯细胞是一种在正常皮肤中发现的抗原呈递细胞，以 Birbeck 颗粒为特征；识别对 Birbeck 颗粒相关抗原 CD207 呈阳性染色的细胞可以确诊 LCH[26]，其他 LCH 的诊断性标记包括 CD1a 和 S100（图 21-3C）[27]。

LCH 的临床表现很多，最常见的表现包括皮疹或疼痛性骨损伤，其次是发热、体重减轻、腹泻、水肿、呼吸困难、多饮和多尿[26]。严重程度与诊断的时间一致，因为单器官受累可能无法识别[28]。尽管 LCH 通常是单克隆的，但孤立性肺疾病似乎是非克隆的，更典型的是免疫失调。考虑到 LCH 的整个疾病谱，从单灶性疾病到弥漫性疾病，60%～75% 的患者头颈部受累[27, 29]。

尽管对 LCH 的三种典型形式有很深的研究，但 LCH 的表现广泛，导致很难根据其涉及的器官和临床表现对每个特定病例进行分类。嗜酸性肉芽肿是最常见的儿童类型，颅骨是最常见的受累部位。其他受累部位包括四肢长骨、面部骨骼、椎体、肋骨和骨盆。病变可能是无痛的或疼痛的，溶解性病变的局部肿块效应可能由相关的软组织成分复合而成；非颅骨部位更可能疼痛。CT 成像通常显示为溶骨性病变，病程趋向良性，预后良好。

Hand-Schuller-Christian 病的特点是：颅骨溶解性病变三联征，眶骨受累继发眼球突出，垂体或下丘脑受累继发尿崩症。这种典型的三联征在大约 25% 的综合征患者中存在。病程往往会延长，预后取决于内分泌受累的严重程度。Letterer-Siwe 病是一种在新生婴儿中快速进展的，通常是致命的疾病类型[30, 31]。患有弥散性疾病的患者表现为发热、皮疹、淋巴结肿大、肝脾肿大、呼吸困难和恶病质。

对于单系统疾病患者，限制性的治疗通常是成功的。对于那些只有皮肤受累的患者，观察是一种选择；对于治疗，局部类固醇或润肤剂可能就足够了，口服类固醇效果不明显。据报道，甲氨蝶呤、沙利度胺、环孢菌素和他克莫司的口服治疗方案是有效的[31]。当怀疑有嗜酸性肉芽肿时，建议进行保守活检而不是完全切除；单一部位骨受累通常只需刮除或重复刮除，伴或不伴局部可注射类固醇[26]。由于 LCH 很少致命，治疗决定必须考虑到可能发生的短期和长期不良反应。目前，组织细胞学会建议将 LCH 患者纳入临床试验。

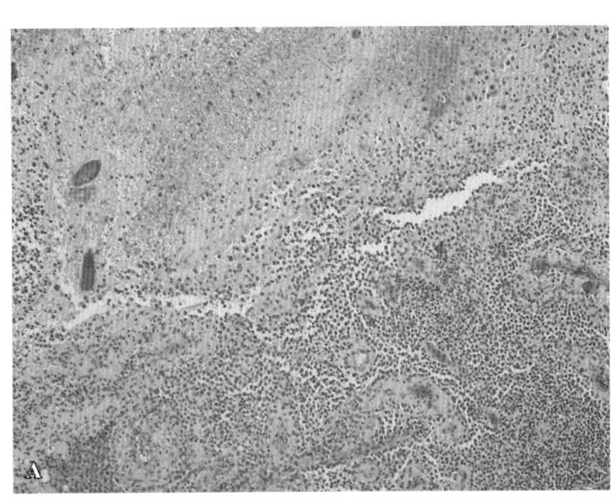

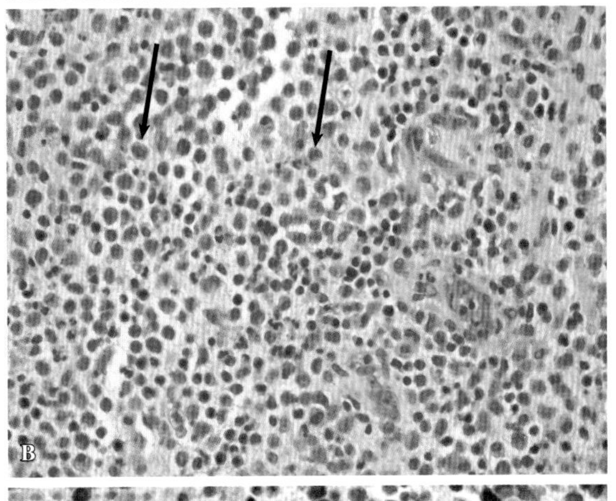

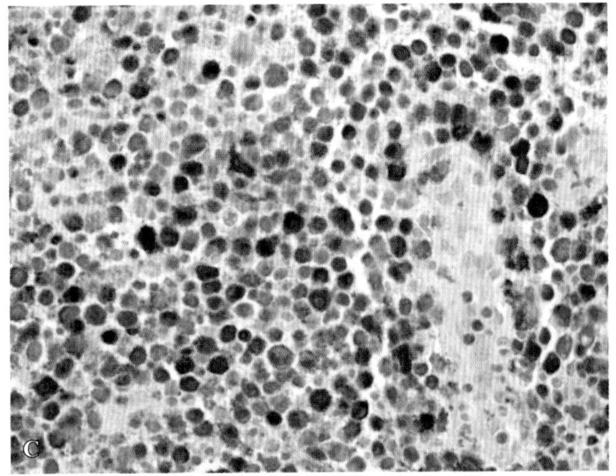

▲ **图 21-3 朗格汉斯细胞组织细胞增生症**

A. 显示炎症浸润伴坏死（左上角）；B. 高倍镜下可见肾形核（箭）的朗格汉斯细胞与嗜酸性粒细胞有关；C. S100 免疫组化染色显示朗格汉斯细胞阳性

二、非血液淋巴肿瘤

鼻咽癌

鼻咽癌（nasopharyngeal carcinoma，NPC）是一种罕见的恶性肿瘤，也是为数不多的儿童上皮性恶性肿瘤之一。总的来说，这种癌症的年龄分布往往呈双峰性，一个在青春期达到高峰，另一个在40—60岁达到高峰。虽然鼻咽癌占儿童恶性肿瘤的比例不到1%，但占儿童鼻咽肿瘤的20%～50%。在国际上，中国南部、东南亚和地中海盆地的鼻咽癌发病率最高。在美国，儿童鼻咽癌在南部各州和黑人儿童中更常见。该病的区域和种族特征表明存在环境和遗传风险因素。在所有地区，儿科疾病似乎与EBV感染有关[23, 24]。

1. 临床表现

鼻咽癌最常见的症状是颈部无痛肿块(70%～90%)。其他症状包括鼻阻塞、鼻出血和继发性咽鼓管功能障碍，这可能导致传导性听力损失和分泌性中耳炎。对患者的初步评估应包括完善的体格检查，并仔细注意颅神经检查，因为颅底局部侵犯可能导致神经损伤。表现可能包括眼部症状（疼痛、视力变化）、眼眶移位、吞咽困难、声音变化、肩膀无力、味觉障碍和咀嚼肌痉挛。相关的耳痛、头痛、面部疼痛和颈部疼痛也很常见[24]。晚期或全身性疾病可表现为肺、骨、骨髓、肝脏和纵隔的转移。

鼻咽癌症状出现时的持续时间为1个月至2年，中位时间为5个月[23]。远处转移的患者可能有相关的疼痛或器官功能障碍。全身性疾病患者可能出现副肿瘤综合征，如肥厚性骨关节病、皮肌炎或不适当抗利尿激素综合征。应通过强化CT和MRI成像来显示原发肿瘤，并评估颅底受累和颈部淋巴结病变。对于远处疾病的评估，胸部和腹部的CT、骨扫描和肝脏超声更有意义。

考虑到与横纹肌肉瘤、NHL、血管纤维瘤和嗅神经母细胞瘤的鉴别诊断，明确诊断需要活检。如果可行，晚期疾病患者应进行骨髓活检，并与原发性病变的活检相协同。对于怀疑或已知颅底受累的病例，应送脑脊液进行细胞学分析。推荐的实验室检查包括CBC、肝功能测试、血清化学和乳酸脱氢酶（lactic acid dehydrogenase，LDH）水平；超过500U/ml的LDH水平与不良预后相对应。分期遵循肿瘤TNM分类结构，根据解剖位置对肿瘤分期有特殊定义（表21-7）。超过80%的儿童有局部晚期表现（第四阶段），偶尔可检测到远处转移。

2. 治疗

放射治疗是鼻咽癌的主要治疗方法，因为原发性肿瘤不易手术切除。对于早期疾病患者（T_1或T_2病变），采用常规分割的单一模式放射治疗，总剂量为65～70Gy。其他放疗方案正在研究中，包括调强放疗模式，可以改善局部控制，减少不良反应。放疗野通常包括原发肿瘤和鼻腔后部、颅底受累区域和上颈部。

鼻咽癌倾向于化疗敏感，化疗药物包括顺铂、甲氨蝶呤、白介素和氟尿嘧啶。最佳化疗方案尚未确定，目前正在研究中。伴随疗法、辅助疗法和新辅助疗法已经联合和独立地进行了研究。一项综合分析显示，在晚期疾病患者中，与单纯放疗相比，联合化疗与5年总生存率的改善有关。与单纯放疗相比，新辅助化疗可改善局部控制和减少远处转移[25]。方案的不断发展可允许较低剂量的放疗，以尽量减少不良反应，放疗后的颈部持续性进展患者需要手术治疗。未来的治疗可能针对EBV，尤其是复发性疾病患者[23]。

3. 组织病理学与分子生物学

WHO确认了三种鼻咽癌病理类型（框21-4）。Ⅰ型为角化鳞状细胞癌，通常与接触酒精和烟草有关，因此在儿童中不太常见；在地方性流行地区，Ⅰ型鼻咽癌可与EBV感染有关。Ⅱ型为非角化上皮样细胞型。Ⅲ型为未分化癌，也称为淋巴上皮瘤（图21-4A和B）。到目前为止，Ⅲ型为儿童最常见的组织病理学，在一些报道中占90%以上。

框21-4 WHO鼻咽癌分类方案

Ⅰ型：角化鳞状细胞癌
Ⅱ型：非角化癌
Ⅲ型：未分化癌

引自Ayan I, Kaytan E, Ayan N. Childhood nasopharyngeal carcinoma: from biology to treatment. Lancet Oncol 2003;4（1）:13–21.

表 21-7 鼻咽癌的肿瘤淋巴转移分期

T期	原发性肿瘤范围		
T_1	肿瘤局限于鼻咽，或肿瘤延伸至口咽和(或)鼻腔，无咽旁延伸		
T_2	肿瘤伴咽旁延伸		
T_3	肿瘤涉及颅底和(或)副鼻窦的骨结构		
T_4	肿瘤，颅内延伸和(或)颅神经、下咽、眼眶受累，或延伸至颞下窝/咀嚼间隙		
N期	**淋巴结转移**		
N_0	无淋巴结转移		
N_1	单侧淋巴结转移直径≤ 6cm		
N_2	双侧淋巴结转移直径≤ 6cm		
N_3	淋巴结转移		
N_{3a}	转移> 6cm		
N_{3b}	锁骨上窝转移		
M期	**远处转移**		
M_0	无远处转移		
M_1	有远处转移		
分期	**T期**	**N期**	**M期**
Ⅰ	T_1	N_0	M_0
Ⅱ	T_1 T_2	N_1 N_0-N_1	M_0 M_0
Ⅲ	T_1-T_2 T_3	N_2 N_0-N_2	M_0 M_0
ⅣA	T_4	N_0-N_2	M_0
ⅣB	Any T	N_3	M_0
ⅣC	Any T	Any N	M_1

引自 Edge S, Byrd DR, Compton CC, et al, eds: *AJCC cancer staging manual*, 7th edition. 2010.

Ⅱ型和Ⅲ型可表现为淋巴样细胞、浆样细胞和嗜酸性细胞的浸润。EBV 基因可以在鼻咽癌的恶性上皮细胞中被检测到，但在浸润的淋巴细胞中很少发现。许多鼻咽癌细胞表达 EBV 基因，包括 EBV 核抗原 1（EBNA1）、潜伏膜蛋白 1（LMP1）和 EVB 编码的 RNA 1 和 RNA 2（EBERs 1 和 EBERs 2；图 21-4C）。这些基因产物可能为新疗法提供有用的靶点[24]。

三、肿瘤

（一）肉瘤

1. 横纹肌肉瘤

横纹肌肉瘤（rhabdomyosarcoma，RMS）是儿童最常见的软组织肉瘤，占所有儿童恶性肿瘤的 3%～4.5%。RMS 是儿童最常见的颅外实体恶性肿瘤之一，仅次于神经母细胞瘤和肾母细胞瘤[5,32]。在儿童人群中，约35%的RMS位于头颈部。头颈部最常见的部位是眼眶，占头颈部RMS的25%～35%[33,34]。头颈部其他部位包括口腔（颊部）和口咽、喉部、腮腺和脑膜周围部位鼻腔和副鼻腔、中耳和乳突腔、咽旁间隙、翼腭窝和颞下窝。由于具有颅内侵犯的可能性，脑膜周围部位肿瘤属于高危病变。

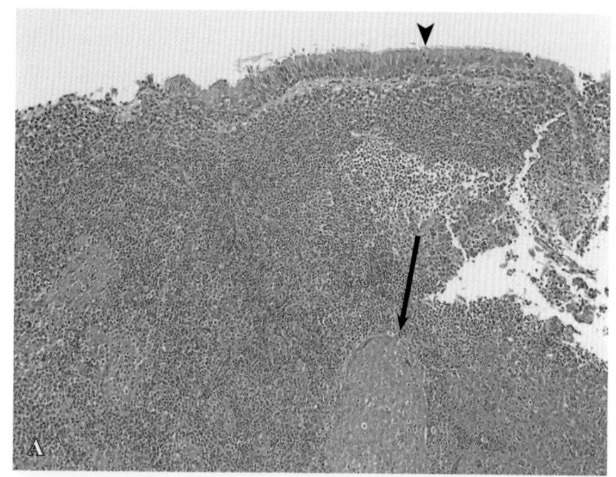
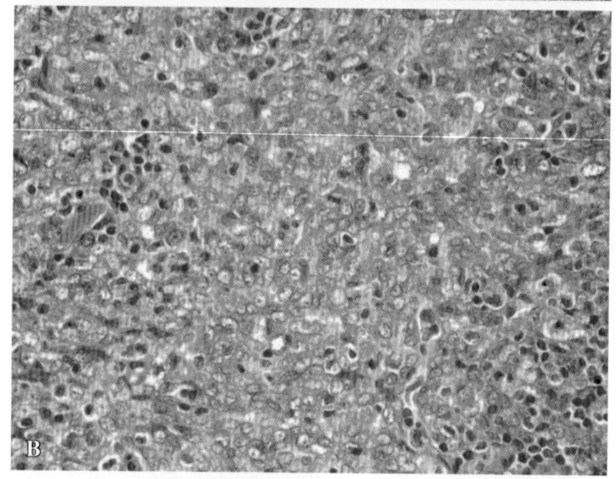
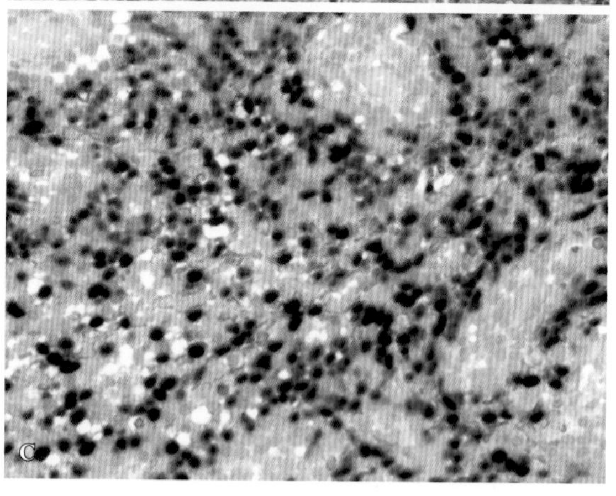

▲ **图21-4 鼻咽癌（NPC），Ⅲ型，无角化，未分化**

A. 低倍放大（10×）的鼻咽癌图像显示与淋巴扁桃体间质相关的浸润性癌巢（箭）和上皮层（箭头）；B. 高倍（40×）视野下鼻咽癌恶性细胞的形态。C. 在这里，鼻咽癌的恶性细胞表现出对EBV编码RNA的阳性染色

RMS在20世纪60年代以前是一种致命的疾病，但随着外科、放射治疗和化疗技术的改进，其患病率逐渐降低，局部疾病控制得到改善，生存率得到提高。目前在COG主持下的横纹肌肉瘤研究组，通过从多个部位汇集病例，制定治疗方案，允许对治疗方案进行风险分层和比较。最近，外科手术再次成为这些肿瘤初始治疗的重要组成部分。儿科RMS患者应根据COG协议进行治疗，并应考虑纳入正在进行的临床试验。治疗方案是根据肿瘤分期来确定的。

(1) 临床表现。头颈部RMS通常表现为眼眶、咽旁间隙、颞区、鼻窦、眼眶或鼻腔内坚实、无痛、无症状的肿块。与局部肿块相关的症状可能是非特异性的：鼻阻塞、鼻漏、鼻窦炎、中耳炎、鼻出血、耳漏、声音嘶哑或溢泪。患者和家长可能没有注意到与颅底侵犯相关的颅神经病变；眼眶或眼睑肿瘤可能伴有眼球突出。区域性扩散和远处转移不常见，主要累及肺和骨骼。

对这些患者的初步评估必须包括彻底的头颈检查，包括颅神经检查、鼻腔和咽喉的内镜检查。颈部触诊可发现最初检查成像时未发现的可疑结节。麻醉情况下用内镜检查并活检是完成评估所必需的。术前与病理学家和肿瘤学家的沟通可以确保以正确的方式获得合适的组织体积，以进行光学显微镜检查和任何特殊的组织化学检测。活检时，骨髓抽吸和腰椎穿刺可用于脑脊液细胞学检查，以便进行初步分期。其他测试包括CBC、血清电解质、肾功能测试、肝酶和凝血研究[33]。

影像学检查有助于评估原发性病变的程度和周围组织的受累程度，局部或转移性病变，还可用于评估治疗效果。MRI可对某些结构（血管、椎前区、脑膜）提供了更好的评估，而CT对骨侵蚀的评估更好。代谢显像[^{18}F- 氟代脱氧葡萄糖（FDG）PET]的作用尚处于早期研究阶段。FDG-PET成像结合CT对儿童肉瘤的病变范围的判断是敏感和特异的。在未来，FDG-PET可能在完善初始分期和更准确地检测残留病灶、远处转移和复发方面发挥重要作用[32]。

(2) 分期。RMS是独特的，在初次治疗之前和之后都要进行分期。最初的分期是根据活检的结果和原发性肿瘤的部位和范围，主要体检和影像学确定。术后阶段考虑手术切除后残留病变的数量。目前有两个分期系统用于初始（治疗前）评估。临床分期由横纹肌肉瘤研究组制定，并将活检的完整性纳入切除范围（表21–8）。分期系统基于原发性肿瘤（根据部位改变）、区域淋巴结受累和远处转移的存在（表21–9）。一项回顾性研究表明，它可以预测治疗反应。最近的研究使用了TNM系统，它可以通过考虑局部疾病的程度而不依赖获得初始活检的外科医生的经验来提高原发病变评估的一致性。

(3) 治疗。RMS的疗效依赖于多模式治疗方案。如今，由于颅底病变手术方法的发展，更多的病变被认为是可切除的。较小的肿瘤和那些可切除的较大病灶，都应切除并留有足够的切缘（例如，0.5cm）。但是，术中也可以调整切缘，以尽量减少对邻近器官的破坏、功能丧失或对美容的影响。完整切除可提高生存率，减少辅助化疗。远处转移的患者，外科手术仍是首选，手术切除可以减轻疼痛或改善病变部位的功能。不建议进行预防性颈部清扫，但临床或影像学上明显的颈部淋巴结转移应通过手术和放射治疗。

根据IRS研究的结果允许将预后组进行分层。在初次切除或决定不切除后，根据术前和术后分期、组织学变异和患者年龄确定预后类别，低、中或高风险（表21–10）。化疗方案是为预后组量身定做的。低风险患者被确定为IRS Ⅲ和IRS Ⅳ（有利部位、Ⅰ期或不利部位、Ⅱ期和Ⅲ期被大部分切除），其无疾病生存率约为83%，总生存率约为95%。

随着存活率的提高，目前的研究已经进展到了维持治愈率和存活率同时尽量减少长期毒性的治疗方案。COG对4个疗程的低剂量的长春新碱、放线菌素D和环磷酰胺（VAC）与降低剂量的环磷酰胺、随后是4个疗程的长春新碱和放线菌素D联合RT进行了比较[34, 35]。对于中等风险患者，目前的目标是降低局部复发，这是最常见的复发部位。标准的治疗方法是VAC，增加放射增敏剂伊立替康和早期放射治疗可能是改善局部控制和整体疗效的方法。烷基化物化疗是治疗高危患者的主要方法，但是，这些患者往往预后不佳[32, 34]。

放射治疗是基于手术和辅助化疗后的剩余病灶、肿瘤的位置、邻近结构和肿瘤组织学[34, 36, 37]。放射治疗在残存灶和控制转移淋巴结方面很重要。对于那些有微小残存灶患者（Ⅱ组），低剂量放疗可（40Gy，每次1.5～1.8Gy）

表21–8　临床分组分期系统在组间横纹肌肉瘤研究中的应用

临床分组	疾病程度及手术结果
ⅠA	局部肿瘤，局限于原发部位，完全切除
ⅠB	免疫球蛋白局部肿瘤，浸润超出起源部位，完全切除
ⅡA	局部肿瘤，完全切除，但有微小残留病变
ⅡB	局部“广泛”肿瘤（扩散到局部淋巴结），完全切除
ⅡC	广泛性肿瘤（扩散到局部淋巴结），完全切除，但有微小残留病变
ⅢA	局限性或局部广泛性肿瘤，仅活检后严重残留病变
ⅢB	局部或局部广泛性肿瘤，“减瘤”术后的严重残留病变（≥ 50% 去瘤）
Ⅳ	任何大小的原发性肿瘤，无论是否有局部淋巴结受累，都有远处转移，与原发性肿瘤的外科方法无关

引自 Wexler L, Meyer W, Helman L. Rhabdomyosarcoma. In Pizzo P, Poplack D, eds: *Principles and practice of pediatric oncology*, ed 6. Philadelphia: Lippincott Williams & Wilkins; 2010.

表 21–9 横纹肌肉瘤的肿瘤转移分期：组间横纹肌肉瘤研究的预处理分期分级

分期	位置	肿瘤侵袭性	肿瘤大小	淋巴结	远处转移
Ⅰ	眼眶 头颈（不包括脑膜旁） 泌尿生殖系统（非膀胱前列腺）	T_1 or T_2 T_1 or T_2 T_1 or T_2	a or b a or b a or b	N_0, N_1, or N_x N_0, N_1, or N_x N_0, N_1, or N_x	M_0
Ⅱ	膀胱 / 前列腺 四肢 颅脑膜旁 其他（包括躯干、腹膜后等）	T_1 or T_2 T_1 or T_2 T_1 or T_2 T_1 or T_2	a a a a	N_0 or N_x N_0 or N_x N_0 or N_x N_0 or N_x	M_0
Ⅲ	膀胱 / 前列腺 四肢 颅脑膜旁 其他（包括躯干、腹膜后等）	T_1 or T_2 T_1 or T_2 T_1 or T_2 T_1 or T_2	a b b b	N_1 N_0, N_1, or N_x N_0, N_1, or N_x N_0, N_1, or N_x	M_0
Ⅳ	全身	T_1 or T_2	a or b	N_0 or N_x	M_1

引自 Wexler L, Meyer W, Helman L. Rhabdomyosarcoma. In Pizzo P, Poplack D, eds: *Principles and practice of pediatric oncology* , ed 6. Philadelphia: Lippincott Williams & Wilkins; 2010.

a. 直径≤ 5cm；b. 直径＞ 5cm。T_1. 局限于解剖部位；T_2. 延伸；N. 区域性淋巴结转移；N_0. 无临床淋巴结受累；N_1. 有临床淋巴结受累；N_X. 临床状态未知。M. 转移：M_0. 无远处转移；M_1. 有远处转移

表 21–10 Prognostic Stratification for Rhabdomyosarcoma

Prognosis（Event–Free Survival）	Stage	Group	Site *	Size	Age（Yr）	Histology	Metastasis	Regional Lymph Nodes
Excellent（≥ 85%, low risk）	1 1 1 2	Ⅰ Ⅱ Ⅲ Ⅰ	Favorable Favorable Orbit only Unfavorable	a or b a or b a or b a	＜21 ＜21 ＜21 ＜21	ERMS ERMS ERMS ERMS	M_0 M_0 M_0 M_0	N_0 N_0 N_0 N_0 or N_x
Very good（70% to 85%, low risk）	1 1 1 2 3 3	Ⅱ Ⅲ Ⅲ Ⅱ Ⅰ or Ⅱ Ⅰ or Ⅱ	Favorable Orbit only Favorable（excluding orbit） Unfavorable Unfavorable Unfavorable	a or b a or b a or b a a b	＜21 ＜21 ＜21 ＜21 ＜21 ＜21	ERMS ERMS ERMS ERMS ERMS ERMS	M_0 M_0 M_0 M_0 M_0 M_0	N_1 N_1 N_0 or N_1 or N_x N_0 or N_x N_1 N_0 or N_1 or N_x
Good（50% to 70%, intermediate risk）	2 3 3 1 or 2 or 3	Ⅲ Ⅲ Ⅲ Ⅰ or Ⅱ or Ⅲ	Unfavorable Unfavorable Unfavorable Favorable or unfavorable	a a a a or b	＜21 ＜21 ＜21 ＜21	ERMS ERMS ERMS ARMS	M_0 M_0 M_0 M_0	N_0 or N_x N_1 N_0, N_1, or N_x N_0, N_1, or N_x
Poor（≤ 30%, high risk）	4 4	Ⅳ Ⅳ	Favorable or unfavorable Favorable or unfavorable	a or b a or b	Any Any	ERMS ARMS†	M_1 M_1	N_0 or N_1 N_0 or N_1

From Wexler L, Meyer W, Helman L. Rhabdomyosarcoma. In Pizzo P, Poplack D, eds: *Principles and practice of pediatric oncology*, ed 6. Philadelphia: Lippincott Williams & Wilkins; 2010.

* Favorable sites are orbit and eyelid, nonparameningeal head and neck, biliary tract and nonbladder and nonprostate genitourinary tract. Unfavorable sites are bladder, prostate, extremity, parameningeal, and other (trunk, retroperitoneum, etc.).

† Preliminary data suggest that variant–translocation (PAX7–FKHR)–positive metastatic ARMS may have a more favorable prognosis, with an estimated 4–year survival of 75%.

a. Tumor size ≤ 5cm in diameter; ARMS. alveolar rhabdomyosarcoma; ERMS. embryonal rhabdomyosarcoma (or botryoid or leimyomatous variant); b. tumor size > 5cm in diameter; M_0. no distant metastasis; M_1. distant metastasis; N_0. regional nodes not clinically involved; N_1. regional nodes clinically involved; N_x. node status unknown.

达到至少90%的局部控制率。Ⅲ组，那些严重残留病变的患者，通常需接受50～55Gy，用于局部控制的最佳剂量尚未确定。考虑到儿童患者未来的成长，应权衡放疗对发育和生长的影响。在不牺牲局部控制的情况下，降低外照射远期影响的方法包括调强放疗、超分割、质子束疗法和放射增敏剂。Ⅰ组患者似乎没有从放射治疗中获益，除非有不良的组织病理学（肺泡型或未分化型）。各群体的区域和淋巴结控制率均大于95%，远处转移控制率大于90%。脑膜周围部位肿瘤的局部控制率较低，为83%～88%；不侵犯脑膜的病变的控制率较高[32, 34 ,38]。

在辅助治疗完成后6周后，通过CT、MRI或PET成像评估治疗反应。外科医生应在原发肿瘤部位的任何强化进行活检，以排除持续性病变。再次切除或其他治疗计划应考虑到远处病变。初始治疗后肿瘤没有反应是一个不良的预后信号，在进行挽救性治疗之前，应立即与患者、家属和治疗小组讨论。接受挽救性手术的患者中，死亡率高达50%。因为这样的手术对整体生存率的影响很小，所以患者和家属在做出知情决定时，了解合理预期的结果是很重要的。

(4) 组织病理学和分子生物学：横纹肌肉瘤通过免疫组化染色检测肌肉特异性蛋白与其他儿童小圆形蓝色小细胞瘤相鉴别（框21–5）。光镜下观察到的横纹肌母细胞或骨骼肌横纹也表明骨骼肌源性谱系。在这些肿瘤的两个主要变种，肺泡型和胚胎型RMS中，后者更为常见。肺泡RMS（图21–5）的特征是在类似肺泡的空间周围有密集分布的小圆形细胞。在胚胎RMS（图21–6），恶性细胞多呈梭形，其间散布着大的横纹肌细胞。胚胎性RMS的亚型包括葡萄状和多形性。

肺泡型肿瘤与2号染色体和13号染色体长臂之间的易位有关，不太常见的是1号染色体和13号染色体易位，这导致FKHR基因与PAX3或PAX7基因并置。PAX3被认为在肌肉发育早期调节转录，融合基因产物似乎导致一个或多个基因的异常激活。胚胎性RMS常在11p15位点表现出典型的杂合性缺失，该位点含有一个被称为胰岛素生长因子2（IGF2）的印记基因，其未对抗性表达或过度表达可产生癌变表型。有趣的是，Beckwith–Wiedemann综合征（一种也与11p15基因剂量异常相关的胎儿过度生长综合征）中胚胎恶性肿瘤（如RMS）的发病率增加。根据美国国家癌症研究所的最新数据，肺泡型变异与较差的预后有关。因此，目前的COG试验需要将肺泡病变从低风险升级为中等风险[33]。

2. 非横纹肌软组织肉瘤

非横纹肌软组织肉瘤（nonrhabdomy–osarcoma soft tissue sarcomas，NRSTS）是一类非常罕见的肿瘤，包括纤维肉瘤（图21–7）、隆突性皮肤纤维肉瘤、上皮样肉瘤（图21–8）、滑膜肉瘤、恶性纤维组织细胞瘤、血管外皮细胞瘤、软骨肉瘤、骨肉瘤、平滑肌肉瘤、脂肪肉瘤、软组织透明细胞肉瘤。所有NRSTS的发病率与RMS的发病率大致相同，占美国所有儿童恶性肿瘤的3%～4%。青少年NRSTS的发生率略高（6%）[5]。这些肿瘤在儿童中非常罕见，因此用于评估和治疗这些肿瘤的许多方法都来自成人文献。疑似NRSTS患者的初始影像学和活检与

框21–5　蓝色圆形小细胞瘤

- 外周原始神经外胚层肿瘤（尤因肉瘤家族肿瘤）
  - –尤因肉瘤
- 横纹肌肉瘤
  - –肺泡横纹肌肉瘤
  - –胚胎横纹肌肉瘤
  - –未分化肉瘤
- 神经母细胞瘤
- 纤维增生性小圆细胞瘤
- 淋巴瘤（B细胞、T细胞、自然杀伤细胞）
  - –间变性大细胞淋巴瘤
  - –伯基特淋巴瘤
- 软组织透明细胞肉瘤（软组织恶性黑色素瘤）
- 小细胞骨肉瘤
- 肾外单相肾母细胞瘤
- 肾外横纹肌样瘤
- 骨外黏液样软骨肉瘤

引自 Scheurer M, Bondy M, Gurney J. Epidemiology of childhood cancer. In Pizzo P, Poplack D, eds: *Principles and practice of pediatric oncology*, ed 6. Philadelphia: Lippincott Williams & Wilkins; 2010.

RMS患者相同，且两种疾病的分期系统相同。

不同NRSTS的患病率因年龄而异。纤维肉瘤是婴儿最常见的类型。年龄较大的儿童和青少年中，隆凸性皮肤纤维肉瘤、滑膜肉瘤、恶性周围神经鞘膜瘤（malignant peripheral nerve sheath tumor，MPNST；图21-9）和恶性纤维组织细胞瘤是更常见的类型。通过病理学和IHC评估确定特定的肿瘤类型是选择适当的治疗方法的关键。分子逆转录酶－聚合酶链反应（RT-PCR）、生物化学和微阵列基因产物分析常用于特征基因突变的诊断。患有Li-Fraumeni综合征、1型神经纤维瘤病和家族性腺瘤性息肉病的儿童都会增加患软组织肉瘤的风险。NRSTS患者应在适当的时候参加临床试验，以确保最新的治疗方法，并增加对这些疾病的了解[39]。

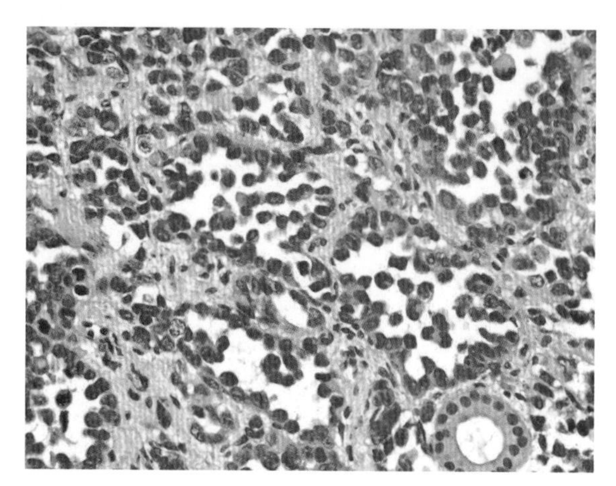

▲ 图21-5　横纹肌肉瘤，肺泡型。这种亚型的特征是围绕和填充肺泡型间隙的蓝色圆形细胞

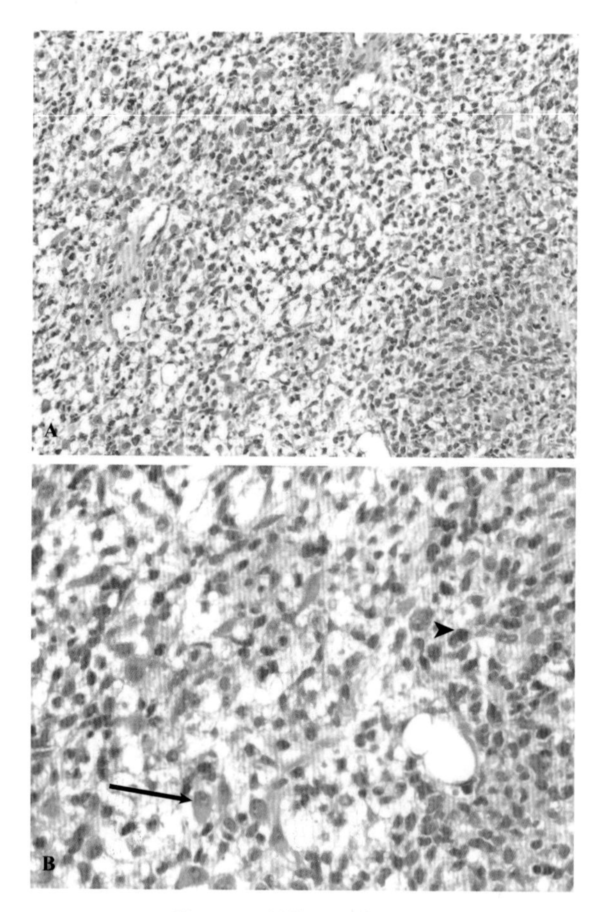

▲ 图21-6　横纹肌肉瘤，胚胎型

A.胚胎变异显示在这里，星状和纺锤状细胞具有黏液样背景。B.高倍镜下可见横纹肌肉瘤细胞，细胞核和嗜酸性细胞质（箭）呈偏心状和有丝分裂像（箭头）

（二）畸胎瘤

畸胎瘤是儿童时期最常见的性腺外生殖细胞肿瘤：儿童生殖细胞肿瘤仅占儿童期肿瘤的1%～3%。头颈部的畸胎瘤发生率为1/40 000，占所有畸胎瘤的2%～9%[40]。当正常生殖细胞脱离发育控制时，便会出现畸胎瘤，尽管确切的发病机制尚不清楚。尽管畸胎瘤的组织学和表现各不相同，但对于所有生殖细胞肿瘤来说，原始生殖细胞都是起源细胞。

1.临床表现

头颈部的大多数畸胎瘤是在产前或新生儿时期诊断的，比身体其他部位的畸胎瘤要早得多。头颈部最常见的是颈部软组织、颞下窝和颧骨附近的浅表区、口腔、口咽或鼻咽及眼眶。颈部畸胎瘤主要在新生儿中诊断，至少2/3会造成严重的气道阻塞。阻塞性颈部畸胎瘤可能与羊水过多、积水、早产和死胎有关[40]。畸胎瘤外部压迫也可能引起肺发育不良[41]。这些肿瘤的实验室标记物包括α-胎蛋白和人绒毛膜促性腺激素的β亚单位，这对诊断和术后复发的监测都有帮助。畸胎瘤患者的血清α-胎蛋白水平通常会升高；然而，升高的程度取决于患者年龄[42]。

软组织和周围骨骼结构的影像学检查对手术计划制定至关重要[40]。面部病变应立即通过影像和实验室检查进行评估。MRI、CT和US是有用的，MRI和US可避免电离辐射，最适宜用于产前检查[43]。

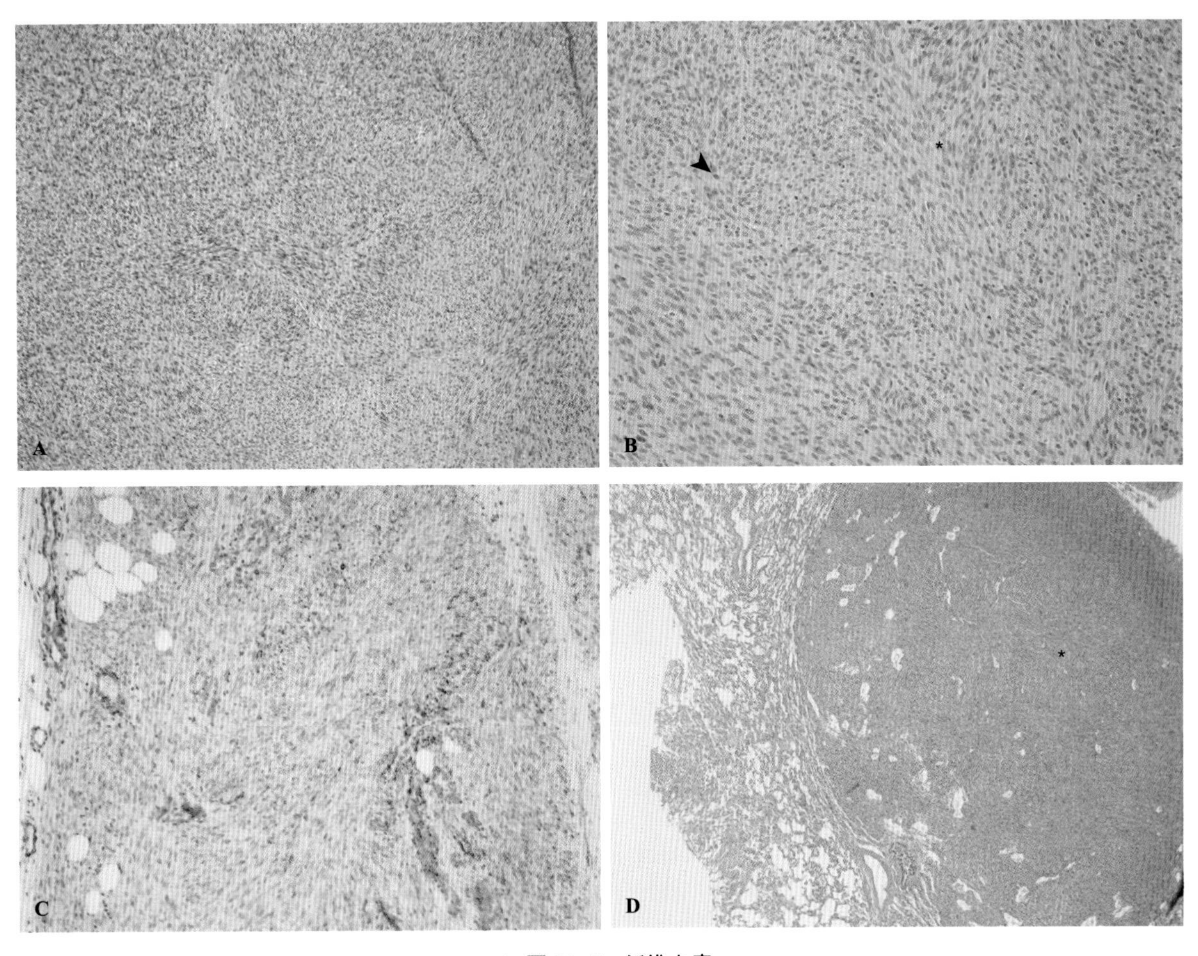

▲ 图 21-7　纤维肉瘤

A. 长而交错的肿瘤细胞束的特征性外观。B. 典型描述的人字形（星号）和多核分裂象（箭头）被证明。C. 纤维肉瘤平滑肌肌动蛋白染色阳性。D. 纤维肉瘤细胞（星号）的转移性肿块侵入肺部，这是本病最常见的转移部位

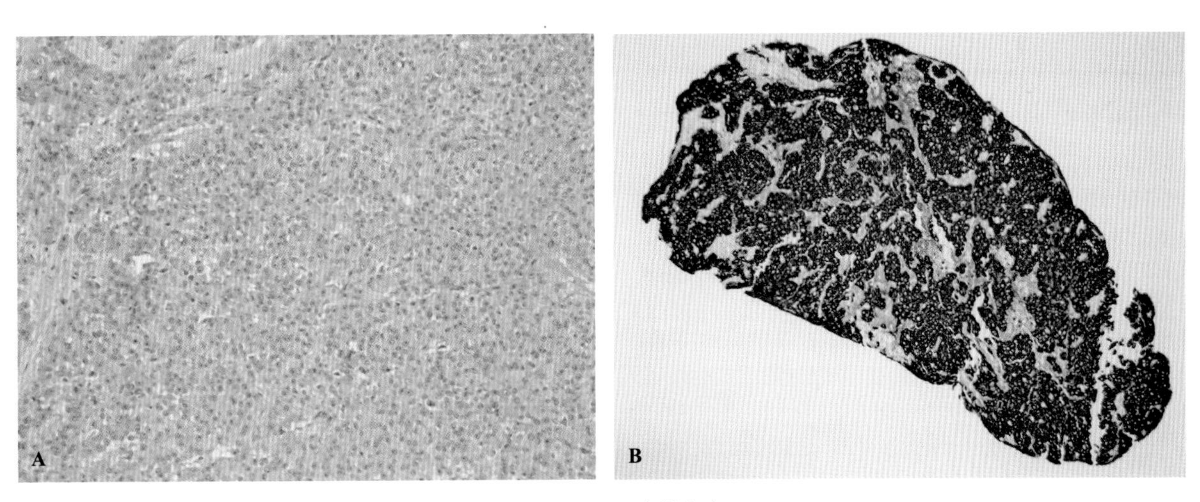

▲ 图 21-8　上皮样肉瘤

A. 上皮样肉瘤中的上皮样细胞片。B. 上皮样肉瘤泛角蛋白染色阳性

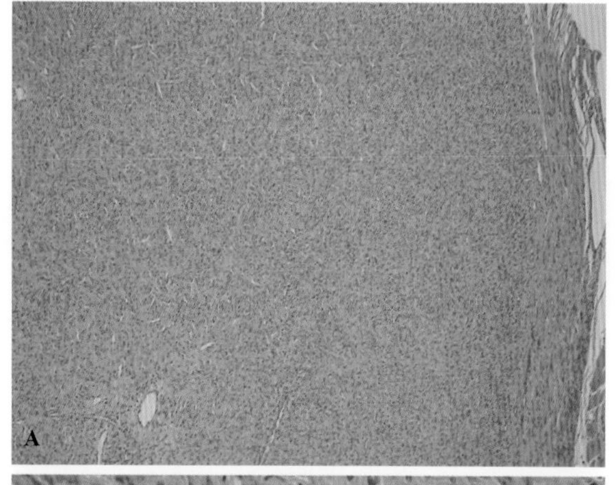

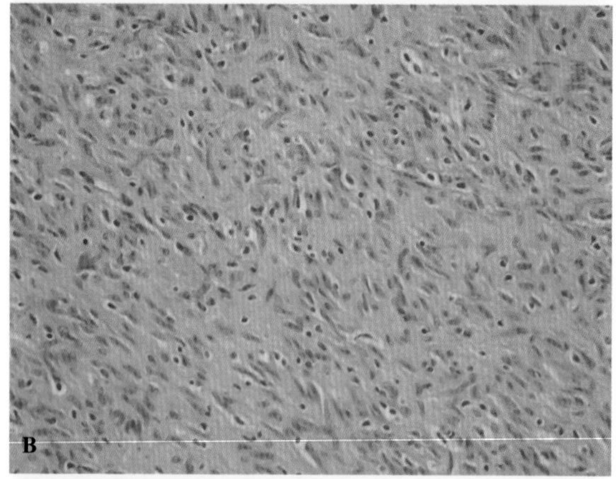

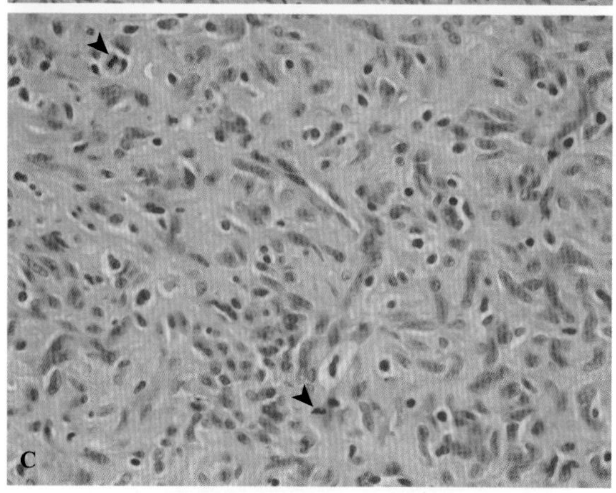

▲ 图 21-9 恶性周围神经鞘瘤

A. 产生 MPNST 的神经在图像右侧垂直运行；图像中的其余细胞是肿瘤细胞。B. MPNST 的高倍放大图显示梭形核呈波浪状。在 MPNST 的高倍放大图中可以看到有丝分裂象（箭头）

2. 治疗

畸胎瘤的主要治疗方法是手术切除。对于新生儿来说，气道阻塞是发病率和死亡率的最高风险，首要考虑的是确保气道的安全。气道管理包括直接喉镜下插管或通过外分娩期的或剖宫产后立即进行的气管切开，然后再分割母胎循环。对于产前确定的病变，必须协调外科、产科、儿科和麻醉学小组，以便在分娩时做好气道准备。一旦气道稳定，可以制订切除计划，必要时还可以进行额外的影像学检查。这些患者切除后的存活率非常高。

3. 组织病理学与分子生物学

畸胎瘤是指含有原发部位以外组织的病变，包括畸胎瘤、皮样、畸胎样和表皮样增生。真正的畸胎瘤含有来源于外胚层、中胚层和内胚层三个胚层中的一些组织结构（图 21-10A 和 C）。皮样仅含有外胚层和中胚层成分。畸胎样包含所有三个胚层的衍生物，但缺乏真正的畸胎瘤组织。表皮样增生在异常部位含有组织良好的细胞层，甚至可能形成器官[40]。畸胎瘤中最常见的组织类型是皮肤和皮肤附属物。

尽管肿瘤通常以分化程度来描述（图 21-10B），未成熟和成熟畸胎瘤均被认为是良性的，成熟程度与预后无关。彻底的组织学评估是必要的，因为高达 25% 的肿瘤可能含有其他生殖细胞肿瘤的病灶，需要额外的治疗。然而，即使鉴别恶性病灶，如畸胎瘤内的卵黄囊肿瘤，也不一定影响预后，特别是在完全切除的情况下[42, 43]。

（三）甲状腺癌

甲状腺癌是最常见的儿童内分泌肿瘤，占儿童头颈部恶性肿瘤的 5%。总的来说，儿童甲状腺癌很罕见，在所有儿童癌症中占不到 3%，在所有年龄组的甲状腺癌中占不到 13%[44, 45]。2% 的儿童患者可检测到甲状腺结节，而成人患者则为 35%。儿童甲状腺结节的恶性风险为 1/4，而成人的恶性风险小于 1/10[46]。儿童的甲状腺癌大多分化良好，甲状腺乳头状癌（papillary thyroid cancer，PTC）占 90% 以上。滤泡状甲状腺癌（follicular thyroid cancer，FTC）和甲状腺髓样癌（medullary thyroid cancer，MTC）是非常罕见的，未分化和低分化的甲状腺癌更为罕见。由于 RET 原癌基因突变，MTC 通常以显性方式遗传。

与成人相比，儿童甲状腺癌体积可能更大、更容易发生区域性和远处转移，更容易表现为多中心疾病[47,48]。甲状腺癌患儿中，区域性淋巴结转移发生在2/3以上，多达20%的儿童可能发生远处转移，最常见的是累及肺部和骨骼[49]。尽管初诊时已处于晚期，但长期存活率超过90%[50]。

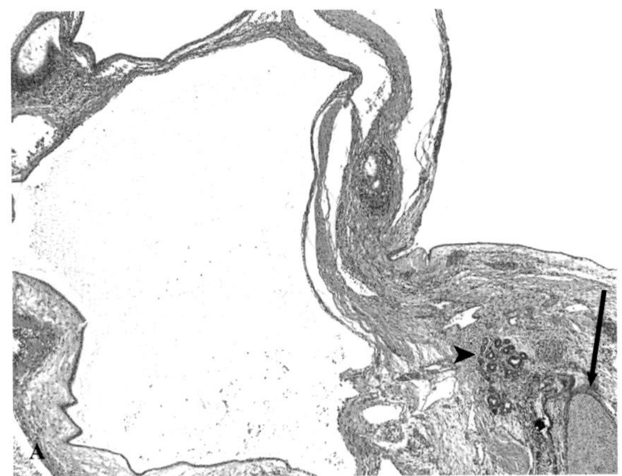
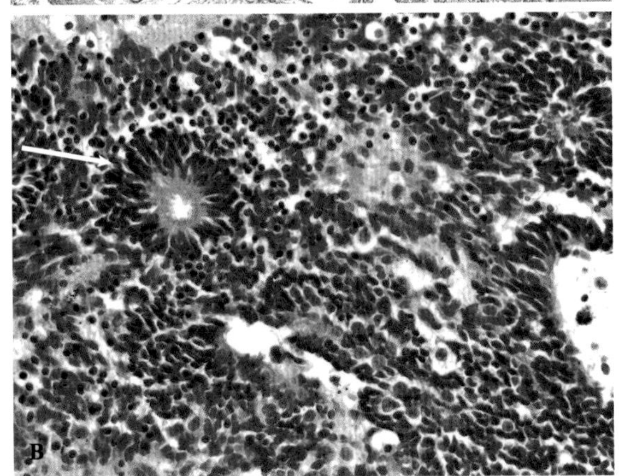
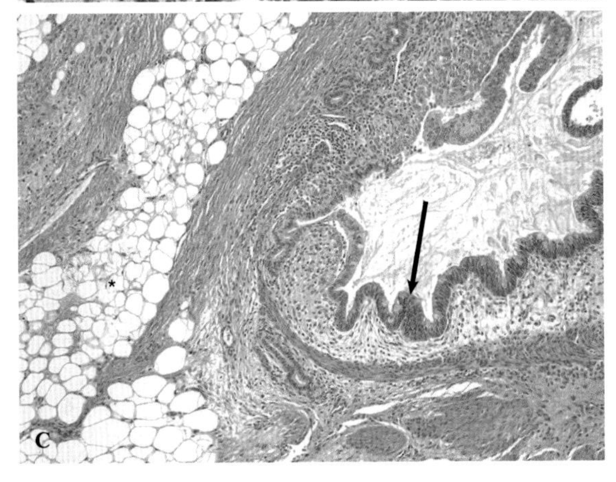

▲ 图 21-10　畸胎瘤

A. 畸胎瘤显示三个生发层的不同组织。腺结构内衬上皮细胞（箭头）。软骨，中胚层组织，也存在（箭）。B. 未成熟畸胎瘤，神经上皮未成熟，包括神经型玫瑰花结（箭）。C. 畸胎瘤腺体上皮内的多种细胞类型类似于结肠（箭），代表一种来源于内胚层的结构。脂肪细胞（星号）来源于中胚层

对儿童疑似甲状腺癌的评估包括获得患者病史，除家族史、体检、甲状腺超声、细针穿刺活检（fine-needle aspiration biopsy，FNAB）和甲状腺实验室检查外，通常还包括辐射暴露。既往的放射性暴露史是甲状腺癌的危险因素，并且恶性肿瘤通常在暴露后一到二十年出现。患者可能在儿童时期因核灾难（如20世纪80年代中期的切尔诺贝利核事故）及几十年前用于治疗皮肤病和慢性扁桃体炎的放疗而受到辐射[51,52]。在疑似家族性病例中，应考虑进行基因检测和遗传咨询。

1. 甲状腺癌的评估

超声引导下进行可疑结节的FNAB，这些结节并不总是最大的。颈部CT或MRI可能有助于手术计划制订，特别是在颈部淋巴结病存在的情况下。非强化的胸部CT有助于评估转移性疾病；然而，碘造影剂可能延迟放射性碘（radioactive iodine，RAI）治疗的开始。

(1) 甲状腺乳头状癌。甲状腺乳头状癌在青春期女孩中比男孩更常见，但在10岁以下的儿童中，性别差距缩小。甲状腺乳头状癌常表现为无症状结节，父母或医生偶然发现。甲状腺乳头状癌通过淋巴管转移的可能性比通过血源性扩散更大，因此区域转移比远处转移更常见。肺是最常见的远处转移部位，其次是脑和骨。约5%的甲状腺乳头状癌患儿有家族史。

PTC通常是双侧多灶的，因此需要行全甲状腺切除术。对于大的PTC肿瘤或明显的淋巴结病变，应进行中央区淋巴结（Ⅵ级）颈清扫。对于可疑的颈部淋巴结病变，应进行选择性颈清扫。长期随访需要监测甲状腺球蛋白水平、体格检查和超声检查。长期预后良好，5年生存率大于95%。然而，10岁以下的儿童的复发和死亡风险较高。其他复发的危险因素包括甲状腺癌家族史、切缘阳性和包膜外浸润[53]。

幼童PTC可能表现为无包膜的弥漫性腺体浸润。组织病理学显示出大量砂粒体（图21-11）。BRAF突变是与成人PTC相关的最常见的遗传异常，但在高达80%的儿童病例中，更可能有RET基因重排（RET/PTC癌基因）[54]。在高复发率的儿

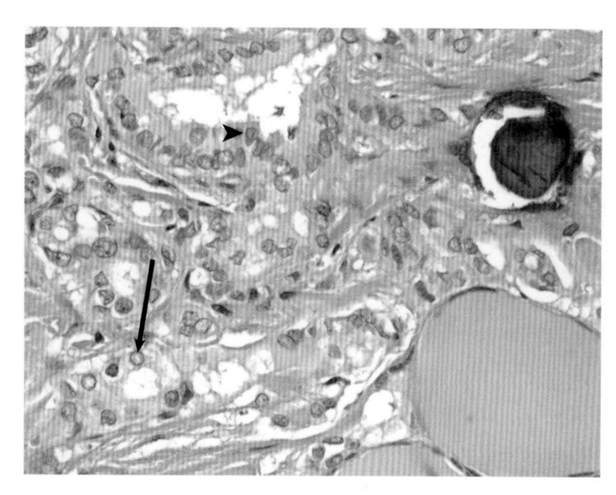

▲ 图 21–11　高倍镜下乳头状甲状腺癌（PTC）（40×）。PTC 来源于滤泡上皮细胞；在这里，他们展示了核清除的特征性发现，这创造了经典描述的“孤儿安妮的眼睛”（箭）和核切槽（箭头）

童甲状腺癌中检测到 MET 过度表达[55]。

(2) 滤泡性甲状腺癌。滤泡性甲状腺癌也表现为无症状的甲状腺结节。碘缺乏患者滤泡性病变的风险增加。与 PTC 不同，FTC 更可能是单灶性的，在血液中转移，导致远处转移到肺和骨比局部和区域转移更常见。FTC 通常需甲状腺叶切除术；然而，在存在远处转移的情况下需甲状腺全切除术，如果病理学显示有血管或包膜外侵犯，则应进行甲状腺全切除术后 RAI 治疗（图 21–12）。如果病理学表现为低分化或 Harthle 细胞肿瘤，临床或影像学上可疑的淋巴结转移患者应行颈部淋巴结清扫。导致 FTC 复发的因素包括年龄更小、男性、切缘阳性和远处转移。与 PTC 一样，长期随访包括监测甲状腺球蛋白水平、体检和颈部超声。FTC 与 RAS 突变及 PAX8–PPAR 易位相关。

(3) 甲状腺髓样癌。甲状腺髓样癌是儿童中罕见的恶性肿瘤（图 21–13）。大多数儿童 MTC 病例是以常染色体显性遗传的，但是也有散发性 MTC 病例被报道。MTC 表现为甲状腺结节，常为双侧多灶性。MTC 与滤泡旁 C 细胞增生相关，后者产生过量的降钙素和癌胚抗原（carcinoembryonic antigen，CEA），患者可能会经历由高降钙素水平引起的脸红或腹泻。一旦在 MTC 中发现明显的结节，该疾病通常转移局部（颈部）和远处（胸部、肝脏和骨骼）。

RET 原癌基因突变导致与 MTC 相关的三种可遗传综合征：多发性内分泌肿瘤 2A 型（MEN–2A）、MEN–2B 和家族性 MTC（表 21–3）。外显子 10 和 11 的 RET 突变导致了 MEN–2A，而外显子 16 的突变则导致了 MEN–2B。特定的基因突变预测肿瘤表型和肿瘤侵袭性。MEN–2A 由 MTC、嗜铬细胞瘤和甲状旁腺腺瘤引起的原发性甲状旁腺功能亢进组成。MEN–2A 患者可能出现头痛、心动过速、高血压、出汗、疲劳、恶心、体重减轻及关节和骨骼疼痛。MEN–2b 由 MTC、嗜铬细胞瘤、马凡综合征体征、唇舌黏膜神经瘤和胃肠道神经节瘤组成。家族性 MTC 是无嗜铬细胞瘤或原发性甲状旁腺功能亢进的 MEN–2A 的变体。

对怀疑 MTC 的甲状腺肿块的检查包括超声引导的 FNAB、RET 突变的基因检测、影像和血清降钙素和 CEA 水平。有 RET 突变家族史的儿童发展为 MTC 的风险很高，应该进行基因检测。对有 MEN 风险儿童的 RET 突变鉴定，可在临床上明显疾病发生前进行监测。如果对嗜铬细胞瘤存在担忧，则应进行去甲肾上腺素和儿茶酚胺检测。

MTC 需要全甲状腺切除术。对 MEN–2B 患者应进行颈部中央区淋巴结清扫，因为它比 MEN–2A 更具侵略性。当存在广泛的区域性或

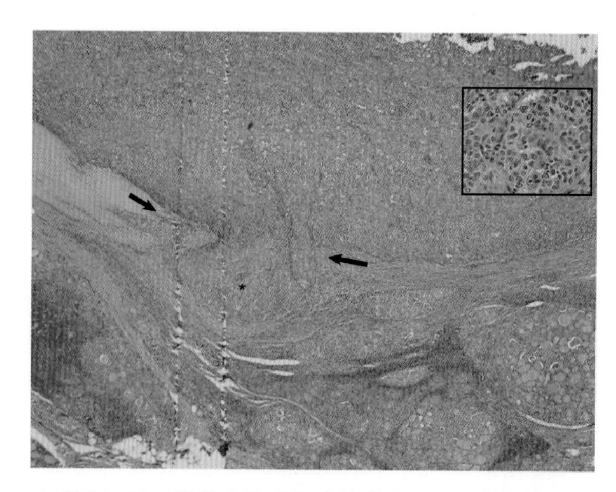

▲ 图 21–12　滤泡癌表现为囊外扩张，这一特征将滤泡肿瘤定义为癌。包膜外肿瘤延伸部位（星号）断裂，或“蘑菇”，穿过包膜（箭）。插图：同一滤泡癌的高倍放大显示密集的微胶体，缺乏乳头状甲状腺癌的核特征

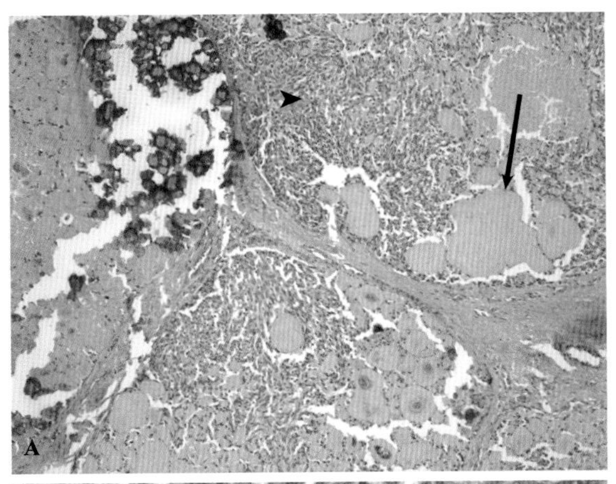

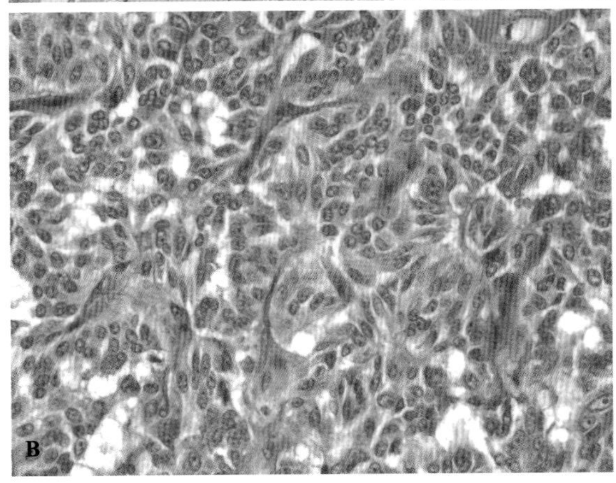

▲ 图 21-13 甲状腺髓样癌（MTC）

A. MTC 来源于滤泡旁细胞。此低倍视野（10×）视图显示梭形细胞（箭头）和淀粉样蛋白（箭）；B. 高倍视野（40×）显示梭形细胞，胞质稀疏，颗粒状

远处转移性疾病时，应考虑外照射。Vandetanib 已被证明是治疗晚期和转移性 MCT 的有效化疗药物，但它具有显著的心脏毒性 [56]。降钙素和 CEA 是除常规颈部超声和身体影像学检查之外的长期监测的有用标记物。MTC 的 5 年生存率为 96%，这与 PTC 和 FTC 相似。然而，MTC 的 15 年和 30 年生存率较低，为 86% [57]。

2. 甲状腺癌术后处理

长期使用甲状腺激素替代疗法可抑制促甲状腺激素水平，降低肿瘤复发的风险。因为甲状腺球蛋白是由甲状腺滤泡细胞合成的，在消融治疗后不应被检测出来，故血清甲状腺球蛋白水平可用于监测肿瘤复发。

对儿童的 RAI 治疗已被证明可降低近 7 倍的局部肿瘤复发率 [58]。然而，RAI 治疗并非没有风险。大多数 RAI 风险是剂量依赖性的，包括口干症、肺纤维化、月经异常、精子计数减少及继发性癌症，包括白血病。RAI 在 MCT 中没有作用，因为恶性细胞不吸收碘。

四、神经外胚层肿瘤

（一）尤因肉瘤与外周原始神经外胚层肿瘤

尤因肉瘤（Ewing sarcoma，ES）和外周原始神经外胚层肿瘤（peripheral primitive neuroectodermal tumor，PPNET）现在被认为是同一尤因肉瘤家族谱（Ewing sarcoma family of tumors，ESFTs）的恶性肿瘤。ES 是一种主要影响长骨和骨盆的肿瘤，尽管约 25% 的原发性病变会发生在软组织中。一种分化型的 ES，PPNET 也被称为神经上皮瘤，也可以发生在骨骼或软组织中。ES 和 PPNET 在组织化学染色上表现为相似的特征性纤维血管核心的小圆形蓝色细胞瘤（框 21-5），尽管 PPNET 将显示假菊团形，并且常可见有丝分裂（图 21-14）。ESFT 主要发生在患者第二个十年。尽管这些肿瘤主要见于四肢、骨盆、胸壁和脊柱旁区域，但它们可以作为原发性或转移性肿瘤在头颈部表现出来 [59]。

ESFTs 患者的评估应包括原发部位的平片和 MRI、胸部 CT 扫描、骨扫描、骨髓穿刺活检、CBC、血液化学研究和血清 LDH 测定。事实上，所有患者都会出现需要化疗的转移或微小转移疾病。目前治疗 ES 的标准是新辅助化疗，随后进行广泛阴性切缘的切除。对于原发性头颈部疾病患者，目前不建议进行选择性颈部淋巴结清扫 [59]。70% 以上的局部疾病患者采用综合治疗有望治愈 [59]。

85% 的 ESFTs 中存在染色体易位 [t（11；22）（q24；q12）]。这种相互易位导致 EWS-FLI 1 融合基因的形成，该基因将 EWS 编码的高度保守的 RNA 结合蛋白置于 FLI 1 的 DNA 结合域旁，该区域是参与细胞增殖和发育的转录因子家族的一部分。ES 细胞的起源一直存在争议。基于神经 IHC 标记物的存在和神经组织病理学特征，如神经内分泌颗粒和神经凸起，认为其来源于神经嵴细胞是可以接受的；然而，有证据表

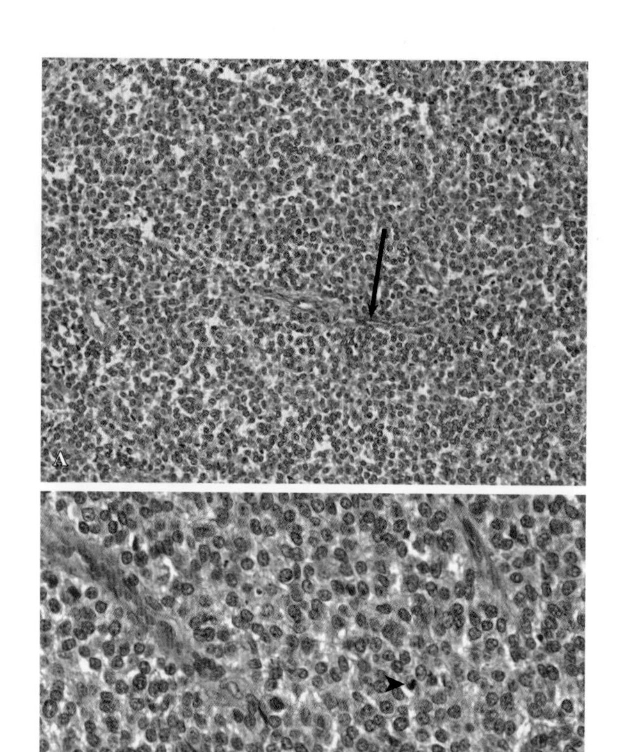

▲ 图 21-14 尤因肉瘤

A. 这个低倍视野（10×）图显示了肿瘤细胞的薄片。在细胞片之间可见薄的纤维血管核心（箭）；B. 高倍视野（40×）显示大量圆形蓝色小细胞，细胞核呈圆形，可见纤细的纤维血管核。恶性的蓝色圆形小细胞呈 CD99 阳性，可见有丝分裂象（箭头）

明，当 EWS–FLI 1 表达受到抑制时，ES 细胞系可显示与间充质干细胞相一致的基因表达。

（二）神经母细胞瘤

神经母细胞瘤是婴儿期和儿童期最常见的脑外实体瘤[60]。15 岁以下的白人和非白人儿童的年发病率分别为每 100 万人中有 10.4 人和 8.3 人[61]。这些肿瘤起源于神经嵴原始神经外胚层细胞，作为交感神经系统的胚胎肿瘤。神经母细胞瘤可在发现交感神经组织的任何地方发生[62]。原发性肿瘤发生于椎旁，沿交感神经从颈部到骨盆，从肾上腺髓质、Zuckerkandl 器官或腹膜后、腹股沟、副睾丸、睾丸、输卵管或卵巢副神经节发生。这种肿瘤最异常的方面是经常发生自发性退行性变，特别是在患有小原发性肿瘤、肝脏受累、皮下结节和不需要大量造血细胞置换的散在的骨髓浸润的婴儿中[62, 63]。

1. 临床表现

主要是婴儿期和幼儿期的肿瘤，50% 的病例在 1 岁以下的婴儿中被诊断出来，80% 的病例在 5 岁以下的儿童中被检测出来[64]。症状和体征取决于原发性病变的部位、转移的部位，以及激素和血管活性亚基的分泌。最常见的起源部位是肾上腺髓质或邻近腹膜后壁，但 2%～5% 的神经母细胞瘤发生在头颈部。

原发性颈部肿瘤通常比其他地方发现的肿瘤在更早的年龄和更低的阶段被发现。喉气管或咽被压缩可导致气道阻塞、吞咽或吸气困难。如果累及上颈神经节，会发生同侧上睑下垂。眼眶原发性神经母细胞瘤可引起眼球突出、眼眶周围瘀斑（“熊猫眼”）和眼肌麻痹。然而，更细微的发现，如结膜或眼睑水肿、视神经乳头水肿和视网膜出血可能会被发现。由于交感神经系统与眼睛颜色的发育和维持密切相关，婴儿可能出现异色虹膜[65]。头颈部特有的另一个发现是面 – 心综合征或“不对称哭脸”。这种先天性面部无力在哭泣时最为明显，反映了运动皮质、第Ⅶ颅神经核或外周根或面部表情肌肉被疾病累及[66]。

椎旁神经母细胞瘤可通过邻近的椎间孔侵及脊髓（易损性肿瘤），导致截瘫。尽管这一病变最常见于纵隔和腹膜后肿瘤，但也可能发生于颈部疾病[67, 68]。神经母细胞瘤也是先天性截瘫的原因；然而，新生儿神经功能障碍的临床特征难以识别，诊断可能被延迟。

头颈部神经母细胞瘤的诊断和转移评估需要多重影像学研究、IHC 研究、常规组织学检查和细胞遗传学分析。对于疑似颈部疾病，CT 和 MRI 评估颈部应辅以腹部 CT 和 MRI、胸片、骨扫描、骨髓抽吸和活检，以进行肿瘤分期。1991 年，国际神经母细胞瘤分期系统（International Neuroblastoma Staging System，INSS）被开发出来，以帮助进行统一分期，便于进行临床试验和生物学研究。分期系统基于神经母细胞瘤的临床经验，反映肿瘤负荷程度、手术可切除性和转移扩散模式（框 21–6）。

框 21-6　国际神经母细胞瘤分期系统

1 期：局部肿瘤，完全切除，有或无显微镜下残留病变；代表性同侧淋巴结显微镜下呈阴性（附于原发肿瘤并随原发肿瘤切除的淋巴结可呈阳性）
2A 期：局部肿瘤，未完全切除；同侧典型非黏附性淋巴结显微镜下呈阴性
2B 期：局部肿瘤，有或没有完全切除，同侧非黏附性淋巴结肿瘤阳性（放大的对侧淋巴结显微镜下必须为阴性）
3 期：不可切除单侧肿瘤浸润中线，有或无局部淋巴结受累；或局限性单侧肿瘤侵犯对侧局部淋巴结；或双侧浸润延伸中线肿瘤（不可切除）或淋巴结受累
4 期：任何扩散到远处淋巴结、骨、骨髓、肝、皮肤或其他器官的原发性肿瘤（4S 期除外）
4S 期：局限性原发性肿瘤（定义为 1、2A 或 2B 期），传播局限于皮肤、肝脏或骨髓（仅限于小于 1 岁的婴儿）

在神经母细胞瘤中发现了一些与临床过程相关的遗传标记物。这些标记包括肿瘤细胞 DNA 指数、MYCN 基因拷贝数、1p 等位基因缺失和 17q 不均衡增益。MYCN 扩增发生在约 25% 的原发性神经母细胞瘤中，扩增与晚期和预后不良有关。肿瘤标记物如儿茶酚胺代谢产物、铁蛋白、神经元特异性烯醇化酶、低密度脂蛋白和二唾液酸神经节苷脂 G_{D2} 有助于诊断和疾病监测，但这些标记物已被用于风险分层的遗传标记物（如 MYCN 扩增）所取代[62]。血清标志物根据疾病负荷而升高，因此在早期检测神经母细胞瘤时作用不大。儿茶酚胺及其代谢物（香草扁桃酸、高香草酸和多巴胺）在 90%～95% 的神经母细胞瘤患儿中升高，尽管假阴性率很高，但在日本，儿茶酚胺及其代谢物已被成功开发用于尿检项目[69]。涉及 115 000 名婴儿的研究表明，大多数神经母细胞瘤可在 1 岁之前被发现，此时预后最为良好[69]。

2. 治疗

神经母细胞瘤的治疗取决于疾病的阶段和受累部位。根据可用的各种预后变量（诊断时的年龄、INSS 阶段、肿瘤组织病理学、肿瘤的 DNA 含量和 MYCN 扩增），将患者分为低、中、高风险组。第Ⅰ期神经母细胞瘤的治疗包括手术切除。化疗是中、高风险组患者的主要治疗方法。RT 也被使用，但由于转移性疾病的高发生率，它本身并不能治愈疾病。在头颈部，外科干预最常见的是Ⅱ、Ⅲ和Ⅳ期的活检。颈交感神经节通常被累及，需要切除。尽管不需要进行正式的颈部根治性颈清扫，同时也应切除邻近的、扩大的淋巴结[70]。当完全切除会导致无法接受的并发症时，可在化疗完成后 12～24 周内计划第二次手术[71]。不幸的是，尽管在新诊断的患者中有大量的化疗药物是有效的，但对于 1 岁以上患有 INSS Ⅳ期疾病的儿童（约占所有神经母细胞瘤儿童的 45%），长期缓解仍然难以实现。

3. 组织病理学与分子生物学

大体上，神经母细胞瘤是一个实体肿块，轮廓清晰。凝固性坏死可能发生在不能存活的区域，有时伴有营养不良性钙化。显微镜下，儿童时期的肿瘤表现为一种蓝色圆形小细胞肿瘤（见表 21-10）。神经母细胞瘤极易受到涂片或挤压的影响，这可能掩盖细胞学检测，使组织学诊断变得困难[72]。典型的神经母细胞瘤由直径 7～10mm 的均匀小细胞组成，细胞核致密深染，核周细胞质很少（图 21-15）。

免疫组织化学已经彻底改变了组织病理学诊断，一组特定的抗体被用来评估这些肿瘤的特定细胞和亚细胞方面。对分子生物学的进一步了解也影响了诊断和治疗方案。1 号染色体（1p36）短臂缺失是最常见的结构异常，与预后不良有关[60]。较不常见的异常是 N-myc 癌基因的扩增[73, 74]，这与疾病的晚期和肿瘤的快速发展有关，可能是因为扩增通常伴随 1p 的缺失。

这些研究的临床意义是，伴随 1p 缺失、N-myc 扩增、二倍体或四倍体的婴儿复发风险较高，诊断时需要积极治疗。治疗上的失败似乎是由于对多种药物产生耐药性的蛋白的过度表达造成的。现在，临床上使用了一系列结构和功能独特的化疗药物。[75, 76]。

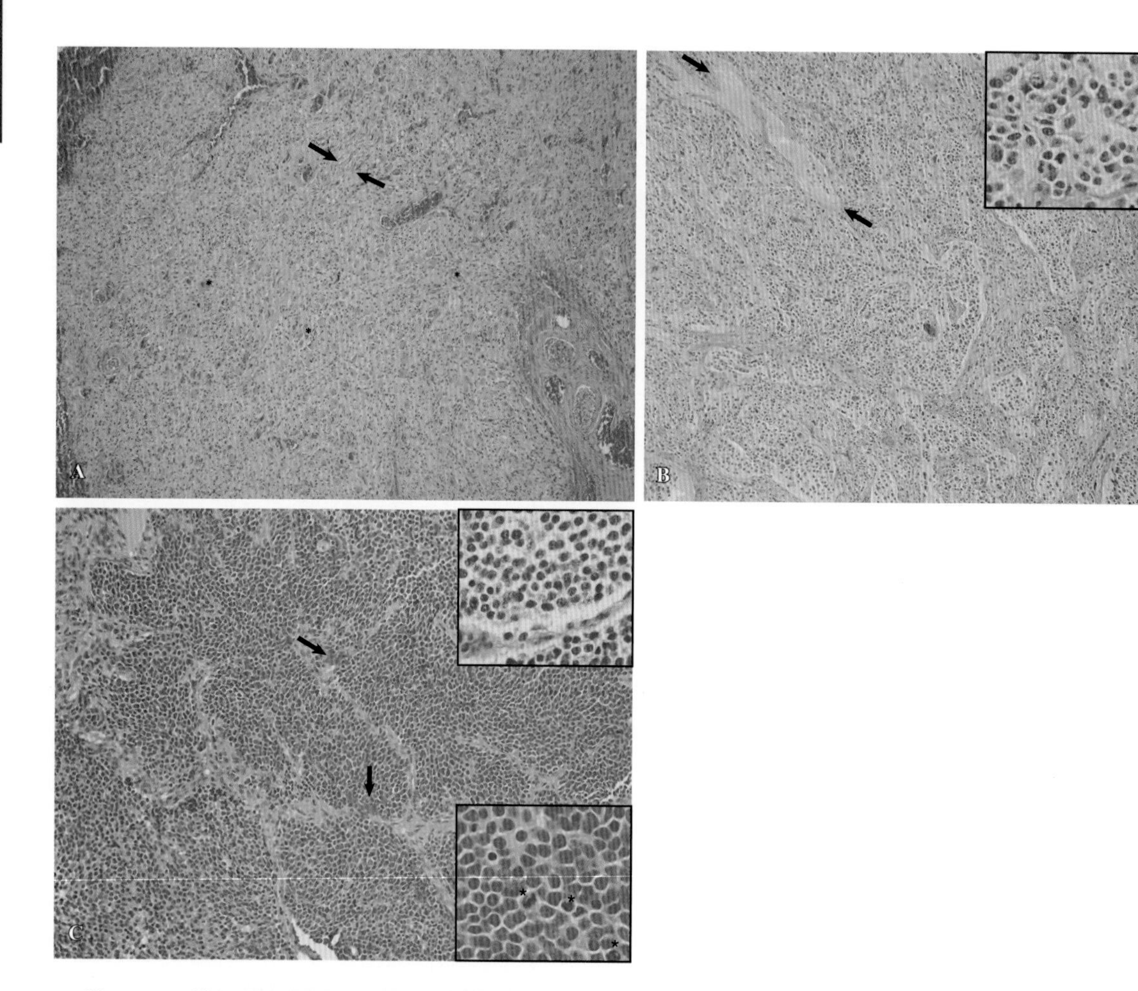

▲ 图 21-15 神经母细胞瘤的范围包括成熟神经节神经瘤、神经节神经母细胞瘤和低分化神经母细胞瘤

A. 成熟神经节神经瘤显示成熟的纤维间质（箭间区域）与成熟神经节细胞（星号）混合；B. 具有神经纤维背景的神经节母细胞瘤（低细胞区域，箭之间）和不同成熟阶段的神经节细胞。插图：同一病变的高倍放大视图显示了较小和较不成熟的神经节细胞；C. 这种低分化的神经母细胞瘤清楚地显示了显性的蓝色小细胞形态。纤维血管核心有标记（箭）。插图，高倍放大视图显示有丝分裂的核反应堆指数增加，与不良组织学和不良临床预后相关。有丝分裂的核仁体用星号标记（右下角插图）。更高倍的放大视图也显示出神经母细胞（右上角插图，蓝色小圆形细胞）和神经膜，它们代表树突结构

基于对神经母细胞瘤分子生物学认识的进展，未来试验的重点将包括确定不需要治疗的儿童亚群，通过利用细胞因子进行剂量强化来改善对播散性疾病的缓解时间，确定自体骨髓移植的位置，探索逆转耐药性的方法，评估肿瘤靶向放射治疗，并筛选新的化疗药物。

推荐阅读

Albright JT, Topham AK, Reilly JS: Pediatric head and neck malignancies: US incidence and trends over 2 decades. *Arch Otolaryngol Head Neck Surg* 128: 655 – 659, 2002.

Allen UD, Preiksaitis JK; AST Infectious Diseases Community of Practice: Epstein–Barr virus and posttransplant lymphoproliferative disorder in solid organ transplantation. *Am J Transplant* 13 (Suppl 4): 107 – 120, 2013.

Ambinder RF: Posttransplant lymphoproliferative disease: pathogenesis, monitoring, and therapy. *Curr Oncol Rep* 5 (5): 359 – 363, 2003.

Ayan I, Kaytan E, Ayan N: Childhood nasopharyngeal carcinoma: from biology to treatment. *Lancet Oncol* 4 (1): 13 – 21, 2003.

Balamuth NJ, Womer RB: Ewing ' s sarcoma. *Lancet Oncol* 11 (2): 184 – 192, 2010.

Beverley PCL, Egeler RM, Arceci RJ, et al: The Nikolas Symposia and histiocytosis. *Nat Rev Cancer* 5 (6): 488 – 494, 2005.

Breneman JC, Lyden E, Pappo AS, et al: Prognostic factors and clinical outcomes in children and adolescents with metastatic rhabdomyosarcoma: a report from the Intergroup Rhabdomyosarcoma Study IV. *J Clin Oncol* 21: 78 – 84, 2003.

Cunningham MJ, Myers EN, Bluestone CD: Malignant tumors of

the head and neck in children: a twenty-year review. *Int J Pediatr Otorhinolaryngol* 13 (3): 279 – 292, 1987.

Diesen DL, Skinner MA: Pediatric thyroid cancer. *Semin Pediatr Surg* 21: 44 – 50, 2012.

Gaini RM, Romagnoli M, Sala A, et al: Lymphomas of head and neck in pediatric patients. *Int J Pediatr Otorhinolaryngol* 73 (Suppl 1): S65 – S70, 2009.

Gradoni P, Giordano D, Oretti G, et al: The role of surgery in children with head and neck rhabdomyosarcoma and Ewing ' s sarcoma. *Surg Oncol* 19: E103 – E109, 2010.

Hayat MJ, Howlader N, Reichman ME, et al: Cancer statistics, trends, and multiple primary cancer analyses from the Surveillance, Epidemiology, and End Results (SEER) Program. *Oncologist* 12: 20 – 37, 2007.

Linabery AM, Ross JA: Trends in childhood cancer incidence in the U.S. (1992–2004). *Cancer* 112: 416 – 432, 2008.

Lloyd C, McHugh K: The role of radiology in head and neck tumours in children. *Cancer Imaging* 10: 49 – 61, 2010.

Morton LM, Wang SS, Devesa SS, et al: Lymphoma incidence patterns by WHO subtype in the United States, 1992–2001. *Blood* 107: 265 – 276, 2006.

Nelson ME, Gernon TJ, Taylor JC, et al: Pathologic evaluation of routine pediatric tonsillectomy specimens: analysis of costeffectiveness. *Otolaryngol Head Neck Surg* 144 (5): 778–783, 2011.

Novoa E, Gürtler N, Arnoux A, et al: Role of ultrasound–guided coreneedle biopsy in the assessment of head and neck lesions: a metaanalysis and systematic review of the literature. *Head Neck* 34: 1497 – 1503, 2012.

Shah SI, Holterman AX, Licameli GR: Congenital cervical teratoma: airway management and complications. *Otolaryngol Head Neck Surg* 124 (1): 53 – 55, 2001.

Torsiglieri AJJ, Tom LW, Ross AJ, 3rd, et al: Pediatric neck masses: guidelines for evaluation. *Int J Pediatr Otorhinolaryngol* 16 (3): 199 – 210, 1988.

第22章 儿童涎腺疾病

Salivary Gland Disease in Children

Sam J. Daniel　Alyssa A. Kanaan　著
周　超　译

要点

1. 绝大多数儿童的涎腺损伤是由炎症引起。
2. 涎腺疾病的准确诊断依赖于详细询问病史和全面体格检查。
3. 涎腺肿块的鉴别诊断包括急慢性炎症和（或）感染性疾病、先天性病变、血管畸形、良恶性肿瘤、创伤和许多系统性疾病。
4. 涎腺炎的常见病原菌为金黄色葡萄球菌和厌氧菌。常见病毒为副黏病毒（流行性腮腺炎病毒）、EB病毒、巨细胞病毒、副流感病毒、腺病毒、柯萨奇病毒和人类免疫缺陷病毒。
5. 血管瘤是腮腺区最常见的良性肿瘤，多形性腺瘤是最常见的腮腺良性内源性肿瘤。
6. 相比成人，儿童涎腺恶性肿瘤比例更高。黏液表皮样癌是儿童最常见的涎腺恶性肿瘤（＞50%），腺样囊性癌和腺泡细胞癌占其余大部分。
7. 涎腺肿物质硬，与周围组织粘连，症状持续4～6周未见消退，通常需要行外科活检和（或）切除。
8. 无论是否行细针穿刺活检，超声对大多数儿童腮腺和颌下腺疾病的诊断具有较大作用。CT或磁共振成像有助于全面评估涎腺肿物的性质和范围。
9. 涎腺内镜是一种微创、有效的诊断涎腺导管病变（炎症、狭窄）的工具，也是治疗涎石病、青少年复发性腮腺炎的工具。
10. 流涎主要见于神经系统疾病患者，主要病因是患者对口腔分泌物控制不良，而不是唾液分泌过量所致。流涎可导致皮肤感染、窒息、误吸、肺炎、喂养和言语障碍等并发症。流涎还可能导致社会、心理问题及干扰患者的日常护理和康复治疗，给他们的陪护人员带来额外的负担。
11. 流涎的治疗方案包括康复治疗（定位、口腔运动、行为治疗）、药物治疗（抗胆碱能药，注射肉毒杆菌毒素）和（或）手术治疗（颌下腺切除、导管结扎或移位）。

儿科患者中涎腺疾病仍较为少见，但在小儿耳鼻咽喉临床上，仍具有较高的发病率。鉴别诊断包括急、慢性炎症和感染性疾病，先天性疾病，血管畸形，良恶性肿瘤，创伤和许多系统性疾病（框22–1）[2]。

详细询问病史和体格检查对诊断特殊的涎腺疾病作用非常大。图22–1和图22–2中列出了评估儿童涎腺疾病的最常见方法。超声、计算机断层扫描（CT）、磁共振成像（MRI）和细针穿刺活检（FNAB）对于全面地评估涎腺肿物的性质

框 22-1 儿童涎腺疾病分类

炎性

急性

细菌：淋巴结炎或化脓性腺炎（金黄色葡萄球菌、草绿色链球菌、厌氧菌）

病毒

- 腮腺炎病毒
- EB 病毒
- 人类免疫缺陷病毒
- 柯萨奇病毒 A
- 艾柯病毒
- 巨细胞病毒
- 副流感病毒
- 腺病毒

慢性

阻塞性疾病

- 黏液囊肿 / 舌下囊肿
- 涎石症
- 涎管扩张

肉芽肿性疾病

- 非典型分枝杆菌
- 猫抓病
- 放线菌病
- 结节病
- 弓形虫病
- 组织胞浆菌病

先天性

发育不全

鳃裂囊肿或瘘

皮样囊肿

导管囊肿

舌下囊肿

肿瘤性

良性

多形性腺瘤

Warthin 瘤

脂肪瘤

单形性腺瘤

神经纤维瘤

恶性

原发性恶性肿瘤

- 黏液表皮样癌
- 腺泡细胞癌
- 腺癌
- 腺样囊性癌
- 淋巴瘤
- 横纹肌肉瘤

转移性恶性肿瘤

血管畸形

血管瘤

淋巴管畸形

（续框）

静脉畸形

动静脉畸形

自身免疫性

Sjögren 综合征

良性淋巴上皮病变

韦氏肉芽肿病

结节病

创伤

钝性伤

贯通伤

放疗损伤

和范围作用巨大[3]。涎腺内镜是诊断涎腺导管炎症和狭窄的有效工具，也是治疗涎石症和复发性腮腺炎的重要手段[4]。全面了解涎腺疾病的解剖、生理和功能仍然是诊断和治疗涎腺疾病的关键。

一、解剖学和生理学

人体三对大涎腺为腮腺、颌下腺和舌下腺（图 22-3）；除此之外还有数以百计的小涎腺，小涎腺主要分布在腭部黏膜。所有的涎腺都来源于胚胎外胚层。在胚胎发育过程中，外胚层细胞穿过周围间质，形成腺泡。每个涎腺都是由腺泡和导管组成的唾液分泌单元集合（图 22-4）。腺泡细胞产生的唾液经过小叶间隔、小叶内和小叶间导管，进入排泄管，然后分泌至口腔。腮腺以浆液腺泡为主，分泌水样唾液。颌下腺由浆液和黏液腺泡组成，舌下腺和小涎腺以黏液腺腺泡为主。最初分泌的唾液在流经导管系统时组分会发生改变。

腮腺是大涎腺中最大的一对，首先在子宫内发育[5]。腮腺和（或）颌下腺发育不全比较罕见（图 22-5）[6, 7]。腮腺在淋巴系统发育后被包裹，因此腮腺是唯一内含淋巴结的涎腺[3]。腮腺位于外耳道、下颌升支和乳突尖之间，被面神经分为深叶和浅叶。它被颌下腺韧带与下颌下腺分隔，两个腺体都被颈深筋膜浅层覆盖。唾液经导管系统排入终末分泌管，称为腮腺管。腮腺管起源于腮腺前缘，向前与颧骨平行走行于咬肌表面，然后向内急转，穿过颊肌，在上颌第二磨牙相对的颊黏膜处进入口腔。21% 的尸体标本中可

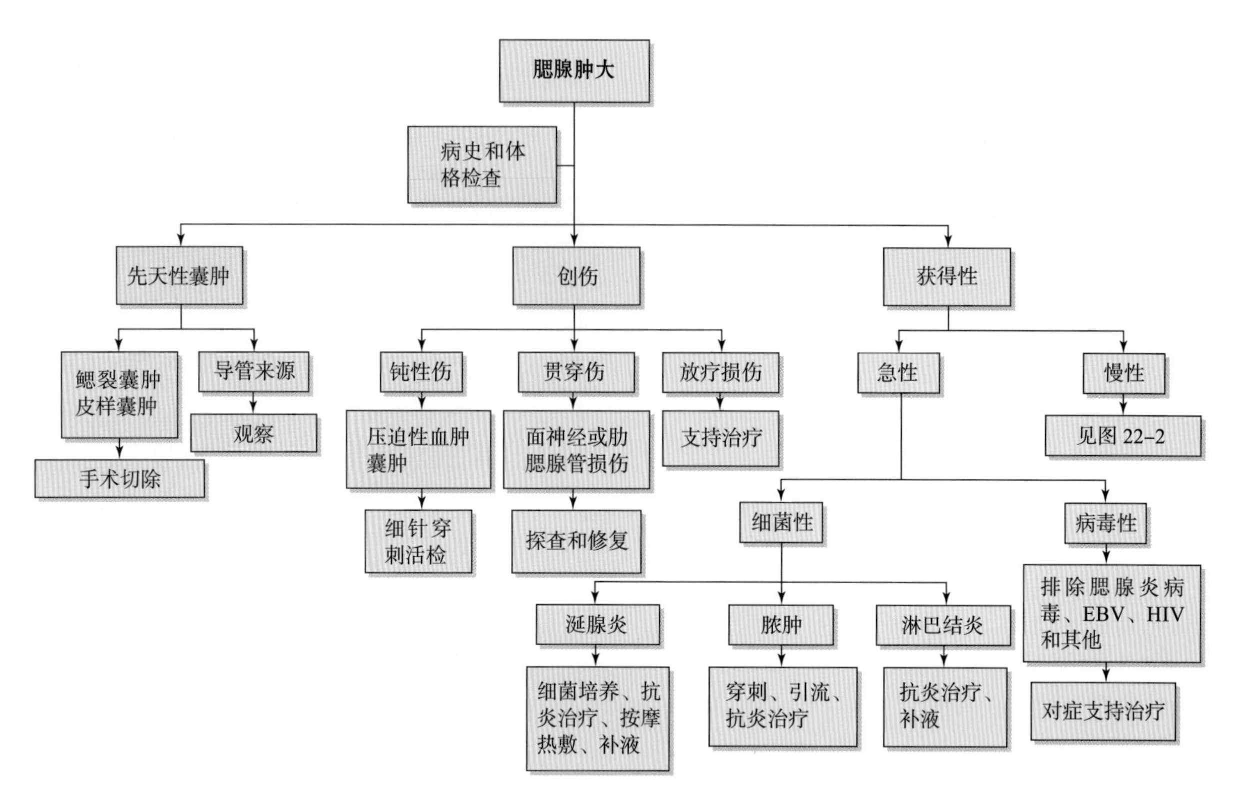

▲ 图 22-1　先天性和急性获得性腮腺肿大的鉴别诊断与治疗

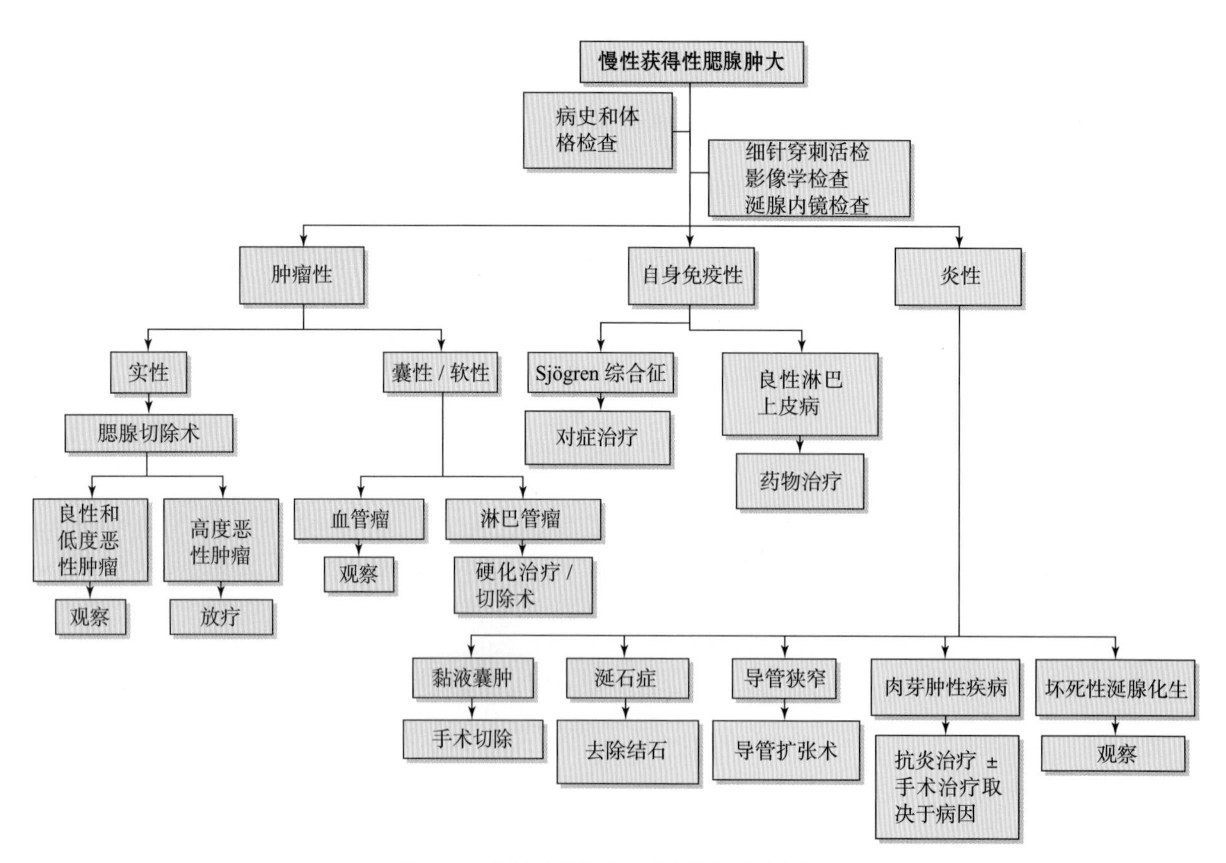

▲ 图 22-2　慢性获得性腮腺肿大的鉴别诊断与治疗

见副腮腺，副腮腺沿腮腺导管分布，与主腮腺之间距离不定[8]。腮腺管长4～7cm，直径随长度变化；解剖显示腮腺管平均直径为0.5～1.4mm，导管中部较狭窄，导管口处管径最窄，直径约为0.5mm[9]。

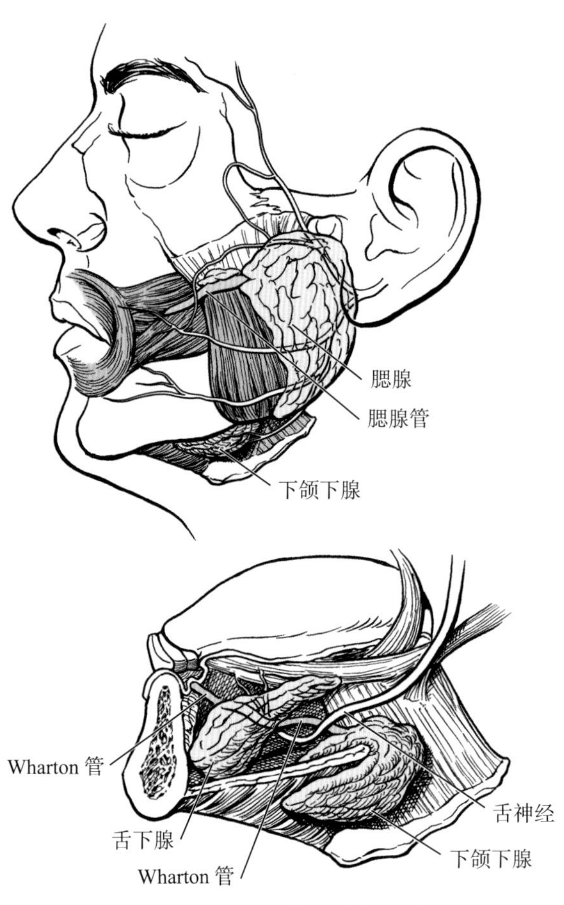

▲ 图 22-3 主要涎腺的解剖

婴幼儿行涎腺手术时面神经比成人更容易受损，因为婴幼儿面神经解剖标志不明确。在乳突气房完全气化前，面神经在离开茎乳突孔后倾斜角度更大，进入腮腺前可仅位于皮下组织。由于腮腺没有完全发育，很大一部分面神经走行表浅。最后，与成人相比，儿童面神经下颌缘支的位置更靠上，往往走行于下颌骨体部上方的浅面。只有在乳突尖和鼓室发育完成后，面神经才会位于乳突和耳屏软骨后方更深、更受保护的位置。

婴儿下颌下腺和舌下腺较小，且常毗邻。腺体在婴儿出生后前两年快速发育。下颌下腺位于口底，由下颌舌骨肌后缘分为较大的浅部和较小的深部。浅部位于下颌骨体下方和二腹肌前、后腹之间，上界毗邻下颌舌骨肌，下界被颈阔肌和颈深筋膜包绕。深部位于下颌舌骨肌和舌骨舌肌之间。腺泡单位和导管系统汇入颌下腺导管的单一和最终分泌管。下颌下腺导管自腺体内侧深部发出，向前延伸到下颌舌骨的上方，在舌骨舌肌和颏舌肌的外侧表面。颌下腺导管长约5cm，平均直径为0.5～1.5mm，通过舌系带两侧的乳头在口底开口[9]。其最小宽度位于开口处(0.5mm)。下颌下腺导管与舌神经关系复杂（图22-3）。在舌骨舌肌表面，舌神经位于颌下腺导管的上方，

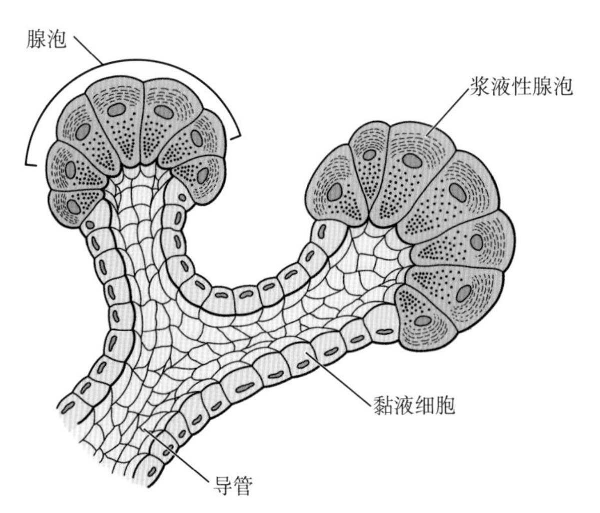

▲ 图 22-4 腺泡的组织学解剖

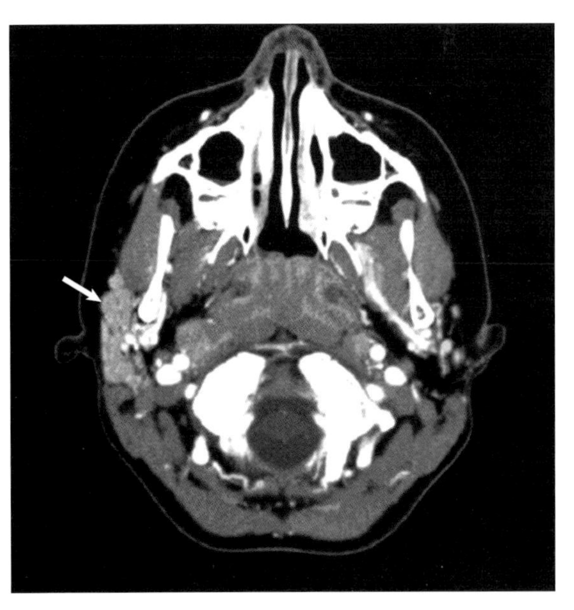

▲ 图 22-5 左侧腮腺单侧发育不全。箭指示对侧的正常腮腺

拉起下颌舌骨肌的后缘，可见舌神经自外上钩绕颌下腺导管。舌下神经位于下颌下腺的前部、深处和内侧。它也深入颌下腺导管和二腹肌前腹。

舌下腺位于两侧舌下区，在舌下襞的深面、口底黏膜与下颌舌骨肌之间，缺乏包膜。唾液通过舌下腺小管直接排入口底，有时一些舌下腺小管聚集成一个较大的舌下腺大管，舌下腺大管单独开口于舌下肉阜，或与下颌下腺管共同开口于舌下肉阜。舌下腺通常是舌下囊肿的来源，舌下囊肿位于口底，呈囊状，内充满黏液。

小涎腺分布在上呼吸消化道的黏膜下层和黏膜固有层，为450～750个。小涎腺主要集中在颊、舌、唇和腭部。每个小腺体都有一个直接通向黏膜的腺管。这些导管的阻塞可导致黏液腺囊肿，经常出现在幼儿的下唇。

唾液流量由自主神经系统控制。腮腺的分泌受延髓下涎核副交感神经的节前神经纤维支配。这些神经纤维与第Ⅸ对脑神经一起通过颈静脉孔离开颅内，然后离开舌咽神经，并通过鼓室再次进入颅内。纤维穿过中耳间隙越过耳蜗（鼓膜丛）的岬，并易名为岩浅小神经离开颞骨。岩浅小神经通过卵圆孔离开颅中窝，在该区域神经节前纤维在耳神经节中交换神经元。神经节后纤维加入耳颞神经，进以支配腮腺。颌下腺，舌下腺和小涎腺的分泌受上涎核节前神经纤维中的副交感神经支配，节前神经纤维起源于脑桥上涎核。神经纤维离开脑干加入面神经。由内耳门进入面神经，如在茎乳孔前发出分支，即鼓索神经进入鼓室，后由岩鼓裂出鼓室，加入舌神经至下颌下神经节交换神经元，发出节后神经纤维至颌下腺、舌下腺。大涎腺节后交感神经由起源于颈上神经节的颈外神经丛支配。

Frey综合征，又称味觉－出汗综合征或耳颞神经综合征，表现为咀嚼和味觉刺激时，相应面部潮红和出汗。其发病机制为外伤或手术切断了分布于腮腺的副交感神经纤维及分布于汗腺及皮肤血管的交感神经纤维，切断的两组神经断端在愈合过程中发生迷走或错向的交叉再生联合，建立了汗腺、皮肤血管与副交感神经间的新连结。儿童任何腮腺区创伤均可发生Frey综合征，如阴道分娩时创伤、髁突骨折、癫痫[10]、腮腺手术或感染（带状疱疹）。患者可在受伤后几天到几年不等时间内出现症状。在没有围产期创伤史的情况下，Frey综合征也可以家族模式出现[11]。大多数患儿不需要任何治疗。症状严重的患儿，可皮下注射A型肉毒杆菌毒素，该方法安全有效且耐受性好。

唾液具有保持口腔湿润、润滑食物、抑制细菌生长（溶菌酶和免疫球蛋白）、消化食物（淀粉酶）等作用。儿童每日唾液分泌量在0.5～1.5L[12]。唾液是一种复杂的溶液，主要由水（99%）、电解质、蛋白质和酶组成。唾液较高的碳酸氢盐含量使pH值维持在7.4左右。腮腺唾液为浆液性，含水量高，黏蛋白含量较低。相比之下，颌下腺和舌下腺为混合性腺体，分泌的唾液更黏稠。静息状态下唾液主要由下颌下腺分泌（占唾液总量的60%～70%）。腮腺是刺激状态下唾液的主要来源，唾液分泌量可因食物、气味、咀嚼和味觉及食管和胃反射等刺激而增加。刺激副交感神经节后胆碱能神经纤维，导致浆液性唾液分泌量增加且更稀薄。另一方面，刺激交感神经使肌上皮细胞收缩，唾液分泌量减少且更黏稠。

二、病史与体格检查

详细询问患者症状、持续时间、严重程度和频率对评估儿童涎腺疾病至关重要。围产期涎腺肿胀更倾向于先天性病变，如血管瘤、淋巴管畸形或血管畸形。逐渐增长的无痛性肿物倾向于肿瘤，特别是年龄较大的患儿[13]。涎腺区急性肿胀疼痛伴发热，炎症或感染可能性较大。涎腺导管阻塞常伴有间歇性和反复出现的餐后腺体肿胀。非典型的分枝杆菌感染常表现为耳前或下颌下区皮肤无痛性、紫色病变。有接触过猫的病史会增加患猫抓病的可能性，应询问患儿接触史和疫苗接种史以排除腮腺炎，还应询问患者是否存在其他系统性疾病。超过一个腺体发病有可能是全身疾病或自身免疫性疾病。创伤史可导致涎腺导管损伤或断裂[14]。

体格检查应注意腺体的位置、大小、活动

度、对称性、有无压痛，以及任何皮肤变化（如红斑、水肿、皮肤受累或瘘管存在）。涎腺完整的检查应包括双手触诊，检查口腔黏膜，并触诊导管有无结石。口腔器械损伤或脸颊咬伤史可以解释涎腺导管阻塞。按摩腺体并观察导管口唾液，可发现是否有导管阻塞或脓液溢出，从而分别确认是否存在阻塞或感染。涎腺点状水肿伴清亮唾液提示病毒性涎腺炎。

还应记录面神经、舌下神经功能，以及舌体活动度及全身感觉（三叉神经）。涎腺肿物伴面神经功能障碍应怀疑恶性肿瘤可能。与成人相比，儿童涎腺肿瘤恶性的可能性更大，儿童涎腺肿物起源的腺体越大，肿瘤恶性的可能性越大[15]。做好病史询问和体格检查将指导下一步诊疗，如实验室检查和影像学检查。

三、评估

（一）实验室检查

实验室检查有助于缩小涎腺疾病鉴别诊断范围。如果白细胞计数升高提示感染的可能性大，也可用于治疗后的随访。C反应蛋白是一种非特异性的炎症标志物，也可协助感染的诊断。某些情况下，腮腺炎血清学和淀粉酶水平也可协助诊断。此外，当病变涉及多个腺体，如双侧腮腺囊性肿胀时，应考虑免疫抑制或人体免疫缺陷病毒（HIV）感染。导管口分泌物培养可能有助于鉴定病原体。在可疑分枝杆菌感染的情况下，应进行纯化蛋白衍生物皮肤试验和胸部X线检查。血清学检查对结节病和Sjögren综合征诊断也有一定的作用。

（二）影像学检查

影像学检查有助于明确诊断和协助治疗。X线片可以显示涎腺导管中不透射性结石。然而，多达20%的下颌下腺和80%的腮腺管结石具有射线可透性，平片易导致假阴性。静脉曲张、舌动脉粥样硬化和淋巴结钙化在X线片上也可出现钙化灶。

超声是儿童最常用的检查方法，具有无创性、价格低廉、应用广泛且无辐射等优点[16]。超声在诊断腮腺和下颌下腺浅表病变的精度可与CT或MRI媲美。超声可检出超过90%的大于2mm的结石[17]，还可区分大多数病变的良恶性[18]。超声也可诊断肿物位于腺内还是腺外，准确性高[18]。虽然超声无法识别面神经，但可显示腮腺内血管有助于区分腮腺的浅叶和深叶。超声有助于诊断脓肿和血管病变，并可引导细针穿刺活检[16]。尽管超声有诸多优点，但其检查精度依赖于操作者的熟练程度，并且无法全面评估涎腺肿物的性质和范围，仍需CT和（或）MRI检查。评估腮腺深叶、咽旁、咽后病变和颈深淋巴结病及颅底侵犯情况必须使用CT或MRI[19]。CT是涎腺炎性和梗阻性疾病（如涎腺炎、导管结石或狭窄、囊肿、脓肿）的首选检查方法。CT能很好地描述解剖细节，并能协助制订手术计划的细节，CT也可评估涎腺肿物是否存在骨侵犯。当需要了解血管或脓肿信息时，需要进行增强对比扫描。尽管CT存在电离辐射，但相对于MRI，扫描时间短，大多数情况下患者不需要镇静。目前，锥束CT的应用越来越多，它以较低的辐射剂量提供了较高的骨分辨率[20]。

MRI是涎腺潜突型肿瘤和咽旁间隙肿物的首选检查方法。其软组织描述能力强，可区分肿瘤边缘、范围、浸润深度、面神经受累和神经周围侵犯情况。标准轴向T_1和T_2加权图像可显示肿瘤边缘。冠状面、脂肪抑制和钆增强图像可以帮助识别神经周侵犯；血流流空效应有助于明确血管畸形的性质；高血流量病变，如动静脉畸形和血管瘤，可轻易与低血流量病变（如淋巴管瘤）区分。新型MR技术可使用动态对比或扩散加权法来区分良恶性肿瘤[21]。MRI相较CT的主要优点是没有电离辐射；然而，MRI检查时间较长，需要镇静或全麻才能获得高质量的图像。而且MRI检查价格更昂贵。

传统涎腺造影是在腮腺导管或颌下腺导管内注射造影剂，来诊断涎腺导管狭窄或结石。但作为一种侵入性检查并且具有辐射，儿童不适合使用涎腺造影检查[16]。许多涎腺造影检查正逐渐被非侵入性检查所取代。MR涎腺造影可用来精确评估涎腺导管的管道形态，在不需要导管插管的情况下可显示涎腺导管二级和三级分支[22]。此外也没有辐射，在涎腺急性炎症期也可以进行检查。1996年，Lomas首次使用单次快速捕获和弛豫增强进行涎腺检查[23]，磁共振涎腺成像可通过若干不同脉冲序列进行检查，其中包括改进的具有弛豫增强的快速捕获、快速自旋回波、稳态结构干涉和半傅立叶捕获单镜头自旋回波[24,25]。

某些患者可使用闪烁成像。闪烁成像中放射性同位素由靶器官使用和摄取，由外部γ相机捕获形成二维图像。使用锝-99m（^{99m}Tc）高锝酸盐的唾液腺显像可用于评估所有大涎腺的实性部分和排泄功能[26]。单次静脉注射后，可测量示踪剂的摄取、浓度和排泄情况。也可通过以下公式计算出因唾液刺激而排入口腔的受刺激排泄量的刺激分数：1–[（净最小唾液后计数）/（净最大唾液排计数）]×100。净计数是在减去非特异性背景计数后留在唾液腺中的计数。

闪烁成像可用于评估涎腺导管结扎或导管移位术后残余涎腺的功能。还有助于评估涎腺特异性自身免疫性和炎性疾病，如Sjögren综合征[27]和放射性碘治疗[28]及头颈放疗引起的疾病[29]。

唾液放射性核素检查是检测气管、支气管吸入口咽内容物和分泌物的敏感和特异性成像方法[30]，尤其适用于无法配合或无法吞咽的患者[31]。此方法不能使用高锝酸钠，因为它可以被口腔和胃黏膜吸收[32]。将一小滴含有^{99m}Tc标记的硫胶体或^{99m}Tc-二乙三胺五乙酸的盐水(0.1ml)置于舌下或舌根上。记录动态图像，并在研究结束时记录胸部图像。通过检测气管、支气管树内的阳性放射性来确认唾液吸入情况。如果确定误吸，继续示踪成像可以揭示气道是否存在自发清除[32]。吸气后气道能够自发清除的患者预后较好[33]。最近一项对严重脑瘫患儿吸入成像发现，最常见吸入物为唾液，其次是钡餐造影剂，再者是牛奶[34]。

（三）涎腺内镜检查

涎腺内镜是一种诊断和治疗涎腺阻塞性和炎性疾病的方法。该仪器允许医生在可视条件下探查导管解剖结构及取出传统方法无法取出的结石。涎腺内镜还可发现其他方法检测不到的结石[35]。在不久的将来，涎腺内镜将成为许多涎腺疾病诊断和治疗的金标准。涎腺内镜检查的适应证包括涎腺急慢性炎症，腮腺、下颌下腺阻塞性疾病，青少年复发性腮腺炎，Sjögren综合征，先天性和后天性涎腺导管狭窄及涎石症[36]。

涎腺内镜根据尺寸、刚度（柔性、半刚性或刚性）和用途分为不同类型[37-39]。诊断型内镜配备有光纤、图像传输，偶尔还配备协助取病理的灌注通道。治疗型内镜分为紧凑型或模块化型。紧凑型内镜将光纤光传输、图像传输、工作通道和灌注通道结合在一个紧凑仪器内（图22–6）。外管具有稳定和保护作用。

Erlangen（Karl Storz）微型涎腺内镜具有三种尺寸：0.8mm、1.1mm和1.6mm。这三种内镜都有一个集成镜头和灌注通道，然而，1.1mm和1.6mm型还包括一个仪器通道，也被称为工作通道，该通道允许微钻和激光粉碎较大结石，也可方便球囊扩张器进入和金属篮取石（图22–7）。偶尔会发现1.6mm型内镜对于某些儿童患者来说太大了。一种紧凑型半刚性内镜系列（Marchal模型，Karl–Storz）的一个特点是内镜轴末端附近有一个轻微的弯曲。可以在某些情况下方便内镜旋转；然而，这也减少了工作通道的可用直径[38]。半刚性模块内镜中，用于光和图像传输的光纤被组合成一个单一部件。这种组合装置可用于各种尺寸的鞘层；光学系统与鞘外壁之间的间隙可作为灌注通道，光学系统与大的单腔鞘或双腔鞘的组合可引入不同的仪器。

最近的一项研究发现，8岁以上合作性较好的患儿可在局麻下进行涎腺内镜检查[40]。首先寻找涎腺导管乳头，然后使用涎腺导管探针和扩张器进行连续扩张。感染活动期是涎腺内镜检查的禁忌证，因为它可能增加导管破裂的风险。同时，由于管壁出血和管腔内脓性分泌物的存在，会影响检查视野。虽然在许多研究中，较大的涎腺结石也是禁忌证，但我们的经验是，钬激光可以安全地用于粉碎大部分结石。在某些情况下，我们使用联合入路，使用内镜定位结石，再结合口外或口内小切口取出结石。

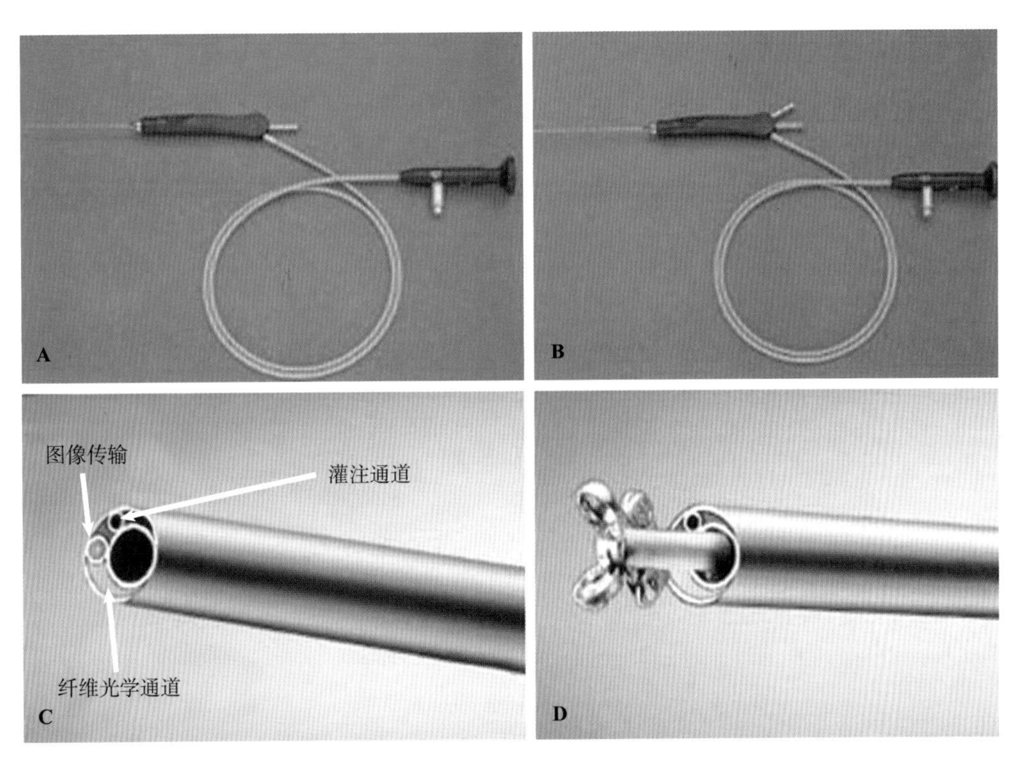

▲ 图 22-6 模块化涎腺内镜

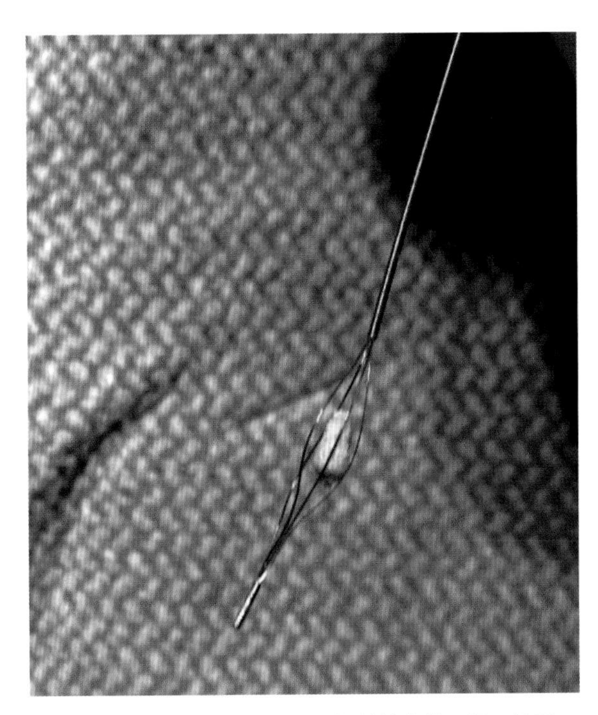

▲ 图 22-7 涎腺内镜取石器钢丝篮内的下颌下结石

（四）穿刺活检

由于涎腺良恶性肿瘤之间存在细胞学相似性，所以涎腺细针穿刺活检（FNA）的准确性存在争议。然而，最近的一项系统研究发现 FNA 在诊断涎腺良恶性肿瘤方面的敏感性和特异性较高[41]。对于较为合作的患儿，FNA 可在局麻下进行。对于 FNA 无法确诊的疾病，需行手术切除活检，特别是对于超过 4～6 周的肿物。对于疑似淋巴瘤的病例，应切取足够大的标本。应在切除活检前和切除活检期间检查引流淋巴结，若有必要，切除相应淋巴结。

四、感染

（一）细菌感染

急性化脓性涎腺炎通常表现为腮腺区突发肿胀变硬，肿胀可延伸至下颌角。病情严重的患儿还可伴有高热和寒战等全身症状。急性化脓性涎腺炎可以发生在任何年龄，但在 2 个月以下的婴儿和早产儿中更为常见[42-44]。急性化脓性涎腺炎通常单侧发病，常发生在腮腺，因为相对于下颌下腺和舌下腺黏液性唾液，腮腺分泌的浆液性唾液抑菌作用更小[14]。感染还可继发于脱水或唾液淤滞，后者可能由涎腺导管阻塞引起，导管阻塞更常见于下颌下腺，或者继发于导管创伤、狭窄、周围组织挤压、自身免疫性疾病和先天性痉挛。口腔创伤可能是由口腔黏膜受损，牙科器械损伤和牙齿萌出引起[45]。口腔细菌通过涎腺导管逆行性感染是涎腺炎的一大致病因素。

涎腺细菌感染的特征为按压腺体可见导管口脓性分泌物溢出。分泌物培养可明确感染性质及指导用药。急性化脓性腮腺炎可由多种化脓性细菌引起，最常见的是金黄色葡萄球菌，也常见厌氧菌[44, 46]。除金黄色葡萄球菌外，其他细菌还包括流感嗜血杆菌、消化链球菌、肺炎链球菌、大肠埃希菌和类杆菌。

治疗方法包括充分补液，促进唾液分泌（如酸糖、柠檬汁和泡菜）、镇痛和热敷，以增加唾液分泌和减少炎症。细菌药敏培养尚未得出结果之前，可经验性使用抗生素。对于患有合并症或蜂窝织炎或败血症等严重感染的患儿可选择静脉注射抗生素。患儿抗生素的选择取决于感染的严重程度、患儿的免疫能力和并发症，应根据治疗的反应和药敏培养结果加以调整。选择包括阿莫西林/克拉维酸（口服）、氨苄西林/舒巴坦（静脉注射）、纳夫西林（静脉注射）、克林霉素（口服或静脉注射）、头孢氨苄或头孢唑林或头孢呋辛加或不加甲硝唑（静脉注射），万古霉素或利奈唑胺（静脉注射；耐甲氧西林金黄色葡萄球菌的病例）加甲硝唑（厌氧菌）。需密切关注患儿病情变化，因为感染有可能蔓延到颈部深筋膜间隙。涎腺复发性感染可导致导管瘢痕形成，可通过涎腺内镜和球囊扩张术进行治疗，还可以放置支架。在以上治疗措施均无效的情况下，可选择手术治疗切除腺体。

涎腺脓肿临床上触诊腺体内肿物出现波动感，并可经超声加以证实。腮腺可因致密的筋膜使脓肿波动感不明显。腮腺脓肿的切开、引流需要切除腮腺，术中必须注意避免损伤面神经。也可在局麻下行脓肿穿刺抽出脓液，此举可避免产生面部瘢痕及全身麻醉的风险。

下颌下腺脓肿切开引流的横行切口应位于下颌骨下方两横指以下，以避免对面神经下颌缘支造成损伤。并放置引流条进行引流。若脓肿超过下颌下间隙可导致口底蜂窝织炎。此疾病通常由牙源性病因引起（下颌第二或第三磨牙），而有些则起源于下颌下腺感染或化脓性腮腺炎。口底蜂窝织炎是一种侵袭性、迅速蔓延的蜂窝织炎，涉及下颌下间隙和双侧口底间隙。这种多细菌感染应立即静脉注射抗生素，并且严密监测气道。首选推荐手术室内清醒下经鼻气管插管[47]，此举在大多数情况下可避免气管切开。在无法插管或插管风险太大的情况下，可行气管切开术。

（二）病毒感染

病毒性涎腺炎通常具有自限性，并且可通过热敷、解痉、镇痛和补液等保守治疗。它可由许多病毒引起，包括腮腺炎病毒、EB病毒、副流感病毒、腺病毒、巨细胞病毒、人类疱疹病毒6型（HHV-6）、人类免疫缺陷病毒、柯萨奇病毒和流感病毒[48]。

1. 流行性腮腺炎

流行性腮腺炎的发病率因疫苗的使用而显著下降。流行性腮腺炎的临床表现包括双侧腮腺肿胀、发热、寒战、疼痛、牙关紧闭和咀嚼困难等。流行性腮腺炎在冬春季更常见，85%发生于儿童。从暴露至发作，病毒潜伏期通常为14～21d。呼吸道分泌物中的病毒脱落在症状出现前2～3d即发生，一直持续到腮腺肿胀消失[49]。大多数患者出现一侧腮腺肿大，90%的患者对侧腮腺也出现肿大，常在患侧腮腺肿大几天内发生[50]。腮腺导管口可出现红肿和扩张。年龄较大的患儿并发症更常见，包括睾丸炎、脑膜炎、脑炎、感音神经性听力损失和胰腺炎等。

流行性腮腺炎主要通过临床诊断。一旦怀疑感染，应立即进行血清学检查。腮腺炎感染的实验室证据包括腮腺炎IgM抗体阳性（持续阳性期达4周）、急性和康复期IgG滴度显著升高，或从患者的体液（唾液、尿液、脑脊液）中分离腮腺炎病毒或核酸。接种疫苗的个体中存在阴性的腮腺炎IgM滴度不排除腮腺炎。也可观察到具有相对淋巴细胞增多和血清淀粉酶升高的白细胞减少。流行性腮腺炎的治疗方式通常为保守治疗，治疗方式包括充分的补液、解热镇痛呼吸道隔离。

2. EB 病毒

EB 病毒（EBV）又称人类疱疹病毒 4 型（HHV–4），是传染性单核细胞增多症的致病因子，是引起青春期儿童急性涎腺炎的主要原因[48]。EB 病毒常通过病毒复制活跃转移高载病毒唾液传播[51]。该病毒的潜伏期较长，30～50d 不等。患者可完全无症状，也可伴有发热、喉咙痛和淋巴结肿大三联征。涎腺炎也可累及腮腺或颌下腺淋巴结，并随后累及邻近腺体。在严重的情况下，患者可发生脾肿大，建议患者充分休息和避免劳累，疲劳感可持续数月。治疗通常是支持性的，虽然严重的情况下可能需要皮质类固醇治疗。但绝大多数患者只需要支持治疗。

除了 Burkitt 淋巴瘤、霍奇金淋巴瘤和鼻咽癌外，EB 病毒还与涎腺肿瘤和非牙源性口腔恶性肿瘤有关[52]。

3. 人类免疫缺陷病毒

HIV 相关的涎腺疾病在儿童中较为常见。儿童 HIV 感染的临床表现多样，且往往不具有特异性。这些症状包括淋巴结肿大、口腔念珠菌病和生长发育受限。50% 以上的 HIV 患儿出现头颈部肿物，大部分累及涎腺[53]。腮腺是最常受累的腺体，除腺内病变外，腺体还可因淋巴组织增生、囊肿或混合性增生而肿大[54]。双侧腮腺囊性、无痛性肿大是 HIV 感染的特征[14]。可表现为典型的腺体缓慢、持续性增大；常见多发、无痛和多部位的囊肿[55]。许多患者有唾液分泌量减少，唾液分泌停滞和口臭。EB 病毒和巨细胞病毒感染的潜伏性表现也可能与 HIV 相关涎腺感染有关。

最近一项关于 HIV 阳性患儿的涎腺肿块性质的分析发现，大部分肿物是由反应性淋巴组织增生病变、良性淋巴上皮囊肿或潜在感染引起[53]。然而，7% 的患儿患有多形性腺瘤、淋巴瘤和卡波西肉瘤等潜在肿瘤。

HIV 相关涎腺疾病通常行保守治疗。可穿刺抽吸影响美观的大囊肿，但在几周至数月后囊肿内液体会重新积聚。尽管绝大多数病例细针穿刺活检进行细胞学分析可明确诊断，但很少需要手术活检[53]。当怀疑肿瘤时，应进行开放活检，并行 CT 或 MRI 检查排除隐匿性病灶。

（三）肉芽肿性疾病

由于周围淋巴结炎，肉芽肿性疾病通常影响涎腺。患者通常表现为缓慢进展或不典型的感染症状和导管挛缩。病因包括非典型分枝杆菌感染、放线菌病、肺结核和结节病。

1. 非典型分枝杆菌

非典型分枝杆菌或非结核分枝杆菌（nontuberculous mycobacteria，NTM）是环境中普遍存在的抗酸微生物。在全球许多发达国家，此类感染的患者数目和严重程度似乎都在增加[56, 57]。分枝杆菌可经由水、土壤、食物摄取及呼吸道感染人体[58]。可分为生长快速和缓慢两种类型。生长缓慢的分枝杆菌包括鸟分枝杆菌复合群、海分枝杆菌和堪萨斯分枝杆菌，它们通常需要培养数周才生长。生长快速的分枝杆菌只需要几天就能生长，其中包括偶然分枝杆菌、龟分枝杆菌和脓肿分枝杆菌。

唾液腺 NTM 感染最常见于免疫力强的儿童，通常发生于 1—5 岁[59、60]。儿童的绝大多数 NTM 淋巴结炎是由鸟分枝杆菌复合群引起，其中包括鸟分枝杆菌、胞内分枝杆菌和嗜血分枝杆菌。其他病原生物包括堪萨斯分枝杆菌和瘰疬分枝杆菌。自从牛奶的广泛巴氏杀菌以来，牛分枝杆菌感染较为罕见，在一些研究中发现卡介苗对 NTM 具有保护作用。

NTM 最常见的临床表现为颈部淋巴结肿大，通常涉及颌下区和腮腺区。随着疾病的发展，表面的皮肤可呈典型的紫红色（图 22–8）。晚期患者腮腺淋巴结和下颌下淋巴结肿大常与皮肤瘘或窦道的形成有关。结核菌素皮内试验常为弱阳性[56]。患者胸部 X 线检查一般正常[61]，尽管在某些情况下 NTM 可累及纵隔淋巴结。该病诊断是基于临床判断和排除其他疾病。FNA 可能有助于排除脓肿；然而，微生物培养可能需要 6 周才能明确致病菌。聚合酶链式反应和限制性聚合酶链反应越来越多地被用于非典型分枝杆菌的诊断和鉴别[62, 63]。影像学检查可协助诊断。超声显示早期回声减少，淋巴结内液化和晚期软组织水肿[64]。CT 可显示淋巴结中心性低密度灶和无脂

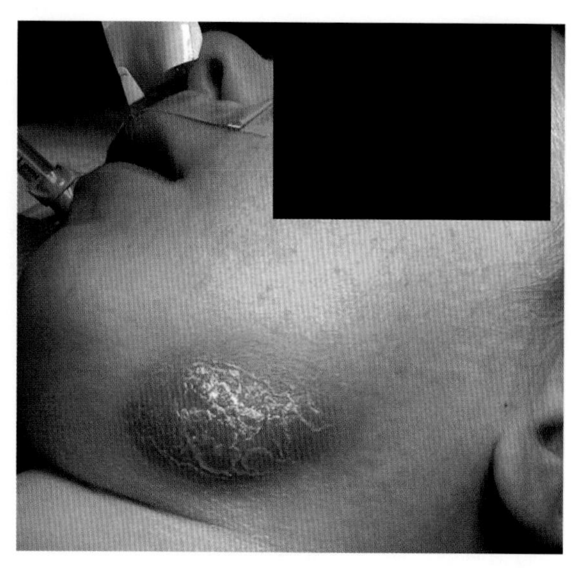

▲ 图22-8 非典型分枝杆菌感染的晚期阶段皮肤糜烂

肪张力的环形强化[65]。

非结核分枝杆菌感染可行保守治疗，但实性肿物通常需要行手术切除。对于怀疑或确认为无播散性疾病的NTM淋巴结炎患者，建议在不使用抗生素的情况下手术切除。与刮除、抗菌治疗或保守治疗相比，手术治疗具有更高的治愈率、更佳的愈合、更好的美容效果及不良反应较少[66-70]。手术切除也为病理学诊断提供了足够的标本。如果腮腺受累，手术过程中必须注意保护面神经。手术过程中通常会切除受累皮肤。特别是在不能完全切除的情况下，使用大环内酯类抗生素（如克拉霉素）作为手术的辅助药物，可提高疗效。目前研究表明，该疾病药物治疗可作为手术治疗的辅助手段[57]。禁止行单纯切开或引流术，这些操作会增加复发风险及窦道的形成。

长期使用抗分枝杆菌药物治疗在治疗单纯性NTM淋巴结炎方面取得了一定的疗效，该方案可避免手术治疗[64, 67-69, 73]。此方案可适用于没有手术适应证的NTM淋巴结炎患儿，术后复发或残留病灶的患者，以及播散性或纵隔性疾病的患儿。在一项比较手术切除与克拉霉素和利福布汀药物治疗3～6个月的随机试验发现，66%接受抗生素治疗的患者得到治愈，而96%的手术治疗患者得到治愈。此外，78%的抗生素治疗患者有不良反应[69]。NTM淋巴结炎的经验性治疗通常包括大环内酯（克拉霉素或阿奇霉素）与利福霉素（利福平或利福布汀）或联合使用乙胺丁醇[58]。常用药物的剂量和不良反应见表22-1。大环内酯类单药治疗会增加突变耐药的发生风

表22-1 治疗非典型分枝杆菌的常用抗菌药物：剂量和不良反应*

抗生素	剂　量	不良反应
克拉霉素	15～30mg/（kg·d） 分为两剂 （最大单剂500mg）	胃肠道症状 QT间期延长 耳毒性 前葡萄膜炎
阿奇霉素	5～15mg/（kg·d） （最大剂量500mg）	胃肠道症状 瘙痒 可能会导致心脏复极和QT间期延长，从而增加心律失常的风险
乙胺丁醇	15mg/（kg·d） （如果HIV阴性，最大剂量则为1g）	胃肠道症状 视神经炎（通常可逆） 红绿色盲
利福布汀	10～20mg/（kg·d） （最大剂量300mg）	胃肠道症状；眼泪、尿液和粪便变橙色 肝炎 肾功能衰竭 前葡萄膜炎

*根据儿童的其他全身状况，剂量可能会有所不同

险[58]，最佳治疗时间可能在3～6个月以上，视临床反应而定[67, 69]。

原发性涎腺结核非常罕见，最常发生在腮腺，而且通常单侧受累。临床上可根据缓慢生长，坚硬的结节状肿物及地方结核病史进行诊断[74]。其他临床表现包括耳周瘘管和（或）鼻窦炎或涎腺炎。FNA细胞学检查可明确诊断。PCR检测FNA含量在许多中心是标准的，提高了诊断率[75]。治疗方法包括手术切除治疗和口服药物全身抗结核治疗。

2. 放线菌病

放线菌病由革兰阳性厌氧杆菌感染引起，感染通常伴随拔牙或口腔创伤。感染可有两种类型：具有多窦道的非肿胀性肿物缓慢生长型和与发热相关的急性肿胀型。通常情况下，患者涎腺可出现类似肿瘤的无痛、硬化、增大的肿物[76]。淋巴结坏死多次引流导致皮肤瘘。组织学诊断是通过“硫黄颗粒”的鉴定来完成，这种“硫黄颗粒”只反映了黄色颗粒，由于难以维持严格的厌氧条件，培养结果可能为阴性[76]。应检查放线菌病患儿的潜在免疫缺陷。由于病变可导致血管壁纤维化，应在几个月内使用高剂量的抗生素。首选青霉素，四环素类抗生素、红霉素和克林霉素也是备选方案。青霉素G通常静脉注射2～6周，随后口服青霉素V 3～12个月。可能需要手术进行脓肿引流、清理纤维病变或切除窦道。

3. 猫抓病

猫抓病（cat-scratch disease，CSD）是由巴尔通体引起的传染性疾病，通常以自限性区域淋巴结病为特征。CSD可能由猫抓伤或咬伤引起，偶尔可能在受伤部位附近出现腮腺或下颌下腺肿胀[77]。在极少数情况下，CSD可以传播到肝脏、眼睛、骨骼或中枢神经系统。可以通过B. Hense LAE抗体滴度、Warthin-Starry染色阳性或组织PCR进行诊断。大多数CSD患者的症状逐渐自发消退。在一项临床试验中，阿奇霉素5d疗程在第1天为10mg/kg（最大500mg），其后4d为5mg/kg（最大250mg），证明是有益的[78]。患者很少需要手术治疗。

4. 结节病

儿童结节病是一种罕见的多系统肉芽肿性疾病，病因不明，病理特征为非干酪性肉芽肿。该疾病主要发生在青少年，临床上最初表现为双侧肺门淋巴结肿大、肺网状阴影、皮肤、关节和（或）眼部病变。前葡萄膜炎、腮腺肿大、面瘫和发热的综合征被称为葡萄膜腮腺炎或Heerfordt综合征。少数患者可出现双侧腮腺肿大[79]。胸部X线检查对肺门淋巴结肿大和血清血管紧张素转换酶水平的评估有助于诊断。腮腺组织活检见非干酪性肉芽肿可明确诊断。全身受累或出现并发症的患者可能需要皮质类固醇治疗。

五、自身免疫性、炎性和囊性病变

（一）Sjögren综合征

Sjögren综合征是一种系统性自身免疫性疾病，其病理学特征为腺体CD4T淋巴细胞浸润，还有证据表明B细胞活化与自身抗体产生与此病有关。Sjögren综合征是一种孤立的原发型，也是与其他风湿病相关的继发型，其中以类风湿关节炎最为常见。儿童Sjögren综合征较为少见，主要症状包括干燥性角膜结膜炎和口腔干燥症。在儿童中，最常见的临床表现是涎腺复发性肿胀[80]。70%的患儿可出现腮腺受累，许多患者出现复发性腮腺炎[81]。实验室检查发现红细胞沉降率升高，抗Ro/SS-A和抗La/SS-B抗原的自身抗体，抗核抗体和类风湿因子及高γ蛋白血症[81]。

小涎腺或腮腺活检可有助于明确诊断。最近一项关于唇腺活检对Sjögren综合征的诊断价值系统评价，发现其具有高特异性、高阳性预测值和高灵敏度等特点[82]。患者也可进行超声检查，在某些情况下表现为腺体实质不均匀、涎腺导管扩张或囊肿[83]。这种疾病与淋巴瘤的发病率增加有关，最近的一项Meta分析发现，原发性Sjögren综合征与全身恶性肿瘤、非霍奇金淋巴瘤和甲状腺癌的风险增加有关[84]。虽然目前Sjögren综合征主要为对症治疗，但我们已经证明腮腺肉毒素注射术是一种安全、有效的方法，是Sjögren综合征相关的复发性囊性腮腺炎的新治疗方案[85]。

（二）青少年复发性腮腺炎

青少年复发性腮腺炎（juvenile recurrent parotitis，JRP）是腮腺常见的炎性病变。通常与腮腺的非梗阻性导管扩张有关。患者可出现一侧或双侧腮腺反复疼痛和肿胀，每年可发生数次，有时伴有发热和不适。与细菌性腮腺炎不同的是，腮腺导管分泌非化脓性分泌物。患者发病年龄呈双峰状，发病高峰在3—6岁和10岁左右，多数患者青春期后症状缓解。血清淀粉酶可作为该疾病的标志物。几乎一半的病例有复发倾向[86]。

涎腺造影术显示涎腺导管的扩张和狭窄。目前该技术已被多普勒超声或磁共振（magnetic resonance，MR）唾液造影所取代。MR唾液造影虽然不能完全替代超声检查，但能够非侵入性地检查腺体实质和导管系统的异常，包括涎腺导管扩张和腺体炎性（急性vs.慢性）变化。传统上JRP可使用镇痛药、唾液酸和抗生素进行保守治疗；涎腺内镜在JRP中具有一定的诊断和治疗价值。内镜检查可见导管内层上皮呈白色，没有健康血管层。经证明，涎腺内镜冲洗可以消除或大幅度减少绝大多数患者急性腮腺炎复发的次数[87-89]。

（三）涎石病

儿童较少发生涎腺导管结石，但慢性或复发性涎腺肿胀或炎症患者应考虑患有该疾病的可能。80%～90%的涎腺结石来自下颌下腺，6%～20%来自腮腺，1%～2%来自舌下腺和小涎腺。涎腺结石病病因为在部分阻塞或炎症的环境中唾液含有丰富的钙，易导致唾液阻滞。涎腺结石主要由磷酸钙和羟基磷灰石组成。涎石病临床上通常表现为受累腺体疼痛和肿胀，进食时加重。涎石病有时可表现为腺体无痛性肿胀，或患者偶然间发现。

急性期，继发于结石的急性涎腺炎患者可使用抗生素、唾液酸和腺体按摩保守治疗。小于2mm的结石可自发排出。正如上文所讨论的，涎腺内镜是公认的新型微创治疗儿童涎腺结石的方法。

（四）坏死性涎腺化生

坏死性涎腺化生是一种良性、自限性涎腺炎症病变，可发生于青少年和成人，并与恶性肿瘤相似。它起源于涎腺黏液分泌细胞，最常见的涉及口腔内的小涎腺[90]。坏死性涎腺化生与涎腺腺泡缺血相关，导致腺泡发生炎症、坏死及修复改变。在某些情况下会导致涎腺化生和导管瘢痕[91]。临床上通常表现为涎腺无痛性溃疡或结节性肿胀，最常见于硬软腭交界处。易感因素包括创伤和放疗，可通过组织学活检来明确诊断。组织学上，该病变可与黏液表皮样癌相混淆。它与恶性肿瘤的关键性区分特征为尽管往往出现广泛的上皮化生，但小叶结构仍存在。大部分患者在发病后2～3个月内自愈。

（五）囊肿和黏液囊肿

1. 获得性涎腺囊肿

获得性涎腺囊肿可能与外伤、腺体感染或炎症、肿瘤、导管狭窄或结石引起的导管阻塞和黏液外溢有关。黏液滞留囊肿通常累及小涎腺，常见于上下唇、颊黏膜和舌体。具有上皮衬里的真性囊肿由导管阻塞造成。黏液囊肿为黏液向周围软组织渗出，缺乏上皮衬里；顾名思义，它们不是真正的囊肿。

舌下腺囊肿是一种黏液滞留囊肿和（或）假性囊肿，大多数情况下起源于舌下腺导管的阻塞或损伤（图22-9）。囊肿可能是先天性，也可能是后天发生，可分为原发性和复发性。单纯性囊

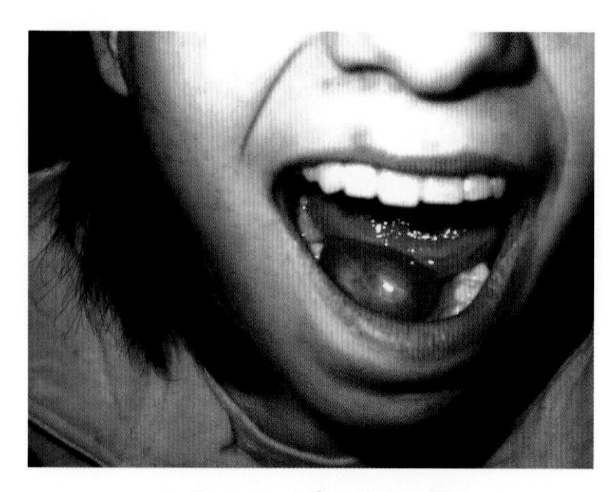

▲ 图22-9 儿童口腔舌下囊肿

肿仅限于口底，而口外型囊肿可穿过下颌舌骨肌进入颈部。有些情况下FNA可有助于明确诊断，穿刺可发现淀粉酶。治疗方案包括观察、切开引流、袋形缝合术、硬化剂注射治疗及切除同侧舌下腺和囊肿。我们推荐切除舌下腺，而不是传统的袋形缝合术，因为这样可以大大降低复发风险[92-94]。最近文献推荐，对单纯口内型舌下腺囊肿可经口切除，如舌下腺囊肿为口外型，则先排空囊液，再行舌下腺切除术行[92, 94-98]。在大型假性囊肿或复发的患者中，建议采用颈部切口，并在颈部放置引流条，加压包扎[95]，不必完全切除假性囊肿壁[95]。

2. 先天性涎腺囊肿

先天性涎腺囊肿包括皮样囊肿、先天性导管囊肿和鳃裂囊肿。皮样囊肿包含三个胚层组分，可含有角化鳞状上皮。临床上通常表现为腮腺内孤立性肿物，需要完全切除以防止复发。先天性导管囊肿常表现为婴儿期腮腺肿大，可经涎腺造影明确诊断。除反复发生的感染外，导管囊肿可保守观察。

胚胎性鳃裂的衍生物也可能出现在大涎腺内部或附近。腮腺囊性肿物包括第一鳃裂囊肿。1972年，Work[99]根据其组织学和胚胎学描述了两种类型的鳃异常。Ⅰ型病变是膜性外耳道的重叠，由外胚层组成，沿面神经外侧走行，最后位于中耳鼓室附近的骨板上结束。Ⅱ型病变是膜性外耳道和耳廓的重叠，由外胚层和中胚层组成，可含有软骨，这些病变通过面神经内侧，通常表现为下颌角以下的肿胀。Ⅰ型和Ⅱ型与耳廓前囊肿或鼻窦无关，后者是由于耳廓小丘不能融合所致。

第一鳃裂囊肿表现为囊肿、窦道或外耳道与下颌下区之间的瘘管，10%的患者具有从外管底部到鼓膜的无症状膜附着物。腮腺可表现为肿物迅速增大，而耳廓症状包括耳漏和排泄黏液或脓性分泌物[100]。治疗方法为手术切除。

（六）涎腺病

涎腺病（涎腺肿大症）是指涎腺（通常指腮腺）的非炎性、非感染性、非肿瘤性增大。涎腺病与营养不良和激素紊乱有关，特别是慢性营养不良、神经性厌食症、贪食症、肥胖症、糖尿病、酒精中毒和肝脏疾病[101]。

六、涎腺肿瘤

唾液腺肿瘤在儿童中相对少见。它们占儿童头颈部肿瘤的8%，是继鼻咽、皮肤和甲状腺之后第四常见的头颈部肿瘤[102]。它们可起源于上皮或非上皮，可分为良性、低度恶性和高度恶性。儿童涎腺实性肿瘤更易呈恶性，且多数累及腮腺。血管肿瘤仍然是儿童最常见的涎腺肿物。当这些肿块被排除在唾液腺实体瘤的鉴别诊断之外时，肿瘤恶性的风险就会上升到成人的两倍以上[102]。

（一）血管异常

(1) 血管异常。血管异常可分为血管肿瘤或血管畸形[103]，常累及涎腺区。婴儿血管瘤是最常见的血管肿瘤。其他血管肿瘤包括化脓性肉芽肿、卡波西血管内皮瘤和丛状血管瘤。血管畸形是由毛细血管、动脉、静脉、淋巴管或上述两者组合而成。它们通过扩张和血管募集与儿童相伴生长，在不进行干预的情况下，最终可侵入周围正常组织结构，并且很少自发消退。

血管瘤是最常见的非上皮性肿瘤[104]。约30%婴儿在出生时出现，其余在出生后6周内出现。它们由快速增殖的异常内皮细胞组成，这些内皮细胞通常局限于皮肤和皮下组织。若发生在腮腺，可延伸至深部组织结构。血管瘤发病模式独特：它们在发病的前1～2个月内迅速增殖，通常在发病的4～6个月时出现第二次快速生长[105]。随后一段时间病情相对稳定，然后缓慢消退。5岁前病变完全消退者占50%，7岁占70%，9岁占90%[106]。涎腺血管瘤80%发生在腮腺，18%发生在下颌下腺，2%发生在小涎腺[107]。

血管瘤有两种类型：毛细血管型和海绵状型。毛细血管型特点为出生时即存在，生长迅速，1岁时消退。海绵状型血管瘤因其侵袭性和不规则性，因此更难治疗。海绵状血管瘤也可后天发生，且具有出血和致畸倾向。对于面部血管瘤累及腮腺者，应进行MRI和超声心动图检查，以排除PHACES综合征（颅后窝异常、血管瘤、动脉异常、心脏异常、眼异常和胸骨缺损）。

血管瘤根据病史和体格检查，临床即可诊断，但MRI检查有助于明确病变范围及边界。超声是一种鉴别血管瘤和囊肿的无创方法。当诊断不明确或临床症状不典型时，可进行组织学活检[108]。与其他血管肿瘤不同，血管瘤可随时间逐渐消退，无后遗症，易于保守治疗，有时被称为良性忽视。药物或外科治疗的适应证包括血管瘤快速生长、出血、溃疡和感染、退化失败、严重畸形或功能损害。Kasabach-Merritt综合征是大型未经治疗的血管瘤的潜在并发症，病变内部可发生消耗性凝血性病变。血管瘤的治疗方案包括使用类固醇（局部或全身）、普萘洛尔或手术切除。目前已证明腮腺血管瘤患者使用普萘洛尔安全、有效且耐受性好[105, 109]。

(2) 淋巴管畸形。淋巴管畸形曾被称为囊性湿疣或淋巴管瘤，是涎腺中继血管瘤之后第二常见血管畸形。约有一半的淋巴管畸形发生在头颈部。病变通常在围产期出现，50%～60%发生在出生后第一年，90%发生在出生后第二年。有时，淋巴管瘤会发生在儿童晚期甚至青春期。有时会继发于创伤或感染病史（图22-10）。

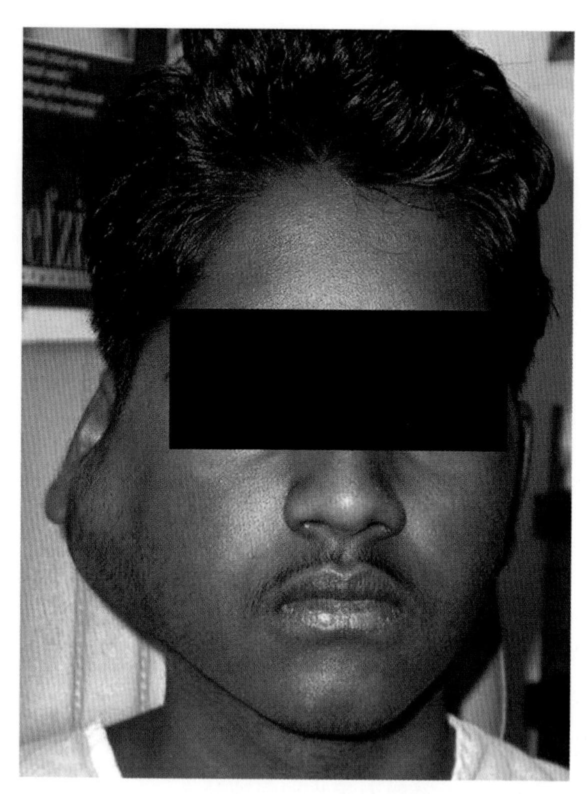

▲ 图22-10 青少年面部创伤后累及腮腺的淋巴管瘤

淋巴管畸形临床上表现为病变区域淋巴管扩张，表现为柔软、无痛、可压缩肿物。根据淋巴管大小畸形可分为三类：①微囊型病变：由小于2cm的小囊腔组成；②大囊型病变：由大于2cm的囊腔构成；③混合病变：包含微囊和大囊腔。淋巴管畸形可因淋巴液积聚、创伤或感染而增大。增大的病变可压迫周围组织导致呼吸、发音和吞咽困难。

超声、CT或MRI检查有助于诊断和鉴别囊性病变的性质及范围。可显示隔膜、空气流体和流体水平。钆增强MRI成像提供了有关软组织的细节，并提供了一个极好的成像方式。对于累及颈部下1/3的较大病变，建议检查气道和纵隔。

大囊型淋巴管瘤可采用硬化治疗或手术切除。硬化治疗因其神经和血管损伤的风险小，所以对于深部围绕血管或神经的病变推荐使用该方案。由于硬化治疗存在皮肤溃烂的危险，浅表性病变不推荐使用硬化治疗。微囊型淋巴管瘤更难以根除；硬化治疗偶尔有效，但通常需要行分期手术切除[110]。硬化治疗药物包括乙醇、醇溶蛋白、多西环素、博来霉素、平阳霉素（博来霉素的变种）和OK-432（毕西巴尼）。

（二）涎腺上皮性肿瘤

1. 良性肿瘤

儿童涎腺最常见的上皮性肿瘤为多形性腺瘤，主要见于青春期患者。多形性腺瘤由间充质细胞和上皮细胞组成。临床上表现为缓慢生长的肿物，触诊移动性良好。多形性腺瘤可经超声引导下FNA明确诊断。虽然肿瘤可能局限于包膜内，但多形性腺瘤通常具有包膜外侵犯也被称为显微镜下的假包膜扩张。因此，对于多形性腺瘤不能单纯行肿瘤剜除术，该术式复发率高达40%。对于发生于腮腺浅叶的肿瘤，须行保留面神经的腮腺浅叶切除术。对于下颌下腺多形性腺瘤，须将整个下颌下腺切除。

儿童其他涎腺良性肿瘤较少见，包括丛状神经纤维瘤、Warthin瘤（乳头状囊腺瘤性淋巴瘤）、胚胎瘤、单行性腺瘤（基底细胞瘤、透明细胞瘤、富含糖原的腺瘤）、脂肪瘤和畸胎瘤。Warthin瘤在儿科患者中非常罕见，占涎腺良性肿瘤的2%。10%的患儿双侧发病，临床上表现为无痛、生长缓慢的肿物。此类肿瘤起源于胚胎，在腮腺淋巴结内淋巴细胞和异位唾液腺导管上皮的结合过程中发生。在组织学上，可发现位于致密淋巴间质上的双层肿瘤细胞。CT或MRI显示位于腮腺尾部的囊性病变可确诊，首选治疗方法是手术切除。

涎腺母细胞瘤是儿童特有的、非常罕见的肿瘤。它代表了小涎腺的胚胎期，细胞间质内见松散分布的原始细胞团，形成导管和假导管间隙，没有腺泡分化。这些肿瘤可以出现在任何小涎腺，并可能具有局部侵袭与恶变的可能。治疗方案为广泛的手术切除[111]。

2. 恶性肿瘤

与成人相比，儿童涎腺肿瘤中恶性肿瘤的占比较高。黏液表皮样癌、腺样囊性癌和腺泡细胞癌占所有涎腺恶性肿瘤的80%～90%。儿童放射治疗有可能导致长期后遗症，如放射治疗诱发的恶性肿瘤、牙齿发育迟缓和牙关紧闭。因此，放射治疗的适应证为高级别恶性肿瘤、残余肿瘤病灶、肿瘤外侵及颈部淋巴结转移和神经周围侵袭。

黏液表皮样癌是儿童最常见的涎腺恶性肿瘤，约占涎腺恶性肿瘤的一半，主要见于青少年，也是儿童最常见的放射性相关肿瘤。根据鳞状细胞与黏液细胞的比例，肿瘤可分为低、中、高级别。低级别肿瘤具有较高的鳞状分化程度，与鳞状细胞癌相似。大多患儿为低级别恶性肿瘤，预后较好。低级别肿瘤在影像学上囊性成分更多，而高级别肿瘤则实性成分更多。该肿瘤的治疗方案为手术切除。低度恶性肿瘤可行局部广泛切除，而高级别的肿瘤通常需要选择性颈清扫、放射治疗或两者兼有的全腮腺切除术。除非肿瘤侵犯面神经，术中均应尝试保留面神经。

腺泡细胞癌是儿童第二常见涎腺恶性肿瘤，与黏液表皮样癌有类似的年龄分布。约占儿童涎腺上皮性恶性肿瘤的12%。大多数为低级别肿瘤，很少发生转移。通常情况下，患者临床上表现为无痛性缓慢生长的孤立肿块。治疗方法与低级别黏液表皮样癌相同，切除肿瘤并保留面神经，建议采取袖状切除以避免局部复发。

其他涎腺恶性肿瘤包括腺样囊性癌、腺癌和未分化癌，这些恶性肿瘤在儿童中均非常罕见。腺样囊性癌生长缓慢，有局部和神经侵犯倾向。腺癌通常发生于6岁左右，侵袭转移性较强，死亡率高达75%。未分化癌可能出现在围产期，也是一种侵袭性很强的肿瘤，尽管积极的治疗，但预后很差[111]。也有文献报道转移至腮腺的恶性肿瘤。主要为黑色素瘤（图22-11）。治疗应包括切除原发肿瘤及腮腺切除术，视颈部淋巴结受累情况决定是否行颈清扫。

小涎腺肿瘤包括多形性腺瘤或低级别黏液表皮样癌，在儿童中非常罕见。治疗是广泛的局部切除和袖状切除周围正常组织，以避免复发。

七、流涎

流涎是儿童正常身体发育的一部分。当口腔运动和感觉功能改善时，该症状通常会在出生后18个月大时减轻。唾液分泌过量很少引起流涎。相反，流涎通常是口咽和舌体肌肉缺乏对唾液的协调控制的结果，尤其是唾液吞咽阶段。其他影响因素包括口周和口内感觉下降、吞咽效率不足、头部姿势不良、牙齿咬合不正、口呼吸（鼻塞、腺样体肥大、过敏性鼻炎）、胃食管反流和某些药物的不良反应（抗惊厥药、抗精神病药）。流涎通常与运动障碍（脑瘫10%～38%）或智力障碍有关[112]。

流涎症可分为前流涎和后流涎两种类型。前流涎的患者，唾液从口腔中溢出，并且可见唾液渗漏到唇部区域和下巴。严重的患者唾液可浸湿衣服和污染周围环境。虽然前流涎在幼儿中很常见，但如果该症状持续超过4岁则视为病理性[113]。在许多神经系统疾病患者中，口腔运动功能的延迟可持续至6岁，在采取手术治疗之前考虑这一点。过度的前流涎可污染衣物，导致皮

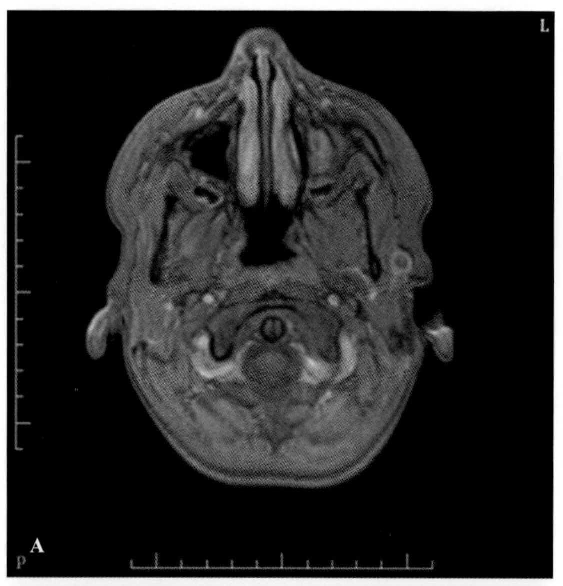

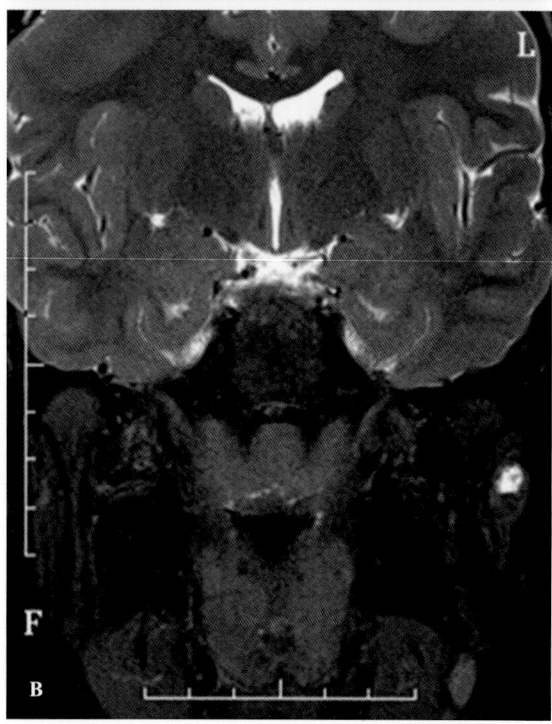

▲ 图 22-11 结膜黑色素瘤腮腺转移

引自 Massaoudi LA, Kanaan A, Daniel SJ. Conjunctival melanoma with metastasis to the parotid gland in a 10 year-old boy: a case report and literature review. *Int J Pediatr Otolaryngol Extra* 2013;8(2):47-49.

肤干裂疼痛、口周感染、脱水、咀嚼困难、语言障碍及损害书籍和通讯设备等[114]。还可损害患儿自尊，增加家庭护理负担。

后流涎患者，唾液分泌后进入声门上和喉部，可导致呼吸阻塞、咳嗽、呕吐等症状，有时还可进入气道[155]。吸入肺部引起吸入性肺炎威胁生命[116]。长时间处于仰卧位的残疾儿童中，后流涎的发生风险增加。

目前，没有普遍接受的可靠的工具来量化流涎，其频率（偶尔、频繁或恒定）和严重程度（从轻度到大量）都不同。可以使用各种技术量化流涎的量。过去，通过将其收集在抽吸袋或棉拭子上或使用放射性同位素来测量产生的口水量。这些方法复杂且具有侵入性，使收集装置时可能会出现泄漏问题。一些研究人员称围兜的重量，但这个过程容易因蒸发、其他液体溢出或唾液丢失而导致测量误差。评估流涎的频率、严重程度和影响的评分方法包括 Teacher 流口水量表、频率和严重程度量表和流口水影响评分表[117-119]。

流涎的治疗方案

流涎治疗方案包括康复治疗、药物治疗和外科手术治疗。鉴于流涎的复杂性和多因素性质，以及不同治疗方式的差别，可经多学科合作小组评估最佳的治疗方案。小组成员可能包括一名儿科医生、一名职业治疗师、一名言语和语言病理学家、一名牙科医生、一名神经科医生、一名儿童耳鼻咽喉科医生、一名社会工作者、一名研究人员和一名协调员；其目标是根据小组与父母合作提出的协商一致建议，向每位患者提供若干康复、医疗和外科选择[1]。

流涎的康复治疗包括改善姿势和头部控制练习，优化定位、口腔运动或感觉治疗以改善口腔控制力和敏感性，以及行为治疗。口腔运动和感觉治疗利用不同的运动来提高口腔和面部肌肉的力量，使口腔敏感度正常化，并且还提高口腔运动技能（唇部活动性、舌头活动性和下颌稳定性），唇部闭合和（或）吞咽唾液。

行为治疗可分为四大类[120]：①指导、激励和积极强化；②消极的社会强化和宣教（很少使用）；③提示技巧；④自我管理。口腔运动和行为计划具有非侵入性、安全、无不良反应等优点，并且这些方法对于能够合作并遵循简单命令的儿童效果明显。

表 22-2 和表 22-3 分别概述了流涎的药物

和手术治疗。当使用药物治疗时，不同患者之间存在差异。我们建议从低剂量开始，并根据需要逐渐增加。提醒患者家属药物潜在的不良反应非常重要。鼻阻塞和牙科疾病是常见的促进流涎因素，应该对所有患有流涎的儿童进行仔细评估，因为这可能有助于改善甚至解决流涎问题。还须评估患者是否存在错𬌗畸形、巨舌症和正畸治疗。手术治疗可包括腺样体切除术，鼻甲切除术和舌部分切除术（针对严重的巨舌症患儿）。其他干预措施包括治疗过敏性鼻炎和改善口腔卫生。药物治疗主要包括抗胆碱能药物，如东莨菪碱和格隆溴铵。这些药物具有阻断涎腺副交感神经支配的作用。然而，因为抗胆碱能药物严重的不良反应，如尿潴留、视物模糊和行为改变，该疗法通常以失败告终。涎腺肉毒杆菌毒素注射治疗已成为一种新型治疗流涎的方法[1]。迄今已经鉴定出肉毒梭菌产生的7种抗原性不同的肉毒杆菌神经毒素，分别为A型至G型。其中，A型

表 22–2　流涎的药物治疗

药　物	剂　量	不良反应
苯托品	• 儿童≥3岁：0.02～0.05mg/kg，每日1～2次 • 青少年：1～4mg，每12～24小时1次	• 口腔干燥 • 视物模糊 • 心动过速 • 尿潴留 • 便秘
格隆溴铵	• 儿童：从0.02mg/kg开始，每日3次（最大剂量：3mg/d） • 成人：0.5mg，每日3次（最大剂量：8mg/d）	• 口腔干燥 • 视物模糊 • 易激惹 • 行为改变 • 尿潴留 • 便秘
盐酸苯海索	• 起始0.1～0.2mg/（kg·d），分3次给药，持续1周； • 按需要逐渐滴定至2～3mg/d，每日2次	• 口腔干燥 • 头晕 • 视物模糊 • 尿潴留
东莨菪碱	• 经皮1.5mg，每3日1次	• 口腔干燥 • 视物模糊 • 头晕 • 易激惹 • 尿潴留 • 便秘

表 22–3　流涎的外科治疗

类　型	术　式	优　点	缺　点
减少唾液分泌	神经切断术 导管结扎术 腺体切除术	局麻下易完成 简单 预后好	复发率高 涎腺囊肿或涎石症 口干燥 面神经、舌神经和舌下神经损伤
唾液分流	下颌下腺导管改道	减少前池唾液	舌下腺未切除情况下易形成舌下囊肿 导管阻塞
	腮腺管改道	减少前池唾液	导管阻塞和涎腺囊肿

肉毒杆菌毒素（botulinum toxin A，BoNT-A）具有最广泛的药物用途。肉毒杆菌毒素通过失活SNAP-25（25-突触体相关蛋白）防止分泌性副交感神经末梢纤维突触前释放乙酰胆碱，SNAP-25是细胞膜上含乙酰胆碱小泡融合和释放所必需的。在注射肉毒杆菌毒素后2～3d，腺体的化学副交感神经发生去神经支配，并且根据产品不同疗效持续3～9个月。最佳剂量取决于所用产品，因为各种商业制剂在分子结构和（或）制造方法上各有不同。

迄今为止，对于理想产品、总剂量、注射唾液腺或应注射多少的最佳方法，尚未达成共识。根据我们的经验，10%的患者无论使用何种剂量都没有反应[1]。此外，食品药品管理局最近的报告、出版物和媒体警告提醒医生注意严重的不良反应，包括吞咽困难、吸入性肺炎和注射部位远端的肌肉无力。这些严重并发症可能是毒素扩散或无意中注入周围颈部肌肉的结果。尽管存在这些潜在的不良反应，但当使用诸如超声的引导技术辅助时，肉毒杆菌毒素注射是一种安全有效的治疗流涎的方法。对我们1200次注射的经验进行回顾，没有发现死亡病例，也没有发现与A型肉毒杆菌毒素注射相关的重大疾病[1]。该手术在门诊诊所进行，无需全身麻醉，即使在儿科患者中也是如此。

对于保守治疗和药物治疗无效的患者、6岁以上的中度至重度流涎患者、无论年龄大小都会导致窒息或吸入性肺炎的后遗症患者，以及需要长期和经常护理的流涎患者。双侧下颌下腺切除联合腮腺管结扎术治疗儿童慢性流涎安全有效[121]。其他选择方案包括导管结扎，可经口结扎腮腺和（或）下颌下导管（已报道两个或四个导管的各种组合）、下颌下腺下导管重建术和舌下腺切除术（以防止舌下囊肿形成）、鼓室神经切除术和鼓索神经切断术。涎腺放射治疗可能会导致口干，口干可能持续几个月至数年，但这种治疗方式可导致恶性肿瘤的发生。

推荐阅读

Boyd ZT, Goud AR, Lowe LH, et al: Pediatric salivary gland imaging. *Pediatr Radiol* 39:710–722, 2009.

Brook I: Acute bacterial suppurative parotitis: microbiology and management. *J Craniofac Surg* 14:37–40, 2003.

Daniel SJ: Multidisciplinary management of sialorrhea in children. *Laryngoscope* 122(Suppl 4):S67–S68, 2012.

Ellies M, Schaffranietz F, Arglebe C, et al: Tumors of the salivary glands in childhood and adolescence. *J Oral Maxillofac Surg* 64:1049–1058,2006.

Hackett AM, Baranano CF, Reed M, et al: Sialoendoscopy for the treatment of pediatric salivary gland disorders. *Arch Otolaryngol Head Neck Surg* 138:912–915, 2012.

Lesperance MM: When do ranulas require a cervical approach? *Laryngoscope* 123(8):1826–1827, 2013.

Malata CM, Camilleri IG, McLean NR, et al: Malignant tumours of the parotid gland: a 12–year review. *Br J Plast Surg* 50:600–608, 1997.

Mehta D, Willging JP: Pediatric salivary gland lesions. *Semin Pediatr Surg* 15:76–84, 2006.

Nahlieli O, Shacham R, Shlesinger M, et al: Juvenile recurrent parotitis: a new method of diagnosis and treatment. *Pediatrics* 114:9–12, 2004.

Reid SM, Johnson HM, Reddihough DS: The Drooling Impact Scale: a measure of the impact of drooling in children with developmental disabilities. *Dev Med Child Neurol* 52:e23–e28, 2010.

Stern Y, Feinmesser R, Collins M, et al: Bilateral submandibular gland excision with parotid duct ligation for treatment of sialorrhea in children: long–term results. *Arch Otolaryngol Head Neck Surg* 128:801–803, 2002.

Van der Burg JJ, Didden R, Jongerius PH, et al: Behavioral treatment of drooling: a methodological critique of the literature with clinical guidelines and suggestions for future research. *Behav Modif* 31:573–594, 2007.

Wilson WR, Eavey RD, Lang DW: Recurrent parotitis during childhood. *Clin Pediatr (Phila)* 19:235–236, 1980.

Cummings
Otolaryngology
Head and Neck Surgery (6th Edition)
Volume Ⅵ : Pediatric Otolaryngology

Cummings
耳鼻咽喉头颈外科学（原书第6版）
第六分册　儿童耳鼻咽喉学

第六篇
咽、喉、气管与食管

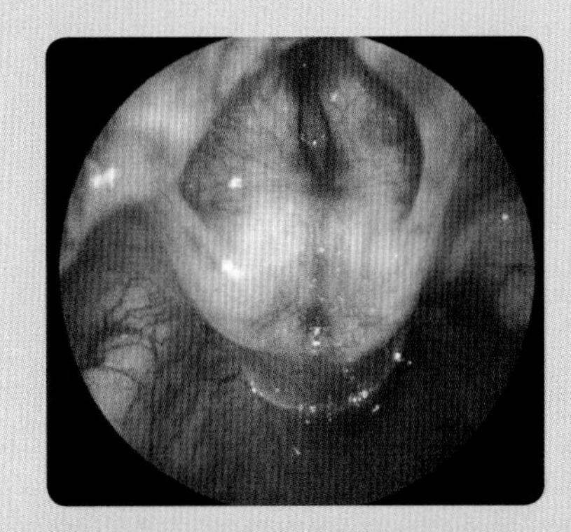

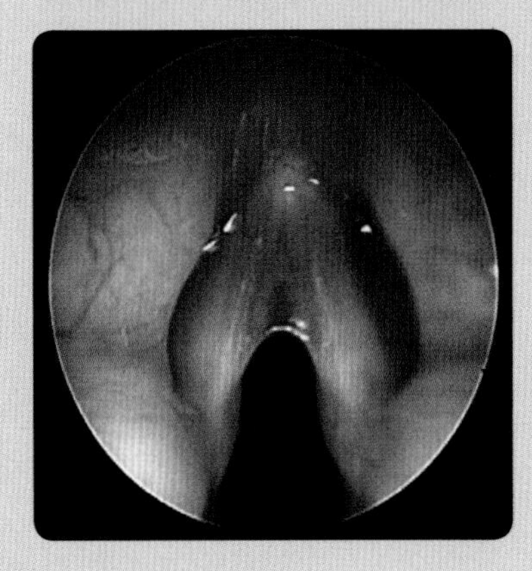

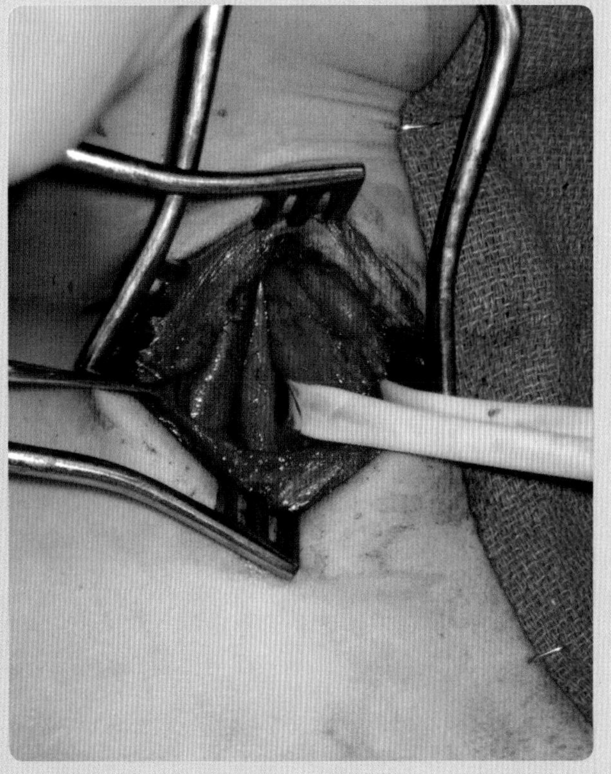

第23章 儿童气道的评价与管理

Evaluation and Management of the Pediatric Airway

Mai Thy Truong　Anna H. Messner　著

孙莎莎　译

要点

1. 对有呼吸声异常的儿童进行初步评估：包括评估产生噪声的呼吸相及呼吸噪声的特征；与睡眠、觉醒和喂养状态有关的不适症状；整体肤色和氧饱和度；生长和体重增加；纤维喉镜检查。
2. 婴儿喘鸣最常见的原因是喉软化，但并非所有喘鸣都是由喉软化引起的。
3. 喉软化在大多数儿童中随着年龄的增加逐渐改善，但是当需要手术时，声门上成形术可以较好地改善症状。
4. 50% 以上的非医源性新生儿单侧和双侧声带麻痹可自发缓解。
5. 所有先天性喉蹼的儿童都应接受基因检测，以鉴定是否有染色体 22q11 异常。
6. 声门下血管瘤的患者通常会有“复发性喘鸣”的病史，因为病变与声门下肿胀相似，经类固醇治疗后症状可改善。
7. 喉囊肿包括会厌谷的甲状舌管囊肿、喉室囊肿和声门下囊肿，这些囊肿是潜在严重的气道阻塞的来源。
8. 对于在进食时反复误吸和喘鸣的患者，耳鼻咽喉科医师必须高度怀疑可能存在喉裂，并且可以降低检查标准，以便在手术室中进行喉镜检查以排除潜在的裂隙。

一、呼吸声异常儿童的评估

（一）呼吸声异常的特性

新生儿（出生至 1 个月）、婴儿（1—12 个月）和儿童（1—12 岁）的呼吸声异常有多种特征，是由于呼吸气流在气道的某一水平形成湍流导致的。Stertor 一词来自拉丁文的 stertere，意思是“打鼾”。鼾声一词可以用来描述喉部以上组织振动产生的呼吸声异常。相比之下，喘鸣是喉部阻塞的表现，可以表现为高音、悦耳或刺耳的声音，通常被误认为是“哮鸣音”。喘鸣和鼾声通常不需要听诊器就能听到，与呼吸、觉醒、睡眠和喂食相关。在听诊时，存在异常呼吸音提示气道异常。

通过密切观察婴儿状态及异常呼吸音，可以了解气道结构的性质。异常呼吸音可由鼻、鼻咽、口咽、下咽和（或）声门上的梗阻引起。声门阻塞导致的喘鸣表现为吸气相喘鸣，声门或声门下、上段气管阻塞可表现为双相喘鸣；远端气管或主支气管中的病变多表现呼气双相喘鸣。儿童气道病理学的鉴别诊断可按以下特点进行划分：受影响的气道位于道位于声门上还是声门下（表 23-1 至表 23-3）。

存在异常呼吸音时应行气道评估。窘迫、青紫、过度通气、体重增加或生长发育障碍、喂养困难、睡眠困难和阻塞性睡眠呼吸暂停的程度，

表 23-1 儿童喉平面以上气道阻塞的原因分析

气道病理学	发病期	气道阻塞程度	特征呼吸声异常	典型体征 / 症状	相关疾病 / 综合征 / 发现	治 疗
梨状孔狭窄	出生时，婴儿期的前几个月	前鼻部	鼾声，异常呼吸音口呼吸	鼻腔扩张，周期性发绀，口呼吸，睡眠或进食困难	前脑无裂畸形，单中门齿	鼻生理盐水和吸引分泌物，局部减充血滴剂，McGovern nipple，外科修复
鼻泪管囊肿	出生时，婴儿期的前几个月	前鼻部	鼾声，异常呼吸音口呼吸	鼻腔扩张，周期性发绀，口呼吸，睡眠或进食困难；如果是双侧的症状更严重	泪囊囊肿	热敷和按摩相关的泪囊囊肿，鼻生理盐水和吸引分泌物，局部减充血滴剂，泪道扩张术
鼻后孔闭锁	出生时（双侧），出生到儿童期（单侧）	鼻后孔	鼾声，异常呼吸音口呼吸	鼻腔扩张，周期性发绀，口呼吸，睡眠或进食困难；如果是双侧的症状更严重	CHARGE 综合征，颅缝早闭综合征（Crouzon, Treacher Collins）	口腔插管，McGovern nipple 外科修复
鼻胶质瘤，脑膨出	出生时、婴儿期	鼻腔	鼾声，异常呼吸音口呼吸	鼻腔扩张，周期性发绀，口呼吸，睡眠或进食困难	单发鼻窝，鼻背肿块，可能颅内侵犯	内镜 / 开放切除术
面中部发育不全	出生时、婴儿期	鼻腔、鼻后孔	鼾声，异常呼吸音口呼吸	鼻腔扩张，周期性发绀，口呼吸，睡眠或进食困难	颅缝早闭综合征	鼻生理盐水和吸引分泌物，局部减充血滴剂，面中部推进
颌后缩，小颌畸形，舌后坠	出生时、婴儿期	舌根	鼾声，异常呼吸音口呼吸	呼吸困难，睡眠或进食困难，蜷缩，发绀	Pierre Robin 序列，颅缝早闭综合征（Treacher Collins），喉软化	俯卧位，鼻喇叭，舌唇粘连，下颌骨牵张，气管造口术
巨舌	出生时、儿童期	口咽后部 / 舌根	鼾声，异常呼吸音口呼吸	舌突出伴口腔功能不全；呼吸困难，睡眠困难或喂食困难	Beckwith–Weidemann 综合征，血管畸形	鼻饲，补氧，气管造口术，舌缩短

是决定气道狭窄的严重程度，以及是否需要干预的重要因素。

（二）病史

详细询问病史，如呼吸音异常是否是体位性的，以及与清醒、睡眠或喂食状态的关系，发病年龄，病情恶化和改善的特征、疾病进展情况，既往史及个人史（如反复发作的肺炎、唐氏综合征、插管史、早产史、心脏手术史、窒息史）。详细的病史有助于疾病的诊断。有窒息史的患儿应高度怀疑异物吸入史。

（三）体格检查

对儿童的检查，首先是对年龄、痛苦程度、软组织凹陷程度、姿势、易怒程度、疲劳程度和肤色的全面评估。可通过凹陷的类型和解剖水平推断阻塞的严重性，包括鼻翼扩张、胸骨上凹陷、肋下凹陷和肋间凹陷；后者反映了辅助呼吸肌的情况。尤其是儿童存在音质改变，如失声、声音低沉，以及无法咳嗽时，应考虑是否存在喉部病变。通过胸部运动情况来判断喘鸣为呼气性还是吸气性。应进行全面的头颈部及胸部查体，并通过观察鼻腔气流来初步判断鼻腔或鼻咽部通畅情况。

1. 内镜检查术

对于意识清醒的患者，最好使用喉镜进行病情评估。成人建议常规应用直径为 2.5mm 的电子

表 23-2 儿童喉平面气道阻塞的原因分析

气道病理学	发病期	气道阻塞程度	特征呼吸声异常	典型体征 / 症状	相关疾病 / 综合征 / 发现	治 疗
喉软化	出生时、婴儿期	声门上	鼾声，喘鸣，"淤血"，声音从鼻腔传出去	蜷缩，难以入睡，进食困难，生长发育障碍	小颌畸形，颌后缩	抗反流药物和预防措施，声门上成形术
喉发育不全	出生时	喉		发绀	产前超声诊断胎儿肺回声、积液、腹水	EXIT 程序，气管造口术
喉蹼	出生时、婴儿期	喉	喘鸣，失声，声音嘶哑	蜷缩，进食困难	腭心面综合征	手术修复
声带麻痹	出生时、儿童期	喉	喘鸣，失声，声音嘶哑	蜷缩，难以入睡，进食困难，误吸	双侧：中枢神经系统疾病（Arnold-Chiari畸形），产伤，术后（心脏手术），纵隔肿块	鼻饲，补氧，气管造口术，环状软骨后移植（双侧）；声带注射（单侧）
矛盾性声带运动	出生时、儿童期	喉	吸气喘鸣	在喂食时（婴儿），或在焦虑或运动中（儿童）伴有哭声及激动的间歇性吸气喘鸣	胃食管反流，变应性鼻炎伴后鼻滴漏，焦虑	反流治疗，鼻过敏治疗，舒缓 / 镇静措施，言语治疗
胃咽反流	出生时、婴儿期	喉	鼾声，喘鸣，"淤血"，声音从鼻腔传出去	喂食后有呼吸声异常	早熟	抗反流药物，Nissen 胃底折叠术
后部声门狭窄	出生时、儿童期	喉	喘鸣，声音嘶哑	蜷缩，难以入睡，进食困难	插管史	反流治疗，瘢痕松解，气管造口术，环状软骨后部移植
喉裂	出生时、儿童期	喉、气管	鼾声，喘鸣	喂养困难，反复肺炎	气管食管瘘，食管闭锁，先天性心脏病，唇腭裂，小颌畸形，舌下垂，喉软化，Opitz-Frias 综合征	内镜或开放修补
乳头状瘤病	婴儿期、儿童期	声门上，喉，气管	喘鸣，声音嘶哑，失语	蜷缩，声音嘶哑进展为失语	随着疾病的发展，肺部播散	手术清创，西多福韦局部注射
喉囊肿	出生时、儿童期	喉	鼾声，喘鸣，声音嘶哑	蜷缩，难以入睡，进食困难	喉囊肿或囊状囊肿	内镜或开放修补
声门下血管瘤	婴儿期	声门下	喘鸣	蜷缩，难以入睡，进食困难	小儿血管瘤中的胡须分布，PHACES 综合征	口服类固醇，手术切除，口服普萘洛尔
声门下囊肿	出生时、儿童期	声门下	喘鸣	蜷缩，难以入睡，进食困难	插管史	手术切除
声门下狭窄	出生时、儿童期	声门下	喘鸣	蜷缩，难以入睡，进食困难	插管史，先天性狭窄	内镜扩张或激光治疗，气管造口术，喉气管重建

EXIT. 子宫外分娩治疗程序；PHACES. 颅后窝颅内异常、血管瘤、动脉异常、心脏缺损和主动脉缩窄、眼睛异常、胸骨劈裂

表 23-3 儿童喉部平面以下气道阻塞的原因分析

气道病理学	发病期	气道阻塞程度	特征呼吸声异常	典型体征 / 症状	相关疾病 / 综合征 / 发现	治 疗
血管环 / 外源性气管压迫	出生时、儿童期	气管	喘鸣，双相“洗衣机”或“嘎嘎”声，听诊时上呼吸道粗大的声音	蜷缩，因用力或兴奋而加重，反复肺炎，吞咽困难	唐氏综合征，腭心面综合征，CHARGE 综合征，TEF	心胸外科手术修复
气管狭窄，完全气管环	出生时、儿童期	气管	喘鸣，双相“洗衣机”或“嘎嘎”声，听诊时上呼吸道粗大的声音	蜷缩，因用力或兴奋而加重，反复肺炎	唐氏综合征，肺和心脏异常	气管造口术
气管软化	婴儿期、儿童期	气管	喘鸣，双相“洗衣机”或“嘎嘎”声，听诊时上呼吸道粗大的声音。呼气喘息	蜷缩，因用力或兴奋而加剧，持续咳嗽	喉软化，外部压力，TEF 修复后慢性气管炎症	CPAP，重症患者气管造口术
喉气管食管裂隙，气管食管瘘	婴儿期、儿童期	喉、气管	喘鸣，双相“洗衣机”或“嘎嘎”声，听诊时上呼吸道粗大的声音	蜷缩，持续咳嗽，反复肺炎	Opitz–Frias 综合征，Townes–Brock 综合征，染色体 1q43 缺失，唐氏综合征，VACTERL	手术修复
异物吸入	婴儿期、儿童期	喉，气管，支气管	喘鸣，复发性咳嗽，听诊时单侧哮鸣 / 嘎吱作响	蜷缩，持续咳嗽，反复肺炎	充气过度，肺萎陷，纵隔移位和(或)CXR上不透射线 FB	支气管镜检查和异物清除

CHARGE. 眼缺损、心脏缺损、鼻后孔闭锁、生长发育缓慢、生殖异常、耳异常；CXR. 胸部摄影；FB. 异物；TEF. 气管食管瘘；VACTERL. 椎体缺损、肛门闭锁、心脏畸形、气管食管瘘、肾脏发育不全、肢体异常

喉镜，较小儿童可用直径为 1.9mm 的电子喉镜进行检查。通过慢动作回放、逐帧视图和频闪喉镜等检查技术，可以极大地帮助评估儿童喉部的情况。

在全身麻醉下利用显微镜对新生儿进行直达喉镜的检查，效果很好。全身麻醉需要专业的儿科麻醉团队进行，需保留自主呼吸，以确保可以充分了解气道情况。采用丙泊酚—瑞芬太尼用于静脉内麻醉和七氟醚吸入性诱导 / 维持治疗的技术，保留自主呼吸以进行气道内的手术操作 [1, 2]。内镜医师应全面评估，如：喉、梨状窝、环后区、杓状软骨、杓间区、杓会厌皱襞、会厌、室带、喉室、声带和声门下等组织的情况（图 23-1）。支气管镜检查也可以评估气管和主支气管。

2. 选择性诊断检查

其他有助于评估儿童异常呼吸音的检查包括氧饱和度监测、二氧化碳酸记录图、动脉血气、颈侧位片、胸片、改良吞钡、食管钡餐、声带超声、声带肌电图、肺功能测试、pH 探针检测和多导睡眠监测（polysomnography，PSG）。可能需要对大脑或胸部进行相关的影像学检查来评估相关的发现，如 Arnold–Chiari 畸形或血管环。

二、喉软化

婴儿喘鸣最常见的原因是喉软化（laryngomalacia，LM），目前认为该病在出生体重正常的男婴中发病率更高，最近的证据表明，这种情况在女婴中同样常见。早产的西班牙裔婴儿和正常胎龄的黑人婴儿喉软化病的风险较高 [3–5]。新生儿在出生后 2 周内通常会出现间歇性吸气相喘鸣，并在几个月内逐渐缓解。对于未接受手术治疗的婴儿，喘鸣症状消失的平均时间为 7～9 个月，

绝大多数到18个月时喘鸣消失[6, 7]。

许多学者认为LM为高调音，但与声带麻痹相比，它的音调相对较低。进食时，喘鸣通常会加重，一般情况下，婴儿在进食过程中需要停下来进行呼吸。随着咽腔的增宽，轻度LM的喘鸣音常随着哭泣而得到改善；反之，中度至重度LM，由于大量的呼吸气流通过严重塌陷的喉腔，喘鸣音通常会随着哭泣而加重。与无LM的婴儿相比，严重LM的婴儿杓会厌皱襞更短[8]。此外，LM可能是一种独立的疾病，也可能与其他神经系统疾病如脑瘫有关。

声门上喉塌陷导致吸气相喘鸣，产生气道狭窄和湍流气流（图23-2）。这种塌陷的病因不明，但似乎与神经肌张力低下有关。外周感觉传入反射、脑干功能和运动传出反应的感觉运动整合与喉功能、声调有关[4]。喉内收反射（laryngeal adductor reflex, LAR）是一种迷走神经介导的反射，它是在喉上神经的机械性感受器和化学感受器的感觉神经刺激下发生的，主要位于杓会厌皱襞区域。在传入神经、脑干或传出神经通路的任何功能障碍都会导致喉音色和功能的改变。喉软化的婴儿咽喉感觉检查阈值升高，这表明喉部的感觉运动整体功能改变，可能导致在喉软化的婴儿中看到喉音调弱[4]。此外，与对照组相比，手术切除的杓上组织病理标本中，神经组织病理性肥大，这支持神经功能障碍理论作为喉软化的病因[9]。

喉软化的诊断需要内镜检查；然而，最理想的内镜检查方式是有争议的。如果患者镇静，并接受电子纤维喉镜（fiberoptic flexible laryngoscopy，FFL）检查，局部使用利多卡因会导致杓状软骨的塌陷和会厌在吸气时的折叠，这可能会导致对喉软化严重程度的评估过重[10]。这些发现提示诊断喉软化的最佳方法是在清醒的患者中使用电子纤维喉镜。相反，在气道正常的患者中，清醒时内镜检查可能会漏诊轻度喉软化症[11]。相对于全麻下检查，清醒状态下检查的优点是操作简单，且父母可以在场，并且降低了麻醉所需的费用。清醒状态时检查的缺点是婴儿哭闹会引起声门上解剖结构的改变。软性鼻咽镜是一种准确的诊断方法[12]。Ω形会厌通常与喉软化有关，但也可见于正常婴儿。呼吸道透视可用于婴儿喘鸣的筛查，它特异性较高，敏感性较低，因此若可行电子喉镜检查，则更推荐后者。

对于喉软化的婴儿来说，有可能出现继发病

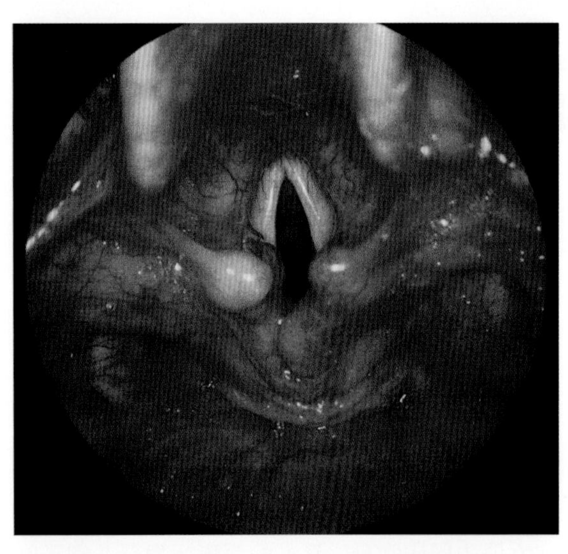

▲ 图23-1 正常的婴儿喉。解剖范围包括会厌、会厌谷、梨状隐窝、杓状软骨、杓间软骨区、杓会厌皱襞、室带、喉室、声带、前联合和声门下

引自 Benjamin B. The pediatric airway, In Slide Lecture Series, American Academy of Otolaryngology–Head and Neck Surgery, 1992.

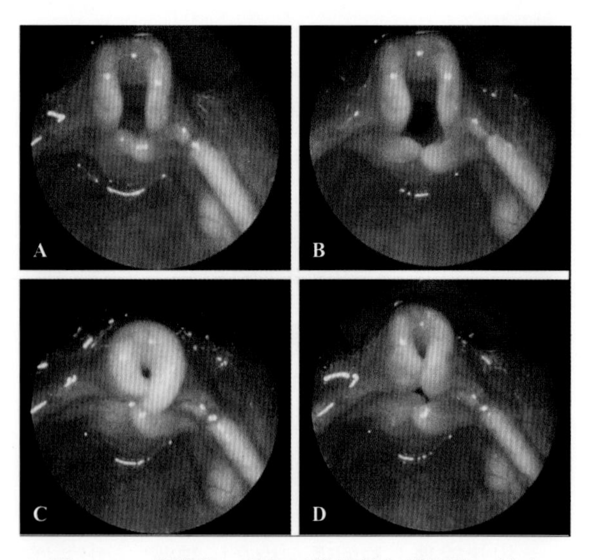

▲ 图23-2 喉软化。吸气时进行性气道阻塞。注意Ω形会厌

引自 Benjamin B. The pediatric airway, In Slide Lecture Series, American Academy of Otolaryngology–Head and Neck Surgery, 1992.

变，这可能导致呼吸困难。继发性病变的发生率从8%～58%不等，在较严重的喉软化儿童中发病率较高[15-19]。是否对喉软化患者行支气管镜检查尚存在争议。有学者认为，支气管镜检查只适用于有“呼吸暂停、发育停滞”等特征的喉软化婴儿。另外有学者认为应该对所有有症状的患儿行支气管镜检查[21]。

几个案例指出喉软化患者胃食管反流的发病率更高[4, 22, 23]。理论上，当存在胃食管反流病时，可以引起气道水肿，从而加重气道损害。最近对27项研究（1295例喉软化新生儿）的统计显示，该组中的胃食管反流患病率达到了59%；然而，与患有其他呼吸疾病的儿童相比，没有证据表明喉软化的婴儿反流的发病率更普通[24]。在这个系统回顾中，严重喉软化的婴儿反流发病率高于轻度喉软化的婴儿。该综述指出，目前还没有对照研究将pH值数据与婴儿的病理性反流结果联系起来，进行抗反流药物与安慰剂的试验是必要的[24]。由于目前没有确切的证据表明抗反流疗法将改善轻度的喉软化，一些人建议避免常规使用抑酸药物[25]。然而，在患有中重度喉软化的儿童中，耳鼻咽喉科医生通常会进行常规的抗反流治疗，尤其是在拟行外科手术的情况下[25、26]。治疗喂食管反流性疾病，可通过预防酸性刺激，改善喉感觉和气道保护机制，从而改善喉软化[26]。然而，一些证据表明，接受抑酸疗法治疗的婴儿可能会增加下呼吸道感染的发病率[27]。与气道阻塞有关的胃食管反流病患儿，在杓会厌成形术后，胃食管反流病明显改善[28]。

喉误吸和喉渗透也常见于严重喉软化患儿。功能内镜下对严重喉软化患儿吞咽功能的评估显示，88%的婴儿有喉渗透，72%的婴儿存在误吸[29]。透视检查对评估误吸程度有一定意义。多导睡眠监测可用于喉软化的儿童，以评估睡眠障碍的程度[30]。

导致声门上阻塞的各种解剖异常可引起婴儿喉软化。最常见的表现为软骨上黏膜前脱垂（57%）、杓会厌皱襞过短（15%）、会厌后塌陷（12%）、或几种情况同时出现（15%）[7]。已提出若干分类方法，但目前没有一种方法占主导地位[7, 31-33]。

通常情况下，喉软化严重时，会导致喂食困难、误吸、生长发育障碍、呼吸暂停、漏斗胸，或发绀。在这种情况下，建议进行外科治疗，以防止引起生长发育障碍、慢性肺源性心脏病及心力衰竭[7, 26, 34]。儿童耳鼻咽喉科医生所见喉软化婴儿中，10%～31%需要手术治疗。目前的标准治疗方法是声门上成形术（杓会厌皱襞成形术；图23-3）[35-37]。手术切除可采用二氧化碳（CO_2）激光、喉显微剪刀、鼻窦显微矫正器械[4, 7, 38-41]。

最简单的声门上成形术类型为杓会厌成形术[42]。或者切除声门上脱垂的组织，如：覆盖在杓状软骨上多余的组织、杓会厌皱襞或覆盖在会厌喉面的组织[39]。重要的是保留杓间区黏膜以避免术后狭窄。对于患有严重的Ω形会厌的儿童，可以行会厌成形术，恢复会厌正常解剖形态[43, 44]。在此过程中，用二氧化碳激光去除会厌舌面的黏膜和相应的舌根黏膜，然后将会厌与舌根做缝合。一些学者提倡单侧声门上成形术，以降低术后声门上狭窄的风险；然而，大多数外科

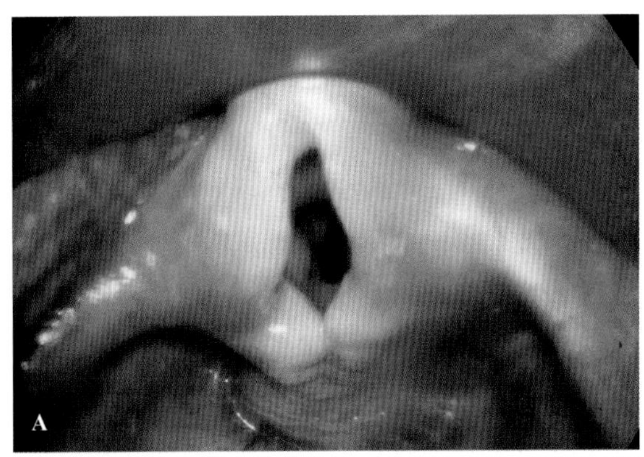

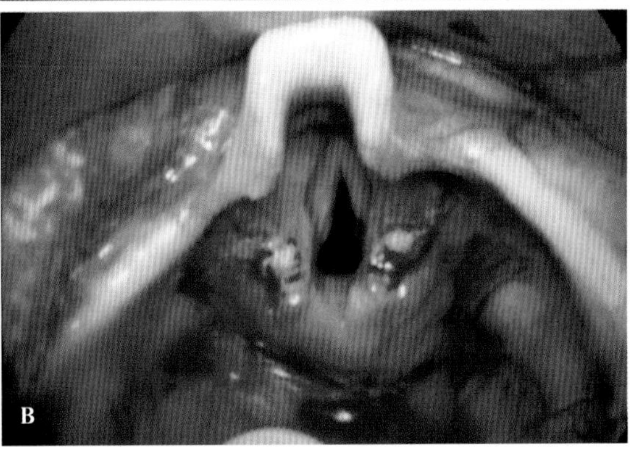

▲ 图23-3 喉软化

声门上成形术术前（A）术后（B）的婴儿喉

医生认为，进行双侧手术效果更好[35,45-47]。

婴儿能够耐受声门上成形术，通常只需要住院1～3d[48,49]。各种声门上成形术的成功率很高，绝大多数儿童能消除阻塞[36、39、42、50]。重度喉软化患儿在标准化生长曲线上体重较低，声门上成形术后生长曲线百分位数明显改善[51]。声门上成形术后，误吸的发生率也明显降低[29]。有些儿童术后几个月有持续的误吸，需要稠厚食物喂养或鼻饲饮食[52]。术前和术后监测结果显示，声门上成形术后睡眠质量有所改善[30,53-55]。那些声门上成形术术后没有改善的儿童通常有潜在的神经系统异常或合并其他综合征，可能需要气管切开术[56-59]。该手术并发症较少，其中以声门上狭窄最常见，可达4%。在初次手术后没有明显改善的儿童可能需要进行修正的声门上成形术，这在患有并发症的儿童中更为常见[60,61]。

虽然通常认为喉软化发病群体为婴儿，但在大龄儿童和成人中偶尔也有发生，而且可能是阻塞性睡眠呼吸暂停的原因之一[62,63]。与喉软化症的新生儿相似，声门上成形术后，患有睡眠呼吸暂停和LM的大龄儿童可以得到显著改善[64]。喉音差的神经功能受损儿童（即脑瘫儿童）尤其容易发生喉软化。当运动过程中用力吸气时，杓会厌皱襞塌陷进入喉腔，部分阻塞声门[65,66]。在杓会厌皱襞黏膜肥厚的病例中，声门上成形术是有效的。同样，如果会厌较长或松弛，部分会厌切除术可能有效[67]。

三、声带功能障碍

（一）声带麻痹

声带麻痹（vocal fold paralysis，VFP）是新生儿喘鸣的另一种常见病因。喘鸣是吸气相的或双相的，音调高。新生儿声带麻痹可能由产伤、胸部疾病或手术、中枢或外周神经疾病或特发性原因引起[68,69]。分娩创伤或产钳分娩导致颈部牵引型损伤，伴随着血肿、软组织肿胀和（或）迷走神经在颈部走行区域的压迫性损伤。创伤性插管或吸引也可能导致喉损伤和声带麻痹[70]。

医源性左声带麻痹是胸外科手术并发症，尤其是动脉导管未闭或主动脉弓中断修复，可能与婴儿无法脱离呼吸机有关。左侧喉返神经在动脉导管周围易受损伤，除非出现右主动脉弓。在动脉导管未闭的结扎的手术中，喉返神经损伤的发生率为1%～7.4%[71,72]。气管食管瘘修补术、儿童甲状腺切除术和经颈部鳃裂异常的切除术也与声带麻痹有关[73]。

对清醒患者进行FFL诊断，需使用有效的麻醉，以降低声带的敏感度。在婴儿中，过度活跃的小声门和声门上组织的塌陷，会增加声带麻痹的诊断难度。VFP可能是单侧或双侧的，不能仅仅通过FFL鉴别双侧神经源性VFP与双侧声带固定，直接喉镜下的触诊是必要的。儿童喉肌电图对VFP[74]的诊断和治疗有一定的价值；在轻度麻醉状态下进行喉肌电图检查，有助于鉴别固定与麻痹，并能改善预后[75,76]。

单侧声带麻痹的婴儿可出现的症状包括哭声弱或喘鸣、误吸、吞咽困难或喂食困难[72,77]。大多数患有单侧声带麻痹的婴儿的声音是很低沉的，但可以听到，并且随着时间的推移而逐渐增强。单侧声带麻痹的患者通常能够在不进行医疗干预的情况下通过功能代偿以达到喂养的目的。有时婴儿需要短期的鼻饲饮食。职业或语言病理学喂养咨询有助于这些婴儿克服误吸（如改良吞钡），并向患者父母提供喂养的建议。最常见的情况是，喂养这些婴儿应该从缓慢流动的奶嘴开始，直到可以使用正常喂养速度的奶嘴。

双侧声带麻痹的儿童通常有严重的气道阻塞，高达73%的儿童需要行气管切开术[78-80]。双侧声带麻痹常可见于多种神经肌肉疾病，包括面肩甲肱骨肌病、脊髓肌萎缩和先天性肌无力[69]。脑膜肌膨出和Arnold-Chiari畸形可能导致颅后窝和（或）脑积水突出，从而在迷走神经出颅处造成压力性损伤[73]。新生儿硬膜下出血也可伴有双侧声带麻痹[81]。

特发性双侧声带麻痹患者的检查应包括脑部磁共振成像（MRI）扫描，以排除Arnold-Chiari畸形或其他颅内因素导致的脑干受压[82-84]；建议早期减压，以获得更好的效果[84]。建议对特发性先天性双侧声带麻痹患者进行遗传学咨询，以评估染色体异常[85]。

当单侧声带麻痹导致严重误吸和吞咽困难时，声带注射可能会有帮助。最常用的注射材料包括脱细胞真皮基质材料（Cyemea）、羟基磷灰石（Radiesse 或 Radiesse Voice Gel）、水化猪明胶粉（Surgi 海绵）、可吸收明胶海绵（明胶海绵）或自体脂肪[86,87]。另外，考虑到儿童的声带与成人相比在解剖学上位置较低[89]，在年龄较大的儿童中，也可以采用中等程度的喉成形术（甲状软骨成形术）[86-89]。然而，并不是所有的儿童都能在手术中配合声带调整。声带神经再支配以恢复声带张力，从而在不使用植入物的情况下实现神经肌肉的支配连续[90]。颈襻对喉返神经的神经再支配，需要3～6个月才能实现，据报道，声带功能得到改善[91]。

约70%的非医源性单侧声带麻痹会自发缓解，大部分在出生后6个月内[68]。在一项由儿童耳鼻咽喉科医生评估的研究中，心脏手术后单侧声带麻痹患者中35%恢复了声带功能；至少一半的患者有吞咽功能障碍，通常是在改良钡剂吞咽试验时出现误吸。虽然多数单侧声带麻痹患者能够经口进食，但许多患者早期需要鼻饲饮食[77,92]。

65%的双侧声带麻痹患者可以自发地恢复运动[68,93]。无其他相关异常病变的患者预后较好。大多数声带功能的恢复发生在24～36个月内，尽管有报道在一些患者中达到11岁。但是如果在2～3年后恢复，则由于喉肌肉萎缩、环杓状软骨固定和（或）连带运动，通常是不能完全恢复。关于手术干预的时机是有争议的。一些研究者建议在很小的时候就进行干预，而另一些则建议青春期后再进行干预[78,79,94]。

许多手术方案可以改善双侧声带麻痹患者的气道[95]，这意味着没有统一的方案，特别是在年轻患者中。在内镜下，可以进行声带横向切断术以增加声门区域[96,97]。杓状软骨切除术可通过内镜或颈外入路或 Woodman 入路进行[78,98]。或者，可以使用颈侧入路进行杓状软骨固定术[68,94,99]。Triglia 等[94]对34例双侧声带麻痹患儿（平均年龄20个月）进行了杓状软骨固定术。15例术前行气管切开或气管内插管的患儿中，14例术后成功拔管。另一种选择是将肋软骨移植到环状软骨板，扩大环状软骨，从而杓间区增宽，增加声带之间的面积。这个手术可以用喉裂开或内镜入路进行[100,101]。最后，声带横向切开被描述为一种可逆的治疗声带麻痹的方法[102]。

Hartnick 等[103]统计了52名接受手术的双侧声带麻痹的儿童。实现气管切开术后拔管，最成功的方法是声带侧移联合部分杓状软骨切除（71%拔管）。这些手术比 CO_2 激光声带切除术或杓状软骨切除术（29%拔管）、孤立杓状软骨摘除术（25%拔管）或肋软骨移植术（60%拔管）更为成功。虽然 Meta 分析表明外侧杓状软骨固定术和杓状软骨切除术比二氧化碳消融更有效，但还没有进行前瞻性的随机研究来评估这些不同手术方案的疗效[104]。

（二）声带反常运动

声带反常运动可能会导致新生儿、婴儿和儿童出现喘鸣。经典的表现是患者的间断性的响亮和高音调的喘鸣，其间穿插着正常呼吸。新生儿的病史和表现与年龄稍大儿童有很大的不同，尽管检查结果一样。喘鸣的评估从清醒状态下纤维喉镜开始。声带运动必须通过吸气和呼气来观察和计时；内镜医师会注意到，吸气时声带是内收的，特别是声带的前部。用慢动作和逐帧视角对内镜检查进行录像可能有助于诊断。新生儿在出生时可能会出现喘鸣，在哭闹时则会更加明显。这种形式的喘鸣在新生儿时期往往是短暂的，在几个月内自行消失，可能与显著的胃食管反流相关[105,106]。儿童或青少年的声带反常运动性喘鸣，可能源于与压力、焦虑或运动相关，这通常与哮喘相混淆。声带矛盾运动也可能导致阻塞性睡眠呼吸暂停。反常的声带功能障碍的病理生理学机制尚不清楚，怀疑喉部高反应性在其中起作用。治疗喉部敏感性的来源，例如鼻涕倒流、胃食管反流、喉咽反流和（或）心理状况可能是有益的。据报道，语音治疗和呼吸练习也有帮助[107]。

四、喉蹼/闭锁

先天性喉蹼较为少见，通常在检查新生儿期失音或喘鸣的原因是被确诊（图23-4）。偶尔，面积较小的喉蹼，也会导致大龄儿童的声音嘶哑。大多数情况下，蹼状结构会引起声门前部的部分阻塞，并延伸到声门下区域，导致先天性声门下狭窄。声门蹼按声门阻塞的程度和扩展到声门下的程度分类（表23-4）[108]。

前喉蹼可能与染色体22q11.2缺失有关，这可能导致一系列表现，包括DiGeorge综合征，腭心面（Shprintzen）综合征，圆锥动脉干心脏畸形[109]。在17例喉蹼患者中，有11例（65%）出现染色体22q11.2缺失[109, 110]。喉异常，如微蹼、会厌缺如/发育不全、小圆喉、杓状软骨和杓会厌皱襞肥大等，也常见于Richieri-Costa综合征患儿[111]。除了染色体异常外，喉蹼也与心脏异常相关[112]。为此，所有诊断喉蹼的患者都应进行遗传筛查和彻底的心血管评估，特别是对主动脉弓的诊断。如果喘鸣和吞咽困难完全归因于喉蹼，血管环的诊断可能会漏诊[112]。

内镜下松解蹼，无论是否局部使用丝裂霉素治疗，可用于治疗小（1型和某些2型）的前喉蹼[113, 114]。更广泛的蹼需要开放性手术来解决声门下狭窄的问题[113, 115–118]。喉气管重建术或喉裂开联合硅胶支撑物（Dow Corning，Midland，MI）是最常用的修复方法。可通过一期或两期喉气管重建来实现拔管[117]。

喉蹼最严重的形式是完全性喉闭锁（图23-5）。先天性上气道阻塞综合征（congenital high airway obstruction syndrome，CHAOS） 发生在胎儿喉闭锁或喉蹼几乎阻塞整个喉腔。胎儿MRI可对CHAOS综合征进行产前诊断，其特征是肺回声增大、膈肌内翻、大量腹水和扩张的下气道积液（图23-6）[119, 120]。经子宫外分娩治疗（EXIT程序）是必要的，立即行气管切开术以确保气道通畅，而新生儿仍通过胎盘进行母胎循环，以避免气道阻塞导致死亡。出生前，可能通过胎儿支气管镜检查和气管成形术对有短段气管梗阻或喉蹼胎儿进行减压[121]。应告知父母，明显的先天性畸形经常伴随气道阻塞[121]。在出生后是成功进行气管切开术，随后的重建手术与最终拔管有时是可能的[122]。组织工程领域的研究正在进行中，希望喉气管发育不全的患者最终能够更换气道[123]。

五、声门下疾病

（一）先天性声门下狭窄

新生儿声门下狭窄是指环状直径小于3.5mm[124]。

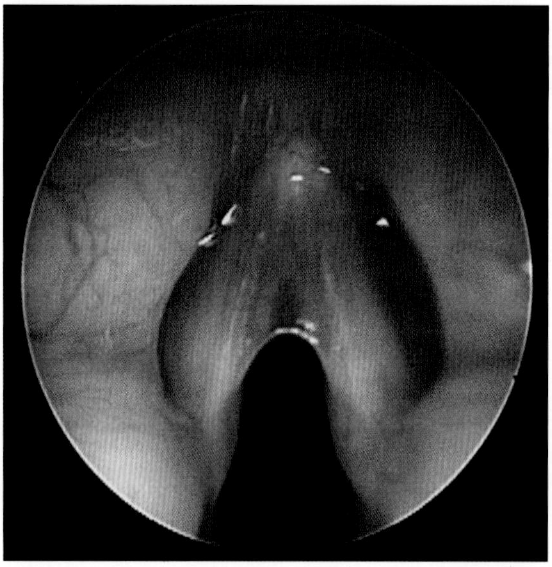

▲ 图23-4 声门前部喉蹼患者表现为慢性声音嘶哑和轻度喘鸣

由Peter Koltai，MD提供

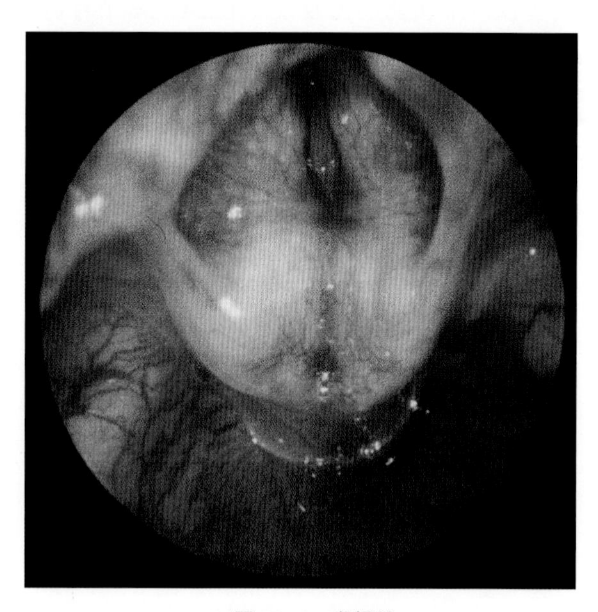

▲ 图23-5 喉闭锁

引自Benjamin B. The pediatric airway, In Slide Lecture Series, American Academy of Otolaryngology–Head and Neck Surgery, 1992.

表 23-4 声门蹼的 Cohen 分类

严重程度	声门阻塞程度	声门下范围	症状
1 型	< 35%	无或轻微	轻度嘶哑
2 型	35%~50%	薄前蹼，声门下延伸小	嘶哑，哭声弱，喘鸣用力
3 型	50%~75%	中厚蹼，延伸至环状下缘	重度声嘶、中度气道阻塞
4 型	75%~90%	厚蹼，延伸至环状下缘	失音，严重的气道阻塞，需要气管切开术

引自 Cohen SR, Congenital glottic webs in children. A retrospective review of 51 patients. *Ann Otol Rhinol Laryngol Suppl* 1985; 121: 2–16.

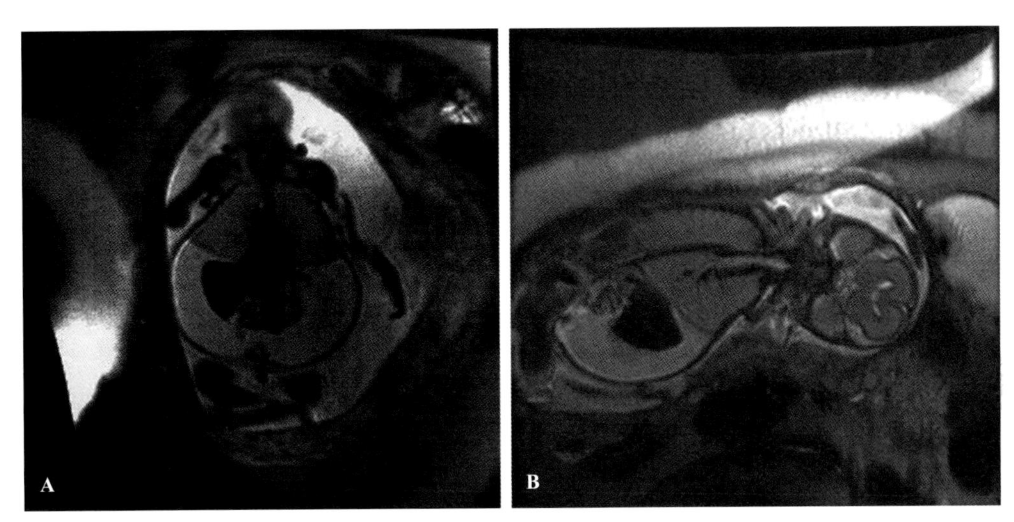

▲ **图 23–6 A. 胎儿先天性上气道阻塞综合征是由于喉闭锁所致。子宫内胎儿的磁共振成像（MRI）表现为异常大的回声肺和大量积液胎肺，伴随着胸部变形和胎儿心脏被扩大的肺压迫。B. MRI 显示突然的，V 形的气管末端，顶端指向上方**

引自 Erickson V, Messner A. Radiology quiz case 2. Congenital high airway obstruction syndrome (CHAOS). *Arch Otolaryngol Head Neck Surg* 2007;133:299-301.

先天性狭窄多由患者软骨畸形引起。通常，在环状软骨下缘水平正常婴儿喉的横径和前后径相等，形成环状结构。在一些先天性声门下狭窄的婴儿中，呈横径明显小于前后径的椭圆环状，这种异常可引起呼吸窘迫，可能病因是气管内插管所致的喉损伤 [125]。椭圆环状结构软骨也可能见于喉裂的患者。隐窝或黏膜下喉裂可能与声门下狭窄有关。然而，这种类型的裂隙很难识别，因为覆盖在环状软骨后的软组织看起来是正常的。（第 26 章详细讨论了获得性声门下狭窄）。

（二）声门下婴儿血管瘤

声门下婴儿血管瘤（infantile hemangiomas，IH）是与早产相关的良性血管畸形。它们在女性中的发病率是男性的两倍；婴儿血管瘤的病理特征是内皮细胞增生和红细胞型葡萄转运蛋白亚型 1（GLUT–1）的均匀、强阳性染色 [126]。患者通常在出生后 6 个月内出现吸气性或双相喘鸣，类似声门下狭窄的症状 [127, 128]。对口服类固醇有暂时性反应的犬吠样咳嗽可能类似于喉炎的症状。

婴儿血管瘤在出生后 6 个月内迅速生长，稳定大约一年，通常在 3 岁左右慢慢退化。为了避免全气道阻塞，通常需要药物或手术治疗。

直接喉镜检查时通过显微镜观察声门下区域进行诊断（图 23–7）。声门下狭窄有时在颈部影像学检查中发现，CT 或 MRI 可辅助诊断。在超过 50% 的患者中，面部“胡须分布区域”的皮

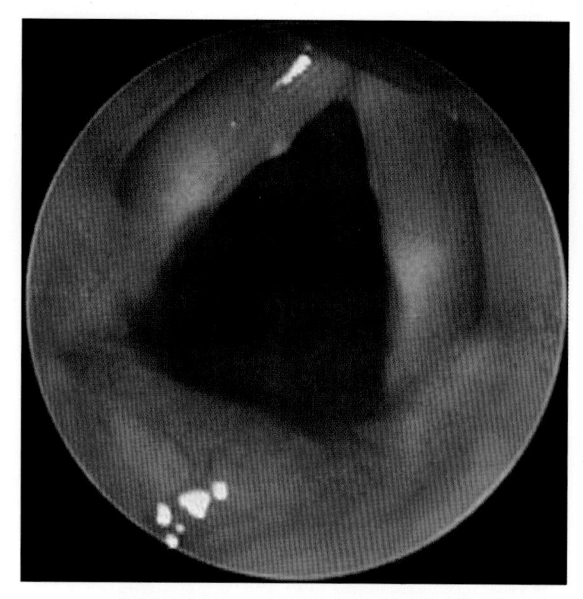

▲ 图 23-7 右后声门下血管瘤

肤婴儿血管瘤与气道血管瘤相关[129]。

全身类固醇是声门下血管瘤的传统医学治疗方法，可使大多数儿童的血管瘤部分消退。需要几个月的长期治疗，具有严重的潜在不良反应，如库欣综合征、高血压、糖尿病和生长迟缓。短期插管病灶内注射激素也被推荐用于控制声门下血管瘤生长。一项关于声门下血管瘤类固醇注射后插管1周的研究中，15例患者中82%的患者在平均9.5个月时报告气道通畅[130]。

治疗声门下血管瘤的传统手术方法是气管切开术，等待自然消退。气管切开术后平均拔管时间为27个月[127]。意外拔管和气管造瘘管阻塞是该治疗方式的主要缺点。婴儿气管造口术的死亡率一般在1%～2%[131]。此外，看护人员也要承担巨大的负担，以确保有气管套管的婴儿的安全。

二氧化碳和磷酸钛钾（KTP）激光已经被用于血管瘤的治疗[127, 132]。据报道，使用CO_2激光治疗是成功的[128, 133]，但它可能不能早期拔除气管套管[127]。有人认为磷酸钛钾激光是治疗血管瘤的首选仪器，因为磷酸钛钾光束更有利于血红蛋白的吸收，从而使磷酸钛钾激光更适用于血管病变的治疗[132]。激光治疗相关的最显著的并发症是声门下狭窄，据报道，发病率达18%的病例[133, 134]。有文献指出，与单纯气管造口术相比，激光联合气管造口术没有优势。据报道，几例经喉裂开手术切除声门下血管瘤的患者均获成功[127, 135, 136]，并且尤其适用于环周或双侧声门下血管瘤。

β肾上腺素阻断药普萘洛尔的使用彻底改变了气道血管瘤的治疗，该药物于2008年首次被证实了成功治疗皮肤血管瘤[137]。它成功治疗了有明显症状的气道婴儿血管瘤，已得到了广泛的认可[138, 139]。普萘洛尔的不良反应包括心动过缓、低血糖、支气管痉挛、低血压、睡眠障碍、嗜睡、四肢发凉或斑驳、腹泻、胃肠不适和胃食管反流病。2011年组织了一次多学科共识会议，以帮助为治疗血管瘤提供更统一的普萘洛尔的用药原则。建议对心率、血压、心肺状态和心电图进行预评估处理。普萘洛尔以0.33mg/kg剂量开始[或1mg/（kg·d），每日3次]，最大剂量为2～3mg/（kg·d），每日3次，观察血管瘤的消退[140]。建议父母在进食时给药，以减少低血糖的风险，并防止任何禁食状态服药。许多患者已在门诊接受治疗，但是对于8周或以下的婴儿，建议患者治疗初期应该住院。住院治疗的其他指征包括社会支持不足、影响心血管系统的合并症、症状性气道血管瘤或血糖监测需要。

治疗时间为4～12个月，达到临床疗效后停药[141]。早期停止治疗可能导致症状的复发，这需要重新治疗。也有报道称治疗失败[140, 142]。已用普萘洛尔治疗儿童气道血管瘤伴PHACE综合征（颅后窝异常、血管瘤、脑动脉异常、心脏异常和眼异常）；然而，有头颈部动脉异常的儿童发生卒中的风险增加[140]。

六、囊肿

（一）声门下囊肿

声门下囊肿可与声门下血管瘤或声门下狭窄的症状相似（图23-8）。在一篇55例声门下囊肿的回顾中，所有病例均在新生儿期插管，94%的患者在妊娠24～31周时早产[143]。目前认为插管损伤是造成这些病变的原因[144]。囊肿可以用激光或喉显微器械打开，但复发是很常见的[145, 146]。

（二）导管囊肿、甲状舌管囊肿和会厌谷囊肿

导管囊肿起源于黏膜下腺体的阻塞，可出现在喉部的任何部位[147]。典型的导管囊肿比较小（直径< 1cm），可以是多个。很少情况下，这些囊肿体积较大，多位于舌根中线；在新生儿中能造成致命的气道阻塞，通常被称为会厌谷囊肿（图 23-9）。已经有报道急性气道阻塞并猝死的病例[148-150]。这些囊肿内衬甲状舌管起源的假复层纤毛或鳞状上皮，黏液腺和甲状腺滤泡位于下胚层间质[151]。根据甲状腺滤泡存在与否，病理诊断可分为甲状舌管囊肿和会厌谷囊肿。在舌盲孔处有甲状舌管囊肿的婴儿通常在出生后几周内出现症状。喘鸣是目前最常见的症状，但进食困难、咳嗽、发绀性湿疹、生长发育停滞和屏气也可能发生[152-154]。声音可能正常，也可能低沉。

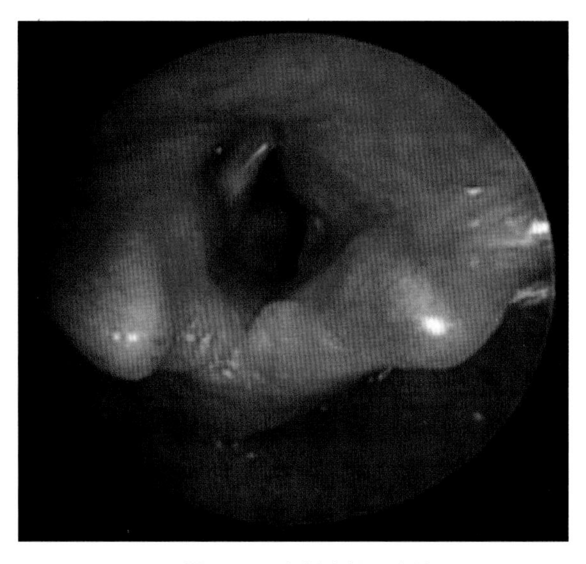

▲ 图 23-8 左侧声门下囊肿

诊断的金标准是电子喉镜或直接喉镜。颈部侧位片、CT 扫描或 MRI 对明确诊断有一定意义，但检查时，不能延误治疗。对有气道阻塞的婴儿进行影像学[152]。儿童会厌谷肿块的鉴别诊断还包括皮样瘤、畸胎瘤、舌异位甲状腺、淋巴管畸形或血管瘤[150]。如果发现甲状舌管囊肿或舌异位甲状腺，应进行甲状腺扫描或超声检查，以确认其他功能性甲状腺组织的存在。

所有类型的会厌谷囊肿都通过内镜手术切除或开窗术来治疗。由于复发频繁，一般认为囊肿穿刺不是最有效的治疗方法。在紧急情况下，气道有狭窄，可以穿刺囊肿，随后进行根治性手术治疗。

（三）喉囊肿

囊袋状囊肿和喉囊肿是儿童呼吸道阻塞的少见原因。喉室的前上半部分形成一个称为囊的黏膜袋，它位于室带、会厌根部和甲状软骨内面之间。囊袋周围肌肉稀少，按压时在声带上出现分泌物。喉囊肿是一种不正常的扩张或突出的球囊，可以向内，也可以向外膨出，或者两种膨出都有。内部型喉囊肿局限于喉内，向后延伸至室带和杓会厌襞。外部型喉囊肿穿过甲状舌骨膜，

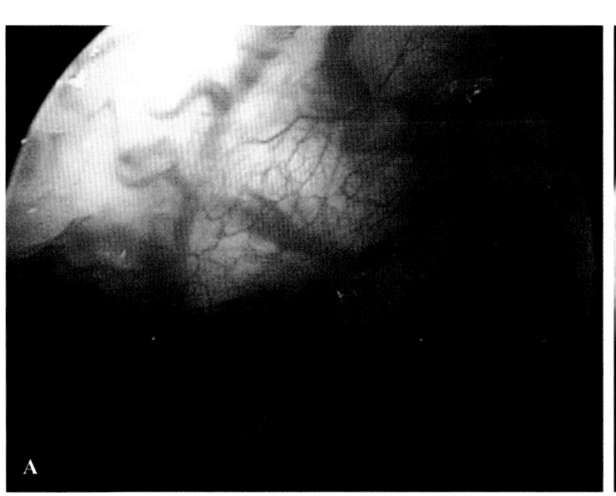

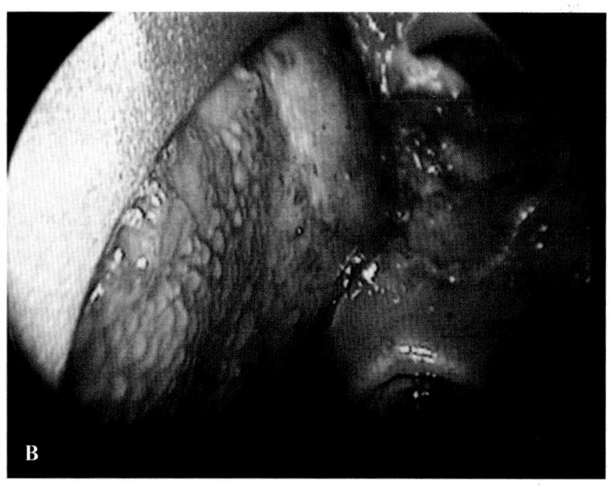

▲ 图 23-9 开窗术前（A）和术后（B）的甲状舌管囊肿

以肿块的形式出现在颈部。喉囊肿表现为颈部或声门上的含气圆形肿块，有时伴有气液平面[155]。

囊袋状囊肿是由于喉囊口阻塞或位于喉室周围黏膜下腺体的集合管阻塞所致。囊肿可能在前面，突出于声带的前后端之间，或者在声带的外侧，延伸至室带和杓会厌襞（图23–10和图23–11）。喉囊肿会产生间歇性上气道阻塞和声音嘶哑，而囊袋状囊肿则会因囊肿内的黏液而产生持续的症状。诊断是在软性喉镜或直接喉镜检查时做出的。其他喉部病变，如血管瘤、喉重复囊肿、错构瘤和畸胎瘤，可出现类似的症状和检查结果[156–159]。

通常情况下，治疗需要内镜下开窗术，最常见的是用CO_2激光将囊肿后壁切除[160]。后部的囊袋状囊肿通常在开窗术后再次出现，通常需要多次内镜手术[161]。可能需要气管切开术，声门下狭窄是治疗的潜在并发症。囊肿可以通过经甲状舌骨膜的颈部外侧入路切除[162]。

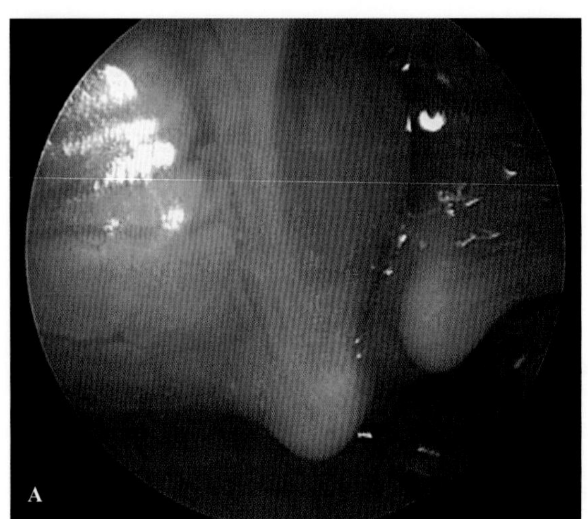

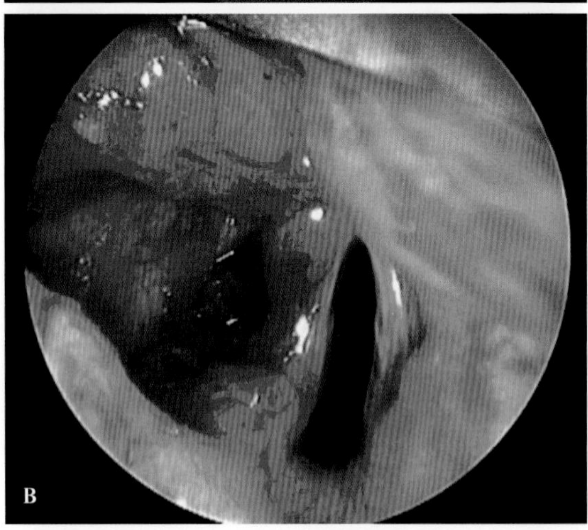

▲ 图23–10 A.左外侧囊状囊肿。这名17个月大的女性年轻的时候，哭声很小，有喘鸣的病史。B.内镜切除后的囊肿面积

七、先天性异常

（一）喉裂与气管食管裂

喉裂（laryngeal cleft，LC）和喉气管食管裂（laryngotracheoesophageal clefts，LTECs）是罕见的先天性异常（图23–12）。喉裂由环状软骨板融合不良引起的，导致喉后部与食管之间的异常贯通。喉气管食管裂是由于喉裂的延伸导致气管食管间隔发育不完全，导致气管与食管间的贯通异常。

已经报道了多种分类方案，所有这些方案都是基于裂缝的垂直长度（表23–5），而Benjamin–Inglis系统是最常用的（图23–13）[163–166]。此外，还描述了黏膜下隐匿性喉裂[167, 168]。黏膜下喉裂由后中线软骨缺损和完整的软组织组成，包括黏膜和杓间肌。它与声门下狭窄有关，除非进行尸检，否则通常无法识别。

大多数喉裂和喉气管食管裂患者有其他先天性异常，最常见的是胃肠道，尤其是气管食管瘘

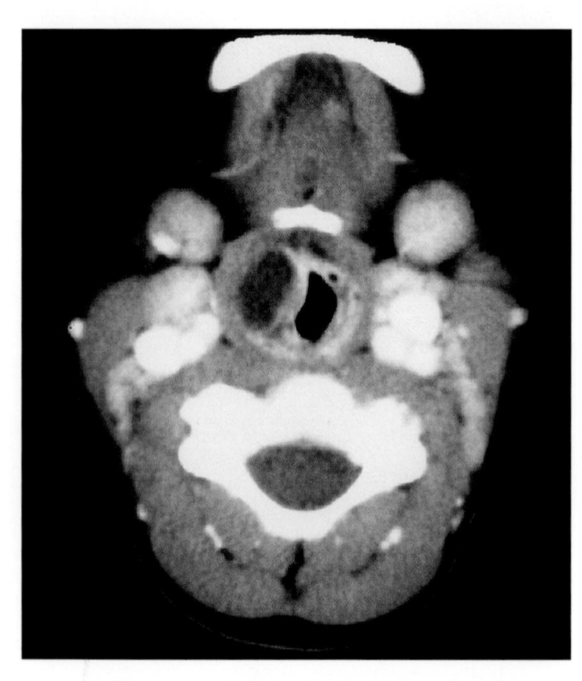

▲ 图23–11 儿童外侧囊状囊肿的CT扫描

表 23-5 喉和喉气管食管裂分类

裂孔位置	Peterson	Armitage	Evans	Benjamin-Inglis	Myer-Cotton
喉					
杓状软骨间	Ⅰ型	ⅠA型	Ⅰ型	Ⅰ型	LⅠ型
部分环状软骨	Ⅰ型	ⅠB型	Ⅱ型	Ⅱ型	LⅡ型
全部环状软骨	Ⅰ型	ⅠC型	Ⅱ型	Ⅱ型	LⅢ型
喉气管食管					
进入颈气管	Ⅱ型	Ⅱ型	Ⅱ型	Ⅲ型	LTEⅠ型
至胸内气管 / 隆突	Ⅲ型	Ⅲ型	Ⅲ型	Ⅳ型	LTEⅡ型

Benjamin-Inglis 和 Myer-Cotton 分类系统是最常用的

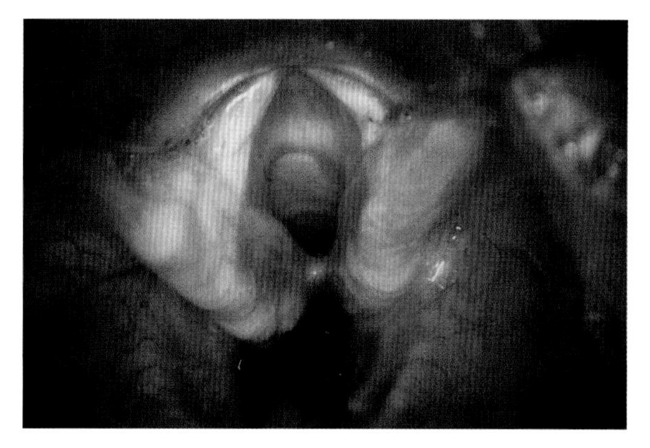

▲ 图 23-12 喉气管裂：Benjamin-Inglis 3 型

引自 Benjamin B. The pediatric airway, In Slide Lecture Series, American Academy of Otolaryngology-Head and Neck Surgery, 1992.

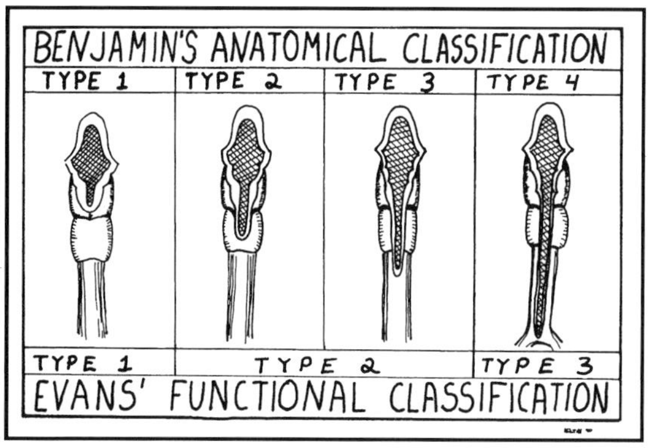

BENJAMIN'S ANATOMICAL CLASSIFICATION
TYPE 1 TYPE 2 TYPE 3 TYPE 4
TYPE 1 TYPE 2 TYPE 3
EVANS' FUNCTIONAL CLASSIFICATION

▲ 图 23-13 喉裂的 Benjamin-Inglis 分类系统（由 Peter Koltai，MD 提供）

和食管闭锁[169]，还存在先天性心脏病、唇腭裂、尿道下裂和气管－支气管－肺异常。喉裂和喉气管食管裂可能与 Opitz-Frias 综合征、Townes-Brock 综合征、染色体 1q43 缺失和唐氏综合征有关[170-172]。气管食管瘘经常存在于喉裂和喉气管食管裂患者中，是外科手术失败的重要预后指标[173]。小胃畸形的发病率增加，需要早期的胃分割和最终的重建；胃底折叠术是无效的[174]。反复误吸经常导致肺实变和网状浑浊，如胸部 X 线和胸部 CT 所见，尤其是在下叶[175]。

虽然 1 型喉裂被认为是一种罕见的异常，但近年来被越来越多的病例被确诊。2000～50 000 例新生儿中有 1 例喉异常，喉裂被认为占喉异常的 0.5%～1.6%，尽管确切发病率尚不清楚[176]。对 264 例咳嗽或慢性误吸患者的前瞻性研究中，1 型喉裂的发生率为 7.6%[177]。

任何有喂养问题和反复误吸的新生儿，特别是有呼吸窘迫的新生儿，都应该考虑可能患有喉裂。患有 1 型喉裂的儿童通常在吞咽稀薄的液体时出现误吸[177]。改良钡剂吞咽试验和（或）功能性内镜下吞咽研究（FEES）用于评估误吸的程度。在麻醉下经显微直接喉镜检查确诊，注意检查和触诊杓间区，随后再将杓间黏膜展开，以显示喉裂[176]。如果只进行软性支气管镜检查或直接喉镜检查而不触诊，就有可能漏诊。

对于 1 型喉裂来说，内科治疗通常是足够的，因为随着年龄的增长，误吸将会缓解[178]。

初期的预防性治疗通常包括液体的浓缩、直立位饮水和对胃食管反流病的控制 [169]。假定儿童呼吸良好，治疗的目标是防止持续误吸等引起肺部并发症，并确保充足的营养 [169]。一些中心，推荐临时鼻胃管喂养 [179]。对于有严重误吸的儿童，注射喉成形术或内镜修补术有很高的成功率 [171, 172, 177, 180–182]。取决于注射喉成形术所用的材料，可能需要重复手术，或患者最终可能需要内镜下修补裂隙 [171]。

裂隙越深，误吸和肺炎症状越明显。在较长的裂孔中，婴儿会出现气道阻塞，这是由于杓间区黏膜脱垂进入气道导致的。2 型裂也可以通过内镜进行治疗，虽然可能需要开放的径路 [182]。新生儿期出现 3 型和 4 型裂，误吸严重，气道受压。开放治疗时，最常使用的是前部喉裂开术，以避免对血管和神经结构的损伤 [172, 183]。如果裂痕延伸至隆突（4 型），建议采用喉前部裂开和胸骨正中切开术 [184]。大多数患者至少在围术期需要行气管切开术，而且通常是长期的。如果采用胸骨正中切开术，胸内修复术中需要心脏体外循环或体外膜氧合的支持 [184]。为避免体外循环或体外膜氧合的需要，建议采用一种临时分离气管和环状软骨的方法 [185]。

最常见的情况是用可吸收的缝线双层缝合裂隙。如果条件允许，尽量不行对位缝合，以降低再次裂开的可能性。为了避免与气管食管瘘有关的问题，还提出了三层缝合 [186]。经前入路重叠皮瓣行气管食管成形术，效果良好 [183]。可在两条缝合线之间放置移植物，常用的有胸锁乳突肌或带肌瓣（下部）、胫骨骨膜、耳软骨或颞肌筋膜 [172, 173, 184, 187]。

手术修复的结果各不相同，但是延伸到隆突的喉气管食管裂开患者的预后基本都很差 [172, 183, 184, 187, 188]。在任何患有气管食管瘘的儿童中，裂隙越长，则手术修复喉裂和喉气管食管裂后发生缝线断裂的概率越高（图 23–14）。回顾性分析 25 例接受 Myer–Cotton 分类的 LⅡ、LⅢ或 LTEI 裂修补的儿童，14 例曾接受过气管食管瘘修复的患者中，12 例（86%）发生了复发的喉裂和喉气管食管裂 [173]。其余 11 例未发生气管食管瘘，只有 1 例出现缝合线断裂。胃食管反流和嗜酸性食管炎也会对手术修复产生不良影响，因此应积极治疗 [189, 190]。

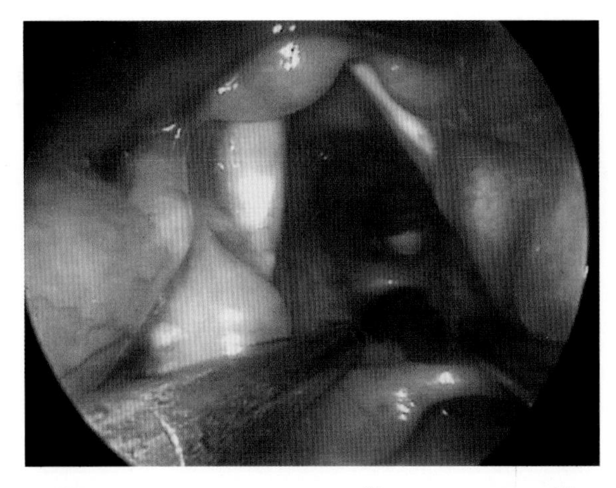

▲ 图 23–14 Benjamin–Inglis 3 期，Myer–Cotten 期二次开放修补后复发性喉气管裂。注意在裂孔近端的小黏膜桥和气管内的气管切开管

（二）会厌分叉

会厌分叉较为罕见，被定义为会厌的裂痕，至少占总长度的 2/3[191]。婴儿可能无症状，但他们通常表现为喘鸣或误吸。喉镜检查可明确诊断。如果会厌松弛，脱垂到喉入口，则可行声门上成形术。

会厌分叉通常与其他异常现象有关，尤其是中线畸形，如腭裂、悬雍垂裂、小舌和小颌等 [192]。约 75% 的会厌分叉患者存在多趾畸形 [193]。在患有会厌分叉的儿童中，下丘脑 – 垂体轴经常被破坏。先天性错构瘤或垂体缺失可造成生长激素不足，导致生长迟缓，继发性甲状腺功能减退并导致克汀病，或继发性低肾上腺素，导致盐耗竭和低血糖。

会厌分叉是 Pallister–Hall 综合征（PHS）或先天性下丘脑错构瘤综合征的一个常见特征，其特点是多指、垂体功能障碍、肛门闭锁和喉气管裂 [194]。对 26 例 PHS 患者进行了内镜检查，发现 58% 的患者有分叉或裂性会厌。PHS 是一种常染色体显性遗传病，是由 GLI3 基因突变引起的 [194]。由于下丘脑和垂体问题发生率高，所有先天性会厌分叉的婴儿都应接受脑部 MRI 检查、内分泌评估和遗传咨询。

八、结论

儿童气道的评估和管理首先是对有异常呼吸的儿童进行评估，并根据受影响的气道水平来确定其特征性的结果。检查和评估儿童的喂养、睡眠、生长和体重增加的情况来确定气道病变的严重性。喘鸣的鉴别诊断较多，婴儿喘鸣最常见的病因是喉软化。喉镜检查，无论是直接喉镜还是电子喉镜，都是最有可能识别气道病变的方法，必要时也需行完整的喉气管支气管镜检查，以排除其他或其他并存气道病变。

推荐阅读

Daya H, Hosni A, Bejar–Solar I, et al: Pediatric vocal fold paralysis: a long–term retrospective study. *Arch Otolaryngol Head Neck Surg* 126:21– 25, 2000.

Denoyelle F, Mondain M, Gresillon N, et al: Failures and complications of supraglottoplasty in children. *Arch Otolaryngol Head Neck Surg* 129(10):1077–1080, 2003.

Drolet BA, Frommelt PC, Chamlin SL, et al: Initiation and use of pro– pranolol for infantile hemangioma: report of a consensus confer ence. *Pediatrics* 131:128–140, 2013.

Harti TT, Chadha NK: A systematic review of laryngomalacia and acid reflux. *Otolaryngol Head Neck Surg* 147(4):619–626, 2012.

Hartnick CJ, Brigger MT, Willging JP, et al: Surgery for pediatric vocal cord paralysis: a retrospective review. *Ann Otol Rhinol Laryngol* 112(1): 1–6, 2003.

Holinger LD: Histopathology of congenital subglottic stenosis. *Ann Otol Rhinol Laryngol* 108:101–111, 1999.

Kirse DJ, Rees CJ, Celmer AW, et al: Endoscopic extended ventricu lotomy for congenital saccular cysts of the larynx in infants. *Arch Otolaryngol Head Neck Surg* 132(7):724–728, 2006.

Kubba H, Gibson D, Bailey M, et al: Techniques and outcomes of laryngeal cleft repair: an update to the Great Ormond Street Hospital series. *Ann Otol Rhinol Laryngol* 114(4):309–313, 2005.

Lim J, Hellier W, Harcourt J, et al: Subglottic cysts: the Great Ormond Street experience. *Int J Pediatr Otorhinolaryngol* 67: 461– 465, 2003.

Mangat HS, El–Hakim H: Injection augmentation of type I laryngeal clefts. *Otolaryngol Head Neck Surg* 146(5):764–768, 2012.

Mathur NN, Peek GJ, Bailey CM, et al: Strategies for managing type IV laryngotracheoesophageal clefts at Great Ormond Street Hospital for Children. *Int J Pediatr Otorhinolaryngol* 70(11):1901–1910, 2006.

Miyamoto RC, Cotton RT, Rope AF, et al: Association of anterior glottic webs with velocardiofacial syndrome (chromosome 22q11.2 deletion). *Otolaryngol Head Neck Surg* 130(4):415–417, 2004.

Miyamoto RC, Parikh SR, Gellad W, et al: Bilateral congenital vocal cord paralysis: a 16–year institutional review. *Otolaryngol Head Neck Surg* 133(2):241–245, 2005.

Preciado D, Zalzal G: A systematic review of supraglottoplasty out comes. *Arch Otolaryngol Head Neck Surg* 138(8):718–721, 2012.

Nicollas R, Sudre–Levillain I, Roman S, et al: Surgical repair of laryngotracheoesophageal clefts by tracheoesophagoplasty with two over lapping flaps. *Ann Otol Rhinol Laryngol* 115(5):346–349, 2006.

Rahbar R, Chen JL, Rosen RL, et al: Endoscopic repair of laryngeal cleft type Ⅰ and type Ⅱ: when and why? *Laryngoscope* 119(9): 1797– 1802, 2009.

Richter GT, Wootten CT, Rutter MJ, et al: Impact of supraglottoplasty on aspiration in severe laryngomalacia. *Ann Otol Rhinol Laryngol* 118(4):259–266, 2009.

Rocjter GT, Thompson DM: The surgical management of laryngoma lacia. *Otolaryngol Clin North Am* 41(4):837–864, 2008.

Roger G, Denoyelle F, Triglia JM, et al: Severe laryngomalacia: surgical indications and results in 115 patients. *Laryngoscope* 105:1111–1117, 1995.

Scott AR, Chong PS, Randolph GW, et al: Intraoperative laryngeal electromyography in children with vocal fold immobility: a simplified technique. *Int J Pediatr Otorhinolaryngol* 72(1):31–40, 2008.

Sipp JA, Kerschner JE, Braune N, et al: Vocal fold medialization in children: injection laryngoplasty, thyroplasty, or nerve reinnervation? *Arch Otolaryngol Head Neck Surg* 133(8):767–771, 2007.

Stevens CA, Ledbetter JC: Significance of bifid epiglottis. *Am J Med Genet A* 134(4):447–449, 2005.

Thompson DM: Abnormal sensorimotor integrative function of the larynx in congenital laryngomalacia: a new theory of etiology. *Laryn- goscope* 117(Suppl 114 6 Pt 2):1–33, 2007.

Truong MT, Messner AH, Kerschner JE, et al: Pediatric vocal fold paralysis after cardiac surgery: rate of recovery and sequelae. *Otolar- yngol Head Neck Surg* 137(5):780–784, 2007.

Van der Doef HP, Yntema JB, van den Hoogen FJ, et al: Clinical aspects of type 1 posterior laryngeal clefts: literature review and a report of 31 patients. *Laryngoscope* 117(5):859–863, 2007.

第24章 嗓音功能障碍 Voice Disorders

Sukgi S. Choi　George H. Zalzal　著
张海燕　译

要点

1. 评估和管理儿童的嗓音功能障碍可能更具挑战性，因为他们配合度欠佳，缺乏对问题的认识，缺乏改变的动力。
2. 对患有嗓音功能障碍的儿童进行耳鼻咽喉专科评估，首先要有详细的病史询问、体格检查、柔性纤维喉镜检查和动态喉镜检查。
3. 言语病理学家的语音评估应包括感知、声学和空气动力学分析。
4. 言语治疗在小儿嗓音功能障碍的治疗中起着至关重要的作用，术前和术后均应使用嗓音功能训练。
5. 需要手术治疗的主要器质性嗓音疾病主要包括声带麻痹、喉蹼、声门狭窄、复发性呼吸道乳头状瘤病和肿瘤。声带突肉芽肿通常需要采用药物治疗；声带小结、囊肿、息肉和声带沟最初由语音疗法处理首选嗓音功能训练，但视情况可能需要手术。在排除重要的解剖异常的基础上，嗓音功能障碍也可能是功能性的。
6. 外科手术，尤其是对非常年幼的儿童，应谨慎进行。

声音产生于呼吸的呼气阶段，气流冲击声带使其振动。声带振动的最低频率称为基频，也称之为音调[1]。谐波是发声中基频的整数倍；谐波的能量或强度随频率的增加而减小。

由声带振动产生的声波经过口咽、鼻咽和鼻腔组成的共鸣腔，受到其大小、形状和张力的影响。声道的共振称为共振峰[1]。虽然共振峰的数目是无限的，但只有前四个共振峰 F1、F2、F3 和 F4 具有临床意义；最低频率的共振峰是 F1，每个共振峰都以其中心频率和带宽为特征。声道的收缩接近声速的最大或最小值，可以分别降低或提高共振峰频率。由此所产生的声由发音器官（嘴唇、牙齿、舌头）进一步改变，从而产生声音和语音。一个正常的声音在质量上应该是令人愉悦的，并且应该在口腔和鼻腔的共振、强度、基本频率水平和韵律（节奏、重音和语调）之间保持适当的平衡。嗓音功能障碍会导致使听者不愉快或者干扰有效的沟通。

嗓音功能障碍的根本原因可以分为器质性或功能性的。器质性嗓音功能障碍是由先天性或后天性解剖异常引起的。功能紊乱是由情绪或心理问题引起的，但可以导致器质性改变。然而，即使嗓音功能障碍主要是由器质性原因引起的，通常也合并心理因素[2]。

尽管既往报道关于儿童嗓音功能障碍发生率差异性很大，但大多数关于儿童嗓音的调查显示，儿童嗓音功能障碍发生率可达 6%～9%[3]。分成三类：声音质量、共鸣响度和音调。这种分类是武断的，任何涉及声带游离缘解剖异常的改变都会影响声音质量，产生刺耳声、气息声或嘶哑声。共振紊乱可能表现为过高的鼻音或过低的鼻音。当儿童说话太大声或太轻柔时，就会出现强度问题。音高偏差是由于讲话基频异常、音高范围窄或音高中断过多造成的。图 24–1 概述了评价和管理嗓音功能障碍的方法。

一、评估

对儿童嗓音功能障碍的评估需要系统的方法。可能需要来自不同学科的专家进行全面评估，包括儿科医生、肺科医生、胃肠科医生、心理学家和社会工作者。从而获取包括医疗记录、出生、生长发育、言语和语言信息在内的详细病史，随后获得详细的嗓音功能病史，以确定嗓音功能障碍的原因及其可能的影响因素，包括所有肺部疾病。通常，嗓音功能病史应包括主诉、发病时间、任何已知原因、疾病严重程度、加重或减轻因素、嗓音使用情况及既往言语治疗史。

嗓音功能障碍的社会和功能影响可以使用评分量表进行评估，如儿科语音调查、儿科语音相关生活质量调查和儿科嗓音功能障碍指数[4–6]。这些评分量表旨在让医生了解儿童嗓音功能障碍的严重程度及其对孩子日常生活的影响；用于跟踪儿童治疗前后的进展情况和手术干预疗效。

体格检查应集中在头颈部。检查既往和现在是否存在耳科疾病；鼻腔检查应显示中隔和鼻甲异常的偏差，口咽检查应重点检查软腭结构的完整性和活动性，然后进行柔性纤维鼻咽喉镜检查。柔性纤维内镜检查可以确定腺样体的大

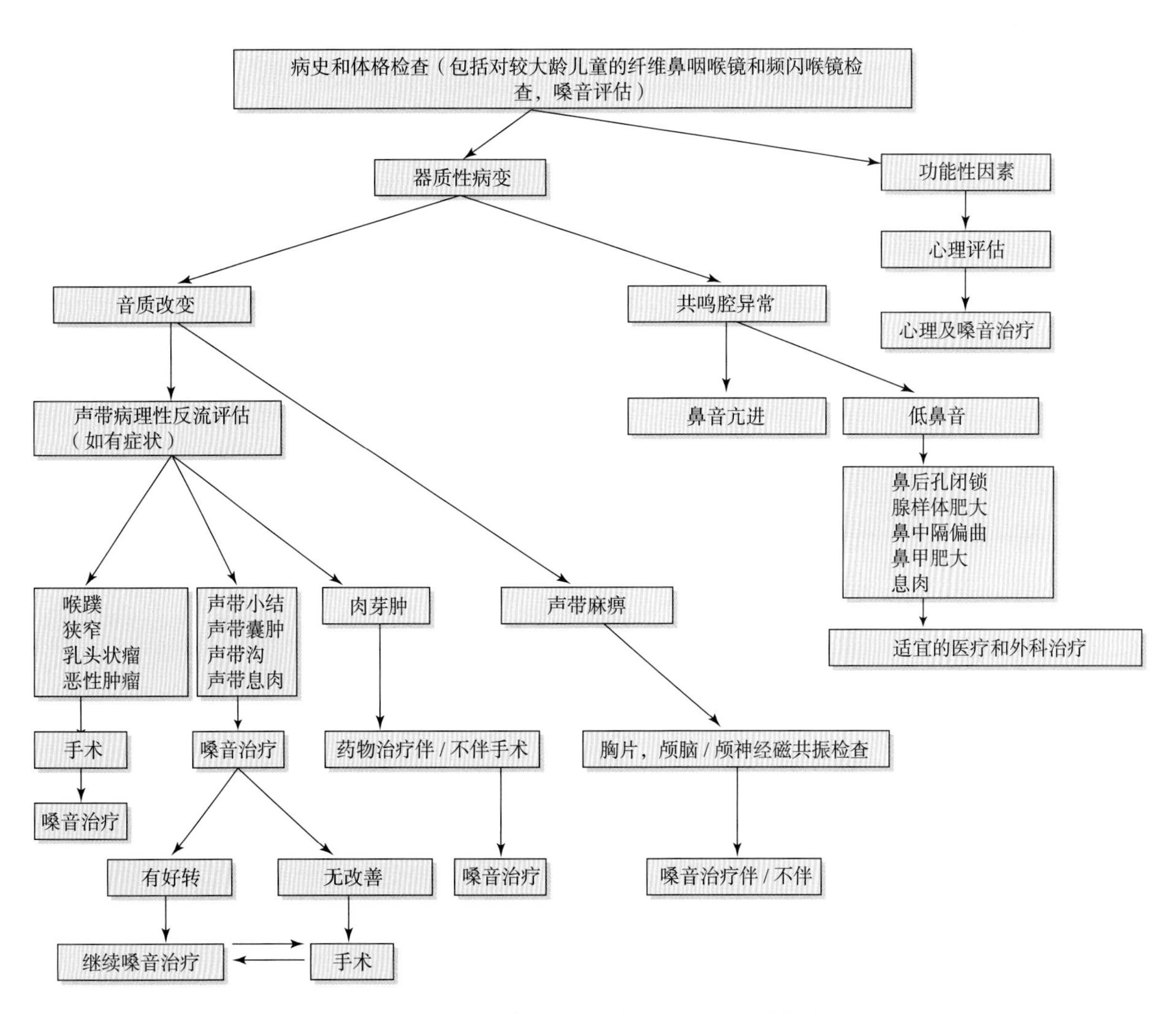

▲ 图 24–1　儿童嗓音功能障碍的评估和治疗算法

小，评估腭咽功能，评估声门上和声门区的病理改变。

频闪检查是利用与声带振动频率同步的短频率光进行检查，它可以通过看似减慢的声带运动来更仔细地检查声带及其运动[7]。它在区分声带浅部和深部损伤方面具有重要的参考价值。喉动态镜检查可以显示声带的对称性、周期性、振幅、黏膜波、声门关闭和僵硬度[7]，但在许多儿童中是无法完成的。Bouchayer 和 Cornut[8] 发现，儿童的频闪检查往往需要快速进行，因此他们的结果往往是不确定的。Hirschberg 及其同事[9] 发现，动态镜检查只可能在 6 或 7 岁以上的儿童中进行。McAllister 等[10] 发现在 60 名 10 岁及 10 岁以上的患者中，只有半数的人完成了频闪检查；但是，新型数字柔性动态镜检查可能允许对年幼的儿童进行频闪检查[11]。在我们的嗓音诊所，数字柔性动态镜检查已成功地应用于 3 岁以下的儿童。尽管动态镜检查有助于准确诊断嗓音功能障碍，但有时为了明确诊断，在麻醉下采用硬性内镜检查可能对一些儿童是必要的。

儿童的声音通常由言语病理学家在嗓音实验室进行评估。一个典型的嗓音评估包括感知、声学和空气动力学分析，这些分析是在儿童完成几个口语任务时进行的。目前还没有公认评估标准，口语任务、测量的言语参数和测量方法也有很大的差异。

通常有几种常用的口语任务[3]。第一种是口语阅读，只有年龄较大的儿童才有可能。三年级或以上的学生可以阅读一段特定的文章；年幼的学生可以选择阅读材料。第二项任务是至少持续 1 分钟的会话性演讲或关联演讲。要求儿童讲一个关于照片的故事或谈论一个特定的话题（例如宠物、度假、爱好）。基于这两个任务，言语病理学家可以从主观和客观声学上分析儿童的言语，以获取包括韵律在内的大部分语音参数。

其余的口语任务旨在评估儿童声音中更具特殊性的方面。第三个任务是 1～10、60～70 和 90～100[3] 进行计数。计数要仔细、缓慢、然后尽可能快地进行。重复三个级别的响度（柔和、中等、响亮）和音调（低音、常规、高音）。这项任务可以显露任何与喉音、共振、音调和响度有关的问题。

第四个口语任务是产生孤立的语音。这包括维持某些元音（例如，/a/、/i/）至少 5s，并重复它们三次以确定喉音、共振和基频。然后，在深吸气后，儿童应尽可能长时间地保持 /a/ 在舒适的音调和响度，并且孩子应该重复这个过程3次，并在每次尝试之间休息一下，以确定最大发音时间，以及孩子是否有足够的呼吸动力来保持连续的声音。用 /s/ 和 /z/ 重复同样的程序。在功能正常的喉中，s/z 比应接近 1。然而，声带边缘的病变（例如，声带结节）增加了气流量，缩短了 /z/ 上的时间，导致 1.4% 或 95% 以上的时间比率[12]。

最后，医生应指导儿童重复某些辅音、单词和短句，以评估儿童的发音能力和语言清晰度。通常选择单词和句子来评估诸如腭咽发育不全等特殊问题。

对语音样本进行分析，然后使用 Buffalo Ⅲ 语音配置文件[3]。该文件将语音异常分为以下几类：①正常；②轻度；③中度；④重度；⑤非常严重。它评估嗓音、音调、响度、鼻腔共振、口腔共振、呼吸、肌肉、声音滥用、频率、言语焦虑、言语清晰度和总体声音等级。其他主观量表，如总嘶哑度、粗糙度、气息度、无力度、紧张度。（Grade，Roughness，Breathiness，Asthenia，Strain，GRBAS）和听感知评估也用于儿童声音的评估[13, 14]。

空气动力学分析为腭咽和声带功能提供了客观的测量数据。我们利用即时计算的口腔－鼻腔声学比率和腭部效率来评估腭咽功能[15, 16]。喉部的气道阻力可以用来评估声带对气流的有效关闭。使用麻醉面罩、压力传感导管和流量传感式空气流速计进行无创测量。小于 30cmH$_2$O/L•S 的值表示关闭不充分，而大于 60cmH$_2$O/L•S 的值与多动性嗓音功能障碍有关[17]。目前也有 6—10 岁儿童的标准空气动力学测量方法[18]。这些空气动力学分析技术正被计算机辅助的嗓音分析程序所取代。

嗓音功能障碍的计算机辅助分析是在 1990

年引入的，现在使用频率越来越高[19]。这项技术为嗓音功能障碍的感知评估提供了补充的机会，并取代了许多传统的评估方法。评价语言的自然度和清晰度仍然需要依靠人的耳朵。

计算机辅助语音分析可以基于小语音样本（0.5s）提供的语音平均基频、强度和振幅，以便与现有的年龄和性别标准值进行比较（图24–2和图24–3）[19]。直到最近，由于儿童的规范性数据不可行，所以使用了文献中成人研究的规范性数据[20]；然而，此后建立了用于计算机辅助语音分析的儿科标准数据库[21, 22]。

由计算机语音分析提供的其他信息包括谐波/噪声比、振幅扰动（微光）、频率扰动（抖动）和电子舌片描记术。气动测量可在不到60s的时间内使用气动测速面罩获得。可测量的参数包括声门下压力；经声门气流；口腔压力；鼻气流；气流；阻力和效率；吸气、呼气和暂停空气动力学及鼻和腭咽阻力。

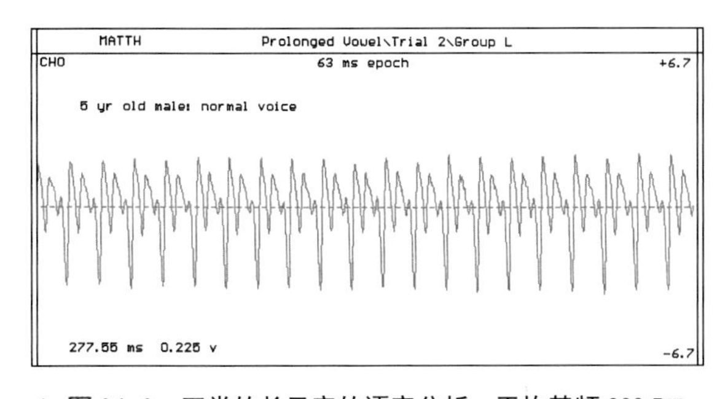

▲ 图24–2 正常的长元音的语音分析：平均基频332.5Hz；jitter 0.36%；shimmer 1.9%；谐波/噪声比12.37dB

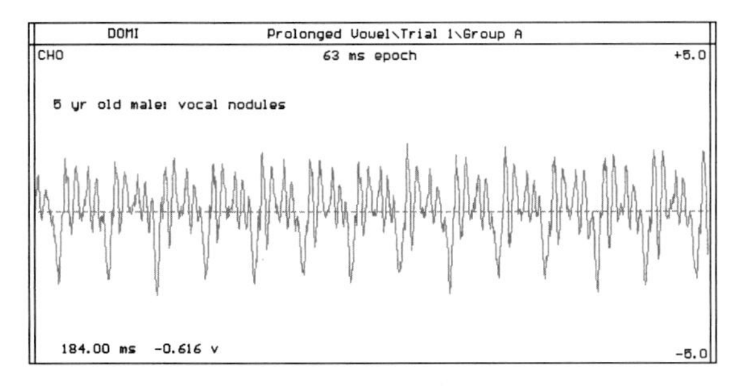

▲ 图24–3 异常的长元音的语言分析（声带息肉）：平均基频220.60Hz；jitter 2.26%；shimmer 4.34%；谐波/噪声比7.84dB

二、言语治疗

儿童和成人的语音治疗有着很大的区别。儿童通常不觉得自己的声音需要改善，这会影响他们改变的动力。因此，治疗师必须努力提高儿童对改变的发声行为的意识。

言语治疗分为两个阶段[23]。第一阶段包括10次探索性治疗，每次持续35～40min。此阶段有助于确定第二阶段中要使用的目标和具体程序，该阶段包括2～5个月的定期语音治疗。治疗频率由语言障碍的严重程度决定。治疗应辅以家庭实践，以加速治疗效果。治疗总持续时间为4～5个月；改善或消退语言障碍理应是显著的。

在言语治疗的初始阶段，用简单的术语向儿童解释声音产生和出现问题的机制，并提供了一份关于好声音和坏声音的规范列表[3, 23]。治疗的主要目标是通过减少说话总量来消除语音滥用；然而，即使在积极性很高的儿童中，完全的语音休息也不可行。听力训练和听觉反馈在语音治疗中是必不可少的；为了纠正嗓音功能障碍，患者应学会区分正常和异常的声音，以便与自己的声音进行比较[3]。

有问题的肌力、音调、响度、音调和频率需要治疗。这些领域往往密切相关，应同时管理。给予儿童纠正有问题的语音参数的工具[3]包括：①特定语音参数的知识；②识别他人不正确和正确的语音习惯；③识别个人使用不正确的语音并修改该习惯；④识别个人使用正确的语音；⑤重新对导致个人使用不良声音习惯和良好声音习惯的情况的认知。这会增加使用正确习惯的时间，并且这些步骤可以应用于任何有问题的语音参数。

声音的产生取决于参与发声的肌肉的协调运动。良性喉部病变的儿童常出现功能亢进或肌肉张力过大，而功能性发音障碍的儿童则出现功能减退或肌张力松弛。对于这两个问题，都应该学习控制肌肉张力和正确定位喉部、咽部和口腔。为了纠正功能亢进状态，可以使用姿势指导、呼吸练习、放松程序、肌肉张力降低技术、咀嚼方法、肌肉拉伸练习和生物反馈[24–26]。Wilson[3]发现咀嚼方法和渐进式放松在降低肌肉张力方面特别有用。对于功能低下的状态，推压法会增加肌肉张力[27]。

嗓音过大，伴随着高音、语速过快和功能亢进状态。因此，通常需要同时管理这些问题，消除大声说话对患有声带小结的儿童尤为重要。正确的响度、音调和频率训练包括教儿童听和控制各种声音参数。通常，调整音量会降低音调，注意音量和音调会使说话速度正常化。

三、功能性嗓音障碍病因学

当没有解剖或器官性原因时，即诊断为功能性嗓音障碍。功能性嗓音障碍可分为变声期发育障碍、心理发声障碍、模仿或学习障碍[3]。变声期发育是指在青春期发生的声音变化。男性和女性的音调降低，女性降低的程度较小。变声期发育可以延迟、延长或不完全。高音调、声音嘶哑和断音是其特点。变声期嗓音障碍可由内分泌病理学引起[3]。

由心理原因引起的功能性发声困难很少发生在儿童；只有个别病例报道可以在文献中找到[28]。潜在的心理问题与紧张症状、调整、焦虑或人格障碍有关或是其一部分[29]。功能性发声困难可能是一种转换性癔症。这种疾病可能是完全失语症或部分失声。嗓音障碍通常是多变的，伴有发音费力和易疲劳。喉部检查可能显示室代偿收缩，弓形声带，或内收受限（癔症性失语）。呼吸和咳嗽时声带运动正常。

儿童也可以模仿其他语言障碍患者的语言，例如与腭裂或听力障碍相关的言语产生。模仿可能只发生在特定的环境中，而错误的学习意味着儿童有可能将这些语言模式应用于所有的交际环境中[30]。例如，由于家中有听力受损的人，儿童可能会学会比正常人更大声地说话。在成人中，有几种方法被用来管理功能性发音障碍，包括行为疗法、催眠、言语疗法、心理疗法，以及言语疗法和心理疗法的结合。在儿童中，最佳的管理方式尚不清楚，但心理治疗或心理咨询通常与言语治疗结合进行。

四、器质性嗓音功能障碍病因学

共振异常

共振异常包括鼻音亢进和鼻音过低。鼻音亢进通常是由潜在的腭部异常引起腭咽发育不全导致。鼻音过低可由任何导致鼻或鼻咽阻塞的疾病引起。潜在的病理改变可能是鼻后孔闭锁、鼻中隔偏曲、鼻甲肥大、鼻息肉，或者最常见的腺样体肥大。在进行腺样体切除术时，应特别注意腭部的结构完整性，以减少术后腭咽发音障碍的发生率。第9章进一步讨论了腭咽功能不全的准确诊断和适当的内科和外科治疗。

五、嗓音功能障碍：外科管理

（一）声带麻痹

先天性声带麻痹是由出生时的创伤及中枢神经系统、心脏和大血管的先天性异常引起的。任何患有声带麻痹的婴儿或儿童都应进行胸部和中枢神经系统的影像学检查进行评估[31–34]。声带麻痹是儿童先天性喘鸣的第二常见原因，占喉部先天性畸形的10%[35]。对于获得性、右侧的和单侧麻痹，预后较好[36–38]。

超过50%的儿童声带麻痹是双侧性的[33, 39]。由于杓状软骨固定可能被误认为是双侧声带麻痹，所以应在硬质内镜检查时触诊环状关节以鉴别喉部肌电图（electromyography，EMG）可能是确定声带麻痹的最客观和最敏感的测试。对儿童而言，喉部肌电图通常在手术中进行。40%以上双侧声带麻痹需要气管切开以建立气道；然而，声音通常是正常的。虽然声带功能在2～3年后可能自发恢复，但由于喉部肌肉萎缩、联合运动和环杓关节固定，晚期恢复往往不完全[41]。如果10～12个月后声带功能没有自发恢复，应考虑进行手术以达到儿童拔管的目的[32, 42]。

纠正双侧声带麻痹的手术方法包括：神经肌肉神经再支配、杓状软骨切除术、声带外展手术（如杓状软骨固定术）、经后外侧入路的杓状软骨切除术、喉裂开的杓状软骨切除术或内镜杓状软骨切除术[32, 42–46]。环杓后肌的神经再支配成功率并不高[39]，尽管Tucker[47]报道它是针对儿童的首选治疗方法。由于喉部结构小，内镜技术在儿童中应用更困难，成功率并不高[32,48]。声带切断术，是将膜状声带自杓状软骨声带突处，在儿童中的应用有限，可作为其他手术的辅助手段[43,49]。Narcy及其同事[42]发现Woodman的手术失败率较高，建议采用颈外后外侧入路行杓状软骨端固定术。然而，Bower及其同事[32]建议通过喉裂开术进行杓状软骨切除术，因为它能提供更好的暴露，更好地控制最终软骨的固定位置，成功率高（84%）。尽管大多数患者术后音质尚可，但会出现气息声、嘶哑声和音调变化，患者可能需要进行言语治疗。手术原因导致的嗓音功能障碍与气道的通畅度成反比。

单侧声带麻痹很少需要气道管理治疗，通常是儿童长大后才被发现。单侧声带麻痹表现为声音嘶哑、讲话无力、气息声。通常通过对侧声带的代偿，音质在6～12个月内改善；言语疗法可加速恢复。然而，少数患者会出现持续性的发声困难或误吸问题，此时需要外科手术治疗[50]。手术方法包括声带注射、声带内移术和神经再移植。手术干预应结合术前和术后的言语治疗进行。

Polytef注射剂可立即改善音质，但注射剂是不可逆的，会改变声带振动特性，从而影响音质。此外，对于儿童来说，注射需在全麻下进行，而且由于喉体小，可能引起气道阻塞，确定注射量也是困难的[47]。Levine及其同事[50]建议注射可吸收的明胶海绵，这与Polytef注射相似，只是其效果是临时的。脂肪注射具有很好的耐受性，不会导致声带变硬，也不会被广泛吸收[51]。最近，其他注射材料如同种异体真皮和羟基磷灰石已被使用[52]，但尚未广泛应用于儿童。

有几种手术技术可用于声带内移[47,53–55]。Isshiki Ⅰ型甲状软骨成形术理论上不会改变声带的振动特性；然而，在大多数情况下，它不能恢复声带的张力，需要自颈外切口和临时气管切开术。对于儿童来说，这项手术在技术上更为困难，可能会导致气道受损。由于缺乏本技术对甲状软骨生长发育影响的研究，儿童的甲状软骨成形术经验有限[50]。Grey及其同事[49]仅建议对喉部发育成熟的患者进行甲状腺成形术，因为这项手术可能导致杓状软骨和甲状软骨之间距离的固定不变。Link等[56]报道了他们在2—17岁儿童甲状软骨成形术方面的经验，并建议对儿童进行改良手术，以纠正声带低于健侧的问题。虽然客观评估音质得到了改善，但结果并不理想[57]。

选择性喉内收肌的神经再支配不影响潜在的自发性恢复，也不需要气管切开术或与其他技术相冲突；本手术可恢复声带张力，从而能够使音调恢复良好。然而，这是一个开放性的手术，6个月内可能无法观察到声带运动[47]。Crumley[58]和Tucker报道了极好的结果[47]。Tucker主张将其作为儿童的首选手术方案[47]。最近，Sipp及其同事[59]报道了喉注射成形术、甲状腺软骨成形术和神经再支配术在儿童中的良好效果。

（二）喉蹼

Smith和Caitlin[60]报道，喉蹼和声门闭锁占先天性畸形的5%；然而，一些人认为先天性喉蹼的真实发生率更高或更低。喉蹼的产生是由于在喉气管发育过程中，上皮暂时封闭喉气管腔，在第8周时未重新吸收。根据其严重程度，对喉蹼进行分类[61]。Ⅰ型是一个前联合喉蹼，占喉蹼的35%或更少。可见真声带位于喉蹼内，很少或没有明显的声门下扩张。虽然通常没有气道阻塞，但可出现嗓音功能障碍。Ⅱ型喉蹼占声门长度的50%，涉及声门（图24–4）。喉蹼内可见真声带结构，声门下很少受累。嗓音障碍是常见的症状表现。然而，上呼吸道感染后导致呼吸障碍。Ⅲ型高达75%（图24–5），喉蹼的前部是实性的，并延伸到声门下。这类喉蹼内大部分真声带是可见的。出现中度的气道阻塞和声音障碍。Ⅳ型声门占声门长度的90%，且蹼状物均匀厚实，延伸至声门下区，导致声门下狭窄。婴儿出现这类喉蹼表现为失语症和严重的气道症状。

1985年，Cohen等[61]对51例儿童喉蹼进行了回顾性分析，并建议根据喉蹼的严重程度进行手术。用刀、显微手术剪或激光将Ⅱ型蹼切开，然后进行扩张。Ⅲ型和Ⅳ型需进行气管切开术和

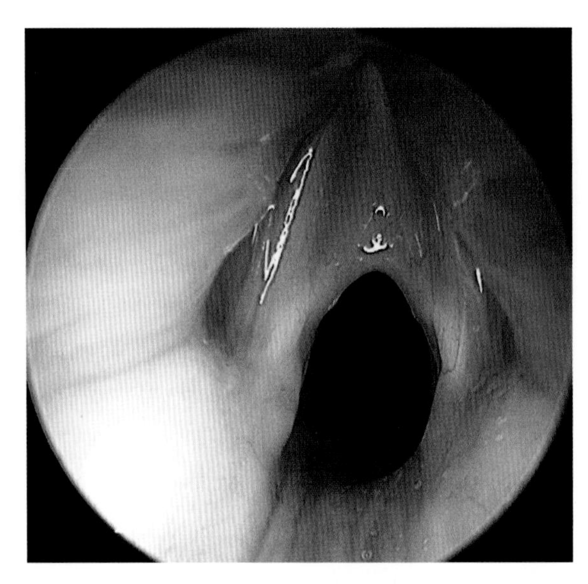

▲ 图 24-4 Ⅱ型喉蹼

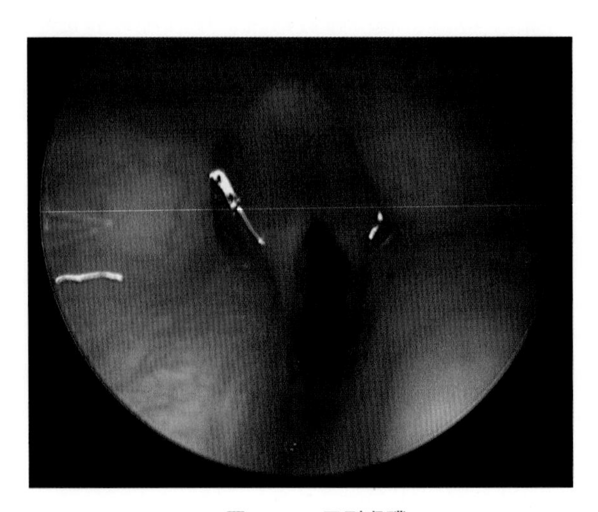

▲ 图 24-5 Ⅲ型喉蹼

喉裂开术植入喉膜。任何外科手术都不能充分重建前连合，音质难以恢复正常，需继续言语康复治疗。前联合喉蹼可能与腭心面综合征有关[62]。

对于薄喉蹼的处理建议采用冷器械或 CO_2 激光对喉蹼进行分离，临时放置或不放置喉支架，以防止再次粘连。较厚的喉蹼采用精确的中线甲状软骨切开术和喉裂开术在直视下用纤维喉镜去除多余组织，用纤维蛋白胶或支架固定的黏膜移植物分离双侧创面[63]。不建议使用 CO_2 激光处理厚喉蹼。据报道，主观评估可获得满意的音质，但尚未报道客观的嗓音数据。

当喉蹼合并声门下狭窄时，需要进行喉裂开术进行前部软骨移植和支架置入。接受喉气管重建或环行气管切除治疗声门下狭窄的儿童，无论是否存在相关的喉蹼，都有可能出现嗓音功能障碍[64, 65]。声门下狭窄和喉蹼的严重程度决定音质。嗓音异常是继发于解剖结构的变化，以刺耳、耳语声、室带发声和音调异常为特征的嗓音功能障碍。

（三）声门后部狭窄与环杓关节固定

儿童声门后部狭窄可能是先天性的（例如，由杓状软骨间蹼或环软骨固定引起）。更常见的声门后狭窄是由气管插管引起的气道损伤所致（图 24-6）。Bogdasarian 和 Olson[66] 将声门后部狭窄分为 4 种类型。这一分类后来被 Irving 及其同事修改后应用于儿童[67]。Ⅰ型为声带突粘连，Ⅱ型为后连合或杓状软骨间瘢痕，Ⅲ型为先天性或获得性单侧环状瘢痕固定，有或无杓状软骨间瘢痕，Ⅳ型为先天性或获得性双侧环杓关节固定，伴或不伴关节间瘢痕。

有杓状软骨间蹼及瘢痕形成，双侧声带外展受限，但内收正常，因此患者的音质无异常[68]。其主要症状是呼吸不畅。环杓关节固定时，声带内收和外展是受限的，这也可能导致音质异常。环状关节固定须与声带麻痹相鉴别，必须在硬质内镜下触诊环杓关节。喉部肌电图可能是确诊的必要条件。

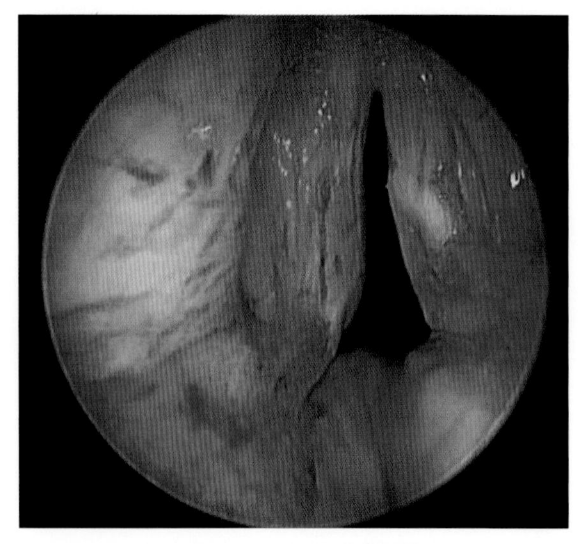

▲ 图 24-6 声门后部狭窄

Benjamin 和 Mair[68] 指出，杓状软骨间蹼通常与其他气道异常有关。如果存在相关的气道异常，通过长期观察或气管切开术来管理软骨间蹼。在儿童声门后部狭窄的病例中，应避免进行杓状软骨切除术，以防止误吸、声嘶加重和未来气道修复困难[69]。虽然已经尝试了多种技术，但环状软骨前部及后部切开术并后路组织移植似乎能够获得良好的疗效，被认为是儿童的首选手术[67, 69]。术后可发现声带活动度改善[69, 70]。

在大多数儿童中，术后嗓音功能障碍被认为是功能性的；由嘶哑声和气息声组成的嗓音障碍常常持续存在[69]。Bogdasarian 和 Olson[66] 指出，在成人患者中最终音质取决于狭窄的严重程度，这同样适用于儿童。

（四）复发性呼吸道乳头状瘤

复发性呼吸道乳头状瘤（recurrent respiratory papillomatosis，RRP）是最常见的喉部良性肿瘤（图 24–7）。乳头状瘤患者患有嗓音功能障碍或气道阻塞，乳头状瘤好发于纤毛上皮和鳞状上皮并列的解剖部位。喉部的常见部位是会厌的喉面中部、室带的上边缘和下边缘及声带的下表面[71]。RRP 通常多见于 2—3 岁的患儿。青少年和成年人 RRP 的特征相似；青少年的临床病程更具侵袭性，据报道 14%～21% 的青少年 RRP 患者需行气管切开术[72, 73]。

已确定母亲的宫颈人乳头状瘤病毒（human papillomavirus，HPV）6 型和 11 型与儿童的 RRP 之间存在关联[74–76]。人乳头状瘤病毒存在于约 25% 的育龄女性生殖道中，2%～5% 的人群有临床症状。Shah 等[77] 估计，患有活动性湿疣的母亲中，每 400 例阴道分娩中就有 1 例会传播 HPV。

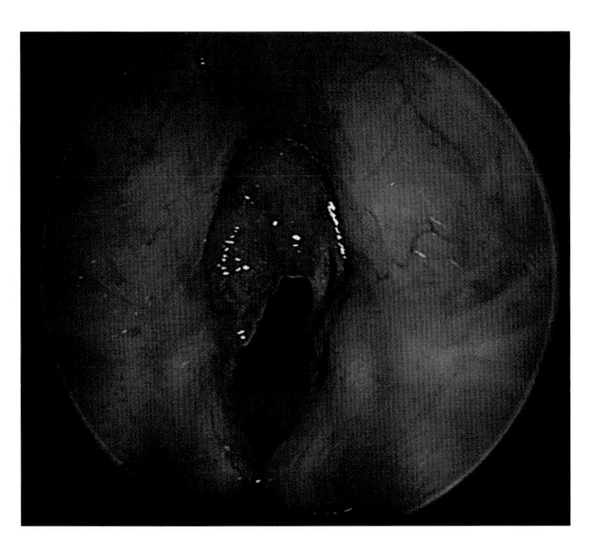

▲ 图 24–7 复发性呼吸道乳头状瘤病

虽然手术切除只是姑息性的，因为 RRP 常见复发，但手术仍是首选治疗方法。手术的目的是建立一个通畅的气道保证交流需要的嗓音功能。手术选择 CO_2 激光消融术和显微镜微创手术；CO_2 激光消融术通常被认为是首选的手术方法[73]。Hartnick 及其同事[78] 主张在真声带和前连合区使用 585nm 脉冲染料激光治疗 RRP，因为脉冲染料激光似乎可使上皮不受损伤，从而获得好的音质。最近的报道表明，用显微吸切器去除乳头状瘤可能更有效且损伤小[79, 80]。乳头状瘤切除范围局限于黏膜或黏膜下层，避免深部肌肉和韧带的损伤。从前、后联合区切除乳头状瘤时应谨慎，因为可能会造成不可逆转的瘢痕。规范地切除 RRP 可暂时改善声音，但多次必要的手术后仍会导致声带瘢痕和音质恶化。

Leventhal 等[81] 建议每 2～3 个月接受一次 RRP 手术的患者使用干扰素，治疗时间应为 6 个月。如果治愈或无反应，应停止使用，治疗后 RRP 改善者应继续使用。然而，RRP 干扰素治疗的结果令人失望。停止干扰素治疗后，观察到反弹效应，乳头状瘤可能复发速度增加[82]。无环核苷磷酸盐西多福在病变内给药，已显示出治疗小儿严重 RRP 的前景[83]。其他辅助疗法，如光动力疗法、阿昔洛韦、利巴韦林、异维 A 酸、吲哚 –3– 甲醇和普萘洛尔很少使用[73, 84]。

（五）恶性肿瘤

小儿喉部的恶性肿瘤是罕见的。文献中有个别病例报道，但缺乏更广泛的经验。一个三级儿科转诊中心对喉部恶性肿瘤进行了 15 年的回顾，发现只有 4 例[85]。这些喉部肿瘤通常在肉瘤组，最常见的是横纹肌肉瘤。其他恶性肿瘤包括鳞状细胞癌、淋巴瘤、黏液表皮样癌、神经外胚层肿瘤和转移癌[86–89]。长期 RRP 的自发性恶变的发生率为2%～3%[90]。此外，有RRP和放射治疗史的患者也可能出现鳞状细胞癌。

喉部肿瘤患者出现嗓音变化（通常声音嘶哑）、喘鸣和进行性气道阻塞。由于考虑为恶性肿瘤的可能性低，所以延迟诊断很常见。因此，任何持续性声音嘶哑的儿童都应该得到全面的检查。治疗目标是延长患者的生存期和尽可能保留喉部功能。治疗取决于肿瘤病理组织结果，包括手术、放射治疗和化疗联合治疗。

对青春期前的喉部进行放射治疗可导致婴儿喉部纤维化，嗓音功能障碍、气道或吞咽功能障碍[85]，在决定治疗方案时应考虑这一结果。Ohlms和Associates[85]提供了一个患有喉部横纹肌肉瘤的青春期前儿童的病例。尽管放射治疗可获得良好的局部控制，但还是选择了全喉切除术。全喉切除术是合理的，因为它提供了更大的治愈机会，而放射治疗后可能是无用的。

六、音质异常：药物治疗

声带突肉芽肿

声带突肉芽肿患者通常表现为声音嘶哑，肉芽肿多由插管创伤引起。习惯性清嗓、过度用声和反流性食管炎也是重要的原因[91]。发声过程所致杓状软骨的炎症，发展为感染涉及软骨膜和骨膜，造成肉芽肿的生成。组织学上，肉芽肿是由增生性鳞状上皮覆盖的非特异性修复性肉芽肿组织[92]。

儿童声带肉芽肿应评估胃食管反流病（GERD）。诊断GERD最可靠的方法是24h pH阻抗测定[93]。反流事件定义为pH下降到4以下。通常情况下，直立时pH值小于4的时间约为6.3%、仰卧时1.2%和总计4.2%[94]。其非特异检查的方法包括钡食管造影、放射性核素扫描和脂质巨噬细胞吸入试验。

声带突肉芽肿的主要治疗是针对潜在GERD的治疗。大多数肉芽肿可通过药物治疗而消退。GERD的治疗包括[95]：①饮食和生活方式的改变及抗酸药的使用；②组胺-2受体拮抗药（西咪替丁、雷尼替丁、法莫替丁）；③黏膜细胞保护药（硫糖铝）；④质子泵抑制药（奥美拉唑、兰索拉唑）与食管裂孔疝的外科修复和食管下括约肌功能重建。由于其潜在的不良反应，目前的指导方案不建议使用胃肠动力药（氯贝胆碱、甲氧氯普胺、西沙必利）。

声带突肉芽肿的手术切除（CO_2激光或用显微喉器械突）适用于有气道阻塞症状的患者（图24-8）[92, 93]。无论采用何种手术方法，均易复发。尽管已推荐使用言语治疗，但它并不是治疗声带突肉芽肿的有效方式。

七、音质异常：配合手术或单一的语音治疗

关于儿童声带囊肿、息肉、声带沟和声带小结的治疗方式的选择意见分歧很大。传统上，由于喉体小且术后难以保证声带休息，除此以外在不改变潜在的不良声音行为时复发率高，所以不鼓励对儿童进行手术。建议仅对长期的重度音质异常患儿进行手术。然而，一些外科医生报道说，小儿喉部手术是安全的，技术上可行，取得了良好的效果，正如Bouchayer和Cornut[8]在191名接受显微手术的儿童中所看到的。手术建议等到孩子8—9岁时进行[8, 96]。该建议与最近的报道一致，该报道描述了儿童三层声带的发育情况，7岁的儿童与成人声带的结构相似[97]。除了年龄之外，患儿和家长的高度配合也是手术的先

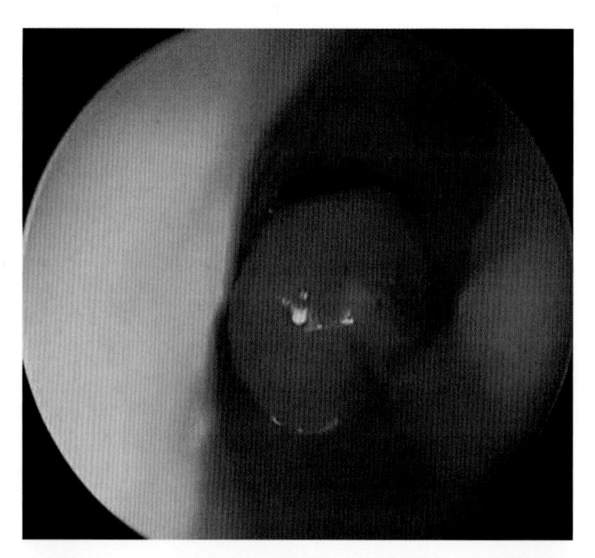

▲ 图24-8 较大的声带突肉芽肿伴喉梗阻，需要手术治疗

决条件。

术前和术后的言语治疗是必不可少的。外科手术需通过显微外科技术进行的，尽量避免使用 CO_2 激光。手术的原则是切除病变组织的前提下，最大限度地保留正常黏膜，避免损伤前连合和声带韧带。

（一）声带小结

儿童嗓音功能障碍是由声带小结引起的，主要是由于滥用或过度用嗓（功能亢进状态）。其他可能导致声带小结形成的疾病包括胃食管反流和腭咽发育不全[49]。据估计，学龄期儿童声音嘶哑的发生率约为 5%[98]。经耳鼻咽喉科医生评估的儿童慢性声音嘶哑中，38%～78% 的儿童有声带小结。因此，美国超过 100 万儿童有声带小结。声带小结多见于儿童参与集体活动时，且多见于男孩。声带小结患者表现为声音嘶哑、气息声。动态镜检查显示黏膜波减弱，声门闭合不良[98]。

声带小结由发音的机械损伤引起，位于声带前中 1/3 的声带游离边缘（图 24-9）。声带小结多为双侧，单侧小结也可能发生。声带小结分为三个阶段[99]：①炎症期，血管和蛋白质积聚增多；②声带边缘局部肿胀，呈灰白色半透明增厚（如果消除创伤，结节在 24～48h 内是可逆的）；③由呈灰色或白色的纤维组织，替代增厚。组织学上可见固有层局限性增生或角化及继发性透明

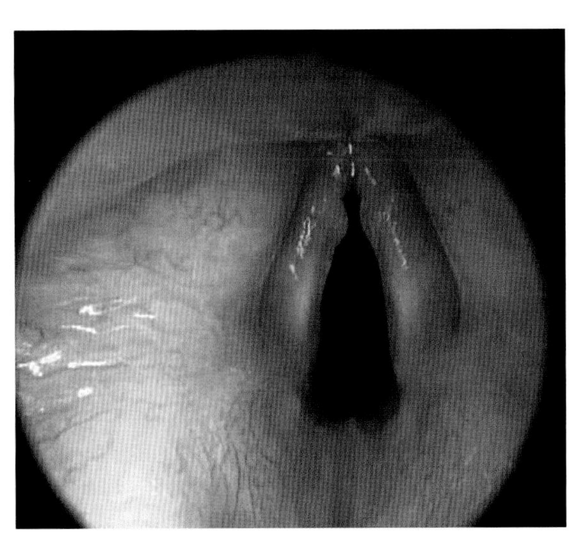

▲ 图 24-9　声带小结

变性[100]。

治疗包括言语治疗、手术、言语治疗加手术，观察[8, 96, 98, 101-103]。很难确定不同治疗方法的成功率，因为对照组（无处理）的随访很少。由于声带小结为良性病变，接受内科或外科治疗的患者往往失访。事实上，儿童的声带小结往往会在青春期自行消退，这也可能影响治疗方案的实施。儿童声带小结最被广泛认可的方法是言语治疗。据 von Leden 称[98]，言语治疗后 3～6 个月内声带小结逐渐消退或明显改善。对于言语治疗改善欠佳的儿童和重度声音嘶哑影响日常交流的儿童，应考虑手术[96, 98]。

手术治疗的选择是显微冷器械手术切除，虽然 CO_2 激光已被使用。在显微镜下向内牵拉声带小结，自结节基底部将其切除，尽量保护正常黏膜。双侧结节通常可以一次切除，但应注意避免损伤前连合。对于双侧声带小结，有外科医生建议分次切除，两次手术间隔 4 周[96]。术后建议声休 7～10d。长期效果取决于言语治疗的效果，通常可以获得良好的疗效。如果没有言语治疗的基础，单纯手术切除后病变易复发。

（二）声带囊肿和声带沟

目前尚不清楚表皮样囊肿和声带沟是先天性还是后天性病变。一些作者[104, 105]支持这些病变是后天形成的，而 Bouchayer 及其同事[106]则认为这些病变是先天性的。在对 2334 名患者的研究中，Bouchayer 和 Cornut[8]发现，先天性声带病变是儿童最常见的良性病变，需要手术治疗；以上病变经常被忽视或误诊。

声带囊肿和声带沟的临床表现为声音嘶哑、声音中断和声音疲劳。对于表皮样囊肿，前中 1/3 处单侧黏膜下肿胀隆起，常伴有对侧声带水肿（图 24-10）。动态镜检查下可见黏膜波减弱。表皮样囊肿内有分层角化的鳞状上皮，并含有角蛋白碎片。声带沟表面上皮内陷至 Reinke 间隙，并附着于声带韧带，形成平行于声带边缘的纵向沟。动态镜检查显示发声时声门呈梭形缝隙。

尽管可以通过保守治疗改善声音[8、107]，囊肿和声带沟通常不会自动消退。表皮样囊肿常被

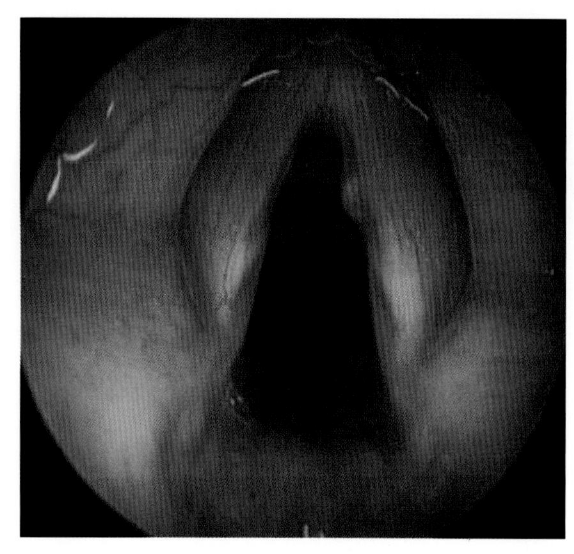

▲ 图 24-10　声带囊肿（右）

误认为是声带小结而进行言语治疗。当嗓音功能障碍在经过几个月的言语治疗后没有得到解决，就会转诊到耳鼻咽喉科医生处进一步诊治。儿童声带沟通常很难诊断，因为配合问题，动态镜仔细检查声带通常是不可能的。这些儿童的嗓音异常言语治疗是无效的。

表皮样囊肿和声带沟需通过显微外科进行治疗。对于声带囊肿，在声带上表面做与游离缘平行的黏膜切口，分离并剥离囊肿。Bouchayer 和 Cornut [8] 建议在手术部位注射皮质类固醇以减少炎症。Woo 及其同事 [108] 报道了采用 6-0 缝合线缝合切口缘的喉显微外科手术，获得了满意的疗效。沿声带沟上下缘切开黏膜，并自声韧带表面分离粘连，可将声带沟切除。另外一种手术方法为分离沟状凹陷处黏膜，横向切开声带沟黏膜及声韧带，获得了良好的效果 [109]。尽管与术前状态相比，声音有所改善，但并不完美。术后言语治疗很重要，对术后音质恢复有显著影响。建议言语治疗至少持续 3～6 个月。

（三）声带息肉

儿童和青少年很少发生声带息肉 [110, 111]。声带息肉是由喉的慢性损伤或一次创伤引起。声音嘶哑是最常见的症状。息肉多发生于声带前中 1/3 交界处，可呈梭形、有蒂或宽基底型 [112]。最近的一项研究表明，息肉是由固有层的循环障碍、血栓形成、渗出和水肿引起，继而声带上皮发生炎症和继发性萎缩 [100]。

声带息肉可以通过言语治疗而有所改善，但也可能需要手术切除 [8, 99, 107, 112]。有蒂息肉可自基底采用 CO_2 激光或显微镜下显微剪刀切除。对于基底较宽的息肉，需采用黏膜微瓣自声带表面做一个切口，将纤维素样渗出物吸除 [8]。术后音质取决于纤维化或玻璃样对声韧带的影响程度。建议术前和术后进行言语治疗，以防止复发 [8, 23]。

八、结论

嗓音功能障碍常见于儿童。与成人相比，儿童的嗓音功能障碍评估和治疗更为复杂，因为配合度欠佳，缺乏对问题的认知，缺乏治疗的动力。在儿童嗓音参数标准数据的建立方面，最近有了显著的进展。手术应谨慎选择，尤其是在幼儿，因为此时声带发育还不成熟，对手术技术要求更高。术前和术后均应规范地配合言语治疗。

推荐阅读

Benjamin B, Mair EA: Congenital interarytenoid web. *Arch Otolaryngol Head Neck Surg* 117: 1118, 1991.

Bogdasarian RS, Olson NR: Posterior glottic laryngeal stenosis. *Otolaryngol Head Neck Surg* 88: 765, 1980.

Boseley ME, Hartnick CJ: Development of the human true vocal fold: depth of cell layers and quantifying cell types within the lamina propria. *Ann Otol Rhinol Laryngol* 115: 784, 2006.

Bouchayer M, Cornut G: Microsurgical treatment of benign vocal fold lesions: indications, technique, results. *Folia Phoniatr* (Basel) 44: 155, 1992.

Bouchayer M, Cornut G, Witzig E, et al: Epidermoid cysts, sulci and mucosal bridges of the true vocal cord: a report of 157 cases. *Laryngoscope* 95: 1087, 1985.

Bower CM, Choi SS, Cotton RT: Arytenoidectomy in children. *Ann Otol Rhinol Laryngol* 103: 271, 1994.

Chadha NK, James A: Adjuvant antiviral therapy for recurrent respiratory papillomatosis. *Cochrane Database Syst Rev* (12): CD005053, 2012.

Cohen SR: Congenital glottic webs in children: a retrospective review of 51 patients. *Ann Otol Rhinol Laryngol* 14: 2, 1985.

Cohen MS, Mehta DK, Maguire RC, et al: Injection medialization laryngoplasty in children. *Arch Otolaryngol Head Neck Surg* 137 (3): 264, 2011.

Cohen SM, Garrett CG: Utility of voice therapy in the management of vocal fold polyps and cysts. *Otolaryngol Head Neck Surg* 136: 742, 2007.

Crumley RL: Teflon versus thyroplasty versus nerve transfer: a comparison. *Ann Otol Rhinol Laryngol* 99: 759, 1990.

Derkay CS: Task force on recurrent respiratory papillomas. *Arch Otolaryngol Head Neck Surg* 121: 1386, 1995.

Hartnick CJ: Management of complex pediatric voice disorders. *Laryngoscope* 122: S87 – S88, 2012.

Hirano M: *Clinical examination of voice*, New York, 1981, Springer–Verlag.

Holler T, Allegro J, Chadha NK, et al: Voice outcomes following repeated surgical resection of laryngeal papillomata in children. *Otolaryngol Head Neck Surg* 141: 522, 2009.

Isshiki N, Morita H, Okamura H, et al: Thyroplasty as a new phonosurgical technique. *Acta Otolaryngol (Stockh)* 78: 451, 1974.

King JM, Simpson CB: Modern injection augmentation for glottic insufficiency. *Curr Opin Otolaryngol Head Neck Surg* 15: 153, 2007.

Kleinsasser O: Pathogenesis of vocal cord polyps. *Ann Otol Rhinol Laryngol* 91: 378, 1982.

Levine BA, Jacobs IN, Wetmore RF, et al: Vocal cord injection in children with unilateral vocal cord paralysis. *Arch Otolaryngol Head Neck Surg* 121: 116, 1995.

Maturo SC, Braun N, Brown DJ, et al: Intraoperative laryngeal electromyography in children with vocal fold immobility: results of a multicenter longitudinal study. *Arch Otolaryngol Head Neck Surg* 137: 1251, 2011.

Narcy P, Contencin P, Viala P: Surgical treatment for laryngeal paralysis in infants and children. *Ann Otol Rhinol Laryngol* 99: 124, 1990.

Sipp JA, Kerschner JE, Braune N, et al: Vocal fold medialization in children: injection laryngoplasty, thyroplasty, or nerve reinnervation? *Arch Otolaryngol Head Neck Surg* 133: 767, 2007.

Setlur J, Hartnick CJ: Management of unilateral true vocal cord paralysis in children. *Curr Opin Otolaryngol Head Neck Surg* 20: 497, 2012.

Smith ME: Pediatric ansa cervicalis to recurrent laryngeal nerve anastomosis. *Adv Otorhinolaryngol* 73: 80, 2012.

Zalzal GH: Posterior glottic fixation in children. *Ann Otol Rhinol Laryngol* 102: 680, 1993.

第25章 复发性呼吸道乳头状瘤

Recurrent Respiratory Papillomatosis

Craig S. Derkay　Russell A. Faust　著
孙莎莎　译

要点

1. 复发性呼吸道乳头状瘤（RRP）是一种罕见但极具破坏性的疾病，可以导致声音嘶哑和气道阻塞。
2. 该疾病由人乳头状瘤病毒6型或11型感染引起，该亚型也可以导致生殖器疣和低风险宫颈上皮内瘤变。
3. 患者的发病年龄和病程长短差异较大。
4. RRP的外科治疗需要耳鼻咽喉科医生、麻醉医生和手术室人员共同配合，在设备齐全的手术室中共同处理困难气道。
5. 除了使用显微器械、脉冲式 CO_2 激光及显微喉镜等技术进行清理病变外，还使用了多种治疗方式，但始终没有取得有效的结果。
6. 父母的支持和教育是保障RRP儿童治疗安全的重要辅助手段。
7. 最近人乳头瘤状病毒四价疫苗的问世，为预防新生儿病毒传播带来了希望，并可能显著降低RRP和口咽癌的发病率。

复发性呼吸道乳头状瘤病（RRP）是儿童最常见的喉部良性肿瘤。由于有复发和扩散到整个呼吸道的倾向，所以尽管RRP在组织学上是良性的，但它常引起严重后果，通常很难彻底治愈。长期以来，从流行病学的角度，对复发性呼吸道乳头状瘤的重视程度仍然不够。通过美国疾病控制和预防中心（CDC）与世界各地的儿童耳鼻咽喉科医生之间的协商，美国已经开始着手深入研究该疾病。

本章讨论RRP的病因、免疫学、流行病学和传播方式。临床上主要包括病史、体格检查、气道内镜检查和其他辅助检查。本章还讨论了手术和非手术治疗的指导原则和治疗的适应证及其预后。正在进行的研究计划和有前景的治疗策略提高了我们对该病的认识，4价人乳头瘤状病毒（HPV）疫苗降低RRP的发病率。

一、流行病学

RRP由HPV-6型和HPV-11型引起，其特征是气道内鳞状上皮乳头状瘤的异常增殖[1-3]。虽然RRP是一种良性疾病，但由于它涉及气道并且具有恶变的风险（尽管很低），因此它可能引起致命后果[4]。反复手术给患者和他们的家人带来巨大的精神和经济负担[5]，据估计每年高达1.5亿美元[6]。

RRP是儿童喉部最常见的良性肿瘤，也是引起儿童声音嘶哑的第二大常见原因[7]。由于该病有复发的倾向，并可累及整个呼吸道，因此很难治愈。疾病的病程是多变的；一些患者会自发性缓解，而另一些患者可能会出现乳头状瘤反复侵袭性生长和呼吸系统损害，而这需要多次手术治疗。

RRP 可发生于儿童期或成年期；任何年龄均可发病，年龄最小的患者在出生后 1d 即被确诊，而年龄最大的 84 岁[6]。RRP 有两种不同的表现形式：一种是幼年型，即侵袭型，另一种是成年型，即非侵袭型。侵袭型 RRP，一般在儿童中最普遍，也可以发生于成人。与年龄较大（> 3 岁）的 RRP 儿童相比，年龄较小（< 3 岁）的 RRP 儿童每年进行 4 次以上手术的可能性增加 3.6 倍，2 个或更多解剖部位受累的可能性增加近 2 倍[6]。同样，与病情稳定或未发病的儿童相比，病情进展较快的儿童发病年龄会较早[8-10]。在大多数儿童患者中，出现症状开始，诊断被延误的平均时间约 1 年[6,11]。75% 的 RRP 患儿在 5 岁前确诊[12]。

RRP 的真实发病率和患病率尚不清楚。多项研究报道了 RRP 的真实发生率。据估计，美国每年新增 80～1500 例 RRP 儿童患者[6,13]。Campisi[14] 创建了一个国家数据库，将加拿大小儿耳鼻咽喉科医生治疗的所有 RRP 儿童（< 14 岁）纳入其中；研究估计 1994—2007 年全国青少年 RRP（juvenile-onset RRP，JORRP）的发病率为 0.24/100 000，患病率为 1.11/100 000。在一项纳入丹麦 50% 人口研究中显示，RRP 的总发病率为 3.84/100 000；在该研究中，儿童发病率为 3.62/100 000，而成人发病率为 3.94/100 000[15]。一项针对美国公共和私人医疗的大型数据库的初步研究显示，与拥有私人医疗保险患者相比，公共医疗保险患者的 RRP 发病率更高（分别为 3.21/100 000 vs.1.98/100 000）[16]。据估计，美国儿童的发病率为 4.3/100 000，而成年人的发病率为 1.8/100 000[6,17]。这些数据与丹麦的调查结果相似。美国国家 RRP 儿童登记处（National Registry of children with RRP）统计了 22 个儿童耳鼻咽喉科站点的临床资料，平均每个儿童接受了 19.7 次手术，平均每年接受 4.4 次手术[6,17]。根据发病率数据，意味着美国每年有 10 000 多例 RRP 患儿接受手术治疗。

二、人乳头状瘤病毒病原学

HPV 是感染脊椎动物（从鸟类到人类）的乳头状瘤病毒家族，它们会引起上皮性的良性或恶性肿瘤。这些病毒由它们的自然宿主种类（例如牛乳头状瘤病毒、鼠乳头状瘤病毒和 HPV）来决定。每一种宿主物种都对应特异的乳头状瘤病毒，这种特异性被认为是绝对的。在每个物种中，相似类型的乳头状瘤病毒对不同部位的上皮组织（如口腔黏膜、生殖器黏膜或皮肤）存在特异性。在人类中，这种组织特异性不是绝对的，一些 HPV 类型对某些组织表现出更多的偏好。HPV 属于乳多空病毒科，是一种小型脱氧核糖核酸（DNA），含有无包膜的二十面体（20 侧）衣壳病毒，具有 7900 对碱基对的双链环状 DNA。HPV 是上皮性的，感染上皮细胞。根据通用的遗传密码同源性对 HPV 进行了分组；在病毒的特定区域内，如果同源序列不到 90%，则被定义为单独的类型。在此基础上，对 HPV 进行编号以进行区分，已鉴定出近 100 种不同的 HPV 类型。根据人乳头状瘤病毒的 DNA 同源性对其进行分类，我们能够识别出密切相关的类型。在功能上，这些分组与他们的组织偏好及相似的病理生理学相关[18]。

直到 20 世纪 90 年代，HPV 才被怀疑为 RRP 的致病因子，但尚未得到证实。这种不确定性是由于无法在体外培养该病毒，以及未能使用电子显微镜或 HPV 抗体在乳头状瘤病变中显示出相同的病毒颗粒。随着分子探针的出现，HPVDNA 几乎在每一个乳头状瘤病变中都得到了证实。在气道中发现的最常见的类型是 HPV-6 型和 HPV-11 型，这两种类型占生殖器尖锐湿疣的 90% 以上。特定的病毒亚型可能与疾病的严重程度和临床病程有关。感染 HPV-11 的儿童乳头状瘤似乎侵袭性更强，这导致在疾病早期气道阻塞比较严重，更有可能需要行气管切开术以维持气道的通畅[10、19]。

除了 HPV-6 和 HPV-11，HPV 还有其他两组主要与呼吸消化道和生殖道黏膜病变有关。HPV-6 和 HPV-11 是大多数 RRP 的致病亚型，与其他亚型相比，它们被认为具有较低的恶性潜能。相比之下，HPV-16 和 HPV-18 与生殖道和呼吸消化道的恶性肿瘤有关[18]。HPV-31 和 HPV-33 恶性潜能介于两者之间。

HPV 被认为会感染黏膜基底层的干细胞[20, 21]。在干细胞感染后，病毒 DNA 既可以积极表达，也可以作为潜伏感染存在于在临床和组织学上都正常的黏膜内。要产生病毒蛋白或复制病毒，病毒 DNA 必须以某种方式重新激活。病毒基因组由三个区域组成：一个上游调控区域和两个根据感染阶段命名的区域，这两个区域分别是早期（E）和晚期（L）区域。E 区基因参与病毒基因组的复制、与宿主细胞中间丝的相互作用和转化；根据 HPV 类型，它们是潜在的致癌基因。L 区基因编码病毒结构蛋白[22-23]。诱导细胞增殖是 HPV 的基本特性，但其作用机制尚不清楚。我们正在收集有关病毒基因产物与细胞蛋白相互作用的信息。例如，一些病毒 E 区基因产物可以结合并使某些细胞肿瘤抑制蛋白失去活性[24, 25]。相反，HPV 激活表皮生长因子（epidermal growth factor EGF）受体通路，EGFR 通路与上皮细胞增殖有关[3]。因此，HPV 可能通过多种机制诱导呼吸和消化道黏膜细胞增殖。

组织学上，这种黏膜增生导致多个“叶状”或指状突起，中央纤维血管核心被复层鳞状上皮覆盖（图 25-1）[20]。当乳头状瘤在显微镜下观察时，它们可以呈现出一种表面扩散的形态，具有天鹅绒般的外观。当它们表现出膨胀性或外生性生长模式时，大致呈现为“菜花状”或“乳头状”突起（图 25-2 和图 25-3）。乳头状瘤的病变可能是有蒂或广基的，常表现为外生形簇状生长。通常，病变呈粉红色或白色。为了预防医源性乳头状瘤的种植，术中应避免损伤邻近区域的非病变鳞状上皮或纤毛上皮。纤毛上皮在反复损伤后发生化生，被无纤毛上皮取代，形成医源性的鳞状纤毛连接。这也可以解释在机体存在不受控制的胃食管反流时，RRP 的生长更加活跃。大多数 RRP 不表现为异型增生、异常有丝分裂或过度角化[20]。无一例外，RRP 表现为上皮细胞成熟迟缓，基底细胞层明显增厚，浅层有核细胞明显增

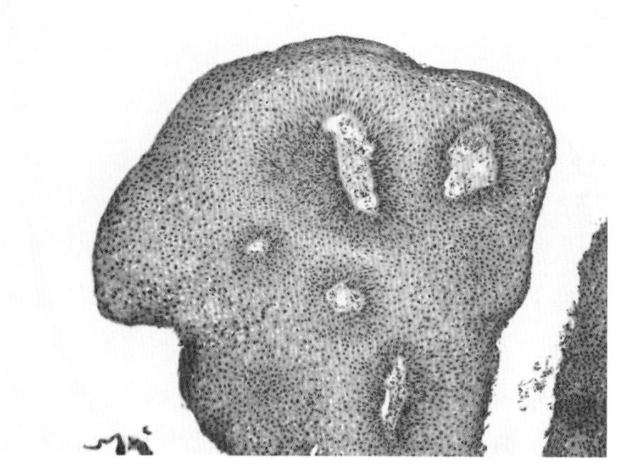

▲ 图 25-1 复发性呼吸道人乳头状瘤的组织病理学研究。人乳头状瘤病毒感染喉部黏膜的显微照片基底细胞的分裂区见于每个纤维血管核心周围，有核细胞常见于浅层

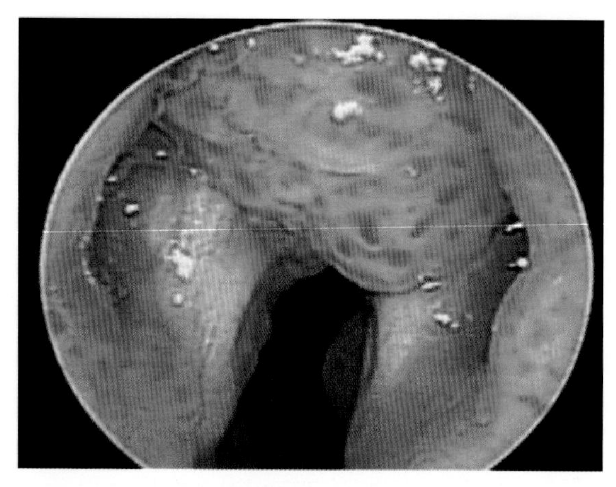

▲ 图 25-2 喉镜下呼吸道乳头状瘤的大体表现。在声带上下可见肿物外生性生长，内有大量毛细血管

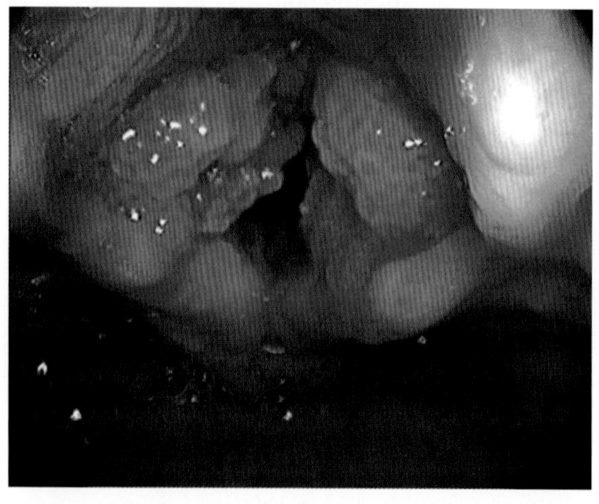

▲ 图 25-3 喉镜下呼吸道乳头状瘤的大体表现。喉部巨大的外生乳头状瘤

多[23]。这可能是因为HPV基因产物与EGF受体通路的相互作用[3]。这些细胞效应的结果是感染HPV的细胞不会快速分裂，但分裂的基底细胞数量会不成比例地增加。因此，由于细胞分裂，RRP组织的体积可能会迅速扩大[21]。

在病毒潜伏期，病毒核糖核酸（RNA）很少表达。即便如此，在RRP缓解多年患者的正常黏膜中仍可检测到HPV DNA，而未知刺激可导致缓解多年后的HPV再次激活和临床复发[26, 27]。因此，病毒的激活可以发生在潜伏感染建立后的任何时间。早期区域基因E6、E7，可能还有E5的基因产物是诱导乳头状瘤所必需的，但HPV活化机制的细节尚不清楚。为了“治愈”RRP，有必要调节宿主对病毒的反应，最好是消除潜在感染；但是到目前为止，这一点尚未实现。

宿主免疫系统可能在HPV所致病变的发病机制中起重要作用。RRP患儿的体液免疫和细胞免疫反应可能受到损害，患者的免疫功能可能与临床病程有关。细胞因子（如白细胞介素2、4、10）和主要组织相容性复合体抗原的表达在RRP患儿细胞免疫应答功能障碍中的作用已得到证实[28, 29]。

三、传播

母亲宫颈HPV感染与RRP之间的关系已被证实。然而，具体的传播方式仍不清楚[30]。HPV在生殖道传播的广泛性与人类其他性传播疾病类似。据估计，美国每年至少发生100万例生殖器乳头状瘤[31]。最常见的为尖锐湿疣，包括女性的子宫颈、外阴或其他生殖器部位，或患病女性性伴侣的阴茎。约4%的女性有阴道镜（亚临床）改变，而10%的女性DNA阳性但未发现明显的病变。HPV抗体阳性率（无DNA或临床病变）约为60%（8100万）。据估计，全世界多达25%的育龄女性生殖道存在HPV。研究表明，性活跃的年轻大学女性中，HPV感染的发生率最高，在36个月的在校时间内累计发病率为43%[32]。在美国1.5%～5%的孕妇有明显临床症状的HPV感染[33]。目前，超过30%的美国女性感染了HPV，其中14—24岁的女性约750万，而25%的60岁以下的女性感染了HPV[34]。高达90%的病变在2年内临床无法检测到。20—24岁的女性发病率最高，50%以上的女性在初次性交后的最初4年内会感染HPV。与RRP一样，HPV-6和HPV-11是宫颈尖锐湿疣最常见的亚型。

在分娩期间通过受感染的产道发生的垂直传播被认为是儿童感染的主要方式，而在子宫和胎盘内HPV的转移、多性伴和直接接触发挥次要作用。支持垂直传播的原因在于，在生下RRP患儿的母亲中，超过50%出现明显的尖锐湿疣[35]。HPV-6/11是主要的致病病毒亚型，剖腹产似乎在一定程度上有预防的作用[36]。

与年龄相仿的对照组相比，在儿童期发病的RRP患者，更有可能是第一胎出生并且是经阴道分娩的儿童[37, 38]。Kashima等[37]推测，由于初产妇的第二产程更长，而长时间接触病毒导致头胎婴儿感染的风险更高。他们还指出，新获得的生殖器HPV病变比长期存在的病变更容易脱落病毒，这就解释了在社会经济地位较低的年轻母亲的后代中，乳头状瘤病发病率较高，这一群体也是最有可能获得HPV等性传播疾病的群体[38]。

尽管母体尖锐湿疣与RRP的发生发展密切相关，但在出生时就暴露于生殖器尖锐湿疣的儿童中，只有一小部分发展成为有临床症状的RRP[37]。虽然在暴露于产道HPV的婴儿中，30%患儿的鼻咽分泌物中可检出HPV，但预计有RRP表现的婴儿数量仅占该人群的一小部分[38]。显然，其他因素如患者免疫、病毒暴露的时间体积，以及局部创伤肯定是RRP发生的重要决定因素。剖宫产似乎可以降低传播风险，但手术与母亲较高的发病率和死亡率有关，而且比阴道分娩的经济成本要高得多。此外，剖宫产后新生儿乳头状瘤病的研究表明，至少在某些情况下，传播可能发生在子宫内[1]。然而，由于孕妇亚临床HPV感染率偏高，儿童RRP的实际新发病例低，所以选择剖宫产作为预防RRP的一种手段目前既不实用也不推荐[1]。在阴道分娩过程中，即使母亲患有活跃的生殖器尖锐湿疣，新生儿感染的风险只有1/（231～400）[36, 38]。综上所述，在充分评估剖宫产或其他预防措施的有效性之前，需要更好地了解与RRP相关的风险因素。

四、预防

随着四价HPV疫苗（Gardasil；Merck）在发达国家的出现，在预防RRP方面取得了突破。该疫苗已用于预防与HPV6、11、16和18有关的宫颈癌、原位腺癌和上皮内1级至3级瘤变、2级和3级的外阴、阴道上皮内肿瘤和生殖器疣[39, 40, 41]。目前正在研究第二代疫苗，其中包含另外五种HPV亚型。

四价疫苗预防HPVs6、11、16和18相关宫颈和生殖系统疾病的能力在第3阶段FUTURE Ⅰ和Ⅱ期试验中得到证实，其免疫原性在桥接试验中得到证实[39, 41]。在FUTURE Ⅰ和Ⅱ期研究中，研究对象是年龄在15—26岁的女性，这些女性被认为是HPV感染风险最高的人群[39, 42]。在FUTURE Ⅰ研究中，四价疫苗在预防宫颈上皮内瘤变或更严重的病变、生殖器疣和外阴阴道瘤变方面有效率为100%[41]。在FUTURE Ⅱ期研究中，疫苗对预防HPV-16或HPV-18相关的宫颈上皮内瘤变有效率为100%[39]。FUTURE Ⅰ期和FUTURE Ⅱ期都是针对于HPV感染风险最高年龄段的女性[39, 42]。然而，如果给尚未有性行为的人接种疫苗，将是最有效的。免疫原性桥接研究证实，年轻女孩的免疫原性与16—23岁女性的免疫原性相同，甚至更好，这表明四价HPV疫苗在这一人群中具有免疫原性，因此可能在预防疾病方面有效[43]。同样，一项针对9—15岁儿童的独立研究证实，在这一较年轻人群中，免疫原性至少持续18个月[44]。

因此，美国疾病控制与预防中心的免疫实践咨询委员会建议，所有11—12岁的男孩和女孩（初次性行为年龄之前）都要接种疫苗[45, 46]。还建议25岁以下错过早期接种疫苗机会的男孩和女孩接种疫苗。疫苗作为一种治疗方式的有效性明显是更有限的[47, 48]，尽管给药可能促进抗体反应，但应继续监测未来的损害。基于重要的临床研究，四价疫苗预计可降低宫颈阴道HPV疾病的发生率、发病率和死亡率。

二价疫苗也被授权用于预防HPV-16和HPV-18但不是HPV-6和HPV-11[49]。早期的2期临床数据表明，根据协议样本，该疫苗在预防事件和持续性宫颈HPV-16和HPV-18感染方面100%有效，在意向治疗分析中，发现在预防与HPV-16或HPV-18相关的疾病方面有93%的有效性；基于队列研究，没有发现对疾病的疗效。这种疫苗对HPV-16和HPV-18的疗效表明，与四价疫苗一样，它可能降低HPV相关头颈部癌症的发病率。然而，由于二价疫苗不能预防HPV-6和HPV-11，因此它不太可能影响HPV-6或HPV-11从母亲向儿童的垂直传播。

即使成功进行了HPV疫苗接种，仍需要进行宫颈脱落细胞检查筛查和后续安全监测。四价疫苗仍可通过提高抗体反应和增强对其他HPV亚型感染的保护，使现有感染HPV病毒的妇女受益[48]。

在所有年龄组中，接种HPV疫苗后口咽部鳞状细胞癌和RRP的发病率可能同时降低，但这一点未得到重视。HPV也在口咽鳞癌的发生发展中起着重要的作用[50]。在没有吸烟或酗酒史的年轻患者中，HPV-16阳性的口咽鳞状细胞癌发病率较高。扁桃体是口咽癌最常见的部位[51]。由于每年有数以万计的口咽部鳞状细胞癌新确诊病例，预防性接种疫苗可能在未来几十年产生巨大的流行病学影响[52]。因此，广泛使用四价HPV疫苗有望大大降低宫颈癌的发病率和死亡率，并大大降低生殖器疣的发病率。如果疫苗在预防口腔HPV感染方面与预防子宫颈和生殖道感染的有效性相同，那么接种疫苗有望将HPV相关的口咽癌的发病率降低30%。因此，接种人乳头状瘤病毒疫苗除了预防宫颈癌之外，还有其他好处，其中一些是四价疫苗所特有的。

普及接种四价疫苗还有望消除母亲和父亲的HPV根源，有望根除HPV-6和HPV-11引起的RRP[53, 54]。随着疫苗的广泛接种，宫颈阴道HPV发病率的降低，随后垂直传播导致的RRP病例将大大减少[51]。由于疫苗使用历史较短，广泛接种疫苗的长期效果尚未被证实。一些因素限制了普遍接种，包括道德上的反对和成本。批评人士认为，疫苗接种项目可能会促进无保护的和危险的行为，而有关艾滋病意识和避孕的文献不支持这种设想。公共卫生官员担心APV疫苗的好处，可能给家庭和学校带来的财政和后勤负担，他们也有理由担心HPV疫苗大规模疫苗接种计划可能导致涉及儿童的不良事件。据估计，为所有11岁和12岁的女童和男童提供全面免疫的费用每年将超过17亿美元，不过这笔费用可由每年预计减少的65亿美元卫生保健费用抵消[55]。这些费用将由未参保儿童疫苗计划、医疗补助计划、州儿童健康保险计划家庭和大多数私营保险公司承担。鉴于RRP的罕见性，需要进行多年的多基因替代研究，才能观察到广泛接种疫苗后RRP发生率的下降情况[54]。

五、临床表现

声带通常是乳头状瘤的首要和主要部位，声音嘶哑是RRP的主要症状[56]。儿童可能从出生起就存在声音嘶哑。特别是在幼儿中，声音的变化可能不会引起注意。喉喘鸣也是RRP的临床表现之一，开始为吸气相喉喘鸣，随着病情进展，呼气相也出现喘鸣。少数患者可表现为慢性咳嗽、复发性肺炎、发育不良、呼吸困难、吞咽困难或急性危及生命的其他症状。患者确诊前症状的持续时间各不相同，常被误诊为哮喘、变态反应、声带小结或支气管炎等。然而，在气道狭窄的婴儿中，最初常表现为上呼吸道感染期间引起的急性呼吸窘迫。RRP的病情进展差异很大。发病后，可自行缓解或维持稳定状态，只需要定期手术治疗。在另一个极端，RRP可能进展迅速，可能需要频繁的外科治疗（间隔数天或数周），并且可能需要更早的药物辅助治疗。RRP临床主要表现为缓解和加重的反复交替发生。

由于RRP发病率低且进展缓慢，有些乳头状瘤可能直到阻塞气道导致呼吸窘迫时才被发现。因此，在这些儿童中，气管切开术的需求相对较高。Shapiro等[57]指出，需行气管切开术的RRP患者年龄更小、病变范围更广，常累及远端气道。通过对13名患者的治疗经验，他们不认为气管切开术本身会导致疾病在喉外传播。在美国疾病控制与预防中心（CDC）的全国RRP登记中，接受气管切开术的儿童最初诊断为RRP的年龄更小（2.7岁），低于未接受气管切开术的儿童（3.9岁）[17]。另有人认为，气管切开术可能激活或促进疾病向下呼吸道的传播[58]。Cole等[59]统计表明，已行气管切开术的患者中，有一半的患者出现了气管乳头状瘤，尽管他们试图避免这种手术，但仍有21%的患者需要气管切开。在存在声门下乳头状瘤情况下行气管切开术及气管切开的时间过长，将会增加远端气管扩散的风险。大多数学者认为，除非绝对必要，否则应尽量避免气管切开术。Boston等[60]在一系列患有声门下狭窄和RRP的儿童中成功进行了喉气管重建。在气管切开术不可避免的情况下，一旦通过内镜技术有效地控制疾病，就应考虑拔管。需要长时间气管插管的支气管肺发育不良儿童，也可能增加发生RRP的风险[61]。通过连续中断的呼吸道黏膜表面，气管插管导致RRP机械性气道远端扩散的风险与气管切开相同。一些学者注意到HPV-11（与HPV-6相反）引起的RRP与乳头状瘤的远端扩散有关[10]。

大约30%的RRP儿童和16%的RRP成人中发现呼吸道乳头状瘤的喉外扩散[6]。喉外扩散最常见的部位依次为口腔、气管和支气管（图25-4和图25-5）[6, 56]。肺乳头状瘤以无症状的非钙化性周围结节开始[62]。这些病变最终扩大到中

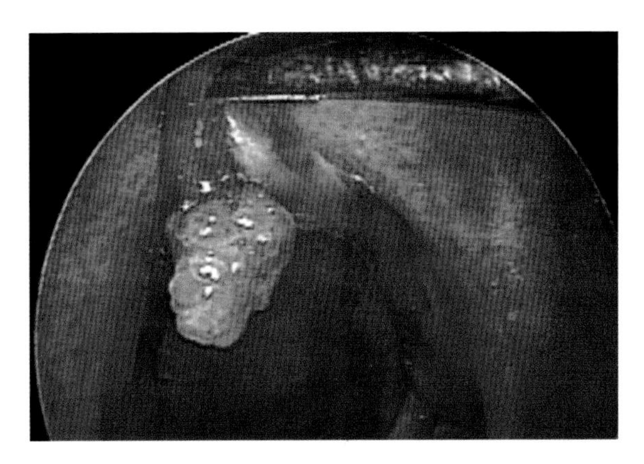

▲ 图25-4 乳头状瘤向悬雍垂扩散

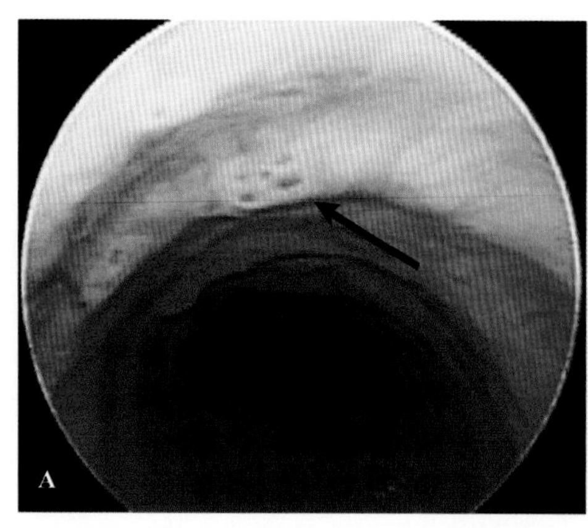
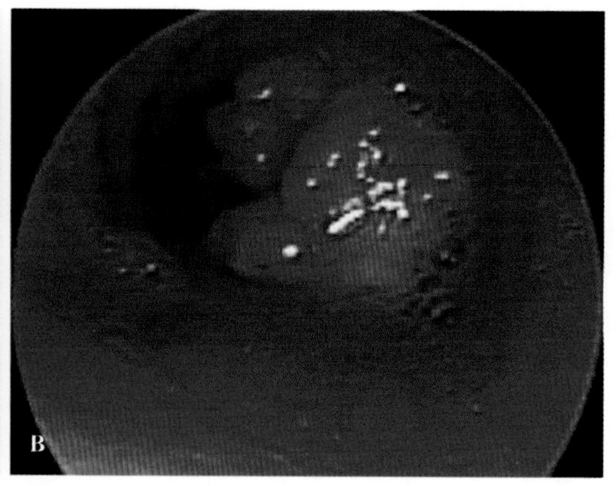

▲ 图 25-5　复发性呼吸道乳头状瘤病的气管传播。图示：远端气管结节性、外生性病变（箭）（A）和另一位患者的巨大、外生性、阻塞性乳头状瘤（B）

央空洞和中央液化性坏死，在 CT 扫描中可以观察到液气平（图 25-6）。这些患者临床表现为反复支气管扩张、肺炎和肺功能下降。RRP 肺播散的临床过程是隐匿的，经过多年的发展，最终表现为肺实质损害引起的呼吸衰竭。因此，在 RRP 患者中发现肺损害提示病情严重。此外，肺部传播与 RRP 恶性转化的高风险相关。

RRP 向鳞状细胞癌的恶变已有报道。在一项的调查中，共有 26 名患者被确诊进展为鳞状细胞癌[6]。Dedo 和 Yu[63] 报道了 244 例 RRP 患者中，4 例（1.6%）在 20 多年的治疗中发生恶变。RRP 患者的死亡，通常是由于频繁的外科手术并发症或由于远端疾病进展引起的呼吸衰竭。在新生儿期出现的 RRP 被认为是一个不利因素，其死亡率更高，需行气管切开的可能性更大[8, 9]。

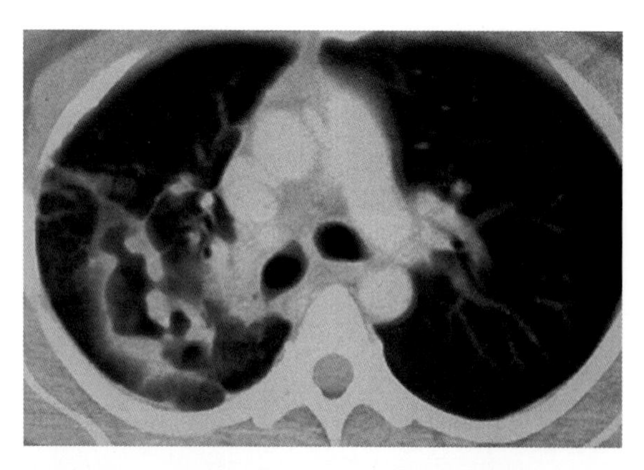

▲ 图 25-6　复发性呼吸道乳头状瘤病的肺播散。CT 扫描可见溶解性空洞性病变

六、患者评估

（一）病史

持续性或进行性喘鸣和发声困难，并逐步进展为呼吸窘迫，是 RRP 患儿最常见的症状和体征（见治疗途径流程图，图 25-7）。在没有严重呼吸窘迫的情况下，应详细询问病史和既往史。虽然声嘶是幼儿常见症状，且多为良性病变，但它常伴有结构或功能异常。由于喉腔结构精细，很小的病变即可引起声嘶，因此声嘶可能是疾病的早期迹象。另一方面，如果病变离声带较远，则声嘶可能是疾病的晚期症状。虽然病变在组织学上是相同的，但病变位置、大小等不同可能会引起声嘶、喉喘鸣、喉梗阻等不同的症状。声音的质量只能为其病因提供有限的线索，而其他特征如发病年龄、进展速度、相关感染、外伤或手术史、呼吸或心脏窘迫的存在，可能具有更大的意义。低沉、粗糙、颤动的声音提示声门下病变，而失音、高音、沙哑或呼吸声提示声门病变。相关的高音喘鸣也提示声门或声门下病变。尽管自出生以来就存在的喘鸣通常与喉软化、声门下狭窄、声带麻痹或血管病变有关，但呼吸道乳头状瘤也可引起新生儿喘鸣。相关症状如进食困难、过敏症状、过度用声及遗传性先天性异常的存在，可能有助于鉴别 RRP 与其他疾病，包括声带小结、声带麻痹、声门下囊肿、声门下血管瘤和声门下狭窄。在没有任何病史提示这些病变的情况下，

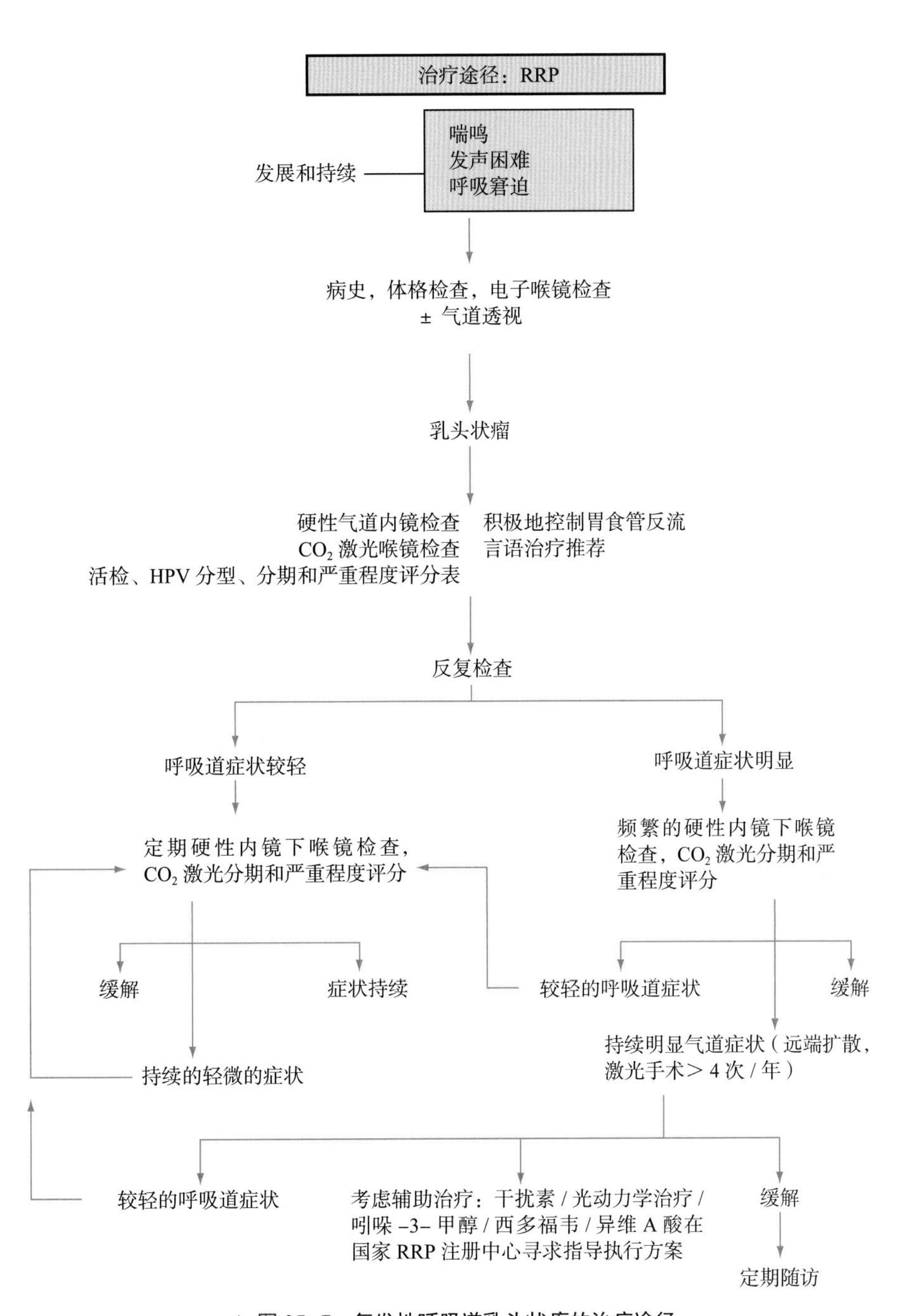

▲ 图 25-7 复发性呼吸道乳头状瘤的治疗途径

回顾围产期可以发现母亲或父亲患尖锐湿疣的病史。如果存在进行性的喘鸣和呼吸困难，持续数周或数月，必须检查是否存在气道肿瘤。

当然，并不是每个声音嘶哑的儿童都需要进行超出症状评估的调查。然而，在出现声音嘶哑伴呼吸窘迫、呼吸急促、吸气量减少、心动过速、发绀、吞咽困难、慢性咳嗽、发育不良、复发性肺炎或吞咽困难时，必须对喉部进行检查并明确诊断声音嘶哑的原因。应该及时对声嘶进行性加重的患者进行检查，而不是等到完全失声或气道梗阻时才引起重视[64]。

（二）体格检查

表现为 RRP 相关症状的儿童必须进行全面的检查。首先必须评估儿童呼吸频率和窘迫的程度。医生应观察患儿是否出现呼吸急促和疲劳发作，其可能为呼吸衰竭的先兆。应注意观察儿童鼻翼煽动和呼吸肌运动情况。由于试图改善呼吸气流不断加重的发绀和气道梗阻引起机体氧供不足，患儿可能习惯性维持颈部过伸位。对于病情严重的患儿，应在手术室、急诊科或儿童重症监护室等具备抢救条件的场所进行查体。病情稳定的儿童可以常规查体。查体过程中应常规听诊呼吸音。医生应该仔细听诊口、鼻、颈胸部，以确定呼吸道梗阻部位。呼吸周期一般表现为较短吸气相和较长的呼气相。喉喘鸣一般开始时表现为吸气性，但随着病情进展，逐渐发展为双相喘鸣。与喉软化、血管病变、纵隔肿物等婴儿相比，RRP患儿引起的喘鸣不会随体位发生明显变化。血氧饱和度监测能客观反映儿童的呼吸状态。对于部分患儿，肺功能检查也对病情评估有一定意义。

（三）气道内镜检查

RRP患儿术前应常规行电子喉镜检查，进一步明确喉腔内情况，以指导下一步治疗。最细的电子纤维喉镜直径1.8mm，可应用于新生儿检查，并且可以采集图像、录制视频。内镜检查前可应用减充血药和局部麻醉药喷鼻或局部浸润。减充血药羟甲唑啉无明显心脏毒性；较小婴儿使用局部麻醉药利多卡因时必须严格监测用药剂量，以降低心脏毒性。

对于婴幼儿，电子喉镜检查效果远优于间接喉镜。但是即使检查前已充分局部麻醉，仍需患儿积极配合，检查时家长应配合固定患儿。对于6、7岁的儿童，可以与患儿沟通，使其配合。但1—6岁儿童，检查时配合欠佳。对于怀疑有RRP的儿童，如果不能在门诊进行全面的检查，需在麻醉下行内镜检查[64]。

七、手术治疗

经典治疗

目前，RRP还没有“治愈”的方法，也没有一种单一方式被证明可以根除RRP。目前的标准治疗方法是外科治疗，目标是完全切除乳头状瘤并保留正常结构。病变位于前、后联合或具有高度侵袭性时，一般会进行次全切除来缓解气道梗阻。在尽可能保留正常解剖结构的前提下，尽可能地切除病变组织，以防止声门、声门下狭窄和喉蹼的形成，以及由此导致的气道狭窄等并发症的发生。

直到现在，CO_2激光在治疗RRP（包括喉部、咽部、上气道、鼻腔和口腔）方面一直比冷仪器更受青睐[6]。与手术显微镜结合使用时，激光能更精确地烧灼病变部位，并减少出血。当与非接触技术联合使用时，可以在更多程度上保护声带正常组织，以减少术后瘢痕的形成。Dedo报道了244名RRP患者，每两个月CO_2激光治疗一次，37%的患者达到了“缓解”，6%达到了“清除”，17%达到了“治愈”[63]。CO_2激光器的发射波长为10 600nm，将光能转换为热能。CO_2激光传输的能量被细胞内的水吸收，从而使细胞气化[65]。它通过水的蒸发对组织进行破坏、烧灼创面。烟雾中含有蒸汽和汽化的物质。它的缺点是涉及手术室人员、患者和手术医生的安全。激光可能会对手术部位以外的组织造成损伤。此外，激光烟雾含有病毒DNA，可能会引起病毒的传播[66-68]。所以为了工作人员的安全，操作过程中必须使用烟雾吸引器。最重要的是，由于激光会产生热量，点燃气管插管可能导致意外的损伤，在麻醉气体的富氧条件下，可能导致爆炸或者火灾。如果手术医生操作激光不当，可能会引起较大瘢痕或造成声带损伤，引起功能异常。激光使用不当可能会对正常组织造成损伤，并可能引起病毒种植。CO_2激光还可能引起组织的延迟损伤，这可能与激光手术的次数和RRP的严重程度有关。

虽然CO_2激光手术更精准，止血效果更好，但常需要反复多次手术。建议定期行激光喉镜检查，尽量避免气管切开，保证患儿发音，保留正常解剖结构。最新一代的激光微焦显微操作器使外科医生能够在400mm焦距下使用250mm的光斑，在250mm焦距下使用160mm的光斑。

八、新技术

考虑到未被识别的热传递可能导致术后瘢痕组织的形成，所以在声带上使用CO_2激光必须判断准确。为了将声带瘢痕形成的风险降到最低，冷切除术在遵循嗓音显微外科手术、黏膜下剥离和显微器械等原则下可以成功做到。这种方法可能比 CO_2 激光手术有优势，尤其是对成人RRP患者[69-71]。在最初的系列研究中，Zeitels和Sataloff[71]报道了6例成人患者，在原发病变切除后随访2年，没有一例乳头状瘤复发。在复发性乳头状瘤病患者中，16例（38%）中有6例在黏膜微瓣手术后复发。

磷酸钛氧钾（KTP）激光也因其在乳头状瘤中的应用而受到关注。KTP激光器的波长为532nm。氧合血红蛋白吸收在这个波长激光中包含的能量。激光可以在病房中使用，因为0.3mm窄的光纤可通过纤维支气管镜的工作通道使用。这种激光也被用来治疗声门的血管扩张，因为它能够在不破坏固有层浅层的情况下进行止血。Zeitels[72]的一项研究表明，在29例患者中，18例患者使用KTP激光治疗后，病情缓解率超过75%。KTP激光器的支持者认为它的成本更低，而且能够使用窄规格光纤，这是制约其他激光器使用时出现的一些机械问题。脉冲染料激光（pulsed-dye laser，PDL）使用光和激光发射介质，可以根据目标色团（负责其颜色的分子的一部分）的不同而变化，将其调到一个特定的波长，在该波长处可以发生最大的吸收能量。血液的显色团为577nm，PDL的工作波长为585nm。PDL的优点包括能够在保留被覆上皮的同时诱导微血管凝固，这最终有利于保留发声功能，同时适当控制肿瘤进展。无蒂性病变累积室带和有明显瘢痕生长的患者，PDL治疗效果更好。PDL的使用已经普及，因为它可以在门诊和病房使用。成人患者对病房手术的舒适度已有记录；87%的患者更喜欢在病房施行上呼吸消化道的手术[73]。一旦将医院、麻醉和手术室所有的费用考虑在内，在病房进行这些手术的好处是每例可节省5000美元[74]。然而，考虑到手术配合和气道维护问题，大多数儿童患者仍然需要在全身麻醉下进行治疗。联合使用贝伐单抗时，可能比单独使用烧灼技术效果更好[75-78]。

现在，越来越多的研究人员开始使用内镜吸切技术来代替 CO_2 激光，以快速消除喉部疾病。在一项小型随机研究中，Pasquale等[79]观察到，内镜吸切技术和 CO_2 激光相比，发音质量得到了改善，缩短了手术室时间，降低了黏膜损伤，而且成本效益显著。El-Bitar、Zalzal[80]和Patel等[81]也观察到使用内镜吸切技术的类似改善效果。美国儿科耳鼻咽喉学会（American Society of Pediatric Otolaryngology）的一项网络调查发现，现在大多数受访者更倾向于使用“吸切”技术[4]。

由于没有一种治疗方案能彻底根除HPV，所以对于已存在的乳头状瘤是否需要切除，谨慎的做法是接受一些残留的乳头状瘤，而不是冒损害正常组织和产生过多瘢痕的风险。即使切除了所有临床明显的乳头状瘤，病毒仍然潜伏存在于邻近组织中。因此疾病广泛性的治疗目标应该是减轻肿瘤负荷，减少疾病传播，创造安全、通畅的气道，优化语音质量，增加手术间隔时间。对于前连合的乳头状瘤，分期切除是正确的，以防止两侧声带黏膜表面的重叠粘连，从而降低喉蹼形成的风险（图25-8）。

九、麻醉技术

目前提倡将几种不同的麻醉技术应用于儿童乳头状瘤的切除术中。在所有方法中，必须以最精细的方式处理气道，以尽量减少医源性黏膜微损伤。

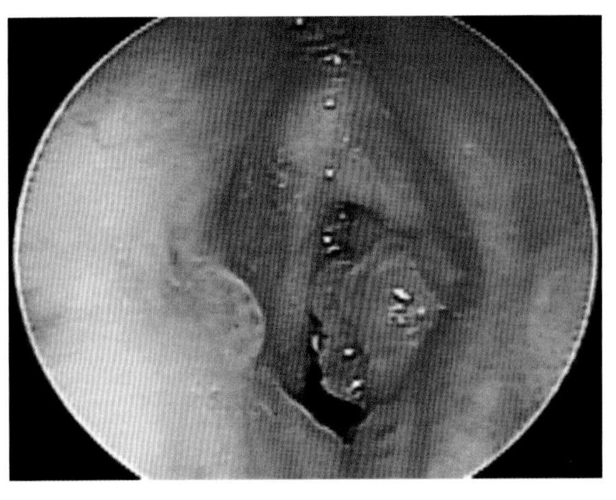

▲ 图25-8 喉镜检查显示外生性乳头状瘤和经多次手术后声门前喉蹼

（一）自主呼吸

在自主呼吸中，静脉注射药物如异丙酚与氧气和麻醉气体（七氟烷）一起使用，这些气体可以通过喉镜的侧口或通过气管插管或放置在咽喉部的鼻咽通气道吸入。患者自己的呼吸努力负责麻醉的维持。这种技术提供了手术时无遮挡的手术视野，但很难掌握，需要麻醉师很好地协调。喉痉挛、觉醒和其他运动都可能导致严重的后果。

（二）间歇性的气管插管

间歇性的气管插管可以提供最广泛的麻醉类型，并提供一个通畅的手术视野以进行麻醉、插管、支撑喉镜暴露和检查。显微镜用于观察喉部，当使用激光或内镜吸切时，拔出气管插管。然后，如果患者的血氧饱和度减少和（或）二氧化碳水平上升，则在直视下放回气管插管。虽然手术干预时间有限，但方法简单有效；但是它的缺点是重复放置导管有可能传播病毒。

（三）包裹或“激光安全”气管套管

使用包裹的或“激光安全”的气管套管来保护气管套管不被激光意外点燃，并且不需要在麻醉或手术处理上做明显的改变。该管仍处在术野内，可能遮挡声门后部和声门下。通常用电磁胶带或箔纸保护包裹管，以减少呼吸道火灾的风险；所谓的激光安全管可以在厂家买到。在任何情况下，气囊也必须用湿润的纱布保护，以防止其破裂。

（四）喷射通气

另一种麻醉方法是在喉显微外科手术中使用喷射通气。当使用 CO_2 激光时，喷射通气消除了气管插管固有的潜在火灾危险，并使声带视野良好。该技术的缺陷是有 HPV 颗粒传播到远端气道的可能性。喷射管可以放置在声带上方或下方，每一种方法都有其独特的优点。插管最好不超过喉镜末端，以减少发生气胸或纵隔气肿的风险。当喉部病变较大、气道狭窄、气管环周病变或肌肉松弛不足时，可能会出现严重的呼气阻塞，可能导致胸内压升高并进一步出现气胸。喷射通气还需要手术医生与麻醉师之间不断地沟通。可能会发生严重的黏膜干燥和损伤，例如空气进入胃形成胃扩张。不幸的是，还存在乳头状瘤 [82] 传播或血液流入支气管的潜在风险。

虽然不适用于大多数患有 RRP 的儿童，但是在选定的成人中，病房内镜或局部麻醉可以与 PDL 一起使用 [73]。

十、辅助治疗方法

虽然手术治疗仍然是 RRP 的主要治疗方法，但多达 20% 的患者需要辅助治疗。目前被广泛认可的辅助治疗的适应证包括每年进行四次以上的外科手术、伴有气道损害的乳头状瘤迅速复发或远端多位点疾病感染。表 25–1 总结了一些辅助治疗方案

抗病毒方法

1. 干扰素

干扰素是治疗 RRP 最早使用和最常见的辅助治疗手段之一 [6, 83, 84]。干扰素是细胞对病毒感染等刺激做出反应而产生的一类蛋白质。产生的酶阻止病毒 RNA 和 DNA 复制，并改变细胞膜，以降低病毒的侵入。确切的作用机制尚不清楚，但目前认为干扰素增加蛋白激酶和内切酶的产生，以调节宿主的免疫反应，进一步抑制病毒蛋白的合成 [85]。1995 年，9% 的 RRP 患儿服用了这种药物 [6]。最近一项调查显示，目前使用这种药物的人不足 4%[4]。导致药物使用率降低的原因中，最突出的是干扰素具有较高的不良反应和西多福韦的同时出现。最常用的干扰素，重组 α– 干扰素((Roferon；Roche，Nutley，NJ）已逐渐被替代，新的药物是聚乙二醇干扰素 α–2a（Pegasys，Roche），它具有更好的安全性和更简单的给药途径 [86]。聚乙二醇干扰素 α–2a 有一种特殊的“peg”链附着在干扰素分子上，保护干扰素不被宿主免疫系统破坏。因此，干扰素可以在体内持续更长的时间，从而提高效能。新剂型只需每周皮下注射一次。α– 干扰素的不良反应

包括急性和慢性反应。急性反应是发热和全身流感样症状，并伴有恶心和呕吐，这些症状往往会随着治疗时间的延长而消退。慢性反应来说，干扰素可导致儿童生长速度下降、转氨酶升高、中枢神经系统改变（白细胞减少、痉挛性双瘫）、发热性惊厥和血小板减少。皮疹、皮肤干燥、脱发、瘙痒和疲劳也可出现。大多数不良反应持续时间较短，不需要停药。

最近有研究对干扰素治疗的长期疗效进行了多中心、非随机化的前瞻性系列评估[87]。在活动期和非手术间隔时间少于3个月的患者中，63%的患者在长期使用干扰素后，出现肉眼可见的缓解。此外，37%的考虑为治疗无效的患者手术间隔延长。然而，在平均172个月的随访中，只有42%的患者完全缓解。研究还发现不同HPV亚型的疗效也存在显著的统计学差异：68%的HPV-6患者在随访结束时仍处于缓解状态，而HPV-11患者仅有18%。

2. 西多福韦

在过去的十年中，多个报道引起了对西多福韦（Cidofovir）病灶内注射的关注，西多福韦是美国食品药品管理局（FDA）批准的一种药物，用于HIV患者巨细胞病毒感染。西多福韦是一种脱氧胞苷单磷酸核苷的抑制药。一旦转化为活性形式，这种前体药物就会结合到DNA上，对疱疹病毒科产生毒性。西多福韦是FDA批准的一种广谱抗病毒药物，抗病毒谱超出疱疹科病毒。FDA批准仅用于静脉注射治疗HIV患者的巨细胞病毒性视网膜炎。尽管根据美国食品药品管理局的规定，用于RRP是超适应证用药，也缺乏RRP儿童的对照、随机、盲法临床试验，但西多福韦是目前最常用的辅助药物[4, 88]。研究表明，17例严重RRP患者在激光手术后直接向乳头状瘤床注射2.5mg/ml的西多福韦，14d内完全缓解[89]。Pransky和Coworkers[90]在10例严重RRP患儿中使用该疗法，并进行了短期随访，所有患者均有效[91-93]。Naiman等在成人和儿童的小队列研究中[94, 95]，采用协议驱动的方法，每隔2周使用高剂量的西多福韦进行治疗，也获得了相似的结果。Co和Woo[96]也证实了一小部分成人RRP患者接受了连续的西多福韦病灶内注射治疗有效。结果证实全身和吸入西多福韦的方法成功治疗肺内多灶性乳头状瘤[97, 98]。

基于证明具有高度致癌性的动物研究，并根据RRP患者进行性异型性增生的病例报道[99]，制订了西多福韦治疗RRP的临床指南[100]。尽管大多数西多福韦的研究和报告还不够完善，但初步结果表明西多福韦，可用于严重RRP患者的治疗。因此，在严重感染的患者，西多福韦被相对广泛地应用[88]。对病灶内使用西多福韦治疗RRP的近10年文献进行系统回顾，57%的患者完全缓解，35%的患者部分缓解。尽管结果较理想，但剂量、给药间隔和注射次数存在巨大差异，并且需要进行安慰剂对照和双盲随机试验以更好地研究[101]。但是，唯一一项双盲，随机对照研究表明使用亚治疗剂量的西多福韦，在Derkay严重程度评分、语音障碍指数和生活质量调查时，西多福韦与安慰剂之间没有统计学差异[102]。研究中的两组患者的上述指标均显著改善且有统计学意义。尽管样本量较小，西多福韦剂量低（0.3mg/ml至5mg/ml），且随访时间较短，这项研究指出安慰剂组证明了外科清创成功治疗侵袭性RRP的有效性。重新编码的RRP细胞可用来识别患者是否对西多福韦或其他辅助药物有效[103]。

对31篇文章进行Meta分析，以检测西多福韦的使用与恶变之间的潜在关联[104]。在所有接受病灶内西多福韦治疗的患者中，2.7%的患者出现异型性增生，这与报道的自发性RRP恶变的发生率一致（2.3%）。这结果表明RRP患者病灶内使用西多福韦不会增加喉部异型性增生的风险。回顾性分析使用西多福韦治疗的JORRP患者的手术活检标本，未发现异常增生病例，这进一步证实了上述发现[105]。

根据82名耳鼻咽喉科医生的经验，最近的“最佳实践指南”描述了使用西多福韦的具体适应证[88]。对于每年需要6次以上手术，手术间隔逐渐缩短或有喉外转移的患者，建议开始使用西多福韦。建议成人剂量低于40mg/kg，儿童剂量低于3mg/kg。在停止治疗之前，建议间隔2～6周的

表 25-1　复发性呼吸道乳头状瘤的治疗方案

治　疗	报道的病例数
激光疗法 乳头状瘤切除的标准	数百
显微吸切术 一种不断发展的乳头状瘤切除标准	数百
阿昔洛韦 抑制胸苷激酶，一种非 HPV 编码的酶 4 例患者术后使用阿昔洛韦，“3 例无复发” [105] 4 例患者使用阿昔洛韦作为常规手术 / 激光治疗的辅助治疗。其中一名患者在治疗期间表现出“侵袭性较小的疾病”。作者得出结论，不推荐阿昔洛韦“用于治疗青少年呼吸道乳头状瘤。” [106]	8
西多福韦 第一个被称为非环状磷酸酯核苷酸类似物的抗病毒药；抑制病毒 DNA 聚合酶。将西多福韦直接注射到喉部 RRP。正在进行大规模试验 接受西多福韦注射治疗的 17 例“严重” RRP 患者中有 14 例“完全有效” [71] 接受西多福韦注射治疗的 10 例 RRP 儿童中有 10 例短期随访有效 [72] 14 例 RRP 成人患者中有 14 例在注射西多福韦 1～6 次后疾病得到缓解 [107] 同样，5 例成人患者经皮注射西多福韦和 5 例儿童患者病灶内注射的临床症状均得到改善 [108, 109] 有研究纳入 26 例接受病灶内注射的成人和儿童患者，结果表明 1/3 的患者完全缓解；2/3 的患者疾病减轻；没有患者出现病情恶化 [75, 76] 一例病例报道，患有 RRP 肺部扩散的患者系统使用西多福韦在某些情况下可能有效的。该报道记录了 1 例患者系统使用西多福韦肺部 RRP 消退反应 [78]	＞50
吲哚 –3– 甲醇（I–3–C） I–3–C 影响雌二醇羟基化的比例 18 例患者，Ⅰ期试验：1/3（6 例）的患者表现出“乳头状瘤生长停止”；2/3 的患者表现出“乳头状瘤生长率降低”；1/3 的患者表现出“没有临床效果” [84]	18
干扰素 –α 调节宿主对病毒的免疫应答中最常使用的辅助疗法。常见的不良反应包括流感症状，但也可能严重影响中枢神经系统，如昏迷 [67, 68]	＞100
流行性腮腺炎疫苗 11 例 RRP 患儿采用常规激光切除术治疗；11 例患者中有 9 例（82%）表现为“1～10 次注射后病情缓解，随访时间为 5～19 个月” 随后的系列研究表明 38 例患者中有 29 例（76%）通过 4～26 次注射出现病情缓解，随访时间为 2～5 年 [95]	49
维 A 酸 小样本的双盲研究表明 6 名受试者出现毒性，且没有治疗效果 [127]	6
光动力学疗法（PDT–DHE）	＞100
光动力学疗法（PDT–Foscan）	正在进行临床试验
疫苗 由热休克蛋白和 HPV 的 E7 基因产物（HSP–E7）组成的融合蛋白已是用于肛门生殖器疣患者的新型疫苗；14 例成年患者中有 13 例患者在 24 周疣得到治愈 [110]。这种新方法作为 RRP 的潜在治疗方法正在进行临床试验；然而，负责的制药公司破产，临床试验已经停止。用于预防宫颈癌的四价 HPV 疫苗 [32] 有望大幅降低宫颈癌的发病率和死亡率，也有可能减少消化道鳞状细胞癌的发病率和死亡率，并有望在未来的几代中消灭 RRP[32]	正在进行临床试验

间断性治疗，总共5次。按照传统方法，该药物是病灶内注射给药，最近在患有气管远端病变的儿童中尝试了吸入技术给药[98]。

对于需要频繁手术干预或疾病向喉外播散的患者，应进行讨论是否用西多福韦治疗。应告知RRP患者和患病儿童的父母使用的潜在风险，并在使用之前签署知情同意书（图25-9）。患有更多隋性病变的儿童不推荐使用西多福韦，直到可以明确其长期使用的不良反应。

3. 光动力学疗法

Shikowitz等对治疗RRP的光动力学疗法（photodynamic therapy，PDT）进行了广泛的研究[106]。PDT的原理是基于光敏药物的能量转移。使用的原始药物是血卟啉醚（dihematoporphyrin ether，DHE），与周围正常组织相比，DHE更容易在乳头状瘤内聚集。患者在用氩－泵染料激光活化之前，通常静脉注射4.25mg/kg的DHE。使用PDT和DHE可使RRP的增殖略有下降，但有统计学意义，特别在病情较差的患者中。该疗法的缺点是患者在2～8周的时间内会出现明显的光敏反应。Foscan的研究表明在HPV诱导的兔肿瘤中PDT治疗有效，组织损伤最小，光敏性较低。一项平行随机临床试验表明使用PDT后，23例年龄在4—60岁的病情严重患者，喉部疾病得到改善。然而，缓解期未能维持3～5年，1/4的患者对该治疗的耐受性很差[107]。

4. 吲哚–3–甲醇

吲哚–3–甲醇是一种非处方营养补充剂，在十字花科蔬菜如西蓝花、卷心菜、甘蓝和花椰菜中含量较高。它是细胞色素P_{450}调节的雌激素代谢的有效诱导剂。雌激素在RRP的发生发展具有重要作用它增加HPV基因表达并促进上皮细胞增殖[108]。一项长期（平均56.7个月）开放性前瞻性研究使用吲哚–3–甲醇治疗成人和儿童的RRP。70%的患者完全或部分缓解，但是与成人相比，儿童患者的反应较差[109, 110]。自从发现RRP雌激素结合增加后，推测雌激素在RRP生长中的作用[111]。在该报道之后，使用吲哚–3甲醇抑制雌激素代谢，可将免疫缺陷小鼠中HPV诱导的乳头状瘤的形成减少近75%[108]。最近研究发现RRP患儿对吲哚–3–甲醇的临床反应与尿中羟基化雌二醇的比例密切相关[109]。在大范围推广这种疗法之前，有必要进行大规模、盲法、对照试验的长期随访。

5. 塞来昔布

在分子水平上，各种白细胞介素，朗格汉斯细胞和前列腺素E_2在HPV感染上皮细胞中发挥作用。最近对RRP的分子生物学研究，特别是导致环氧合酶–2（COX–2）调节的信号级联的研究表明，HPV感染的细胞行为有所不同。鉴于HPV早期基因产物与EGF受体通路下游元件的相互作用，这些信号级联的单个元件可能作为治疗RRP和其他HPV相关疾病的治疗方案的新靶点[3, 112]。由于在顽固性RRP患者中使用塞来昔布疗效较好，一项多中心、双盲、安慰剂对照研究正在启动[112a]。

6. 流行性腮腺炎疫苗

腮腺炎疫苗和麻疹/腮腺炎/风疹疫苗的病灶内注射已经在非盲单中心试验中进行了研究，取得了一定的成功[113]。然而，这些阳性结果尚未被其他研究人员重复验证[114]。

7. 抗反流疗法

众所周知，反复或慢性暴露于胃酸和胃蛋白酶可导致呼吸消化道上皮发生炎性变化。这种局部炎症反应可能在决定喉部已暴露于HPV的患者的预后方面发挥作用。在一系列病例中，当用药物和饮食（其中1例采用了胃底折叠术）改善反流时，四个儿童的RRP完全或部分控制。此外，当其中三名患者抗反流治疗依从性下降时，RRP复发。再次使用药物和饮食治疗时，RRP得到控制[115]。对幼年型复发性呼吸道乳头状瘤（JORRP）患者的回顾性研究表明，高危患者即是那些由于手术治疗增加而并发症发生率较高的患者中，与未接受抗反流治疗的患者相比，接受抗反流治疗的患者喉蹼形成的可能性显著降低[116]。

H_2－抗组胺药西咪替丁具有免疫调节作用[117, 118]。已被用于治疗各种病毒感染性疾病，包括RRP[119]。一项小型病例系列研究表明西咪替丁对既往耐药的RRP患儿有效[120]。因此，该

同意使用 VISTIDE（西多福韦）的创新标签外治疗

1. 我仔细阅读了本同意书中包含的所有信息，并同意以下__________代表__________的程序。我已经被告知可以询问任何我不知道的事情。（如果您不是患者，下文中提及“我”或“我的”，应视为“患者”。）
2. 我知道我被诊断出患有喉乳头状瘤（“Voicebox”）
3. 我的医生向我推荐并向我解释了使用以下药物的治疗方法：将 Vistide（西多福韦）注射到喉乳头状瘤（Voicebox）中。通常需要多次注射，有时每月 1～2 次。注射可以在医院使用全身麻醉进行。如果计划全身麻醉，麻醉团队成员将与我讨论风险和益处，并将另外签署同意书。注射也可以在医生办公室使用局部麻醉药，暂时麻醉喉部感觉，让我感到舒服。
4. 我的医生向我解释了通过药物治疗获得的以下好处：我了解 Vistide（西多福韦）用于减小体积，减缓或消除喉乳头状瘤的生长。
5. 美国食品药品管理局（FDA）已批准使用上述药物治疗其他病毒，但 FDA 尚未批准该药用于我这种疾病的治疗。因此，我的医生建议的治疗被认为是药物的“超说明书”使用。医生可以根据科学合理的临床实践标准来处方、管理和（或）推荐药品的超说明书使用。
6. 我已经了解使用任何药物都存在风险，包括我的医生推荐的用于治疗的药物。许多患者在治疗中几乎没有任何不良反应，而有些患者会出现严重的并发症。我已经被告知遇到以下一种或多种风险 / 不良反应的可能性：

- 药物可能无法使乳头状瘤好转，乳头状瘤可能会继续生长或恶化。
- 对西多福韦的过敏反应。
- 我已经被告知，少数患者可能会出现呼吸困难、呼吸不足或严重的过敏反应。如果出现这些症状中的任何一种，可能需要额外的治疗。
- 我知道，当静脉给药高剂量使用这种药物治疗较大的身体区域时，已经报道了严重的并发症。虽然在喉部低剂量使用这些药物还未见类似的报道，但是可能发生的。据报道，较大剂量治疗的不良反应包括肾损害、白细胞计数减少（抵抗感染能力降低）、生育能力受损（能力下降或不孕或导致怀孕），以及癌症肿瘤的发生。

其他药物可能与西多福韦相互作用。这些药物包括丙磺舒和有肾损害的药物，如静脉注射庆大霉素、妥布霉素和阿米卡星；两性霉素 B；万古霉素和一些非甾体抗炎药物（如布洛芬）。

7. 我已被告知针对我的病情的替代治疗（如果需要的话）及如果不进行治疗可能产生的后果：

单独重复手术：如果不治疗，乳头状瘤的大小和数量将继续增长。

8. 我理解，如果我的医生认为我的治疗不能产生预期的结果，可能会终止我的治疗；继续治疗的弊大于利；或者有其他合理的理由。我知道，在任何时候，我也可以要求停止治疗。
9. 只适用于女性（首要）：____我没有怀孕____我怀孕了

对以下声明进行勾选。

____我明白怀孕会带来特殊的风险。我的治疗可能会对胚胎或胎儿造成重大伤害，我被告知避免性交或使用可靠的避孕方法。如果我可能怀孕或怀孕，我会通知我的医生。____我了解到目前尚不清楚西多福韦是否在母乳代谢。如果我目前正在喂养孩子，我会通知医生。

我在下面的签名确认：

1）我已阅读、理解并同意上述说明。
2）医师或医师代表已向我解释了本文件中提及的所有信息。
3）未对任何治疗的结果作出任何保证。
4）本人自愿同意接受我的医生推荐的治疗，并授权我的医生和其他医生、护士、技术人员及我的医生授权或选择的其他人员管理、执行和监督治疗。

______________________　　______________

患者或有权代理患者的人签字　　日期

____

如果签字者不是患者，则与患者的关系

我已经解释了上述治疗的性质、目的、风险和后果，涉及创新的标签外药物使用，替代治疗方法（包括此类替代方法的风险），以及未采取治疗的后果。对于可能取得的结果，我没有作出任何保证。

______________________　　______________

医师或医师代表签字　　日期

获得治疗同意

▲ 图 25-9　同意使用西多福韦的创新超说明书治疗

研究认为控制食管外反流性疾病是一种改善 RRP 预后的手段，手术治疗的同时，我们通常对 RRP 患者进行抗反流治疗。

8. 贝伐单抗

贝伐单抗是一种抑制血管生成的药物，当与 532nm PDL 联合使用时，可能会显著影响 RRP。在一项涉及 10 例成人患者的开放性研究中表明，5 次治疗后复发率降低了 90%[75]。一项评估 43 例 RRP 患者安全性和耐受性的前瞻性单中心开放性研究表明，较高剂量的贝伐单抗在成人中相对安全[76]。对 RRP 儿童的前瞻性评估正在研究中。在一项前瞻性研究中证实 KTP 激光与贝伐单抗注射联合应用有协同效应[77]。Maturo 和 Hartnick[78] 报道了 3 名患有严重 RRP 的儿童，使用刨削器去除了大块的乳头状瘤，并在敏感区域（前连合，杓间区）使用 KTP 激光治疗，然后注射 1.0ml 贝伐单抗。三名儿童都在手术间隔时间和嗓音相关生活质量问卷的得分有所提高。

9. 人乳头状瘤病毒治疗疫苗

治疗性 HPV 疫苗的初步研究重点是利用早期病毒蛋白（如 E6 和 E7）作为靶抗原。比如 HspE7，是一种来自牛分枝杆菌卡介苗热休克蛋白 65（Hsp65）的重组融合蛋白，其 C 端与 HPV-16 的 E7 蛋白共价连接[121]。Ⅱ期研究结果表明，在 14 个月的时间内进行开放性试验，近一半的患者的手术间隔增加了一倍，手术次数减少[122]。作为一种全身免疫调节剂，HspE7 不良反应小，可以在门诊使用。后期需要大样本量、安慰剂对照的、盲法的Ⅲ期试验来验证该结果。

E6 和 E7 是开发针对 HPV 相关肿瘤的 DNA 治疗疫苗的理想靶点，因为它们有助于肿瘤的发生和发展，但在正常细胞中未发现。将 DNA 疫苗直接递送到树突细胞，以获得抗原特异性 T 细胞，该疫苗在肿瘤模型中有一定的效果，以保证启动临床治疗性疫苗试验[123]。

十一、严重程度分期

追踪儿童疾病的进展是有益的，与其他外科医生进行沟通，并以协议形式治疗患者以获得评估 RRP 严重性和临床过程的手术评分系统。虽然已经提出了几种评分和分期系统，但临床医生和研究人员尚未采用统一的可接受的命名法来描述 RRP 病变。这使得 RRP 文献和医生之间关于患者时治疗反应出现交流混乱。此外，缺乏普遍接受的分期系统，妨碍我们准确报告辅助治疗结果或记录疾病自然病程。我们引入了 RRP 的严重程度分期系统，该系统结合了现有系统的最佳质量，方法是对已确定呼吸消化道乳头状瘤的程度进行数字分期，评估功能参数，以图表方式编排涉及的解剖亚区，并为患者当前的疾病程度进行数字最终评分（图 25-10 和图 25-11；另见图 25-7）[124, 125]。该分期系统已实现计算机化，外科医生可以通过它对单个患者的临床过程和对治疗的反应进行客观和主观的测量。它符合健康保险流通和责任法案的加密技术软件承诺，允许世界各地的临床医生匿名共享他们患者的数据，以增强我们对这种疾病的了解，并促进多机构研究。

十二、注册和特别工作组

参与国家和地区辅助治疗方案协议对于科学界更多地了解 RRP 至关重要。因此成立了一个 RRP 患者国家登记处[17]，追踪了 22 个地区的近 600 名儿童，他们经历了超过 11 000 次手术。来自国家登记处的数据有助于识别纳入参加多中心研究辅助治疗的患者，并更好地确定 HPV 传播的风险因素和决定 RRP 侵袭性的辅助因素。由每个注册点的主要调查员及成人 RRP 研究团体和患者 / 家长倡导团体的代表组成 RRP 工作组，每年召开两次会议，以促进研究活动。所做的努力包括：①制定实践指南，以帮助指导临床医生诊断和管理患有 RRP 的儿童；②关于 RRP 的公共卫生指南；③关于西多福韦使用和病毒分型的价值的声明。研究领域包括研究导致侵袭性 RRP 的基因及四价 HPV 疫苗治疗和预防 RRP 的益处。

十三、其他考虑因素

直至今日，每种方式治疗后的嗓音结果的数据都是有限的。2009 年的一项研究回顾分析两

复发性喉乳头状瘤病的分期评估
患者姓名:____　　手术日期:____　　外科医生:____
患者身份号:____　　　　机构:____

1. 上次乳头状瘤手术多久了？____天，____周，____月，____年，____不知道，____第一次手术
2. 加上今天的手术，过去 12 个月有多少次乳头状瘤手术？____
3. 描述今天患者的声音：____哑音，____异常，____正常，____其他
4. 描述今天患者的喘鸣：____无，____活动时有，____静止时有，____不知道
5. 描述今天干预的紧迫性：____计划，____急，____紧急

每个问题分数为：0 = 无，1 = 表面损伤，2 = 隆起的病变，3 = 大面积病变

喉
会厌舌面 ____喉面 ____
杓状会厌襞：右 ____ 左 ____
室带：右 ____ 左 ____
真声带：右 ____ 左 ____
杓状软骨肌：右 ____ 左 ____
前连合 ____ 后连合 ____
声门下____
气管：
上 1/3 ____
中 1/3 ____
下 1/3 ____
支气管：右 ____ 左 ____
气管切开造口 ____
其他：
鼻 ____
咽 ____
食管 ____
肺 ____
其他 ____

总分 ____

▲ 图 25-10　复发性呼吸道乳头状瘤分期评估表

引自 Derkay CS, Malis DJ, Zalzal G, et al. A staging system for assessing severity of disease and response to therapy in recurrent respiratory papillomatosis. *Laryngoscope* 1998;108:935-937.

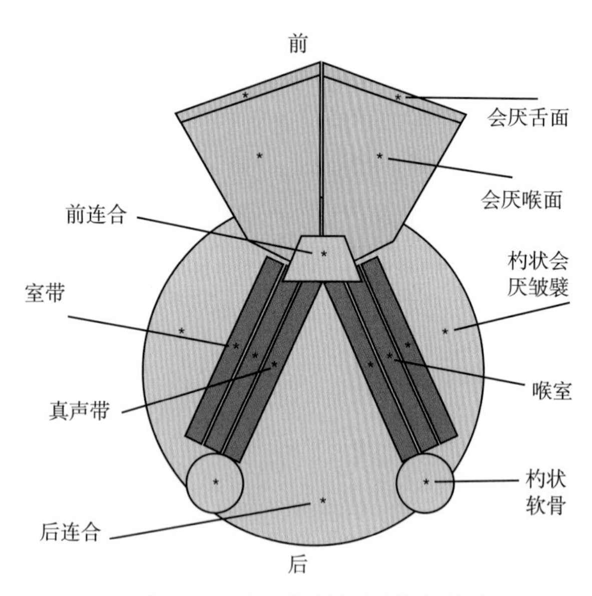

▲ 图 25-11　可能被评分的喉部部位图

引自 Hester RP, Derkay CS, Burke BL, Lawson ML: Reliability of a staging assessment system for recurrent respiratory papillomatosis. *Int J Pediatr Otorhinolaryngol* 2003;67:505-509.

组患活动性 JORRP 儿童的嗓音结果[126]。第一组为“CO_2 激光组”，该组超过 25% 的手术使用 CO_2 激光；第二组几乎完全使用显微吸切术治疗。有经验的语言病理学家进行嗓音分析检测，包括 jitter、shimmer、噪声 / 谐波比和感知分析。显微吸切术治疗组得分较低，表明其嗓音有所改善，并且表明随着 CO_2 激光器使用的增加，声音质量恶化。但是该研究的样本量相对较小。后续需要大样本的纳入成年患者和长期随访的相关研究，以便对特定手术方式对声音的影响做出更全面的分析。

新诊断为 RRP 的儿童需要耳鼻咽喉科医生投入大量的时间，与家属一起对疾病及其治疗进行坦诚沟通。支持性团体如复发性呼吸道乳头状瘤基金会（www.rrpf.org）是获得信息和支持的

重要来源。在初期，RRP患者需要频繁的就诊和内镜检查，以确定其疾病的侵袭性。鼓励患者在必要时复诊或打电话咨询，同时家庭成员和卫生保健团队应熟悉儿童的症状和痛苦程度。通常建议使用婴儿家庭对讲机型的监护仪，通常不需要呼吸暂停心动过缓监护仪和脉搏血氧仪。可以在诊室复查纤维喉镜，并且在疾病的早期提供语言治疗。还应积极控制其他医学因素，如反流和哮喘。以团队为中心的方法来治疗RRP患者是最佳的。

十四、结论

复发性呼吸道乳头状瘤（RRP）是一种令人沮丧和变化无常的疾病，由于其累及气道和具有恶变的风险，可能导致严重后果。手术治疗的目标是维持气道安全和有效的发音，同时避免过度瘢痕形成。没有任何一种单一的治疗方式能够有效地根除RRP。当儿童在12个月内手术治疗超过4次或有证据表明RRP远端扩散时，应考虑辅助药物治疗。目前已有多种辅助疗法来补充手术治疗；包括膳食补充剂、控制食管外反流病、有效的抗病毒和化学药物和光动力学疗法。尽管有些方法有效，但这些辅助治疗尚不能根治RRP。

已经开发了RRP患者登记软件帮助临床医生共享信息和准确跟踪他们的RRP患者，以进一步了解疾病的自然病程。未来需要对预防人乳头状瘤病毒母婴传播进行研究。特别是，剖宫产术和妇科手术在妊娠期间的作用需要进一步研究。流感嗜血杆菌B疫苗的应用，使B型流感嗜血杆菌会厌炎在不到十年的时间里实现无新发病例，普遍或近乎普遍推广抗HPV-6和HPV-11疫苗的使用，可能会对RRP起到相似的结果。还需要对手术技术进一步改进，包括使用新型的诊室激光以最大限度地减少喉部瘢痕。RRP的外科治疗需要一支由耳鼻咽喉科医生、麻醉医生和手术室人员组成的熟练团队，他们在配备适当装备的条件下，共同工作以解决儿科气道的难题。由于RRP的复发性和潜在的气道阻塞风险，对RRP患儿的安全来说，父母的支持和教育是至关重要的。

推荐阅读

Armstrong LR, Derkay CS, Reeves WC: Initial results from the National Registry for juvenile-onset recurrent respiratory papillomatosis. *Arch Otolaryngol Head Neck Surg* 125:743–748, 1999.

Dedo HH, Yu KC: CO_2 laser treatment in 244 patients with respiratory papillomatosis. *Laryngoscope* 111:1639–1644, 2001.

Derkay CS: Task force on recurrent respiratory papillomas: a preliminary report. *Arch Otolaryngol Head Neck Surg* 121: 1386–1391, 1995.

Derkay CS: Cidofovir for recurrent respiratory papillomatosis (RRP): a reassessment of risks. *Int J Pediatr Otolaryngol* 11: 1465–1467, 2005. [Epub 2005 Sep19].

Derkay CS, Malis DJ, Zalzal G, et al: A staging system for assessing severity of disease and response to therapy in recurrent respiratory papillomatosis. *Laryngoscope* 108:935–937, 1998.

Derkay CS, Smith RJ, McClay J, et al: HspE7 treatment of pediatric recurrent respiratory papillomatosis: final results of an open-label trial. *Ann Otol Rhinol Laryngol* 114:730–737, 2005.

Derkay CS, Volsky PG, Rosen CA, et al: Current use of intralesional cidofovir for recurrent respiratory papillomatosis. *Laryngoscope* 123(3):705–712, 2013. [Epub 2012 Oct 15].

Freed GL, Derkay CS: Prevention of recurrent respiratory papillomatosis: role of HPV vaccination. *Int J Pediatr Otorhinolaryngol* 70(10):1799–1803, 2006.

Kashima HK, Mounts P, Leventhal B, et al: Sites of predilection in recurrent respiratory papillomatosis. *Ann Otol Rhinol Laryngol* 102: 580–583, 1993.

Kosko J, Derkay CS: Role of cesarean section in the prevention of recurrent respiratory papillomatosis: is there one? *Int J Pediatr Otorhinolaryngol* 1:31–38, 1996.

Maloney EM, Unger ER, Tucker RA, et al: Longitudinal measures of human papillomavirus 6 and 11 viral loads and antibody response in children with recurrent respiratory papillomatosis. *Arch Otolaryngol Head Neck Surg* 132:711–715, 2006.

Markowitz LE, Dunne EF, Saraiya M, et al: Quadrivalent HPV: recommendations of the ACIP, 2007. Available at www.cdc.gov/vaccines/vpd-vac/hpv/default.htm.

Markowitz LE, Dunne EF, Saraiya M, et al: Recommendations on the Use of Quadrivalent Human Papillomavirus Vaccine in Males: Advisory Committee on Immunization Practices (ACIP), 2011. Available at www.cdc.gov/mmwr/preview/mmwrhtml/mm6050a3.htm.

Matys K, Mallary S, Bautista O, et al: Mother-infant transfer of antihuman papillomavirus (HPV) antibodies following vaccination with the quadrivalent HPV (type 6/11/16/18) virus-like particle vaccine. *Clin Vaccine Immunol* 19(6):881–885, 2012.

Mounts P, Shah KV, Kashima H: Viral etiology of juvenile- and adultonset squamous papilloma of the larynx. *Proc Natl Acad Sci U S A* 79:5425–5429, 1982.

Pransky SM, Magit AE, Kearns DB, et al: Intralesional cidofovir for recurrent respiratory papillomatosis in children. *Arch Otolaryngol Head Neck Surg* 125:1143–1148, 1999.

Reeves WC, Ruparelia SS, Swanson KI, et al: National registry for juvenile-onset recurrent respiratory papillomatosis. *Arch Otolaryngol Head Neck Surg* 129(9):976–982, 2003.

Rimmel FL, Shoemaker DL, Pou AM, et al: Pediatric respiratory papillomatosis: prognostic role of viral typing and cofactors. *Laryngoscope*107:915–918, 1997.

Schraff S, Derkay CS: Survey of ASPO membership regarding management of RRP distal spread and the use of adjuvant therapies. *Arch Otolaryngol Head Neck Surg* 130:1039, 2004.

Shah K, Kashima HK, Polk BF, et al: Rarity of cesarean delivery in cases of juvenile–onset respiratory papillomatosis. *Obstet Gynecol* 68:795–799, 1986.

Shah KV, Stern WF, Shah FK, et al: Risk factors for juvenile–onset recurrent respiratory papillomatosis. *Pediatr Infect Dis J* 17: 372–376, 1998

Shikowitz MJ, Abramson AL, Steinberg BM, et al: Clinical trial of photodynamic therapy with meso–tetra (hydroxyphenyl) chlorin for respiratory papillomatosis. *Arch Otolaryngol Head Neck Surg* 131:99–105, 2005.

Wiatrak BJ, Wiatrak DW, Broker TR, et al: Recurrent respiratory papillomatosis: a longitudinal study comparing severity associated with human papilloma viral types 6 and 11 and other risk factors in a large pediatric population. *Laryngoscope* 114(11 Pt 2, Suppl 104):1–23, 2004.

Zeitels SM, Barbu AM, Landau–Zemer T, et al: Local injection of bevacizumab (Avastin) and angiolytic KTP laser treatment of recurrent respiratory papillomatosis of the vocal folds: a prospective study. *Ann Otol Rhinol Laryngol* 120(10):627–634, 2011.

第26章

声门及声门下狭窄

Glottic and Subglottic Stenosis

George H. Zalzal　Robin T. Cotton　著

武　静　译

要点

1. 声门及声门下狭窄可能源于多种病因，以发病率由高到低包括：医源性原因，如长时间气管插管或喉部手术；颈部外伤；先天性狭窄；烧伤或化学烧伤；感染或炎症，如胃食管反流或韦格纳肉芽肿病。
2. 狭窄的类型包括前、后、环周及完全狭窄。
3. 修复喉部骨折及裂伤、应用合适的技术进行气管切开术及喉内手术，以及避免插管损伤等措施可避免出现声门及声门下狭窄。
4. 通过病史和检查进行诊断，主要包括软组织前后位和侧位成像、计算机断层扫描和磁共振成像、内镜检查（软镜和硬镜）。其他评估方式包括肺功能测试、嗓音评估、pH检测和内镜下吞咽功能评估。
5. 治疗方式包括内镜下治疗、前环状软骨裂开、扩张手术、移植、支架置入术、一期喉气管成形术和环气管部分切除术。

慢性喉狭窄是指先天或获得性喉腔部分或完全的瘢痕性狭窄。该疾病较为罕见，并且存在影响软组织和软骨的多个问题。其病因多数为医源性损伤或颈部外伤。小儿慢性喉狭窄与成人的治疗方式可能不同，但扩张与切除的手术原则是相同的。在所有喉狭窄中，慢性声门下狭窄（subglottic stenosis，SGS）是最常见的，其治疗具有挑战性（图 26-1）。

一、病因学和病理生理学

（一）先天性喉狭窄

先天性喉狭窄是继发于妊娠第 3 个月末正常上皮融合后的喉腔再通不足[1]，最终的病理表现取决于再通的程度。因此，如果喉腔没有再通而完全闭塞，就会出现完全喉闭锁；如果喉腔部分再通，则出现不完全喉闭锁、狭窄或喉蹼。环状软骨通常发育异常。

先天性喉闭锁及喉蹼

喉部闭锁可发生在喉部任何位置，也可累及多个解剖亚区，临床表现取决于病变的严重程度。在完全闭锁时，声门由一层牢固的纤维膜所封闭。新生儿表现为失声、呼吸费力、情况快速恶化、发绀。如不及时进行气管切开术将很快死于窒息[2, 3]。除非紧急行气管切开术或者伴有气管食管或支气管食管瘘。最严重的先天性喉闭锁表现为死胎，可能不易被发现。

先天性喉蹼约占先天性喉部畸形的 5%[4]。其中约 75% 发生在声门水平，其余多发生在声门上或声门下[5]。声门前蹼、染色体 22q11.2 缺失和腭心面综合征之间的关联已被证实[6–8]。所有

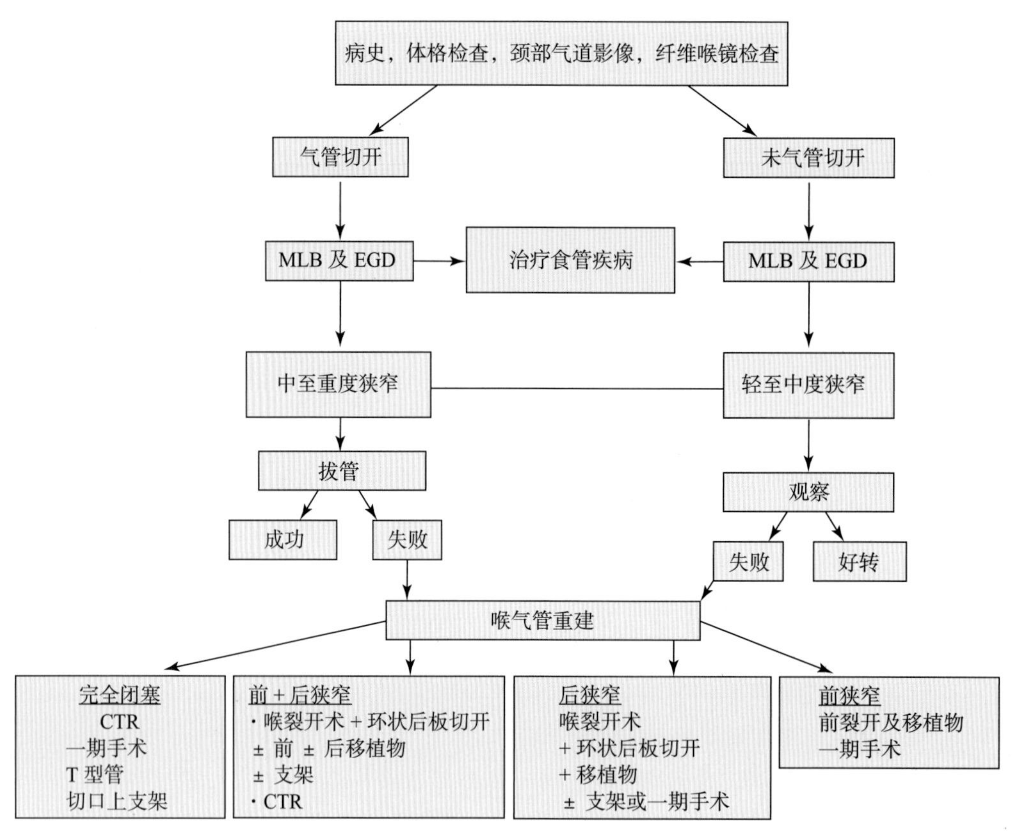

▲ 图 26–1　喉狭窄治疗流程。

CTR. 环状软骨气管切除术；EGD. 食管胃十二指肠镜检查；MLB. 显微喉镜及支气管镜检查

先天性声门前蹼的患者应通过标准荧光原位杂交分析检测其染色体 22q11.2 缺失状态。大多数喉蹼在出生时或出生后的头几个月出现。喉蹼的严重程度各不相同；只有少数严重者需要通过气管插管或气管切开术来充分开放气道。喉蹼通常表现为声门和声门下环状软骨区域的异常（图 26–2）。鉴别诊断包括双侧声带麻痹和先天性杓间关节固定。重要的是要检测喉部、呼吸道和其他器官系统的异常病变。

在本章后面部分，将在特殊疾病的治疗中介绍先天性喉闭锁和喉蹼的治疗。

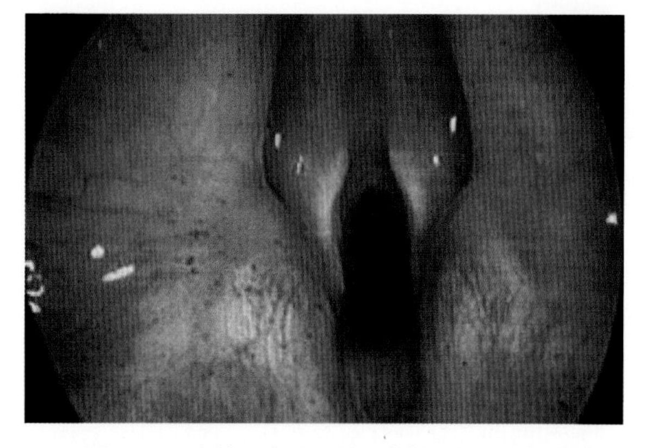

▲ 图 26–2　内镜下表现，累及声门下的先天性喉蹼

（二）先天性声门下狭窄

足月新生儿的正常声门下腔直径为 4.5～5.5mm；早产儿的正常声门下腔直径约 3.5mm。足月新生儿的声门下腔直径≤ 4mm 则认为是狭窄。

无气管插管史或其他明显狭窄原因的声门下狭窄被认为是先天性的。可能难以明确诊断，且接受气管插管后拔管的早产儿发展为先天性狭窄的概率不明确。因此，先天性 SGS 是继喉软化和喉返神经麻痹之后喉部第三常见的先天性疾病。由于长时间气管插管呼吸支持的应用，获得性 SGS 的发病率比先天性狭窄更高。

先天性 SGS 是内镜下的临床诊断，包括导致声门下气道狭窄的各种组织病理学状况。先天性 SGS 可分为膜型和软骨型两类[9-11]。膜型是由纤维结缔组织增生或增生性扩张的黏液腺引起的声门下区域的纤维性软组织增厚，不伴有炎症反应。它通常为环形，最窄的区域位于声门下2～3mm，有时向上延伸累及声带[12]。软骨型则更多变，最常见的类型是环状软骨增厚或畸形，形成一个部分填充环状软骨的凹形内表面的架状软骨片，其向后延伸为一个坚硬的硬片，仅留下一个很小的后部开口[13]。

先天性 SGS 的临床表现取决于声门下狭窄的程度。严重者出生时会出现呼吸窘迫和喘鸣；病情较轻的患者，症状在出生后最初几周或几个月内逐渐加重，并且表现为长期或复发的哮鸣音。鉴别诊断包括声门下血管瘤和声门下囊肿。随着活动量的增加和通气需求的增加，症状通常在婴儿出生后 3 个月内出现[2, 9]。

继发于感染或内镜检查引起的轻微的喉部软组织肿胀也可能导致气道阻塞，这是因为环状软骨的存在限制了肿胀的组织向各个方向的扩张，因此造成了喉腔肿胀。因此，临床上对儿童进行内镜检查时需要十分小心，以防止对声门下黏膜的损伤。

内镜诊断主要通过软性内镜检查以评估声带功能及硬性内镜检查以评估解剖性阻塞的程度。要在婴儿氧合良好的、安静、放松的状态下进行检查来避免内镜检查后的气道软组织肿胀。内镜医师和麻醉师之间的合作是必不可少的，同时应当使用较为温和的仪器。如果术后出现水肿，需要积极处理，应用消旋肾上腺素雾化，间断给予正压通气，并短期静脉应用大剂量激素。

先天性 SGS 通常比获得性狭窄症状较轻，一般通过保守治疗，一些患者的病情即可得到好转[12-14]。治疗取决于狭窄的程度和严重程度，狭窄的形状（环状软骨是正常还是异常），以及是否存在相关的先天性异常。

轻度狭窄病例通过观察和定期随访保守治疗，一般随着年龄的增长，症状逐渐消失。在观察期间，建议对病毒感染进行有效的治疗。需要气道支持的严重病例可以通过气管切开重建术或一期喉气管重建术（laryngotracheal reconstruction，LTR）使用肋软骨移植扩张声门下气道进行治疗。

（三）获得性喉狭窄

创伤是儿童和成人获得性喉狭窄的最常见原因，可能是外源性或内源性。

1. 外源性喉创伤

机动车辆交通事故中的颈部钝性创伤对喉的损伤——伸展的颈部前表面撞击仪表板或方向盘导致喉部骨折。成人比儿童更为常见，后者突出的下颌骨和相对较高的喉部位置保护其免受损伤。喉部骨折也可继发于颈部撞击家具（如咖啡桌）的室内事故。慢性获得性喉狭窄是环状软骨和甲状软骨骨折的并发症，或在喉外伤早期处理不当时容易出现。

另一种颈部钝性损伤的机制被称为晾衣绳损伤：骑自行车的人前颈部撞到树枝或晾衣绳上导致喉部骨折，引起甲状软骨 – 气管或环 – 气管分离。患者可能从事故中幸存。喉部的穿透伤通常不如钝性创伤常见，成人比儿童更常见。

2. 内源性喉创伤

大多数内源性喉创伤病例是医源性的，继发于长时间气管插管的喉损伤是慢性喉狭窄的最常见原因。大约 90% 的婴儿和儿童获得性慢性 SGS 病例继发于气管插管[12, 14]。插管后狭窄的发生率从小于 1%～8.3% 不等[15-19]。由于对疾病的认识和预防方法的建立，该发病率远低于 20 世纪 60 年代末和 70 年代初报道的 12%～20%。尽管新生儿护理有所改善，但在过去 10 年中发病率仍稳定在 1% 左右[19, 20]。这些数字可能比儿科患者的真实发病率低，因为许多插管的婴儿因原发疾病而无法存活。此外，除非发生上呼吸道感染，或患者需要在后续治疗中再次插管，否则可能无法识别一些获得性 SGS。最常见的损伤部位是儿童的声门下区域和成人的喉腔后部[21]。

由于多种原因，儿童的声门下区域特别容易受到气管内插管的伤害。首先，环状软骨是上呼吸道中唯一具有完整圆形软骨环的部位，该软骨可以防止外伤性水肿向外延伸。其次，在该区域的假复层纤毛柱状上皮易在留置管的压力下发生变化。第三，声门下区黏膜下层由疏松蜂窝组织组成，使组织水肿进展迅速。第四，声门下区域是儿科气道最狭窄的部分[12]。

获得性SGS的病理生理学在文献中有详细描述[3, 22–24]。气管导管（endotracheal tube，ETT）在与组织接触处引起压力性坏死，导致黏膜水肿和溃疡。随着溃疡加深，正常的纤毛血流中断，导致黏膜纤毛的继发感染和软骨膜炎。感染进一步发展，致软骨炎和软骨坏死，导致吸气时发生气道塌陷。其愈合主要为二期愈合，伴溃疡区域肉芽组织增生和黏膜下层中纤维组织沉积。喉部损伤的一期愈合主要受到松弛的声门下黏膜、软骨血液供应不足及与吞咽和头部运动相关的喉部持续运动的阻碍[23, 25]。对妊娠22～40周、存活数小时至300d的婴儿进行的研究显示急性损伤几乎是不可逆的，几乎100%的声门下区上皮损伤发生在插管的数小时内，但损伤进程与存活时间相关。溃疡愈合在损伤几天后开始，第10天后迅速发展，且多在30d内完全愈合。这项研究表明，即使ETT持续存在，长期的急性声门下区损伤也是偶发的[23]。

插管持续时间和ETT的大小是喉狭窄发展的最重要因素。没有明确的气管插管安全时间段。有成人插管后17h和新生儿气管插管后1周严重气道损伤的报道[26]。对于成人的几项研究表明，7～10d的气管插管是可耐受的，之后随着插管时间的延长，喉气管并发症的发病率随之增加[21]。早产儿可耐受更长时间的插管（数周而不是数天）。其原因可能是新生儿喉部软骨的相对不成熟（细胞较多但缺乏凝胶样基质），使它更柔韧，更能耐受压力[27]，也可能是由于新生儿喉部后倾，呈漏斗状，且在颈部的位置较高[25]。

插入过大的ETT会增加喉部损伤的风险。儿童的气管插管对气道的压力不能超过20cm水柱，且能让气体有少量逸出。聚合物硅和聚氯乙烯被认为是长期插管最安全的材料。

ETT的活动可能磨损气道黏膜进而造成创伤，尤其是使用经口气管插管接呼吸机的烦躁不安的患者。合并细菌感染者通过增加炎症反应和瘢痕组织的形成以加重机械性黏膜创伤。反复插管会导致创伤增加并增加并发症的风险。鼻胃管如果放置于中线可引起压力性坏死和环状软骨炎，并且气管插管和鼻胃管共同使用可进一步增加喉部并发症的风险。

当插管患者的护理人员缺乏经验时，插管的并发症风险增加。加强主管医生和护理人员的教育显著提高了护理的专业性。一些系统因素通过降低组织抵抗力和增加感染风险来增加喉部并发症的发生率，包括慢性疾病、一般残疾、免疫抑制、贫血、中性粒细胞减少、毒性、脱水、低氧血症、灌注不良、放射治疗和胃酸反流。

3. 其他原因

喉狭窄可继发于喉部手术导致的喉部损伤。紧急环甲膜气管切开[28]及高位气管切开术可以导致严重的狭窄（尤其在儿童患者中）。声门上狭窄和塌陷可能与喉部或气管损伤病史有关。如果在前连合区域进行喉息肉或乳头状瘤切除术时两个声带的前部黏膜同时被剥离，则术后可发生获得性声门前蹼[29]。也有内镜显微外科手术如电灼术或激光治疗等术后发生喉狭窄的报道[30]。

软骨放射性坏死可在放射治疗后不久或20年后出现，从而导致瘢痕和狭窄[31]。烟雾、吸烟或碱液摄入引起的喉内灼伤也可增加慢性喉狭窄的风险[32]。

(1) 慢性感染：慢性感染继发的喉狭窄很少见，目前已发现继发于结核病、梅毒、麻风病、鼻疽、伤寒、猩红热、白喉、真菌病和喉硬结病的喉狭窄的病例。

(2) 慢性炎性疾病：已发现喉狭窄可继发于结节病、红斑狼疮、Behçet综合征、韦格纳肉芽肿病、复发性多软骨炎、类天疱疮、大疱性表皮松解症、淀粉样变性和较大阿弗他溃疡。韦氏肉芽肿病的喉气管狭窄的治疗复杂，需要个性化治疗，且通常需要采取多种干预措施，最终取得满意的治疗效果。

继发于胃食管反流（GER）的慢性炎症可能导致喉狭窄。儿童的GER可分为生理性、功能性、病理性或继发性[33]。许多气道表现归因于GER，包括喘鸣、复发性哮喘和慢性咳嗽。除非怀疑指数很高，否则很难做出诊断[34]。GER对小儿 LTR 疗效的影响仍不明确 [35]。在明确这一点之前，建议对进行喉重建术的患者在围术期进行 GRE 的检查和治疗。

(3) 喉肿瘤：软骨瘤、纤维瘤、血管瘤和癌可由于肿瘤浸润，或继发于感染性软骨膜炎及放射性软骨膜炎，或术后瘢痕引起喉狭窄。

（四）狭窄类型

获得性声门狭窄可以是前、后、环周、完全狭窄。声门前狭窄可以是薄的喉蹼，即声带之间累及前连合的覆盖上皮的瘢痕组织。可积极行声带内镜手术。较厚的喉蹼常常累及声带、室带和喉室。其原因通常是喉外伤未得到及时诊治，声门后狭窄通常由长期气管内插管引起。

黏膜的压迫性坏死发生于杓状软骨声带突，随后在杓状软骨体内侧表面上出现溃疡和肉芽组织形成。不同程度的类似过程发生于包括杓间肌的杓间区域，导致一个或两个环杓关节的纤维性强直 [36]。声门后瘢痕通常向下延伸到声门下区域。区分完全性声门后狭窄和杓间粘连十分重要，前者瘢痕位于杓间隙和后连合处，后者瘢痕位于两侧杓状软骨声带突之间，其在后连合区域有一个黏膜覆盖的窦道（图 26–3 和图 26–4A）。后连合处的瘢痕可能局限于黏膜下层（图 26–4B），也可能延伸至一个（图 26–4C）或两个（图 26–4D）环杓关节。

由于声带的内收位置，声音通常是正常的。主要症状与气道狭窄程度有关。在轻度或中度的病例中，可能无需气管切开使用呼吸机，且可能仅有运动不耐受的情况。有更严重狭窄的患者可能需要进行气管切开术以改善通气。间接喉镜下诊断较困难，有可能与双侧声带麻痹相混淆 [37]。直接喉镜的检查可直接观察声带后连合。由于声带突（偶有杓状软骨体）常被严重的瘢痕组织连接在一起，两侧声带靠近。应仔细寻找后窦道，其在小儿后部尤其难见。与声带麻痹不同的是，在声门后狭窄中，环杓关节在运动实验时部分或完全固定。通过杓状软骨的触诊表明它们可随吞咽活动上下移动。完全的全声门狭窄很少单独出现，常伴有声门上狭窄或 SGS。在儿童中，它多见于气管插管，碱液摄入和热烧伤后引起的并发症。

（五）预防

降低喉气管狭窄发生率的重要因素包括以下几点。

(1) 喉部骨折应进行早期探查以最大限度减少严重后遗症的发生率。

(2) 除非紧急情况，应尽量避免高位气管切开术和环甲膜切开术。如果怀疑进行了高位气管切开术或环甲膜切开术，则需要进行内镜检查。如果确认怀疑，应行颈部探查，将气管切开位置重新定位至较低位置以预防慢性 SGS 的发生。然而，如果计划进行经环状软骨气管切除术（CTR）的修复，则高位气管切开术更佳，因为它减少了切除的长度。

(3) 在进行气管切开术时，外科医生应避免切除大量气管壁，并应使用与通气和吸痰相容的最小尺寸的气管切开套管。

(4) 应避免对良性喉部病变进行过激的内镜

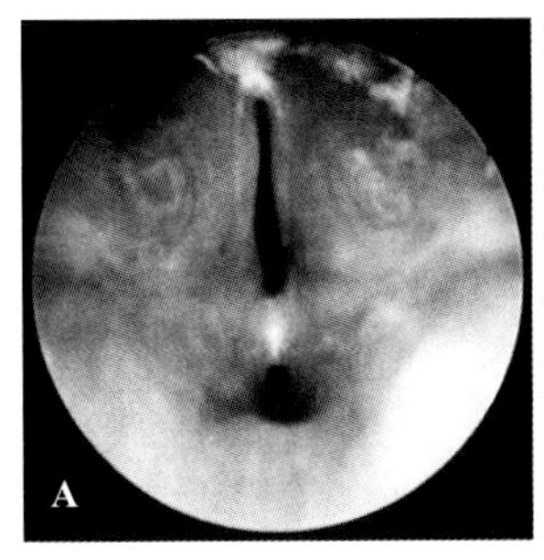

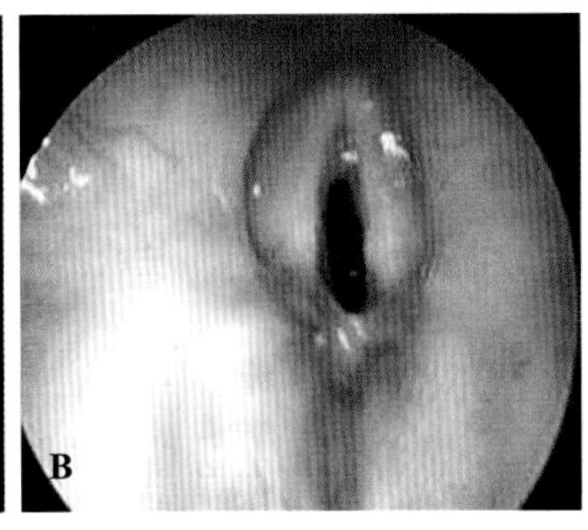

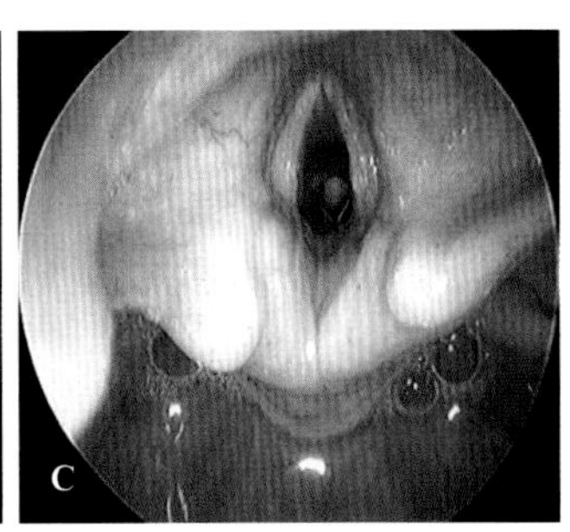

▲ 图 26–3　**A.** 杓状软骨粘连的内镜下视图显示由杓状软骨声带突之间的瘢痕组织带产生的后部瘘管。**B.** 声带固定声门后狭窄。**C.** 与 **B** 图中相同的病变，经后路软骨移植和支架修复后，实现声带的完整移动性

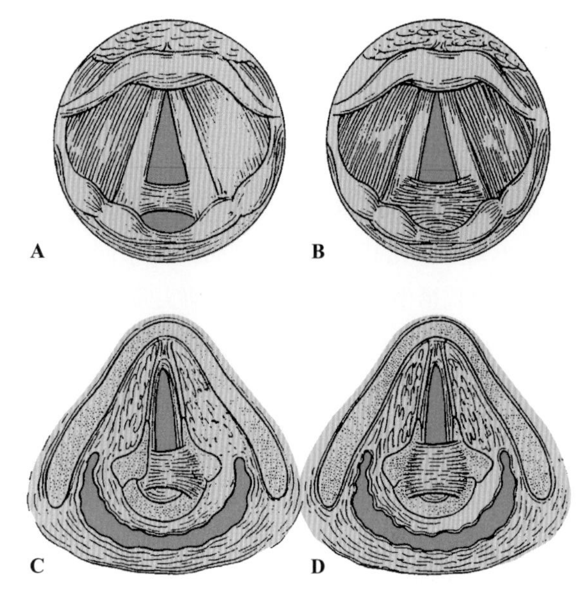

▲ 图 26-4　声门下后部狭窄

A. 具有窦道的杓间粘连。B. 后连合和杓状瘢痕，后面没有窦道。C. 后连合瘢痕累及右环杓关节。D. 后联合瘢痕累及双侧环杓关节

检查（特别是对于病变位于前连合区域的患者），以预防声门前蹼的形成。两侧的治疗应当间隔两周。对于恶性病变适用的原则不同。

(5) 气管插管及内镜检查应当在患者放松状态下进行，操作应尽量轻柔。

(6) 应当认识到长期气管插管对喉创伤的影响并尽可能避免此种情况。

二、先天性和获得性喉狭窄的诊断

通过详细的病史和体格检查、影像学评估及气道和食管的内镜检查来诊断喉狭窄 [38]，其他检查（如肺功能检查）也可能有帮助。

（一）病史与体格检查

轻度至中度喉狭窄通常无明显症状，直至发生上呼吸道感染导致气道的进一步狭窄并导致呼吸窘迫。这些患者通常表现为上呼吸道感染病程长或反复发作。

获得性喉狭窄患者多存在喉外伤病史。症状通常发生在损伤后 2～4 周，有的患者潜伏期更长。先天性狭窄者症状通常出现在出生时或出生后不久，这时提示喉部异常的可能性。

喉狭窄的主要症状多表现在气道、发音和进食方面。进行性呼吸困难是气道阻塞的主要症状，伴有双相喘鸣、呼吸困难及四凹征等。当累及声带时会出现哭声异常、失声或声音嘶哑。可能发生吞咽困难和伴有反复吸入性肺炎等。

应进行上呼吸道及消化道的完整体检，以排除相关的先天异常或获得性损伤。

（二）影像学评估

在气道稳定后进行影像学评估。X 线摄影有助于评估气道狭窄段的确切位置和长度，尤其是对于完全闭塞的气道。软组织 X 线片是儿童最重要的检查。前后高阻技术通过增强气管气柱，同时降低颈椎骨的信号，来增加上气道的可见度。在获得性狭窄中，可以看到小的钙化区域，提示以前受伤的部位。透视检查有助于气管动力学的研究。

计算机断层扫描 (CT) 和磁共振成像也有一定意义。高速 CT 降低了成像时间，在气道病变的评估中应用越来越广泛。磁共振成像仍然需要相当长的时间，因此需要对较小患者提前进行镇静。

在气道重建前进行吞咽功能评估是必要的，因为吞咽功能异常会增加术后误吸的风险，从而使气道重建术复杂化。进行手术矫治气道异常的患者应提前进行进食史的筛查。摄食功能较差的患者可能不耐受修复手术后的解剖改变。

透视吞咽检测（videofluoroscopic swallowing studies，VSSs）在吞咽过程中进行影像学检查。可以记录喉部穿透和吸入的情况，并可以评估儿童保护气道的能力。然而，许多具有先天性气道异常的儿童不能耐受透视吞咽检测所需的造影剂剂量，此外，许多儿童在其发育的敏感时期未暴露于营养刺激，因此他们存在显著的厌恶口服行为，从而阻止任何物质进入口腔。如果无法通过 VSSs 评估吞咽安全性，则应进行内镜吞咽评估。

（三）内镜检查

单凭间接喉镜检查是不够的，喉镜直视下的检查才是研究狭窄的关键。软性纤维内镜检查评估声带功能和上呼吸道（包括气管）的动态变

化[39]。对于严重烧伤和颈部挛缩的患者，灵活的内镜检查可能是唯一能看到喉部的方法。在某些情况下，经气管切开口的软性逆行气管镜检查可提供有用的信息。

气道和食管的硬性和软性内镜检查应在手术室内全麻下进行。硬性内镜在儿童检查中尤为重要，因为它可以更好地显示较小的喉部。然而，重要的是要认识到，气道内径应该通过已知大小的支气管镜或ETT来测量，而不能仅通过使用内镜来测量[40]。

软性内镜检查和多平面分辨率的螺旋CT被认为是小儿喉气管狭窄术前评估和随访的硬性内镜检查的补充手段[41]。

（四）胃食管反流和胃喉咽反流的评估

GER常见于儿童和成人。许多婴儿没有与GER相关的病理症状。目前流行的观点是GER和胃喉咽反流（gastrolaryngopharyngeal reflux，GLPR）可能在SGS的发展和加重过程中发挥作用，并可能对喉气管重建（laryngotracheal reconstruction，LTR）的成功存在威胁，尽管这一观点并不普遍[35]。GER和GLPR定义为胃内容物不自主地流向食管和咽，是常见的生理现象。胃食管反流病（GERD）或胃喉咽反流病（GLPRD）区别因素并非是否存在反流，将此两者与GER和GLPR区分开的是反流的频率，强度和与之相关的症状。不幸的是，没有用于识别或排除GERD和GLPRD的金标准，很难区分生理和病理反流。所有可用于GER和GLPR的诊断测试都存在较大的局限性。它们多表现为特异性高和灵敏度低。在目前可用的测试中，使用双探针技术的24h食管pH值检测被认为是最可靠的；当与病史、食管镜检查和食管活检结合使用时，它提供了诊断GERD和GLPRD的最可靠依据。

（五）食管胃十二指肠镜活检

食管胃十二指肠镜检查（esophagogastro-duodenoscopy，EGD）可直接观察食管、胃和十二指肠黏膜，并可进行任何可疑病变的活检。任何食管黏膜刺激、侵蚀、溃疡、上皮化生（如Barrett食管炎）或狭窄应当特别注意并行活检。应确认食管炎的组织学结果。EGD是一种外科手术，具有出血、感染、穿孔、纵隔炎和腹膜炎的潜在风险。怀疑患有食管炎时推荐行EGD，但并非每一位进行反流评估的患者都需要做EGD。当发现食管炎时，可以重复进行EGD及活检以明确治疗效果。

将嗜酸性粒细胞性食管炎视为独立于GER的疾病十分重要。在手术重建气道之前控制这种情况十分重要。

GER和GLPR的治疗始于饮食和生活方式的转变，辅之以药物治疗。当GER和GLPR使用最大剂量药物治疗亦无法得到控制时，应进行外科会诊。基于先前的检查，耳鼻咽喉科医生、消化科医生和外科医生进行适当讨论，为患者制定最合适的个体化治疗方案。

（六）内镜下吞咽功能评估

吞咽检查的功能性内镜评估需要将软性内镜经鼻进入下咽部。可以观察到下咽部，并可以确定与气道保护相关的VSS评分相似的参数。此外，可以观察到从口腔和下咽腔溢出的分泌物，并可以评估其吸入风险。可以通过空气刺激的喉部闭合反应评估下咽感觉。感觉减退与误吸风险增加有关。如未行VSS，需进行内镜下吞咽功能评估。

（七）言语功能评估

声学的心理声学评估和声学分析可用于确定术前声带异常的程度，并将其与术后声音分析进行比较[42, 43]。

尽管对幼儿术前和术后声带质量的评估可能差强人意，但技术进步使任务变得更容易，并且已经发布了关于特定声音问题的几个报道。通常，语音效果欠佳，语音参数显示出低于最佳音高的模式和有限的音高范围。大多数患者的音质似乎受到干扰；然而，喉重建使口头交流成为可能[43–46]。

（八）肺功能检查

肺活量最大吸气和呼气流量、流量容积循环或压力流量循环的肺功能测试显示上气道狭窄的特征性变化，可用于术后结果与术前值的比较[47]。

三、治疗

根据患者的病理结果、年龄、狭窄程度（硬或软、狭窄的百分比）、患者的一般情况进行个体化治疗。成人的治疗与儿童不同，有些适用于儿童的手术不适于成人。

所有中度或重度喉狭窄病例都需要在第三气管环处或下方进行气管切开术以建立安全气道。不需要气管切开术的狭窄属于轻度病例。一种对于狭窄的四级分级系统已被广泛采用（表 26–1）[40, 48]。

表 26–1　喉狭窄的分级

等　级	喉腔阻塞百分比
Ⅰ	＜ 70%
Ⅱ	70%～90%
Ⅲ	＞ 90%；可识别的腔是存在的（无论多狭小）
Ⅳ	完全闭塞；无腔隙

如果不能立即进行修复，保护气道是至关重要的。严重的先天性 SGS 或明显的软骨环畸形需要气管切开术以维持气道通畅。施行气管切开术时，应使用允许充分通气的最小的气管插管。该管应允许放气，以避免损伤气管黏膜并同时保持发声功能。

在大量的先天性 SGS 患者中，只有不到一半的患者需要气管切开术[12]。确保气道安全后，即考虑两种基本的治疗方式：内镜下或开放式手术。内镜下手术方法包括传统的扩张手术（包括球囊扩张术）和激光切除狭窄区域的技术。开放式手术方法包括扩张和切除手术。开放式重建的复发率较高，但这与内镜手术的多样性和无效性相平衡。一般而言，较轻的病例适于内镜下手术，而较重的病例需要开放式重建。如喉部的软骨框架缺失，则内镜检查难以成功。

对患者来说，最好的恢复机会在于初次手术[49]。内镜下手术在单纯发病的Ⅰ级 SGS 可能成功，偶在Ⅱ级能够成功。喉气管扩张术在Ⅱ级和Ⅲ级狭窄及部分Ⅳ级狭窄中成功率高。部分环状软骨气管切除术（partial cricotracheal resection，PCTR）在一些狭窄部和声带之间有明显边界的Ⅲ级和Ⅳ级狭窄病例中有成功的可能性。后软骨移植可以增加 PCTR 的难度，尤其是当瘢痕侵及声门时。滑动甲状气管成形术为高级别的 SGS 患者提供了一种有效的手术治疗选择，且复发率是最低的[50]。

（一）内镜治疗

扩张有时在狭窄的早期是有用的，不推荐用于陈旧性狭窄或软骨狭窄。扩张术通常单独施行或辅以局部或全身应用皮质类固醇或喉内支架术。目前，在获得性 SGS 的治疗全程使用皮质类固醇存在争议。皮质类固醇倾向于通过其在伤口愈合的早期阶段延迟胶原合成、在后期增加胶原溶解的抗炎作用来减少瘢痕形成。皮质类固醇也通过延迟上皮细胞的迁移来延迟伤口的愈合，从而增加瘢痕的形成和伤口感染的可能性。皮质类固醇可以全身或局部应用。如不使用压力注射系统，声门下瘢痕的局部注射技术上较为困难且可能无效。继发于皮质类固醇注射的软骨吸收是一个严重的并发症。目前认为吸入皮质类固醇可减少支架移除后或 ETT 损伤后早期的肉芽组织形成。

丝裂霉素 C 是一种抗肿瘤抗生素，通过抑制脱氧核糖核酸（DNA）和蛋白质合成，发挥烷化剂的作用。初步的实验动物研究[51]和内镜术后应用[52, 53]似乎有效；然而，在开放式修复手术后使用它似乎没有明显效果[541]。在用二氧化碳（CO_2）激光和扩张治疗的部位应用丝裂霉素后，人类和动物手术部位纤维蛋白碎片过度积聚有造成急性气道梗阻的风险[55, 56]。此外，一项随机前瞻性动物研究表明，丝裂霉素对已形成的伤口的作用有限[57]。

内镜下使用 CO_2 激光进行瘢痕切除十分流行，因为它可以使手术者精准地去除瘢痕组织且影响正常组织的程度最小。组织破坏与激光提供的能量及暴露持续时间直接相关。若短时间输送最小能量，则对底层和周围正常结构的损坏是最小的。然而，若长时间使用高能量水平的激光，则其作用类似于任何其他不受控制的组织切除方法。激光可用于治疗有肉芽组织的早期狭窄，可改善气道而不引起明显的出血或水肿，从而避免了气管切开。已有许多作者报道过使用 CO_2 激光治疗早期或轻度 SGS[58, 59]，其通常采用多种方法，在 92% 的 Ⅰ 级 SGSs 中有效，但在 Ⅱ 级 SGSs 中有效率降至 46%，在 Ⅲ 级 SGSs 中降至 13%。若气道管腔没有改善，为了避免狭窄进一步加重，建议仅使用一次 CO_2 激光治疗[60]。诸如铥[61, 62] 和 CO_2 等基于纤维的激光使用渐趋频繁，并提供良好的通路和准确性。随着病变的恶化，内镜治疗效果降低[63]。

适用于内镜治疗的原则也应施行于球囊扩张。一些被报道有良好结果的研究在Ⅲ级和Ⅳ级 SGS 中并未得到普遍证实[63–67]。不建议对声门进行球囊扩张（特别是对于声门后狭窄者）。存在以下情况者，内镜治疗往往不成功：①环周瘢痕形成；②直径大于 1cm 的丰富瘢痕组织；③后连合杓间区的纤维性瘢痕组织；④气管切开术后出现严重细菌感染；⑤在 CO_2 切除术中暴露软骨膜或软骨（易患软骨膜炎和软骨炎）；⑥合并喉气管狭窄；⑦既往内镜手术失败；⑧软骨骨架明显缺失。

（二）环状软骨前裂开术

1980 年，环状软骨前裂开术（图 26–5）被称为获得性 SGS 早产儿治疗中，气管切开术的替代方法[68]。该方法随后被用于先天性 SGS 的治疗[69]。环状软骨前裂开术是在中线处将环状软骨和第一和第二气管环切开，使气管环扩张。它适用于由小环状软骨环（即无其他严重畸形）或健康的环状软骨伴广泛的黏膜下纤维化引起的先天性 SGS。它仅应用于病情严重需要气道支持且肺功能允许拔管的患者。据报道，耳廓软骨[70]、甲状软骨[71] 及舌骨[72] 移植物均可提升环状软骨前裂开术的成功率。决定环状软骨前裂开术成功的因素有很多，其成功率可低达 35% 也可高达 88%[73, 74]。对仅患有 SGS 的婴儿进行环状软骨前裂开术可获得最佳治疗效果。当患者患有基础疾病且气道病变不仅限于声门下时，预后较差。

患者行气管插管全身麻醉后，于环状软骨上作水平皮肤切口，暴露环状软骨及两个上气管环。通过环状软骨前作环行垂直切口，并切开黏膜，暴露气管导管。切口向下延伸，在中线切开两个上气管环。切开环状软骨时，软骨环弹开，在气管中很容易看到气管插管。切口在中线向上延伸至恰低于前连合水平，至甲状软骨的下 1/3，但可延伸至甲状软骨上切迹 2mm 以内（图 26–6）[75]。用 3–0 缝合线分别连接在切开的软骨环两侧，若气管导管脱落且不能重新插入时，它们可以在术后用来牵引。气管导管继续留置 7d，在黏膜肿胀消退、环状软骨及气管环愈合期间充当支架。拔管时无需进行内镜检查，但在拔管前应连用 5d 皮质类固醇激素。

（三）外扩手术

当通过保守方式建立气道效果不佳或失败时推荐进行外科重建手术治疗。在比较开放式气

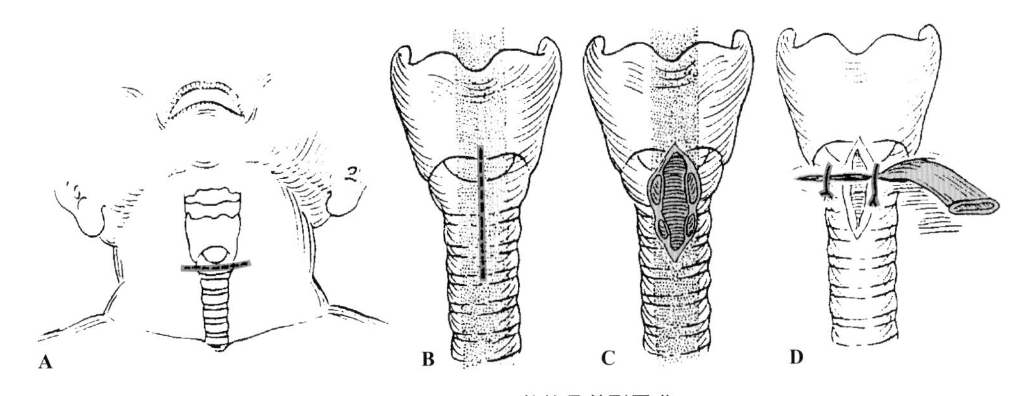

▲ 图 26–5　环状软骨前裂开术

A. 皮肤切口。B. 于中线切开软骨和黏膜。C. 环状软骨减压后，气管导管在 B 图和 C 图中的阴影。D. 闭合皮肤，插入引流管

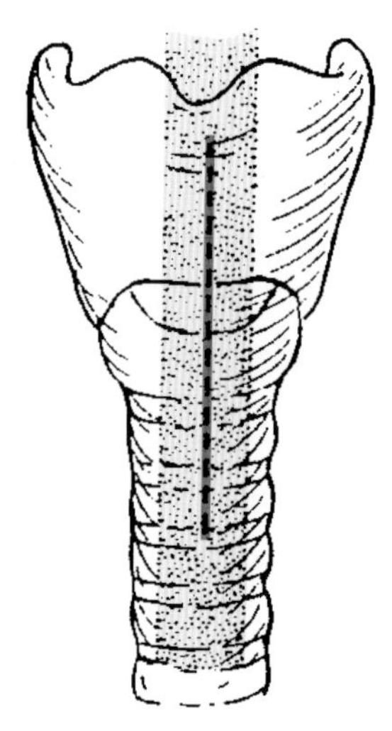

▲ 图 26-6 在婴幼儿声门下狭窄患者中行扩大的环状软骨前切口（与图 26-5 比较）

道重建术与内镜下治疗的优势时，术者应当根据患者的特点和病变的严重程度进行权衡。一般来说，SGS Ⅲ级和Ⅳ级病变需要开放式手术；Ⅱ级病变可使用任何手术方法。狭窄程度不需要气管切开术时，偶尔也需要进行开放式手术。

在进行手术前，应排除声带麻痹的存在。在气道足够通畅的条件下也应排除神经功能缺损或慢性肺病等可能需要长期气管切开的疾病。开放式重建手术的目标和原理是在对声音的影响最小的情况下实现早期拔管。

外科手术修复应根据部位及严重程度对每个病例进行个性化治疗。两种主要的修复方法是切除手术和扩张手术[76-80]。扩张手术是一系列旨在扩大声门和声门下腔的技术。这些技术结合了喉和环状软骨裂开，软骨移植物和支架置入术，成功率高于 90%[81-84]。目前，矫正狭窄的技术很多，但选择最合适的术式以取得成功并不容易。对年龄最小的患者尽早进行手术修复，对儿童的言语发育及降低气管切开术的复发率及死亡率有重要意义。

1. 喉裂开术联合环状软骨后裂开术

通过部分喉裂开而不破坏前连合的后环状软骨板裂开术是声门后连合狭窄和Ⅱ级及中度Ⅲ级 SGS 狭窄的首选术式。该手术适用于所有年龄段的患者。软骨移植物可以扩大管腔，且无需去除瘢痕。

患者在全身麻醉下经气管切开术，行水平的皮肤切口（图 26-7）。颈部皮瓣向上和向下拉开，肌肉横向拉开，暴露甲状软骨、环状软骨和上气管环。在喉部和气管上部行中线前切口，并延伸至气管切开部位。将 1% 利多卡因与肾上腺素 1 ：100 000 注射到喉腔后部，将环状后板的全长裂开，注意严格在中线向下切开至下咽黏膜水平。不应切除喉部瘢痕。切口经杓间肌（其纤维化时）向上进入杓状突区域，并且向下切开气管膜部约 1cm。将环状后板切开后向两侧分开，用自体肋软骨（图 26-7）撑开。将支架经口置入，持续 2～6 周。有多种支架可供选择，每种支架都有其特定的作用。通过使用一期喉成形术，支架的使用越来越多。同时建议避免行完全喉裂开术，以免破坏前连合，导致发声功能受损。

2. 移植物

在儿童中，自体肋软骨是首选的移植物材料，特别是当很少可辨认的环状软骨仍然在前方时[12, 85, 86]。由于可用的肋软骨丰富，可以获得任

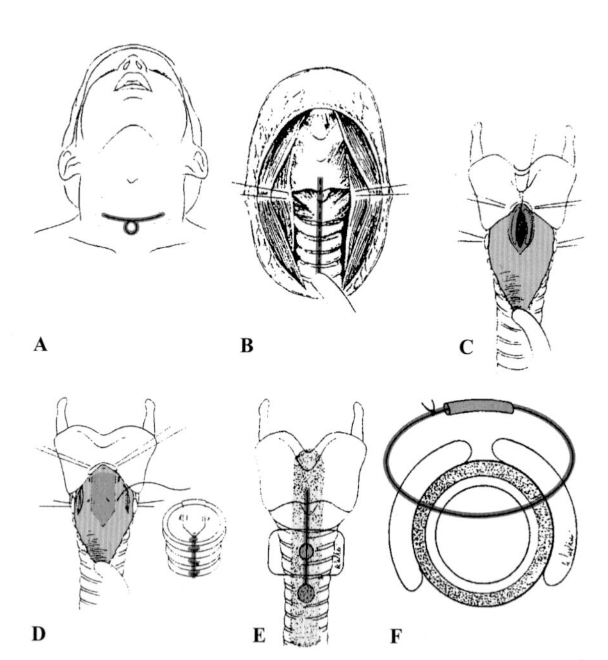

▲ 图 26-7 部分喉裂开，环状软骨后板与外侧板切开，环状软骨后移植术

A. 皮肤水平切口包含了气管切口的上缘。B. 皮瓣向颈部和咽部拉开。C. 环状软骨后板裂开。D. 自体软骨移植物位于环状软骨板的分叉末端之间，并缝合到位。E. 喉裂开切口在关节腔内支架前方闭合。F. 经吻合口上支架缝合

何长度的软骨移植到声门下和气管。特殊情况下可选择耳软骨和游离甲状软骨移植[84]。不推荐在儿童中使用带血管蒂的舌骨移植术，因为舌骨太小，不能有效地扩大声门下腔，且骨骼太硬难以雕刻，且肌蒂易于骨化，可能导致二次喉狭窄。软骨移植成活率已在儿童和成人的实验和临床中得到证实[87]。

甲状软骨翼板非常适合用于前声门下区域，但由于其与肋软骨相比厚度有限，因此不适合于环状软骨后移植。因此，只有Ⅱ级和部分的Ⅲ级病变适合使用此方法[88]。移除甲状软骨翼板似乎不会导致喉部畸形，但还没有长期随访的报道[89, 90]。

3. 自体肋软骨重建

患者取颈部伸展体位，将气管切开套管更换为气管导管，以便于进入颈部及进行麻醉。对面部、颈部和胸部进行消毒、铺巾，于右乳腺下方行一个3cm的水平皮肤切口，加深切口切开皮下组织和肌肉，确定肋软骨（图26–8），取最长的直线段及其外侧覆盖的软骨膜，保留内侧软骨膜，修整软骨以适配拟移植部位。如为声门前狭窄，则将软骨修整成改良的船形（图26–8）[91]。软骨移植物边缘留一凸缘以防止脱垂进入管腔，并最大限度地利用移植物的宽度以牵引环状软骨和上气管（图26–9）。在用于治疗声门后狭窄的后环状软骨裂开术中使用带或不带凸缘的常规船型移植物来牵引[92]。在声门后和声门下使用软骨移植物的适应证有：①声门后狭窄或SGS；②单纯的声门下狭窄；③环周SGS，后环状软骨已被裂开者。不论是缝合或利用凸缘，或两者皆有[93]，移植物都不够稳定，无法保持原位，需要放置数天支架。

在大型动物实验中记录了后软骨移植物的存活率[94]。在严重SGS的病例中，在一个大型动物实验中，已经记录了后置软骨移植的存活情况。在严重SGS的病例中，移除支架后的短时间内行手术治疗后，声门前及声门后移植物的成功率大于90%[95, 96]。

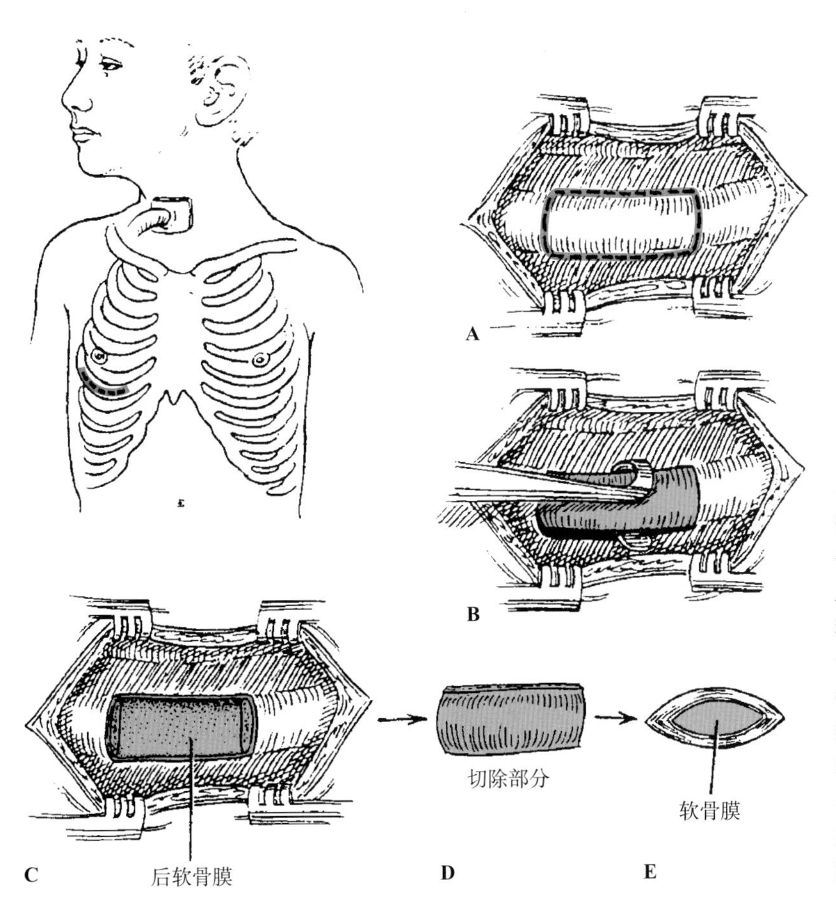

◀ **图26–8 在环状软骨气管狭窄前部扩大术中应用的肋软骨移植物的供体部位**

A. 沿第5肋软骨上切开以获得肋软骨移植物。B. 沿肋骨的下缘和上缘制作软骨膜切口，注意不要损伤下面的软骨。C. 对软骨下平面进行解剖，使得肋骨后部的心包不受损伤。D. 取出4cm长的肋软骨并置于生理盐水溶液中，仅保留内侧软骨膜。E. 肋软骨移植物修整为椭圆形并且留一凸缘以防止移植物落入管腔中

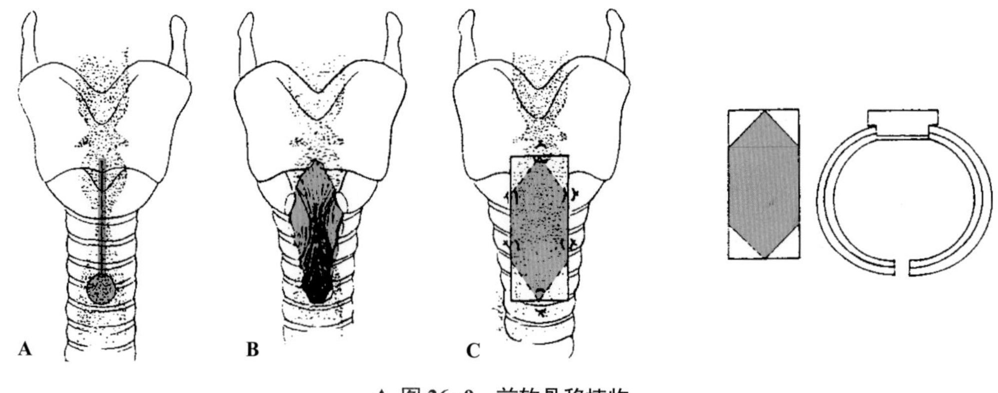

▲ 图 26-9　前软骨移植物

A. 垂直切口从前连合下方的一个点进入甲状软骨通过上气管环，注意保持切口在中线上。B. 沿着狭窄段的长轴切开腔内瘢痕和黏膜。C. 肋软骨被修整为改良的船形（插图）并且放置在适当的位置，其中内侧软骨膜面向内部

4. 支架

支架用于抵消瘢痕挛缩，并促进上皮细胞覆盖气道腔。支架还可维持重建部分的位置，防止在呼吸、吞咽和尝试发声时喉气管复合体运动导致的机械破坏。当使用移植物扩张气道的狭窄部位时，使用支架是必要的。移植物提供刚性支撑并填充切开及分离部位的间隙，避免纤维组织形成及瘢痕挛缩。移植物的移位将导致狭窄无法矫正。

术者应根据材料、尺寸、狭窄位置和支撑时间选择支架。许多类型的支架已投入使用，且每种都有自己的适用范围。T 型管可成功地长时间应用于儿童和成人，需要特别注意以避免导管堵塞 [97]。除前声门下狭窄外，几乎所有喉气管狭窄修复的病例都需要进行短暂的支架置入以固定移植物的位置并支撑重建部位。偶有需要长期支架置入的情况。

5. 一期喉气管重建术

一期喉气管重建（single-stage laryngotracheal reconstruction，SSLTR）是使用软骨移植物维持重建气道的稳定性，并将传统 LTR 方法延长的支架置入术时间压缩为更短的气管插管时间。SSLTR 可能包含前软骨移植或后软骨植物或两者皆有，且通常包括前造口部位的软骨移植物。通过鼻道将全长 ETT 固定在原位，暂时支撑移植物，插管的最佳时长尚未确定。单纯前软骨移植一般需要 2～4d 的插管，若同时使用后软骨移植物，建议延长至 10d。生物可吸收的微型板已被用于支持移植物，在极少数情况下作为替代品使用 [98]。

在儿童时期，随着年龄的增长，存在插管时间缩短的趋势。 SSLTR 要求术者全面了解 LTR 的原理且具有丰富的技术经验。此外，耳鼻咽喉科医生必须对其所在机构提供的护理、麻醉和重症监护支持充满信心。

SSLTR 主要用于无明显气管软化或气管阻塞的 SGS。SSLTR 可以用于环状裂开术的所有术式，这些手术大多通过使用软骨移植物来支持裂开部位。

对于未行气管切开的儿童患者，SSLTR 可立即拔管甚至可以避免气管切开，这一优势极具吸引力。具有潜在并发症的长期支架植入术也不是必须进行的。这些优势需要与围术期气道并发症的可能性、再行气管切开术的可能性，以及长期插管的患者在重症监护室停留期间可能出现的并发症进行权衡。

当然，SSLTR 的一个要求是术后在重症监护病房对患者的病情进行细致的管理。经鼻气管插管在支架置入期间必须保证安全，不能意外拔管。必须在支架置入期间安全地保持鼻气管导管，而不会意外拔管。如不仔细看护并适当镇静，幼儿很容易自行拔管。年龄较大的儿童和成人通常可以在不进行镇静的条件下耐受气管插管 [99]。某些中心使用滴入镇静药来预防烦躁和自行意外拔管，避免药物麻痹。对进行麻痹的一项争论是，即使避免了意外拔管，手术部位的鼻气

管导管运动也会导致愈合不良。尽管许多变量决定了SGS扩张的成功，包括术前分级、潜在的医疗条件、气道和手术技术，但还无法量化运动的特殊影响。反对重度镇静的另一论点是许多儿童在停止使用镇静药物时会出现戒断症状。反对使用药物麻醉气道的论据包括较高的术后肺病发病率及发生意外拔管后立即重新插管的必要性。即便加强气道清理、支气管扩张治疗、广谱抗生素和胸部理疗，这些儿童仍可能会发生迁移性肺不张，通常伴有反应性气道疾病或肺部浸润的加重。SSLTR的成功不仅依赖于手术技术，还依赖于细致周密的术后管理[100]。

对于修复婴儿SGS，SSLTR仍是一种良好的治疗方式。据报道，体重超过4kg的婴儿和胎龄超过30周的婴儿成功拔管且最终气道通畅的可能性更大。似乎体重低于4kg的婴儿在拔管期间并发症的发生率更高，可能与这些新生儿中常有其他潜在疾病有关。大多数手术医生将有明显颅面或椎体异常的患者排除在SSLTR之外，以避免可能出现困难的紧急插管困难。

（四）环状软骨切除伴甲状软骨气管吻合术

在1953年首次提出了环状软骨前弓及环甲关节后方环状软骨后板部分切除联合环甲气管吻合术[101]，这一术式重新开始应用于成人[102-105]，且鼓励在儿童患者中的使用。一些作者报道了良好的手术结果[69, 99]。对于单纯性气管狭窄的患儿，切除和端端吻合术可获得良好效果[106]。当狭窄累及声门下时进行切除手术难度会提高，但一些作者报道了良好的效果[76, 107-115]，此术式适用于Ⅳ级和部分Ⅲ级SGS患者。杓状软骨脱垂是儿童患者的并发症[116]，而非成人患者[117]。对于Ⅳ级狭窄，部分报道认为环状软骨气管切除术（CTR）优于喉气管切除术（LTR）[77, 78]。目前推荐的方案是使用部分环状软骨气管切除术（PCTR）作为Ⅲ级和Ⅳ级狭窄患者的首选或抢救手术方式[117]。单侧或双侧声带麻痹是导致手术失败的一项危险因素[118]。据报道，体重小于10kg的儿童行CTR效果较好[119]。在人类中尚未观察到对喉部生长或功能的不良影响[120]。发声障碍的严重程度与术前声门受累程度呈正相关[121]。当需要切除的边缘接近声带时（尤其是后部），提示应用PCTR并使用移植物。此时切勿切除环状软骨后板，因为在动物实验中类似病例出现了气道损伤。环状软骨后板垂直切断术是安全的[122]。PCTR手术不再需要对环状软骨行裂开术，这仍然是一种很好的术式，在某些病例中取得了很好的效果[123]。

患者经气管切开通气行全身麻醉后，分离并辨认喉部和上呼吸道。在软骨下平面上对环状软骨进行剥离，以避免损伤喉部神经。上切口从甲状软骨的下缘开始，斜向后下方在低于环甲关节水平穿过环状软骨板的下缘（图26-10）。远端切除线在狭窄的下缘下方。为了弥补气管腔和声门下腔直径的差异，气管腔上端应做成斜形切口，可能需要对膜性气管进行折叠。一期甲状气管吻合术是将气管的远端节段推入环状软骨的残余部分并将气管后的黏膜残端与残存喉黏膜缝合起来。然后将软骨缝合于吻合处，该吻合口应保持无张力状态。这最好通过移动舌骨上的喉部及对软骨使用减轻张力的缝线来实现。手术后10d内避免颈部伸展，从下颌到上胸部缝合3针。支架置入通常与ETT（一期手术）、T管或吻合口上支架一起使用。

四、特殊疾病的治疗

（一）先天性疾病

1. 闭锁和蹼

喉闭锁的直接治疗是在出生时通过紧急气管切开术建立气道。有时可以将小支气管镜通过不完全的闭锁进入气管，然后行气管切开术。将大口径针头插入婴儿高度活动的气管是极其困难的，而颈部气管切开术是建立紧急气道的较好方法。有时，气管发育不全同时存在。在保持气道通畅的前提下，择期进行喉闭锁的手术治疗可恢复通气功能，但手术后发声和保护功能可能仍明显受损。

喉蹼的治疗取决于喉蹼的厚度[3]。较薄的喉蹼可以通过支气管镜穿破或使用手术刀、剪刀、CO_2激光切开。可尝试沿一侧声带切开喉蹼，2

周后沿对侧声带切开，以防止喉蹼进一步形成。然而，喉部越小，该手术的难度越大。厚的喉蹼较少见，常由于同时伴有声门下环状软骨畸形，手术切除或扩张难度较大。

经喉裂入路切除喉蹼及软骨异常，随后一期或二期手术行支架置入及肋软骨移植[124, 125]。手术的最佳年龄尚不清楚，应考虑不当的手术治疗加重病情的可能。但是，气管切开口上方严重阻塞的婴儿因气管套管阻塞死亡的风险更大，这是由于其切口上方储备气道减少，死于插管梗阻的风险较大。在这种情况下，应考虑尽早重建。内镜下为儿童放置支架难度很大，推荐采用开放式手术以获取最佳效果。

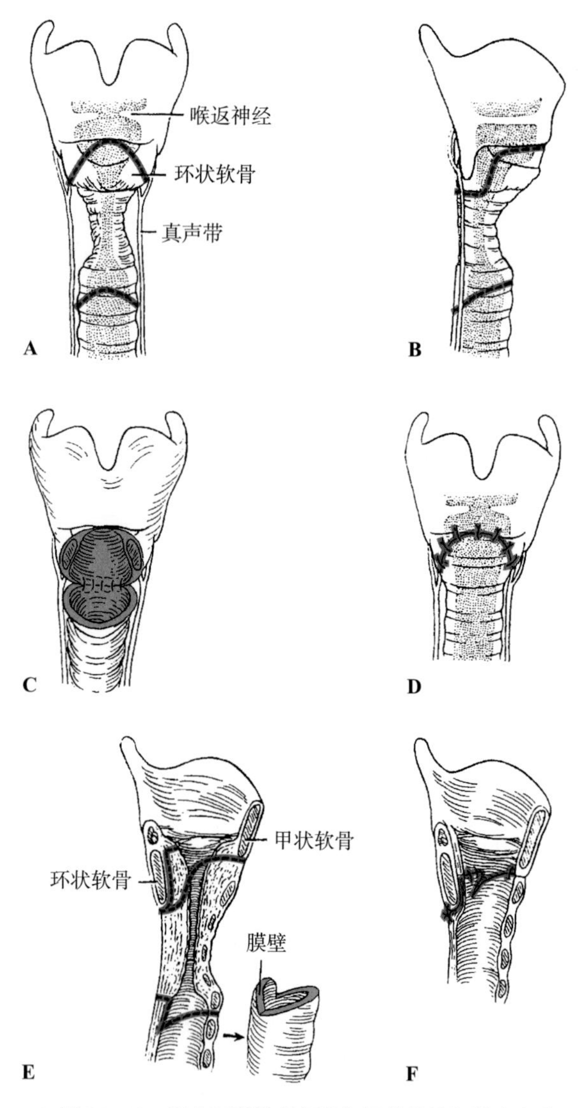

▲ 图 26-10 部分环状软骨切除加甲状软骨气管吻合术
A. 要切除的狭窄区域的前视图，包括前环状椎板。B. 同一区域的横向视图。注意保留环状软骨后板和喉返神经的位置。C. 切除后，气管倾斜并接近声门下。D. 完成缝合。E. 如果存在后声门下较厚瘢痕，则切除并保留后环状软骨，并从气管后壁形成黏膜瓣。F. 进行黏膜瓣的缝合，覆盖原区域

2. 声门前狭窄

小于 2～3mm 的前蹼一般症状较轻或无症状，一般不需要手术。较薄的声门前狭窄可以使用显微外科刀或 CO_2 激光在显微内镜下切除。一般可以在内镜下置入支架[126]，然而，如果操作失败，或者存在较长、较厚的声门前部瘢痕，则需要行开放式手术。先行气管切开术，然后进行喉部裂开术，并用手术刀切开狭窄区域或喉蹼。应尽量减少瘢痕组织的切除，因为这会造成进一步的黏膜损失。伞形支架应当置入两周，疗效可靠。支架可以防止再上皮化过程中前连合处的再狭窄，并且其设计避免了与声门后的接触，从而最小化支架本身导致的瘢痕形成的可能性。如果支架使用2周或更短时间，则肉芽组织形成更少。

（二）狭窄和声带麻痹

声带麻痹可伴有声门前、后或完全的声门狭窄。与获得性声门狭窄相关的双侧声带麻痹除了本章前面讨论的用于矫正声门狭窄的手术外，还需行部分杓状软骨切除并将声带外移。部分杓状软骨切除术通常为单侧，偶尔双侧进行。经甲状软骨前入路的杓状软骨切除术是较为成熟的。如果作为独立手术或二期手术，杓状软骨切除术是一种有效的替代方案[127]。杓状软骨分离术已被报道具有临床意义[128]。

（三）声门后狭窄

声门后狭窄的处理方法因病变程度而异[129]。环杓关节的瘢痕采用不同的入路（图 26-4）。声门后狭窄患者的发声功能通常较好，但是治疗难度较大。患有唐氏综合征的儿童声门后狭窄的发病率高于一般人群[130]。如果有黏膜覆盖的窦道出现在后部，则行内镜下粘连分解术即可。这一手术可以通过显微外科刀顺利完成，也可通过插入微针尖来保护黏膜覆盖窦道的后表面。在没有黏膜内衬窦道的情况下，简单的内镜下瘢痕切口会导致再狭窄。然而，部分喉裂开是此类病例中

最常见的方法，对于病情更严重的环杓关节固定病例是必需的。内镜下环状软骨后裂开伴移植术是另一种修复方法[131]。

对于伴有环杓关节固定或累及声门下的严重声门后瘢痕形成的儿童患者，建议在中线行环状软骨后裂开并行自体肋软骨移植（图 26-7）[92, 132]。完全性声门狭窄很难处理，并且可能与继发于外部创伤的喉前后径减小有关。治疗包括前后切开瘢痕、移植喉软骨、放置支架。由于严重的瘢痕累及声带，其发声功能通常较差。软骨移植物不应在前连合区域使用。

（四）前声门下狭窄

前 SGS 的处理方法是在瘢痕前方切开并放置改良的船形软骨移植物，以保持环状软骨的形态（图 26-9）[91]。移植物的软骨膜位置应与黏膜平齐。在手术结束时，建议对声门下气道进行内镜检查，以确认移植物是否放置不佳或部分塌陷。如计划行一期手术，软骨移植物通常可以向下延伸以覆盖气管切开的切口。

一期喉气管成形术后气管插管的时间为单纯的前软骨移植的患者需要 2d[133]，进行前后软骨移植的中重度狭窄患者长达 2 周[134]。

五、术后治疗

术后治疗方案根据是否放置支架有所不同[135]。如果未使用支架，建议术后应用 2 周抗生素，并在患者病情允许拔管后进行内镜检查。如果已行支架置入，建议在支架置入期间长期使用低剂量抗生素预防感染。适当的气管切开护理非常重要，护理人员应该熟练掌握常规和急症的护理。

六、拔管

气管切开套管的尺寸逐渐减小并最终拔除。带有封顶气管切开套管的儿童应在成人监护下活动[136]。患儿病情允许拔管时，应进行内镜检查以确保气道通畅。前文已充分介绍了影响术后拔管成功的因素。偶见造口周围肉芽肿。若考虑对患儿进行拔管，应先去除这些肉芽组织；但若患儿病情尚未允许拔管，则无需去除肉芽肿，除非气道完全阻塞[137]。

造瘘口上气道塌陷导致拔管时，需进一步治疗[138]。患儿在清醒条件下能耐受气管切开套管封堵时可进行拔管，随后患儿应当于医院监护下封堵气管切开套管并在医院过夜。如无氧饱和度降低或呼吸暂停，则在第二天早晨取出气管切开管，将造口以敷料覆盖闭塞，再行监护过夜。不进行气管切开套管开窗术。残留的皮肤表面瘘口可能需要通过外科手术封闭。

七、结论

声门和声门下狭窄虽然罕见，但治疗难度很大。手术目标是尽早建立适当的气道、恢复发声功能及喉功能并可避免误吸[139]。成功的关键在于：①准确的术前和术中评估；②选择正确的手术方式；③针对病变部位的精细手术；④密切的术后护理和监护。

推荐阅读

Bailey M, Hoeve H, Monnier P: Pediatric laryngotracheal stenosis: a consensus paper from three European centres. *Eur Arch Otorhinolaryngol* 260 (3): 118 – 123, 2003.

Choi SS, Zalzal GH: Pitfalls in laryngotracheal reconstruction. *Arch Otolaryngol Head Neck Surg* 125: 650, 1999.

Choi SS, Zalzal GH: Changing trends in neonatal subglottic stenosis. *Otolaryngol Head Neck Surg* 122: 61, 2000.

Cotton RT: The problem of pediatric laryngotracheal stenosis: a clinical and experimental study on the efficacy of autogenous cartilaginous grafts placed between the vertically divided halves of the posterior lamina of the cricoid cartilage. *Laryngoscope* 12: 1, 1991.

Forte V, Chang MB, Papsin BC: Thyroid alar cartilage reconstru-ction in neonatal subglottic stenosis as a replacement for the anterior cricoid split. *Int J Pediatr Otorhinolaryngol* 59: 181, 2001.

Garabedian EN, Nicollas R, Roger G, et al: Cricotracheal resection in children weighing less than 10 kg. *Arch Otolaryngol Head Neck Surg* 131 (6): 505 – 508, 2005.

Hartley BE, Gustafson LM, Liu JH, et al: Duration of stenting in singlestage laryngotracheal reconstruction with anterior costal cartilage grafts. *Ann Otol Rhinol Laryngol* 110: 413, 2001.

Hueman GM, Simpson CB: Airway complications from topical mitomycin C. *Otolaryngol Head Neck Surg* 133: 831, 2005.

Jacobs BR, Salman BA, Cotton RT, et al: Postoperative management of children after single-stage laryngotracheal reconstruction. *Crit Care Med* 29 (1): 164 – 168, 2001.

Jauet Y, Lang F, Pulloud R, et al: Partial cricotracheal resection for pediatric subglottic stenosis: long-term outcome in 57 patients.

J Thorac Cardiovasc Surg 130 (3): 726 – 732, 2005.

McArthur CJ, Kearns GH, Healy GD: Voice quality after laryngotracheal reconstruction. *Arch Otolaryngol Head Neck Surg* 120: 641, 1994.

Monnier P, George M, Monod ML, et al: The role of the CO_2 laser in the management of laryngotracheal stenosis: a survey of 100 cases. *Eur Arch Otorhinolaryngol* 262: 602 – 608, 2005.

Myer CM, Ⅲ, O'Connor DM, Cotton RT: Proposed grading system for subglottic stenosis based on endotracheal tube sizes. *Ann Otol Rhinol Laryngol* 103: 319, 1994.

Richardson MA, Inglis AF, Jr: A comparison of anterior cricoid split with and without costal cartilage graft for acquired subglottic stenosis. *Int J Pediatr Otolaryngol* 22: 187, 1991.

Rutter MJ, Cotton RT: The use of posterior cricoid grafting in managing isolated posterior glottic stenosis in children. *Arch Otolaryngol Head Neck Surg* 130 (6): 737 – 739, 2004.

Rutter MJ, Hartley BE, Cotton RT: Cricotracheal resection in children. *Arch Otolaryngol Head Neck Surg* 127: 382, 2001.

Seid AB, Pransky SM, Kearns DB: One stage laryngotracheoplasty. *Arch Otolaryngol Head Neck Surg* 117: 408, 1991.

Silva AB, Lusk RP, Muntz HR: Update on the use of auricular cartilage in laryngotracheal reconstruction. *Ann Otol Rhinol Laryngol* 109: 343, 2000.

Triglia J, Nicollas R, Roman S, et al: Cricotracheal resection in children: indications, technique and results. *Ann Otolaryngol Chir Cervicofac* 117: 155, 2000.

Wyatt ME, Hartley BE: Laryngotracheal reconstruction in congenital laryngeal webs and atresias. *Otolaryngol Head Neck Surg* 132 (2): 232 – 238, 2005.

Zalzal GH: Stenting for pediatric laryngotracheal stenosis. *Ann Otol Rhinol Laryngol* 101: 651, 1992.

Zalzal GH: Treatment of laryngotracheal stenosis with anterior and posterior cartilage grafts: a report of 41 children. *Arch Otolaryngol Head Neck Surg* 119: 82, 1993.

Zalzal GH: Rib cartilage grafts for the treatment of posterior glottic and subglottic stenosis in children. *Ann Otol Rhinol Laryngol* 97: 506, 1988.

Zalzal GH, Choi SS, Patel KM: The effect of gastroesophageal reflux on laryngotracheal reconstruction. *Arch Otolaryngol Head Neck Surg* 122: 297, 1996.

Zalzal GH, Loomis SR, Fischer M: Laryngeal reconstruction in children: assessment of vocal quality. *Arch Otolaryngol Head Neck Surg* 119: 504, 1993.

第27章

儿童气管畸形

Pediatric Tracheal Anomalies

Marc Nelson　Glenn Green　Richard G. Ohye　著
武　静　译

要点

1. 儿童气管畸形是儿童耳鼻咽喉科医生面临的一大挑战。除了气道受损外，其他相关异常的发病率也很高。尽管目前手术和技术已取得很大进步，但发病率和死亡率仍然很高。
2. 分子生物学的最新进展和新型动物模型的发展对旧的前肠发育理论提出了挑战，并使人们对先天性气道异常的病理生理学有了更深的认识。
3. 应在患者自主通气的情况下进行支气管镜检查，不应该强行通过严重狭窄区域。
4. 使用先进的放射技术进行影像学检查是精确描述气道畸形的重要工具，具有较高的敏感性和特异性。然而，支气管镜检查仍然是评估儿科气道的金标准。
5. 气管软化症分为原发性和继发性；大多数患有原发性气管软化症的患儿为轻度至中度，并且可以预期治疗直至自发消退。
6. 内镜手术是治疗短的、获得性气道狭窄的有效手段。但在较长段狭窄中的应用有限。
7. 管状支架可用于严重的儿童气道的短期支持。虽然金属丝支架早期可以有效地保持呼吸道通畅，但其并发症发病率高，且仅应用于抢救时以及没有其他选择时。
8. 滑动气管成形术是较长的先天性气管狭窄的首选手术治疗方法。对于短的狭窄，优选节段切除和再吻合术。
9. 组织工程和移植医学的进步为气管重建开辟了一系列新的可能性。
10. 伴或不伴气管食管瘘的食管闭锁是食管最常见的先天性异常。在五种类型中，食管闭锁伴远端气管食管瘘（85%）最常见。

先天性气管畸形会导致远端气道受损和相关并发症的产生，这对有经验的儿童耳鼻咽喉科医生也是一种挑战。在过去的二十年中，治疗手段随着新手术技术的发展而不断进步。然而，发病率和死亡率依然居高不下，这需要不断整合新信息以应对这一系列独特的挑战。

先天性气管异常的症状通常与气道的大小有关。轻度梗阻通常可以预期治疗，而更严重的病变可能需要气道夹板，相关异常修复，气道重建或新型生物工程来解决。气道的大小可能会由于继发性塌陷、先天性狭窄、管腔内组织向内生长或外在压迫而减小。狭窄的病因和程度决定了治疗方案。

一、胚胎学

在妊娠4周时，前肠形成喉气管沟，其从

原始咽尾部的腹侧延伸至第四鳃弓以产生喉气管芽，喉气管芽周围有内脏间质。内胚层发育成呼吸道上皮和腺体，内脏组织将分化为气道的软骨、结缔组织和肌肉[1]。

长期以来，有一种假说认为，前肠发育出双侧凹陷，称为气管食管皱褶或侧脊，这些皱褶或侧嵴在挤压运动中向内侧移动，融合并形成气管食管间隔，最终将气管与食管分开。这个过程在尾部开始并在上皮细胞增殖和细胞凋亡的受控平衡下颅骨延伸，尾端产生呼吸芽[2]。然而，缺乏证实鳃沟隔膜过程的证据，这些侧嵴尚未在动物研究中识别出来[3, 4]。基于分子生物学及定向诱变剂（阿霉素）的结果产生了突变理论，它产生各种鳃沟畸形[5, 6]。喉 – 气管裂口也可继发于气管 – 食管间隔的异常发育（见第30章）。

总之，关于气道发育过程还没有达成共识（见推荐阅读）。

二、内镜检查

气道的内镜检查对于气管病变的正确诊断和分类是必不可少的。在对气道进行检查之前，以0.5mg/kg的剂量向患者静脉注射地塞米松。最初对患者进行面罩通气，然后用利多卡因局部麻醉声带。必须保持自发通气，以便真正评估气道的任何动态塌陷。喉镜置于会厌，并且通过喉镜的侧口或放置在咽部的气管导管（ETT）提供氧气和吸入剂。使用2.7mm或更小的刚性零度望远镜连接到带有录像的监视器来评估气道。支气管镜检查期间的观察结果应包括声门下直径；是否存在完整的气管环（图27–1）；狭窄的长度和位置（图27–2）；瘢痕形成；气道任何部分的软化，因为气道的位置和形状通常可以帮助确定哪个血管结构可能是病因；后壁上有瘘管，通常在隆突上方；气管性支气管，出现在50%的先天性气管狭窄的病例中；隆突改变；出现主气管软化。

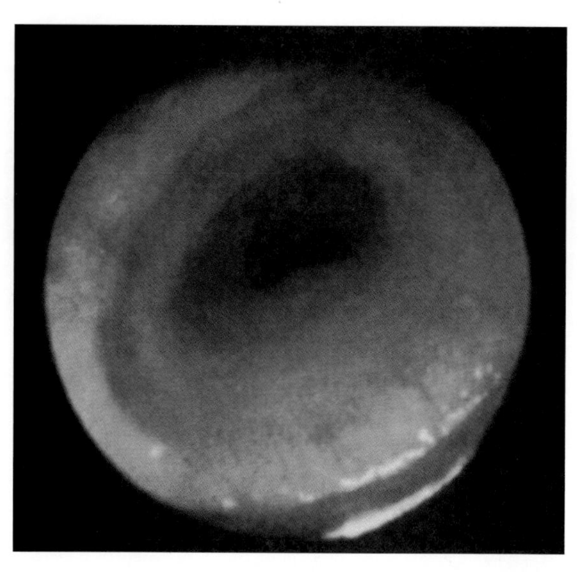

▲ 图27–1 长段气管狭窄（完整环）

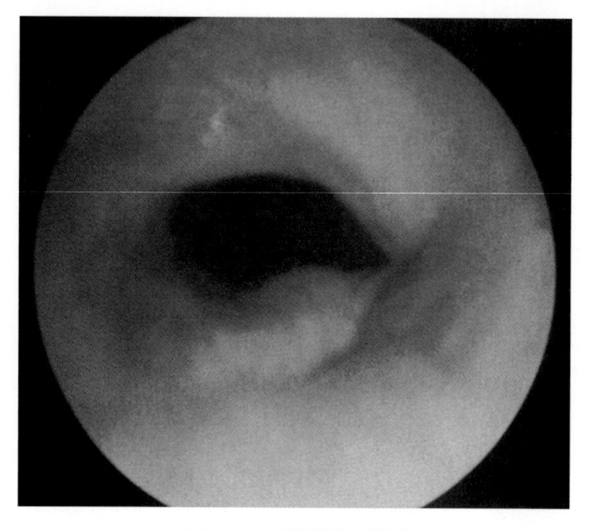

▲ 图27–2 短节段气管狭窄

并发症可能包括黏膜损伤、喉痉挛、心动过缓、气胸、出血和水肿，其中任何一种都可能导致氧合能力丧失，或者导致患者无法通气。望远镜或支气管镜即使是轻微的黏膜损伤也可能导致完全的气道阻塞。

硬质支气管镜可对气道进行更多的操作，代价是直径较大（通常比透镜大1mm）。纤维的支气管镜检查也可能有用；支气管镜可以通过通气面罩、悬吊喉镜或鼻道放置，也可以在气道狭窄部分上方放置通气支气管镜。超薄可弯曲支气管镜（直径1.8mm）与透镜的显示效果相似；然而，这些透镜没有吸力通道或侧孔，不支持通气，分辨率比透镜低。Hayashi及其同事[7]最近描述了立体视觉柔性支气管镜（外径2.2mm）的使用。

三、影像学

多种影像学方法可以提供关于气管异常及其常见相关发现的独特信息。平片摄影对许多气管异常提供有限的诊断信息，但可以显示阻塞性肺气肿、阻塞后肺炎或气管气道狭窄。如果可行的话，气道透视可能有助于动态评估气管软化症（tracheomalacia，TM），气管狭窄或无法耐受支气管镜检查的儿童的血管压迫。然而，透视检查是一种检测轻度气道压迫的不太敏感的方法[8]。在吞咽钡期间可见的食管压痕可能表明血管环不完整或完整。应用对比剂行支气管造影仅具有历史意义。

计算机断层扫描（CT）的进步使三维多平面重建和虚拟支气管镜成为可能[9]。轴向CT仍然是评估儿童气道的首选影像学研究。使用吸气和呼气成像可以评估气道的动态变化。然而，CT使用电离辐射，可能需要静脉造影才能很好地显示血管结构。

虚拟支气管镜是通过对CT数据进行后处理而产生的，最常见的方法是在吸气结束时一次屏气。CT数据的内部渲染生成一个模拟支气管镜的虚拟腔内视图，而外部渲染生成CT支气管造影，显示气道的尺寸及其与邻近结构的关系[10]。虚拟支气管镜的优点是能够提供关于气道狭窄部分的信息，有时这样的狭窄会窄到小的支气管镜都不能安全通过。有几项研究表明，这种方法在评估气管支气管狭窄方面具有良好的准确性，但它对软化症可能没有那么有效，而且有时可能对手术计划所需的更精细的解剖细节产生误导[11-13]。随着时间的推移，随着这项技术的改进，它在诊断和描述各种气管异常方面具有更好的应用潜力。

磁共振成像（MRI）和磁共振血管成像（magnetic resonance angiography，MRA）提供了良好的心血管解剖细节，可准确评估较大的气道，并有多平面处理的能力。在许多中心，MRI/MRA已经取代了传统的血管造影来评估血管环[14]。常规MRI无法提供整个呼吸周期内气道的动态信息。相比之下，电影MRI使用气道的实时连续采集来演示动态塌陷或狭窄，并在呼吸周期的不同阶段对图像进行采样[15]。MRI的缺点包括更长的采集时间（30～60min）及镇静的潜在需求，这对于已经患有气道狭窄的儿童尤其成问题。

考虑到心脏并发症伴气管异常的高发，许多中心利用超声心动图来描述先天性心脏异常。在有经验的人手中，超声心动图可能足以诊断血管环，最常见的心血管合并症；然而，一些中心可能更喜欢使用CT或MRI/MRA。超声心动图不能识别涉及血管环的主动脉分支闭锁段，在评估气道压缩时受到限制[16,17]。

总之，影像学研究可以补充内镜检查，但不能取代内镜检查。随着影像学技术的进一步发展，评价气道病变的诊断策略将不断发展。

四、气管异常

（一）气管发育不全，闭锁和蹼

气管发育不全是一种罕见的先天性异常，死亡率极高。已经描述了大约100个案例[18]。出生时，患者会有失声哭泣、呼吸窘迫、发绀增多和Apgar分数下降。如果有气管食管瘘（tracheoesophageal fistula，TEF），面罩通气或异位性插管（意外或有目的的）可能暂时无法充分通气。喉镜检查可能显示声带缺失，并且气管环在颈部无法触及。如果存在食管闭锁（esophageal atresia，EA），鼻胃管可能也无法进入胃。

Floyd提出了最常用的气管发育不全的分类系统[19]。在Ⅰ型中，近端气管缺失，气道与远端TEF连接。在Ⅱ型中，这是最常见的，隆凸起源于较低的食管。在Ⅲ型中，主支气管起源于两个独立的食管吻合口。

气管发育不全的患者最常见的表现为VACTERL相关的其他特征（椎体缺陷、肛门闭锁、心血管缺陷、气管食管瘘或食管闭锁、肾脏缺陷、肢体缺陷）。然而，多种先天性异常已被描述与气管发育不全有关，并没有主要的分子病因[20,21]。

手术修复的方式包括将食管和瘘作为新的气管，同时行双腔食管造口术（上端引流唾液，下端作为气管造瘘口）。如果没有食管闭锁，则分离食管胃交界处，缝合残端。胃造口术是为了进食需要[18]。据报道，只有两名 10 个月以上的幸存者[20]。Watanabe 及其同事[22]描述了一名 4 年以上神经正常的儿童的存活情况，采用了上述策略，并增加了食管外夹板，其中可折叠的食管壁通过与夹板的永久缝合线被压缩，以保持其作为新气管的开口。组织工程学可能为这些患者带来希望。

气管蹼不像喉声门蹼那样常见，最常见于环状软骨水平。它们通常适用于内镜治疗，尽管也可以选择切除和再吻合术。

（二）气管食管瘘

食管闭锁（EA），伴或不伴气管食管瘘（TEF），是食管最常见的先天性异常（3500 例中有 1 例），在过去的 20 年中，生存率得到了显著改善[23]。常见的五种异常类型：具有远端 TEF（85%）的 EA，不含 TEF 的分离的 EA（8%），H 型 TEF（4%），具有近端 TEF 的 EA（3%），以及具有近端和远端 TEF（＜ 1%）的 EA[24]。这些可以孤立地或作为一系列相关异常的一部分发生，例如 VACTERL 和 CHARGE [眼睛的缺损，心脏缺陷，肛门闭锁，生长和（或）发育的延迟，生殖系统和（或）泌尿系统异常，耳部异常和耳聋] 相关[25]。25% 的患者会有其他先天性异常，最常见的是心血管异常。

这些患者中的大多数将在出生后不久被诊断出来，或者是因为无法通过超过 10cm 的 10F 导管，过度流口水，呼吸窘迫或在护理过程中出现发绀而发作[26]。如果是远端 TEF 则胸部 X 线片可能显示胃泡与近端小袋中的空气一起存在。内镜检查可用于诊断，特别是作为对比研究的替代方案及其相关的风险。

手术治疗方案包括立即进行胃造口术，然后在 3 个月时尝试初次吻合，或采用 Foker 技术，试图在吻合术前用外部牵引缝合线拉长食管。手术开始于气管闭合瘘管，然后通过胸廓切开术进行 EA 修复。长间隙 EA，定义为大于 3cm 或两个椎骨的高度，更具挑战性，有时需要旋转带蒂的结肠或胃上提或游离的空肠移植物[27]。其常见并发症包括吻合口漏、食管狭窄、食管运动障碍、TM 和胃食管反流。在对 Helsinki 经历的长期研究中，Sistonen 及其同事[28]发现，只有 20% 的 EA 患者肺功能正常。

（三）血管环

1. 完整血管环

双主动脉弓是最常见的完整血管环类型，其次是右主动脉弓伴左侧异常锁骨下动脉和左侧动脉导管韧带。总之，这两种情况包含了超过 95% 的完整血管环的实例。有症状患者的外科治疗需要分割血管环，通常通过有限的左胸廓切开术或视频辅助胸外科手术。

当远端右侧第四鳃弓未能消失时，双主动脉弓发育，导致成对主动脉的发展。右弓通常较大且易向头部发育，在连接左弓之前穿过食管后方形成左侧的降主动脉（图 27-3A）。双主动脉弓通常产生严重的 TM，通常在 1 岁之前出现症状。据报道术后即刻成功率很高[36]。然而，轻度呼吸道症状可持续数月至数年，占手术患者的 30%～50%[37, 38]。

在出现右侧主动脉弓，伴异常左侧锁骨下动脉和左侧动脉导管韧带的情况下，左中份的第四鳃弓消失，而不是正常情况下的远端右侧第四鳃弓。结果显示，左锁骨下动脉和韧带组织起源于称为 Kommerell 憩室的脱落，这是降主动脉内远端左第四弓的残余（图 27-3B）。这些患者通常症状较轻[39]。

2. 不完整的血管环

在不完整的血管环中，有争议的是异常血管是否实际压迫气道，或者相邻气管环的增加是否会产生软化的节段[30, 40]。在 Cheung 及其同事[41]的动态研究中，结合支气管造影和血管造影，所有在 CT 或 MRI 上发现异常解剖结构的患者发现原发性气道软化而非实际血管压迫。然而，一些儿童将明显受益于动脉固定，这可能通过消除压迫及分散气道来改善呼吸道通畅，从而有助于将其打开。

异常的无名动脉从主动脉弓远端的异常开口发出，上行在隆突上方 1～2cm 处越过气管前方

（图 27-3C）。有明显危及生命事件（ALTEs）或反射性呼吸暂停的病史是主动脉固定术的一种适应证，可以解决大约 80% 的患者的呼吸暂停症状，尽管轻度残留的软化症可能需要几个月才能消退。或者，异常的无名动脉可以更近的重新注入主动脉，使得它位于气管的右侧并且不会穿过它，尽管这种方法不具有潜在额外益处[42]。

当左肺动脉从右肺动脉发出并在气管和食管之间通过时，左肺动脉悬吊发展，导致右主干支气管和远端气管受压（图 27-3D）。50% 的患者可见完整的气管环和长段气管狭窄。

（四）气管软化症

气管软化症（tracheomalacia，TM）可以是原发性或继发性的，并且表现为支持性前外侧软骨框架的顺应性和松弛性增加。当胸腔内压力超过腔内压力时，正常的框架可防止气道在呼气时塌陷。TM 可能继发于软骨节段的虚弱，缺失或畸形和（或）张力减退或纵向肌弹性节段的减少，最常见于气管的远端 1/3。并发性支气管软化是常见的，发生在大约 30% 的 TM 病例中[29]。包括心血管畸形（20%～58%），支气管肺发育不良（52%）和胃肠道反流（50%，严重 TM 可升至 78%）[30]。

TM 的症状可以从轻微到严重，取决于位置，长度和塌陷程度。症状可能包括呼气（或双相）喘鸣，喘息，吠叫或咳嗽，因为黏膜纤毛清除受损致复发性肺部感染。在更严重的情况下，症状包括发绀，颈部过度紧张，喂养困难，呼吸暂停或 ALTEs。在哭泣，喂食，咳嗽和呼吸道感染及 Valsalva 动作时，可见症状恶化。

在自主呼吸患者中，可通过支气管镜检查明

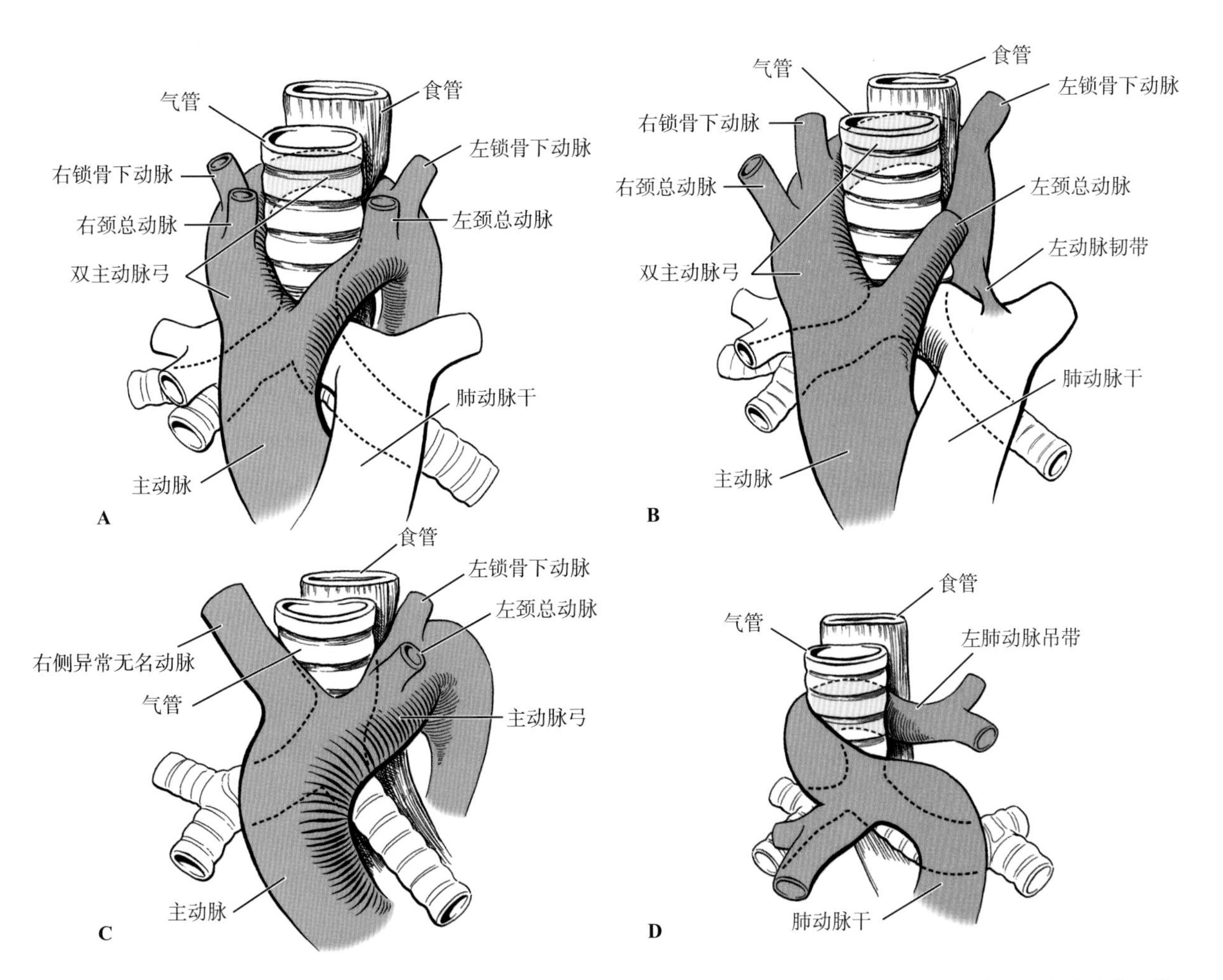

▲ 图 27-3 **A.** 双主动脉弓。**B.** 右主动脉弓，左锁骨下动脉异常和左侧动脉硬化。**C.** 异常的无名动脉。**D.** 左肺动脉吊带

确气管软化的诊断。在呼气末期，管腔直径减少超过50%被认为是诊断性的，并且许多有症状的TM患者显示塌陷超过75%[30]。TM的大多数病例是轻微的，症状从5—6月龄开始，表现为哮吼症状或清除分泌物困难。中度患者会因劳累或上呼吸道感染而加剧喘息或喘鸣的频繁发作。患有轻度至中度TM的患者通常会在6—12月龄内表现出临床症状改善，随着软骨成熟，2岁时症状可消退[31]。患有严重疾病的患者会出现发绀和可能的反射性呼吸暂停，这可能导致ALTEs。如果不治疗该疾病，严重TM的发病率和死亡率仍然很高[32]。

原发性气管软化起源于气管本身的内在弱点，早产儿的发病率较高。在正常气管中，横截面视图显示软骨环/后部膜壁的比率为4.5∶1。相比之下，在原发性气管软化中，该比值可接近2∶1[33,34]。支气管镜显示前后径狭窄，后壁膜部增宽，原发性TM患者通常有轻度至中度症状，大多数健康甚至早产患者的自然疗程随着时间的推移自发消退。

TM是TE与TEF的相同特征，由于软骨的先天性组织学缺陷和瘘管部位的异常结构，被认为是原发的。在修复TEF后症状性TM的高比率持续存在并不奇怪[35]。

继发性气管软化是气道一部分的节段性塌陷。继发于插管或气管切开术后，继发TM可能继发于局部炎症或气管壁破裂，或者可能由于完全或不完整的血管环，纵隔肿块（支气管囊肿、淋巴管畸形引起的外在压迫），或心脏增大（左心房肥大）。

气管软化症的治疗

患有TM和轻度至中度症状的患者为预防再次出现呼吸道感染，可以通过抗生素治疗，加湿氧气，简短应用激素和肺部理疗。可能需要经常住院，直到临床症状消退。在中度至重度病例中，父母应熟悉基本的心肺复苏技术，并应有家用氧气。持续的气道正压通气可能是一种临时选择，特别是对于相关的支气管软化，但作为一种长期管理策略，它不太实用。气管切开术是严重TM的长期选择，较长的气管套管可作为支架打开远端气管。对于TM，12%～62%的婴儿/儿童仍然需要气管切开术[30]。

主动脉固定术是在升主动脉壁上放置永久性缝线，通常在右侧无名动脉的起点附近，将主动脉接近于胸骨后部。因此，主动脉向前拉动，由于其对气管的筋膜附着，主动脉管腔在前–后维度上拉开。主动脉固定术的最常见适应证是一种或多种ALTEs。它最常用于与EA或血管压迫相关的TM中，尽管已在严重原发性TM病例中进行了描述[43]。它可能为血管环修复[44]、气管狭窄[45]或TEF[46]后的残余软化症提供良好的二次手术。在最近的40篇气管狭窄论文中，包括581项主动脉固定术，Torre及其同事[47]的成功率为80%，而12%无变化或恶化，6%死亡。建议进行术中支气管镜检查以评估缝合线的位置和最佳张力[48]。主动脉固定术后的气道改善似乎长期有效[49]。在主动脉固定术之前或期间进行的GERD的积极治疗，未经治疗的反流患者的主动脉固定术失败率较高[50]。

(1) 支架置入术：支架在呼气期间抵消气道塌陷，使其可用作支气管狭窄或严重TM的主要治疗方法，作为先前手术后难治性塌陷或狭窄的二次抢救治疗，或作为支持移植或移植气道段的辅助治疗。气道支架的应用始于1965年引入硅酮Montgomery T管[51]。在过去的20年中，支架类型的数量不断增加，分为管支架，金属丝网支架和混合支架（均为管）和电线组件。

管支架通常由硅酮制成（如Montgomery支架、Hood支架和Dumon支架），并通过刚性支气管放置。这种类型的支架的优点是易于移除和具有良好的组织相容性，与金属支架相比具有较少的肉芽肿形成，尽管肉芽和黏液堵塞可能仍然是有问题的。这些管的缺点包括气道支架段的黏膜纤毛功能的负面影响，容易移位，不能适应曲折的气道，以及管壁较厚。这些缺点可能使管支架在婴儿和儿童的气道中不实用。特别是很难在管支架和气管壁之间达到必要程度的接合，以治疗TM或修复TEF后的病理改变[52]。若预期早期移除，置入管状支架是炎症存在时的最佳选择，例如为气管的重建部分提供稳定性。管支架比线支架更能抵抗微生物定植，并且可能刺激较少的肉芽形成[53]。

金属网状支架处于压缩状态，允许通过柔性支气管镜的侧通道放置，相对容易插入。它们要么是可扩张的球囊（如Palmaz支架），要么是自扩张的（如Ultraflex支架），可以随着气道生长而再膨胀。金属支架具有更薄的壁，因此提供增加的气道腔并且能够符合各种几何形状。它们可保留黏膜纤毛的清除功能。此外，如果支架覆盖在气道中的分支上，则毛孔可以保证通气。缺点包括肉芽组织形成和难以移除支架，6～8周后，上皮形成完整，支架被并入气管壁，使得移除有风险或不可能移除。另有报道，其对邻近血管结构有侵蚀[54]。

Nicolai[55]对已发表的所有类型儿科气道支架系列文献进行了回顾，发现气道阻塞缓解率为92.6%（112/121），同时注意到支架相关死亡率为11.6%～12.9%。根据这篇综述，他得出以下结论：①当有其他手术选择时，不应使用支架；②由血管压迫的气道不应接受支架作为主要治疗，仅用于血管修复后的严重难治性软化；③气道支架可用于气管腔的短期术后支持；④使用长远端插管的气管切开术可能是比支架更好的替代方案。值得注意的是，2005年，美国食品药品管理局发布了公告，反对应用金属支架治疗良性气道病变，因为其并发症的发生率高。

生物可吸收支架代表了儿科气道疾病治疗的新兴领域。Vondrys及其同事[56]报道了他们在儿童中使用新的生物可吸收聚二氧环己酮支架的初步经验，在4名患者中放置了11个支架。这些支架与气管黏膜非常相容，保持6周的刚性强度，并在15周内完全溶解。据报道，这种类型的支架在成人患者中取得了初步成功[57]。作者报道说，支架可以缓解阻塞而不会出现并发症，但与其他支架相比，放置技术在技术上更难以实现。

Zhu及其同事[58]报道了一种新的丝裂霉素C药物洗脱生物可吸收支架，在兔模型中显示出肉芽组织生成及再狭窄的概率较低。在肺移植后使用免疫抑制药物治疗的患者与未接受免疫抑制治疗的患者相比，在吻合口处形成肉芽组织和狭窄的倾向性降低[59]。药物洗脱生物可吸收支架辅以各种辅助局部药物，以调整组织反应和对抗再狭窄和肉芽组织的发展，具有重要的前景。

(2) 夹板固定：与腔内支架相比，腔外夹板不会破坏黏膜。本文描述了用软骨或Marlex夹板进行气道外夹板固定的方法[31]。然而，这种手术的结果是不确定的，它可能对远端TM无效。Bugmann及其同事[60]最近描述了一种生物可吸收的Y形夹板的使用，这种夹板缝在后膜状气管上。但主动脉弓修复后TM仍持续存在，仍需行主动脉固定术打开气道。最近，Zopf及其同事[61]报道了一种新型生物可吸收夹板的使用，这种夹板是用三维打印机制作的，成功地用于治疗危及生命的支气管软化症。这种夹板是专门设计的，以抵御外部压缩，同时允许增长。

五、气管狭窄

气管狭窄可能是先天性的或后天性的。在先天性气管狭窄（congenital tracheal stenosis，CTS）中，通常的U形气管软骨被O形完整的气管环软骨代替。后天性气管狭窄是由腔内瘢痕形成或塌陷引起的，通常继发于插管、气管切开术或既往手术。它还可能继发于吸入性化学烧伤、创伤或感染，或作为全身性炎性疾病如多软骨炎或Wegener肉芽肿病的表现。气管狭窄患者存在不同的症状，通常与最阻塞的节段的直径相关。在谱系的严重末端，新生儿可能出现呼吸窘迫、喘鸣、发绀、犬吠样咳嗽和ALTEs，而在轻度范围内，年龄较大的儿童可能表现出轻微的症状，如间歇性喘息、喘鸣或运动如果狭窄区域没有增长，呼吸需求随着儿童年龄的增长而增加，症状可能会进展。患有长段CTS的患者更可能患有早期呼吸窘迫和相关的异常。50%的患者中最常见的相关异常是肺动脉吊带[63]。心脏缺陷、下气道分支和其他血管异常也很常见[64, 65]。

（一）分类

1964年Cantrell和Guild[65]的分类仍然被广泛使用；它将CTS分为三种类型：①广泛发育不全，由于气管环完整（仅限于具有正常支气管的气管），整个气管变窄；②漏斗状狭窄，具有正常直径的近端气管，远端逐渐变窄；③节段性狭窄（框 27–1）。目前替代分类系统也已经有报道（表 27–1）[14, 66]。

（二）处理

随着世界范围内先天性气管狭窄治疗经验的积累，创新的手术方法被引进和改进。治疗原则基于狭窄的长度和程度，狭窄的位置，先前的瘢痕或软骨损失的存在及并发症。从历史上看，单靠药物治疗 CTS 患者死亡率较高。然而，并不是所有气管狭窄患者都需要手术 [37]。

保守治疗

可以使用连续支气管镜检查或高分辨率成像来跟踪表现出轻微症状的儿童。Rutter 及其同事 [68] 报道了一组 10 名患有完整气管环并伴有轻微呼吸窘迫症状的患者，他们接受了医学治疗。5 名患者仍然症状轻微并且已经证实其气道增长，两名儿童症状加重并且接受了滑动气管成形术，并且仍然有三名患者在随访中。Cheng 及其同事 [69] 报道了 6 例有完整气管环，非手术患者出现了“追赶”生长现象，随后进行连续 CT 扫描，

框 27–1　Cantrell 和 Guild 结构分类
Ⅰ型：整个气管的广泛发育不全
Ⅱ型：漏斗狭窄：正常近端气管，远端狭窄至隆突
Ⅲ型：节段性狭窄，最多涉及三个环

引自 Cantrell JR, Guild H: Congenital stenosis of the trachea. *Am J Surg* 1964;108:297–305.

表 27–1　Antón–Pacheco 功能分类

类　型	症状 / 畸形
轻度	偶尔或没有症状
中度	呼吸系统症状无呼吸危害
重度	呼吸系统危害
亚型 A	无其他相关畸形
亚型 B	相关畸形

引自 Data from Antón–Pacheco J, Cano I, García A, et al: Patterns of management of congenital tracheal stenosis. *J Pediatr Surg* 2003;38:1452–1458.

发现狭窄区域在 9 岁时达到正常直径。有一项综述包含了这一研究。这一综述 310 例 CTS 患者，其中 39 例的初始治疗为保守治疗 [64]。在这 39 例中，6 例最终接受了手术治疗，2 例死亡，并且在平均随访时间为 6.5 年期间均不需要气管切开。这些数据表明，大约 10% 的病例可行保守治疗。CTS 的真实患病率可能被低估，因为许多在婴儿期症状极轻的患者最终会出现气道正常发育，并且不会引起呼吸科医生的注意。

(1) 内镜治疗：内镜手术对于控制获得性气管狭窄是有价值的，包括由于支架放置而发生的瘢痕形成，但是它们在完整气管环的治疗中具有的作用更有限。通常，会采取多种治疗方式的组合；例如，狭窄段的激光切除之后可能会进行扩张和支架置入或应用局部治疗 [62, 70]。

(2) 激光：气道狭窄的激光管理原则已经确立。在激光手术过程中麻醉与气道共同管理对于避免气道火灾等并发症至关重要。激光通常用于气管术后肉芽组织的汽化，并且还被用于在更成熟的狭窄病变中，中间部分正常的黏膜以防止如 Shapshay 描述的瘢痕形成（图 27–4）[71]。激光切除瘢痕后可增加管腔横截面积，但可能需要多次手术才能获得满意的结果。通常，先应用激光进行放射状切开再进行扩张，然后用镰刀或微型剪刀进行侧切，分离下方皮瓣（图 27–5）[72]。在将黏膜皮瓣放回原位之前，激光消融下方的纤维化瘢痕。

气道中使用的几种激光，最常见的是 CO_2 激光；钕 : 钇 – 铝石榴子石激光器，有利于凝固；钾 – 钛氧基 – 磷酸盐激光治疗血管病变。随着最近光纤 CO_2 激光器（Omniguide；Cambridge，MA）的出现，现在可以通过柔性或刚性支气管镜的工作通道对远端气管进行治疗 [73]，即使没有全身麻醉也可以进行激光治疗 [74, 75]。随着脉冲模式技术的进步，CO_2 激光器可以提供更快速的能量输送，并且每个脉冲之间有足够的组织弛豫时间，这样可以实现精确切割，在超脉冲或者超微脉冲模式，对正常组织的热损伤最小 [76]。

激光治疗的相对禁忌证包括长度大于 1cm 的瘢痕、瘢痕性瘢痕、软骨损伤或畸形，以及隆突

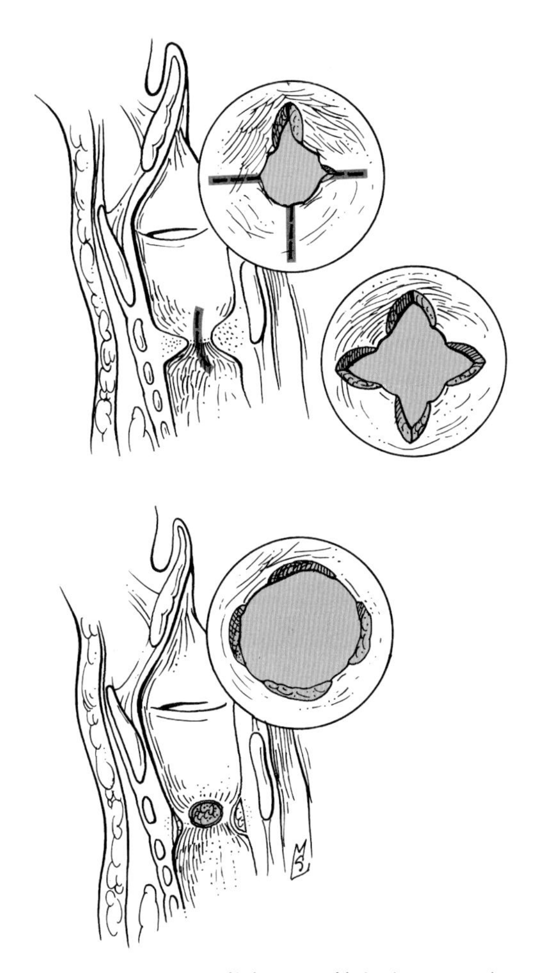

▲ 图 27-4　星形激光切口和扩张（Shapshay）

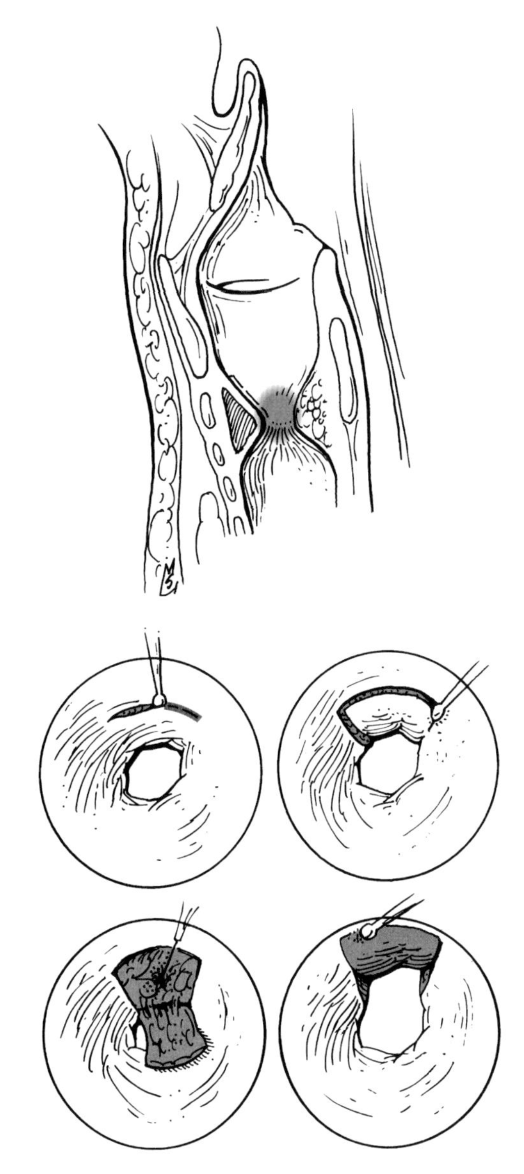

▲ 图 27-5　激光暗门活瓣

处的病变[77]。Blackmore[78] 介绍了三名较差的手术候选患者，他们采用激光切开气管环后方进行治疗，其中两个需要长时间支架植入术（一个用于抵消脱垂的食管壁），而不需要支架置入术的患者只有两个完整的环。在目前的文献中，激光作为治疗完整环的唯一方式的经验仍然有限。因此，在精心选择的患者中，激光最好作为其他内镜介入治疗的辅助手段。

(3) 扩张：扩张在气道狭窄的治疗中起着重要作用，特别是在后天性气管狭窄的病例和术后患者中。从历史上看，扩张可通过锥形探针或刚性扩张器(例如 Maloney 或 Jackson 扩张器)完成，这些扩张器在一些机构中仍然很受欢迎，因为一些外科医生认为，扩张器的抵抗触觉反馈是有益的[79]。用于气管扩张的球囊导管最初是在 20 多年前的几个小样本研究中被描述的，但最近它们的使用又开始复苏[80, 81]。球囊膨胀的优点是径向的膨胀力为非剪切性的，这允许较短的受控区域被膨胀（图 27-6）。并发症发生率较低，但包括气管破裂、撕裂伤、纵隔气肿、气胸和出血的风险[82]。据报道，有 82 例死亡是由于球囊扩张所致，一些作者认为这种手术最好在气管切开手术后的头 3～4 周内避免[83]。

球囊扩张作为一种单独治疗，对于较短的轻中度狭窄有较高的初始成功率，其益处可能持续 1 个月，尽管许多患者需要长期辅助治疗[84]。激光切割后球囊扩张和局部丝裂霉素 C 治疗短节段狭窄（＜30mm）的成功率很高[85]。有些患者可能需要重复手术。球囊扩张在 CTS 中应用较少[86]。

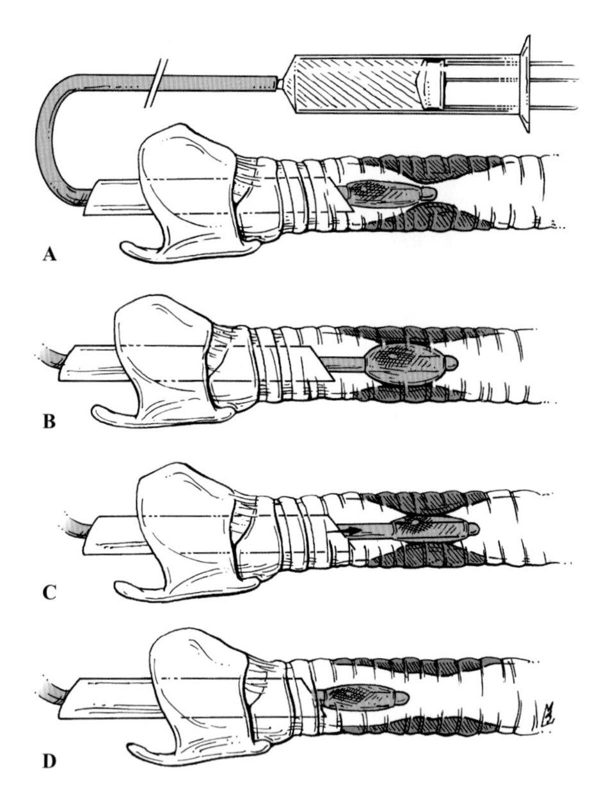

▲ 图 27-6 气动扩张短节段获得性狭窄。球囊插入（A）和充气（B），狭窄减少（C），球囊放气和移除（D）

然而，Messineo[87] 假设完全软骨环的后部存在固有的弱点，优先在球囊扩张下分离。在他最初的一系列球囊扩张术中，成功完成了完整环的分离，但1/3的患者出现了严重的肺气肿和气胸，2/3的患者死亡。用激光进行完整环的后中线分割，然后进行球囊扩张似乎在一期手术中提供了更加可控的过程[88]。

(4) 冷冻疗法：在过去三十年中，冷冻疗法探针已被用于治疗气道腔的阻塞部分[89]，但是由于技术障碍，例如探针直接应用于气道黏膜所需的时间，阻止了广泛使用。最近，文献中越来越多地报道了喷雾冷冻疗法的使用。冷冻剂通常是液氮而不是探针，通过柔性支气管镜的冷冻导管应用于腔黏膜，这使得组织快速冻结并导致细胞死亡[90]。由于细胞外基质的保存，冷冻疗法被认为产生的瘢痕更少[91]。该技术还可用于治疗由线或硅酮支架引起的肉芽组织，并具有消除气道燃烧风险的优点。

(5) 辅助剂：已经实施了几种内镜手术的辅助治疗来阻止再狭窄。用扩张和（或）激光进行早期内镜治疗后，通常可以病灶内注射类固醇（例如，曲安西龙），这对于炎症病因如Wegener肉芽肿病可能是最有效的。使用病灶内类固醇还有其他一些用途。

丝裂霉素C是一种具有抑制成纤维细胞增殖的烷化特性的化学治疗剂，在气道外科手术干预后，用于阻止纤维化瘢痕形成。尽管缺乏确凿的证据证明其有效性和不明确的促有丝分裂潜力，但它是气道手术中最常用的辅助治疗之一。然而，有报道指出临床试验中的有效性并不确定[92-95]。在一项随机双盲研究中，Hartnick及其同事[92]发现，就小儿气道患者的肉芽组织和再狭窄而言，与安慰剂相比，单次2min应用0.4mg/ml丝裂霉素C没有统计学意义。评估该疗法的潜在益处或风险的困难之一是不能在研究中比较气道应用的标准剂量、持续时间或数量[96]。最常见的是，在眼科治疗中使用0.4mg/ml的剂量，但是提高剂量可提升效果。在对文献的回顾中，Warner及其同事[97]发现20项研究（8项人类，12种动物）适合纳入研究，总体上提示丝裂霉素C可改善气道手术的效果。尽管人类研究中只有八项对照组，一项随机效应模型显示，81%的患者是因丝裂霉素C而获得了更好的效果。但是，鉴于这些研究中的技术差异很大，并且在动物气道中缺乏统计学上显著意义，丝裂霉素C的益处无法得到明确证实。

地塞米松和氟喹诺酮的局部制剂似乎在控制气道肉芽组织方面是有效的，这为气管的内镜管理提供了另一种有用的术后辅助手段[98]。它可以通过气管切开术或雾化（1ml氟喹诺酮溶于1ml生理盐水）以滴剂形式递送。在非气管切开的患者中每日可给药2～3次。

(6) 开放修复：当保守治疗或内镜干预失败时，可考虑应用开放手术修复气管狭窄。手术包括贴片气管成形术、节段切除术和再吻合术、楔形切除术、气管自体移植术、滑动气管成形术和移植组织（自体移植物或同种异体移植物）。手术通常可以通过间歇性远端气管插管，体外膜肺氧合或心室旁路来完成，可以在开放式修复期间提供更高的稳定性和安全性并且使用最广泛[63]。

术前准备通常包括抗生素预防，特别是考虑到该患者群体中遇到的高危致病细菌[99]和合并症的管理，如 GERD。

术前成像可以检测相关的心血管异常，并且需要在耳鼻咽喉科和心胸外科之间进行密切合作，以制定气道和心血管病变的手术治疗策略。许多机构同时进行修复，通常是体外循环[76, 100,, 101]。然而，Okamoto 及其同事[102]最近的一份报道，回顾了他们对 42 名 CTS 患儿的经验，结果显示，患者组中出现了手术死亡（3 早，1 晚）。同时修复可能与显著延长的体外循环时间有关。这些作者和其他人[103]已经提出同时纠正 CTS 和心外缺陷（如血管环）等简单的异常是合理的，但对于心脏异常较复杂的患者，应考虑分期重建，因为这些手术的死亡率较高。

贴片气管成形术于气管狭窄的垂直中线分割，增加前段以增加气道狭窄部分的周长。Kimura 及其同事[104]的最初报道描述了长段 CTS 婴儿的肋软骨移植物（图 27-7）。Tsugawa 及其同事[105]更新了该组 2003 年的经验，增加了 11 名患者，并指出在长期随访中只有一半患者没有呼吸系统疾病，而其他患者则出现残余狭窄，插管时间延长（平均 250d），并且需要额外的外科手术，例如 12 名患者中 6 名患者的 TM 进行第二次气管成形术或主动脉固定术。

自体心包补片也被应用于气管成形术中[106]。长期随访系列报告结果喜忧参半[107, 108]。最近，有报道称使用心包补片联合使用（并固定在）薄的肋横软骨外支板作为支撑，患者平均只需术后插管 5.5d，取得了良好的效果[108]。多个其他自体材料也被用于补片气管成形术[109]。

补片气管成形术的优点包括避免气管的移动和侧切，减少气管和喉返神经供血的风险，避免瘢痕形成。缺点包括需要延长术后插管或支架植入来支持移植物，特别是在早期的报道中，将缺乏呼吸道上皮的间充质组织（如软骨膜）引入气道的一段，这可能导致肉芽组织的形成、破坏和再狭窄。

节段性切除和原发性再吻合是短节段狭窄或短节段严重软化的优先选择。该技术的主要优点

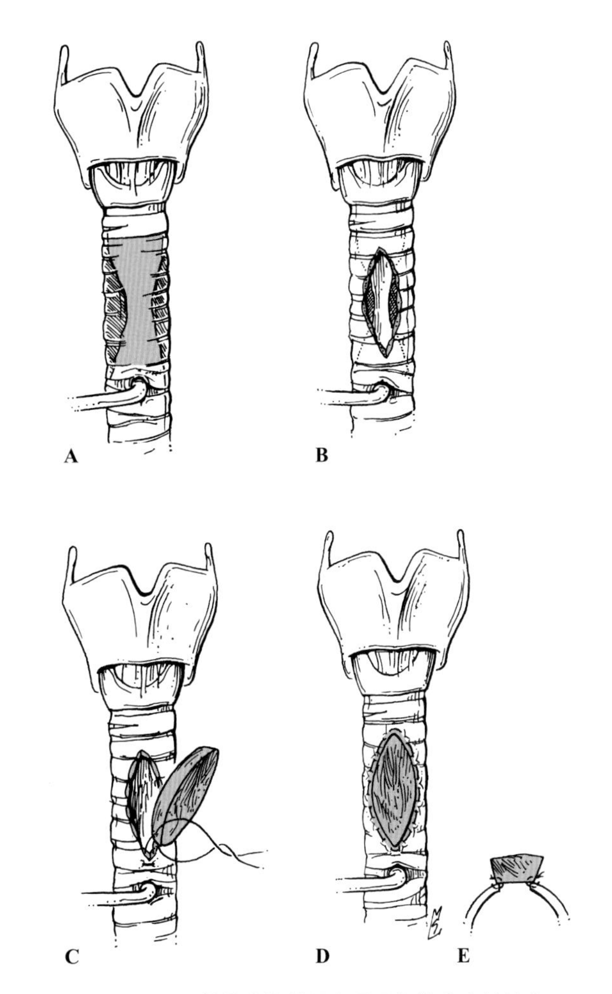

▲ **图 27-7 软骨移植物置入用于气管狭窄的扩大**
A. 狭窄区域。B. 切除狭窄。C 和 D. 移植物放置。E. 手术结果。注意移植物在腔内的位置

是再吻合后黏膜功能会立即恢复。当外科医生将中线针穿入狭窄长度的中间部分以确认正确位置时，需要进行刚性支气管镜检查。然后在确定的狭窄节段上方和下方切开，切除狭窄的气管（图 27-8）。如果气管造口瘘位于切除边缘的两个气管环内，则应将其包括在内[110]。对于上段气管，切除时需要在软骨膜下进行，为了保护喉返神经，通常不要去辨认它。为了移动气管的上下两端，需要在气管前方切除软组织，气管食管之间的侧方软组织床则需要保留，以避免影响动脉血运[111]。

间断缝合气管膜部，缝合线从中线开始然后横向进行，只有在所有缝合线被放置好后才能将结点断开。或者，可以进行连续外翻缝合。从上方经口重新插管，移除垫肩，应用 3-0 Vicryl 缝

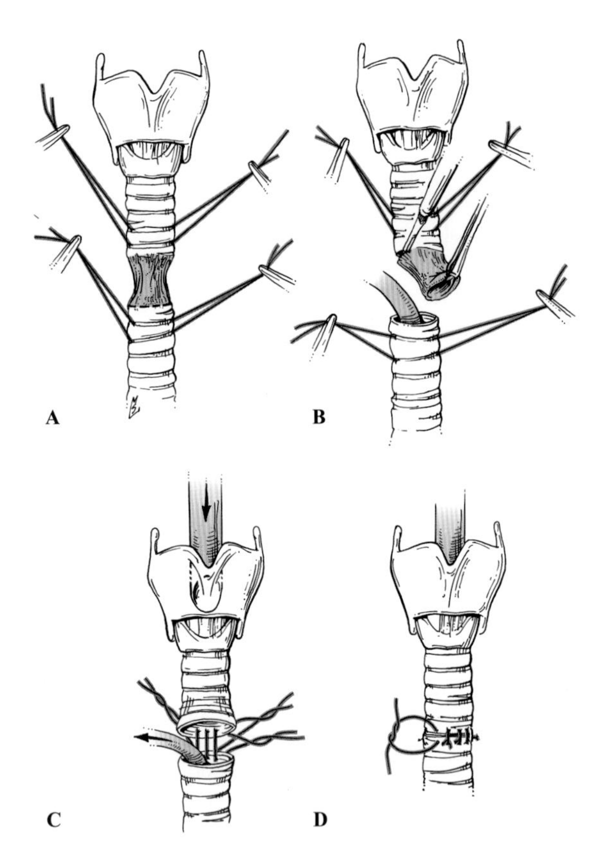

▲ 图27-8　A.狭窄区域。B.远端气管插管切除狭窄。C.断续可吸收缝线沿圆周放置并从上面重新插管 (D)

线缝合软骨切缘，缝线应穿过黏膜下层，腔外打结。头端及尾端气管可再用粗缝合线缝合2～3针，加强吻合的力量并缓解吻合口张力。将盐水灌注到伤口中来检测空气泄漏，并且一旦消除了空气泄漏，就将纤维蛋白胶置于吻合口上。对于上段气管，颈部在放置1/4英寸的Penrose引流管后可关闭。对于通过胸骨切开术或胸廓切开术进行的较低气管切除，需要放置一个或多个胸腔引流管。根据治疗指南，患者接受静脉注射抗生素和抗反流治疗，拔管通常在7～10d内完成。

这一概念的另一个变化是可进行前方的楔形切除来治疗非常局限的狭窄（一到两个气管环），其中狭窄的气管环被切除，气管前壁的游离缘在插管前方重新吻合而不会破坏气管后壁；这可能对气管切开术部位的局限性狭窄非常有用[112]。

吻合部位张力增加可导致破裂，或更常见的是再狭窄。一般认为对于儿童，2~3cm或更小的切除可以在解剖带状肌及纵隔软组织的情况下进行无须降低张力的一期吻合，上限约为气管长度的30%[113-115]。对于较长的切除，可以采用一些松解策略。颈部屈曲通常在术后早期使用，通常采用颈胸部缝合，这种技术不适用于长时间的张力缓解。颈部手术包括软骨间切口（1～2cm的移动，向下但不通过气管内侧的黏膜），舌骨上松解（2～3cm的移动）和舌骨下的释放，能够获得2～2.5cm的喉下降[104, 116]。然而，Peskind及其同事[117]在倡导全喉松解手术时，确实注意到术后吞咽困难和误吸率高，对许多外科医生来说是一个不太有用的术式[116]。最常用的胸内松解手术包括右心包内肺门肺部释放，下肺动脉韧带分离（移动3cm）；右肺门周围心包周围切开和移动主干支气管、隆突和远端气管。左侧主干支气管通过端侧吻合再植入右主干支气管也是为了增加活动性[118]。

Grillo[119]报道在20例接受该手术的早期患者系列中（1984），切除的长度为2～5cm，有2例死亡，但其他17例患者满意，其中1例需要进行第二次手术。同样，高成功率（约90%）已被广泛报道；因此，这通常被认为是短节段狭窄的首选治疗方法[63, 64, 120]。

Backer及其同事[121]报道了上述手术的扩展术式，是使用切除的原生气管作为自体移植物。与贴片式气管成形术相同的是，切除的狭窄气管作为弯曲的带有呼吸上皮的自体移植物被重新引入。在他们的中期随访报道中，Backer及其同事[122]详细介绍了10例长段CTS患者（9例幸存者）：1例自体移植裂开需要进行同种异体移植修复，2例患儿依旧依赖气管切开，其余6人有通畅的气管。这种技术的优点是存在自体上皮衬里，软骨轮廓的内在维持，自体移植物的生长，以及随时可用。在自体移植物不足的情况下，可以用心包封闭残余缺陷。

对于长段狭窄的滑动气管成形术首先由Tsang和Goldstraw[123]在1989年描述。该方法的主要优点包括：①保留天然黏膜腔；②需要松解的结构比切除和再吻合少，因为节段重叠，只需要狭窄长度的一半；③直径的近似加倍，这使得区段的横截面积增加了四倍。鉴于每个节段需要行进的距离较短，该术式可用于修复气管整个长度的狭窄。

气管的暴露与上述切除术相同，注意到婴儿气管的更大部分位于颈部区域。使用体外循环或体外膜氧合有助于改善狭窄气道的暴露，因为它允许将无名动脉自气管前方牵拉开[124]。狭窄的长度和位置通过术中支气管镜检查和直视来确定，并确定狭窄的中点。仅在该位置进行气管的周向解剖，然后将气管分开。保留缝线在分割前的远端节段是有帮助的，并且远端节段可以在前中线或后中线分开，在前节段中则是相反的方向（图27–9）。如果狭窄是近端并且存在预先存在的气管造口，则可以将其并入前部近端切口[125]。对直角边缘进行修剪以允许更好地连接。在下段，侧向血液供应保持不受干扰，而上段以最小的周边解剖进行游离。机构特定的技术选择各不相同，包括是否在再吻合术中使用中断或连续的Vicryl缝合线，是否进行舌骨上松解以游离上段，是否在重建的气管和无名动脉之间填塞带蒂的胸腺腺叶，以及是否在手术结束时拔管或将ETT放置2～3d。

滑动气管成形术通常是长段CTS的首选手术治疗方法，然而，在短节段狭窄中，切除和再吻合术仍然是首选[63, 126–129]。关于限制术后气管生长的担忧已经得到解决[130, 131]。结果变得更加可靠[132]，并且术后支气管镜检查或翻修手术的数量少于其他修复方法[133]。在最近对已发表的系列文章的回顾中，Ywakim及其同事[64]将滑动气管成形术（$N = 149$）与其他形式的修复（$N = 122$）进行比较，如贴片气管成形术。滑动气管成形术组的成功率较高（81% vs. 44%），死亡率较低（14% vs. 30%），气管切开术挽救需求较低（0.67% vs. 5%），尽管随访时间较短。两组的并发症发生率相似（滑动气管成形术，25例轻度和22例严重；其他修复，31例轻微和18例严重）。

尽管开放气管手术在过去20年中取得了显著进展，但不适合上述任何一种手术的病例仍在不断增加。在这些情况下，通常缺乏用于重建目的的足够健康的天然气管。要求气管重建的移植物包括足够的刚性来抵消胸腔内的压力，一个呼吸道上皮内衬腔和一个维持生存的血管供应[134]。

由于气管血管供应的节段性，标准的原位

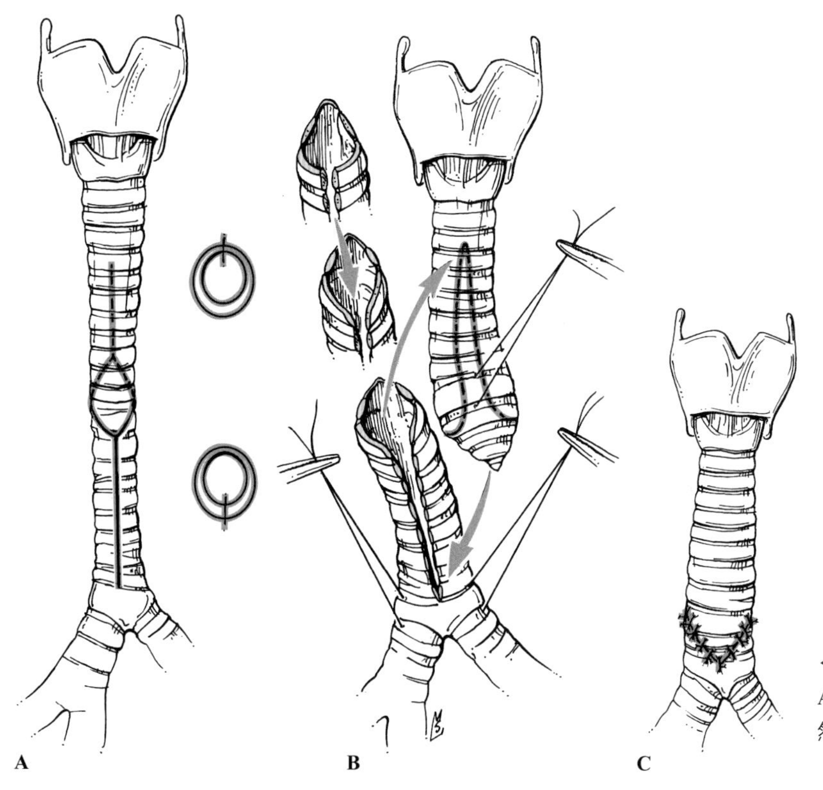

◀ 图27–9　滑动气管成形术

A. 狭窄区域；B. 气管以一个角度分裂，然后垂直、前方和后方；C. 术后结果游离组织移植是不可行的，体内没有符合上述要求的天然组织进行气道置换。带蒂皮瓣包括支气管，胸锁乳突肌肌骨膜瓣（锁骨）和胸外肌皮瓣在患有气管狭窄的儿童中应用有限。在气管重建时可将复合自体移植物作为一个单元获取，例如鼻中隔黏膜和软骨移植物或骨皮质前臂桡侧筋膜瓣[135, 136]，这些可以在异位位置预制，例如前臂，在转移到气管之前。然而，仅有小样本研究报道了这些技术，且通常随访时间较短[137, 138]。有学者报道使用自体组织进行管腔重建，通过假体来提供刚性，因为气道的不断运动以及气道污染物与假体材料紧密接近，并未特别成功[139]。

最近在组织工程、微血管手术和移植方面的进展激发了重建的可能性。具有适当重建组分的组织可以同种异体移植物（同种移植物）的形式获得，其中供体组织来自相同物种（例如，尸体）。上皮细胞具有很强的免疫原性，是移植排斥的第一个部位，而软骨对免疫监视具有相当的抵抗力，软骨细胞被包裹在基质内。因此，来自缺血供体的新移植物需要长期免疫抑制，对儿童来说是一个不太合适的选择。存储的同种移植物已经去除软组织并且已经去细胞化没有免疫抑制。然而，由于脱细胞同种移植物没有血管化，它们感染和死亡的风险增加。

在用气管同种移植物重建时，保留受体后的气管膜部，在前壁将软骨移植物固定在Dumon支架上（图27-10）。Propst及其同事[141]介绍了他们在10例患者中进行气管同种移植的经验，这些患者之前（通常是多次）的开放式修复失败。他们注意到特定手术的拔管率为7%（14个中的1个），总体拔管率最终达到60%，通常是在多次手术后，通常包括第二次开放性手术。主动脉同种异体移植物的治疗效果并不确定；瘘管和移植物收缩等并发症很常见，因为这不是血供重建的同种异体移植物[142]。

组织工程使得新的重建方法成为可能，使用去细胞化同种异体移植物随后接种受体细胞，然后在移植前将其纳入生长因子的环境中。人类的早期报道令人鼓舞，移植物在停止免疫抑制后能够避免排斥，但随访时间很短[143, 144]。Delaere及其同事[145]报道了复合气管自由组织转移，其中供体气管植入免疫抑制受体的前壁；在2个月后，供体上皮被受体黏膜替换，然后在逐渐减少免疫抑制后，在颈部（基于桡侧血管）对原位移植进行血供重建。已经在两名患者中成功进行了无免疫抑制的移植，但其他三名移植手术失败了[146]。重建选择的可能性令人兴奋，但更多的经验和更长的随访显然是至关重要的。

(7) 开放修复的并发症：气管狭窄开放修复的并发症包括在内镜处理中遇到的并发症，包括肉芽组织（最常见）和再狭窄。缝合线过度紧张会增加再狭窄的风险，并可能导致吻合口破裂、纵隔炎、纵隔气肿、气胸和死亡。TEF、术后气管支气管软化和误吸已被报道[147]，误吸发生在某些需要颈部松解手术的患者中。虽然这种并发症的发生率很低，但气管的侧向解剖会使喉返神经处于危险之中。即使手术采用无可挑剔的技术，仍然可能出现并发症，特别是先前气道手术患者，术前长时间需要机械通气，长时间体外循环或存在其他并发症[148]。尽管手术取得了一些进展，在这个具有挑战性的患者群体中，并发率仍然很高。

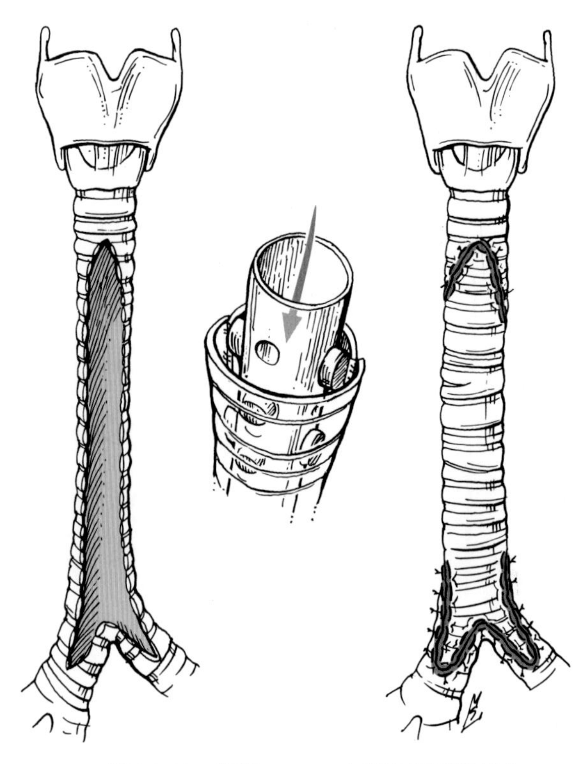

▲ 图27-10　使用Dumon支架进行同种移植

推荐阅读

Antón-Pacheco JL, Cano I, García A, et al: Patterns of management of congenital tracheal stenosis. *J Pediatr Surg* 38 (10): 1452–1458, 2003.

Backer CL, Mavroudis C, Dunham ME, et al: Reoperation after pericardial patch tracheoplasty. *J Pediatr Surg* 32 (7): 1108 – 1111, 1997.

Carden KA, Boiselle PM, Waltz DA, et al: Tracheomalacia and tracheobronchomalacia in children and adults: an in-depth review. *Chest* 127 (3): 984 – 1005, 2005.

Chiu PP, Kim PC: Prognostic factors in the surgical treatment of congenital tracheal stenosis: a multicenter analysis of the literature. *J Pediatr Surg* 41 (1): 221 – 225, 2006.

Dedo HH, Sooy CD: Endoscopic laser repair of posterior glottic, subglottic and tracheal stenosis by division or micro-trapdoor flap. *Laryngoscope* 94 (4): 445 – 450, 1984.

Delaere PR: Tracheal transplantation. *Curr Opin Pulm Med* 18 (4): 313 – 320, 2012.

El-Gohary Y, Gittes GK, Tovar JA: Congenital anomalies of the esophagus. *Semin Pediatr Surg* 19 (3): 186 – 193, 2010.

Felix JF, Keijzer R, van Dooren MF, et al: Genetics and developmental biology of oesophageal atresia and tracheo-oesophageal fistula: lessons from mice relevant for paediatric surgeons. *Pediatr Surg Int* 20 (10): 731 – 736, 2004.

Fernando HC, Sherwood JT, Krimsky W: Endoscopic therapies and stents for benign airway disorders: where are we, and where are we heading? *Ann Thorac Surg* 89 (6): S2183 – S2187, 2010.

Grillo HC: Slide tracheoplasty for long-segment congenital tracheal stenosis. *Ann Thorac Surg* 58 (3): 613 – 619, 1994.

Herrera P, Caldarone C, Forte V, et al: The current state of congenital tracheal stenosis. *Pediatr Surg Int* 23 (11): 1033 – 1044, 2007.

Juraszek AL, Guleserian KJ: Common aortic arch anomalies: diagnosis and management. *Curr Treat Options Cardiovasc Med* 8 (5): 414 – 418, 2006.

Lee P, Kupeli E, Mehta AC: Airway stents. *Clin Chest Med* 31 (1): 141 – 150, 2010.

Manning PB, Rutter MJ, Lisec A, et al: One slide fits all: the versatility of slide tracheoplasty with cardiopulmonary bypass support for airway reconstruction in children. *J Thorac Cardiovasc Surg* 141 (1): 155 – 161, 2011.

McLaren CA, Elliott MJ, Roebuck DJ: Vascular compression of the airway in children. *Paediatr Respir Rev* 9 (2): 85 – 94, 2008.

Metzger R, Wachowiak R, Kluth D: Embryology of the early foregut. *Semin Pediatr Surg* 20 (3): 136 – 144, 2011.

Monnier P: *Pediatric airway surgery*, ed 1, Heidelberg, Germany, 2011, Springer-Verlag.

Nicolai T: Airway stents in children. *Pediatr Pulmonol* 43 (4): 330 – 344, 2008.

Okamoto T, Nishijima E, Maruo A, et al: Congenital tracheal stenosis: the prognostic significance of associated cardiovascular anomalies and the optimal timing of surgical treatment. *J Pediatr Surg* 44 (2): 325 – 328, 2009.

Rich JT, Gullane PJ: Current concepts in tracheal reconstruction. *Curr Opin Otolaryngol Head Neck Surg* 20 (4): 246 – 253, 2012.

Ridgway JM, Su J, Wright R, et al: Optical coherence tomography of the newborn airway. *Ann Otol Rhinol Laryngol* 117 (5): 327– 334, 2008.

Speggiorin S, Torre M, Roebuck DJ, et al: A new morphologic classification of congenital tracheobronchial stenosis. *Ann Thorac Surg* 93 (3): 958 – 961, 2012.

Torre M, Carlucci M, Speggiorin S, et al: Aortopexy for the treatment of tracheomalacia in children: review of the literature. *Ital J Pediatr* 38: 62, 2012.

Warner D, Brietzke SE: Mitomycin C and airway surgery: how well does it work? *Otolaryngol Head Neck Surg* 138 (6): 700–709, 2008.

Yedururi S, Guillerman RP, Chung T, et al: Multimodality imaging of tracheobronchial disorders in children. *Radiographics* 28 (3): 1 – 76, 2008.

Ywakim R, El-Hakim H: Congenital tracheal stenosis managed conservatively: systematic review of the literature. *J Otolaryngol Head Neck Surg* 41 (4): 288 – 302, 2012.

第28章 呼吸道、消化道异物和化学性吸入

Aerodigestive Foreign Bodies and Caustic Ingestions

Scott R. Schoem　Kristina W. Rosbe　Shethal Bearelly　著
张晓曼　译

要点

1. 呼吸道或消化道异物大多发生在3岁以下的男性幼儿。常见的呼吸道异物包括花生、种子和蔬菜；最常见的食管异物是硬币和别针。
2. 明确的误吸病史是诊断气管异物的关键。
3. 正侧位胸部X线片是诊断气管异物的首选检查。
4. 当高度怀疑有气道异物时应行支气管镜检查，食管异物能否经内镜成功取出取决于异物炭顿时间及异物的位置和类型。
5. 上消化道摄入腐蚀性物质危害严重甚至导致死亡，以及诱发癌症。
6. 不能通过评估口咽部灼伤来判断有无食管灼伤。
7. 类固醇激素能一定程度上治疗腐蚀性食管灼伤，但未经证实。
8. 腐蚀性物质食管摄入后是否行胃镜检查需根据个体具体情况决定。
9. 锂“纽扣”电池需仔细与硬币类金属物相鉴别，因其化学腐蚀性需及时取出。
10. 纽扣电池可通过电流的组织水解反应损伤食管。

异物摄入和误吸是儿童人群发病和死亡的重要原因。每年约有1000名儿童死于气道和食管异物，1岁以下儿童的意外死亡中80%是窒息死亡[1]。异物仍然是一个诊断难题，因为其表现可能从危及生命的气道阻塞到易被误诊的轻微呼吸道症状不等。对气道或食管异物的高度怀疑性诊断可有效防止误诊和并发症的发生。

虽然本章对呼吸道及消化道异物的检查和治疗进行了探讨，但最重要的是预防。1979年通过的《消费安全法》规定了设计供儿童使用的物品的最小尺寸（＞3.17cm的直径和＞5.71cm的长度）的标准。但是这些规定并不是统一执行的。2008年《消费品安全改进法》修订了《联邦危险物品法》，将窒息危险警告纳入所有媒体（网站、目录）。2010年，美国儿科学会政策声明建议，美国食品药品管理局建立一套评估食品的体系，并为那些高窒息风险的食物提供警示标签[2]。

这些法律法规可能有助于防止异物的吸入和吞食，但父母监护是必不可少的。儿童应该进食时避免跑动及大喊大叫，并且家长有必要进行监督，并且鼓励儿 童细嚼慢咽。小而危险的物品应妥善存放，避免幼儿接触。可以购买标准的小零件圆筒来测试玩具的尺寸，以确保玩具不是太小[3]。

一、历史

胸部叩诊最早是由 Auenbrugger 在 1753 年提出的，Skoda 在 1839 年进一步完善了这一诊断方法，Laennee 于 1816 年开创了胸部听诊的先驱者。1828 年，喉镜检查问世，使气道检查取得了进展。1854 年，Manuel García 通过发明喉镜进一步完善了气道检查手段。同年，美国路易斯维尔大学 Sam Gross 发表了第一篇分析和描述数百例呼吸道异物的研究报道。

支气管切开术在 1717 年首次由 Verduc 提出。Gross 博士在他的研究中提倡对任何有异物吸入症状的人进行支气管切开术。然而，Wiest 在 1882 年报道了一项 1000 例病例的研究，结果表明，支气管切开术的死亡率（27%）高于观察组（23%）。随后，支气管切开术仅应用于严重窒息及频危患者。

1895 年，Kirstein 最早行直接喉镜检查。同年，Killian 将一个 9mm 的内镜插入一名男子的支气管，几年后，用同样的方法取出气道异物。1898 年，Coolidge 成功地使用尿道镜进行支气管镜检查。在 1905 年。Jackson 报道了支气管异物的内镜取出术。Jackson 对该器械进行了进一步改进，直至现价段应用的喉镜和支气管镜检查[4]。

二、流行病学

呼吸道消化道异物常见于 3 岁以下男童[5-7]。其高发原因可能与好动、饮食时嬉戏打闹及习惯性口内含物有关。年幼儿童臼齿发育不全，咀嚼不充分，对可食用的和不可食用的物体缺乏认知，且吞咽能力不成熟[8]。

幸运的是，大多数异物会立即通过保护性咳嗽和吐痰反射排出体外。吸入的异物通常包括有机物质，如坚果、种子、蔬菜或干果等[5, 6, 9, 10]，当吸入时，这些异物经常滞留在支气管。右主支气管因管径较大及路径较短而更容易导致异物滞留[11]。

食管异物的发生率是支气管异物的两倍，但大多数会吞咽至胃部，不需要取出[12, 13]。到医院就诊的食管异物中，有 10%～20% 需要内镜下移除，只有不到 1% 需要开胸手术等开放性手术取出。异物最有可能进入胃（60%），其次是食管（20%）、口咽（5%～10%）和肠道（10%）。硬币和别针是最常见异物[14]。其他常见的物品包括电池、玩具零件、骨头（鱼和鸡）和珍珠样异物[15]。食团嵌塞在儿童人群中并不常见，但可能发生在嗜酸性食管炎、食管闭锁修复引起的食管狭窄或 Nissen 胃底折叠术的儿童中[16]。

三、诊断

（一）现病史

仔细询问病史对有效诊断呼吸道消化道异物具有重要作用。吸入和误食异物的三个临床阶段是大家所熟知的：第一个阶段是异物的嵌塞，它会引起窒息、咳嗽，或呕吐。在第二阶段，当异物进入并固定于支气管及食管某一部位后，气管食管反射疲劳时应急反应减弱，临床表现会减退、消失；这个无症状的阶段可以持续数小时到数周，因此可能会导致漏诊或延迟诊断。在第三阶段为并发症期，如梗阻、感染或穿孔[8]。

有摄食、误吸或窒息病史时，需要进一步评估和检查。重要的病史信息包括异物误食或误吸大致时间、食管功能障碍史、吞咽或呼吸功能障碍的严重程度和持续时间。异物吸入最常见的症状包括咳嗽、呼吸困难、喘息、发绀或喘鸣[6, 10]。当怀疑有异物被吸入或吞食时，可以通过患儿家属提供的类似可疑物品大致判断异物类型。当儿童有可疑的慢性哮喘症状，且对类固醇药物或支气管扩张药无反应时，应高度怀疑气管异物可能[17]。

食管异物摄取的典型征象和症状包括流口水、吞咽困难、呕吐、厌食和胸痛。一项研究发现，最常见的先兆症状是呕吐，占研究对象的28%[14]。在这项研究中。47%的患者为心搏停止，但绝大多数患者有进食史，这再次证明了病史的重要性。在更严重的病例中，由于气管和食管的共同壁肿胀，年幼儿童食管异物也可引起呼吸道症状。

（二）体格检查

气道异物最可靠的临床表现包括咳嗽、呼吸音降低和喘息。其他症状包括发热、复发性肺炎、呼吸急促、血氧不足，或发出爆裂声[6]。胸部听诊是非常重要的，因为呼吸音的不对称或呼吸的呼气期延长。

食管异物临床表现或不明显，但婴儿可有非特异性的表现，如流口水、窒息、喂养不良。幼儿的气管小而易压缩，可能会因气管外压迫而表现出呼吸道症状[14]。年龄较大的儿童可能出现吞咽痛和吞咽困难[8]。对具有明确异物误食及吸入病史的患者，无论辅助检查结果如何，均应高度警惕异物情况。

（三）影像学诊断

虽然影像学表现阴性并不能排除异物情况，但仍是诊断呼吸消化道异物的一种有效方式。标准的正侧位X线片是可疑气道异物的首选检查[18]。若X线片显示气道阴影则气管异物诊断明确。然而，有机物和其他X线可穿透的呼吸道异物可能诊断较为困难。其他影像学特征如单侧肺气肿、过度膨胀、局部肺不张或浸润、纵隔摆动等。最新一篇综述显示，只有11%的气道异物在X线片上可以显影，故需进一步仔细探寻可疑阳性影像学表现[19]。气道异物诊断依据为患侧肺不张或过度通气[20]。即使影像学检查阴性，明确的误食及误吸病史同样需行经验性纤维内镜检查。

如图28-1所示，为了区分气管和食管异物，应同时获得后正位（posteroanterior，PA）和侧位X线片。传统经验认为，矢状位异物常位于气管内，冠状位异物常位于食管内，但这只是经验性判断，并不符合所有病例。矢状位和冠状位类型食管异物均有发现；相反，由于声带的纵向定位和气管后壁软骨的缺乏，气管异物更常发生于矢状面[21]。若在PA片上发现异物与气管边界重叠，那么它极有可能是在气管内。侧位片也可显示正常颈椎前凸的软组织肿胀或丧失，或显示异物位于食管气管后方[19]。纽扣电池在侧视图上有一个特征的双轮廓，但如果只通过PA片去判断，可能会被误认为是硬币。

若高度怀疑气管异物，但普通影响难以确诊时，可以行特殊影像学检查。呼气视图是通过等待患者处于呼吸的末期或按压患者的腹部来辅助完全呼气来获得的。双侧卧位是通过患者侧躺的额位成像获得的。然而最近的一项研究表明，侧卧片可能对诊断无明显价值，因为会增加假阳性结果[5]。多项研究表明，经支气管镜检查证实有异物的儿童中，有高达25%的儿童有正常的X线片表现，这突出了全面病史和体格检查的重要性[6, 20]。

气道透视也可用于评估双肺的同步膈肌运动，并为临床医生提供气道的动态视图[8]。当儿童无法配合影像学检查时，该检查可行性高。然而，这种检查高度依赖于放射科医生的专业知识，在不同的机构可能会有所不同。

计算机断层扫描（CT）和虚拟支气管镜是目前正在研究的两种诊断工具，但它们在儿科人群中的主要缺点是具有辐射暴露的风险。单次标准胸片的辐射剂量为0.1mSv。相反，高分辨率胸部CT的辐射剂量为7mSv，相当于70张胸

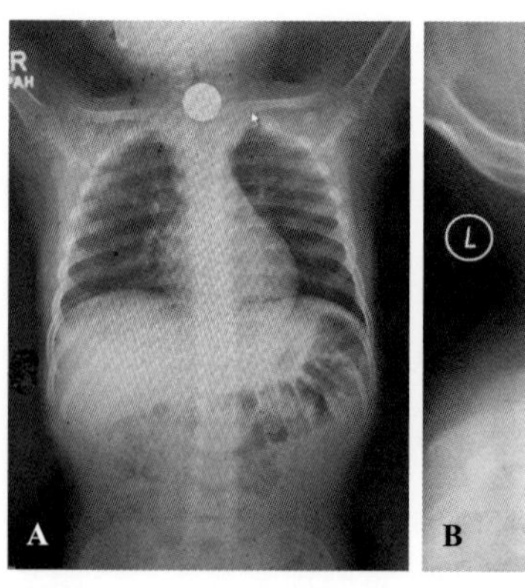

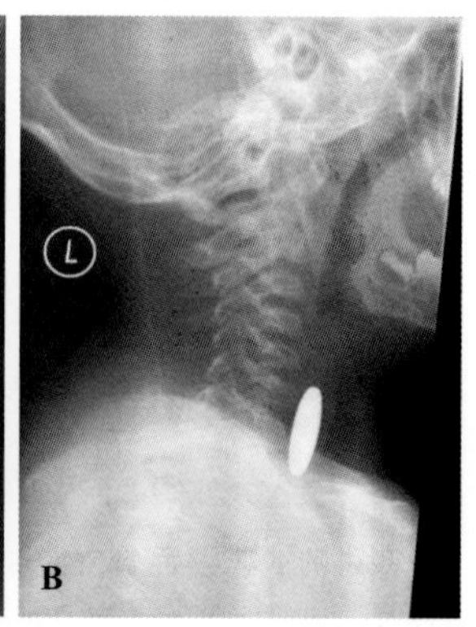

▲ **图28-1 后-前位X线片显示一枚硬币卡在呼吸消化道内，并位于冠状面，表明硬币可能在食管内。B.侧位片证实硬币位于气管后方的食管内**

由Andrew Murr，MD提供

片的辐射量。诊断气道异物的低分辨率CT一般在1.5mSv范围内，相当于15张标准胸片。除了辐射暴露之外，检查成本较高为另外的缺点[19]。Kosucu及其同事[22]研究了低剂量多探头CT虚拟支气管镜，在23例疑似气道异物患者中，与支气管镜检查的敏感性和特异性比较该方法准确率为100%。虽然同样存在辐射风险，但其辐射剂量较低，其作为支气管异物诊断工具可行性高。

纤维支气管镜可用于定位气道异物。有证据表明Righini及其同事[23]用纤维支气管镜对可疑有气管异物的儿童进行检查，并可以通过纤维支气管镜予以清除异物，软质纤维支气管镜的优势在于对细小异物可直接取出从而避免硬性气管镜的副损伤。另外，纤维支气管镜便于快速定位异物位置以便应用硬性气管镜取出。

对于食管异物，推荐行正侧位X线片，从而通过正侧位对比定位异物位置[24]。在一项对325名疑似摄入异物患者的大型调查中，有60%的患者影像学上可见显影的异物[15]。在另一项研究中，71%的X线片能够定位食管内的异物[14]。即使未发现不透明的异物，也可在侧颈部X线片上发现细微的征象，如椎前影变宽，脊柱前凸消失。在一个系列研究中，38%的疑似异物摄入患者在侧颈部X线片上具有上述征象[18]。

四、术前注意事项

详尽的病史能够使医生对异物类型、位置和发生时间有一个初步判断。由于有机材料具有吸水膨胀性，并可引发气道完全阻塞的风险，故有机材料的异物的取出具有相当大的挑战性。坚果中的油脂可能会引发周围炎症。锋利的物体具有穿透食管或气道的风险，从而增加并发症的风险（图28-2）。与支气管异物相比，气管异物因能够导致气道完全阻塞而需及时手术取出。气管或喉部异物的发生率较低，报告显示80%～90%的气管异物存在于支气管内[8]。

异物易嵌顿于食管的四个生理性狭窄部位：①食管入口处；②食管于主动脉弓交界处；③食管于主支气管交界处；④食管于本门交界处[13]。除非存在先天性或获得性食管狭窄，否则食管异物往往会停留在食管开口处。

高度怀疑存在气管异物时，需要及时处理，尽快行异物取出可有效减少其并发症的发生，该观点几乎毋庸置疑。

气管异物取出术的施行取决于多种因素，包括异物的类型和位置、患者的年龄及异物嵌顿时间。当异物存在时间超过24h、尖锐金属或腐蚀性异物，或有症状的患者及幼年儿童应及时行内镜检查，而非等待异物自行呕出或排出。对无症状且年龄较大的儿童，食管远端或中段异物存在时间少于24h，且无食管疾病史，可在8～16h内观察该异物是否会自行排出。一项随机对照试验对食管内硬币行内镜取出及保守观察进行了对照分析，结果显示，近期进食（＜24h）且无任何食管或气管异常的无症状儿童中，有25%～30%的儿童会自发地将硬币排出。在这部分健康、无症状、近期进食的儿童中，在重复X线片前观察8～16h是合适的，如果成像显示硬币仍在食管内，则需在内镜下取出[25]。表28–1概述了气道和食管异物的处理。

麻醉注意事项

行食管异物取出术时需气管插管全麻，以

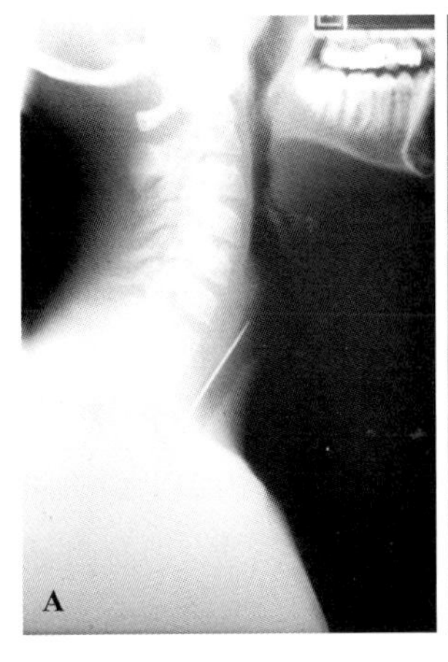

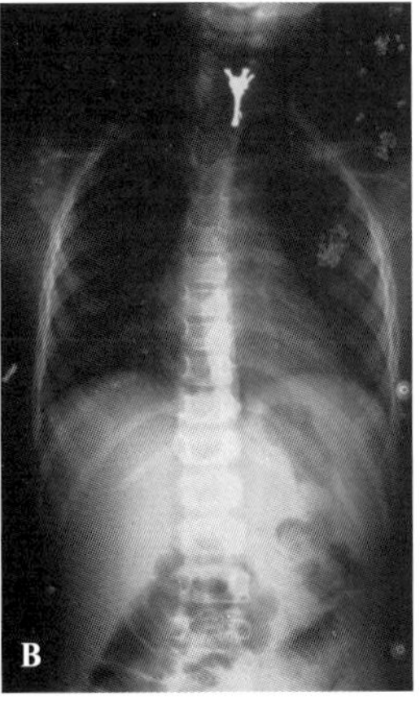

▲ 图28–2 呼吸道消化道中的尖锐物体

A. 侧位片显示有一根尖针卡在气管内。B. 前后影像片显示一个玩具艾菲尔铁塔卡在气道里。这些尖锐的金属物体对治疗造成了挑战，因为它们可以穿透气管或食管，或者在被发现时能引起明显的黏膜损伤

表 28-1 气管食管异物的处理概述

	气管异物	食管异物
病史	误吸 咳嗽、呼吸困难、哮鸣、喘鸣 难治性哮喘	摄食 呕吐、流涎、吞咽困难、吞咽痛、拒食、胸痛
体格检查	呼吸音减弱、哮鸣、尖锐的肺泡音 呼吸急促、低氧血症	流涎、喂养不良、窒息
影像学检查	胸部正侧位片（异常密度的异物、单侧肺气肿或过度膨胀、局限性肺不张或浸润）	胸部正侧位片（异常密度的异物、椎前阴影变宽、脊柱前凸消失）
治疗	如果诊断明确，立即进行硬质支气管镜取出异物	有症状的儿童：病史> 24h 或尖锐金属或腐蚀性物体应进行内镜下取出 无症状的儿童：病史< 24h，8～16h 内没有消化道症状

减少异物取出后误吸可能，并能减少食管镜对气管的压迫[8]。儿科麻醉师应特别注意高位食管异物，因为这些异物进入气道的风险增加。在少数情况下，在直接喉镜检查中可以在食管入口处发现高位的食管异物，可以用 Magill 钳小心地取出。

支气管镜下异物取出对麻醉的选择一直备受争议。主要麻醉关注点为：①诱导方法；②支气管镜检查时的通气方式；③麻醉的维持。争论的焦点是正压通气时有将支气管异物推向远端而将支气管管腔完全阻塞[26]。通常首选负压吸入的自然通气方法，因为在吸气时气管和支气管横截面积会增加，从而避免了正压通气使异物向远端迁移的风险。如果在手术过程中，异物脱离抓钳，自然通气也可以降低异物脱落导致窒息的风险。然而，要达到足够的麻醉深度，以避免患者的躁动和可能导致的支气管损伤，同时防止呼吸暂停和由此导致的低氧血症，这给麻醉师带来巨大挑战[19]。另一种选择是，可控的机械通气可以确保稳定的深度麻醉和通气，这可以确保更好的通气、减少咳嗽或痉挛、避免患者躁动，但有将异物进一步推入气道的风险。一项研究发现，在采用自发通气的麻醉组中，使用七氟醚麻醉的患者比静脉麻醉的患者更容易成功地去除异物。自发通气组术中低氧血症发生率高于人工通气组。此外，年龄越小，手术时间越长，术前肺炎都是增加术中低氧血症的危险因素[11]。

五、干预

（一）支气管镜检查

行硬性支气管镜检查前应做好充分术前准备。在全身麻醉诱导前，应准备适合患者年龄的尺寸合适的喉镜和支气管镜及所有相关设备（图 28–3）。麻醉前需与麻醉师共同制定麻醉首选及备选方案。吸入剂诱导麻醉后，可用局部利多卡因麻醉声门区。然后进行直接喉镜检查，并对口咽、下咽和喉进行彻底检查，以排除异物存在。接下来，将硬性支气管镜插入气管。一旦支气管镜被引入，麻醉师可将通气管连接到支气管镜的通气口予以辅助通气。检查气管和支气管，可见异物。发现气管或支气管异物后使用适当的套筒镜钳异物钳将异物牢固钳夹，然后将异物、钳子和支气管镜作为一个整体同时移除。应注意避免异物过早释放，因会导致气道阻塞。应重复支气管镜检查以确认无异物残留。可在侧口放置柔性吸引导管，在直视下吸取分泌物或杂物；支气管镜也可以引入硬吸引管。对于尖锐的物体，在取出物体时，最好将尖端保持在支气管镜顶端，以减少气管或喉黏膜损伤。如果无法取出异物，且梗阻接近完全阻塞或完全阻塞，则支气管镜和异物推入支气管，暂时解除梗阻。在极少数情况下，可能需要气管切开术或开胸术来切开并取出

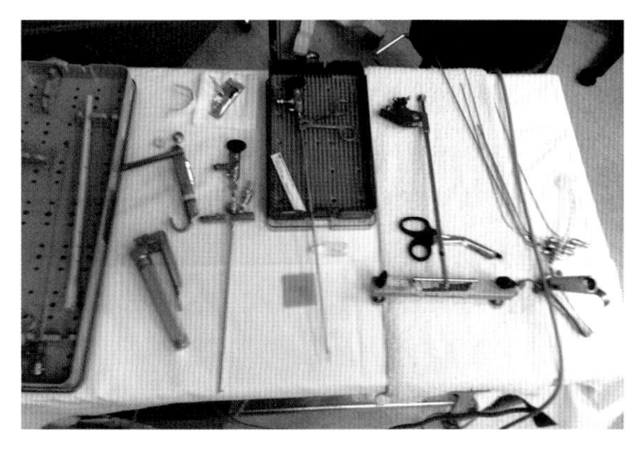

▲ 图 28-3 支气管镜检查设备。应备有适当的喉镜。预先准备好了以重量为基础的正确剂量的喉气管麻醉药，并在开始手术前布置了适合年龄的支气管镜并进行了测试，悬挂设备和喉部吸收都是可用的

由 Matthew Russell, MD 和 Jeffrey Markey, MD 提供

异物。

纤维支气管镜也可用于取出气道异物。据 Tang 及其同事[27]报道，91.3% 的儿童可用该方法成功取出气道异物。然而，如果异物脱落，患者可能面临窒息风险，因此对纤维支气管镜行异物取出术仍存在争议。纤维支气管镜有助于清除远端气道内的异物，在远端气道内，硬性支气管镜过大而无法通过[28]。

在处理异物时，某些措施是不当的。下咽部异物非直视下钳取有将异物残留于喉部及食管内，并可造成气管卡压。胸部物理按压及扩张支气管可能造成完全堵塞。肉类等易腐蚀性异物可引起食管坏死和突发性纵隔炎[8]。

（二）食管镜检查

食管异物有多种取出方法，只有少数食管异物需要内镜下取出。在一项对 84 名儿童的研究中，有 12% 的儿童成功地通过喉镜和 Magill 钳进行了内镜下取出；51% 的患者采用硬食管镜和钳取；5% 采用可弯曲内镜和钳取；32% 的人没有明显的异物[14]。对于无症状的患儿，应根据异物类型、体格检查及影像学评估来决定是否需行内镜检查。对于有食管异物症状的患儿需行内镜下取出术。口咽部的异物可以用喉镜和 Magill 钳取出，而食管异物可以直接取出，也可以将异物推入胃中，然后从下消化道排除或经胃内取出。镇静和麻醉可使食管括约肌松弛，使异物自发地进入胃。无症状儿童胃内的异物可以保守观察，除非异物为腐蚀性物质，如电池或者异物较大，尖锐状异物或者长时间无法排除，则需行内镜检查 / 取出[15]。肠道平均肃清时间平均为 3.8d，长短不等[15]。

（三）术后管理

简单的异物取出术后便能出院，出院后定期随访直至症状消失。如果担心异物残留，可在术后数天内复查内镜检查[8]。异物取出后可视情况决定是否行 X 线片检查。食管镜检查后，应监测患儿是否有包括发热、心动过速和呼吸急促在内的纵隔炎症状。抗生素或类固醇并不是术后的常规药物，除非发现明显的气道或食管损伤。类固醇是常规用于减少术后喉和气管水肿，但一直没有证据显示它能减少并发症的发生率[29]。

（四）并发症

据报道，呼吸道消化道内镜的并发症发生率为 1%～8%[29]。硬性支气管镜最常见的并发症包括异物难以取出咽喉部水肿、气胸、纵隔气肿和皮下气肿。喉部水肿可用激素或雾化治疗，极少需要行气管插管或气管切开。有研究者发现，并发症的发生与多种因素相关，包括既往支气管镜检查史、支气管镜检查时间及异物类型[29]。有机物类异物较易发生并发症，原因为其会增加气道水肿、刺激支气管分泌物增加，以及由于有机物中含有蛋白质和油脂而易导致化学性支气管炎[30]。文献中食管镜的死亡率为 0.2%～1.0%[19]。

食管镜检查的并发症包括黏膜损伤、出血和食道穿孔[13]。在少数情况下，无法通过内镜取出的食管异物，需要手术干预，如开胸、食管切开术、胃或空肠切开术[14]。

六、腐蚀性食管损伤

腐蚀剂或腐蚀性物质是一种干性或液体化学制剂，可引起组织接触性损伤（图 28-4）。腐蚀性物质通常是指碱性物质而非酸性物质。然而，医学文献通常将碱和酸统称为腐蚀剂。还应区分腐蚀性和毒性，腐蚀性物质对接触的组织即刻出

现腐蚀性损伤，而毒性物质需经过一定的时间方能产生全身毒性效应。此外，某些物质既具有毒性又具有腐蚀性（表28-2）。

（一）腐蚀性物质

常见的可能对食管和胃造成损害的腐蚀性物质包括酸（pH＜7），如硫酸、盐酸和硝酸。一些浓度较低的酸也可能造成伤害，包括甲酸和乙酸。典型的产品有电池液、游泳池和马桶清洁剂及除锈剂。摄入腐蚀性物质会导致蛋白质变性坏死，导致黏膜表面形成凝胶状物质，从而影响消化道的食物消化及吸收。此外酸性腐蚀剂对胃黏膜破坏较大，因PH过低可诱发溃疡甚至穿孔可能（图28-5）。幸运的是，大多数酸性物质刺激性气味和呕吐反应避免了过多的摄入量，并能够降低由此引发的严重组织损伤。然而，会厌受到腐蚀后可能诱发严重水肿及“化学性会厌炎”，出现呼吸道症状甚至窒息，需做好气切等缓解喉梗阻措施。

（二）腐蚀剂

常见的腐蚀剂（pH＞7的碱基或碱性物质）包括烤箱、下水道和洗衣清洁剂；头发烫染剂和洗洁精。碱液和氢氧化钠、氢氧化钾是最常见的化学试剂。氢氧化钠比氢氧化钾制造成本更低，在产品和制造中更常用。洗衣清洁剂和下水道清洁剂的pH值通常分别在10.5～11.5和13～14之间。

通常误认为漂白剂为严重腐蚀性物质。然而大多数漂白剂，如次氯酸钠的pH值约为7，只是轻微的刺激物，而无明显腐蚀性。腐蚀性损伤的危害程度严重的原因为可诱发细胞死亡机制。强碱性药物可引起细胞液化性坏死，这是一种黏膜早期快速裂解并深入黏膜下组织的过程。这就形成了一种叫作皂化作用的黏性液体，或者说是由脂肪和碱液形成的肥皂。此外，血管血栓形成

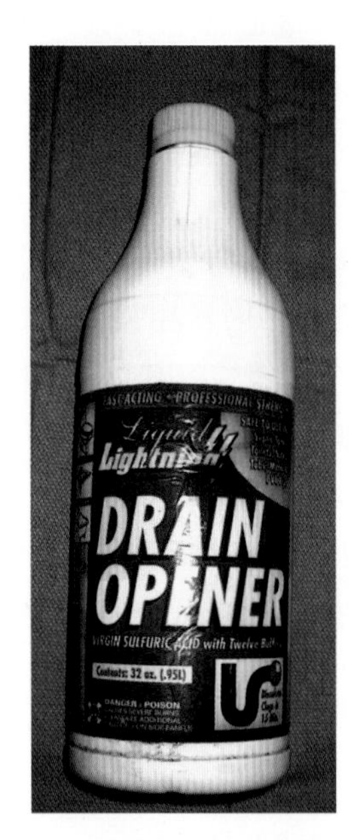

▲ 图28-4　常见的腐蚀性物质包括下水道清洁剂

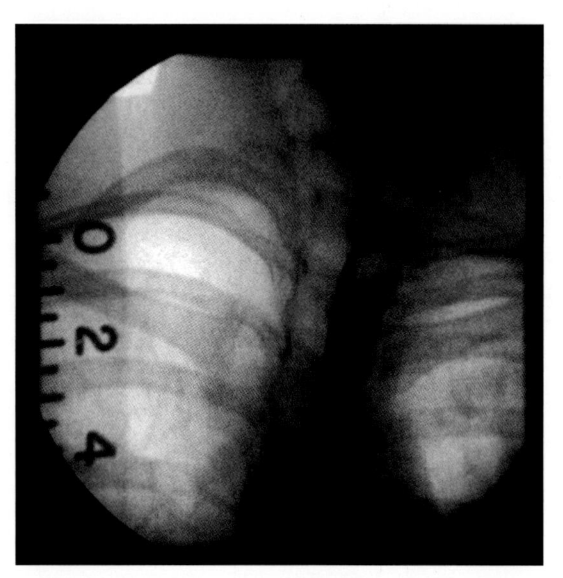

▲ 图28-5　食管狭窄。钡食管造影显示腐蚀性物质摄入后食管狭窄

表28-2　通常摄入的腐蚀性物质和腐蚀剂

分类	实例
碱性（pH＞7）	氢氧化钠、氢氧化钾（石灰，烤箱清洁剂、排水清洁剂、如Drano和Liquid Plumr）、护发素、氨水家用清洁剂、洗碗剂
酸性（pH＜7）	马桶清洁剂、游泳池清洁剂、除锈剂、漂白剂过氧化物、除霉剂、次氯酸钠

损害组织血液供应，从而导致穿孔。

组织损伤的严重程度取决于所腐蚀物质的pH、接触时间和摄入物质的性质。大多数产品都列出了对应的pH值。若无标识，位于华盛顿的美国国家中毒控制中心（National Poison Control Center）有一个广泛的数据库，Mattos及其同事[31]证明了接触时间和浓度对损伤程度的影响。食管腐蚀性损伤最初表现为较强的炎症反应、水肿、出血充血和嗜酸性变随后伴发细菌入侵和皂化反应。对于部分黏膜肥厚性病变，24h内会出现上皮紫癜，然后导致黏膜下层淋巴细胞浸润。在全层损伤中，纤维层坏死。到第4天时，成纤维细胞和新生血管出现。到第7天，坏死过程已经完成。第2周结束时，以肉芽组织为主，收缩阶段开始，狭窄形成[32]。

1967年之前，碱性物质以固定产品为主。幸运的是，与液体制品相比，固体制品相对液态更难误食，因此，摄入固体制品主要导致口咽和声门上损伤。然而，固体产品如晶体和颗粒一旦被摄入，就会附着在黏膜上，在食管内存积时间较长，并会造成更广泛的局灶性损伤。此外，低磷酸盐和非磷酸盐洗衣粉黏附在喉部组织，在数小时内引起严重的炎症反应和气道损害。

1967年，较多的液态碱制品流入市场，由于液体能更充分接触黏膜，会导致腐蚀性食管损伤和更严重的食管周围损伤。一项动物研究表明，在进入小肠之前，液体碱的反复倒流会增加食管的损伤[33]。

（三）腐蚀性物质摄入情况及预防宣教

在2005年，美国中毒控制中心协会（American Association of Poison Control Centers）报告称，对患者暴露于所有类型的家庭清洁产品之下的218 316例患者中，有8243名（3.7%）患者出现中度或重度并发症，42名（0.02%）患者死亡。有12 752人接触工业清洁剂，其中有1411人（11%）出现中度或严重并发症，无相关死亡[34]。患病人群的年龄呈双峰分布，一半病例为6岁以下的儿童。5岁及以下儿童最常见的摄入物为化妆品/个人护理用品（13.5%）、镇痛药（9.7%）、家居清洁用品（9.7%）、异物/玩具/生活杂物（7.5%）及局部制剂（6.9%）。通常，这些摄入量是有限的，因为是意外非主观摄入。第二个年龄分布出现在青少年和有自杀倾向的成年人。家用漂白剂占30%，洗衣粉占20%，各种烤箱、瓷砖、卫生间和下水道清洁剂中的酸和碱占50%[35-37]。在一项关于自杀性吞食腐蚀物质的报告中，酸比碱更常见[38]。因此，关于食管腐蚀性损伤的研究报告及文献大多来源于成人耳鼻咽喉科、胃肠科和普通外科领域，而并非儿科。

耳鼻咽喉科医生在食管腐蚀性损伤的预防方面经验较为丰富，且宣传力度较高。耳鼻咽喉科医生和内镜医生Chevalier Jackson在1927年的《腐蚀性法案》的通过中发挥了重要作用。该法案要求对碱液和其他10种腐蚀性化学品进行标识。1967年液态碱液的引入和不断增加的摄入损伤凸显了安全性包装在生产中的重要作用。1970年的《防毒包装法》规定使用儿童专用容器，并对液体产品的浓度（$<10\%$）加以限制。该法案还设立了消费品安全委员会。美国国家中毒控制中心成立于1980年，自成立起，它就成为医疗专业人员和消费者获取产品的信息的主要渠道，包括产品的成分、毒性和治疗。24h全国中毒控制热线是800-222-1222。1982年，美国消费者产品安全委员会（Consumer Product Safety Commission）要求对包装进行防篡改处理，以进一步减少儿童误食。

（四）临床表现与解剖学

腐蚀性物品摄入后，其临床症状与损伤程度可能不一致，这便给临床判断带来困惑，影响及时治疗。许多研究表明，症状的存在与否或严重程度并不反映消化道损伤的程度。Gaudreault及其同事[39]在对378例儿童腐蚀性摄入的研究中指出，12%的无症状患者有严重的食管损伤，而82%有症状的儿童没有食管损伤。此外，口腔病变的有无并不能反映食管损伤。在一组473例儿童腐蚀性摄入的研究中，61%没有口腔损伤的儿童有食管损伤[36]。最常见的症状是流口水、吞咽困难、口腔疼痛、胸痛和腹痛。发热、胸痛和腹痛和低血压可能提示有上消化道穿孔。症状类型越多，往往损伤越严重。在一项对102名儿童的多中心观察研究中[40]，3种或3种以上症状的出现预示着严重的食管损伤。严重的并发症包括溶血、弥散性血管内凝血、肾功能衰竭、腹膜炎、纵隔炎和死亡[41]。食用氢氟酸致死风险极高（框28-1）。

呕吐是最常见的症状，其次是吞咽困难[42]。在急性期，吞咽困难发生的原因是运动能力下降和消化道存储时间增加，这种伤害可能持续数周。然而即使损伤程度不严重，吞咽困难也经常发生[43]。长期吞咽困难可能是由于深部组织纤维化伴或不伴狭窄形成[44]。胃损伤多见于腐蚀性（酸性）摄入，可表现为幽门狭窄、胃出口梗阻或穿孔伴腹膜炎。

嘶哑、喘鸣、鼻翼煽动和收缩表明喉部黏膜受到损伤。症状可能立即或在几小时内出现，尤其是粉末状物导致的。由经验丰富的内镜医师进行细致灵活的纤维喉镜检查是有诊断意义的。纤维喉镜插管可避免紧急环甲膜切开术或气管切开术。

食管有三层：①黏膜外层；②黏膜下层，包括纤维结缔组织和黏膜分泌腺；③肌肉层。肌层的上1/3由横纹肌组成，中1/3既有横纹肌又有平滑肌。下1/3主要是平滑肌。损伤程度取决于多种因素，包括药物pH值、摄入量和存留时间。儿童的意外摄入通常涉及少量药剂，而青少年和成年人的自杀企图通常涉及更多的药剂。在有意摄入时，该制剂可被迅速咽下，很少有口腔或口部烧伤。因此，口咽损伤程度是反映食管损伤程度的一个较差的指标。

框28-1 严重损害症状和体征

- 呼吸短促
- 心动过速
- 声音改变
- 吞咽困难
- 吞咽痛
- 胸痛
- 腹痛

（五）分段与管理

治疗开始前，需通过详细的病史和仔细的体检进行初步评估。需提供腐蚀物的包装或容器，以便向中毒控制中心获取相应产品信息。急诊处理措施取决于临床症状的严重程度，可能包括呼吸道症状、严重的胸痛或腹痛及低血压。不推荐使用木炭，因为它不会吸附到腐蚀性物质上。不应诱导呕吐，以避免食管、喉部和口咽部二次伤害。有人建议用水或牛奶进行口服稀释疗法。一项动物研究表明，次氯酸钠摄入后用水和牛奶稀释可以减少食管损伤[45]。然而，这还没有在人群中得到证实，摄入任何药剂都可能导致呕吐。因此，稀释疗法应限制在每千克体重不超过15ml。禁止盲置鼻胃管。使用H_2受体阻断药、质子泵抑制药和硫糖铝未能证实可减轻损害程度。然而当行内镜检查时，上述处理措施可能会干扰内镜下病损的观察。

当摄入危害程度较轻的腐蚀物，如家用漂白剂，在没有严重症状的情况下仅进行观察就可以了。需注意的是，漂白剂会产生表面溃疡，在最初的内镜评估中，这种溃疡看起来很严重，但很少导致深部穿透和狭窄形成。有腐蚀性摄入或口腔损伤症状的患者应入院进行静脉补液。进行胸腹X线片检查，以排除纵隔或腹膜中的游离气体，灵活的纤维喉镜检查应由熟练的内镜医师进行，以避免刺激呕吐。在急性期进行食管造影无价值，因为其敏感性差，不能确定初始损伤程度。考虑到穿孔的可能性，应该使用水溶性药物。

尽管内镜检查是判断损伤程度的金标准，但对腐蚀性摄入后哪些患者需要内镜检查存在争议。对于那些需要内镜检查的患者，内镜检查的最佳时机、如何评估病变的演变，同时将手术穿孔的风险降到最低存在争议，有人建议所有患者都应接受内镜检查[46, 47]，而有研究发现，无症状的无意地摄入很少会导致严重的损伤[48]。大多数研究认为，如果患者有口腔病变、症状明显或摄入腐蚀性物品自杀，应考虑内镜检查[41]。一项对162名儿童进行的研究评估了症状和体征是否与受伤程度有关[40]。轻微的症状和体征被定义为口腔和口咽部病变。而重度的症状和体征是呼吸困难、吞咽困难、流口水和吐血。食管胃十二指肠镜检查在进食后12～24h内完成。在162例患者中，轻度食管病变143例，重度（三度）食管病变19例。无症状和体征却发生严重病变的概率非常低。而出现三种或三种以上症状是严重食管病变的重要预测因素。得出的结论是，没有任何早期症状或体征的三度病变的风险非常低，并且可以不需行内镜检查。

内镜检查的适当时机仍有争议。然而，大多数临床医生认为，内镜检查在摄入12h前可能会错过对进展期病变特点。48h后进行内镜检查可能会有穿孔的风险。一般认为内镜检查最好在12～48h内进行。然而，有临床医师更倾向于24～48h内进行，他们认为，在病情演变过程中，过早行内镜下检查，无法确定摄入腐蚀性食物对人体的伤害程度[49]。柔性内镜优于刚性内镜，因为柔性内镜创伤小，穿孔风险小。柔性内镜的一个明显优点是可以检查胃和十二指肠。虽然大多数内镜医师在确定第一个环周病变后会停止检查，远端病变可能无法被发现[50]。如果有食管损伤，应考虑用气管镜检查气管后壁。

食管损伤程度分级为治疗提供了重要信息。Zargar及其同事[49]提出了一个基于内镜检查结果的临床分级系统（框28–2）。图28–6展示了Elshabrawi和A–Kader[51]编写的对儿童腐蚀性摄入管理法则的修改。

如果儿童在摄入后超过48h才就诊，大多数临床医生会避免使用内镜检查，因为器械可能会导致穿孔。其基本原理是，几天后，坏死组织脱落，食管壁变弱，器械很容易穿过薄弱的食管壁。应使用胸部和腹部X线片，通过膈下游离气体的观察来判断有无穿孔。也可通过食管造影 来初步评估食管狭窄程度。如果出现食管狭窄，可于2～3周后行食管扩张术，并2～3周复查评估扩张效果。另一种评估食管损伤的方法是使用^{99m}Tc标记的硫糖铝进行核医学评估,，其具有很高的灵敏度和特异性。然而，它并不能决定伤害的严重程度[52]。

框28–2　食管烧伤的分期

0级：无损伤
Ⅰ级：黏膜水肿和充血
Ⅱa级：浅表，非环周，白色膜，浅溃疡，出血，易碎渗出物
Ⅱb级：深部、环周病变，狭窄形成
Ⅲa级：小而分散的坏死区域
Ⅲb级：广泛坏死
Ⅳ级：穿孔

引自Zargar SA, Kochhar R, Mehta S, et al.: The role of fiberoptic endoscopy in the management of corrosive ingestions and modified endoscopic classification of burns. *Gastrointest Endosc* 1991;37(2):165–169.

皮质类固醇的使用是有争议的。从理论上讲，皮质类固醇有助于减少炎症、肉芽组织的生长和纤维化[53]。在一项家兔研究中，强的松治疗是无效的，但是地塞米松确实减少了狭窄的形成[54]。然而，有几篇综述认为皮质类固醇激素并不能减少Ⅱ级病变狭窄的发展，并可能恶化Ⅲ级病变的临床进程，导致穿孔[55, 56]。一份报道分析了10项涉及572名患者的研究，结果表明在二度烧伤中使用类固醇不会降低狭窄形成率[57]。对于类固醇的治疗，使用剂量标准不一。由于类固醇剂量应用的不同而导致其治疗有效性差异较大。因此可通过对比不同剂量类固醇激素对治疗Ⅱ级病变的效果差异进行前瞻性研究。

腐蚀性摄入后抗生素是否使用也有争议。理论上，在Ⅱ级病变中。抗生素可以减少细菌数量，减少炎症、肉芽肿和纤维化[41, 51]。然而，尽管抗生素被推荐用于有穿孔危险的全层损伤和已知穿孔病例，以降低纵隔炎或腹膜炎的风险，数据不足以支持常规使用抗生素。

尽管缺乏证据支持使用类固醇和抗生素，但许多临床医生仍然在早期行食管扩张术的同时使用类固醇和抗生素治疗Ⅱ级病变[58]。然而，与损伤后的自然愈合过程相比，食管扩张并不能减少狭窄的形成，反而可能增加穿孔的风险[59]。

对于Ⅱ级病变患者，长期放置鼻胃管或其他支架6周可减少狭窄形成（图28–7）[59–63]。长期

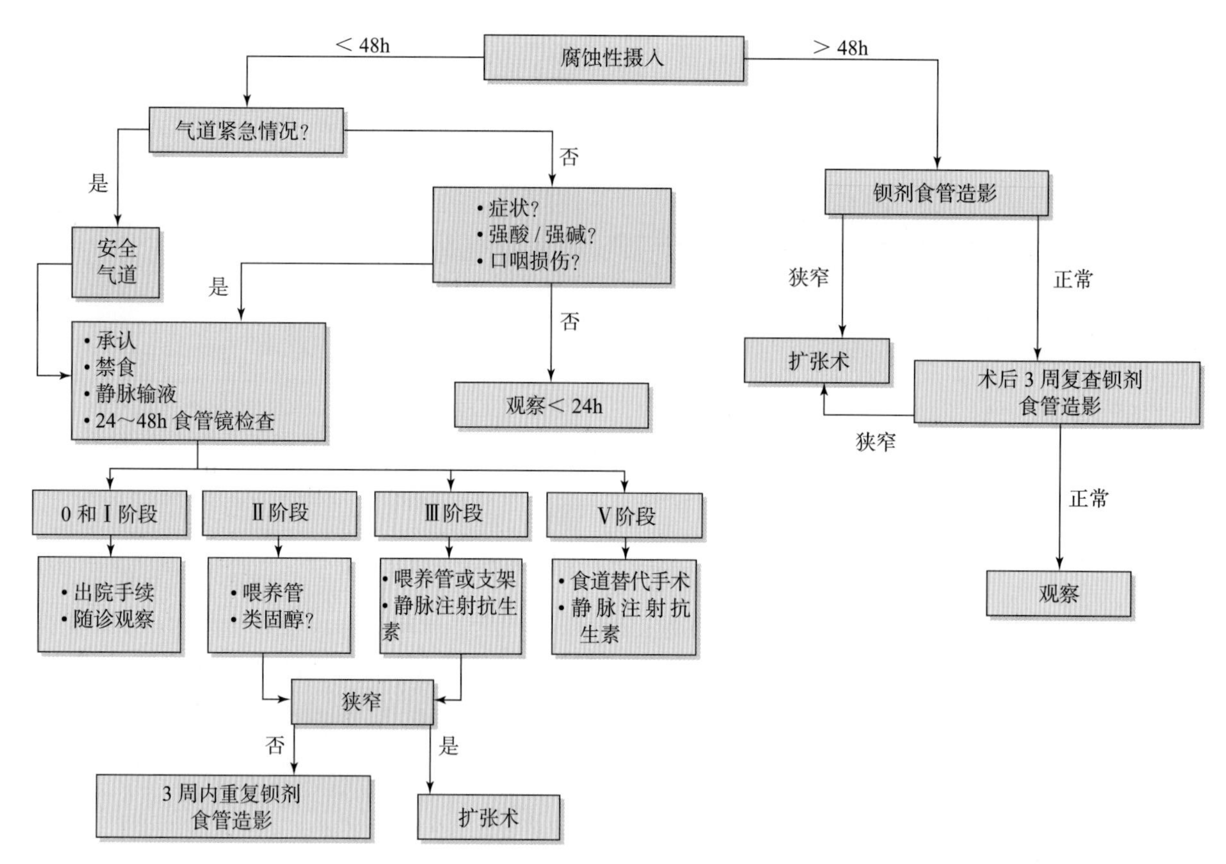

▲ 图 28–6　腐蚀性摄入程序

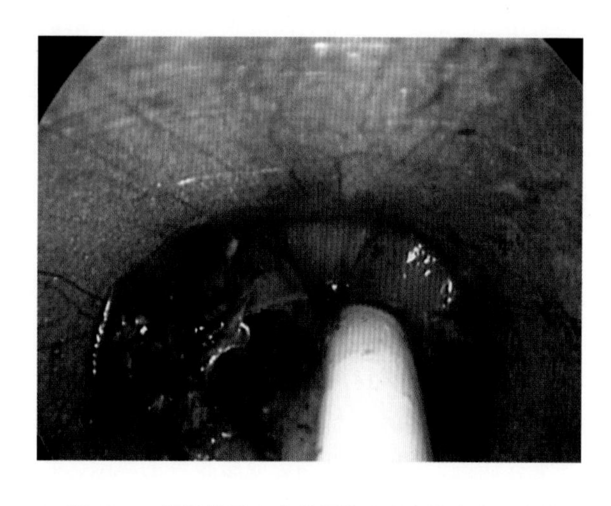

▲ 图 28–7　饲管放置在食管损伤治疗中的应用。内镜下放置于受伤部位以外的鼻胃饲管的照片，以避免狭窄的发展

食管支架植入术的效果好坏参半。在动物模型中发现了许多有希望减少狭窄形成的药物，包括维生素 E[64]、酮替芬（H_1 阻断药和肥大细胞稳定）[65] 和胶原交联抑制药，如 N– 乙酰半胱氨酸、青霉胺和 B– 氨基丙腈 [50]。

（六）并发症

腐蚀性摄入最常见的并发症是狭窄形成。狭窄通常形成于腐蚀性物质缓慢通过或滞留的部位，包括环咽、主动脉弓和食管下括约肌水平。其他直接和长期的并发症包括胃穿孔、气管食管瘘、纵隔感染、腹膜炎、肺炎、败血症和死亡。

自 20 世纪 20 年代以来，治疗的主要方法是扩张治疗。许多患者需要经过几十年的多次治疗，以此能够通过经口进食，维持胃肠内营养及提高生活质量。1%～4% 的食管狭窄可诱发食管癌，故需长期随访观察。

对于严重的病变，包括重度狭窄形成和穿孔，死亡率仍然很高。因此需行早期手术切除受损的食管和胃并行重建术。替代手术治疗包括使用顺向蠕动的回肠与盲肠或横结肠、左结肠移植替代（图 28–8）[59, 62]。长期随访显示愈合欠佳。由于手术并发症、营养不良、迟发性疾病和自杀

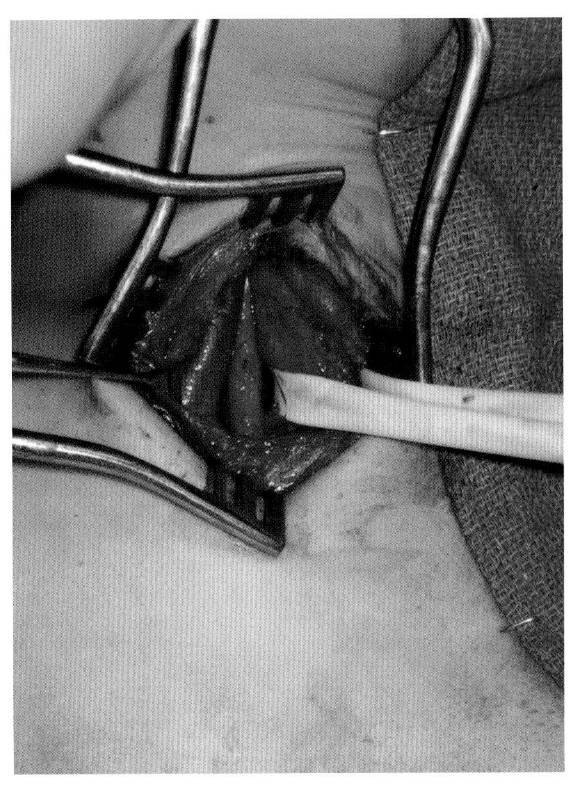

▲ 图 28-8　结肠介入手术。结肠替换受伤的食管
由 Brendan Campbell，MD 提供

性心理崩溃，接受重建的患者中约有 50% 在 10 年内死亡[66]。

签于腐蚀性损伤的严重性及治疗的复杂程度，临床医生能够充分认识到在教育、产品标签和立法方面采取预防策略的必要性。

（七）磁盘“纽扣”电池损伤

几十年来，医学文献和中毒控制中心都曾报道过儿童误食电池的意外。自 2006 年以来，每年大约有 3500 例电池误食的病例报告。碱性圆柱形电池，如典型的家用 AA 或 AAA 电池，能快速进入胃而不损伤食管。然而，纽扣电池是由几种不同的化学物质组成的，包括二氧化锰、锌空气电池、氧化银、氧化汞和锂。虽然锂电池只占所有纽扣电池的 18.6%，但绝大多数重大伤害和死亡都是由于摄入了常用的 3.0V、直径 20mm 的锂电池。这些小物件在我们的日常生活中变得如此普遍，几乎每家每户都有多种机会被儿童意外摄入。美国国家中毒控制中心报告称，从 2009 年 1 月到 2012 年 6 月，最常见的可打开的含 20mm 锂电池的家居用品是遥控器、游戏机和玩具、手表和台灯。

为什么这些 20mm 的锂电池如此危险？首先，它们的大小和美国镍币的直径差不多，使得电池可以很容易地进入食管。一旦电极于食管内壁形成回流，便能产生电流并与唾液发生反应，在 2h 内开始水解并造成腐蚀性损伤（图 28-9）。由于大多数食管异物的吞食是没有被发现的，延迟诊断可能会导致食管穿孔、气管食管瘘、双侧声带麻痹、大血管破裂或死亡。国家毒物数据系统（NPDS）指出，超过 27% 的重大伤害和 54% 的死亡是由于临床表现不典型而误诊的[67]。美国疾病控制与预防中心（Centers for Disease Control and Prevention，CDC）的《预防发病率和死亡率周报》（*Prevention Morbidity and Mortality Weekly Report*）指出，1995—2010 年间，7 个月至 3 岁的儿童中有 14 人死亡[68]。双光晕 X 线片征象（图 28-10）是区分纽扣电池和硬币的关键，并能在手术室内镜下快速取出纽扣电池。为了防止或减少伤害，这些病例应该优先安排手术。

之前提到的 2008 年消费品安全改进法案还规定，电池必须用螺丝固定在专为 3 岁以下儿童玩具设计的隔层内。不幸的是，日常家用产品的制造商并没有达到同样的安全标准。电池制造商一直无法重新设计 3.0V 锂电池以提供相同的保质期和输出，同时减少强大的电流放电到活组织中。因此保护儿童的措施必须包括强制要求所有制造商使用这些锂电池时必须提供安全的隔层和耐腐蚀包装，如独立包装电池，并进行相关风险的公共宣传活动。国家电池摄入热线是 23-625-3333。

关于电池摄入有三个普遍的误解。

(1) 废电池无法造成伤害。尽管电池不再能够为设备提供能量，但当前，它依然可以造成食管损伤。

(2) 电池将侵蚀性或腐蚀性的化学物质过滤到食管中。食管损伤是由于强大的电流传导至湿润的组织，并导致水解和伤害。

(3) 音乐贺卡是很危险的。几年前，贺卡行业就意识到了这个问题，一些制造商放弃了锂电

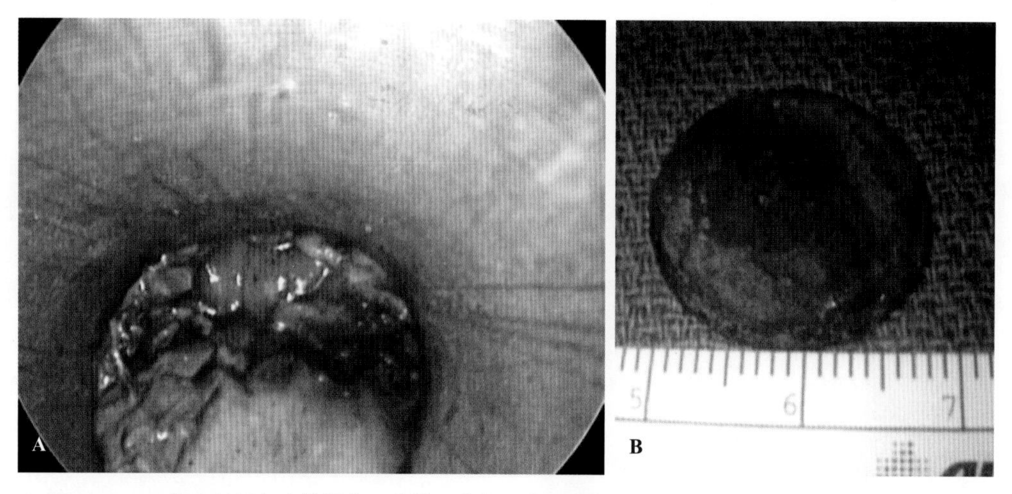

▲ 图 28–9　**A.** 锂电池引起食管损伤。内镜下水解反应二级损伤照片，**B.** 从食管取出的锂电池，注意电池表面黏膜反应的程度

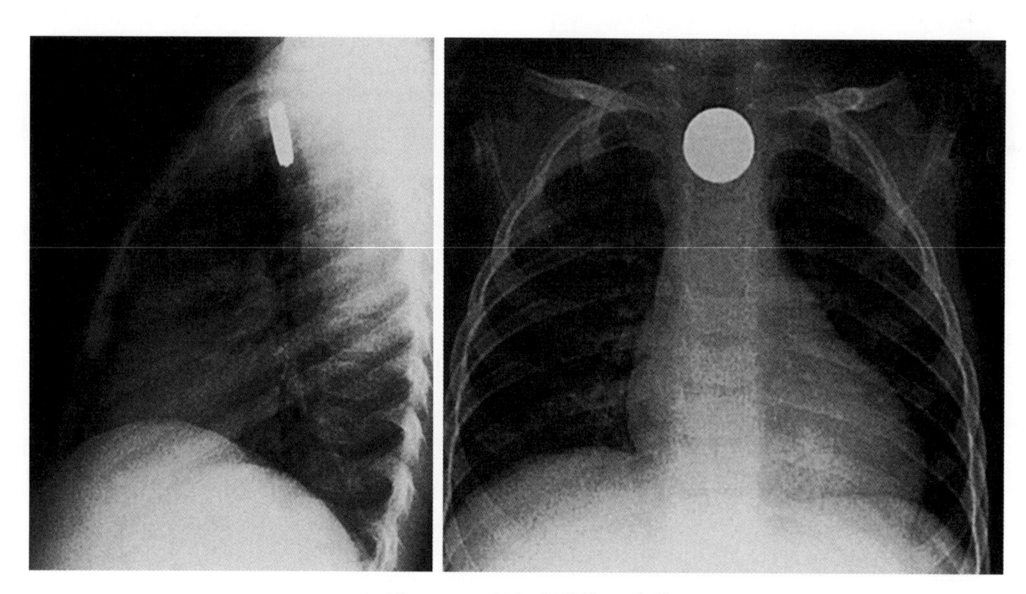

▲ 图 28–10　纽扣电池的 X 线片

请注意位于食管上部的 20mm 锂电池的特征双光晕

池的使用，重新引入了碱性电池。另一些人则把电池隔层固定好，使电池不易取出。

七、结论

异物、腐蚀性物质和电池的摄入或吸入是儿科人群发病率和死亡率的重要原因。虽然消费者保护政策有限制儿童接触这些危险物品的举措，但父母和医生就这些危险进行教育，对于减少这一问题的发生非常重要。及时的识别和全面的病史可以及时正确地识别患病儿童。不同类型的异物摄取情况其治疗方法不同，因为这取决于症状的持续时间、所摄入的物体或物质的性质，或者摄入物的位置。在控制疾病进展及规避并发症方面，及时的评估和检查是重要的。

推荐阅读

Anderson KD, Rouse TM, Randolph JG: A controlled trial of corticosteroids in children with corrosive injury of the esophagus. *N Engl J Med* 323 (10): 637 – 640, 1990.

Betalli P, Falchetti D, Giuliani S, et al: Caustic ingestion in children: is endoscopy always indicated? The results of an Italian multicenter observational study. *Gastrointest Endoscop* 68: 434 – 439, 2008.

Cohen S, Avital A, Godfrey S, et al: Suspected foreign body inhalation in children: what are the indications for bronchoscopy? *J Pediatr* 155: 276 – 280, 2009.

Dogan Y, Erkan T, Cokugras FC, et al: Caustic gastroesophageal lesions in childhood: an analysis of 473 cases. *Clin Pediatr* 45: 435 – 438, 2006.

Elshabrawi M, A–Kader HH: Caustic ingestion in children. *Expert Rev Gastroenterol Hepatol* 5 (5): 637 – 645, 2011.

Fidkowski C, Zheng H, Firth P: The anesthetic considerations of tracheobronchial foreign bodies in children: a literature review of 12,979 cases. *Anesth Analg* 111: 1016 – 1025, 2010.

Foltran F, Ballali S, Passali FM, et al: Foreign bodies in the airways: a meta–analysis of published papers. *Int J Pediatr Otorhinolaryngol* 76 (Suppls 1): S12 – S19, 2012.

Fulton JA, Hoffman RS: Steroids in second degree caustic burns of the esophagus: a systematic pooled analysis of fifty years of human data: 1956–2006. *Clin Toxicol* 45: 402 – 408, 2007.

Gaudreault P, Parent M, McGuigan MA, et al: Predictability of esophageal injury from signs and symptoms: a study of caustic ingestion in 378 children. *Pediatrics* 71: 767 – 770, 1983.

Kimball SJ, Park AH, Rollins MD, et al: A review of esophageal disc battery ingestions and a protocol for management. *Arch Otolaryngol Head Neck Surg* 136 (9): 866 – 871, 2010.

Litovitz T, Whitaker N, Clark L, et al: Emerging battery–ingestion hazard: clinical implications. *Pediatrics* 125 (6): 1168 – 1177, 2010.

Mattos GM, Lopes DD, Mamede RC, et al: Effects of time of contact and concentration of caustic agent on generation of injuries. *Laryngoscope* 116 (3): 456 – 460, 2006.

Ritter FN, Newman MH, Newman DE: A clinical and experimental study of corrosive burns of the stomach. *Ann Otol Rhinol Laryngol* 77: 830 – 842, 1968.

Waltzman ML, Baskin M, Wypij D, et al: A randomized clinical trial of the management of esophageal coins in children. *Pediatrics* 116 (3): 614 – 619, 2005.

Zaytoun GM, Rouadi PW, Baki DH: Endoscopic management of foreign bodies in the tracheobronchial tree: predictive factors for complications. *Otolaryngol Head Neck Surg* 123: 311 – 316, 2000.

第29章 咽喉、胃食管反流病和嗜酸性食管炎

Laryngopharyngeal and Gastroesophageal Reflux Disease and Eosinophilic Esophagitis

Robert Chun — Richard J. Noel　著

张晓曼　译

要点

1. 胃食管反流病 (GERD) 可能引起声门下气管损伤，应结合喉镜及气管镜检查。
2. 嗜酸性食管炎与胃食管反流病症状相似，应注意鉴别诊断。
3. 胃食管反流病的症状与喉镜检查结果无明显相关性。
4. 结合 pH/ 多通道腔内阻抗（multichannel intraluminal impedance，MII）监测在检测胃食管反流病变方面优于单独的食管 pH 监测，但其在确定疾病的严重程度、预后和治疗效果方面的作用尚不清楚。
5. 上消化道造影主要用于确定解剖结构，但对胃食管反流病检测的敏感性和特异性较低。
6. 核素标记和食管测压不推荐用于胃食管反流病的常规评估。
7. 富脂巨噬细胞对于胃食管反流有较低的敏感性和特异性。
8. 胃食管反流与喉软化有关，但相关性尚不完全明确。
9. 对于反复出现明显危及生命事件（apparent life-threatening events，ALTEs）和胃食管反流症状的儿童，如果药物治疗无效，应使用多通道腔内阻抗监测。
10. 婴儿猝死综合征的患儿不推荐常规胃食管反流检测。
11. 胃蛋白酶的测定是一种将反流与气道和食管外反流性疾病相关联的重要检测方法，胃蛋白酶可能引起喉损伤。
12. 抑酸药物的诊断性治疗可提供临床判断依据，但长期使用可能会引起并发症，应用要有时间限制。如果在随访评估中没有明显临床症状改善，则应停止抑酸药物治疗。

胃食管反流是儿童常见病，易发生于健康婴幼儿及儿童，且与许多儿童常见病的发生存在相关性。若缺乏对该疾病的自然病程及病理生理学的认知可能会导致误诊与误治。

胃食管反流的定义是，胃内容物逆行进入食管，无论有无咽喉反流或呕吐。胃反流物由盐

酸、胃蛋白酶、细菌、胆盐和（或）胰腺消化酶组成。儿童的胃食管反流病的症状包括体重不增、易怒、咽喉和（或）腹部不适的非特异性表现。消化系统外的症状包括咽部不适和嗓音改变、反复咳嗽和（或）肺部疾病加重。

婴儿在生长发育过程中可能会出现比较短暂的GER期。对健康足月儿的研究表明，反流性呕吐高峰出现在4—6个月大的时候，之后逐渐减弱和消退[1]。早产儿反流时间往往更长，而且可能更严重，然而，与足月儿一样，一般应将GER视为一个短暂的发育问题。应慎重考虑如胃底折叠术等具有较大风险和潜在长期后遗症的干预措施。除了婴儿期，GERD的严重症状在正常发育的儿童中不常见。

相比之下，GERD更常见于广义的儿科患病人群中。其中，遗传综合征、早产后不当的围产期护理及伴发神经系统疾病均能增加GERD的风险。上消化道的解剖异常，如贲门失弛缓症、膈疝和食管闭锁，也会导致GERD的发生。对于病情较重的儿童，反流及呕吐的治疗可能需要使用抑酸药或促动力药物、胃管鼻饲饮食和（或）手术控制反流，如胃底折叠术、空肠管喂养或食管胃分离。

嗜酸性食管炎（eosinophilic esophagitis，EoE）临床症状与GERD相似。EoE的特点是免疫介导的食管黏膜炎症，可导致进食障碍、呕吐和食物的反复嵌顿[2]。GERD与EoE均需进行治疗，且两者往往不会同时发病。目前公认的EoE诊断标准包括：在至少一个显微镜视野中，每个高倍视野至少有15个嗜酸性粒细胞密度：质子泵抑制剂（PPI）治疗无效或pH/阻抗试验阴性而排除GERD。EoE与气道疾病有关，尤其是声门下狭窄（SGS）和喉气管成形术的治疗失败[3-6]。有趣的是，已知EoE患者往往不会出现咽黏膜嗜酸性炎症，出现咽部不适症状由炎症介质及细胞因子的简介作用引起[7]。

临床上往往通过咽喉部病变程度作为判断患儿GERD的严重性，然而尚缺乏相关数据和经验来支持该该观点。因此，临床医师应该熟知生理学基础，充分掌握目前的诊断及治疗方法，并能认识到其诊断、治疗方案及现有的经验性证据存在局限性。本章回顾了儿童咽喉部GER的临床表现、诊断和治疗方法。

一、评估

许多测试可用于评估儿童喉部疾病和可疑GERD。充分认识这些检测方法的优势及局限性以便能合理的运用最佳方式判断GERD非常重要。包括：①病史采集及问卷调查；②反流程度及酸碱性测定；③成像；④内镜和显微镜下对上消化道黏膜评估；⑤行气道检查。

临床得到验证的婴儿GER问卷调查（I-GERQ-R）有助于标准化临床研究，但在临床实践中很少使用[8]。食管压力计测量食管的内部压力 可用以评估食管括约肌的收缩及松弛度。GERD患者测压可能存在异常，但其特异性和敏感性较低[9]。食管pH值检测（标准pH值法）是一种局限性检测方法，因其特异性差，无法区分生理性低PH值，也无法检测非酸反流。阻抗监测测量可检测食管的管腔内团簇运动，并能通过压力测定和pH探针相结合。pH和多通道腔内阻抗（pH/MII）联合测试是首选的，因为它可以识别酸性和非酸性反流，并能够有效地预测呼吸道事件的发生[10, 11]。尽管诊断标准在不断发展，但在评估反流疾病时，pH/MII联合检测显然已经取代了单纯pH检测[12]。

儿童GERD的成像包括透视和核闪烁显像。上消化道造影为解剖学研究，其目的是评估食管管径、胃解剖、膈肌缺损或可能的旋转不良的存在。上消化道造影检查对反流的诊断特异性差。行吞咽时透视检查可作为功能性筛查来评估吸入性吞咽困难，或识别颅神经和颅后窝缺陷可能引起的括约肌松弛功能受损或功能障碍。核闪烁显像，也被称为牛奶扫描，可观察饮食后蚀物的逆向运动，如果发生吸入性反流，也可以追踪误吸至肺部的反流物。然而，闪烁检测在GERD评价中的应用较低，不推荐常规检测[9]。与所有儿科放射学研究一样，应合理地应用影像学诊断方法以尽量避免辐射暴露。

食管胃十二指肠镜（EGD）活检有助于鉴

别 EoE，GERD 可诱发食管黏膜病变，胃幽门梗阻和裂孔疝可能促进反流和呕吐。长期反流刺激可引发食管红斑和（或）线状糜烂，严重时还会出现明显的斑片状红斑伴肠上皮化生（巴雷特食管）、食管瘢痕或狭窄。EGD 活检能够筛查上述疾病以及时予以治疗。

一般认为，间接或直接喉镜检查若发现后联合和杓区红斑和水肿或后端鹅卵石样改变，则经验性诊断为 GERD，但其缺乏严格的标准。直接显微喉镜检查发现与反流性喉炎（声门水肿、喉部红斑）相一致的体征与双探针 pH 值测定和环后活组织检查结果之间相关性较低[13]。

在使用闪烁造影和上消化道造影诊断 GERD 时，发现喉部异常患者 GERD 发生率较高，但这些方法无疑高估了 GERD 在研究人群中的发生率[14]。一项关于成人的具有里程碑意义的研究表明行胃底折叠术后 GERD 的咽喉部表现得到改善，但 GERD 的其他临床表现仍持续存在，这表明反流性咽喉炎症状与 GERD 的症状可能没有相关性[15]。

柔性支气管镜可用于支气管肺泡灌洗（bronchoalveolar lavage，BAL）和分泌物的抽吸。肺泡灌洗液或分泌物中噬脂巨噬细胞含量可反映胃食管反流及误吸严重程度，数量越多表明病变程度及肺内误吸程度越重，量化标准可用得分数值表示，得分范围为 0～400，若得分大于 100 则可反映 GERD 的高风险[16]，但其作为 GERD 肺内误吸标志的敏感性和特异性较低[16]。胃蛋白酶的蛋白质印迹分析可做为较好的评估气道疾病和怀疑食管外反流疾病患者 GERD 的工具[17]。胃蛋白酶已被证明是酸性和非酸性反流喉部损伤的病原体[18]。咽喉部胃蛋白酶的存在较好地说明与 GERD 相关。在一项小规模的前瞻性研究中，八名成人中有七名在抗反流手术后症状有所改善，喉部活检中胃蛋白酶消失[19]。59% 的成人特发性（非自身免疫性）SGS 活检发现胃蛋白酶和胃反流暴露[20]。然而，成人研究的结果可能不足以完全符合儿童情况。在支气管肺发育不良的早产儿的气管吸入物中，胃蛋白酶的浓度有所增加[21]。在一项针对儿童支气管镜检查的小型研究中，胃蛋白酶在检测吸入性方面比含脂巨噬细胞更敏感[22]。胃蛋白酶似乎是一种更特异的食管外反流生物标志物，相比之下，慢性肺部疾病患儿支气管肺泡灌洗或气管造口术中存在富脂巨噬细胞[23]。

二、临床表现

儿科中与 GERD 相关的疾病包括三大类症状：① GER 继发性体重不增，通常是因呕吐引起；②食管炎症引起的疼痛；③食管外表现包括气道和肺部疾病[9]。尤其是喉部疾病作为 GERD 的一种表现形式，在不同年龄的儿童中会以不同的方式出现。

婴幼儿可能会出现呼吸暂停、喘鸣、呼吸困难、声音嘶哑和误吸。在一项对 202 名患有喘鸣症的婴儿进行的研究中，一半的婴儿患有与其病情相关的咽喉反流[24]。大约 75% 的婴儿喘鸣症继发于喉软化，据报道，这些婴儿中 GER 的发病率高达 90%[25]。

考虑到婴儿 GER 的自然病史，GER 和喉软化共存并不罕见，现仍对两者共存的机制不清。GERD 也可能改变喉的音调和感觉运动功能，有一种理论认为，由于喉软化中气道阻塞而增加的胸内压力会促进 GER 的发生。此外，影响喉部软化的迷走神经张力改变可能对迷走神经张力产生影响，从而改变食管正常的生理性收缩及舒张功能[26]。然而，一项对 1295 名同时患有胃酸反流和喉软化的新生儿的系统研究未能确定两者之间的因果关系[27]。

婴儿和幼儿的呼吸暂停或 ALTEs 与 GERD 有关；然而，大多数研究未能证实 ALTEs 与反流发作的频率、持续时间或酸度之间的相关性[28, 29]。最近的一项系统性研究发现，ALTEs 的患儿无需进行常规 GER 检查[30]。若出现 GERD 表现，建议使用 pH/MII 监测和症状评估判断 ALTEs 的 GER。在某些患儿中，GER 和 ALTEs 发病密切相关，为此需行抗反流手术。

在年龄较大的儿童中，发音困难、咳嗽和咽炎是 GERD 喉部表现的主要症状。在一项对 63 名儿童的研究中，经 pH/MII 监测发现食管外症状与 GER 发作之间没有关联[31]。一项对 254 名嗓音嘶哑儿童的研究发现，只有25%的声带小结儿童患有GER[32]。此外，在大样本量嗓音嘶哑儿童中，食管活检、BAL和喉镜检查结果之间没有相关性[33]。GERD被认为是声带反常运动的原因之一，但其因果关系仍不清楚[34]。根据最新的临床实践指南，对于没有明显GERD症状或体征的声音嘶哑患者，不应使用抗反流药物[35]。因此，虽然GERD可能在发声障碍和声音嘶哑的原因之一，但还没有建立直接的因果关系。

若无食管相关并发症，反流是否会造成咽喉部并发症现尚不明确。食管黏膜组织较致密，能够有效抵抗反流物刺激；并且反流可以有效地限制在食管腔内，防止它刺激食管壁的深层。此外，收缩波经常将食管胃内容物清除到胃中，进一步减少食管反流刺激。反流物的非酸性成分，如胆汁和胰酶，可能导致食管外疾病，但在儿童中尚未得到很好的研究。

与成年人不同，GER在儿童慢性咳嗽中的作用尚不清楚。在72名儿童中，GERD是第三常见的慢性咳嗽病因，但仅发生在15%的儿童中；最常见的病因是咳嗽变异性哮喘和鼻窦炎[36]。食管迷走神经反射被认为是通过食管刺激介导咳嗽和GERD，食管刺激使迷走神经信号传递到脑干，从而促进支气管收缩和引发咳嗽[37]。其他人提出微吸入可能是慢性咳嗽的诱因。然而，通过支气管镜和BAL对慢性咳嗽患者的前瞻性评估发现，慢性细菌性支气管炎最常见（39%），GERD是一个罕见的原因（3%）[38]。因此，与其他原因相比，GERD并非导致儿童慢性咳嗽的主要原因。

大多数作者推荐在行喉气管重建前行GERD评估和治疗，以提高手术成功率[39-41]。然而，一篇关于接受喉气管重建的儿童的综述，不建议对围术期行GERD评估，因为无论是否存在反流对手术结果没有影响[42]。在动物实验中，胃反流引起SGS和气道病理改变[43]。一项研究回顾了内镜下评估儿童人群喉部和气管的GERD发生率，发现SGS在GERD患者中非常常见[44]。成人研究表明，特发性成人胃食管反流病患者声门下瘢痕和咽喉部存在胃蛋白酶[20]。综上所述，GERD可能在SGS中发挥作用，可能干扰喉气管重建，但还需要进一步的研究。

总的来说，儿童咽喉部疾病的表现与GERD有关，由于很难通过成人相关研究数据准确地评估儿童患病情况，因此在儿童疾病管理中需要良好的临床判断。

三、治疗

GERD的治疗必须兼顾临床疗效、潜在的不良反应和该疾病的自然病程，尤其是考虑到对足月婴儿和幼儿的治疗时，他们的反流会随着正常生长和发育而改善和痊愈。

在GERD疾病管理控制中，生活方式的改变非常重要，特别是针对婴幼儿患病群体。尽管食管反流发作频率不会改变，但食物黏稠度增加可以使反流减少。俯卧位也能减少反流，但由于婴儿猝死综合征的风险增加而被禁用，除非与GERD相关的发病率风险被认为大于婴儿猝死综合征的风险。

GERD的治疗包括抑酸药物（组胺-2受体拮抗药和质子泵抑制药）、促动力药和其他抗酸或细胞保护药物。抑酸药能够减少或完全阻断胃壁细胞产生胃酸。组胺-2受体拮抗药包括雷尼替丁、西咪替丁、尼扎替丁和法莫替丁，可用于儿童患者。这些药物在给药30min后开始起效，由于长期服药的不良反应影响，其疗效受到限制。

质子泵抑制药如奥美拉唑、兰索拉唑、潘托拉唑和雷贝拉唑等可阻断壁细胞质子泵分泌的酸性物质，并已被证明对所有年龄组的GERD及其并发症均有效。然而，质子泵抑制药并不总是以适合儿童剂量的形式提供，因此常常制成保质期有限的悬浮液。虽然抑酸治疗能偶尔缓解GERD症状，但越来越多的证据表明，抑制胃酸分泌会增加感染的风险，包括肺炎、胃肠炎、念珠菌血症、小肠结肠炎和艰难梭菌相关性疾病[45-47]。有研究发现成人长期使用会造成营养不良[48]，这在儿童人群中没有记录。

促动力药物通过促进胃内容物顺行转运来减少GERD的食管咽喉反流症状。西沙必利是一种5-羟色胺能激动药，能有效地提高运动能力，但由于可能导致心律失常，这种药物已退出市场[49]。抗多巴胺药物如甲氯普胺和多潘立酮作为促肾上腺素药物的疗效有限，且由于其潜在的锥体外系不良反应不推荐使用。红霉素也有有限的促动力作用，因其快速耐药，故作用时间短暂。硫糖铝和抗酸药对儿童GERD的治疗效果有限，尤其是治疗喉部或气道症状。

抗反流手术可考虑用于GERD和反流导致误吸的儿童或对药物治疗无效的患儿，或希望避免长期依赖药物可以考虑手术治疗。胃底折叠术对GERD治疗后疾病改善率和失败率相差很大（分别为60%～90%和2%～50%）。与胃底折叠术相关的症状可能包括反复呕吐、倾倒综合征和腹部胀痛。若反流症状重且危急而来不及行胃底折叠术时，可行空肠肠内营养，营养能够有效控制症状，需行胃空肠管置入或行空肠造瘘。若反流造成严重的气道表现时，可行胃食管分离术。在对年轻患者行抗反流治疗时，应预估治疗周期，因反流症状可能会随着生长发育而改善。经空肠肠内营养，可暂时性控制反流，并可以避免手术带来的胃肠道解剖的异常改变。充分认识疾病的病理生理特点，掌握不同的治疗方法及合理的应用治疗方案对确保患者治疗后获益最大化及减少抗反流手术并发症和死亡率至关重要。

四、方法

对儿童症状的准确评估可能比较困难且特异性差。患有咽喉部疾病的儿童通常缺乏反流或消化不良症状的病史。抑酸药物的诊断性治疗有助于临床诊断，但治疗时间不宜过长。理想情况下，症状改善的患者应在几个月后停用抑酸药。相反，酸抑制药应在没有明显益处的患者中停用，并应考虑进一步评估。

患有喉部疾病的患者应该行纤维喉镜检查。在精确的高分辨率光学显微镜下，喉部病变可能无明显肉眼表现[50]。由耳鼻咽喉科医生在全麻下进行的内镜检查可与由胃肠科医生进行的EGD配合，同时放置pH/MII探针进行24h动态评估。通常认为高分辨率可视化内镜气道检查、EGD通过食管黏膜活检、对上消化道的内镜评估及酸碱度/MII监测对诊断喉部疾病和GERD/EoE及对两者之间相关性签别可提供有价值的客观数据。反流程度随着儿童的发育和营养需求的变化而发展。鉴于以上信息，可以制订个体化治疗方案，包括生活方式的改变、药物治疗方案和抗反流手术治疗。

尽管现有的临床数据可以指导临床医生制订合理的临床决策，但这些信息对反映病理性反流与咽喉部疾病之间的相关性存在局限性，因此临床医生在临床判断中需注意鉴别多种因素。

五、结论

婴儿和儿童的GERD疾病管理存在较多的不确定性，需要进行合理的临床判断。特别是，儿科GERD的喉部和食管外表现可能是最复杂的，需要有针对性地进行分类和治疗，以确保益处明显大于潜在风险和不良反应。pH/MII联合检测提高了咽喉部GER的检测灵敏度。胃蛋白酶试验直接将病理性反流和喉部疾病联系在一起，目前临床上还不可用。现有试验的特异性较低，但喉上皮中胃蛋白酶的存在可能是GERD疾病咽喉反流的更好预测指标。反流相关喉部疾病的管理最好由多学科团队进行评估，耳鼻咽喉科医生和胃肠科医生之间的密切合作可以更好地对疾病有更充分的认知并能够制订优化诊疗方案。

推荐阅读

Blumin JH, Johnston N: Evidence of extraesophageal reflux in idiopathic subglottic stenosis. *Laryngoscope* 121: 1266 – 1273, 2011.

Bove M, Tegtmeyer B, Persson S, et al: The pharyngeal mucosa is not involved in eosinophilic oesophagitis. *Aliment Pharmacol Ther* 30: 495 – 500, 2009.

Brigger MT, Misdraji J, Hardy SC, et al: Eosinophilic esophagitis in children: a pathologic or clinicopathologic diagnosis? *Arch Otolaryngol Head Neck Surg* 135: 95 – 100, 2009.

Farhath S, He Z, Nakhla T, et al: Pepsin, a marker of gastric contents, is increased in tracheal aspirates from preterm infants who develop bronchopulmonary dysplasia. *Pediatrics* 121: e253 – e259, 2008.

Greifer M, Ng K, Levine J: Impedance and extraesophageal manifestations of reflux in pediatrics. *Laryngoscope* 122:

1397 – 1400, 2012.

Hartl TT, Chadha NK: A systematic review of laryngomalacia and acid reflux. *Otolaryngol Head Neck Surg* 147: 619 – 626, 2012.

Kelly EA, Parakininkas DE, Werlin SL, et al: Prevalence of pediatric aspiration–associated extraesophageal reflux disease. *JAMA Otolaryngol Head Neck Surg* 139 (10): 996–1001, 2013.

Liacouras CA, Furuta GT, Hirano I, et al: Eosinophilic esophagitis: updated consensus recommendations for children and adults. *J Allergy Clin Immunol* 128: 3 – 20, e6, 2011.

May JG, Shah P, Lemonnier L, et al: Systematic review of endoscopic airway findings in children with gastroesophageal reflux disease. *Ann Otol Rhinol Laryngol* 120: 116 – 122, 2011.

Orenstein SR: Symptoms and reflux in infants: Infant Gastroesophageal Reflux Questionnaire Revised (I–GERQ–R): utility for symptom tracking and diagnosis. *Curr Gastroenterol Rep* 12: 431 – 436, 2010.

Pearson JP, Parikh S, Orlando RC, et al: Review article: reflux and its consequences: the laryngeal, pulmonary and oesophageal manifestations. Conference held in conjunction with the 9th International Symposium on Human Pepsin (ISHP) Kingston–upon–Hull, UK, 21–23 April 2010. *Aliment Pharmacol Ther* 33 (Suppl 1): 1 – 71, 2011.

Pohl JF: *Clostridium difficile* infection and proton pump inhibitors. *Curr Opin Pediatr* 24: 627 – 631, 2012.

Putnam PE: Obituary: the death of the pH probe. *J Pediatr* 157: 878 – 880, 2010.

Rosen R, Fritz J, Nurko A, et al: Lipid–laden macrophage index is not an indicator of gastroesophageal reflux–related respiratory disease in children. *Pediatrics* 121: e879 – e884, 2008.

Rosen R, Hart K, Nurko S: Does reflux monitoring with multichannel intraluminal impedance change clinical decision making? *J Pediatr Gastroenterol Nutr* 52: 404 – 407, 2011.

Schwartz SR, Cohen SM, Dailey SH, et al: Clinical practice guideline: hoarseness (dysphonia). *Otolaryngol Head Neck Surg* 141: S1 – S31, 2009.

Smith LP, Chewaproug L, Spergel JM, et al: Otolaryngologists may not be doing enough to diagnose pediatric eosinophilic esophagitis. Int *J Pediatr Otorhinolaryngol* 73: 1554 – 1557, 2009.

Tieder JS, Altman RL, Bonkowsky JL, et al: Management of apparent life–threatening events in infants: a systematic review. *J Pediatr* 163: 94 – 99, e1–6, 2013.

Vandenplas Y, Rudolph CD, Di Lorenzo C, et al: Pediatric gastroesophageal reflux clinical practice guidelines: joint recommendations of the North American Society for Pediatric Gastroenterology, Hepatology, and Nutrition (NASPGHAN) and the European Society for Pediatric Gastroenterology, Hepatology, and Nutrition (ESPGHAN). *J Pediatr Gastroenterol Nutr* 49: 498 – 547, 2009.

Wassenaar E, Johnston N, Merati A, et al: Pepsin detection in patients with laryngopharyngeal reflux before and after fundoplication. *Surg Endosc* 25: 3870 – 3876, 2011.

第30章

误吸及吞咽障碍

Aspiration and Swallowing Disorders

David J. Brown　Maureen A. Lefton-Greif　Stacey L. Ishman　著
张海燕　译

要点

1. 评估患有呼吸消化系统疾病儿童的首要任务是确保气道安全。
2. 呼吸和吞咽的协调对生存至关重要，因为咽腔是呼吸和吞咽的共用通道。
3. 吞咽的四个阶段是：①口腔准备阶段；②口咽期；③咽期；④食管期。
4. 吞咽困难的特征是由损伤的解剖部位决定的：鼻和鼻咽部、口腔和口咽部、下咽和喉部、气管和食管。
5. 吞咽功能必须保证足够的营养和液体的摄入，以保证最佳的生长发育。
6. 视频吞咽造影和柔性内镜下吞咽评估是评估咽期吞咽功能的常用方法。
7. 吞咽困难的处理包括改变喂养方式、补充营养、口腔运动和吞咽疗法，以及替代喂养方法。

吞咽涉及多方面的高度集成的和部分重叠的动作，为了便于讨论，经常将其分为三个阶段，口腔期、咽期和食管期。在口腔阶段，将食物加工成可以吞咽的食团，然后将其运送到口腔后部。在婴儿，口腔期指从乳头吸吮液体。6个月及以上的儿童，口腔期还包括口腔准备阶段，在此期间固体食物充分咀嚼并进入口腔阶段。咽期包括一系列复杂且相互关联的事件，这些事件在保护气道的同时推动食团通过咽部进入食管。在吞咽阶段，软腭上升接近咽壁、呼吸停止、喉体上升、声带闭合，舌根和咽部肌肉将食团自松弛的食管上括约肌推进。吞咽时气道闭合、呼吸停止。食管期自小食团进入食管时开始，进入胃时结束。

典型的吞咽包括从婴儿期的原始吮吸和吞咽反射转变为成熟的、有意识的咬、咀嚼和形成食团，这是在较大的儿童和成人中安全、充分输送营养所必需的。适当调整呼吸消化系统的生长和发育变化及气道保护反应的变化，对生长发育过程至关重要。口腔、咽和喉部的解剖关系在出生后最初几年不断变化。此外，神经发育、认知和感觉输入对吞咽功能进行调节，进而影响成熟过程。

有效的吞咽对生存至关重要。吞咽的两个主要功能是将口腔分泌物、液体和食物从口腔直接送到胃里，同时保护呼吸道，并为儿童生长发育提供充足的营养和液体。适当调整生长和增加营养需求是成功吞咽的关键。由于呼吸和吞咽有共同的通道，如口腔和咽腔，因此它们的功能相互交叉。

吞咽困难，或吞咽障碍，是由影响呼吸消化道结构完整性或其协调能力造成。先天或后天的结构或解剖异常可导致气道阻塞和吞咽障碍。本章的重点是怀疑患有吞咽困难和相关的原发性呼吸消化道异常的婴儿和儿童的评估方法，综述了吞咽与气道相关疾病的治疗方法。

一、婴幼儿可疑吞咽障碍的评估方法

（一）临床或床边评估

对所有喂食和吞咽困难的儿童进行评估，首先要全面了解病史并进行体格检查。当存在影响口咽结构完整性或吞咽时神经肌肉与气道之间复杂的协调过程时，儿童患吞咽困难的风险增加。因此，临床评估的重点是选择恰当的诊断方法，以确定吞咽障碍的性质和程度，并指导治疗决策。有复杂病史或综合征（如支气管肺发育不良或Smith–Lemli–Opitz综合征）的儿童，伴有结构异常时，需要其他检查评估，如直接喉镜检查和支气管镜检查，以确定相关并发症对吞咽的影响。

（二）仪器评估

当临床评估发现吞咽异常而没有明显的症状时，通常推荐使用仪器评估。吞咽过程中涉及的结构可以通过影像学使其可视化，如上消化道（upper gastrointestinal，UGI）造影和视频吞咽造影（videofluoroscopic swallow studies，VFSS），和（或）内镜检查，如柔性内镜吞咽评估（flexible endoscopic evaluation of swallowing，FEES）。通过UGI、VFSS和FEES的评估，可以确定病理生理学，从而有助于诊断吞咽困难。然而，这些检查方法可能无法判断误吸的情况，尤其是偶有误吸时。因此，对阴性结果应谨慎对待。

1. 上消化道造影

UGI造影可以为有解剖异常，尤其是口咽远端异常的儿童提供重要的信息。UGI能评估食管、胃和十二指肠的解剖和生理，并确定胃肠道阻塞和旋转不良。此外，它还能够对口咽结构和功能的屏障。液体钡可经口或鼻胃管给药，具有给药途径取决于具体的诊断及儿童是否有继发吞咽功能障碍的误吸风险。

2. 视频透视吞咽研究

VFSS，有时被称为改良的吞钡检查，能在吞咽期间进行口腔、咽部、颈部食管的成像[1]。有利于评估怀疑患有口咽期吞咽的困难的儿童的消化道结构。VFSS提供的信息：①确定是否存在解剖或结构异常；②确定上消化道的结构和功能的协调是否安全及有效；③制定提高安全和有效吞咽功能的策略。在VFSS中，儿童摄取液体和（或）加入钡剂的食物，尽可能模拟功能喂养。因此，儿童必须愿意并能够配合VFSS[2,3]。

3. 柔性内镜吞咽评估

FEES是常规柔性纤维鼻咽镜检查的延伸，可用于评估发声、吞咽、吞咽液体和食物时鼻咽、口咽、喉的结构和功能[4,5]。对于非口服喂养者、不能配合VFSS的喂养者、患有声带功能障碍的儿童或那些处理分泌物能力有问题的喂养者，FEES特别有用。

当内镜接触邻近黏膜或结构时，FEES可评估感觉功能。FEES配合感觉空气脉冲测试（FEES–ST）可对感觉输入的响应进行标准化评估（内镜下使用校准的空气脉冲）[6]。研究表明，FEES–ST可用于评估和治疗患有某些特定疾病的儿童（如I型喉裂），并可用于儿童气道重建的术前评估[7,8]。临床诊断为复发性肺炎、神经功能紊乱和胃食管反流病（GERD）的儿童咽喉感觉阈值升高[6]。表30–1概述了使用VFSS的作用及适于进行VFSS的解剖或结构基础。

（三）其他诊断评估

需要其他诊断测试来确定吞咽功能障碍的原因。需要脑干成像来诊断颅底或脊柱是否有潜在的异常。对于患有难治性呼吸疾病的儿童，可能需要进行专业评估。胸部X线片、肺功能测试、高分辨率计算机断层扫描（CT）和支气管镜检查提供有关肺损伤程度的信息。胃肠道的内镜检查对怀疑患有胃肠疾病的患者有益。

二、导致吞咽困难的四个解剖部位

有可能影响吞咽并导致吞咽困难的呼吸和消化道异常的4个主要解剖位置是：①鼻和鼻咽；②口腔和咽；③下咽和喉；④气管和食管（图30–1）。

（一）鼻和鼻咽

由于鼻/鼻咽气道阻塞，鼻和鼻咽异常影响

表 30–1 吞咽功能障碍的解剖位置、条件、阶段和视频透视吞咽研究和柔性内镜吞咽评估的应用

解剖位置	解剖或结构状况	吞咽障碍的潜在阶段			视频透视吞咽研究显示	柔性内镜吞咽评估显示
		口腔	咽	食管		
鼻和鼻咽	面中部发育不全	是	是		±	±
	梨状孔狭窄	是	是		±	±
	鼻中隔偏曲	是	是		否	否
	脑膨出	是	是		否	否
	肿瘤	是	是		否	否
	鼻后孔闭锁	是	是		否	否
	腺样体肥大	是	是		否	否
口腔和口咽	唇裂 / 腭裂	是			否	否
	小颌或颌后缩	是	是		±	±
	巨舌	是	是		±	±
	肿瘤	是	是		±	±
下咽部和喉部	会厌囊肿		是		否	否
	喉软化		是		±	±
	声带麻痹 / 轻瘫		是		是	是
	喉蹼		是		±	±
	喉后裂		是	是	是	是
	声门下狭窄		是	S	±	±
	声门下血管瘤		是	S	±	±
气管和食管	胃食管反流病		S	是	±	否
	嗜酸性食管炎		S	是	±	否
	血管环畸形			是	±	否
	气管狭窄			是	±	否
	气管软化			是	±	否
	气管食管瘘			是	±	否

±. 可能显示或可能未显示；S. 有时候

吞咽的口腔期和咽期（图 30–2）。与单侧疾病相比，双侧疾病对气道通畅和吞咽的影响更为显著。

任何引起鼻气道阻塞的原因都能导致喂养困难，尤其是在婴儿时期，因为鼻气流是呼吸和喂养的重要组成部分。鼻塞可由多种情况引起，包括面部发育不全、先天性鼻梨状孔狭窄、鼻中隔偏曲或血肿、慢性或急性鼻炎、先天性鼻中隔肿块（包括真皮、脑膜和胶质瘤）、鼻或鼻咽肿瘤、鼻后孔闭锁和腺样体肥大。这些儿童经常不能协调进食和呼吸，引起发育不良或反复误吸[9]。

双侧鼻腔疾病通常有严重的呼吸困难，因此

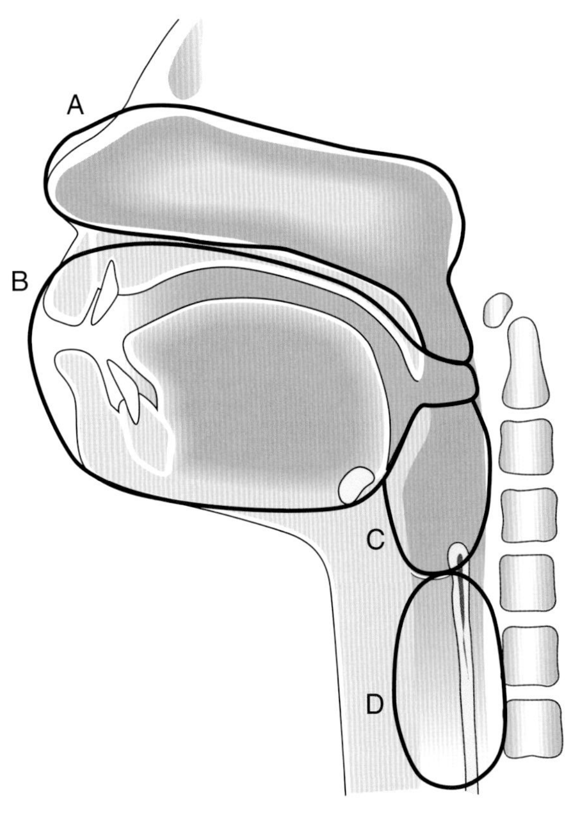

▲ 图 30-1 吞咽困难的四个解剖部位

A. 鼻和鼻咽；B. 口腔和口咽；C. 下咽和喉；D. 气管和食管（由 Johns Hopkins University 提供，图片仅用于医学）

通常在出生后不久就被发现，患儿可通过哭泣缓解周围性发绀[10]。这些患儿也不能有效地进食，在进食时会咳嗽和窒息。相反，单侧鼻腔疾病可多年不被发现，通常为单侧鼻塞或鼻漏。可以通过尝试 6-F 鼻饲管穿过鼻孔或通过柔性纤维光学内镜来评估鼻腔通气。如果内镜检查后怀疑有鼻塞，应进行影像学检查。图 30-2 概述了对怀疑鼻咽原因导致儿童吞咽困难的评估方法。

（二）口腔和咽

口腔和咽的异常可能影响吞咽的口腔和咽期，会导致上气道阻塞。在开始进食或评估疑似吞咽困难之前，应评估和检查呼吸问题（图 30-3）。

食团的形成，食团从嘴到胃运动，以及食团通过咽时保护呼吸道的呼吸协调是有效的吞咽功能。成功的奶瓶喂养和母乳喂养需要挤压乳头，口腔内产生足够的负压吸引。如果解剖异常损害了母乳喂养的挤压或吸引作用，会降低喂养效率，造成喂养困难。虽然口腔和口咽的异常可能单独发生，但它们经常与呼吸消化道其他部分的缺陷一起发生，并可能损害气道功能。与往常一样，呼吸道问题是首要考虑的问题，并应在喂养和吞咽之前得到解决。影响口腔和口咽部的常见情况，包括唇腭裂、小颌 / 颌后缩和大舌。

解剖缺陷的影响取决于多种方面，如损伤的位置和范围，以及是否存在其他异常或伴随疾病。唇裂可能通过干扰唇舌在乳头周围形成一个密封圈从而影响婴儿的喂养。这种干扰会破坏吸吮的挤压阶段，并会导致液体的过度泄漏。孤立腭裂而无唇裂，由于不能产生足够的口腔负压，因而无法自乳头挤出液体，影响母乳喂养的吸入阶段。患有孤立性小唇裂或黏膜下裂的儿童进食无异常，或者有轻微异常，但这些异常可以满足日常饮食需求[11]。当乳头喂养的挤压期出现问题时，可以在唇腭裂手术修复前使用特殊的喂养器。这些设备包括 Haberman 喂哺器和 Mead-Johnson 奶瓶，需要护理人员轻轻地挤压奶瓶来输送液体，或者用一个简单奶嘴促进液体流动。以上是唇腭裂手术前的常用方法。临床医生必须评估潜在的误吸风险增加的液体供应，并必须确保婴儿可以保护他或她的气道。

与唇腭裂相关的常见颅面综合征包括 Apert 综合征、Stickler 综合征和 Treacher Collins 综合征；Pierre Robin 序列症（小颌 / 颌后缩，舌后坠，腭裂）；CHARGE 综合征（眼部缺损、心脏病、鼻后孔闭锁、发育迟缓、生殖器发育不全、耳异常）及 22q11 缺失综合征，包括腭心面综合征和 DiGeorge 综合征[12]。这些疾病并不局限于口腔或口咽结构异常，能够干扰进食和吞咽功能，而不是局限于口腔或口咽结构。

颌后缩和小颌畸形影响气道通畅，并影响舌根移后的进食过程。颌后缩和小颌畸形可能单独发生，也可能与 Pierre Robin 序列症和遗传综合征相关，如 Goldenhar、Treacher Collins、Smith-Lemli-Opitz 和 cri du chat 综合征。在 Pierre Robin 序列症中，咽塌陷和悬雍垂过长导致腭部和舌根阻塞[13]。除了对母乳喂养的挤压和吸引阶段造成干扰外，咽腔狭窄和继发于腭裂的鼻咽反流会导

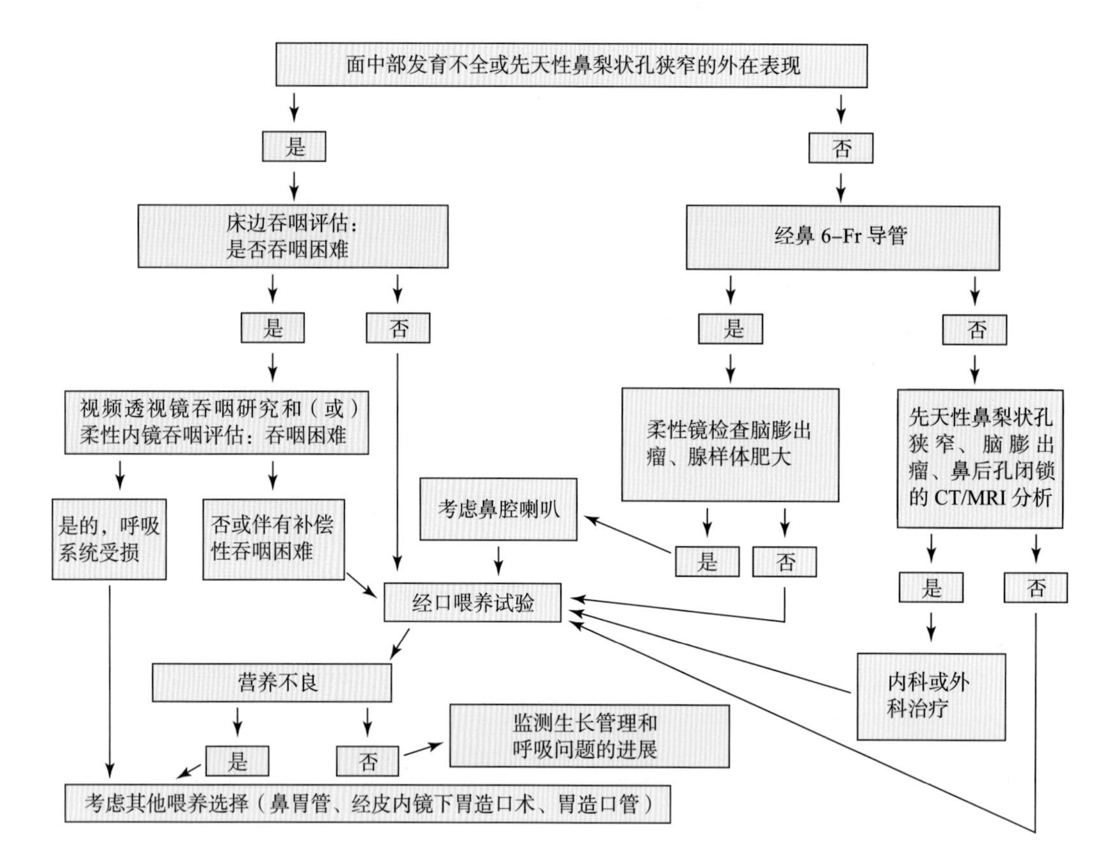

▲ 图 30-2 疑似鼻和鼻咽异常的吞咽困难的评估与管理

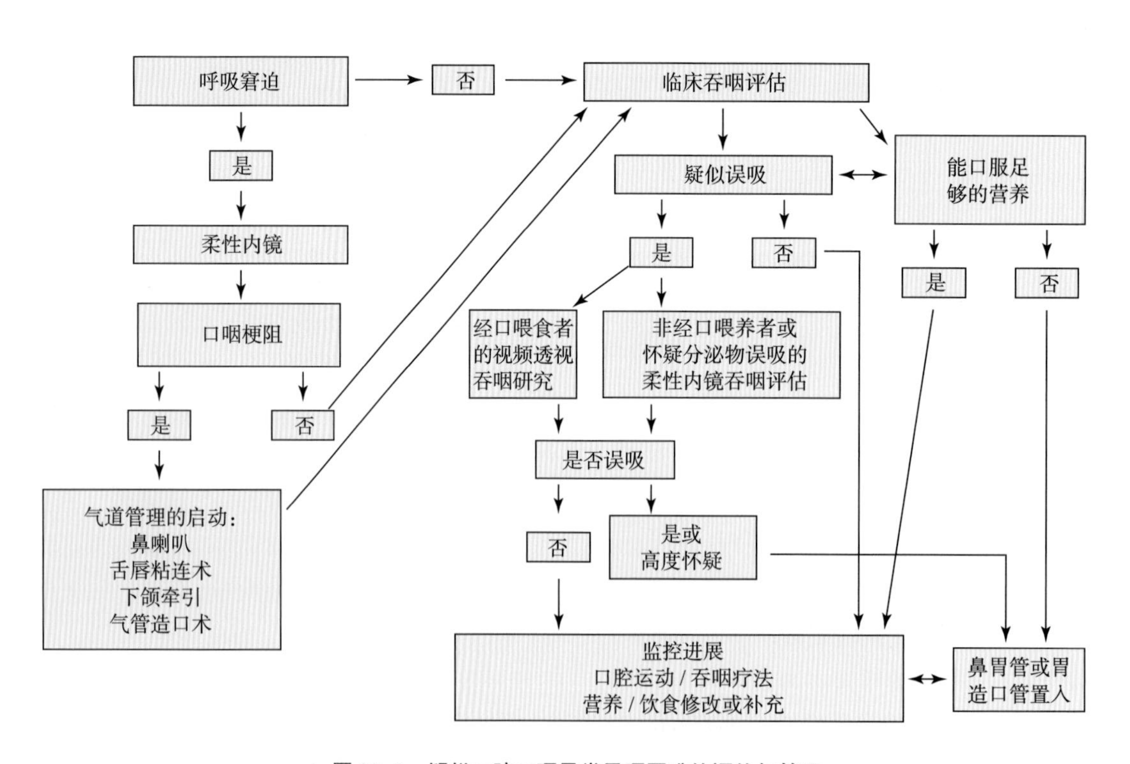

▲ 图 30-3 疑似口腔口咽异常吞咽困难的评估与管理

致呼吸和吞咽功能失调。能否成功经口喂养取决于呼吸窘迫的程度和是否存在其他。在大多数孤立 Pierre Robin 序列症的儿童中，吞咽困难会在气道治疗后得到解决。然而，尽管有成功的气道干预，那些与 Pierre Robin 序列相关的共患病或其他综合征往往需要胃造口[14]。

巨舌导致的唇舌与奶嘴的密闭不充分会影响进食造成喂养困难。此外，舌头的运动受限导致食物在口腔内难以控制。巨舌症可存在于唐氏综合征和 Beckwith–Wiedemann 综合征患儿中，50%～80% 的唐氏综合征患儿存在进食问题；吞咽困难的特征性改变包括口腔运动功能延迟和异常，舌和下颌功能异常，以及口腔期延迟与吞咽困难[15, 16]。在唐氏综合征的患儿中，肌张力低也能导致进食和吞咽异常。

当咽部憩室或肿瘤病变较大或涉及特定部位时可影响进食，但这种情况在儿童中很少见。

（三）下咽和喉

下咽和喉的异常影响吞咽阶段的咽期和食管期。最初需要柔性纤维喉镜检查进行评估（图 30–4）。

会厌谷囊肿是罕见的黏液潴留囊肿，表现为喘鸣、呼吸窘迫、吞咽困难和发育不全。会厌间隙的肿块引起会厌的明显反折，导致呼吸窘迫和吞咽困难。吞咽困难可由舌根、会厌运动异常和吞咽时会厌周围食物的自然横向流动受阻引起。柔性纤维喉镜检查和直接喉镜检查对诊断最有价值。吞咽功能相关检查、CT 和磁共振成像（MRI）可偶然发现会厌谷囊肿并确诊，但颈部平片上对其诊断不敏感。手术治疗会厌谷囊肿需要一并去除囊肿黏膜壁，可以用 CO_2 激光、冷刀或电动微切吸器进行手术。喉软化是婴儿喘鸣的最常见原因，占 70% 以上。患儿在吸气期间因会厌和（或）杓状软骨的塌陷而出现吸气喘鸣。喉软化的诊断是由婴儿表现和纤维喉镜检查确定。90% 以上的喉软化患者接受非手术治疗，并进行密切的临床随访。许多研究已经描述了喉软化和胃食管反流之间的关系及潜在的神经原因[18–20]。与严重喉软化相关的进食困难包括进食时窒息、发育不良和呕吐。

Matthews 及其同事[21] 发现，24 名喉软化婴儿接受了 24h 双探头 pH 值监测，发现所有患儿至少有一次咽部反流，超过 90% 的婴儿出现了三次。许多临床医生对喉软化患者经验性使用抗酸药物或质子泵抑制药。

更严重的病例会出现呼吸窘迫症状，包括发绀、阻塞性睡眠呼吸暂停、锁骨上下窝凹陷。对于呼吸窘迫或发育不良的患者，建议进行声门上成形术。Lee 及其同事[22] 表明 CO_2 激光声门上成形术可以改善胸壁呼吸不畅导致的凹陷，但许多患者术后仍有窒息和进食问题，术前和术后评估吞咽和密切的临床随访非常必要。

单侧或双侧声带麻痹占先天性喉畸形的 10%。由于无法保护气道，婴儿会出现喘鸣、反复误吸和吞咽困难。最好采用纤维喉镜在患者清醒状态下进行诊断。儿童声带麻痹的治疗应首先关注建立安全的气道。保证气道稳定后，再评估营养需求。

VFSS 和（或）FEES 用于评估声带麻痹婴儿的吞咽功能，以确定误吸情况，评估患者充分保护气道的能力。还可以确定进料食方法（例如，快流与慢流）或不同黏度液体（例如，稀与稠）的影响。缓慢吞咽对某些婴儿有帮助。通过减少奶瓶、乳头的流量或通过增加配方奶粉或母乳来完成。也有婴儿需要一根喂养管来帮助获得足够的营养和水分。

喉蹼可以是先天的，这是因为胚胎形成过程中喉管腔上皮不完全吸收导致，也可以是后天形成的，与喉手术或气管插管相关的声带创伤有关。婴儿表现为喘鸣、哭声微弱、声音嘶哑、呼吸窘迫或失音，少数伴有吞咽困难。心脏异常和 22q11 号染色体缺失与喉蹼有关。通过纤维喉镜或直达喉镜检查进行诊断。薄的喉蹼可以通过内镜来处理，而较厚的喉蹼需要喉裂开和放置喉模或支架。对于术前合并有吞咽困难的患儿，术后应进行后续吞咽评估。

喉后裂是一种罕见的先天性畸形，由食管和气道之间的隔膜生长不完全引起。1/3 的喉异常与气管食管瘘有关。Benjamin–Inglis 分类系统描

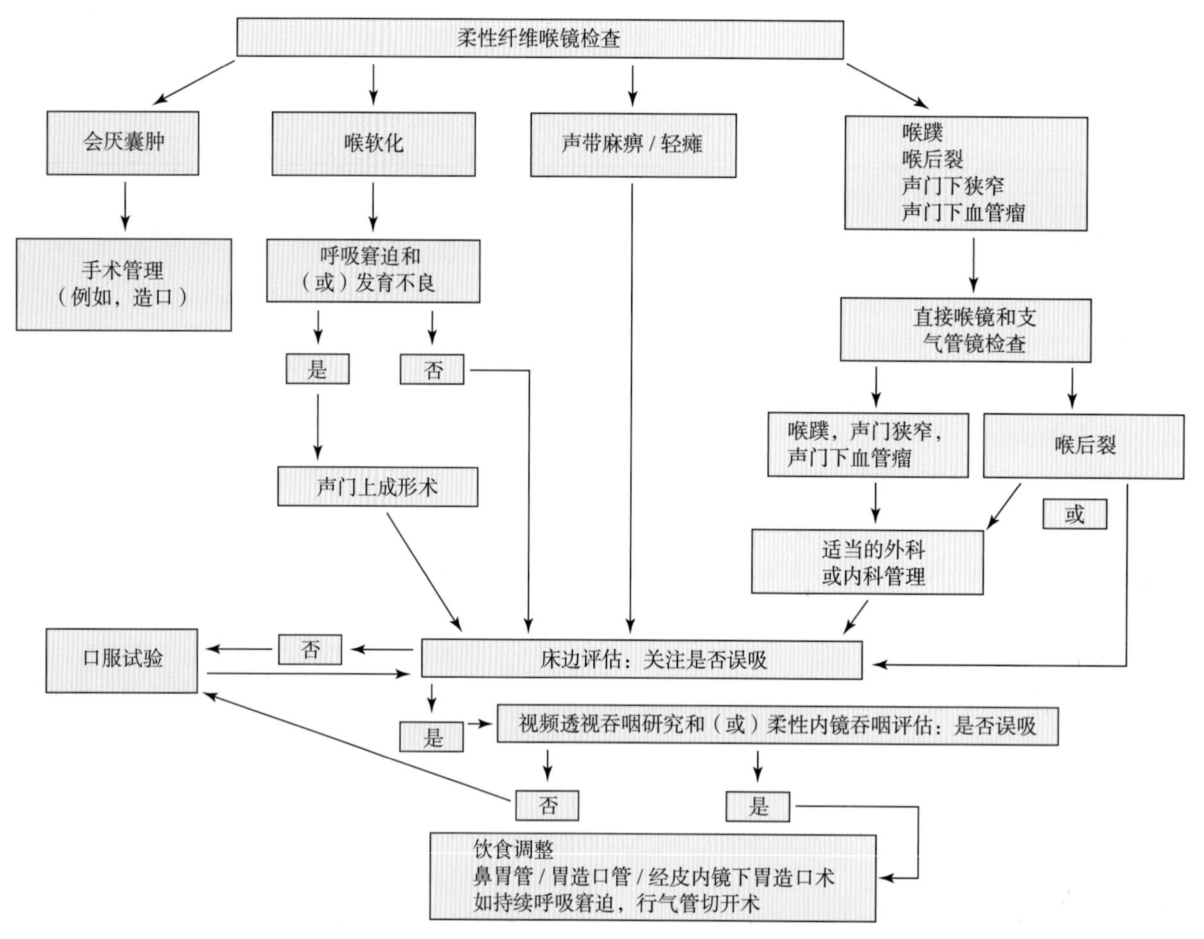

▲ 图 30-4　吞咽困难伴下咽部和喉部异常的评估和管理

述了四种类型的喉后裂：1 型为杓间裂，位于声门上；2 型裂延伸至声带以下，至穿过部分环状软骨；3 型裂延伸至颈段气管；4 型裂延伸至胸内气管[23]。常见的表现是喘鸣、窒息、误吸、慢性咳嗽和发育不全。直接喉镜检查和支气管镜检查前应结合双手触诊和探查杓间区域来确认诊断。可通过 FEES 或 VFSS 发现少量误吸和渗透。慢性误吸引起的肺实质损伤应通过胸部 X 线片或 CT 进行评估；最常见的表现是实变和网状阴影。

喉后裂的处理取决于裂开的程度。Chien 及其同事[7] 在 13 名患者中发现有 1 人出现 1 型喉后裂，这些患者在 3 年内出现慢性咳嗽或误吸症状。他们建议 1 型喉后裂患者首先接受一项试验性非手术治疗，包括质子泵抑制药治疗 GERD，并在喂养期间保持直立姿势。保守治疗失败的儿童应进行外科修复。1 型和 2 型喉后裂可以通过内镜修复，而 3 型和 4 型喉后裂需要进行开放式外科修复。内镜下用羧甲基纤维素钠水凝胶或明胶海绵缝合或喉成形注射术被报道成功地解决了大多数患者的误吸问题。术后应进行吞咽评估。

声门下异常如狭窄或血管瘤表现为吸气相或双相喘鸣，最好的评价方法是直接喉镜检查和支气管镜检查。MRI 或三维 CT 可用于判断声门下狭窄的范围。呼吸力量的增加可导致喉反流、渗透和误吸，进而加重气道水肿和狭窄。这些患者的首要任务是确保气道稳定通畅。在此前提下，可通过床边 VFSS 和 FEES（如有需要）来评估吞咽功能。

（四）气管和食管

气管和食管疾病，无论是结构性还是炎症性，如 GERD 和嗜酸性食管炎，都可能影响吞咽的咽和食管期。图 30–5 概述了评估这些患者的流程。

50%～67% 的正常儿童会出现胃食管反流和

呕吐等GERD症状，大多数可在1—2岁时症状消失[24,25]。2岁以内的儿童表现气道症状，如打鼾、喘鸣或发绀，以及喂养异常包括呕吐、吞咽困难和发育不全[26]。GERD可影响所有重要的呼吸消化道解剖区域(见图30–1)，主要表现为打鼾、舌扁桃体肥大、杓状软骨水肿、声带水肿、声门下水肿、鹅卵石样改变、隆凸变钝[27,28]。

GERD也与其他已知的影响上呼吸消化道的疾病有关。Giannoni及其同事[20]对33名确诊为喉软化的婴儿进行了长期的前瞻性评估，发现64%的婴儿患有GERD。此外，GERD与更严重的喉软化及复杂的临床症状相关。动物研究表明胃酸和胃蛋白酶与声门下狭窄和声带突肉芽肿有关[29,30]。

当GERD影响上呼吸消化道时，称为咽喉反流。对婴儿咽喉反流的诊断检查尚缺乏共识。检查包括症状评估、纤维喉镜检查、单腔或双腔pH探针、钡剂食管造影、核素显像、阻抗和喉部活检。通常会经验性使用抗反流药物治疗，观察症状是否消失。

GERD影响喉部的感觉，并减弱保护性反射。Suskind及其同事[31]回顾性检查了28名患有GERD的婴儿，可通过FEES和FEES–ST检查确定喉部感觉异常，通过VFSS和FEES检查确定吞咽困难。对GERD进行内科或外科治疗后，重复VFSS和FEES–ST检查显示喉部感觉和吞咽功能改善。作者认为因反流引起喉水肿和感觉减退，从而改变喉内收反射，进而扰乱呼吸秩序，引起吞咽困难。(第29章进一步讨论了GERD。)

嗜酸性食管炎是食管黏膜和黏膜下层的炎症反应[32]。症状通常与GERD相似，主要表现为婴幼儿喂养困难、学龄期儿童常表现为呕吐和腹痛，以及在青春前期出现明显的吞咽困难[33]。食

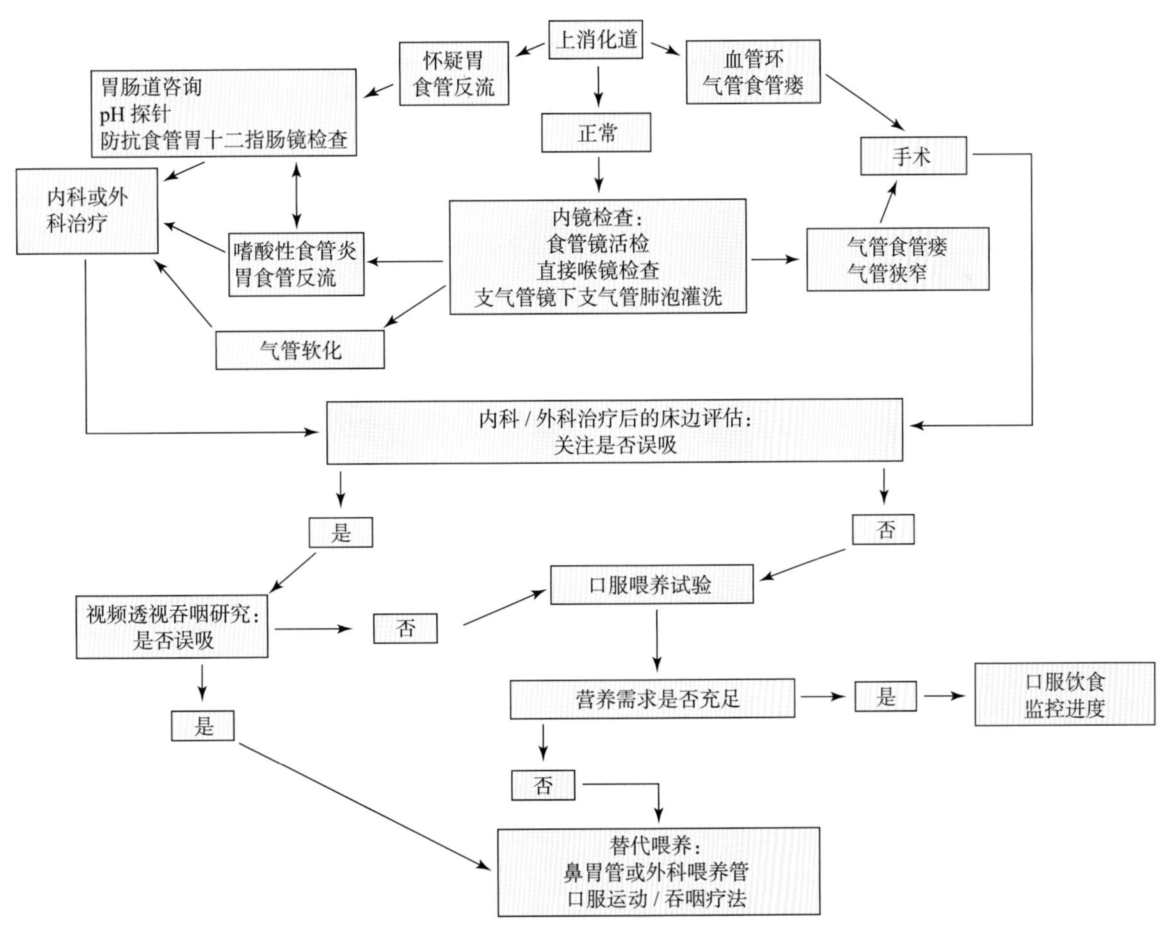

▲ 图30–5 疑似气管或食管异常所致吞咽困难的评估和管理

物嵌塞可能发生在较大的儿童和成人中。嗜酸性食管炎的诊断是通过结合既往临床症状和每高倍视野15个或更多嗜酸性粒细胞的组织学诊断，以及正常的胃和十二指肠活检标本来确诊。此外，常规质子泵抑制药治疗6～8周后必须进行活检，或者患者必须进行pH探针检查[34, 35]。嗜酸性食管炎可表现为斑片状，诊断需要多次活检；通常建议进行4或5次。

与GERD相比，酸阻滞疗法在减轻嗜酸性食管炎的症状方面无效。改变饮食结构，如进行要素饮食，表明食物性过敏在这种疾病的发病机制中起着重要作用[36]。要素饮食有效率达95%以上；其他方法包括定向消除饮食（有效率＞75%）和经验性消除饮食（有效率＞70%）[37]。还提倡使用全身性类固醇，虽然在停止治疗后6个月内复发很常见，但在使用皮质类固醇4周后组织学表现有缓解[38]。口服皮质类固醇也被提倡用于治疗急性嗜酸性食管炎，并被认为是可以逆转相关临床症状和组织学变化的治疗[37]。

先天性气管狭窄涉及到完整的气管环，是一种罕见的先天性疾病。超过1/3的病例与肺或其他心血管异常有关。吞咽困难继发于呼吸困难或食道血管性压迫。CT、三维CT和MRI用于确定狭窄的长度和相关血管异常。支气管镜检查能够证实气管环的完整性和狭窄的长度。尽管这些儿童有许多需要手术矫正，Rutter及其同事[39]约10%患儿无须手术即可治疗。对这些儿童而言充足的营养和成长至关重要。误吸可导致儿童严重的呼吸障碍，因此，经口喂食前应通过柔性纤维喉镜和（或）视频吞咽功能检查进行评估。

气管软化（见第27章）是气管前后壁的塌陷。患有气管软化的儿童表现为呼气性喘鸣、喘鸣、咳嗽，有时还伴有呼吸困难。影响气管结构完整性的情况，如气管食管瘘、食管异常、血管环、环形压迫，以及无名动脉异常可导致气管软化。吞咽困难可由相关的食管异常或血管压迫食管导致的呼吸困难引起。气管软化的诊断可通过气道透视检查或支气管镜检查。食管造影有助于识别食管异常和血管异常压迫食管。MRI可以进一步评估血管异常的程度。

随着儿童和气管的生长，气管软骨薄弱所致气管软化通常在2～3年内自行消退。有呼吸窘迫症状的婴儿可能需要气道持续正压通气。由于食管或血管异常所导致的气管塌陷婴儿可通过外科手术进行改善。吞咽功能评估包括VFSS和UGI检查。

三、结论

功能性吞咽涉及整个呼吸消化道，是个复杂协调过程。消化道四个解剖区域的异常结构可导致吞咽困难：①鼻和鼻咽；②口腔和咽；③下咽和喉；④气管和食管。这四个解剖区域的概念化为吞咽困难的评估和治疗提供了框架。在治疗吞咽困难的儿童时，首要任务是确保呼吸安全，在气道稳定通畅后，才可评估和管理吞咽功能，最终的目标是为最佳的生长发育提供足够的营养和液体摄入。吞咽困难患儿的护理复杂，理想的方案是需要语言病理学、营养学、胃肠病理学和耳鼻咽喉科专家团队共同参与。

推荐阅读

Arvedson JC, Lefton–Greif MA: *Pediatric videofl uoroscopic swallow studies: a professional manual with caregiver handouts*, San Antonio, TX, 1998, Communication Skill Builders.

Langmore SE: *Endoscopic evaluation and treatment of swallowing disorders*, New York, 2001, Thieme.

Langmore SE, Schatz K, Olsen N: Fiberoptic endoscopic examination of swallowing safety: a new procedure. *Dysphagia* 2: 216–219, 1988.

Logemann JA: *Evaluation and treatment of swallowing disorders*, San Diego, 1983, College Hill Press.

Logemann JA: *Manual for the videofluorographic study of swallowing*, Austin, TX, 1993, Pro–Ed.